国家卫生和计划生育委员会"十三五"规划教材

全国高等学校教材

U0284768

供康复治疗学专业用

物理治疗学

PHYSIO THERAPY

第3版

主　编　燕铁斌

副主编　姜贵云　吴　军　许建文

编　委　（以姓氏笔画为序）

王　俊	广东省工伤康复医院	陈和木	安徽医科大学第一附属医院
王　翔	江苏省人民医院	范艳萍	佳木斯大学康复医学院
王　磊	南京中医药大学第二临床医学院	罗庆禄	广州医科大学附属第五医院
邢艳丽	黑龙江中医药大学附属第二医院	金冬梅	中山大学孙逸仙纪念医院
刘　曦	西南医科大学附属医院	金荣梅	牡丹江医学院附属红旗医院
许建文	广西医科大学第一附属医院	姜贵云	承德医学院附属医院
李红玲	河北医科大学第二医院	倪国新	福建医科大学附属第一医院
吴　军	大连医科大学附属第二医院	郭海城	哈尔滨医科大学附属第五医院
邱小红	长治医学院附属和平医院	窦　娜	华北理工大学护理与康复学院
何晓阔	湖北医药学院附属太和医院	翟宏伟	徐州医科大学徐州临床学院
张志强	中国医科大学附属盛京医院	燕铁斌	中山大学孙逸仙纪念医院
张艳明	首都医科大学宣武医院		

编写秘书　薛晶晶　中山大学孙逸仙纪念医院

人民卫生出版社

图书在版编目（CIP）数据

物理治疗学/燕铁斌主编 . —3 版 . —北京：人民卫生出版社，
2018

全国高等学校康复治疗专业第三轮规划教材

ISBN 978–7–117–26105–0

Ⅰ. ①物… Ⅱ. ①燕… Ⅲ. ①物理疗法 – 高等学校 – 教材

Ⅳ. ①R454

中国版本图书馆 CIP 数据核字（2018）第 040135 号

人卫智网	www.ipmph.com	医学教育、学术、考试、健康，
		购书智慧智能综合服务平台
人卫官网	www.pmph.com	人卫官方资讯发布平台

物理治疗学
第 3 版

主　　编：燕铁斌
出版发行：人民卫生出版社（中继线 010-59780011）
地　　址：北京市朝阳区潘家园南里 19 号
邮　　编：100021
E - mail：pmph @ pmph.com
购书热线：010-59787592　010-59787584　010-65264830
印　　刷：中农印务有限公司
经　　销：新华书店
开　　本：850×1168　1/16　印张：37
字　　数：1042 千字
版　　次：2008 年 1 月第 1 版　　2018 年 3 月第 3 版
　　　　　2024 年 10 月第 3 版第 15 次印刷（总第 28 次印刷）
标准书号：ISBN 978-7-117-26105-0/R·26106
定　　价：89.00 元
打击盗版举报电话：010-59787491　E-mail：WQ @ pmph.com
（凡属印装质量问题请与本社市场营销中心联系退换）

全国高等学校康复治疗学专业第三轮规划教材修订说明

全国高等学校康复治疗学专业第二轮规划教材于 2013 年出版，共 17 个品种，通过全国院校的广泛使用，在促进学科发展、规范专业教学及保证人才培养质量等方面，都起到了重要作用。

为深入贯彻教育部《国家中长期教育改革和发展规划纲要（2010—2020 年）》和国家卫生和计划生育委员会《国家医药卫生中长期人才发展规划（2011—2020 年）》文件精神，适应我国高等学校康复治疗学专业教育、教学改革与发展的需求，通过对康复治疗学专业第二轮规划教材使用情况和反馈意见的收集整理，经人民卫生出版社与全国高等学校康复治疗学专业第三届教材评审委员会研究决定，于 2017 年启动康复治疗学专业第三轮规划教材的修订工作。

经调研和论证，本轮教材新增《儿童康复学》和《老年康复学》。

康复治疗学专业第三轮规划教材的修订原则如下：

1. **坚持科学、统一的编写原则**　根据教育部培养目标、卫生计生部门行业要求、社会用人需求，在全国进行科学调研的基础上，充分论证本专业人才素质要求、学科体系构成、课程体系设计和教材体系规划后，制定科学、统一的编写原则。

2. **坚持必需、够用的原则**　根据专业培养目标，始终强调本科教材"三基""五性""三特定"的编写要求，进一步调整结构、精炼内容，满足培养康复治疗师的最基本需要。

3. **坚持紧密联系临床的原则**　强调康复理论体系和临床康复技能的培养，使学生毕业后能独立、正确处理与专业相关的康复常见实际问题。

4. **坚持教材创新发展的原则**　本轮教材采用了"融合教材"的编写模式，将纸质教材内容与数字资源内容相结合，教材使用者可以通过移动设备扫描纸质教材中的"二维码"获取更多的教材相关富媒体资源，包括教学课件、自测题、教学案例等。

5. **坚持教材立体化建设的原则**　从第二轮修订开始，尝试编写了服务于教学和考核的配套教材，本轮 19 种理论教材全部编写了配套《学习指导及习题集》，其中 13 种同时编写了配套《实训指导》，供教师授课、学生学习和复习参考。

第三轮康复治疗学专业规划教材适用于本科康复治疗学专业使用，理论教材共 19 种，计划于 2018 年秋季出版发行，全部数字资源内容也将同步上线。

希望全国广大院校在使用过程中提供宝贵意见，为完善教材体系、提高教材质量及第四轮规划教材的修订工作建言献策。

全国高等学校康复治疗学专业第三轮规划教材目录

1. 功能解剖学（第3版）
   主编 汪华侨　　副主编 臧卫东　倪秀芹

2. 康复生理学（第3版）
   主编 王瑞元　　副主编 朱进霞　倪月秋

3. 人体发育学（第3版）
   主审 李晓捷　　主编 李　林　武丽杰　　副主编 陈　翔　曹建国

4. 人体运动学（第3版）
   主编 黄晓琳　敖丽娟　　副主编 潘燕霞　许　涛

5. 康复医学概论（第3版）
   主编 王宁华　　副主编 陈　伟　郭　琪

6. 康复功能评定学（第3版）
   主编 王玉龙　　副主编 高晓平　李雪萍　白玉龙

7. 物理治疗学（第3版）
   主编 燕铁斌　　副主编 姜贵云　吴　军　许建文

8. 作业治疗学（第3版）
   主编 窦祖林　　副主编 姜志梅　李奎成

9. 语言治疗学（第3版）
   主审 李胜利　　主编 陈卓铭　　副主编 王丽梅　张庆苏

10. 传统康复方法学（第3版）
    主编 陈立典　　副主编 唐　强　胡志俊　王瑞辉

11. 临床疾病概要（第 3 版）
   主编 周 蕾　　副主编 许军英　范慧敏　王 嵘

12. 肌肉骨骼康复学（第 3 版）
   主编 岳寿伟　　副主编 周谋望　马 超

13. 神经康复学（第 3 版）
   主编 倪朝民　　副主编 胡昔权　梁庆成

14. 内外科疾病康复学（第 3 版）
   主编 何成奇　吴 毅　　副主编 吴建贤　刘忠良　张锦明

15. 社区康复学（第 2 版）
   主编 王 刚　　副主编 陈文华　黄国志　巩尊科

16. 临床康复工程学（第 2 版）
   主编 舒 彬

17. 康复心理学（第 2 版）
   主编 李 静　宋为群

18. 儿童康复学
   主编 李晓捷　　副主编 唐久来　杜 青

19. 老年康复学
   主编 郑洁皎　　副主编 桑德春　孙强三

全国高等学校康复治疗学专业第三届教材评审委员会名单

主任委员　　燕铁斌（中山大学）

副主任委员　岳寿伟（山东大学）
　　　　　　李晓捷（佳木斯大学）
　　　　　　宋为群（首都医科大学）
　　　　　　吴　毅（复旦大学）

委员（按姓氏笔画排序）

王　红（上海健康医学院）	陈立典（福建中医药大学）
王　磊（南京中医药大学）	武丽杰（哈尔滨医科大学）
王玉龙（深圳大学）	欧海宁（广州医科大学）
王宁华（北京大学）	胡文清（河北医科大学）
许建文（广西医科大学）	胡志俊（上海中医药大学）
刘忠良（吉林大学）	姜贵云（承德医学院）
杜　青（上海交通大学）	敖丽娟（昆明医科大学）
李雪萍（南京医科大学）	高晓平（安徽医科大学）
吴　军（大连医科大学）	郭　琪（天津医科大学）
吴　霜（贵州医科大学）	唐　强（黑龙江中医药大学）
何成奇（四川大学）	黄国志（南方医科大学）
张志强（中国医科大学）	黄晓琳（华中科技大学）
陈　伟（徐州医科大学）	舒　彬（重庆医科大学）
陈　颖（海南医学院）	潘燕霞（福建医科大学）

秘书　　　　金冬梅（中山大学）

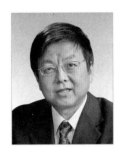

燕铁斌

　　男，1956 年 4 月出生于江苏省南京市。博士，教授，主任医师，博士生导师，国际物理医学与康复学会理事，中国康复医学会副会长，中国康复医学会康复治疗专业委员会主任，广东省康复医学会名誉会长，广东省康复与养老工程技术研究中心主任，中山大学康复治疗学系副主任，中山大学孙逸仙纪念医院康复医学科前任主任。

　　从事教学工作 34 年，主持国家自然基金 5 项，国家科技攻关子课题 3 项，教育部、省科技厅等基金项目 15 项。获国家卫生计生委脑卒中防治工程委员会突出专家贡献奖、宝钢优秀教师奖、全国优秀科技工作者荣誉称号；中国康复医学会科技进步奖一等奖 1 项、华夏医学科技奖三等奖 1 项、省科技进步奖三等奖共 4 项，国家专利 10 项。主编（副主编）专著 30 余本；发表中文论文 130 余篇，英文（SCI 收录）30 余篇。多次应邀在国际会议上报告并担任分会场主席。培养博士后 3 人，博士生 17 人，硕士生 20 余人。《中华物理医学与康复杂志》《中国康复医学杂志》《中国康复》《康复学报》等核心期刊副主编，*NeuroRehabilitation* 和 *International Journal of Neurology Research* 杂志编委。

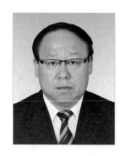

姜贵云

男，1958年7月出生于河北省承德市。承德医学院康复医学教研室主任、附属医院康复医学科主任，承德市骨关节病损康复研究中心主任。主任医师、教授、硕士生导师，承德医学院康复医学科带头人，承德市优秀专家、拔尖人才。曾长期在国外（日本国北海道大学医学部附属病院康复医学中心）研修学习。兼任中国医师协会康复医师专业委员会委员，中国康复医学会康复教育专业委员会常委委员。

从事教学工作36年，承德医学院教学名师、河北省教学名师。承德市劳动模范、河北省先进工作者。在省级、国家级医学杂志上发表论文近90篇，其中有40余篇刊登在国家级核心期刊上。作为主编、副主编、编委出版教材、专著25部。获得省级、市厅级、承德医学院科技进步和教学成果奖11项。

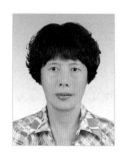

吴 军

女，1958年7月出生于辽宁省大连市。大连医科大学附属第二医院康复医学科教授、主任医师、硕士研究生导师，大连医科大学中山学院康复工程学院康复治疗学专业主任，中国康复医学会运动疗法专业委员会委员，辽宁省康复医学会理事，辽宁省普通高等学校专业教学指导委员会医学技术类专业教学指导委员会副主任委员。

从事教学工作至今34年，参编了十余部全国高等学校康复治疗及护理专业规划教材，其中主编4部、副主编7部，主编的《物理因子治疗技术》第2版及《康复护理》列入卫生部"十二五"规划教材，主编的《康复护理学》获新世纪全国高职高专中医药优秀规划教材奖，并获校级教学成果二等奖等。参编专著2部。

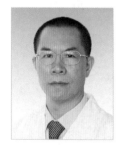

许建文

男，1968年5月生于广西。医学博士、教授/主任医师、研究生导师。现任广西医科大学康复医学系主任、第一附属医院康复医学科主任。兼COITA常委及其骨科康复学组副主任委员兼秘书长、中国医师协会整合康复医学专委会常委、中华医学会骨科康复学组委员、中国康复医学会重症康复专委会委员、世界手法医学联合会常务副主席、广西康复医学会副会长。

从事骨科中西医结合临床康复、教学及科研工作25年，美国哈佛大学、华盛顿大学访问学者（获资深科学家职位），日本JICA项目研修生。主持国家级、省部级及厅局级课题16项，获广西医药卫生适宜技术推广奖一等奖2项、二等奖1项，获2017年中国康复医学会优秀康复医师奖。发表论文100多篇（含SCI收录），主编《骨科中西医结合诊疗手册》（合著）。

康复治疗是康复医学的重要组成部分，物理治疗是康复治疗的基础。

近年来，随着康复医学的全面提速发展，各级医院康复医学科的架构逐渐完善，物理治疗逐渐从康复治疗中分出来，成为康复治疗中相对独立的一个亚专业，并呈现出快速增长趋势。2017年2月，教育部（教高〔2017〕2号）首次公布了物理治疗专业作为一个独立的本科专业招生（专业名称：康复物理治疗；专业代码：101009T；学位：理学；学制：四年），必将进一步推动物理治疗专业教育的提速发展。在此背景下，《物理治疗学》第3版又和广大师生见面了！

《物理治疗学》第3版秉承了本科生教材编写的一贯宗旨，以"三基"为基础；严格按照康复治疗本科系列教材（第三轮）的编写思路，在第2版的基础上加以修订。修订部分的基本原则一是细化了康复治疗的基本知识、基本理念、基本技能，夯实基础；二是强化了目前临床上比较成熟的康复治疗新技术，如心肺功能训练、机器人辅助康复治疗、虚拟现实技术等，使学生毕业后能更快地融合到临床康复治疗中；三是增加了对循证康复特别是循证物理治疗（evidence-based physiotherapy）方面的介绍，希望学生能够知其然，也知其所以然。

第3版的编写队伍也做了一些微调，增加了一些从事康复治疗教育特别是从事物理治疗教学和具有多年临床带教工作的老师，使得教材的编写更加贴近于临床物理治疗。

此外，为了使教材从平面走向立体化，充分利用网络资源和数字化数据库，根据出版社的统一部署，《物理治疗学》第3版除了纸质版主教材、学习指导与习题集，还在每章中增加了融合教材数字资源的内容，极大地拓展了教材的空间。

教材影响着一代人！

虽然所有参编老师都是本着精益求精的初衷，认真编写各自负责的章节，尽可能将最好的文字展现在老师和学生的面前，但提交后仍觉忐忑不安，希望老师和学生在使用过程中如果发现错漏，及时指出，以便再版时修改。

燕铁斌

2017年11月

01

第一章
绪论

第一节　概述　1
　　一、概念　1
　　二、功能训练范畴　1
　　三、物理因子范畴　4
　　四、手法治疗　6
第二节　物理治疗对人体的作用　7
　　一、运动治疗的作用　7
　　二、物理因子治疗作用　8
第三节　物理治疗方法的发展及展望　9
　　一、物理治疗学发展简史　9
　　二、物理治疗师培养　11

02

第二章
关节活动技术

第一节　概述　15
　　一、关节活动基础　15
　　二、影响关节活动的主要因素　17
　　三、改善关节活动的技术与方法　19
　　四、关节活动技术的临床应用　21
　　五、关节活动技术注意事项　22
　　六、制动对关节活动的影响　22
第二节　上肢关节活动技术　23
　　一、肩部关节　23
　　二、肘部关节　25
　　三、腕部关节　27
　　四、手部关节　27
第三节　下肢关节活动技术　28
　　一、髋关节　28

　　二、膝部关节　30
　　三、踝及足部关节　31
第四节　脊柱活动技术　33
　　一、解剖及运动学概要　33
　　二、脊柱活动技术　36

03

第三章
体位转移技术

第一节　概述　37
　　一、定义与分类　37
　　二、基本原则　37
　　三、体位转移方法的选择　38
第二节　偏瘫患者的体位转移技术　38
　　一、床上转移活动　38
　　二、坐位与立位之间的转移　45
　　三、床与轮椅之间的转移　48
　　四、轮椅与坐厕之间的转移　49
　　五、进出浴缸　50
　　六、被动转移技术　51
第三节　四肢瘫患者的体位转移技术　54
　　一、脊髓不同损伤平面的特点　54
　　二、床上翻身活动　55
　　三、卧位与坐位之间的转换　56
　　四、床上直腿坐位（即长坐位）
　　　　移动　57
　　五、不同平面之间转移动作训练　59
　　六、被动转移技术　62
第四节　截瘫患者的体位转移技术　62
　　一、床上翻身活动及直腿坐位
　　　　（即长坐位）移动　62
　　二、卧位与坐位之间的转换　62
　　三、不同平面之间转移动作训练　62

四、坐轮椅上下马路台阶的训练　68
五、被动转移技术　69
第五节　脑瘫儿童的体位转移技术　69
一、日常活动中的体位转移技术　69
二、脑瘫儿童的抱法　72

04
第四章
肌肉牵伸技术

第一节　概述　76
一、定义与分类　76
二、软组织牵伸的解剖生理基础　76
三、牵伸的作用　78
四、软组织挛缩及其类型　79
五、肌肉牵伸种类与方法　80
六、肌肉牵伸程序　82
七、临床应用　82
第二节　上肢肌肉牵伸技术　83
一、肩部肌肉　83
二、肘部肌肉　87
三、腕及手部肌肉　88
第三节　下肢肌肉牵伸技术　90
一、髋部肌肉　90
二、膝部肌肉　93
三、踝与足部肌肉　94
第四节　脊柱肌肉牵伸技术　96
一、颈部肌肉牵伸技术　96
二、腰部肌肉牵伸技术　97

05
第五章
关节松动技术

第一节　概述　99
一、基本概念　99
二、手法等级　100
三、治疗作用　101
四、临床应用　101
五、操作程序　101
第二节　脊柱关节松动技术　102
一、颈椎关节　102
二、胸椎关节　104
三、腰椎关节　105
第三节　上肢关节松动技术　106
一、肩部关节　106
二、肘部关节　109
三、腕部关节　111
四、手部关节　113
第四节　下肢关节松动技术　115
一、髋部关节　115
二、膝部关节　117
三、踝部关节　119
四、足部关节　122

06
第六章
肌力训练技术

第一节　概述　124
一、肌肉生理学基本概念　124
二、影响肌力的主要因素　125
三、肌力下降的原因　126
四、训练方法和分类　127

第二节 肌力训练的理论基础 127
　一、基本原理 127
　二、肌力训练的基本方法 128
　三、临床应用 132
第三节 增强肌力的训练技术 133
　一、上肢肌群肌力训练方法 133
　二、下肢肌群肌力训练方法 139
　三、躯干肌群肌力训练方法 143
第四节 核心稳定性训练 144
　一、概述 145
　二、核心稳定性的理论体系 145
　三、核心稳定性训练的原理 147
　四、核心稳定性的临床应用 148
　五、核心稳定性训练的操作方法 149

07
第七章
牵引技术

第一节 概述 153
　一、定义与分类 153
　二、牵引的生理学效应及其影响
　　因素 153
第二节 颈椎牵引 154
　一、治疗作用 154
　二、牵引方法 155
　三、临床应用 158
第三节 腰椎牵引 159
　一、治疗作用 159
　二、牵引方法 159
　三、临床应用 161
第四节 四肢关节牵引 162
　一、治疗作用 162
　二、牵引器具及操作方法 162

　三、持续皮肤牵引和持续骨牵引 163
　四、临床应用 164

08
第八章
悬吊技术

第一节 概述 166
　一、悬吊技术基础理论 166
　二、诊断系统 168
　三、治疗系统 168
　四、悬吊训练的影响因素 170
　五、悬吊训练的基本原则 170
　六、临床应用 171
　七、悬吊技术的发展简史 172
第二节 上肢悬吊训练 173
第三节 下肢悬吊训练 177
第四节 躯干悬吊训练 182

09
第九章
软组织贴扎技术

第一节 概述 187
　一、定义 187
　二、分类 187
　三、贴布的主要物理特性 188
　四、专有名词和术语 188
　五、基本贴扎技术 189
　六、临床应用考量 190
　七、临床应用情况 191
第二节 上肢贴扎技术 191
　一、肩峰下撞击综合征 191
　二、肩周炎 192

三、脑卒中肩关节半脱位　193
四、肱骨外上髁炎　193
五、肱骨内上髁炎　195
六、手腕部腱鞘炎　195
七、肩手综合征　197
第三节　下肢贴扎技术　197
一、膝骨性关节炎　197
二、膝关节运动损伤　198
三、髌骨软骨软化症　199
四、踝关节扭伤　200
五、跟腱损伤　201
六、跟骨骨刺及足底筋膜炎　202
七、偏瘫步态　203
第四节　躯干贴扎技术　205
一、颈椎病常见问题的处理　205
二、下背痛的处理　209
第五节　头面部贴扎技术　211
一、周围性面瘫　211
二、颞颌关节功能紊乱综合征　212

10
第十章
平衡与协调训练

第一节　概述　213
一、平衡　213
二、协调　216
第二节　平衡功能训练　217
一、影响平衡训练的因素　217
二、平衡训练的原则　217
三、平衡训练方法　218
四、特殊的平衡训练——前庭
　　功能的训练　223
五、结合新技术的平衡训练　223
六、平衡训练的注意事项　223
第三节　协调功能训练　224
一、影响协调训练的因素　224
二、协调训练的基本原则　224
三、协调训练方法　224

11
第十一章
步行训练

第一节　概述　227
一、基本概念　227
二、步态分析　228
三、步行训练的条件　233
第二节　步行训练　234
一、综合措施　234
二、临床步行训练　235
三、减重及机器人辅助步行训练　244
第三节　步行能力训练　248
一、步行能力与能耗　248
二、室内步行训练　249
三、社区性步行训练　253
第四节　常见异常步态矫治训练　254
一、常见的异常步态　254
二、常见的异常步态矫治训练　256

12
第十二章
神经发育技术

第一节　概述　259
一、神经发育疗法的基本理论　259
二、神经发育疗法的共同特点　260
三、神经发育疗法的不同特点　260

第二节　Bobath技术　261
一、概述　261
二、基本技术及操作方法　263
三、基本的治疗观点　265
四、临床应用　266
第三节　Rood 技术　277
一、基本理论　277
二、基本技术　280
三、临床应用　282
第四节　Brunnstrom技术　284
一、基本理论　284
二、临床应用　287
第五节　本体神经肌肉促进技术　289
一、概述　289
二、治疗技术　290
三、基本运动模式与手法操作　294
四、临床应用　299

13
第十三章
运动再学习技术

第一节　概述　302
一、基本概念　302
二、基本原理　302
三、基本原则　304
四、训练方案的制定　305
第二节　体位转移技术　305
一、从仰卧到床边坐起　305
二、站起和坐下　307
第三节　平衡功能训练　309
第四节　步行功能训练　312
第五节　上肢功能训练　315
第六节　口面部功能训练　319

14
第十四章
强制性使用技术

第一节　概述　320
一、基本概念　320
二、强制性使用技术的特点　321
三、发展史　323
第二节　临床应用　324
一、入选标准和排除标准　324
二、应用范围　324
三、注意事项　327
四、强制性使用技术的研究进展　328

15
第十五章
心肺功能训练

第一节　心功能训练　329
一、生理基础　329
二、训练机制　330
三、适应证与禁忌证　330
四、心功能训练的实施　330
五、心理康复及康复宣传教育　333
第二节　肺功能训练　334
一、生理基础　334
二、呼吸康复的机制　335
三、适应证与禁忌证　336
四、呼吸训练的实施　337
五、促进心理康复的放松训练　344
六、呼吸康复宣传教育　345
第三节　有氧训练　346
一、训练机制　346
二、适应证与禁忌证　346

三、有氧训练的实施　347

16
第十六章
虚拟现实技术

第一节　概述　350
　　一、虚拟现实概念　350
　　二、VR系统构成　350
　　三、虚拟现实技术原理　351
　　四、VR关键技术　351
　　五、VR应用　352
　　六、VR在国内外康复领域的应用
　　　　进展　353
第二节　虚拟现实技术在康复训练中的应用　353
　　一、概述　353
　　二、虚拟现实的治疗作用　354
　　三、临床应用及疗效　355
第三节　国内使用的几种VR仪器设备　358
　　一、跑步机　358
　　二、用于体能训练的虚拟治疗系统　358
　　三、用于临床的虚拟治疗系统简介　359

17
第十七章
机器人辅助康复治疗

第一节　概述　360
　　一、康复机器人的概念　360
　　二、康复机器人的设计特征　362
第二节　上肢康复机器人辅助训练　363
　　一、概述　363
　　二、训练要素　365
　　三、上肢康复机器人联合其他技术　366

第三节　下肢康复机器人辅助训练　367
　　一、概述　367
　　二、训练要素　369
　　三、下肢机器人辅助训练系统　370

18
第十八章
电疗法

第一节　直流电疗法　372
　　一、概述　372
　　二、单纯直流电疗法　374
　　三、直流电离子导入电疗法　377
第二节　低频电疗法　380
　　一、概述　380
　　二、感应电疗法　383
　　三、经皮电神经刺激疗法　385
　　四、功能性电刺激疗法　388
第三节　中频电疗法　391
　　一、概述　391
　　二、等幅中频电疗法　393
　　三、干扰电疗法　395
　　四、调制中频电疗法　400
第四节　高频电疗法　403
　　一、概述　403
　　二、短波及超短波疗法　406
　　三、微波疗法　410

19
第十九章
光疗法

第一节　概述　418
　　一、光的物理学基础　418

二、光的基本理化效应 419
三、光疗的分类 420
第二节 红外线疗法 420
一、生物物理学特征 420
二、治疗作用 421
三、治疗技术 421
四、临床应用 422
第三节 可见光疗法 423
一、生物物理学特征 423
二、治疗作用 423
三、治疗技术 424
四、临床应用 424
第四节 紫外线疗法 425
一、生物物理学特征 425
二、生物学效应 426
三、治疗作用 427
四、治疗技术 428
五、临床应用 430
第五节 激光疗法 431
一、物理特征 431
二、生物学效应 432
三、治疗作用 432
四、治疗技术 433
五、临床应用 434

20
第二十章
超声波疗法

第一节 概述 436
一、超声波性质 436
二、超声波的产生 439
第二节 治疗作用 439
一、生物物理学效应 439

二、作用机制 441
三、对组织器官的影响 442
第三节 治疗技术 443
一、设备 443
二、治疗方法 443
三、临床应用 445
第四节 常用超声波综合治疗 446
一、超声雾化吸入疗法 446
二、超声间动电疗法 447
三、超声药物透入疗法 448
四、大剂量治疗法 448

21
第二十一章
传导热疗法

第一节 概述 450
一、基本概念 450
二、生物学效应和治疗作用 451
第二节 石蜡疗法 452
一、物理化学特性 453
二、治疗作用 453
三、治疗技术 454
四、临床应用 456
第三节 湿热袋敷疗法 456
一、治疗作用 457
二、治疗技术 457
三、临床应用 457
第四节 蒸气熏蒸疗法 457
一、治疗作用 458
二、治疗技术 458
三、临床应用 458
第五节 其他传导热疗法 459
一、地蜡疗法 459

二、泥疗法 459
三、沙浴疗法 460

22
第二十二章
压力疗法

第一节 正压疗法 462
　　一、正压顺序循环疗法 462
　　二、体外反搏疗法 463
第二节 负压疗法 465
　　一、概述 465
　　二、治疗作用 465
　　三、临床应用 465
第三节 正负压疗法 466
　　一、概述 466
　　二、治疗作用 466
　　三、临床应用 466

23
第二十三章
磁疗法

第一节 概述 468
　　一、基本概念 468
　　二、医用永磁材料的特性 469
　　三、医用磁场分类 469
　　四、磁疗发展史 470
第二节 生理作用和治疗作用 470
　　一、生理作用 470
　　二、治疗作用 471
第三节 操作技术 472
　　一、静磁法 472
　　二、动磁法 473

三、磁处理水疗法 475
第四节 临床应用 476
　　一、适应证与禁忌证 476
　　二、磁场疗法的处方 476
　　三、注意事项 477

24
第二十四章
水疗法

第一节 概述 478
　　一、水的物理特性 478
　　二、水的生理效应 479
　　三、水的治疗作用 479
第二节 分类与设施 480
　　一、分类 480
　　二、设施及设备 481
第三节 操作技术 482
　　一、水中运动疗法 482
　　二、水浴疗法 484
第四节 临床应用 487
　　一、适应证和禁忌证 487
　　二、注意事项 488

25
第二十五章
冷疗法与冷冻疗法

第一节 冷疗法 490
　　一、概述 490
　　二、治疗作用 490
　　三、治疗技术 492
　　四、临床应用 493
第二节 冷冻疗法 494

一、概述 494

二、治疗作用及作用特点 495

三、治疗技术 495

四、临床应用 496

26
第二十六章
生物反馈疗法

第一节 概述 498

一、基本概念 498

二、作用原理 499

三、发展简况 502

第二节 技术和方法 503

一、仪器及电极 503

二、训练前准备 504

三、训练方法和技巧 505

第三节 生物反馈疗法的应用 508

一、肌电生物反馈 508

二、手指温度生物反馈 509

三、血压生物反馈 510

四、心率生物反馈 510

五、脑电生物反馈 511

六、皮肤电生物反馈 513

第四节 肌电生物反馈在康复临床中的应用 514

一、脑卒中 514

二、脊髓损伤 519

三、脑瘫 519

四、痉挛性斜颈 520

五、周围神经失神经支配 520

六、骨科疾病 520

七、泌尿、生殖系统功能障碍 521

八、禁忌证 523

九、注意事项 523

十、评价与展望 524

27
第二十七章
冲击波疗法

第一节 冲击波的物理学作用及生物学效应 525

一、概述 525

二、冲击波的作用原理 526

三、物理学基础 526

四、生物学效应 527

第二节 冲击波的临床应用 528

一、对各种疾病的影响 528

二、治疗技术 530

三、临床应用 531

28
第二十八章
非侵入脑部刺激技术

第一节 概述 533

一、定义 533

二、定位 533

三、安全性 534

第二节 经颅磁刺激技术 534

一、概述 534

二、治疗原理及作用 535

三、治疗技术 537

四、临床应用 541

第三节 经颅直流电刺激技术 542

一、概述 542

二、治疗作用 543

三、治疗技术 544

四、临床应用 546

29

第二十九章
物理治疗中的循证医学

第一节 物理因子临床应用的循证医学研究 547

　　一、概述 547

　　二、共性原则选择物理因子疗法
　　　　研究 547

　　三、个性原则选择物理因子疗法
　　　　循证研究 549

第二节 物理治疗文书 552

　　一、概述 552

二、物理治疗单书写要求 555

三、物理治疗文书的内容和要求 555

四、文书举例 556

第三节 循证物理治疗的实践 560

　　一、概述 561

　　二、循证物理治疗的理念 561

　　三、践行循证物理治疗的障碍 562

　　四、循证物理治疗践行的过程 564

　　五、循证物理治疗应用举例 565

参考文献 568

中英文名词对照索引 569

第一章
绪论

01章

第一节　概　述

一、概念

（一）定义

物理治疗学（physical therapy/physiotherapy，PT），是研究如何通过功能训练（functional training）、物理因子（physical agents）、手法治疗（manual therapy）来提高人体健康，预防和治疗疾病，恢复、改善或重建机体功能的一种医学相关类学科。物理治疗是康复治疗的基本构成，是康复医学的重要内容，也是治疗师特别是国内目前物理治疗师和作业治疗师必须掌握的技能之一。

（二）范畴

从物理治疗学的定义来看，物理治疗可以分为三大类，①以功能训练为主要手段，又称为运动治疗或运动疗法；②以各种物理因子如电、光、声、磁、冷、热、水等为主要手段，又称为理疗；③以手法为主要手段，包括按摩（massage）、关节松动（joint mobilization）、推拿（manipulation）治疗。

（三）物理治疗师

物理治疗师（physiotherapist，PT），是指实施物理治疗的专业人员，既不属于医生的范畴，也不属于护士的范畴，是和作业治疗师（occupational therapist，OT）、言语治疗师（speech therapist，ST）等同属于医学相关类的专业人才。

二、功能训练范畴

（一）改善关节活动的技术与方法

根据是否借助外力分为主动运动、主动助力运动和被动运动 3 种；根据是否使用器械分为徒手运动和器械运动 2 种。

1. **主动运动**　是指肌肉主动收缩所产生的运动。根据运动时有无外力的参与又分为随意运动、助力运动和抗阻力运动。

（1）随意运动（voluntary movement）：运动时没有任何外力（包括手力或器械力）的参与，动作完全由肌肉的主动收缩来完成。例如，自己活动四肢关节，行走，各种医疗体操，传统医学中的太极拳，日常生活活动训练等。

（2）抗阻力运动（resisted movement）：运动时必须克服外部的阻力才能完成，又称为负重运动。阻力可以来自于器械或手力，多用于肌肉的力量训练和耐力训练。例如，四肢骨折或周围神经损伤后，利用哑铃或沙包训练肌肉力量，利用下肢训练椅训练股四头肌肌力，利用弹力带训练肢体肌力。

2. **助力运动**（assisted movement） 动作的一部分是由肌肉的主动收缩来完成，一部分是借助于外界的力量来完成，外力可以是器械、悬吊，也可以是健侧肢体带动患侧肢体或在治疗师的帮助下完成。

（1）徒手练习助力运动：可以来借助于健侧肢体或他人的帮助，以完成关节全范围的活动。例如，四肢骨折患者利用悬吊带将骨折肢体托起，在去除重力的作用下来完成肢体的活动；周围神经损伤患者借助于滑轮的帮助，由健侧肢体拉动滑轮来帮助患侧肢体抗重力活动，再让患侧肢体进行重力活动，以进行关节活动或肌肉力量训练；偏瘫患者用健侧手帮助患侧上肢活动或在他人的帮助下做患侧肢体的活动。

（2）器械练习：利用杠杆原理，以器械为助力，带动活动受限的关节进行活动。应用时应根据病情及治疗目的，选择相应器械，如体操棒、火棒、肋木，以及针对四肢关节活动障碍而专门设计的练习器械，如肩关节练习器、肘关节练习器、踝关节练习器等。器械练习可以个人参加，也可以小组集体进行。由于趣味性大，患者很愿意参加。

（3）悬吊练习：利用挂钩、绳索和吊带组合将拟活动的肢体悬吊起来，使其在去除肢体重力的前提下主动活动，类似于钟摆样运动，如网格悬吊练习、SET练习等。

（4）滑轮练习：利用滑轮和绳索，以健侧肢体帮助对侧肢体活动。

3. **被动运动**（passive movement） 运动时肌肉不收缩，肢体完全不用力，动作的整个过程由外力来完成。外力可以是由经过专门培训的治疗人员实施，如关节可动范围内的运动和关节松动技术；也可以是自己完成的被动运动，如滑轮练习、关节牵引、持续性被动活动等。

（1）关节可动范围运动：治疗者根据关节运动学原理活动患者的关节，完成关节各个方向的活动，具有维持关节现有的活动范围，预防关节挛缩的作用。

（2）关节松动技术：利用关节的生理运动和附属运动被动活动患者关节，以达到维持或改善关节活动范围，缓解疼痛的目的。常用手法包括关节的牵引、滑动、滚动、挤压、旋转等。

（3）持续性被动活动（continuous passive motion，CPM）：是利用机械或电动活动装置，使肢体能进行持续性、无疼痛范围内的被动活动。实验证明，CPM可以促进伤口的愈合和关节软骨的修复和再生，加快关节液的分泌和吸收，促进关节周围软组织的血液循环和损伤软组织的修复。临床实践证明，CPM可以缓解疼痛，改善关节活动范围，防止粘连和关节僵硬，消除手术和制动带来的并发症。

（二）增强肌肉力量的技术与方法

肌力训练是根据超量负荷（over load）的原理，通过肌肉的主动收缩来改善或增强肌肉的力量。

增强肌力的方法很多，根据肌肉的收缩方式可以分为等长运动和等张运动；根据是否施加阻力分为非抗阻力运动和抗阻力运动。非抗阻力运动包括主动运动和主动助力运动，抗阻力运动包括等张性（向心性、离心性）、等长性、等速性抗阻力运动。

1. **主动助力运动**　根据助力来源分为徒手助力和悬吊助力运动。

（1）徒手助力运动：当肌力为1级或2级时，治疗者帮助患者进行主动锻炼。随着主动运动能力的改善，治疗者逐渐减少帮助。

（2）悬吊助力运动：利用绳索、挂钩、滑轮等简单装置，将运动肢体悬吊起来，以减轻肢体的自身重量，然后在水平面上进行运动锻炼。助力可以来自通过滑轮的重物或治疗者徒手施加，助力大小根据患者肢体的肌力而定。悬吊助力运动适合于肌力2级或稍低的患者。

2. **主动运动**　当肌力3级或以上时，将需训练的肢体放在抗重力的位置上进行主动运动。

3. **抗阻力运动**　是克服外加阻力的主动训练方法，常用于肌力已达到3级或以上的患者。根据肌肉收缩类型分为抗等张阻力运动（也称为动力性运动）、抗等长阻力运动（也称为静力性运动），以及等速运动（一般需要借助于等速仪完成）。

（三）牵伸软组织的技术与方法

牵伸（stretching），是指拉长挛缩或短缩软组织的治疗方法，目的主要为改善或重新获得关节周围软组织的伸展性，降低肌张力，增加或恢复关节的活动范围，防止发生不可逆的组织挛缩，预防或降低躯体在活动或从事某项运动时出现的肌肉、肌腱损伤。牵引（traction）虽然也具有牵拉软组织的作用，但与牵伸的最大区别在于牵引主要作用于关节，是通过力学的原理来增大关节的间隙，达到治疗目的，而牵伸主要作用于软组织。根据牵拉力量来源、牵拉方式和持续时间，可以把牵伸分为手法牵伸、器械牵伸和自我牵伸3种。

1. **自我牵伸**　由患者自己完成的一种肌肉伸展性训练，可以利用自身重量作为牵拉力量。

2. **手法牵伸**　治疗者对发生紧张或挛缩的组织或活动受限的关节，通过手力牵拉，并通过控制牵拉方向、速度和持续时间，来增加挛缩组织的长度和关节活动范围。

3. **主动抑制**　在牵拉肌肉之前，患者有意识地放松该肌肉，使肌肉收缩机制受到人为地抑制，此时进行牵拉的阻力最小。这种牵拉主要用于肌肉的神经支配完整，患者能自主控制的情况下，而对那些由于神经肌肉障碍引起的肌无力，痉挛或瘫痪，则无太大作用。

4. **机械牵伸**　利用小强度的外部力量，较长时间作用于缩短组织的一种牵拉方法。其牵拉力量通过重量牵引、滑轮系统或系列夹板而发生作用。牵拉时间至少要20分钟，甚至数小时，才能产生治疗效果。

（四）基于神经生理法则的治疗技术

主要为神经发育疗法（neurodevelopment treatment，NDT），其典型代表为Bobath技术、Brunnstrom技术、Rood技术、Kabat-Knott-Voss技术（又称为PNF技术），这些技术具有以下共同特点。

1. **治疗原则**　以神经疾患特别是脑损伤患者作为治疗对象，将神经发育学、神经生理学的基本原理和法则应用于改善脑损伤后运动障碍的治疗。

2. **治疗目的**　把治疗与功能活动特别是日常生活活动（activity of daily living，ADL）结合起来，在治疗环境中学习动作，在实际环境中使用已经掌握的动作并进一步发展技巧性动作。

3. **治疗顺序**　按照近端—远端的顺序治疗，将治疗变成学习和控制动作的过程。治疗中强调先做等长练习（如保持静态姿势），后做等张练习（如在某一姿势上做运动）；先练习离心性控制（如离开姿势的运动），再练习向心性控制（如向着姿势的运动）；先掌握对称性的运动模式，后掌握不对称性的运动模式。

4. **治疗方法**　应用多种感觉刺激，包括躯体、语言、视觉等，强调重复强化训练对动作的掌握、运动控制及协调具有重要作用。

5. **工作方式** 早期治疗、综合治疗以及各相关治疗专业的全力配合如物理治疗（Physical therapy PT）、作业治疗（Occupational therapy，OT）、言语治疗（Speech therapy，ST）、心理治疗以及社会工作者等的积极配合；重视患者及其家属的主动参与。

（五）基于运动控制理论的治疗技术

1. **运动再学习技术（motor relearning programme，MRP）** 由澳大利亚悉尼大学的 Carr 和 Shepherd 教授共同提出。该治疗方法将中枢神经系统损伤后运动功能恢复的训练视为一种再学习或再训练的过程；以神经生理学、运动科学、生物力学、行为科学等为理论基础，以脑损伤后的可塑性和功能重组为理论依据；主张通过多种反馈（视、听、皮肤、体位、手的引导）来强化训练效果，充分利用反馈在运动控制中的作用；并认为实现功能重组的主要条件是进行针对性的练习活动，练习得越多，功能重组就越有效。

2. **强制性使用运动治疗（constrained-induced movement therapy，CIMT）** 由美国阿拉巴马大学神经科学研究人员通过动物实验而发展起来的治疗上运动神经元损伤的一种训练方法。基本概念是指患者在生活环境中有目的、强制性使用患侧上肢，增加患侧上肢的使用时间，同时限制健侧上肢的使用。持续数天至 2 周后，患肢功能可以明显改善。该疗法的优点是需要的人力（投入）少，花费少，能达到较好的治疗效果。其理论基础来自于行为心理学和神经科学的研究成果—"习得性失用（learned non-use）"的形成及其矫正。适合于脑损伤后上肢功能恢复的训练。

（六）增强心肺功能的技术与方法

1. **放松性运动（relaxation）** 以放松肌肉和精神为主要目的的运动，如医疗步行、医疗体操、保健按摩、太极拳等。一般适合于心血管和呼吸系统疾病的患者、精神紧张者、老年人及体弱者。

2. **耐力性运动（endurance training）** 以增加心肺功能为主要目的，如医疗步行、骑自行车、游泳，适合于心肺疾患及需要增加耐力的体弱患者。

三、 物理因子范畴

（一）电疗法

应用电流治疗疾病的方法称为电疗法（electrotherapy，ET）。根据所采用电流频率的不同分为低频、中频、高频三大类，还有直流电疗法、静电疗法等。电流频率的基本计量单位为赫（赫兹，Hz）、千赫（KHz）、兆赫（MHz）、吉赫（GHz），各级之间按千进位换算，1GHz=1000MHz，1MHz=1000kHz，1kHz=1000Hz。

1. **低频电疗法（low frequency electrotherapy）** 频率大于 0Hz，小于 1000Hz 的电疗设备均属于此类疗法，包括感应电疗法、电兴奋疗法、电睡眠疗法、间动电疗法、超刺激电疗法、神经肌肉电刺激疗法、痉挛肌电刺激疗法、脊髓电刺激疗法、微电流疗法、高压脉冲电疗法、超低频电疗法等。低频电疗法中近年来应用比较多的是神经肌肉电刺激（neuromuscular electrical stimulation，NMES），包括经皮电神经刺激（transcutaneous electrical nerve stimulation，TENS）和功能性电刺激（functional electrical stimulation，FES）。

2. **中频电疗法（medium frequency electrotherapy）** 频率在 1000Hz（1kHz）~100kHz

的电疗设备均属于此类疗法，包括等幅正弦中频电疗法（又称为音频电疗法）、正弦调制中频电疗法、脉冲调制中频电疗法、干扰电疗法、音乐电疗法、波动电疗法等。

3. **高频电疗法（high frequency electrotherapy）** 频率在 100kHz~300GHz 的电疗设备均属于此类疗法。高频电疗法中以短波疗法（short wave therapy）和超短波疗法（ultrashort wave therapy）应用比较多，其次为分米波疗法（decimeter wave therapy）、厘米波疗法（centimeter wave therapy）、毫米波疗法（millimeter wave therapy）。其中，短波与超短波属于高频电磁波。短波疗法又称射频疗法，超短波疗法又称超高频电场疗法。分米波与厘米波属于特高频波段，毫米波疗法属于极高频电疗法、微波谐振疗法。

4. **其他电疗法** 如直流电疗法、静电疗法等。

（1）直流电疗法：直流电是电流方向不随时间而变化的电流，以直流电治疗疾病的方法称为直流电疗法（galvanization，direct current therapy）。借助直流电将药物离子导入人体以治疗疾病的方法称为直流电药物离子导入疗法或称直流电离子导入疗法、电离子导入疗法（iontophoresis）。

（2）静电疗法：利用高压静电场治疗疾病的方法称为静电疗法（static current therapy），分为高压静电疗法和低压静电疗法。高压静电疗法所采用的静电场是高压治疗电场，两端输出电极间的电压达 50~60kV，电流不超过 1.5mA，低压静电疗法治疗时所应用的静电场电压不超过 500V，电流小于 1mA。

（二）光疗法

应用人工光源或日光辐射治疗疾病的方法称为光疗法（phototherapy）。光波的波长为 1000μm~180nm，按波长排列依次分为红外线、可见光、紫外线三部分，其治疗种类包括以下几种。

1. **红外线疗法** 红外线是不可见光，是光波中波长最长的部分，位于红光之外，故称为红外线。分为波长 1000μm~1.5μm 的远红外线（长波红外线），波长 1.5μm~760nm 的近红外线（短波红外线）。应用红外线治疗疾病的方法称为红外线疗法，属于辐射热疗法。

2. **蓝紫光疗法** 蓝紫光是可见光中波长最短的部分，蓝光波长 490~450nm，紫光波长 450~400nm。以蓝紫光治疗疾病的方法称为蓝紫光疗法（blue and violet light therapy）。

3. **紫外线疗法** 紫外线是不可见光，是光波中波长最短的部分，位于紫光之外，故称为紫外线。分为长波紫外线（波长 400~320nm），中波紫外线（波长 320~280nm），短波紫外线（波长 280~180nm）。紫外线作用于人体组织后主要产生光化学效应，故又有光化学射线之称。应用紫外线治疗疾病的方法称为紫外线疗法（ultraviolet radiation therapy）。

4. **激光疗法** 激光是受激辐射放大的光，它既具有一般光的物理特性，又具有亮度高、单色性好、定向性强、相干性好等特点。应用激光治疗疾病的方法称为激光疗法（laser therapy）。又分为①低强度激光疗法：如氦-氖（He-Ne）激光器、砷化镓（AsGa）半导体激光器、镓铝砷（GaAlAs）半导体激光器（输出的红光激光波长分别为 632.8nm、904nm、820nm）；②高强度激光疗法：如二氧化碳（CO_2）激光器和掺钕钇铝石榴石（Nd-YAG）激光器（输出的红外激光分别为 10.6μm 和 1.06μm），以及氩离子（Ar^+）激光器（输出波长 514nm 和 485nm 的绿光、蓝紫光激光）。

（三）超声波疗法

应用超声波的机械振动治疗疾病的方法称为超声波疗法（ultrasound therapy）。传统的超声波疗法多采用 800kHz 的连续超声波，近年展开了 1~3MHz 较高频超声波、30~50kHz 较低频超声波以及脉冲超声波的应用。治疗仪有不同直径的声头（换能器）和声头耦合剂（接触剂）。常用的治疗操作方法有接触法、药物透入法、水囊法、水下法。

（四）磁疗法

将磁场作用于人体以治疗疾病的方法称为磁疗法（magnetotherapy），包括静磁场法（属于恒定磁场）和动磁场法，后者又分为旋磁疗法和电磁疗法。临床上多用脉冲磁场，即用脉冲电流通入电磁铁线圈所产生各种形状的脉冲磁场，如各种磁疗机所产生的磁场，其频率、波形和峰值可根据需要进行调节。

（五）水疗法

应用水治疗疾病的方法称为水疗法（hydrotherapy）。水疗法的种类很多，例如：冲浴、擦浴、浸浴、药物浴、淋浴、湿包裹、蒸气浴、气泡浴、漩涡浴、蝶形槽浴、步行浴、水中运动、水下洗肠等。因所应用的水温、水的成分以及作用方式、作用压力与作用部位的不同，其治疗作用及适应范围也不相同。

（六）生物反馈疗法

应用电子技术和训练使人能对自己体内异常的不随意生理活动进行自我调节控制以治疗疾病的方法称为生物反馈疗法（biofeedback therapy，BFT），又称电子生物反馈疗法。主要有肌电生物反馈疗法，手指皮肤温度生物反馈疗法，皮肤电阻生物反馈疗法，血压生物反馈疗法以及心率生物反馈疗法等。

（七）牵引疗法

通过机械或手法的方式，利用力学原理牵拉关节，改善或增加关节活动范围，缓解疼痛或痉挛的治疗方法称为牵引疗法。根据牵引部位分为颈椎牵引、腰椎牵引、四肢牵引；根据牵引体位分为卧位牵引、坐位牵引；根据牵引持续时间，分为持续牵引、间歇牵引。目前脊柱牵引多采用电脑控制的间歇性牵引。

（八）其他物理因子方法

1. **石蜡疗法**　用加热后的石蜡治疗疾病的方法称为石蜡疗法（paraffin therapy），属于传导热疗法范畴。常用的有蜡饼法、浸蜡法、刷蜡法等。

2. **低温疗法**　利用低温治疗疾病的方法称为低温疗法（hypothermia），分为两类，一类是利用低于体温与周围空气温度、但在 0℃ 以上的低温治疗疾病的方法称为冷疗法（cold therapy）。如果是在 0℃ 以下的低温治疗方法称为冷冻疗法（cryotherapy），其中 $-100℃$ 以下的治疗为深度冷冻疗法，属于冷冻外科范畴。

3. **压力疗法**　在身体病患部位的外部施加压力以治疗疾病的方法称为压力疗法（compression therapy）。包括肢体压力疗法，目前广泛使用的是气囊袖套式或腿套式正压治疗。局部压力疗法，多用于肥厚性瘢痕，也可用于肢体水肿。治疗采用压力绷带（compression bandage）、压力套、压力衣（compression garment）等。

四、　手法治疗

物理治疗中的手法治疗包括传统医学（中医）中的手法治疗和西方医学的手法治疗。中医的手法治疗分类比较宽松，按摩术和推拿术这两个术语经常互用，含义相同。西方的手法治疗包括按摩术（massage）、关节松动术（joint mobilization）和推拿术（manipulation），各自内涵均不同。西医中的按摩术主要是用于治疗皮肤、肌肉等软组织损伤；关节松动术主要用于因力学原因引起的关节疼痛和（或）活动受限；推拿术通常在关节活动的终末端，实施快速的手法，多用于关节脱位或小关节紊乱的复位，不可将其与传统医学中的按摩（推拿）混淆。此外，西医中的按摩术和关节松动术是物理治疗师本科必须掌握的技术，而推拿术一般需要毕业后经过进一步的培训认证后才可以在临床工作中使用。

（燕铁斌）

第二节　物理治疗对人体的作用

一、运动治疗的作用

（一）维持和改善运动器官的功能

运动治疗可以促进全身血液循环，增加骨骼肌肉系统的血液供应，促进关节滑液的分泌，牵伸挛缩和粘连的软组织，维持和改善关节活动范围，提高和增强肌肉的力量和耐力，改善和提高平衡和协调能力，预防和延缓骨质疏松。因此，对维持和改善运动器官的形态和功能具有重要的作用。

（二）增强心肺功能

运动时由于肌肉需要做功，消耗了身体内部的能源底物，促进了器官的新陈代谢，心肺功能水平高于休息水平几倍、几十倍，增加的程度与运动的强度成正比。运动时，大量的血液流向肌肉，心肺的功能活动也相应增加以适应机体的需要。例如，心率加快，心排出量增加，呼吸加深、加快，胸廓和横膈的活动幅度增大。

（三）促进代偿功能的形成和发展

对某些经过系统运动治疗，其功能仍难以完全恢复的患者，通过对健侧肢体或非损伤组织的训练，可以发展代偿能力，以补偿丧失的功能。例如，偏瘫或截瘫患者经过正规的运动治疗后，患肢功能仍未能恢复，此时，通过训练代偿能力，可以达到最大限度的生活自理。

（四）提高神经系统的调节能力

运动是一系列生理性条件反射的综合，适当的运动可以保持中枢神经系统的兴奋性，改善神经系统反应性和灵活性，维持正常功能，发挥对全身各个脏器的调整和协调能力。

（五）增强内分泌系统的代谢能力

主动运动可以促进糖代谢，减少胰岛素分泌，维持血糖水平；增加骨组织对矿物质（如钙、磷）

的吸收。因此，适当运动已经成为糖尿病、骨质疏松症的基本治疗方法之一。

（六）调节精神和心理

适度的运动可以对精神和心理产生积极的影响。研究发现，每次 60 分钟的低、中强度的运动，可以促进大脑皮质、尾状核、下丘脑和小脑等处的内啡肽分泌增多，产生镇痛作用；运动中机体代谢活动增强，肾上腺素分泌增加和由此而产生的欣快感，缓解了精神和心理压力，打断了抑郁或焦虑情绪与躯体器官功能紊乱之间的恶性循环，增强了参与者的自信心。

二、 物理因子治疗作用

（一）物理因子对人体作用的特点

物理因子对人体的作用具有共同性和特异性。

1. **共同性** 主要表现在物理因子作用于人体后所产生的生理学作用和治疗作用。

（1）生理作用：如改变组织细胞和体液内离子的比例和微量元素含量，引起体内某些物质分子（如蛋白质分子、水分子等）结构变化，影响各种酶活性，调节物质代谢，使体内产生生物学高活性物质，增强血液和淋巴液循环，改变生物膜、血管、皮肤、黏膜和其他组织通透性，引起组织温度改变，调节神经—内分泌信息控制系统功能，加强单核—吞噬细胞系统功能等。

（2）治疗作用：如促进神经—内分泌信息控制系统功能障碍的消除，提高机体或某些系统、器官的功能水平，改善组织器官的血液循环和营养，促进组织修复和再生，提高局部或全身的抵抗力，镇痛作用，消炎、消肿作用，缓解痉挛，脱敏或致敏作用，增强机体的适应能力，提高药物向组织器官渗透等。

2. **特异性** 物理因子的特异性是由于不同物理因子可以选择性地作用于不同细胞、组织和器官。例如，紫外线优先作用于外胚层组织及表皮、皮肤神经末梢感受器；超短波优先作用于结缔组织、巨噬细胞系统，并可较明显地作用于血管系统、自主神经—内分泌系统、骨组织等；直流电优先作用于周围神经末梢感受器和周围神经纤维；正弦调制中频电流，可使疲劳肌肉中 RNA 含量升高，并能增强大脑皮质、椎体神经细胞、核内脱氧核糖核酸蛋白的荧光强度。

（二）物理因子的主要治疗作用

1. **消炎** 皮肤、黏膜、肌肉、关节，乃至内脏器官，由各种病因引起的急慢性炎症，都是理疗适应证，可采用不同的理疗方法进行治疗。对于急性化脓性炎症，表浅者可应用紫外线照射或抗生素离子导入治疗；对于慢性炎症，则可采用温热疗法，磁场疗法或低、中频电疗法。只要方法得当，均可取得预期疗效。临床研究认为，某些物理因子除了具有直接杀灭病原微生物作用之外（如紫外线），还与改善微循环、加速致炎物质排除和增强免疫机制等因素有关。

2. **镇痛** 疼痛是一个极为复杂的问题，既是一种物质现象，又是一种精神现象。引起疼痛的原因很多，损伤、炎症、缺血、痉挛、肌力不平衡、反射性乃至精神因素，均可引起疼痛。应用物理因子镇痛，则要弄清病因，有针对性地进行治疗。炎症性疼痛以抗炎性治疗为主；缺血性和痉挛性疼痛宜用温热疗法，改善缺血，消除痉挛；神经痛、神经炎应用直流电导入麻醉类药，以阻断痛觉冲动传入，或应用低、中频电疗法，以关闭疼痛闸门，激发镇痛物质释放。当然，应用物理因子镇痛，与因子的选择、采用的方法、剂量、治疗部位等有密切关系，要结合患者的具体情况认真研究，有的放矢，方能取得理想效果。

3. **抗菌**　紫外线以杀菌作用著称。杀菌效力最强的光谱为254~257nm，对金黄色葡萄球菌、枯草杆菌、铜绿假单胞菌、炭疽杆菌、溶血性链球菌等均有杀灭作用。紫外线杀菌机制，主要是引起DNA两个胸腺嘧啶单体聚合成胸腺嘧啶二聚体，使细菌失去正常代谢、生长、繁殖能力，乃至死亡。

4. **镇静与催眠**　具有镇静、催眠作用的理疗方法有电睡眠疗法、镇静性电离子导入疗法、颈交感神经节超短波疗法、静电疗法、磁场疗法、温水浴、按摩疗法等，这些理疗法均能增强大脑皮质扩散性抑制，解除全身紧张状态，因而产生明显的镇静和催眠效果。

5. **兴奋神经—肌肉**　应用各种技术参数的低、中频电流，如间动电流、干扰电流、调制中频电流，能引起运动神经及肌肉兴奋，用于治疗周围性神经麻痹及肌肉萎缩，或用于增强肌力。这些理疗方法均具有明显兴奋神经肌肉的效果。理疗兴奋作用机制是细胞膜受电刺激后，产生离子通透性和膜电位变化，形成动作电位发生兴奋，引起肌肉收缩反应。对于感觉障碍者，可选用感应电疗法或达松伐尔电疗法等。

6. **缓解痉挛**　具有缓解痉挛作用的理疗方法有作用于深部组织的短波、超短波和微波疗法，也有作用于浅部组织的石蜡疗法、湿热包疗法、太阳灯和红外疗法，还有作用于全身的热水浴、光浴疗法等。缓解痉挛的作用机制主要在于热能降低肌梭中传出神经纤维兴奋性，使牵张反射减弱和肌张力下降。

7. **软化瘢痕、消散粘连**　石蜡疗法、超声波疗法、碘离子导入疗法，可以改变结缔组织弹性，增加延展性，常用于治疗术后瘢痕和组织粘连，有明显软化瘢痕和消散粘连的作用。

8. **加速伤口愈合**　应用小剂量紫外线照射，在防止和控制伤口感染的同时，还能刺激肉芽组织生长，加速上皮搭桥和创口愈合过程。锌离子导入和达松伐尔治疗下肢静脉曲张形成的溃疡，比单纯外科换药处理伤口愈合日期显著缩短。

9. **加速骨痂形成**　实验证明，弱直流电阴极、TENS、干扰电疗法和脉冲磁场，均能促进骨质生长，加速骨折愈合。国内有学者通过动物实验发现，骨折部位接受干扰电治疗，4周时治疗组骨痂形成比对照组多，6周时治疗组愈合，但对照组骨折线仍清晰可见。

（燕铁斌）

第三节　物理治疗方法的发展及展望

一、物理治疗学发展简史

（一）物理治疗学的形成

物理治疗学的形成和发展是人类在与自然及疾病的长期斗争中不断总结经验而形成，并随着现代科学的兴起而不断发展和完善。

1. **西方物理治疗的起源**　物理治疗在国外具有悠久的历史。早在古罗马和希腊时代，人们就已经开始应用日光浴、空气浴及水疗。据文献记载，人类在发明电之前就知道电能治病，如古希腊的渔夫们常利用一种会放电的鱼（Torpedo）来治疗关节痛。公元前 400 年希腊医生 Hippocarates 第一个利用日光治病；公元 129—200 年，希腊医生用磁石治疗腹泻；公元 502—550 年，罗马医生用磁石治疗手足疼痛；16 世纪，瑞士医生用磁石治疗脱肛、水肿、黄疸等外科疾病。

2. 东方物理治疗的形成 物理治疗的雏形在我国四千年前就已形成。在旧石器时代，我们的祖先就懂得使用尖状和刮削过的利器和刮削的石器，用以刺破痈疡，排出脓血。公元前 5 世纪春秋战国时代，著名医学家扁鹊就经常用砭石、针灸、熨贴与按摩等物理因子治疗疾病。我国第一部医书《黄帝内经·素问》中详细记载了攻达（针灸）、角（拔罐）、药熨（传导热）、导引（呼吸体操）、按跷（按摩）、浸渍发汗（水疗）等物理因子治疗疾病；公元前 722 年—公元 220 年的春秋战国和秦汉时代，按摩已经成为一种重要的医疗手段。此外，我国古书中也不乏磁石、矿泉水治疗疾病的记载。

（二）现代物理治疗学发展

现代物理治疗学的兴起始于第一次世界大战后，由于战伤造成了众多的伤残，而脊髓灰质炎的流行又使残疾人增多，迫使当时的医务工作者们去寻求一些非手术、非药物、行之有效的评定和治疗方法，如电诊断、电疗等，这些方法不仅用于治疗，还用于诊断及残疾的预防，从而促进了物理治疗学的迅速发展。

第二次世界大战期间伤员较多，为使伤员尽快返回前线，Howard A.Rusk（1901—1989 年）等在物理医学的基础上采用多学科综合应用康复治疗，如物理治疗、心理治疗、作业治疗、语言治疗、假肢、矫形支具装配等，大大提高康复效果。第二次世界大战结束后 Rusk 等大力提倡康复医学，把战伤的康复经验运用于和平时期。1938 年美国成立了物理治疗师学会，1943 年英国成立了物理医学会，1947 年美国成立了美国物理医学与康复医学委员会，1951 年成立国际物理医学与康复学会，1969 年国际康复医学会成立。

随着自然科学的发展，许多物理因子陆续被应用到医学上，特别是近百年来在光疗与电疗方面发展很快，紫外线、红外线、感应电、高频电、超声波等相继应用到疾病的治疗上来。20 世纪 50 年代发展起来的微波，60 年代发展起来的激光也很快就应用于一些疾病的治疗。这些都不断地丰富了物理治疗的内容，增添了许多新课题。可以说，物理治疗学既是一门最古老的医学科学，又是一门现代的医学分支。

（三）物理治疗学发展的社会需求

近几十年来，随着康复医学的迅速发展，物理治疗学也日益为社会所重视，其原因主要有以下几个方面。

1. 人类对健康认识的转变 根据美国心理学家马斯洛的人类需求理论（Maslow's hierarchy of needs），人类的需求从低向高逐步增加，分成生理需求（Physiological needs）、安全需求（Safety needs）、爱和归属感（Love and belonging）、尊重（Esteem）和自我实现（Self-actualization）五类。因此，随着经济发展、文化科学的提高，那种治病保命的传统认识已经落后于社会的发展，现在人们更加关注生活质量，即便是功能障碍不能完全恢复或明显改善，也希望能有一个比较满意的生活质量，而物理治疗中的运动治疗，特别是主动的运动和健康保健就显得格外重要。

2. 老年人口及老年病患者增多 随着经济的发展和人们生活水平的提高，人口平均寿命延长，老年人口增多，老年病或慢性病随之增多（如心脏病、脑血管意外和癌症），迫切需要进行康复，因此，物理治疗也显得格外重要。仅以脑血管意外存活患者为例，积极的康复治疗（以物理治疗为主）

可使 90% 的存活患者能重新步行和生活自理，30% 的患者能恢复到进行一些较轻的工作。相反，如果没有康复治疗，恢复的百分率相应地只有 6% 和 5%。

3. 工伤、交通事故增多　随着工业与交通的日益发达，工伤和车祸致残的绝对人数也相应增多，伤残患者对康复治疗的迫切需求，促进了物理治疗的发展。这些患者功能的恢复，除了医学的发展之外，一个重要的治疗手段就是康复治疗，特别是物理治疗（如功能训练、各种物理因子的应用以及中医中的针灸、按摩、中医锻炼等）。

4. 慢性病患者增多　医学的发展以及对各类危害人类健康疾病的早期监控和介入，使得死亡率明显降低，如先天性疾病、心脑血管疾病、癌症等，但生存者多留有不同程度的功能障碍，需要接受物理治疗。如心肌梗死患者中，参加康复治疗者的死亡率比不参加者低 36.8%。据推算，我国目前有 2 亿多慢性病患者。

二、　物理治疗师培养

（一）国外物理治疗师的培养

1. 起源　现代康复医学起源于 20 世纪 40 年代，20 世纪 50 年代西方发达国家就开始了康复治疗专业人员的培训。国际上康复治疗学的专业教育早已发展成为独立培养物理治疗师和作业治疗师，并成立了相应的国际组织。

（1）国际物理治疗联盟（The World Confederation for Physical Therapy，WCPT）：1954 年成立于丹麦首都哥本哈根，是国际唯一的物理治疗权威组织。现有 101 个成员国，包括 30 多万名物理治疗师。根据联合国及世界物理治疗师联合会于 1998 年发表的统计数字，每十万人口，英国有 49.8 名物理治疗师，澳洲有 484 名，加拿大有 251 名，美国有 246 名。

（2）国际作业治疗师联盟（The World Federation of Occupational Therapists，WFOT）：1952 年在英格兰的利物浦成立，现有 73 个成员国，大约 35 万名作业治疗师。

2. 部分国家治疗师培训　从治疗师教育的发展来看，各个国家的治疗师教育基本是分亚专业培训（如物理治疗、作业治疗等），并随着经济的发展对毕业生的要求逐年提高。

（1）美国：20 世纪 20 年代，美国就开始了物理治疗师（PT）的培养。初期 PT 专业只设置学士学位，学制为 4 年，授予理学学士学位。1938 年美国成立了物理治疗师学会。21 世纪以来，美国医疗市场对物理治疗师的需求已经不满足于学士学位的教育，大多数学校 PT 专业开始转向以培养硕士学位为主（学制约 6 年），并开设了物理治疗师博士学位教育。美国物理治疗师的硕士教育分为两种学位：物理治疗理学硕士学位（Physical Therapy Master of Science degree，MSPT）和物理治疗硕士学位（Master's degree in physical therapy，MPT）。MSPT 不要求申请者有大学学士学位，攻读该学位一般需要 5 年时间，学生毕业可同时获得理学学士和 MSPT 学位。MPT 要求申请者除有学士学位外，还必须学过计算机科学、心理学、统计学基础等课程，且在物理治疗中心参加 80 小时的临床见习工作，获得这一学位需要 2~3 年的时间。

美国作业治疗师的培训目前已形成一套完整的教育制度，培养课程中以作业治疗专业课程为主，以医学基础课程为辅，专注于培养专业的治疗师，其对临床见习、实习的学分有明确的要求。作业治疗师在培训过程中，必须参加大量的临床实践工作，要求到医院进行轮转实习，见习、实习学分约占总学分的 11.1%（16 学分）。

（2）澳大利亚：物理治疗师的培训体制为学位制，分 4 个等级：学士、研究生文凭、硕士、博士。学士学习4年，共设16门课（不含实习），总学时为2752学时，其中理论课1702学时（包括实验课和课间见习），临床实习1050学时，两者之比为1.62∶1。研究生文凭可以作为攻读硕士或博士学位的过渡阶段。硕士和博士有全脱产和半脱产两种，前者2~5年，后者3~5年。博士学位全脱产如果由硕士直接攻读需要2~5年，而由学士攻读需要3~5年，半脱产均为3~7年。

（3）日本：1963年开设了第一所培养物理治疗师的学校——国立疗养所东京病院附属康复医院，学制3年，学员20名，由WHO顾问Conine和美国物理治疗师向学生们讲授物理治疗技术。1965年开始使用物理治疗师（日文名称为理学疗法士）这一名称，即大学毕业后经过3~5年的毕业后教育，由理学疗法专业研究会向符合标准的会员授予学位。1966年7月17日，日本成立了物理治疗师协会，并将7月17日定为"物理治疗师日"。1974年6月，日本加盟世界物理治疗联盟（WCPT）。现全日本25所开设PT教育课程的大学中，有12所设立了研究生院，7所设有博士研究生课程（博士研究生课程为3年、硕士研究生为2年）。研究生院的学生以掌握研究能力为主，在导师的指导下进行科学研究，撰写论文。

（二）国内物理治疗师培养

回顾国内康复治疗的教育历史，可以分为3个阶段。

1. 探索阶段 1983—1988年。此阶段主要是从事康复医学工作的老一辈专家通过出国参观考察或短期培训，回来后举办短期在职学习班，传授康复治疗专业技术。学员绝大多数是各地各级医院理疗科、体疗科的负责人或医师，时间绝大多数在数天至3个月，少数在半年。当时影响比较大的培训基地主要有原中山医学院（现中山大学医学院）、河北省人民医院等所举办的学习班。

1982年，中山医学院率先成立了康复医学教研室，随后，南京、上海、武汉、北京等地的高等医学院校也相继设立了康复医学教研室。1983年，中山医学院和南京医学院被确定为康复医学进修教育基地。1984年，卫生部确定医学院校本科增设康复医学课程，向医学生普及康复医学知识。由此，国内开始了现代康复的新里程。

从1988年开始，国家卫生部与世界卫生组织、中国香港复康会在原同济医科大学（现华中科技大学同济医学院）联合举办了为期1年的"实用康复医师证书班"，以传授康复知识，重点是传授现代康复医学中的物理治疗学技术和作业治疗技术。此学习班共办了7年，为国内康复培养了一大批实用型的人才。

2. 起步阶段 1989—2000年。

（1）康复治疗开始了专业教育：此阶段开始出现了比较正规的专业教育，以中专教育为主，少数学校开设了专科教育。个别西医院校在临床医学系中开设了康复医学分流班（如当时的同济医学院），或在护理本科班中开设了康复治疗分流班（如当时的中山医学院），一些体育院校开办了与康复治疗专业近似的本科教育（如人体保健专业、体育保健专业、养生康复专业等），但各个院校相互之间甚少联系，更缺乏统一、规范的教材，培训出来的学生距离国际康复治疗人员（治疗师）的要求相差甚远。

（2）在职培训方兴未艾：此期间的在职培训仍然是培训康复治疗师的主要途径，其中影响比较大的有国家卫生部、中国香港复康会在安徽医学院（现安徽医科大学）联合举办的为期1年的"实用康复治疗师证书班"，南京医学院（现南京医科大学）举办的康复培训班、北京中国康复研究中心和辽宁汤岗子疗养院举办的理疗高级班等。

（3）康复医学提速发展：20世纪90年代，国内康复发展迎来了第一个提速时期。当时卫生部实施医院等级评审，三级甲等综合医院是否有康复医学科在三级甲等医院的评审中具有"一票否决"的作用；各地争创三级甲等医院的医疗机构纷纷成立了康复医学科，极大地推动了康复医学科的组织建设。1997 年卫生部第 31 号文件将康复医学科与内科、外科、妇产科、儿科等 12 个临床科室列为一级临床科室，进一步提高了康复医学在临床医学中的学科地位。2001 年卫生部等国家相关部门发文确定了理疗与康复为基本的医疗项目，推动了康复治疗在康复医学临床治疗中的发展，也凸显了康复治疗人才奇缺的窘迫局面。

3. 发展阶段 2001 年—现在。

（1）康复治疗纳入高等教育：2001 年卫生部科教司与教育部联合制订了《中国医学教育改革和发展纲要》，在压缩医学类专业数量的同时设置了医学相关专业康复医学（专业代码 100307w），为解决康复治疗师专业的正规教育奠定了基础，结束了我国没有康复治疗专业本科学历教育的历史。2001 年南京医科大学招收了第一届本科康复治疗专业的学生，2002 年首都医科大学康复医学院开始招生，2003 年中山大学医学院开始招生。此后国内各地开设康复治疗专业的高等学校逐年增加。同时，国内还有相当数量的大专院校也在培养康复及相关专业学生。这种现状体现了我国康复治疗学教育的蓬勃发展势头，并与康复医学的迅速发展相适应。

（2）康复治疗办学规模不断扩大：2004 年，卫生部、教育部发文（卫科教发〔2004〕167 号），将康复治疗学列为医学相关类教育，并要求积极发展医学相关类高等教育，扩大其办学规模。2012 年又在普通高等学校本科专业目录修订中将康复治疗学专业代码正式修订为 101005；同年，教育部正式设立了"听力与言语康复学"专业（代码为 101008T），并将其纳入《普通高等学校本科专业目录》，标志着听力与言语康复学专业高等教育步入了正规化发展轨道；2017 年 3 月，教育部下文（教高〔2017〕2 号）同意上海中医药大学增设康复物理治疗学（专业代码 101009T）和康复作业治疗学（专业代码 101010T）两个新专业，均为 4 年制，本科理学学士学位，从而使本专业的本科学历教育扩展到 4 个专业（康复治疗学、听力与言语康复学、康复物理治疗学、康复作业治疗学）。

截至 2016 年 12 月底不完全统计，国内有将近 100 家高等院校（含医学与非医学）开设了康复治疗本科专业（理学学士学位）；将近 200 所院校开办了康复治疗专科教育。按照平均每校每年招生 50 人计算，目前在校学生估计有 50 000 人（其中本科生约 20 000 人，专科生约 30 000 人）。相信随着人们物质生活水平的提高和对生存质量的追求，对康复的认识不断提高，康复治疗的需求日趋普及，使得高等医学院校开设康复治疗专业的热情仍有增加的趋势。

（3）康复治疗师属于国家紧缺人才：从宏观上看，我国开展系统、规范的康复治疗专业教育的形势已形成。2011 年卫生部颁布了《医药卫生中长期人才发展规划（2011—2020 年）》在中长期发展规划中，康复治疗师培训被列为国家紧缺专门人才开发工程。按照国际标准每 10 万人口配备 30 名治疗师来计算，我国康复治疗师的缺口高达 35 万人。

（三）康复治疗师学术团体

多年来，国内与康复有关的学术团体基本上是由医生组成或医生唱主角。由于没有治疗师的职业分类体系，导致了治疗师至今还没有属于自己的学术组织，更谈不上物理治疗师的专业学术团体。近年来，这一问题已经受到以医生为主体的学术团体的关注，并尝试在医生的学术团体下面为治疗师搭建一个初步的学术平台。例如，中国康复医学会在康复治疗专业委员会的下面设立了 4 个治疗学组（物理治疗学组、作业治疗学组、言语治疗学组、辅具学组），各组的组长均由治疗师担任，成员也是以治疗师为主；中华医学会在物理医学与康复学分会的下面设立了 8 个学组，每个学组都吸收了若干名高级职称的治疗师参加；广东省康复医学会成立了作业治疗师专业委员会，这是国内第一个完全由治疗师参加的学术团体。2012年卫生部颁布的《康复治疗技术操作规范》的参与制定专家中有近50%的专家是治疗师。目前，中国康复医学会正在筹建由治疗师为主体的物理治疗专业委员会和作业治疗专业委员会。相信随着物理治疗专业的发展，在不远的未来，物理治疗师一定会有属于自己的独立的学术团体。

（燕铁斌）

第二章
关节活动技术

第一节 概　述

利用各种方法维持和恢复因组织粘连或肌肉痉挛等多种因素导致的关节功能障碍的运动治疗技术，称为关节活动技术，包括手法技术，利用设备的技术，利用患者自身体重、肢体位置和强制运动的训练等。

一、关节活动基础

（一）关节的构成

1. **基本构造**　包括关节面、关节囊和关节腔。

（1）关节面：每个关节至少有两个相互对应的关节面，有的关节面一端呈球形，称关节头，而对应的一端呈凹面形，称关节窝。关节面由光滑的关节软骨构成，有利于关节的活动。

（2）关节囊：附着于关节面周缘及附近骨上，密封关节腔。分为两层，外层为纤维层，厚而坚韧，由致密的纤维结缔组织构成，有丰富的血管和神经。内层为滑膜层，薄而柔润，由疏松结缔组织构成。有的滑膜层形成滑膜皱襞，起到补充关节空隙和分泌润滑液的作用；有的向外膨出成为滑液囊。

（3）关节腔：由关节囊和关节面所围成的腔隙叫关节腔。腔内有滑液。腔内压力为负压，对稳定关节起着重要作用。

2. **辅助结构**　有关节盘（或称关节内软骨垫）、关节盂缘、滑膜皱襞和关节韧带等。

（1）关节盘：由纤维软骨构成，常似圆盘状或半月状，中间薄周边厚，位于两关节之间，周缘与关节囊结合，具有减轻冲撞和震动的作用。

（2）关节盂缘：是附着在关节窝周围的纤维软骨环，有增大关节面、加深关节窝、使关节更加稳固的作用，肩、髋关节均有之。

（3）滑膜皱襞：起着补充关节空隙和分泌润滑液的作用。

（4）关节韧带分布在关节周围或关节内。具有连接两关节骨，限制关节运动的作用。

（二）关节的类型

1. 根据关节的运动分不动、少动、活动三种类型。

（1）不动关节：相邻骨之间由结缔组织或透明软骨相连，相连方式为缝隙和软骨联合两种，无关节运动功能。

（2）少动关节：也称微动关节。关节活动范围较小，连接方式可分为两种，一种是两骨的关节面覆盖一层透明软骨，其间靠纤维连接，如椎间关节、耻骨联合。另一种是两骨之间仅仅有一定间隙，其间借韧带和骨间膜相连，如骶髂关节、下胫腓关节。人体中最主要的少动关节是椎间关节。

（3）活动关节：全身大部分关节为这类关节，具有典型的关节构造，关节可自由活动。

2. 根据关节运动轴心或自由度多寡分单轴、双轴、多轴关节。

（1）单轴关节：此类关节只有一个自由度，即只能绕一个运动轴在一个平面上运动。包括：①滑车关节，如指间关节、肱尺关节等均只能沿冠状轴在矢状面上做屈伸运动；②车轴关节（圆柱关节），如近、远侧桡尺关节，只能绕垂直轴在水平面上做旋前旋后运动。

（2）双轴关节：此类关节有两个自由度，可以围绕两个互为垂直的运动轴在两个平面上运动。包括：①椭圆关节，如桡腕关节，可在冠状轴和矢状轴上做屈伸、外展、内收运动；②鞍状关节，如拇指腕掌关节，可做屈伸及收展运动。

（3）三轴关节或称多轴关节：此类关节有三个自由度，即在三个相互垂直的运动轴上可做屈伸、收展、旋转等多方向的运动。包括：①球窝关节，如肩关节；②杵臼关节，如髋关节；③平面关节，如肩锁关节、腕骨和跗骨间诸关节，这些关节由于关节面曲度小，可视为球面无穷大，所以归为多轴关节。但这些关节因两关节面大小基本一致，关节囊与关节韧带坚实紧张，活动度小。凡具有两个或两个以上自由度的关节都可以做环转运动。

（三）关节的运动

1. 运动轴　关节运动通过关节轴线进行，由于关节在结构上不同，运动轴可以有一个、两个或三个。根据运动轴的多少，关节运动有以下三种情况：

（1）单轴运动：只有屈伸运动，只有一个运动轴。单轴运动的关节其骨上任何一点能沿着一个弧线进行运动。前臂的上、下尺桡关节也属此类关节，其运动轴为桡骨头斜向尺骨茎突。

（2）双轴运动：不仅能够屈-伸，也可以内收-外展。它是在互相垂直的两个运动主轴上运动。实际上双轴运动的关节，除沿两个主轴运动外，还有无数的次轴，产生和两个主轴不同方向的运动。例如，在一次轴上关节可屈曲-内收，其相反方向为伸直-外展。这种复合运动连接起来就产生圆周运动。任何双轴、三轴运动均可产生圆周运动，但单轴运动则不能。

（3）三轴运动：可以屈-伸，内收-外展以及旋转。当然除了三个主轴外，还有无数次轴，这些次轴通过关节中心，产生多种的复合运动。因此，三轴关节的运动范围大大超过双轴关节。三轴关节是人体运动范围最广的关节，近躯干的关节、盂肱关节和髋关节即属此类关节。

2. 运动平面　关节有的只能在一个平面运动，有的能在几个平面运动。

（1）矢状面：关节在矢状面的运动为伸-屈运动，围绕冠状轴进行。

（2）冠状面：关节冠面的运动为内收-外展运动，围绕矢状轴进行。

（3）水平面（横断面）：关节在水平面的运动为旋转运动，围绕垂直轴进行。

只能在一个平面运动的关节称"一面运动自由关节"，包括指间关节，拇指的掌指关节、上尺桡关节、下尺桡关节等。能在两个平面运动的关节称"二面运动自由关节"，包括第一腕掌关节、桡腕关节等。能在三个平面运动的关节称"三面运动自由关节"，包括肩锁关节、肩关节、髋关节等。

所有关节运动都可以分解为环绕三个相互垂直的轴心，在三个相互垂直的平面上进行的运动；即环绕冠状轴在矢状面上的运动，环绕矢状轴在额面上的运动，环绕垂直轴在横断面（水平面）上的运动。

3. 运动方向　关节的运动方向包括屈、伸、内收、外展、旋内、旋外、内翻、外翻、背屈、跖屈、环转等。

（1）屈伸运动：关节沿冠状轴运动，导致相关的两骨互相接近角度减小时为屈反之为伸。

（2）内收、外展运动：关节沿矢状轴运动导致骨向正中线移动为内收，相反方向则为外展。

（3）旋转运动：骨环绕垂直轴运动时称为旋转运动。骨的前面向内侧旋转时为内旋，相反则为外旋。在前臂，称为旋前和旋后。

（4）环转运动：骨的上端在原位转动，下端则做圆周运动。凡具有进行冠状和矢状两轴活动的关节都能做环转运动。

4. 关节活动的类型　关节活动依用力程度的不同分为主动关节活动、主动—助力关节活动和被动关节活动三种类型。

（1）主动关节活动：作用于关节的肌肉随意收缩使关节运动时通过的运动弧过程为主动关节活动。

（2）主动—助力关节活动：作用于关节的肌肉随意收缩，外加一定助力使关节运动通过的运动弧过程为主动—助力关节活动。

（3）被动关节活动：完全由外力使关节活动通过的运动弧过程为被动关节活动。

5. 关节的活动度和稳定性　关节的功能取决于其活动度和稳定性：一般情况下，稳定性大的关节活动度小。上肢关节有较大的活动度，而下肢关节有较大的稳定性。影响关节活动度和稳定性的因素有：

（1）构成关节两个关节面的弧度之差：差别大时活动度大，稳定性低；差别小时则相反。

（2）关节囊的厚薄与松紧度：关节囊薄而松弛，则关节的活动度大，反之则小。

（3）关节韧带的强弱与多少：关节韧带弱而少，则关节的活动度大，反之则小。

（4）关节周围肌群的强弱与伸展性：一般来说，骨骼和韧带对关节的静态稳定起主要作用，肌肉拉力则对动态稳定起主要作用。

二、影响关节活动的主要因素

正常各关节的屈伸或旋转均有一定的角度范围，即关节活动度，各关节都有其正常活动范围，也就是关节活动度的正常值。关节活动度的正常值根据个体、性别、年龄、职业、人种、运动史等而有所不同。

（一）生理因素

1. 拮抗肌的肌张力　如髋关节的外展或内收动作会受到内收肌或外展肌张力的限制，使之不能过度外展或内收。

2. 软组织相接触　如髋、膝关节屈曲时大腿前侧与胸腹部接触而影响髋、膝关节的过度屈曲。

3. 关节的韧带张力　宽厚坚韧的韧带会强有力地限制关节的活动幅度，如膝关节伸展时会受到前交叉韧带、侧副韧带的限制等。

4. 关节周围组织的弹性情况　关节囊薄而松弛的关节，其活动度就大，如肩关节；反之，其活动度就小，如胸锁关节。

5. 骨组织的限制　当骨与骨相接触时，会限制关节的过度活动，如伸展肘关节时，会因尺骨鹰嘴与肱骨滑车的接触，而限制肘关节过度伸展。

（二）病理因素

1. 关节周围软组织疼痛 由于疼痛导致了主动活动和被动活动均减少，如骨折、关节炎症、手术后等。

2. 关节周围软组织挛缩、粘连或痉挛 关节周围的肌肉、韧带、关节囊等软组织挛缩、粘连时，主动活动和被动活动均减少，如烧伤、肌腱移植术后、长期制动等；中枢神经系统病变引起的肌肉痉挛，常为主动活动减少，被动活动大于主动活动，如脑损伤引起的肌肉痉挛；关节或韧带损伤引起的肌肉痉挛，主动活动、被动活动均减少。

3. 肌力降低 肌肉无力时，如中枢神经系统病变，周围神经损伤，肌肉、肌腱断裂，通常都是主动活动减少，被动活动大于主动活动。

4. 关节本身病变 关节内渗出或有游离体时，主动活动和被动活动减少；关节僵硬时主动活动和被动活动均丧失，如关节骨性强直、关节融合术后。

（三）影响关节活动的损伤机制

人体在运动方面的活动能力与关节、肌肉、韧带的灵活性和柔韧性有密切的关系。关节、关节囊、韧带、肌肉等组织每天多次全范围的正常活动，维持了关节和软组织的运动功能，如果由于某种原因使运动范围受限，肌肉就会紧缩，限制了运动范围。肌腱和韧带由结缔组织组成，其中含有粗大而致密的胶原纤维囊，囊间又散布有成纤维细胞，后者呈星形，其细胞突伸展于胶原纤维束之间，肌肉收缩时产生的张力，即与这种结构有关。胶原纤维是一种交错排列的原胶原细杆的集合物，组成一个 64nm 的囊带，平行的胶原单位之间的化学键使胶原纤维具有抗伸展的弹性。其他组织器官与关节囊、筋膜、肌间层等组织之间，有疏松结缔组织，它们能在有限的范围内活动，若加以牵拉，可以慢慢伸长；若不活动，它们将缩短和固定。至于肌肉每条肌纤维膜的表面上，附着有数以千计的网状纤维，胶原纤维和这种网状纤维向各个方向伸展，形成一个疏松的网，它们的作用是使运动柔和，同时又使过度的运动遇到一种阻力。机体某一部分受到制动时，胶原与网状结构即收缩，网眼缩小，疏松的组织变得致密而坚实。

1. 促使致密结缔组织迅速形成

（1）制动：结缔组织纤维由网硬蛋白（reticulum）和胶原组成。制动将使胶原纤维和网硬蛋白沉积，形成致密的网状结构，取代了疏松的网状组织。观察证明：受伤关节固定两星期就会导致结缔组织纤维融合，致使关节运动功能受限；肩关节损伤后，如不固定，18 天内就能恢复；如固定 1 星期，则需 52 天才能恢复；如固定 2 星期，需 121 天才能恢复；如固定 3 星期，则需 300 天才能恢复。因此应在不使损伤加重和不引起不能耐受的疼痛的条件下，尽早进行活动训练。

（2）创伤：创伤往往伤及毛细血管，蛋白质即通过损伤的管壁流入组织间隙，纤维蛋白原在组织间隙中沉积，形成胶原纤维基质，易于形成纤维化。

（3）水肿：水肿这种代谢障碍使组织液中蛋白质增加，加重了纤维化的倾向。

（4）局部循环障碍：常加速纤维化的过程。

2. 粘连 损伤后第二天，在电镜下就可发现局部出现胶原纤维；1~2 天后用光学显微镜就可看到分子粘连的形成；4~5 天内缝合的肌腱与周围结构之间开始形成胶原粘连物；5 天内就可观察到骨折处出现胶原纤维。因此，亦应在不加重损伤和不引起不能耐受的疼痛的条件下，尽早作轻柔的被动或主动活动，以维持组织间的活动灵活性，防止粘连的发生，缩短功能恢复的时间。

3. 组织修复过程中纤维蛋白和无定形基质的影响 纤维蛋白在修复过程中是一种极其重要的临

时性结缔组织成分，如长期不活动将引起迅速的纤维化；无定形基质没有结构，但对有结构成分的结合有重要作用。持续的牵拉可使基质引起的纤维间的附着分开，长期不动则促进其附着和固定。因此损伤后，亦应在允许的条件下尽早活动。

三、 改善关节活动的技术与方法

（一）主动运动

适应面广，不受场地限制，患者主动用力收缩肌肉完成的关节运动或动作，以维持关节活动范围的训练。主要用于治疗和防止关节周围软组织挛缩与粘连，保持关节活动度，但在重度粘连和挛缩时治疗作用不太明显。最常用的是各种徒手体操。根据关节活动受限的方向和程度，设计一些有针对性的动作，可以个人练习，也可以把有相同关节活动障碍的患者分组集体练习。

1. **设备与用具** 徒手、各种关节活动器具和设备。

2. **操作方法与步骤**

（1）根据患者情况选择进行单关节或多关节、单方向或多方向的运动；根据病情选择体位，如卧位、坐位、跪位、站位和悬挂位等。

（2）在康复医师或治疗师指导下由患者自行完成所需的关节活动；必要时，治疗师的手可置于患者需要辅助或指导的部位。

（3）主动运动时动作宜平稳缓慢，尽可能达到最大幅度，用力至引起轻度疼痛为最大限度。

（4）关节的各方向依次进行运动。

（5）每一动作重复 10~30 次，2~3 次 / 天。

（二）主动助力运动

在外力辅助下，患者主动收缩肌肉完成的运动或动作。助力可由治疗师、患者健肢、器械、引力或水的浮力提供。这种运动常是由被动运动向主动运动过渡的形式，其目的是逐步增强肌力，建立协调动作模式。

常用的有器械练习和滑轮练习。

1. **器械练习** 是利用器械为助力，借助杠杆原理，带动活动受限的关节活动。应用时应根据病情及治疗目的，选择相应的器械，如肩轮、肩梯、体操棒、火棒、肋木，以及针对四肢不同关节活动障碍而专门设计的练习器械，如肩关节练习器、肘关节练习器、踝关节练习器等。如肩梯训练，患者靠近肩梯站立，利用手指向上方做攀沿动作，逐步扩大肩关节的活动范围。

2. **滑轮练习** 主要用于伸展患侧的挛缩组织，改善关节的活动范围，利用滑轮和绳索，以健侧肢体帮助患侧肢体活动。如肩关节的上举训练，患者取坐位，通过滑轮用健侧肢体带动患侧受限的关节进行屈曲、伸展等活动。

3. **设备与用具** 肩梯、体操棒、滑板、滑轮装置等。

4. **操作方法与步骤**

（1）由治疗师或患者健侧肢体徒手或通过棍棒、绳索和滑轮等装置帮助患肢主动运动，兼有主动运动和被动运动的特点。

（2）训练时，助力可提供平滑的运动；助力常加于运动的开始和终末，并随病情好转逐渐减少。

（3）训练中应以患者主动用力为主，并作最大努力；任何时间均只给予完成动作的最小助力，以免助力替代主动用力。

（4）关节的各方向依次进行运动。

（5）每一动作重复10~30次，2~3次/天。

（三）被动运动

被动运动可保持肌肉的生理长度和张力，维护关节正常形态和功能，维持关节的正常活动范围，特别对于治疗轻度关节粘连或肌痉挛，是不可缺少的方法之一；而对于肌肉瘫痪的患者，在神经功能恢复前进行关节的被动运动，可以达到维持关节正常活动范围的目的。被动运动根据力量来源不同分为两种：一种是由经过专门培训的治疗人员完成的被动运动，如关节可动范围内的运动和关节活动技术；一种是借助外力或器具由患者自己完成的被动运动，如关节功能牵引、持续性被动活动等。

常用的有徒手被动关节活动训练和器械被动关节活动训练。

1. **徒手被动关节活动训练**　患者自身或在治疗师帮助下完成关节运动，以维持和增大关节活动范围的训练方法。

（1）设备与用具：不需要设备。

（2）操作方法与步骤：①患者取舒适、放松体位，肢体充分放松；②按病情确定运动顺序，由近端到远端（如肩到肘，髋到膝）的顺序有利于瘫痪肌的恢复；由远端到近端（如手到肘，足到膝）的顺序有利于促进肢体血液和淋巴回流；③固定肢体近端，托住肢体远端，避免代偿运动；④动作缓慢、柔和、平稳、有节律，避免冲击性运动和暴力；⑤操作在无痛范围内进行，活动范围逐渐增加，以免损伤；⑥用于增大关节活动范围的被动运动可出现酸痛或轻微的疼痛，但可耐受；不应引起肌肉明显的反射性痉挛或训练后持续疼痛；⑦从单关节开始，逐渐过渡到多关节；不仅有单方向，而且应有多方向的被动活动；⑧患者感觉功能不正常时，应在有经验的治疗师指导下完成被动运动；⑨每一动作重复10~30次，2~3次/天。

2. **器械被动关节活动训练**　利用专用器械使关节进行持续较长时间缓慢被动运动的训练方法。

（1）设备与用具：对不同关节进行连续被动运动训练，可选用各关节专用的连续被动运动训练器械，包括针对下肢、上肢、甚至手指等外周关节的专门训练设备。

（2）操作方法与步骤：①开始训练的时间：可在术后即刻进行，即便手术部位敷料较厚时，也应在术后3天内开始；②将要训练的肢体放置在训练器械的托架上，固定；③开机，选择活动范围、运动速度和训练时间；④关节活动范围：通常在术后即刻常用20°~30°的短弧范围内训练；关节活动范围可根据患者的耐受程度每日渐增，直至最大关节活动范围；⑤确定运动速度：开始时运动速度为每1~2分钟一个运动周期；⑥训练时间：根据不同的程序，使用的训练时间不同，每次训练1~2个小时，也可连续训练更长时间，根据患者的耐受程度选定，1~3次/天；⑦训练中密切观察患者的反应及连续被动运动训练器械的运转情况；⑧训练结束后，关机，去除固定，将肢体从训练器械的托架上放下。

（四）持续被动运动

持续被动运动（CPM）最早于20世纪70年代初提出，80年代初用于膝关节人工关节术后，以后应用渐广，主要用于防治制动引起的关节挛缩，促进关节软骨和韧带、肌腱的修复，改善局部血液、淋巴循环，促进消除肿胀、疼痛等症状。

1. **作用机制**

（1）温和而持续地牵伸关节周围组织，以防止纤维挛缩和松解粘连，从而保持关节活动范围。

（2）造成关节面相对运动及关节内压的周期性改变，以加速关节液流转及更新，同时对关节软骨进行温和的交替加压与减压，可促进软骨基质内液与关节液之间的交换，从而保持软骨营养，防止其退变性变化。

（3）在软骨修复过程中，通过 CPM 经常对关节面施以加压应力及摩擦应力，可促进修复组织中的未分化细胞向软骨细胞转化，使受损关节面最终由透明软骨覆盖，并使关节面获得较好的塑形，从而减少以后发生骨关节疾病的机会。

（4）韧带修复后做 CPM 可减轻韧带萎缩，增加修复后 6 周及 12 周时的韧带强度。

（5）CPM 时关节本体感受器不断发放向心冲动，根据闸门学说可阻断疼痛信号的传递，从而减轻疼痛。

（6）CPM 与一般被动运动相比，其特点是作用时间长、运动缓慢、稳定、可控，因而安全、舒适。与主动运动相比，CPM 不引起肌肉疲劳，可长时间持续进行，同时关节受力小，可在关节损伤或炎症时早期应用且不引起损害。

2. 具体实施方法

（1）仪器设备：由活动关节的托架和控制运动的结构组成，包括针对下肢、上肢，甚至手指等外周关节的专门设备。

（2）操作程序：①使用时间：可在术后即刻，甚至患者仍处于麻醉状态下进行；即便手术部位敷料较厚时，也应在术后 3 天内开始；②确定关节运动弧的大小和位置：术后即刻常用 20°~30° 的短弧范围；关节活动度可根据患者的耐受程度每日渐增或恰当的时间间隔渐增，直至最大关节活动范围；③确定运动速度：可耐受的速度为每 1~2 分钟一个运动循环；④疗程：根据不同的程序，使用时间不同，可连续 24 小时；或每次连续 1 小时，3 次 / 日，疗程至少 1 周或达到满意的关节活动范围。

（五）肌肉牵伸技术（见第四章）。

（六）关节松动技术（见第五章）。

（七）牵引疗法（见第七章）。

四、 关节活动技术的临床应用

（一）适应证

1. **主动和主动 - 辅助关节活动度练习**　患者可主动收缩肌肉，有或无辅助条件下可活动身体的该部分；肌肉较弱（低于 3 级）采用主动 - 辅助关节活动度练习；有氧练习时，多次重复的主动或主动 - 辅助关节活动度练习改善心血管和呼吸功能。

2. **被动关节活动度练习**　患者不能主动活动身体的该部分，昏迷、麻痹、完全卧床休息、存在炎症反应、关节挛缩粘连松解术后四肢骨折切开复位内固定术后、肌痉挛、主动关节活动导致疼痛等。

3. **特殊情况**　身体的某一部分处于制动阶段，为保持其上下相邻关节的功能，并为制动关节活动做准备；卧床患者避免循环不良、骨质疏松和心肺功能的降低。

（二）禁忌证

各种原因所致的关节不稳定、关节内未完全愈合的骨折、关节急性炎症或外伤所致的肿胀、骨关节结核和肿瘤、运动造成该部位新的损伤、运动导致疼痛、炎症等症状加重等。

五、 关节活动技术注意事项

1. **熟悉关节的结构** 在进行关节被动运动时必须熟练掌握关节解剖学结构、关节的运动方向、运动平面及其各个关节活动范围的正常值等。

2. **早期活动** 在不加重病情、疼痛的情况下，尽早进行因伤病而暂时不能活动关节的被动活动，活动范围应尽可能接近正常最大限度的活动。

3. **全范围活动** 关节活动范围的维持训练应包括身体的各个关节，并且每个关节必须进行全方位范围的关节活动（如肘关节屈曲、伸展；肩关节的屈曲、伸展、内收、外展、外旋和内旋等）。但每次活动只针对一个关节，在运动该关节时，要给予该关节一定的牵拉力，这样可减轻关节面之间的摩擦力，使训练操作容易进行，并能保护关节，防止关节面挤压。

4. **与肌肉牵伸结合** 对于跨越两个关节的肌群，应在完成逐个关节的活动后，对该肌群进行牵张。对于那些活动受限的关节或长期处于内收、屈曲位的关节，要多做被动牵拉运动，如牵拉跟腱维持踝关节的背屈活动、对屈曲的肘关节做伸展活动等。

六、 制动对关节活动的影响

（一）制动导致关节活动受限

关节创伤的愈合过程中经常活动会产生疏松结缔组织，如果限制关节活动就会在关节囊、筋膜、肌肉、韧带等处出现疏松结缔组织的短缩，变成致密结缔组织，失去弹性和伸缩性，从而限制关节的活动。

（二）关节挛缩

关节挛缩是指关节周围的皮肤、肌肉、韧带等软组织病变造成关节活动受限，也有人将其定义为由皮肤、肌肉、肌腱、神经等关节结构以外的软组织失去原有弹性的状态，导致关节活动范围受限。关节挛缩可由多种原因形成。关节挛缩可分为先天性挛缩和后天性挛缩。后天性挛缩又分为以下几种：

1. **皮肤性挛缩** 因烫伤、创伤、炎症等造成皮肤瘢痕而出现的挛缩。

2. **结缔组织性挛缩** 因皮下组织韧带及肌腱等软组织缩短而出现的挛缩。

3. **肌源性挛缩** 因关节长期固定、肌肉疾病、创伤等造成肌肉缩短、萎缩、瘢痕形成而出现的挛缩。

4. **神经源性挛缩** 因各种疾病、创伤等造成神经损伤使肌腱、筋膜、韧带等缩短出现的挛缩。

（1）反射性挛缩：为了减少疼痛，长期将肢体放置于某种强制体位造成的挛缩。

（2）痉挛性挛缩：脑血管病、多发性硬化等中枢神经系统病变易出现痉挛性瘫痪。在发病的急性期会因胶原纤维沉积于肌腱、筋膜、韧带等处导致软组织缩短、丧失弹性而出现急性挛缩。瘫痪使关节缺乏活动，同时也限制关节自然活动，形成制动，痉挛的程度不同致肌群间肌力失衡，肌痉挛的存在使得静态下肌纤维长度缩短，长期处于缩短状态的肌肉会形成肌源性挛缩。另外痉挛性瘫痪也使关节软骨承受压力加大，易形成关节强直。

（3）弛缓性挛缩：周围神经麻痹可引起弛缓性瘫痪。由于瘫痪肌与正常的拮抗肌之间失去了肌力之间的相对均衡，易形成拮抗肌的缩短，长期处于缩短位，缺乏舒展则形成挛缩。如坐骨神经损伤时产生马蹄足的畸形。

（王　俊）

第二节　上肢关节活动技术

一、肩部关节

（一）解剖学概要

肩部骨骼包括肱骨、锁骨、肩胛骨以及与肩部运动密切相关的胸骨和肋骨，组成肩部的6个关节。

1. **盂肱关节**　由肱骨头和肩胛骨的关节盂构成，狭义的肩关节即指盂肱关节。
2. **肩锁关节**　由肩胛骨的肩峰和锁骨的外侧端构成。
3. **胸锁关节**　由胸骨和锁骨的内侧端构成。
4. **喙锁关节**　由喙骨和锁骨的外侧端构成。
5. **肩峰下关节**　由肩峰和肱骨头构成。
6. **肩胸关节**　由肩胛骨和胸廓后壁构成，为非骨性关节，所以这种关节称为假关节或功能性关节。

（二）运动学概要

1. **盂肱关节**　当肩胛骨固定并阻止胸锁关节、肩锁关节或肩胸关节运动时，盂肱关节仅有下列的运动范围。

（1）前屈：发生在矢状面上，其横轴通过肱骨头，可做约90°的屈曲。下盂肱韧带变得紧张限制进一步的运动。

（2）后伸：与屈相反。当上臂到达身体的后面，称为后伸。由于上、中盂肱韧带的限制，后伸的范围为40°~60°。

（3）外展：发生在冠状面上，沿前后轴进行，外展运动的范围取决于盂肱关节的旋转。当完全内旋时，主动的外展为60°左右，因为此时大结节碰到了肩峰和肩锁韧带；外旋90°时，大结节到了肩峰的后下方，主动外展增加到接近90°，这时外展被三角肌的主动收缩功能不足所限制；被动外展可到达120°，然后被下盂肱韧带阻止。

（4）旋转：发生在水平面上，屈肘90°时，可将盂肱关节的旋转和前臂的旋前和旋后分开。若上臂位于身体的侧旁，外旋可使肱骨内上髁向前移动，内旋则内上髁向后移动。旋转的幅度随上臂的上举而变化。当上臂在身体的侧旁，旋转的总幅度约180°；当上臂完全上举时，由于喙肱韧带和盂肱韧带扭曲和紧张，旋转运动减为90°左右。当盂肱关节在外展90°和屈肘90°时，外旋的正常范围近90°，内旋大约为70°。

2. 肩锁关节 肩锁关节是一个在肩峰内侧缘和锁骨的肩峰端之间的滑动关节。这关节将肩胛骨和锁骨连在一起进行相似的运动的同时伴有每块骨自身的运动。关节有三个轴和三个自由度，这些运动就是上提、外展和旋转的运动。

肩锁和胸锁运动结合的作用是允许肩胛骨运动，所以当肩胛骨的肋面仍保持紧贴胸壁时，关节盂就可按其需要向前、向上或向下。胸锁关节和肩锁关节运动范围的总和等于肩胛骨的运动范围。

3. 胸锁关节 是唯一直接连接上肢与胸廓的关节。肩带连同整个上肢借肌肉、韧带和筋膜悬于颅和脊柱颈部。这种悬挂结构的位置部分取决于重力作用，部分取决于锁骨。锁骨限制肩带各方向的运动，特别是向前方向的运动。

锁骨除提肩、降肩、前突和后缩外，还可在胸锁关节上沿其长轴旋转约40°。当肩外展或屈曲90°后，才发生这种横向旋转，这对肩胛骨完全上旋和肩的完全屈曲或外展十分重要。如锁骨的旋转被阻止，臂上举只能到110°。

当臂上举大于90°，胸锁关节到达最大范围的上举时，这时即发生轴的旋转。锁骨的上旋是由于肩锁韧带（斜方和锥状韧带）紧张所致。这两条韧带也限制肩胛骨与锁骨分离。

4. 肩峰下关节 盂肱关节的运动需要肱骨头和喙肩弓之间较大的运动。

5. 肩胸关节 此关节的正常功能对上肢的灵活性和稳固性十分重要。肩胸关节提供了肱骨运动的一个可移动的基础，所以增加了臂的运动范围，保持三角肌在臂上举时良好的长度—张力关系；当臂上举或用手倒立时，肩胸关节提供了盂肱关节的稳定性，吸收震动；在截瘫患者用拐杖步行或从座位上推起时，肩胸关节则能抬高身体。

6. 肩带运动 下列术语用于肩胛骨和锁骨的运动：

（1）提肩和降肩：提肩是指锁骨的肩峰端和肩峰向上朝向耳的运动，约为60°；降肩是指肩峰锁骨区向下的运动，静息的坐位，约能下降5°~10°。

（2）前突和后缩：前突是指锁骨的肩峰端和肩胛骨沿胸壁向前的运动。该运动能使肩胛骨脊柱缘离开后正中线13~15cm。这种运动又可称肩胛骨的外展。后缩是指锁骨的肩峰端和肩胛骨沿胸壁向后移动，接近后正中线，又称肩胛骨的内收。在胸锁关节处肩胛骨的前突和后缩的运动幅度大约为25°。

（3）肩带的向上-前-下-后运动：即提肩、前突、降肩和后缩的结合形成了一个环转运动，当然也可反方向的环转。在这运动中，胸锁关节为运动的轴心，肩峰的运动轨迹为环形。因为肩胛骨以肩锁关节与锁骨相连，所以胸锁关节能调节肩胛骨的位置，使肩胛骨紧贴胸壁。

（4）上旋和下旋：上旋是指肩胛骨的关节盂向上，下角在胸壁上向外上的运动。在肩关节完全屈曲时，为最大的上旋范围。下旋指肩胛骨的关节盂向下的运动。当臂后伸将前臂横置于腰部时，将发生完全的下旋。上旋和下旋的运动幅度约60°。

7. 肩肱节律 正常肩上升同时伴一系列精确的协调运动，称肩肱节律。肩胛骨、肱骨均参与整个运动。除外展的早期具有个体差异外，在外展至30°后，以2∶1的比率外展，即在30°~170°外展中，每15°的外展，10°发生在盂肱关节，5°在肩胸关节。

在臂上举时，发生在肩胸关节的运动是上升、外展和上旋，肩胛骨的下角沿胸廓侧边向前，关节盂向上移动。在运动过程中，肩胛骨的旋转轴从肩胛冈的内侧移向胸锁关节处。这种轴的大移动造成斜方肌和前锯肌力臂的明显改变。

（三）关节活动技术

1. 被动活动技术　包括以下操作技术：

（1）肩关节前屈：患者取仰卧位，治疗师立于患侧，一手握住患侧腕关节处，另一只手握住肘关节稍上方，然后慢慢把患者上肢沿矢状面向上高举过头。

（2）肩关节后伸：患者取俯卧位，治疗师立于患侧，一手握住患侧腕关节处，另一只手握住肘关节稍上方，然后慢慢把患者上肢沿矢状面做后伸动作。

（3）肩关节外展：患者取仰卧位，治疗师立于患侧，一手握住患侧腕关节处，另一只手握住肘关节稍上方，然后慢慢把患侧上肢沿冠状面外展，但当患者上肢被移动到外展90°时，要注意将上肢外旋后再继续移动直至接近患者同侧耳部。

（4）肩关节水平外展和内收：患者取仰卧位，治疗师立于患侧身体及外展的上肢之间，一手握住患侧腕关节处，另一只手握住肘关节稍上方，然后慢慢把患侧上肢沿水平面先做外展后内收。

（5）肩关节内外旋：患者取仰卧位，患侧肩关节外展90°，肘关节屈曲，治疗师立于患侧，一手固定肘关节，另一只手握住腕关节，以肘关节为轴，将患侧前臂沿肱骨干轴线向头、向足方向运动，使肩关节被动外旋或内旋。

（6）肩胛骨被动活动：患者取健侧卧位，患侧在上，屈肘，前臂放在上腹部。治疗师面对患者站立，一手放在肩峰部以控制动作方向，一手从上臂下面穿过，拇指与四指分开，固定肩胛骨的内缘和下角。双手同时向各个方面活动肩胛骨，使肩胛骨做上抬、下降、伸（向外）、回缩（向内）运动，也可以把上述运动结合起来，做旋转运动。

2. 主动助力活动技术　常用的有器械练习和滑轮练习，此外还包括肩轮、肋木、吊环等训练方法。

（1）悬吊：肩关节活动受限，训练时患者坐在椅子上，头上方悬吊一滑轮，根据训练的目的，调整椅子的位置，使滑轮位于正前方、侧方或后方。欲进行肩关节屈曲训练时，将绳通过滑轮，绳索两端固定把手，滑轮位于正前上方，患者双手握住绳两端的把手，利用健侧手向下的拉力，完成患侧上肢的屈曲运动。当训练肩关节外展时，可调整椅子的位置，使滑轮在患侧的上方，利用健侧上肢内收的拉力，完成患侧上肢的外展运动。

（2）体操棒等：可利用体操棒或体操绳进行训练。两手分别抓握体操棒或体操绳两端，利用健侧上肢的运动带动患侧上肢完成各种被动运动，扩大关节活动度。

（3）肩梯训练：患者靠近肩梯站立，利用手指向上方做攀沿动作，逐步扩大肩关节的活动范围。

3. 主动活动技术　基本动作为肩关节的前屈 - 后伸，外展 - 内收，水平外展 - 内收，内旋 - 外旋。练习时动作要平稳，并且每个关节必须进行全方位范围的关节活动。

二、肘部关节

（一）解剖学概要

肘关节由肱桡关节、肱尺关节和桡尺近侧关节共同组成。①肱桡关节，是肱骨小头和桡骨头窝相关节；②肱尺关节，由肱骨滑车和尺骨的滑车切迹相关节；③桡尺近侧关节，为桡骨头环状关节面和尺骨的桡切迹相关节。三个关节围在同一关节囊内。关节囊包裹上述三个关节，它的纤维层前、后较薄弱，而两侧有强厚的桡侧副韧带和尺侧副韧带加强。在桡骨头环状关节面周围则有桡骨头环状韧带包绕，该韧带附于尺骨桡切迹的前、后缘，形成一个完整的骨纤维环，该环口上大下小，形似漏斗，所以仅允许桡骨头在环内做旋转运动，加上桡侧副韧带可防止桡骨头向远侧和外侧移位。

（二）运动学概要

桡尺近侧关节和桡尺远侧关节联合运动可使前臂做旋前和旋后运动。这两个自由度的运动可增加或缩短手和肩部的距离以及前臂的旋转，并在引体向上和俯卧撑运动中起着重要的作用。

1. **肘关节屈伸运动** 由于肱尺关节的关节面形态以及侧副韧带和桡骨头环状韧带的限制，肱尺关节和肱桡关节只能在冠状轴上做屈伸运动，其肘关节屈伸运动的运动轴为尺骨滑车和桡骨头中心点的连线，相当于在屈肘时，内、外上髁连线的稍远侧。

2. **桡尺联结** 包括桡尺近侧关节、桡尺远侧关节和前臂骨间膜。桡尺近侧关节和桡尺远侧关节联合运动产生前臂的旋前、旋后运动。鉴于尺骨较固定，所以在旋前和旋后运动中，主要是桡骨头的转动和桡骨的尺切迹环绕尺骨头环状关节面移动。当旋后时桡、尺骨平行，手掌朝向前；旋前时桡骨在尺骨的前方与其交叉，手掌朝向后。其运动轴相当于桡骨头和尺骨头中心点的连线。

3. **运动范围** 肘关节平均屈 145°（120°~160°）。当上臂和前臂的肌肉和软组织互相接触时，阻止了肘关节进一步的屈曲，所以肌肉发达者或肥胖者其屈曲程度会有所减少，这可能使自身的手不能放到自己的肩上，这种运动限制称为肌性限制（muscle bound）。瘦弱者由于尺骨的冠突进入肱骨的冠突窝，而中止了进一步屈曲。在整个屈曲运动弧中，肘关节屈曲 60°~140° 是人们用上肢完成一般日常生活和工作所必需的运动范围，这 80° 可称为肘关节的功能运动弧。

肘关节平均伸为 0°，其伸的运动在尺骨鹰嘴进入肱骨的鹰嘴窝而中止，其运动范围正常仅有很小的差异。肌肉强健者一般不能过伸，而瘦弱者可能有 5° 或 5° 以上的过伸。临床上，肘关节的过伸对脊髓损伤和四肢瘫痪的患者有很大的功能意义，因为这些患者不能伸肘去推门或其他物品，也不能用伸肘使自己的身体从座位上抬高，假如他们有这几度肘关节的过伸，就可能学会用重力和杠杆原理使肘关节固定于过伸位，然后能够推门或推一些较轻的东西，也可能借过伸的肘关节使自己的臀部略从座位上抬高一些，从而来改善局部的血液循环，防止褥疮的发生。

桡尺联结的运动范围，在前臂处于中间位时，一般认为旋前和旋后各 90°，但旋前多数人仅为 80°。在检查旋前旋后运动范围时，肘关节应半屈位，并贴于胸侧壁，这样可以防止肩关节旋转运动的参与。从旋后位开始整个旋前稍小于 180°（平均 170°）。若肘部伸直，由于肩关节内旋和外旋的参与，手掌的旋转接近 360°。

肘关节的紧锁位（最稳定位）是肘关节伸直位，前臂旋后 5°（以中间位为标准）。

（三）关节活动技术

1. **被动活动技术** 包括以下操作技术：

（1）肘关节屈曲和伸展：患者取坐位，治疗师一手扶持患肢腕关节上方，另一手固定肱骨远端，在完成肘关节屈曲的同时前臂旋后，完成肘伸展的同时前臂旋前。

（2）前臂旋转：患者取坐位，使肘关节屈曲 90°，治疗师一手托住其肘后部，另一手握住前臂远端，沿前臂骨干轴线完成旋前、旋后动作。

2. **主动助力活动技术** 常用的有器械练习、滑轮练习和前臂旋转训练器等。

3. **主动活动技术** 基本动作为肘关节的屈曲-伸展，前臂旋转。患者双手靠近身体，弯曲手臂触肩后再伸直。也可手肘弯曲成直角，置于桌上，将手掌心向上和向下翻转。练习时动作要平稳，并且每个关节必须进行全方位范围的关节活动。

三、 腕部关节

（一）解剖学概要

腕部区域有 15 块骨、17 个关节和一个广泛的韧带系统。

1. 桡腕关节 桡腕关节是由双向凹状的桡骨远端和双向凸形的手舟骨和月骨的近侧关节面组成。

2. 腕中关节 腕中关节是近侧列腕骨与远侧列腕骨之间的关节，即手舟骨与大多角骨、小多角骨；月骨与头状骨以及三角骨与钩骨之间的关节。

3. 腕掌关节 第 2~4 掌骨基底部相互关节，并与远侧列腕骨以不规则的形式构成连接。

（二）运动学概要

1. 桡腕关节 腕的屈、伸、桡偏、尺偏运动的一部分发生在桡腕关节。

2. 腕中关节 腕的屈、伸、展、收也发生于此。

3. 腕掌关节 第 2~3 腕掌关节的运动角度为 1°~2° 或更小；第 4 腕掌关节的运动角度为 10°~15°；第 5 腕掌关节更灵活，有 25°~30° 的运动角度。拇指腕掌关节囊虽厚但松弛，掌骨可从大多角骨牵开达 3mm。收展运动是在与手掌呈直角的平面进行，而屈伸的运动平面与手掌平面平行。对掌是第一掌骨在大多角骨上旋转将拇指垫对到其他指的指垫上。虽然鞍状关节的形态非常一致，仅为两个自由度的运动，但拇指腕掌关节的关节囊松弛允许有 15°~20° 的旋转。

4. 腕的运动和轴 腕的平面运动发生在桡腕关节和腕中关节。腕中关节具有腕外展 1/2 的运动；内收的 1/3，其余的运动则在桡腕关节。这些运动通过头状骨的轴进行。外展的正常运动终末感是硬的，这是由于手舟骨与桡骨茎突的接触所致。内收范围较大，其运动终末感来自桡侧副韧带的张力。屈腕在桡腕关节为 50°，腕中关节为 35°；在完全背伸中其值相反，即 35° 在桡腕关节，50° 在腕中关节。其运动轴也通过头状骨。但完全屈曲和完全背伸时，其运动轴向远侧移位。

（三）关节活动技术

1. 被动活动技术 患者取仰卧位或坐位，肘关节处于屈曲位，治疗师一手握住患侧前臂远端，另一只手抓握患侧手指，做腕关节的屈曲、背伸、桡偏、尺偏动作。

2. 主动助力活动技术 常用的有器械练习、滑轮练习和腕部训练器等。

3. 主动活动技术 患者双手托住一体操球，进行腕关节的屈曲、伸展、桡偏、尺偏动作；也可以握住腕关节屈伸训练器，进行腕关节的屈曲、伸展动作。

四、 手部关节

（一）解剖学概要

1. 掌指关节 掌指关节为髁状关节，具有两个运动自由度。掌骨的圆形头与稍凹的近端指骨底相关节，掌骨头接近 3/4 的面覆有关节软骨，并向掌面延伸。近节指骨基底部的关节软骨通过纤维软骨掌板延伸。内侧和外侧副韧带附于掌骨头与指骨基底部，韧带的附着点之间的距离在关节屈曲时大于关节伸直时。掌骨深横韧带附于掌板并行于掌骨头之间连接第2~5掌骨的邻近边。

2. **指骨间关节** 第2~5指，每指都有两个指骨间关节，分别称近侧和远侧指骨间关节。拇指仅有两节指骨所以只有一个指骨间关节。指骨间关节有相似于掌指关节的掌板机制并带有附加的控制韧带。这种韧带在屈指腱鞘的两侧跨越关节掌侧面，能防止指关节的过伸。

（二）运动学概要

1. **掌指关节** 有接近90°的屈曲，示指稍小一些，中、环指则依次递增其运动范围。运动终末感可能是由于指骨与掌骨接触是硬的，也可能由于关节囊限制是坚实的。根据韧带性的结构，过伸范围可变，有些人过伸为0°，另外一些人可超过45°。当掌指关节伸时，侧副韧带松弛允许大约20°的外展。假如邻近指张开，则有20°左右的内收。

2. **拇指掌指关节** 为屈戌关节，比其他手指的掌指关节运动范围小，屈为45°~60°，过伸为0°~20°。在充分屈或伸时，韧带紧张几乎没有收或展的运动。在半屈位，则有5°~10°侧向运动以及有附于内、外侧籽骨肌收缩所产生的指骨的动力性旋转。这些运动适应于拇指精确地夹捏物体。

3. **近侧和远侧指骨间关节** 也为一个运动自由度的屈戌关节。指骨的双髁状头以及侧副韧带的较大的张力无法做收展运动。近侧指骨间关节屈大约为120°，而远节指骨间关节则稍小于90°。除了韧带松弛的个别人可见过伸外，近节和远节指骨间关节的过伸为0°。拇指指骨间关节过伸为5°~10°，被动过伸则更大，如用拇指垫揿压时。

（三）关节活动技术

1. 被动活动技术

（1）掌指关节的活动：患者取仰卧位或坐位，治疗师一手握住患侧掌部，另一只手活动手指，分别做掌指关节的屈曲、伸展、外展、内收动作。

（2）指骨间关节的活动：患者取仰卧位或坐位，治疗师一手握住患侧掌部，另一只手活动手指，分别做近侧和远侧指骨间关节的屈曲、伸展动作。

2. **主动助力活动技术** 常用的有器械练习、滑轮练习和手部训练器等。

3. **主动活动技术** 患者结合日常生活，自主进行掌指关节的屈曲、伸展、外展、内收动作及指骨间关节的屈曲、伸展动作。如握拳是手指弯曲，放开是手指伸直；也可五指伸直，向手腕外侧打开后再夹紧。

（王 俊）

第三节 下肢关节活动技术

一、髋关节

（一）解剖学概要

髋关节又称髋臼股关节，是身体内结构上最稳定的关节，是典型的球窝关节。虽然称为球窝关

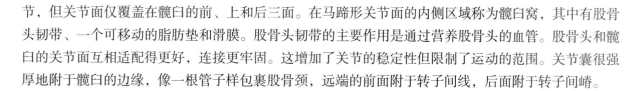

节，但关节面仅覆盖在髋臼的前、上和后三面。在马蹄形关节面的内侧区域称为髋臼窝，其中有股骨头韧带、一个可移动的脂肪垫和滑膜。股骨头韧带的主要作用是通过营养股骨头的血管。股骨头和髋臼的关节面互相适配得更好，连接更牢固。这增加了关节的稳定性但限制了运动的范围。关节囊很强厚地附于髋臼的边缘，像一根管子样包裹股骨颈，远端的前面附于转子间线，后面附于转子间嵴。

（二）运动学概要

髋关节具有三个自由度的运动：屈 - 伸、展 - 收和内 - 外旋。在大多数的活动中，这三种类型运动常组合在一起；髋部运动均伴有腰椎运动。

1. 运动轴 在髋关节，运动可以发生在任意的轴上，这些轴均通过股骨头的中心；但为了方便描述，通常选用三个互相垂直的轴。

（1）屈伸：在站立时，屈伸的轴是水平的冠状位。左右股骨头中心点的连线称总髋轴。当站立位骨盆向前或后方向转动或在仰卧位上拉两膝靠近胸腔时，在总髋轴周围产生运动。当大腿触到前腹壁前，能做一侧屈髋同时屈膝的动作；当伸膝时，腘绳肌的长度限制髋屈在 70°~90°。髂股韧带限制髋过伸在 0°~10°；当想做进一步过伸时，就需后伸腰椎（脊柱前凸）使人误认为是髋关节伸的运动幅度。

（2）收展：在站立时，收展的运动轴在水平的矢状位。肢体对骨盆的运动如提腿向外侧，或骨盆对下肢的运动如躯干向站立侧的腿方向倾斜。不管是肢体或骨盆运动，正确的名称应使用髋关节的外展或内收。髋关节的外展为 45° 左右，常伴有骨盆的抬高。髋关节的内收为两条腿接触或 0°，但腿可能交叉到 30°~40° 的内收位。这不是纯平面的运动（因为一条腿必须在屈位，而另一条腿在伸位），在跑步、转向和交叉大腿时，这是一个重要的运动。

（3）旋转：站立时，内旋和外旋的轴是垂直的，这轴和股骨的机械轴是一致的。内旋是大转子向前移动接近骨盆的前部，外旋是与内旋相反方向的运动。当屈膝 90° 时，可通过胫骨从其中间位的运动来观察髋关节的旋转。

（4）股骨的解剖轴和机械轴：股骨的解剖轴是一条通过股骨干的直线，而机械轴则为髋关节中心和膝关节中心的连线。在直立位，机械轴通常是垂直的。股骨颈与股骨的解剖轴形成约 125° 的角。

2. 正常运动范围 正常人髋关节的运动范围终末感通常是坚硬的，因为是韧带性的限制。但屈髋关节同时屈膝例外，因为这运动被腹部的脂肪组织所限制。在严重的肥胖症，这种限制能影响其功能如系鞋带或驾驶汽车以及拾取和携提物体的能力。屈髋同时伸膝的运动被腘绳肌的长度限制。

（三）关节活动技术

1. 被动活动技术

（1）髋关节屈曲：患者取仰卧位，治疗师立于患侧，一手托住患侧小腿近膝关节处，另一只手用手心托住患侧足跟处，双手将患侧大腿沿矢状面向上弯曲，使大腿前部尽量接近患者腹部。

（2）髋关节后伸：患者取俯卧位，治疗师立于患侧，一手抓握患侧踝关节上方，另一只手从下方抓住患侧膝关节前部，并用前臂托住患侧小腿和膝关节部位，用力向上方抬，被动伸展髋部。

（3）髋关节内收、外展：患者仰卧位，治疗师一手托膝关节后方，前臂支撑大腿远端，另一手握足跟，在髋关节轻度屈曲的状态下，完成髋关节的外展，然后返回原来位置。

（4）髋关节内旋、外旋：患者取仰卧位，下肢伸展位，治疗师一手固定患者膝关节上方，另一手固定踝关节上方，完成下肢轴位的旋转，足尖向外侧为髋关节外旋，足尖向内侧为髋关节内旋；也可以令患者髋关节呈屈曲位，治疗师一手扶持患者小腿近端，另一手固定足跟，以髋关节为轴，向内、外侧摆动小腿，完成髋关节的外旋、内旋。

2．主动助力活动技术

（1）髋关节屈曲训练：患者取仰卧位，先将滑轮套带套在踝关节上方，再将绳通过滑轮，绳索两端固定把手，滑轮位于正前上方，患者双手握住绳两端的把手向下拉，完成髋关节的屈曲运动。

（2）髋关节内收、外展训练：患者取仰卧位，先将滑轮套带套在踝关节上方，再将绳通过滑轮，绳索两端固定，患者近似水平位进行髋关节内收、外展训练。

3．主动活动技术

基本动作为髋关节的前屈 - 后伸，外展 - 内收，内旋 - 外旋。练习时动作要平稳，并且每个关节必须进行全方位范围的关节活动。如躺着直腿抬高后放下；或是屈膝坐着，大腿向上提起；也可站着，将大腿向前后、左右（内外）摆动。

二、 膝部关节

（一）解剖学概要

膝关节是一个复杂关节，它由股骨远端、胫骨和腓骨近端和髌骨共同构成，内侧胫股关节、外侧胫股关节和髌股关节 3 个关节均围在同一个关节囊内。膝关节囊内还有半月板和前、后交叉韧带等结构。内侧和外侧半月板是纤维软骨，其作用是增加胫股关节的适应性和分散压力。膝关节的负重区在内、外侧胫股面几乎是相等的，在膝关节过伸时负重面最大；屈膝时，负重区在胫骨上向后移动，并变小。膝关节外有副韧带，包括胫侧副韧带和腓侧副韧带，强厚的内侧（胫侧）和外侧（腓侧）副韧带防止膝关节在冠状面的被动运动。胫侧副韧带防止胫骨在股骨上的外展（膝外翻或 X 形腿）；腓侧副韧带防止胫骨内收（膝内翻或弓形腿）。

（二）运动学概要

1. 膝关节的运动 膝关节有两个自由度：屈 - 伸和轴旋转。膝关节的屈曲范围取决于与大腿后面接触的小腿肚肌的大小，通常在 120°~130°。由于受跨过髋和膝两个关节的股直肌（起自髂前下棘）的限制，当伸髋时屈膝运动范围减小。过伸的运动范围较小，正常不超过 15°。

（1）屈伸运动轴：运动轴位于通过两股骨髁中心连线的上方几厘米处。临床上，膝关节的屈伸轴近似通过股骨内、外侧髁中心的连线。

（2）轴旋转：屈膝时轴旋转发生在水平面上。当膝关节完全伸直时，内、外侧副韧带紧张，关节稳定，几乎无旋转运动。当屈膝时，韧带松弛，这就是膝关节在屈曲位时有相当量旋转的原因之一。旋转运动平均 40° 左右，外旋大约为内旋的两倍。当减少屈膝程度时，旋转运动范围也变小。当膝接近伸直时不能做旋转动作。

正常膝关节的被动内、外旋终末感是坚硬的。因为运动被关节囊和韧带结构所限制，这些结构包括侧副韧带、交叉韧带、腘斜韧带、支持带和髂胫束。

（3）膝关节的终末旋转：正常当伸膝关节时，胫骨在固定的股骨上外旋大约 20°。这种旋转运动可在伸膝的最后 20° 看到，称膝关节的终末旋转。这是纯粹机械现象，发生于被动和主动的伸膝运动中，不能随意产生或阻止。

2. 半月板运动 被动和主动的力可使半月板在胫骨上运动和控制其运动。例如，在伸膝时股骨髁将半月板推向前方，股骨髁与胫骨髁的接触更向前；相反，半月板在屈膝时移向后方。据报道内侧

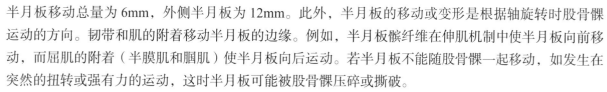

半月板移动总量为6mm，外侧半月板为12mm。此外，半月板的移动或变形是根据轴旋转时股骨髁运动的方向。韧带和肌的附着移动半月板的边缘。例如，半月板髌纤维在伸肌机制中使半月板向前移动，而屈肌的附着（半膜肌和腘肌）使半月板向后运动。若半月板不能随股骨髁一起移动，如发生在突然的扭转或强有力的运动，这时半月板可能被股骨髁压碎或撕破。

3. **副韧带作用**　当伸膝时副韧带阻止胫骨的前、后移位。副韧带在股骨髁附着处偏于屈伸轴的后上方。这种偏移造成在伸膝时韧带紧张而屈膝时变得松弛。所以副韧带提供了终末旋转后膝关节的稳定性，又允许屈膝时的轴旋转。当屈膝时，由于减少了关节面的适配性，因此易化了轴旋转。当屈膝时，股骨髁与胫骨的髁间隆起和半月板的接触面减少，使胫骨旋转具有更大的自由度。

4. **交叉韧带作用**　前、后交叉韧带提供对整个膝关节屈伸运动的控制和稳定。这些韧带位于关节的中央，股骨的髁间窝内。因为其从侧面和前面看是交叉的，故此得名。虽然交叉韧带与关节囊紧密相关，但它们并不是关节囊内结构而是囊外结构。在整个膝关节的屈伸运动中，前后交叉韧带并非同时紧张，但它们始终保持相对恒定的长度。交叉韧带用这种方式迫使髁面滑动的发生。

5. **关节囊**　关节囊形成围在关节周围的一个袖套，附着于股骨髁和胫骨髁的上下。前面有髌骨嵌入，后面有一中央皱襞几乎分隔关节腔。支持带和韧带加强关节囊并成为整个关节囊的一部分。肌的近侧腱穿关节囊附于股骨的外侧髁。半膜肌形成斜韧带的一部分并发出纤维到胫侧副韧带和其骨性附着处。这是半月板、韧带、支持带、骨、肌和关节囊之间复杂的被动和主动连接的实例。

（三）关节活动技术

1. **被动活动技术**　患者仰卧位，治疗师一手托膝关节后方（腘窝），另一手托足跟进行膝关节的屈曲。然后在髋关节屈曲状态下完成膝关节伸展。

2. **主动助力活动技术**　患者取仰卧位，髋关节屈曲90°，先将滑轮套带套在踝关节上方，再将绳通过滑轮，绳索两端固定把手，滑轮位于正前上方，患者双手握住绳两端的把手向下拉，完成膝关节伸展运动。

3. **主动活动技术**　患者取坐位或卧位，主动进行膝关节伸展训练。

三、 踝及足部关节

（一）解剖及运动学概要

踝、足和足趾是一个有34个关节的复合体，通过骨性结构、韧带附着和肌收缩从一个适应不规则地面的柔软性结构变为刚性的负重结构。踝-足复合体的柔刚特性使它具有多种功能，包括：支持体重；控制和稳定小腿着地；对不规则的地面进行调节和适应；当用足趾站立，攀登或跳跃时，以抬高身体；在步行、跑步、跳跃着地时吸收震动；机械操作；上肢截肢或肌麻痹的人，足能替代手的某些功能。

1. **距小腿关节**　位于小腿与距骨之间的距小腿关节是具有一个运动自由度的屈戌关节，通常称为踝关节。距骨滑车有一个负重的上关节面，这个关节面与胫骨的远端相关节，滑车的内、外侧面分别与胫骨的内踝外侧面和外踝内侧面相关节。胫、腓骨由胫腓前、后韧带连在一起。这样内外踝形成一个牢固的关节窝，容纳楔形的距骨滑车。

（1）运动轴：内、外踝尖下方的连线与踝关节轴方向接近。当膝关节的水平轴垂直人体中线（如矢状面）时，内踝尖端通常在外踝的前上方，因此踝关节轴均倾斜于矢状面和冠状面。垂直轴也与水平轴倾斜。

踝关节的运动轴与主要面均不垂直，而与三个运动平面相交。这种轴称为三向轴。环绕这个轴可做所有三个面的运动，从踝关节的自然位可产生30°的跖屈，测出在矢状面上（跖屈）为28°以上，在水平面（内旋）上为1°以及在冠状面上（旋前）为4°。在踝关节背屈30°时，在矢状面上的运动为23°，水平面上为9°（外旋）以及在冠状面上（旋后）为2°。

（2）踝关节运动：从解剖姿势位开始，背屈的正常范围为0°~30°。这是在仰卧位时测量的，此时膝关节为伸直位，跨越膝关节和踝关节的腓肠肌处于伸长位限制了背屈。屈膝如坐位是测量单独踝关节运动的最好姿势，此时腓肠肌处于松弛状态，背屈的运动范围会更大些。在同一组中，男性跖屈为56°±6°。

正常的背屈终末感是坚硬的。当膝关节屈时，限制来自韧带结构；当膝关节伸时则限制来自腓肠肌的长度或抵抗。跖屈的终末感也是坚硬的，这是来自关节囊、韧带和背屈肌的抵抗。

2. 足部关节　足骨可分为三段，后足（距骨和跟骨）、中足（足舟骨、骰骨和三块楔骨）、前足（跖骨和趾骨），这些骨及其附属韧带形成了三个弓即内侧纵弓、外侧纵弓和横弓。在踝关节和足的开链和闭链运动中所有的跗骨间关节和跗跖关节都有少量但很重要的运动。

（1）距下关节（跟距关节）：跟骨的上面有三个关节面（后、中、前），与距骨下面相应的关节面相关节。跟骨后关节面凸起，而跟骨中、前关节面则凹下，这样就可阻止距骨在跟骨上方前、后移位。

关节轴和运动：从跟骨的后外面向前、上、内通过跗窦的线来代表距下关节的三向轴。该轴与矢状面为42°±9°，与水平面为23°±11°。

（2）跗横关节：跗横关节也称为跗中关节，它涉及一个外科截肢平面。从上看它的关节线呈S形，由距舟关节和跟骰关节的关节面形成。跗横关节参与前足在后足上的运动，在旋前时降低纵弓高度而旋后时增加足纵弓的高度。但这些关节本身不产生独立的运动。韧带的附着和骨性结构连接使跗横关节和距下关节形成具有一个运动自由度的三向轴。在内翻时，足舟骨和骰骨向内侧移动并在固定的距骨下方绕距骨旋转，跟骨随骰骨向前并在距骨下方转动。

跗横关节平均在冠状面可向内侧倾斜（旋后）20°和外侧倾斜20°（旋前），其中距舟关节（13°和8°）比距下关节（6°和3°）大。

（3）跗跖关节：骰骨和三块楔骨与五块跖骨基底部关节形成跗跖关节。由于楔骨与邻近的第二跖骨牢固榫接，因此仅允许做少量屈伸运动，其他的跗跖关节可沿中足的弧度做少量旋转。第四、五跗跖关节最灵活，其背屈和跖屈以及旋前和旋后的总运动量分别为9°和11°。

（4）跖趾关节和趾骨间关节：这些关节与手的相应结构对应，而有功能的差异，掌指关节（MCP）允许屈90°过伸0°~30°，但跖趾关节（MTP）相反，过伸90°屈仅为30°~45°。这种大幅度的过伸被用于足趾站立和步行（在站立相末期MTP过伸），趾的收展运动，运动量小于手部，肌肉的控制也比手部差。

趾骨间关节与手部也相似，姆趾只有一个关节，而其他趾为两个，即近侧和远侧趾间关节。

3. 踝关节和足的附加运动　完全背屈是距小腿关节的紧锁位，因此附加运动仅发生在跖屈时。内、外踝连接较稳固，因此正常距骨可被动在前后方向移动约2~3mm。过度的向前或向后的运动分别被称为前屈征和后屈征，这提示有韧带的松弛或破坏的可能。

（二）关节活动技术

1. 被动活动技术

（1）踝关节背屈：患者仰卧位，下肢伸展。治疗师一手固定踝关节上方，另一手握足跟，在牵拉跟腱的同时，利用治疗师的前臂屈侧推压足底。

（2）踝关节跖屈：患者仰卧位，下肢伸展。治疗师固定踝关节上方的手移到足背，在下压足背的同时，另一手将足跟上提。

（3）踝关节内翻、外翻：患者仰卧位，下肢伸展。治疗师一手固定踝关节，另一手进行内、外翻运动。如果有助手，也可以让助手固定踝关节，治疗师手握足前部和足跟使全足同时完成内翻、外翻运动。

（4）跗横关节旋转：患者仰卧位，下肢伸展。治疗师用一手固定距骨和跟骨，另一手握住足舟骨和骰骨，轻柔地进行旋转运动。

（5）趾间关节和跖趾关节的屈伸和外展、内收：患者仰卧位，下肢伸展。治疗师用手固定拟活动的近端关节，再活动远端关节，其运动原则和方法与活动掌指关节相同。

2. 主动助力活动技术

（1）踝关节屈伸训练器：患者坐位，双足放在训练器上，用带固定足前部，双手抓住助力杆做前后摆动。

（2）踝关节内翻、外翻训练器：患者坐位，双足放在训练器上，用带固定足前部，双手抓住助力杆做左右摆动。

3. 主动活动技术
患者取坐位或卧位，主动进行踝关节各方向活动训练。

（王　俊）

第四节　脊柱活动技术

一、解剖及运动学概要

脊柱的运动节段是由两个相邻的椎骨、三个椎间关节、椎间盘的软组织、纵韧带和节段间韧带以及关节囊组成。椎间盘和两侧的关节突关节形成一个三角，因此一处的运动必导致另两处的运动。大多数的脊骨连接可做六个自由度的运动，那就是前后弯曲（屈、伸）、侧弯（侧屈）、旋转、前后切、侧切和牵拉压缩。

（一）前椎骨连接结构

1. 构成　负重的椎体、椎间盘、纵韧带构成前椎骨结构。椎体的生物力学功能包括抵抗来自上方体重的压力、肌收缩的压力以及抬高、拉、推所产生外来负荷的压力。椎间盘保护关节突关节免遭压力而损伤，并允许和限制脊柱的运动。每一个椎间盘由三部分组成：纤维环、髓核和两块透明软骨。纤维环包绕了中央的髓核。髓核为含有 80% 或更多水分的胶冻状结构。两块透明软骨板位于纤维环、髓核与椎体之间。纤维环的纤维从上位椎骨的椎体下缘到达下位椎骨的椎体上缘，各层的纤维方向交替相反形成交织，这样能约束相反方向的运动。椎间盘的周缘与椎体一样，但腰部椎间盘的高度大一些。椎间盘占脊柱全长的25%。

2. 髓核 髓核含有大量的水，并具有亲水性。白天站立和行走产生的压力使髓核丧失少量的水分，而在睡眠或休息时由于髓核的压力减小，水分又得到再储存。因此人早晚的身高有2cm的差异。到了20岁左右供应椎间盘血管消失，髓核对丧失水分的再储存能力减退。由于提重物和年龄的增长产生的微损伤使纤维环的纤维成分增加，而能复原的弹性成分相对减少。年龄的增长使30~50岁成年人的纤维环易遭受损伤，继而髓核脱出而压迫神经根。而50岁以上的人可能丧失躯干的高度，易发展为胸部脊柱后凸即驼背。

3. 纵韧带 前纵韧带和后纵韧带覆盖在从枢椎到骶椎的前、后面。前纵韧带宽而强厚附于纤维环和椎体的边缘；在椎体与韧带之间，有血管通过椎体表面的孔，进出椎体。前纵韧带是限制后伸，在腰骶区它还支持突向前的弯曲（腰曲）。后纵韧带较窄，附于纤维环和椎体的上缘，并不附于椎体，它覆盖了一个动脉、静脉和淋巴管丛和滋养孔，这些脉管通过此孔进入椎体。后纵韧带略能阻止脊柱前屈，但其杠杆作用很差，抗张强度相对较低；但当前屈时后纵韧带变得紧张，迫使滋养孔将丛内液体挤进椎体内，该机制认为是增加椎体抗压的能力。

4. 椎间盘的压力 通过尸体和活体研究，记录腰椎间盘的压力，证实正常椎间盘：髓核的中心为流体静力学性作用，椎间盘内的压力与负荷压力（一直到230kg）呈线性关系，髓核支持大约是负荷压力的1.5倍，纤维环为承受压力的1/2，作用于纤维环周边的力达负荷压力的4~5倍，两侧的关节突关节支持约1/5的承受压力。压力通过髓核广泛地分布在正常椎间盘内，而纤维环可能作为一个液体或抗张结构发挥作用。

（二）后椎骨连接结构

后椎骨连接是由椎弓、横突、棘突、两侧的关节突关节、关节囊和韧带组成。

1. 关节突关节 是上位椎骨的下关节突与下位椎骨的上关节突之间的关节。关节突关节的主要功能是控制椎骨运动和防止椎间盘过度的剪切、屈、侧屈和旋转。运动的方向和幅度由关节突关节面的方向来决定，这个方向从颈椎到腰椎发生变化。

2. 韧带 包括黄韧带、棘上韧带、棘间韧带及横突间韧带。

（1）黄韧带：连接相邻椎骨的椎板之间，共有23条。因为有大量的弹性成分而呈黄色。它产生对椎间盘的预应力和抗前屈。黄韧带的纤维覆盖关节囊的前面，产生关节囊的张力防止关节突关节运动时对关节囊的挤压和损伤。

（2）其他韧带：黄韧带的纤维与棘间韧带延续，而棘间韧带移行为棘上韧带，棘上韧带在项部移行为项韧带，横突间韧带连接相邻的横突之间。棘上韧带和棘间韧带十分有效地阻止脊柱的前屈运动。韧带系统的附着离椎体距离比脊柱的肌肉更远，因此有杠杆作用上的优势。此外棘上韧带特别在腰区有较大的抗张强度。

3. 耦联运动（coupling motions） 脊柱连接产生的运动很少是单纯面的运动，而是组合的运动，称耦联。当一个向前的水平面力作用于一个椎骨时就可产生较简单的耦联。椎骨在Z轴上向前移（前切），并绕X轴（屈）向前旋转。这是由于关节突关节的关节面方向以及由纤维环、脊柱韧带、筋膜和肌肉限制运动而产生耦联。

（三）颈段

枕骨、寰椎和枢椎形成颅椎区。这里的关节面近乎水平，有2个或3个运动自由度。

1. 寰枕关节 是由寰椎的上关节面和枕骨的枕髁组成，有两个运动自由度，两个寰枕关节联合运动产生头与脊柱之间的运动。寰枕关节的主要点头运动是发生在矢状面上，其运动为通过两侧枕髁的冠状轴。可用两示指尖各放在两侧乳突尖端显示该轴的大概位置。寰枕关节还可做小量的侧屈，但受到相当大的限制。

2. 寰枢关节 包括三个关节：寰枢正中关节和两个寰枢外侧关节。寰枢正中关节由枢椎的齿突和寰椎前弓后方的关节面组成关节，齿突后方有强厚的寰椎横韧带。齿突在寰椎前弓和寰椎横韧带所围成环内允许寰椎环绕齿突旋转。运动轴垂直通过齿突，颈区旋转大约50%的运动在寰枢关节。

3. 关节突关节 在典型的颈椎连接中，关节突关节的关节面方向由水平逐渐变为与水平面和冠状面成45°角。关节面的方向和松弛而有弹性的关节囊允许在这两个面上运动。前屈时上关节突滑向前上方，后伸时则滑向后下；向右侧屈时，左上关节面向前上，而右上关节面则向后下，椎体旋向右，棘突旋向左。

（四）胸段

胸椎支持头和躯干并允许它们的运动，还能保护心、肺、大血管，是提供呼吸运动的关节，供呼吸肌以及躯干和上肢肌的附着。

1. 关节突关节 关节面方向为冠状位，限制了前屈运动，允许做侧屈，但肋和胸骨限制了胸椎潜在的运动。胸椎的后伸也被棘突的接触所限制，总的后伸运动到达直线。典型胸椎前、后屈的运动范围为4°~6°，侧屈为6°，旋转为8°。下位胸椎的运动范围受肋骨的限制较少而关节面的方向逐渐转为矢状位，椎骨间的运动更类似腰部的运动，即增加屈伸和侧屈运动，减少旋转运动。

2. 肋椎关节 肋与胸椎的侧面形成两个滑膜关节，即肋头关节和肋横突关节，总称肋椎关节。典型的肋头关节是肋头（第2~9肋）与相应的胸椎椎体的上肋凹，椎间盘和上位椎骨的下肋凹相关节，而不典型的第1、10、11和12肋仅与相应胸椎的椎体肋凹关节。第1~10肋的肋结节与相应胸椎横突肋凹构成肋横突关节。这两个关节的前方均有韧带加强。第2~7肋的肋软骨与胸骨组成滑膜关节，而第1肋为软骨连接；第8~10肋的肋软骨分别与上位肋软骨关节；第11~12肋的外侧端游离。

通过肋头关节和肋横突关节的轴做旋转运动，使肋的前端做提升和下降的运动。上位肋较水平，因而提升运动使胸廓的前后径增加；而下位肋较斜向下方，因而提升时能增加胸廓的横径。可以将一手放在胸骨的上部，另一手放在上胸部的背面，然后令被检查者深呼吸就可感到胸廓前后径的增加；如将两只手放在胸廓下部的侧面做深呼吸就可感到胸廓横径的变化。

（五）腰段

1. 腰椎 腰椎的椎体以及椎间盘较大，前纵韧带和髂腰韧带强厚，在直立位时能承受头、躯干、上肢的主要重量。腰椎关节突关节面呈半月形，位于矢状和冠状面上。T_{12} 和 L_1 矢状位的关节面大于冠状位，以后冠状位关节面的比例逐渐增加，$L_5~S_1$ 则冠状位的关节面大于矢状位。这种关节面的方向改变能阻止旋转和前切运动。

2. 腰骶关节 在站立位时，腰骶关节处有明显的脊柱成角，因此腰骶关节由于从上传来的体重使它遭受到很大的前切力。关节被强厚的来自 $L_4~L_5$ 的髂腰韧带以及腰骶韧带加强。这些韧带主要限制侧屈运动，但也限制屈、伸和旋转。L_5 和 S_1 的关节突关节面方向接近冠状位，因此能防止第5腰椎过度的前屈。弱化髂腰关节的解剖学变异可能允许腰椎在骶骨上滑向前方。这在临床上称为脊柱前移症。

二、 脊柱活动技术

（一）颈部活动技术

1. **被动活动技术** 患者仰卧位，下肢伸展。治疗师双手固定头部两侧，依次做颈的基本动作：前屈 - 后伸、侧屈、左右旋转活动。

2. **主动活动技术** 患者坐位，分别做颈的基本动作：前屈 - 后伸、侧屈、左右旋转活动。

（二）腰部活动技术

1. **被动活动技术** 患者侧卧位，上面的下肢膝屈曲，下面的下肢伸直，治疗师一手固定患者上面的髋关节，另一只手放在同侧骨盆部位，使髋和骨盆向相反的方向旋转并停留数秒钟，以达到充分牵拉躯干的作用。

2. **主动活动技术** 患者站位，分别做腰区的前屈 - 后伸、侧屈、左右旋转活动。

（王　俊）

第三章
体位转移技术

一、定义与分类

（一）定义

体位转移（transfer）即人体姿势转换和位置移动的过程，如翻身、床上移动、站起与坐下等。正常人在日常生活及工作中每天要完成的各种体位转移活动有上千次之多，并可在潜意识状况下轻而易举地完成。但对瘫痪者而言，轻者不能顺利完成，重者则完全不能完成。为了帮助瘫痪者早日自理、回归家庭、回归社会，转移训练是不可缺少的。针对不同的瘫痪者转移的方法也不尽相同，本章着重介绍偏瘫、四肢瘫、截瘫和脑瘫患者的体位转移技术。

（二）分类

根据患者是否需要帮助以及需要帮助的程度，体位转移技术分为：独立转移、辅助转移和被动转移三大类。

1. **独立转移**　是指患者独自完成、不需他人帮助的转移方法。
2. **辅助转移**　是指由治疗师或护理人员协助的转移方法。
3. **被动转移**　即搬运，是指患者因瘫痪程度较重而不能对抗重力完成独立转移及辅助转移时，完全由外力将患者整个抬起从一个地方转移到另一个地方。一般分为人工搬运和机械搬运。人工搬运至少需要两个人，机械搬运即借助各种器械（如升降机）进行转移。无论人工还是机械搬运，都有帮助者介入，也需要被帮助者配合。

二、基本原则

转移时应遵循以下基本原则

1. 治疗师或护理人员应熟知患者病情，以免对患者造成继发损伤和不必要的疼痛。如应知道患者有什么缺陷，体形、体重、瘫痪程度和认知力如何，需要何种方法和多大力度的帮助，没有把握时不要单独帮助患者转移。

2. 转移前治疗师或护理人员必须准备好必要的设施、器械，保证空间通畅，有多种转移方法可供选择时，以最安全、最容易的方法为首选。

3. 相互转移的两个平面的物体应稳定。例如轮椅转移时必须先制动手闸，活动床转移时应先锁住床的脚轮，椅子转移时应将其置于最稳定的位置。

4. 转移时应注意安全，避免家具或轮椅大轮、脚踏板碰伤肢体或臀部。如感觉减退的偏瘫侧上肢悬垂于轮椅大轮上。

5. 给患者的指令应简单、明确，与患者沟通时注意语言、文化差异，以便患者能正确理解、接收和执行。

三、 体位转移方法的选择

三种转移方法的选择没有绝对的原则：

1. 患者能够独立转移时则尽量不要帮助，能提供少量帮助时则不要提供大量帮助，而被动转移作为最后选择的转移方法。

2. 患者残疾较重或存在认知障碍时不要勉强训练其独立转移活动。

3. 转移距离过远时难以依靠一个人的帮助，转移频繁时不便使用升降机。

（范艳萍）

第二节　偏瘫患者的体位转移技术

一、 床上转移活动

（一）床上翻身

1. 从仰卧位到患侧卧位

患者体位：仰卧位。

治疗师位置：立于患者的患侧，以解除患者害怕摔下的顾虑。

操作方法：嘱（协助）患者双上肢 Bobath 握手伸肘，肩上举约 90°，健侧下肢屈髋屈膝，足底置于床面；嘱患者抬头并转向患侧，健侧上肢和手伸向患侧，健腿蹬床协助旋转躯干带动骨盆翻向患侧卧位；如果患者不能主动旋转躯干和骨盆至患侧卧位，治疗师可从健侧膝关节或上肢向患侧施加助力，协助患者完成翻身（图 3-1）。

双上肢 Bobath 握手伸肘、肩上举约 90° 既可以抑制痉挛又能防止翻到患侧卧位后患侧上肢被压在身体下面；健侧下肢屈髋屈膝有助于骨盆向患侧旋转。

2. 从仰卧位到健侧卧位

患者体位：仰卧位。

操作方法：患者将健足从患侧腘窝处插入并沿患侧小腿伸展，将患足置于健足上方；然后（在治疗师协助下）双手 Bobath 握手进行上举后向左、右两侧摆动，利用上肢摆动的惯性带动躯干及骨盆向健侧翻身（图 3-2）。

开始训练时，治疗师可辅助其骨盆旋转，协助完成翻身动作。或是辅助患侧下肢保持在髋、膝关

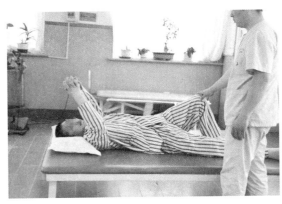 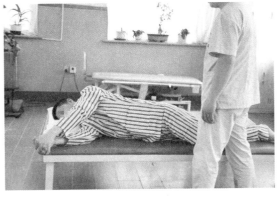

图 3-1 偏瘫患者向患侧翻身（右侧为患侧）

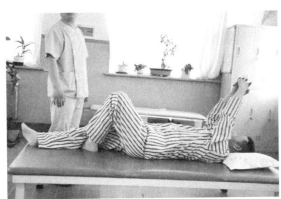 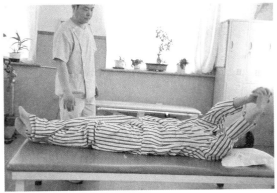

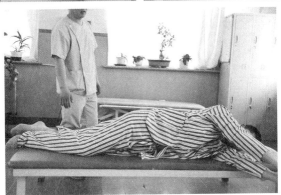

图 3-2 偏瘫患者向健侧翻身（左侧为健侧）

节屈曲、足底完全置于床面，在此基础上利用上肢摆动的惯性完成翻身动作。一般患者通过数次训练大多可以掌握。

3. 诱导翻身技术

患者体位：朝目标方向侧卧位，即患侧卧位或健侧卧位（图 3-3）。

治疗师位置：站在患者背侧或头后侧床边

适当阻力：力的方向向患者的背侧，施力的部位为侧卧位时上方肢体的肩前或骨盆前。

口令：往前使劲儿，对抗我用力，别让我把你扳倒了。

晋级：起始体位越接近仰卧位难度越大。

此方法适用于能听从指令、翻身时肩胛骨前伸困难或躯干、骨盆旋转困难的患者。

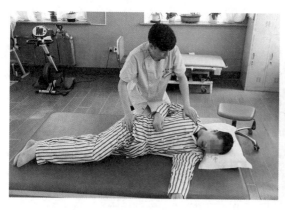
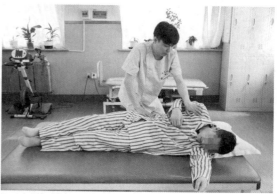

图 3-3　诱导患者向健侧翻身、健侧为目标方向，起始位为健侧卧位

（二）床上卧位移动

方法一：患者先将健足置于患足下方，健手将患手固定在胸前，利用健侧下肢将患侧下肢抬起向一侧移动；用健足和肩支起臀部，同时将臀部移向同侧；臀部侧方移动完毕后，再将肩、头向同方向移动。反复练习后患者可以较自如地在床上进行左右方向的移动（图 3-4）。

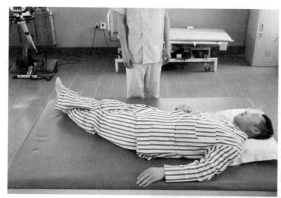
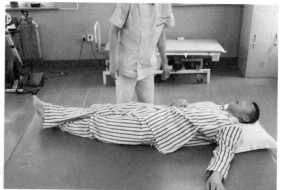
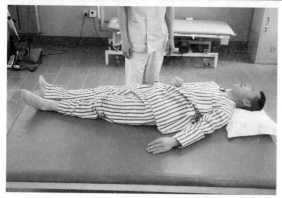

图 3-4　按下肢 - 臀部 - 肩 - 头顺序移动

方法二：健侧卧位肘支撑，侧身匍匐上下、左右移动（图3-5）。

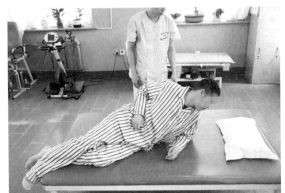
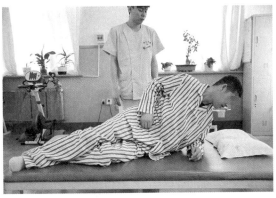
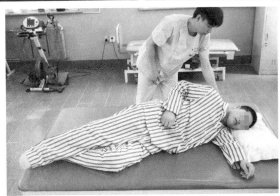

图3-5　侧身匍匐移动

（三）由卧位到床边坐位

1. 独立从健侧坐起

患者体位：健侧卧位，患腿跨过健腿（健腿插入患腿下）。

操作方法：患者用健侧前臂支撑自己的体重，头、颈和躯干向上方侧屈；用健腿将患腿移到床缘下；改用健手支撑，使躯干直立，完成床边坐起动作（图3-6）。

如有困难，治疗师从健侧向患侧推其颈肩部辅助完成。

2. 独立从患侧坐起　难度较从健侧坐起稍大，但对患者是更好的训练。

患者体位：取患侧卧位。

操作方法：患者用健手将患臂置于胸前，使肩关节屈曲90°，提供支撑点；在健腿帮助下将双腿置于床缘下；健侧上肢横过胸前，手掌置于患侧肩关节下的床面上支撑，头、颈和躯干向上方侧屈起身。患者坐直，调整好姿势（图3-7）。

治疗师可在其患侧支持他的头部、肩部并帮助他向健侧直立。

3. 治疗师辅助下坐起

患者体位：侧卧位（健侧、患侧均可），两膝屈曲。

操作方法：治疗师面向患者，先将患者双小腿悬置床边，上方手托起患者肩颈部，下方手同时下压患者两膝；治疗师抬起患者的肩部，以患者骨盆为轴将其转移成坐位。在转移过程中，鼓励患者用上肢支撑（图3-8）。

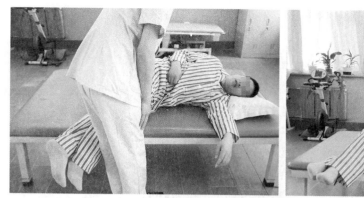
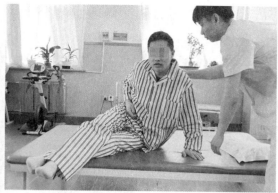
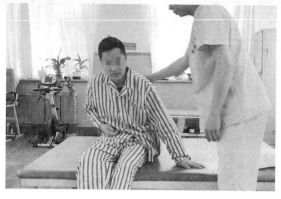

图 3-6　偏瘫患者在床上主动从健侧坐起（左侧为健侧）

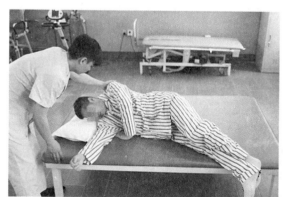
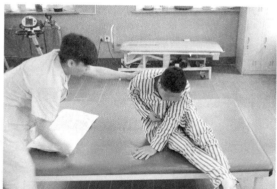
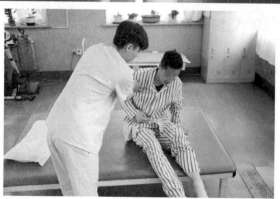

图 3-7　偏瘫患者在床上主动从患侧坐起（右侧为患侧）

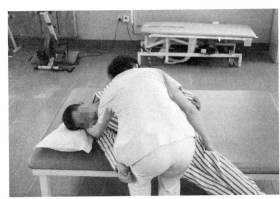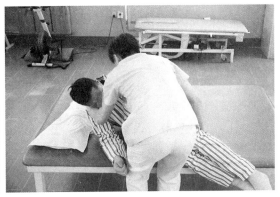

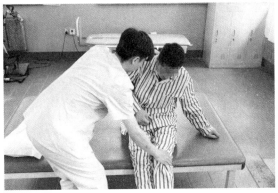

图 3-8　治疗师从患侧辅助偏瘫患者坐起（右侧为患侧）

（四）由床边坐位到卧位

1. 独立从患侧躺下

患者体位：坐于床边，双脚着地。

操作方法：患侧手置于患侧大腿上，健手支撑于健侧髋外床面，抬起臀部向健侧旋转躯干与床成45°角的坐位。将健腿交叉置于患腿下方，并将其上抬到床上，借助健侧肢体在床上移动，确认调整好位置后，逐渐放低身体，最后躺下（图 3-9）。

2. 独立从健侧躺下

患者体位：坐于床边。

操作方法：将患手放在大腿上，健腿交叉置于患腿后方。躯干向健侧倾斜，健侧肘部支撑于床上，逐渐将身体放低，躺在床上，最后用健腿帮助患腿上抬到床上。当双腿放在床上后，再移动身体到床的中央（图 3-10）。

3. 治疗师辅助躺下

患者体位：坐于床边。

操作方法：将患手放在大腿上，患腿交叉置于健腿上，治疗师站在其患侧（右侧），治疗师位于患者背侧的手托住患者的颈部和肩部；嘱患者躺下，另一手置于患者的腿下，帮助其双腿抬到床上；借助双桥动作，协助患者抬起臀部向床中间移动臀部和下肢，然后再协助移动肩部和头至床中间（图 3-11）。

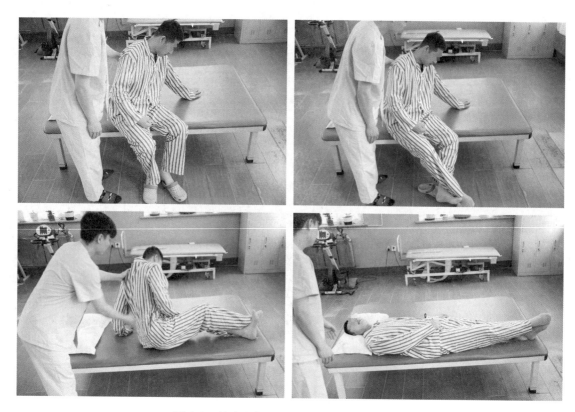

图 3-9　偏瘫患者朝患侧躺下（右侧为患侧）

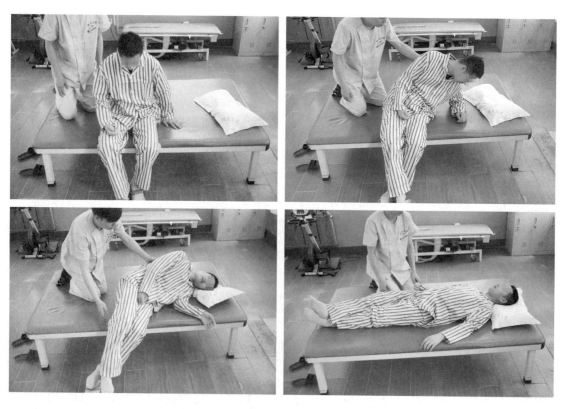

图 3-10　偏瘫患者朝健侧躺下（左侧为健侧）

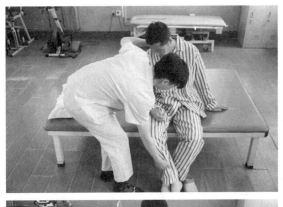
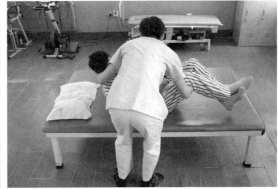
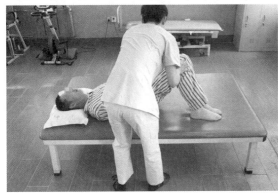
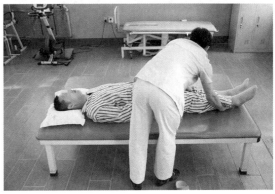

图 3-11　治疗师辅助偏瘫患者躺下（右侧为患侧）

二、坐位与立位之间的转移

（一）独立转移

1. 由坐位到立位的转移

患者体位：坐于床边。双足分开与肩同宽，双足着地，两足跟落后于两膝，患足稍后，以利负重及防止健侧代偿。

操作方法：患者 Bobath 握手，双臂前伸，躯干前倾，使重心前移，患侧下肢充分负重，双肩超出两膝时，双腿同时用力，臀部离开床面，慢慢站起，立位时双腿同等负重（图 3-12）。

完成动作的过程中，患者不得低头，起立后防止膝关节过伸或是伴有踝关节跖屈内翻的髋关节向后方摆动。

2. 由立位到坐位的转移　此过程主要是通过股四头肌的离心性收缩控制完成的运动。

患者体位：背靠床站立，Bobath 握手

操作方法：双下肢平均负重，弯腰屈膝屈髋，双臂前伸；慢慢向后、向下移动臀部和髋部，双臂前伸使两肩在两膝前（以便有控制地坐下），继续向后、向下移动臀部和髋部坐下；在患者坐下的过程中，确信双下肢平均负重（图 3-13）。

从椅子或轮椅上站起和坐下的方法同上，但应注意以下几点：①高椅子比矮椅子易于站起，开始训练时，应选择高椅子；②椅子应结实、牢固、椅面硬，具有一定的高度；③轮椅应制动，脚踏板向两侧移开。

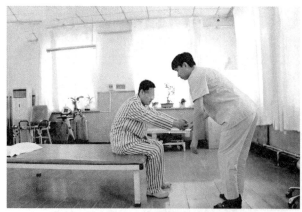
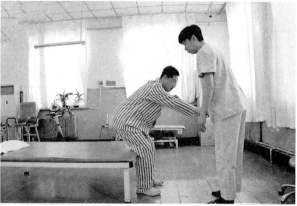
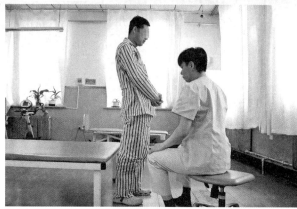

图 3-12 偏瘫患者独立从坐位站起（右侧为患侧）

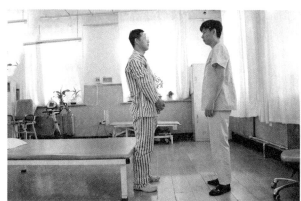
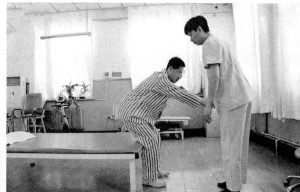
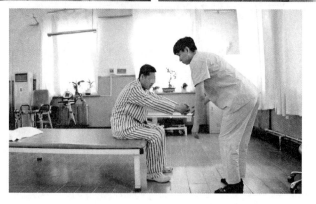

图 3-13 偏瘫患者独立从站立位坐下（右侧为患侧）

（二）辅助转移

1. 由坐位到立位的转移

患者体位：坐于床边或椅子上，躯干尽量挺直，两脚分开与肩同宽平放地上，患足可稍偏后（利于负重）。

操作方法：患者 Bobath 握手伸肘，治疗师面向患者患侧站在患者旁边，引导患者躯干充分前倾，髋关节尽量屈曲，注意躯干前倾是屈髋的过程而不是弯脊柱和低头；当患者重心向前移到两肩超出两膝、两膝在两足跟前时，嘱患者双下肢用力抬起臀部，同时治疗师靠近患者后背的手从患者裤腰协助向上提拉，另一手放在患者肩前腋窝处向上向后用力协助患者直腰并防止患者向前摔倒；患者伸髋伸膝，治疗师用在患者前方的腿向后顶患者的患侧膝盖协助其伸直；起立后患者双下肢应对称负重，治疗师可继续用膝顶住患膝以防患膝突然屈曲（图 3-14）。

注意此过程中应防止健足后移造成健侧下肢单独负重站起的情况。

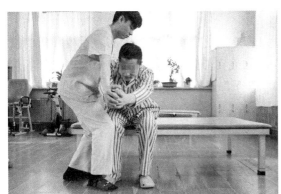
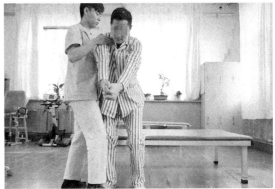
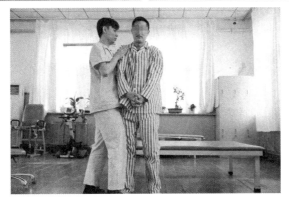

图 3-14　治疗师辅助偏瘫患者从坐位到站立位（右侧为患侧）

2. 由立位到坐位的转移

从立位到坐位的转移方法与上述顺序相反。但应注意：①无论是站起还是坐下，患者必须学会向前倾斜躯干，保持脊柱伸直，患者必须学会保持姿势对称且双腿均匀负重。②在起坐的过程中，治疗师应教会患者主动前移重心保持平衡，切忌在躯干后倾时靠拉拽上肢完成坐站转移。

（一）由床到轮椅的独立转移

患者体位：坐在床边，双足平放于地面上。

操作方法：①将轮椅放在患者的健侧，与床成45°夹角。关闭轮椅手闸，移开近床侧脚踏板。②患者健手支撑于轮椅远侧扶手，患足位于健足稍后方。③患者向前倾斜躯干，健手用力支撑，抬起臀部，以双足为支点旋转身体直至背对轮椅。④确信双腿后侧贴近轮椅后正对轮椅坐下。

由轮椅返回病床的转移与上述顺序相反。

（二）辅助下由床到轮椅的转移

患者体位：坐在床边，双足平放于地面上。

操作方法：将轮椅放在患者的健侧，与床成45°夹角。关闭轮椅手闸，移开近床侧脚踏板；患者健手支撑于轮椅远侧扶手（引导患者主动前移重心完成健手支撑，防止患者用健手拉拽轮椅扶手站起），患足位于健足稍后方；治疗师面向患者患侧马步站立在患者旁边，靠近患者背侧的手抓住患者腰带向上提，协助患者站立，另一手放在患者肩前腋窝处向上向后用力协助患者直腰并防止患者向前摔倒；治疗师帮助患者旋转身体，双腿后侧贴近轮椅后正对轮椅坐下（如站立位到坐位的训练）（图3-15）。

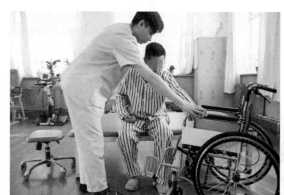
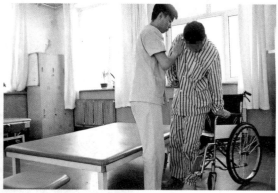
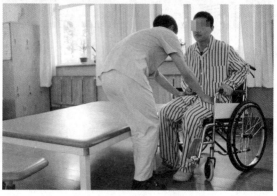

图3-15　辅助偏瘫患者由床到轮椅转移（右侧为患侧）

四、 轮椅与坐厕之间的转移

（一）由轮椅到坐厕的独立转移

患者体位：驱动轮椅正面接近坐厕，关闭轮椅手闸，移开脚踏板。

操作方法：患者健手扶着对侧坐厕旁的扶栏站起，然后健腿向前迈一步，健侧上下肢同时支撑，向后转身，背向坐厕；可将患手置于轮椅另一边扶手上，然后再移到坐厕旁的另一侧扶栏上；脱下裤子，确定腿的后侧贴近坐厕，然后坐下（图 3-16）。

由坐厕返回轮椅与上述相反。

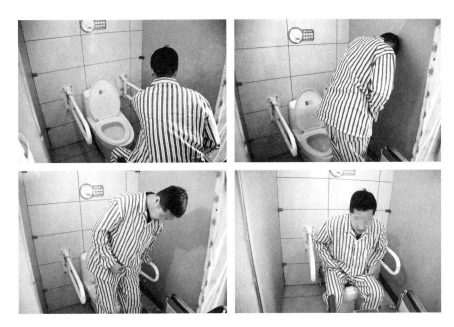

图 3-16 偏瘫患者由轮椅到坐厕的独立转移（右侧为患侧）

（二）辅助下由轮椅到坐厕的转移

患者体位：坐于轮椅中，正面接近坐厕，关闭轮椅手闸，移开脚踏板。轮椅与坐厕之间留有一定空间，以利治疗师活动。

操作方法：治疗师面向患者患侧马步站立，一侧下肢置于患者前面，另一侧下肢置于轮椅旁；治疗师靠近患者背侧的手握患者腰带向上提拉，另一手放在患者肩前腋窝处向上向后用力协助患者直腰并防止患者向前摔倒，辅助患者站起；治疗师和患者向前移动双足至患者健手扶到对侧坐厕旁的扶栏上，患者利用健侧上下肢支撑，患侧在治疗师的辅助下向后转身，直到患者双腿的后侧贴近坐厕；脱下裤子，治疗师引导患者前倾躯干、屈髋屈膝，臀部向后、向下移动坐于坐厕上（注意引导患者重心前移慢慢坐下，不要拉拽患侧上肢使其坐下）（图 3-17）。

由坐厕返回轮椅与上述相反。

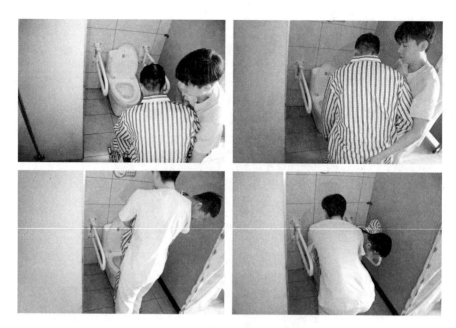

图 3-17　偏瘫患者在辅助下由轮椅到坐厕的转移（右侧为患侧）

五、　进出浴缸

（一）坐位独立进出浴缸

1. 先决条件　由于浴室内温度较高，潮湿，地面及浴缸壁均较滑，而偏瘫患者一侧肢体肌肉力量较差，平衡、协调及反应能力均欠佳，易发生安全问题。故在进出浴缸时需要有人在旁监督及保护，并及时给予必要的帮助。浴缸底部必须放置防滑垫；浴缸周围的墙上必须安装好高度合适的安全扶手。

2. 具体方法　由坐位进出浴缸包括从椅子、凳子、轮椅进出浴缸，可使用浴板，其方法基本相同。

（1）患者坐在靠近浴缸边并与之成 45° 角的轮椅上，健侧邻近浴缸。轮椅与浴缸之间留有一定空间，以便放置浴板（图 3-18 ①）。关闭轮椅手闸，卸下近浴缸侧的轮椅扶手，移开脚踏板，双足平放于地面。浴缸中注满水，然后脱下衣裤（图 3-18 ②）。

（2）患者健手支撑于浴板，患手支撑于轮椅扶手，同时用力撑起上身，以下肢为支点转动身体，直至双腿后侧碰到浴板，先将患手移至浴板一端，然后向下坐到浴板上（图 3-18 ③）。

（3）患者将两腿先后跨进浴缸，然后移到浴缸中央上方坐好（图 3-18 ④）。

（4）患者将身体放入浴缸中。

出浴动作与上述相反。出浴前须将浴缸中的水放尽，并擦干身体。

（二）不能独立进出浴缸

不能独立完成坐站转移患者，建议使用洗澡椅在帮助下淋浴，也可以用坐便器代替洗澡椅淋浴。从轮椅转移到洗澡椅的方法如同从轮椅到床的辅助转移，先转移到洗澡椅上再脱下衣服。

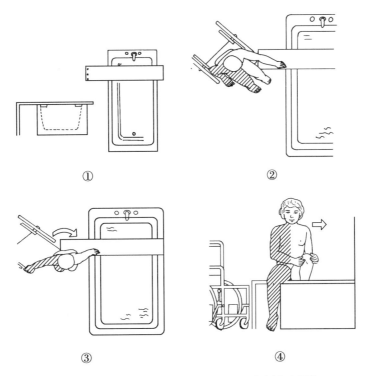

图 3-18 偏瘫患者独立由坐位进出浴缸（右侧为患侧）

六、 被动转移技术

（一）人工搬运

需要两个或两个以上人员帮助转移时，必须指定一个人做指挥，发口令，以产生同步活动。

1. **标准式或椅式搬运法** 这种搬运法的优点是在整个过程中可观察到患者的表情和反应，对胸部和上肢疼痛的患者特别适用。

（1）治疗师握腕法：有以下几种：单腕握、双腕握、指握和双手握等方法。具体搬运时由参与的两个人商定用何种握腕方法（图 3-19）。

（2）操作方法：①患者尽量坐直，双臂向前外侧伸展（图 3-20 ①）；②两位治疗师立于患者两侧，面向患者背侧，两腿分开，髋、膝微屈，头与腰背伸直，靠近患者侧的肩降低，抵住患者侧胸壁，背伸直，患者上

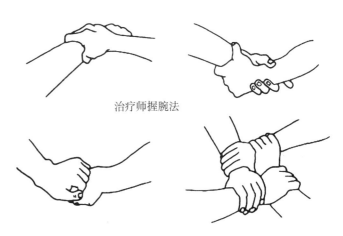

治疗师握腕法

图 3-19 椅式搬运法的几种常用握腕法

肢落在帮助者后背上，两帮助者的一手通过患者股后部互握对方之腕（图 3-20 ②）；③两帮助者的另一手置于患者背部，保持搬运时患者的躯干正直，或者用一人之手开门，根据指挥者的命令两人同时伸直腰腿将患者抬起（图 3-20 ③）。

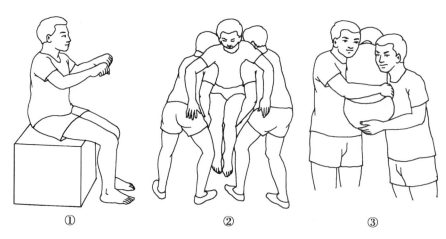

图3-20 标准式或椅式搬运法

2. 穿臂搬运法

操作方法：患者直坐，双前臂在前面交叉互握（图3-21①）。一名治疗师站在患者椅或床的后面，身体贴近他的背部，两手穿过患者腋窝伸至患者胸前，分别握住患者两前臂；另一治疗师站在患者的侧面，双手分别置于患者双侧大、小腿之后；由立于头部的治疗师下令，两人同时将患者抬起并搬到需要的位置（图3-21②）。

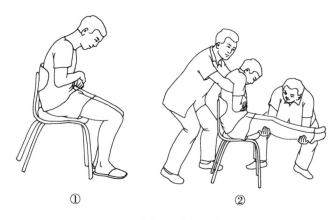

图 3-21 穿臂搬运法

使用此方法，可由一人完成患者的床上转移，两人可完成患者床—椅、椅—坐厕、椅—地板等之间的转移。

（二）机械搬运

1. **定义** 机械搬运是指借助器械，如升降机来提举并转运患者的一种搬运方法。有固定和移动升降机之分，除动力装置外，还有配套的吊带及坐套。

2. **作用及目的** 机械搬运多用于严重残疾而无法用人力进行长期转移的患者，他们有可能终生卧床，医疗或康复机构不能久留，回归家庭后也无法用人力提供长期帮助。假如一个人帮助进行抬起转移，无论对家人还是患者都比较困难和危险。因此使用升降机可在一定程度上解决这些问题。如果患者能正确操作和使用，将会给他的生活带来极大的方便，同时解放了正常人的劳动。

3. **常用升降机的种类和使用方法** 升降机有三种基本的类型，即：移动式升降机、落地式固定升降机和上方固定式升降机。

（1）移动式升降机：由圆形或方形钢管制成，通过吊带或坐套提起患者（图3-22）。可以将患者由一个房间转运到另一个房间。有关的设施要求和使用细则如下：①移动式升降机的安全负荷一般在127~220kg之间，足够转运任何患者；②动力有电控和液压控制之分，液压的操纵较费力但整机较轻，电控的则反之；③底架上装有脚轮，底架大小、脚轮尺寸可根据用户的需要选择，一般由床边、卫生间或浴缸边的空间大小来决定，大轮易于超越诸如地毯、小门槛这类障碍，但要求床、椅、浴缸下面的空间较高；④可以拆卸，便于运输；⑤由他人帮助操纵时，帮助者应熟悉锁定、转弯、逾越障碍的技巧；⑥严重残疾或僵硬的患者不适合使用此类升降机。

（2）落地式固定升降机（图3-23）：其使用细则有以下几点：①落地式固定升降机有两种类型，一种为永久性固定于地面，另一种为底盘固定于地面适当位置，升降杠可以从底盘拔出；②主要适用于因空间限制或浴室等不适合使用移动式升降机的地方，如：将其固定于浴室内的浴缸边，将患者从浴缸外吊起放进盆中；③优点是较移动式升降机占地小，成本也低些；④可以设计成患者操纵或帮助者操纵，如水疗室内运动池旁的升降机主要由治疗师操纵。

（3）上方固定式升降机：这种升降机或是永久性固定于一个位置，或是不同长度的垂直或弯曲地吊装于天花板的滑轮上。实际是由滑轮、绳索或吊带构成的起吊系统，可以是电动或手动（图3-24）。

工作原理：这种升降机较为简单的控制是通过两条尼龙绳索完成，一条升起患者，另一条则放低。而较为复杂的控制是在此基础上加入电传装置，可使患者完成侧方移动。这种侧方移动可由另外加入的两组绳索控制，一组向左摆，一组向右摆。但患者独立操纵较为困难，可能需要帮助者协助完成。

注意事项：安装这种升降机安全是第一位的；安装滑轨前必须仔细评估患者的房屋结构，天花板需要加固；滑轮运行的滑轨，必须牢牢固定；横梁承重量、滑轮大小、滑轨与地面的距离等必须详细计划好；电动升降机在潮湿环境中使用应注意安全。

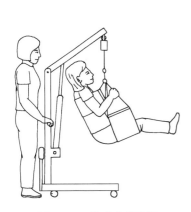

图3-22 移动式升降机

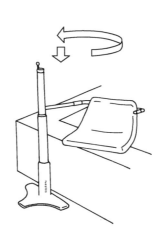

图3-23 落地式固定升降机

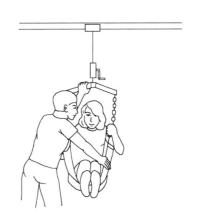

图3-24 上方固定式升降机

4. 利用升降机被动转移患者的方法 （1）利用上方固定式升降机由轮椅到坐厕的转移：①上方固定式升降机的轨道固定于卫生间坐厕上方。治疗师推动轮椅从侧面接近坐厕，关闭轮椅手闸，卸下近坐厕侧轮椅扶手，移开脚踏板。治疗师帮助患者脱下裤子，将坐套套于患者大腿下方，将吊带固定于升降机（图3-25①）；②治疗师操纵升降机，升起患者，沿着轨道使患者从侧方滑向坐厕正上方（图3-25②）；③治疗师操纵升降机降低患者，使之正好坐于坐厕上（图3-25③）。

由坐厕返回轮椅与之相反。

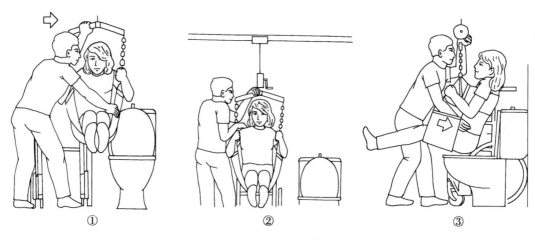

①　　　　　　　　　②　　　　　　　　　③

图3-25　利用上方固定式升降机由轮椅到坐厕的转移

（2）利用移动式升降机由轮椅到浴缸的转移：①治疗师推动轮椅从侧面平行接近浴缸，关闭轮椅手闸，卸下近浴缸侧轮椅扶手，移开脚踏板。然后将浴缸注满水，帮助患者脱下衣裤，将升降机坐套套于患者大腿下方，将吊带固定于升降机。②治疗师操纵升降机，使患者升高以离开轮椅，然后移动升降机直至患者到达浴缸正上方。③治疗师操纵升降机降低患者，使之进入浴缸内，当患者坐于盆底时注意头的支持。然后解下吊带。

（范艳萍）

第三节　四肢瘫患者的体位转移技术

一、脊髓不同损伤平面的特点

由于脊髓损伤平面及损伤程度的不同，脊髓损伤患者的体位转移能力存在较大的差异。

1. C_4 及 C_4 以上的脊髓损伤　患者因呼吸肌、四肢肌、躯干肌完全瘫痪，需依赖呼吸机维持生命，这种患者生活完全不能自理，只能依靠被动转移技术（人工或机械搬运方法）完成体位转移活动。

2. C_5 完全性脊髓损伤　患者虽然膈肌有功能，可不用呼吸机而自主呼吸，但因肋间肌瘫痪，呼吸储备能力下降，身体耐力差，且躯干和下肢完全瘫痪无功能，虽然上肢三角肌、肱二头肌尚有功能，但缺乏伸肘功能及前臂、腕、手的所有功能，故此类患者生活基本不能自理，不能独立完成翻身、坐起、从床到轮椅等各项转移活动，但患者可在辅助下完成上述活动。

3. C_6 完全性脊髓损伤　患者可屈肘、伸腕，但伸肘功能不良，不能屈腕、屈指和抓握，手功能丧失，躯干和下肢完全瘫痪，肋间肌受累，呼吸储备下降，身体耐力差，此类患者生活能部分自理，可训练其床上翻身活动，利用上肢屈肘勾住系于头上方的吊环可以坐起。

4. $C_7 \sim T_2$ 完全性脊髓损伤　患者上肢肘关节屈伸活动良好，但躯干控制无力、下肢完全瘫痪、呼吸储备不足。C_7 患者由于手的内在肌部分瘫痪，抓握释放和灵巧度受限，不能捏。C_8 以下患者腕手功能完好。此类患者生活基本上能自理，在轮椅上能独立活动，能在床上活动和进行各种转移活动，如利用滑板完成轮椅与床之间的转移。

5. **T₃以下完全性脊髓损伤** 患者上肢功能完全正常，肋间肌无瘫痪，故呼吸正常，身体耐力增强，躯干部分瘫痪或正常，下肢完全瘫痪或部分瘫痪，此类患者生活能自理，能够较为容易地独立完成床上翻身、床椅转移等各项功能性活动。

下面以C_6完全性脊髓损伤患者为例介绍四肢瘫患者的各种体位转移方法。

二、床上翻身活动

1. **C_6完全性损伤患者独立从仰卧位到俯卧位的翻身动作（向右侧翻身）** C_6完全性损伤患者缺乏伸肘、屈腕能力，手功能丧失，躯干和下肢完全瘫痪。患者只能利用上肢甩动引起的惯性，将头颈、肩胛带的旋转力通过躯干、骨盆传到下肢完成翻身动作。

（1）患者仰卧于床上，头、肩屈曲，双上肢伸展上举、对称性摆动，产生钟摆样运动。向左侧甩动，使右上肢越过身体左侧，以获得下一步向右翻转所需的动力（图3-26①）。

（2）再屈曲头、肩，双上肢迅速从左侧甩向右侧。这个动作完成后，右肩尽可能向后拉（图3-26②）。

（3）借助于上肢甩动的惯性使躯干和下肢翻成俯卧位（图3-26③）。

（4）将左前臂支撑于床面并承重，右肩进一步后拉，使两侧前臂同等负重（图3-26④）。

（5）将双上肢置于身体两侧。

按相反顺序完成仰卧位。

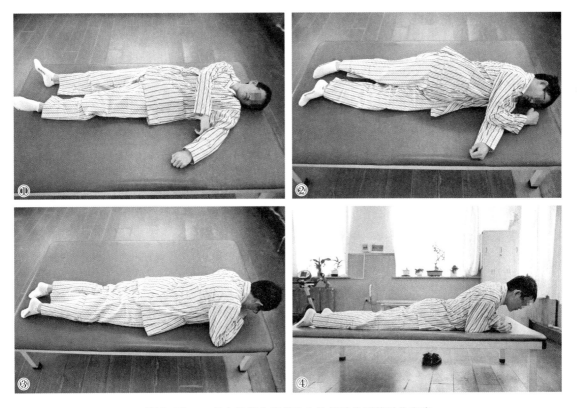

图3-26　C_6完全性损伤患者独立从仰卧位到俯卧位翻身

2. 四肢瘫患者在辅助下从仰卧位到侧卧位的翻身动作（向右侧翻身）

（1）患者仰卧于床上，治疗师立于患者的左侧，帮助患者将左上肢横过胸前，将左下肢跨过右下肢，左足置于右侧床面。

（2）治疗师一只手置于患者左侧腰下（患者体重较重时，应置于患者左侧肩部下方），另一只手置于患者左侧髋部下方，腹部抵住床沿作为支撑点，用力推动患者髋部向上，使患者右侧卧。

（3）治疗师辅助患者调整好姿势：头颈部转向右侧，移动患者肩部使之侧卧于床中央，将患者左手置于右侧床沿，双膝屈曲，以免患者向后倒。

三、 卧位与坐位之间的转换

（一）由仰卧位坐起

1. C_6 完全性损伤患者独立由仰卧位坐起的方法

（1）患者在床上取仰卧位，上举双臂，用力左右摆动躯干，利用惯性将右上肢甩过身体左侧，同时屈曲头和肩，旋转躯干上部，翻向左侧（图 3-27 ①、②）。

（2）先用左肘支撑床面，然后变成双肘支撑，抬起上身，并保持平衡（图 3-27 ③）。

（3）将体重移到右肘上，然后将左肘移近躯干，并重新取得平衡。

（4）保持头、肩前屈，将右上肢撤回身体右侧，并用双肘支撑保持平衡。

（5）再将身体转向左肘支撑，同时外旋右上肢，在身体后伸展，右手支撑床面（图 3-27 ④）。

（6）调整身体位置使重心向右上肢转移，同样外旋左上肢，在身体后伸展，用左手支撑床面（图 3-27 ⑤）。

（7）慢慢交替将双手向前移动，直至体重移到双下肢上，完成坐起动作（图 3-27 ⑥）。

2. C_6 完全性损伤患者利用上方吊环由仰卧位坐起的方法 吊环悬吊于身体中线上方，或稍过中线偏向支撑侧上肢，接近胸骨剑突的位置。吊环的把手应在患者伸展的腕部所能够到的位置。

（1）患者仰卧于床上，伸展其右上肢，用腕部勾住吊环（图 3-28 ①）。

（2）向吊环方向拉动身体，并依靠左肘支撑体重（图 3-28 ②）。

（3）在吊环内屈曲右肘关节，并承重，同时将左肘移近躯干（图 3-28 ③）。

（4）用左肘支撑体重，右上肢在外旋上举位屈曲，右腕抵住吊环链条（图 3-28 ④）。

（5）用右上肢承重，左上肢在身体后侧外旋并伸肘支撑床面（图 3-28 ⑤）。

（6）体重移至左上肢，右上肢从吊环中取下，在身体后方外旋伸肘支撑于床面（图 3-28 ⑥）。

（7）交替向前移动双手，直到躯干直立、上下肢承重。

（二）由坐位躺下

C_6 完全性损伤患者独立由坐位躺下的方法：

（1）患者在床上取长坐位，双手在髋后支撑，保持头、肩向前屈曲。

（2）身体向右后侧倾倒，用右肘承重。

（3）屈曲左上肢，将一半体重转移至左肘。

（4）仍然保持头、肩屈曲，交替伸直上肢直到躺平。

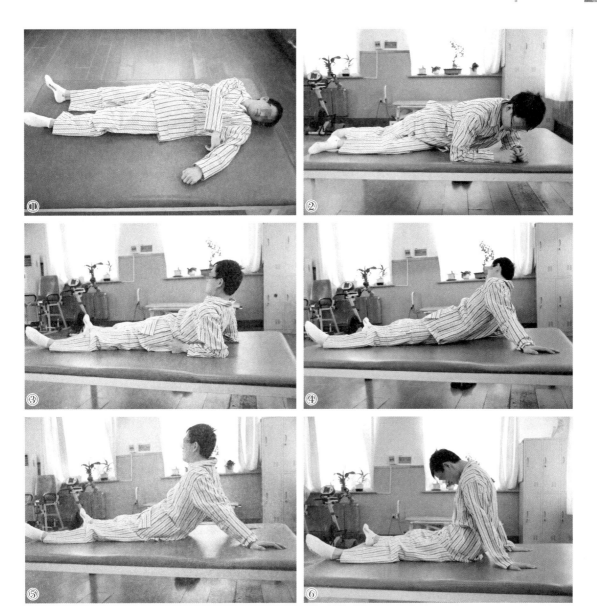

图 3-27 C$_6$完全性损伤患者独立由仰卧位坐起

四、 床上直腿坐位（即长坐位）移动

床上直腿坐位（长坐位）是指脊髓损伤患者在床上取屈髋、伸膝的坐位方式。此种坐位方式是脊髓损伤患者在床上完成各项功能性活动的基础。

以 C$_6$ 完全性脊髓损伤患者直腿坐位移动为例，因该类患者肱三头肌瘫痪，缺乏伸肘能力，转移较为困难。

1. 支撑向前方移动

（1）患者在床上取长坐位，双下肢外旋，膝关节放松。头、肩、躯干充分向前屈曲，头超过膝关节，使重心线落在髋关节前方，以维持长坐位平衡。双手靠近身体，在髋关节稍前一点的位置支撑。因肱三头肌瘫痪，应外旋肩关节，前臂旋后，以保持肘关节稳定伸展（图 3-29 ①）。

（2）双手用力支撑上抬臀部（图 3-29 ②）。

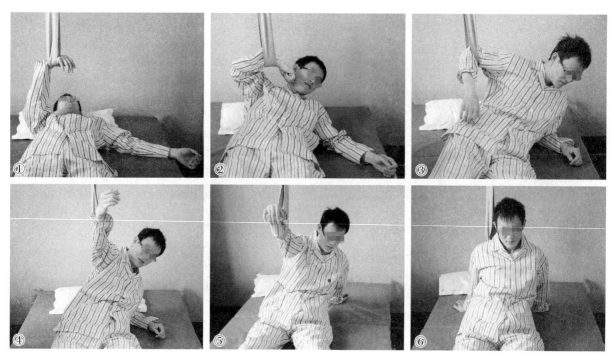

图3-28 C₆完全性损伤患者利用上方吊环由仰卧位坐起

图3-28 C$_6$完全性损伤患者利用上方吊环由仰卧位坐起

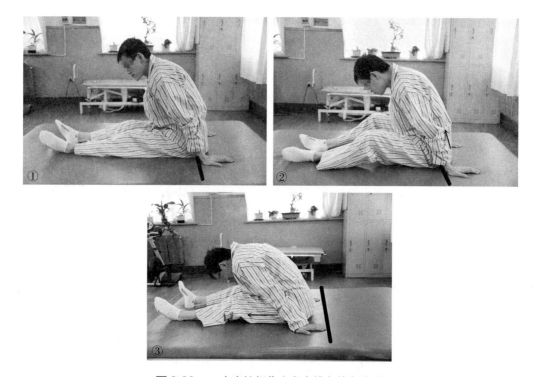

图3-29 C$_6$完全性损伤患者支撑向前方移动

（3）保持头、躯干向前屈曲，使臀部向前移动（图3-29③）。

支撑向后方移动方法同向前移动，但方向相反。

2. 支撑向侧方移动（向左移动）

（1）患者在床上取长坐位，右手半握拳置于床面，紧靠臀部。左手放在与右手同一水平而离臀部约30cm的地方，肘伸展，前臂旋后或中立位（图3-30①）。

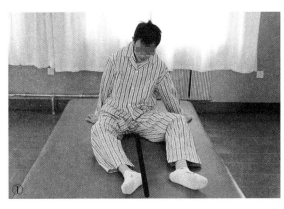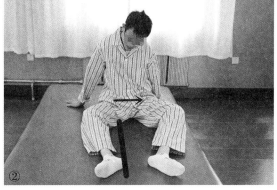

图3-30　C₆完全性损伤患者支撑向左侧移动

（2）躯干前屈使头超过膝部，上抬臀部，同时头和肩转向右侧，带动左肩向前移动、右肩向后移动。因背阔肌有神经支配，可拉动骨盆移向左手处（图3-30②）。

（3）用上肢将双腿位置摆正。

支撑向右移动方法同向左移动，但方向相反。

五、　不同平面之间转移动作训练

C₆完全性脊髓损伤患者由于缺乏肱三头肌及屈腕肌肌力，不能独立完成不同平面之间的转移动作训练，需在辅助下完成该训练。

（一）一人转移四肢瘫患者（床与轮椅之间的转移）

患者坐在轮椅中，臀部向前移动，直到双足能平放在地面上。治疗师面向患者，采用髋膝屈曲、腰背伸直的半蹲位，用自己的双脚和双膝抵住患者的双脚和双膝的外侧，双手抱住患者的臀部，同时患者躯干向前倾，将下颏抵在治疗师的一侧肩部。如果患者的肱二头肌尚有神经支配，可用双臂抱住治疗师的颈部；如两臂完全瘫痪，则可将两臂悬置于膝前。如果患者超重或不能将下颏抵住治疗师的肩部，那么治疗师必须抓住患者的腰带。治疗师的头应转向一侧，必要时将自己的下颏抵在患者的肩部。

然后治疗师用力将患者向上提起，并向后倾斜身体以对抗患者的体重，必要时治疗师一侧脚可向后迈一步以保持平衡，但应注意控制患者的膝部。将患者拉起呈站立位后，再向床边转动。治疗师左手仍扶住患者臀部，右手向上移动至其肩胛骨部位以稳定躯干，同时控制住患者的膝关节，屈曲其髋关节，将其臀部轻轻放到床上（图3-31）。

（二）由轮椅到椅的辅助转移

分为两个步骤，首先帮助患者站立，然后帮助患者转移。无论采用直角、侧方、正面转移，均应先使轮椅与椅子位置适当并稳定，转移空间无障碍。其具体转移步骤基本同前述的由一人从轮椅到床转移四肢瘫患者方法。

（三）辅助下由轮椅到坐厕的正面转移

（1）患者坐于轮椅中，正面接近坐厕，关闭轮椅手闸，移开脚踏板。轮椅与坐厕之间留有一定

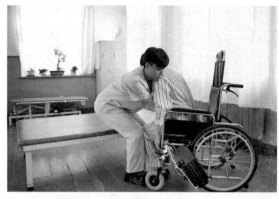
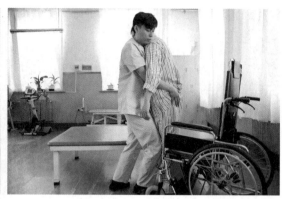
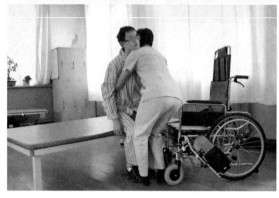

图 3-31　一人转移四肢瘫的患者

空间，以利治疗师活动。治疗师协助患者坐于轮椅边沿，半蹲，双足置于患者双足外侧，用自己的双膝、双足抵住患者的双膝、双足，以免患者膝、足向前滑及屈曲。然后治疗师双手从患者腋下穿过扶住其肩胛骨（或腰部）。患者双上肢抱住治疗师肩部（图 3-32 ①）。

（2）治疗师双腿用力帮助患者站起（患者协同用力）（图 3-32 ②）。

（3）维持好平衡后，以双下肢为支点，治疗师帮助患者缓慢向后转身。此过程中注意防止患者双膝关节屈曲（图 3-32 ③）。

（4）当患者双腿的后方贴近坐厕后，治疗师左手仍扶住患者肩胛骨，右手脱下患者裤子，然后向后、向下推压患者髋部，使患者坐于坐厕上（图 3-32 ④）。

由坐厕返回到轮椅与上述相反。

（四）辅助下由轮椅到浴缸的侧面转移

（1）患者坐于轮椅中，从侧面接近浴缸，关闭轮椅手闸，移开脚踏板。治疗师先将浴缸注满水，然后帮助患者脱下衣裤。治疗师半蹲，双足置于患者双足外侧，用自己的双膝、双足抵住患者的双膝、双足，以免患者膝、足向前滑及屈曲。然后治疗师双手从患者腋下穿过扶住其肩胛部。患者双上肢抱住治疗师肩部（图 3-33 ①）。

（2）治疗师双腿用力帮助患者站起（患者协同用力）（图 3-33 ②）。

（3）维持好平衡后，以双下肢为支点，治疗师帮助患者缓慢向后转身。此过程中注意防止患者双膝关节屈曲（图 3-33 ③）。

（4）当患者双腿的后侧贴近浴板后，治疗师帮助患者坐于浴板上。治疗师协助患者将双腿放进浴缸，然后帮助患者坐到浴板中间（图 3-33 ④）。

由浴缸返回到轮椅与上述相反。出浴前须将浴缸中的水放尽，并擦干身体。

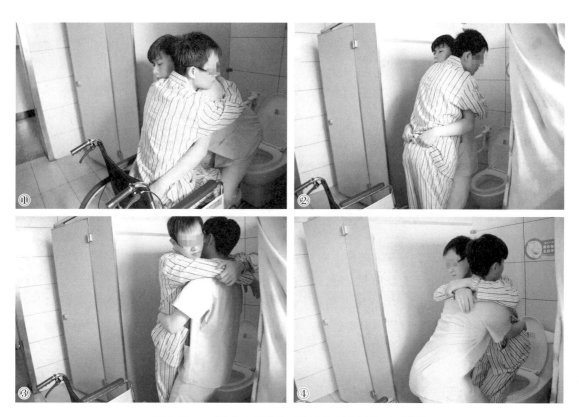

图 3-32　四肢瘫患者辅助下由轮椅到坐厕的正面转移

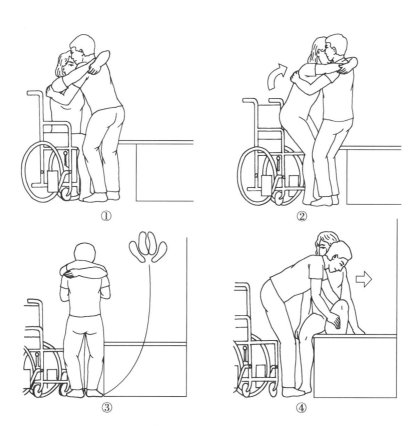

图 3-33　四肢瘫患者辅助下由轮椅到浴缸的侧面转移

六、 被动转移技术

请参阅本章第二节的被动转移技术。

（范艳萍）

第四节　截瘫患者的体位转移技术

截瘫患者的体位转移能力与脊髓损伤平面及损伤程度有关，损伤平面越低，损伤程度越轻，体位转移能力越强。截瘫患者由于上肢功能完好，经过正规康复训练，基本能达到生活自理，在轮椅上能独立活动，能够较为容易地独立完成床上翻身、床椅转移等各项功能性活动。C_7患者虽然由于手内肌部分麻痹，抓握释放和灵巧度受限，不能捏，但有完好的伸肘、伸腕功能，经过严格训练后，亦可独立完成床上翻身、床椅转移等各项功能性活动。

一、 床上翻身活动及直腿坐位（即长坐位）移动

截瘫患者（包括四肢瘫的C_7患者）可直接利用肘部和手的支撑向一侧翻身，并较易完成床上长坐位移动。

二、 卧位与坐位之间的转换

1. 独立由仰卧位坐起　截瘫患者（包括C_7患者）可利用向两侧翻身，完成双肘支撑，再将身体重心左右交替变换，同时变成手支撑，完成坐起动作。

该类患者由仰卧位坐起一般不需要依靠吊环，但在下列情况下可考虑用吊环：年龄较大、超重、既往有心肺疾患、髋关节周围有骨化性肌炎等。

2. 独立由坐位躺下　与由仰卧位独立坐起的方法顺序相反。

三、 不同平面之间转移动作训练

转移方法较多，可以根据脊髓损伤平面、残存肌力、关节活动度等情况进行选择。复杂的转移除需具备平衡能力，还需要有很强的上肢肌力，如肱三头肌及伸腕肌等。

做转移时，头、双肩和躯干都要保持前屈，使头部前伸超过膝关节。大多数截瘫患者经过训练后能够转移到任一高度的平面上。

（一）床与轮椅之间的独立转移

（1）从轮椅到床的侧方成角转移（从右侧转移）：患者驱动轮椅从右侧尽量靠近床，与床成20°~30°角，关闭手闸，移开右侧脚踏板。患者在轮椅中先将臀部向前移动，右手支撑床面，左手支撑轮椅扶手，同时撑起臀部并向前、向右侧方移动到床上。

（2）从床到轮椅的侧方成角转移（从右侧转移）：患者坐于床边，将轮椅从其右侧尽量靠近床，与床成 20°~30° 角，关闭手闸，卸下轮椅靠床侧扶手，移开靠床侧足踏板。患者右手扶轮椅远侧扶手，左手支撑床面，同时撑起躯干并向前、向右侧方移动到轮椅上。

（3）从轮椅到床的侧方平行转移（左侧身体靠床）：患者驱动轮椅与床平行放置，关闸；卸下近床侧扶手，将双腿抬上床（方法同直角转移）；躯干向床缘方向前倾，将右腿交叉置于左腿上，应用侧方支撑移动的方法，左手支撑于床上，右手支撑于轮椅扶手上，头和躯干前屈，双手支撑抬起臀部并向床移动。

（4）从轮椅到床的正面转移：这种转移方法适用于年轻的或体重超重的或双下肢痉挛严重的患者。患者驱动轮椅正面靠近床，其间距离约为 30cm，以供抬腿之用，然后关闭手闸。将左腕置于右膝下，通过屈肘动作，将右下肢抬起，放到床上。用同样方法将左下肢放到床上。打开轮椅手闸，向前推动轮椅紧贴床缘，再关闭手闸。双手扶住轮椅扶手向上撑起，同时向前移动坐于床上，此过程中要保持头和躯干屈曲。然后双手支撑于床面将身体移于床上正确位置，并用上肢帮助摆正下肢的位置（图 3-34）。由于双腿要在床上滑动，故床垫不宜太软，必要时可临时在床上使用滑板，转移完毕后撤除。

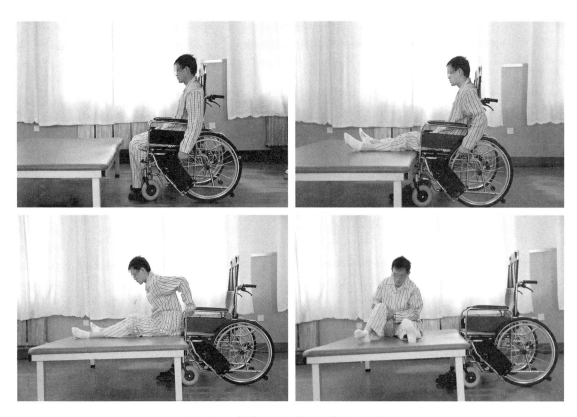

图 3-34　截瘫患者从轮椅到床的正面转移

（5）利用滑板由轮椅向床的侧方平行转移：患者驱动轮椅与床平行靠近，关闭手闸，卸下轮椅靠床侧扶手，将双下肢抬到床上；将滑板架在轮椅和床之间，滑板的一端插入患者臀下；患者一手支撑于置于轮椅坐垫上的滑板一端，另一手支撑于置于床垫上的滑板一端，抬起上身，将臀部通过滑板移至床上；然后撤去滑板。

（6）利用滑板由轮椅向床的后方转移：轮椅的后方转移只适用于椅背可以拆卸或安装有拉链的轮椅。患者驱动轮椅从后方靠近床沿，关闭手闸，拉下轮椅靠背上的拉链或卸下靠背；在轮椅与床之间架上滑板，滑板的一端插入患者臀下并固定好；患者用双手支撑于床面将身体抬起，向后移动坐于床上；再用双手将下肢抬起移至床上并摆正；最后撤除滑板（图3-35）。

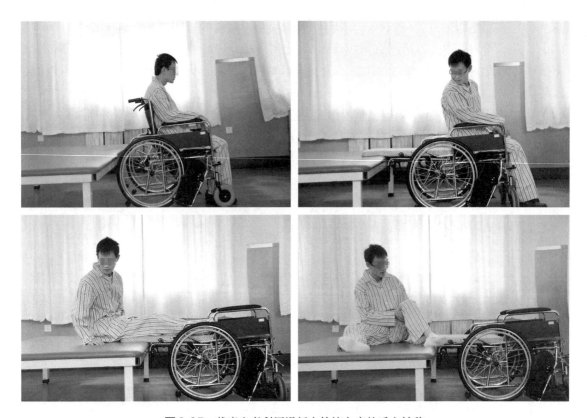

图3-35　截瘫患者利用滑板由轮椅向床的后方转移

（7）利用上方吊环由轮椅向床的转移（左侧身体靠床）：患者驱动轮椅从左侧靠近床，轮椅与床平行，关闭手闸，卸下轮椅靠床侧扶手；先将双腿移到床上，再将左手伸入上方吊环，右手支撑于轮椅扶手；在右手用力撑起的同时，左手腕或前臂向下拉住吊环，臀部提起，向床上转移。

由床返回轮椅与上述相反。

（二）轮椅与椅之间的独立转移

1. 由轮椅向椅的成角转移

（1）首先将轮椅制动，椅子固定牢靠，两椅互成60°角，卸下轮椅靠近椅子一侧的扶手（图3-36①）。

（2）患者臀部在轮椅中向前移动，尽量坐于轮椅的前沿，将双足平放于地面上（图3-36②）。

（3）患者一手扶于椅子的远侧角，但不能扶在椅背或椅子扶手上，以免翻倒，另一手扶于轮椅的扶手上，手足同时用力将臀部抬起并向侧方移至椅子上，其间不必完全站立（图3-36③）。

（4）用手将双腿移到椅子前方的标准位置上，并调整臀部及背的位置使坐位舒适稳定。

2. 由并列的轮椅到椅的转移　除将两椅并列放置外，其余均与两椅成角转移相似。

3. 由轮椅到椅的正面转移　其原则类似两椅的成角转移。

（1）将轮椅与椅子正面对置，使两椅前沿平齐。

（2）轮椅制动，椅子稳定放置，使双足平放于地面上。

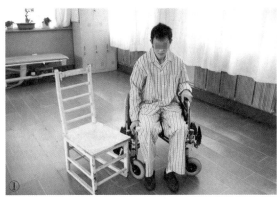
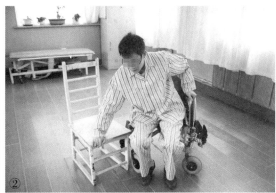
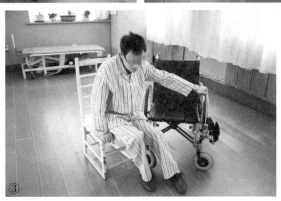

图3-36　截瘫患者独立由轮椅向椅的成角转移

（3）患者一手支撑于椅子坐板的远侧，另一手支撑于轮椅坐板的近侧，躯干略前倾，手足同时用力将臀部抬起移向椅子。

（4）转身坐于椅子上，将双腿移至椅子正前面，摆正体位。

（三）轮椅与坐厕之间的转移

轮椅与坐厕之间转移的先决条件：①卫生间的门应足够宽，没有门槛，以方便轮椅出入；②卫生间应较大，能允许轮椅有一些活动空间；③坐厕应十分稳定，旁边的墙上应安装有安全扶手，以利患者转移及大小便时稳定躯干；④仅 C_7 及以下脊髓损伤患者可独立完成由轮椅向坐厕的转移。

1. **独立由轮椅到坐厕的侧方转移（从右侧转移）**　从轮椅到坐厕的侧方转移，方法同从轮椅到床的侧方转移。其转移步骤如下：

（1）患者驱动轮椅接近坐厕，与之成 45°角。患者将双足平放于地面上，在膝关节的正下方，以便转移时下上肢能承重。卸下轮椅右侧扶手（图 3-37 ①）。

（2）将左手置于轮椅左侧扶手，右手置于坐厕旁边墙上的扶手上，支撑上抬躯干并向右侧转身。注意转移过程中保持头和肩的屈曲（图 3-37 ②）。

（3）将左手移到轮椅的右侧大轮上，右手支撑于墙上的扶手，进一步上抬躯干并向后移动坐于坐厕上（图 3-37 ③）。

便后转移回轮椅的方法与此过程相反。

在坐厕旁边的墙上无扶手的情况下，有经验的截瘫患者可将右手置于坐厕的坐垫上支撑以上抬躯干。

2. **独立由轮椅到坐厕的正面转移**　从轮椅到坐厕的正面转移是将轮椅直对坐厕，患者两腿分

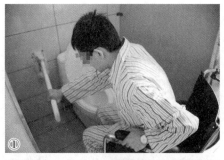
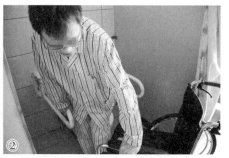
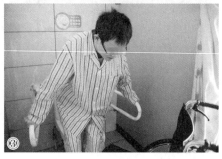

图 3-37 截瘫患者独立由轮椅到坐厕的侧方转移

开，像骑马一样骑在坐厕上。

3. 独立由轮椅到坐厕的后方转移 这种方法可用于双下肢痉挛较重的患者。当患者有髋伸肌与膝屈肌联合痉挛时，从侧方转移较为危险。采用这种方法转移应先将轮椅的靠背换成中间有长拉链的靠背。

患者驱动轮椅从后方靠近坐厕，拉下轮椅靠背上的拉链，一手置于坐厕旁边墙上的扶手上，另一手置于坐厕的坐垫上，向上撑起并向后移动坐于坐厕上。

4. 辅助下由轮椅到坐厕的正面转移 同四肢瘫患者转移方法。

（四）轮椅与浴缸之间的转移

由于浴室内温度较高，潮湿，地面及浴缸壁均较滑，故脊髓损伤患者进出浴缸将更困难，尤其是四肢瘫患者。因进出浴缸需要患者的上肢有较大的支撑力量，故只有 C_7 及以下损伤的患者才可独立完成由轮椅向浴缸的转移。

注意转移前浴缸应注满水，离开前排空水；浴缸底部必须放置防滑垫；浴缸周围的墙上必须安装好高度合适的安全扶手。

1. 独立由轮椅到浴缸的一端转移

（1）患者驱动轮椅接近浴缸一端，与浴缸有一定距离锁住轮椅，以便双脚能上抬够到浴缸（图 3-38 ①）。

（2）用上肢帮助上抬双腿置于浴缸的边沿上，移开轮椅的脚踏板（图 3-38 ②）。

（3）打开手闸，向前驱动轮椅，直到轮椅完全贴近浴缸（图 3-38 ③）。

（4）患者右手置于浴缸边沿，左手置于轮椅左侧扶手上，在轮椅中上抬臀部向前移动，双腿滑入浴缸中（图 3-38 ④）。

（5）将左手移到浴缸边沿上，双手支撑，躯干充分屈曲（图 3-38 ⑤）。

（6）保持躯干屈曲，双手沿着浴缸边沿向前移动，先上抬躯干越过边沿，然后将身体放低进入浴缸中，动作应尽量轻柔（图 3-38 ⑥）。

患者出浴缸的过程与之相反。

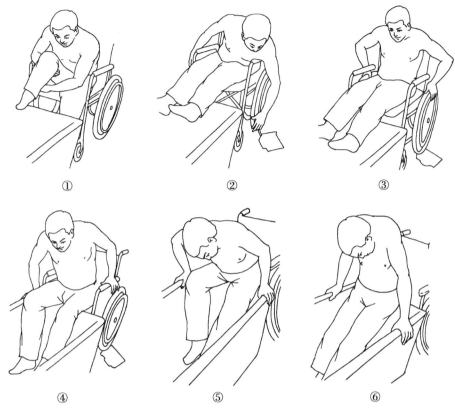

① ② ③

④ ⑤ ⑥

图3-38 截瘫患者独立由轮椅到浴缸的一端转移

2. 独立由轮椅到浴缸的侧方转移（从右侧转移）

（1）患者驱动轮椅从右侧接近浴缸，使轮椅与浴缸成30°角。卸下轮椅右侧扶手，移开右侧脚踏板，关闭手闸。

（2）用双上肢帮助将双腿上抬置于浴缸中。

（3）屈曲躯干，右手置于浴缸远侧边沿，左手置于浴缸近侧边沿，双手用力支撑上抬躯干越过浴缸边沿。

（4）进一步支撑并转动身体面向浴缸一端，慢慢放低身体进入浴缸中。（图3-39）

3. 辅助下由轮椅到浴缸的侧面转移 同四肢瘫患者转移方法。

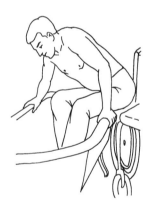

图3-39 截瘫患者独立由轮椅到浴缸的侧方转移

（五）轮椅与地板之间的转移

轮椅与地板之间的转移，可使患者移到地上或从地上移回轮椅。拥有这个能力可扩大患者的活动范围，丰富患者的生活，如能使患者在海滩上下水，在地板上与孩子玩耍。这项技术也是一个重要的自救措施，当患者从轮椅上摔下时，他就能应用此项技术从地板上、大街上、篮球场上回到轮椅中。下面介绍 T_{11} 完全性损伤患者轮椅与地板之间转移的步骤。

1. 独立由轮椅到地板的转移

（1）关闭轮椅手闸，卸下轮椅扶手（图3-40①）。

（2）用手将双足放到地板上，移开脚踏板，双手支撑轮椅两侧扶手将臀部抬起前移至轮椅前缘。

（3）双手支撑于轮椅坐位前方以上抬躯干，并将臀部向前滑动越过轮椅的前沿（图3-40②）。

（4）逐渐放低重心坐到置于地板上的轮椅坐垫上（图3-40③）。

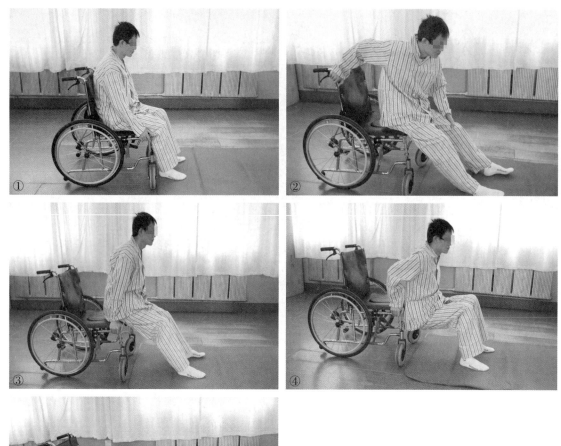

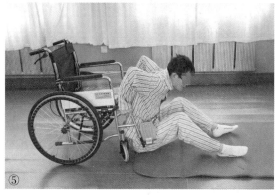

图 3-40 T_{11} 完全性损伤患者独立
由轮椅到地板的转移

　　腹肌肌力弱的患者需伸展头部及肩部以帮助臀部向前越过轮椅边沿。保持伸展可防止患者放低身体时向前抛出。

　　治疗师站在患者前面，纠正其位置，必要时帮助他维持平衡。

　　2. 独立由地板到轮椅的转移

　　方法同上，顺序相反。

四、坐轮椅上下马路台阶的训练

　　因驱动轮椅上下马路台阶需要有完好的手功能，故只有 C_8 及以下脊髓损伤患者才可独立完成该项转移活动。

　　先让患者坐在轮椅中反复练习抬起轮椅前轮，用后轮保持平衡的技巧。

　　1. 坐轮椅上马路台阶

　　（1）患者坐在轮椅上，面对马路台阶，前轮离马路台阶数厘米。

（2）缓慢向后再快速向前驱动轮椅的同时抬起轮椅前轮，将其置于台阶上。

（3）将前轮退到台阶边缘，使后轮与台阶距离最大，以使上台阶时获得更大的冲力。

（4）双手置于驱动轮的恰当位置，再向前快速驱动轮椅，使后轮上台阶。

2. 坐轮椅向后退下马路台阶

（1）患者驱动轮椅后退到台阶边缘。

（2）向后慢慢驱动轮椅，控制后轮下降。

（3）在控制下转动轮椅，把前轮从台阶上放下。

五、 被动转移技术

请参阅本章第二节的被动转移技术。

（范艳萍）

第五节　脑瘫儿童的体位转移技术

一、 日常活动中的体位转移技术

（一）从仰卧位到俯卧位（翻身）

小儿从仰卧位向俯卧位的活动即翻身运动，是正常儿童自己能够独立完成的最初的移动运动。正常小儿翻身的顺序归纳为以下两种。①由头部开始：首先回旋头部，随之肩胛带，继而骨盆回旋，即头部→肩胛带→骨盆的顺序。②与①相反，从骨盆开始，即骨盆→肩胛带→头部的顺序（图3-41）。

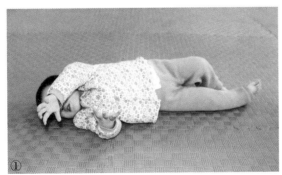
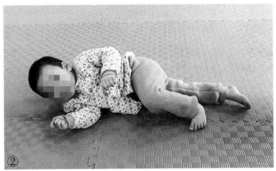

图 3-41　正常小儿翻身的顺序

　　1. 仰卧位向侧卧位转移　首先协助小儿完成双手抓双脚屈曲状态下从仰卧位翻向侧卧位的训练，再将其上肢摆放在平举或上举的位置，治疗师可用一手固定其一侧上肢，另一手拉着小儿的手向固定侧翻身，促使通颈矫正反应（图3-42）。

　　2. 仰卧位到俯卧位转移　将小儿横放在楔形垫上，治疗师用玩具逗引其一侧上肢过中线抓玩具，利用楔形垫的倾斜面，完成翻身运动（图3-43）。

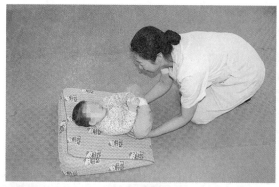
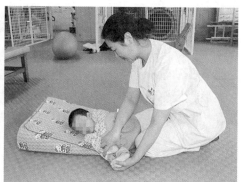
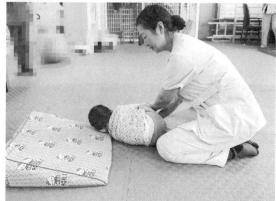

图3-42　仰卧位向侧卧位转移

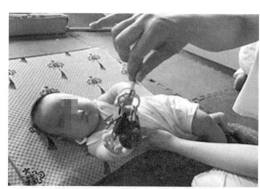
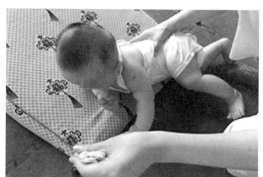
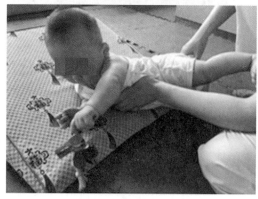

图3-43　仰卧位到俯卧位转移

3. **Bobath 球上翻身训练** 治疗师可用一手固定其一侧下肢,另一手将小儿的一侧下肢屈曲并旋转,以此完成骨盆→肩胛带→头部为顺序的翻身。此方法也可在球上训练。注意:(1)小儿上肢一定平举或上举,翻至俯卧位时不会将上肢压在腹部下面。(2)球上做此项训练时,若小儿头呈向后过伸展模式不可从仰卧位开始,可以从侧卧位至俯卧位进行训练(图3-44)。

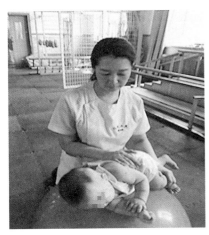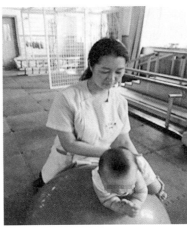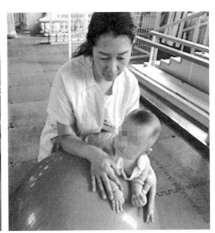

图 3-44 Bobath 球上翻身训练

(二)辅助下从仰卧位到坐起

1. 方法一 仰卧位拉起至坐位

小儿仰卧于楔型垫上,将其下肢外展外旋位分开,治疗师坐在对面压住小儿双下肢,握住小儿双手,嘱小儿用力拉起至坐位。此方法常用于腹肌力量弱及双下肢内收肌张力高的儿童(图3-45)。

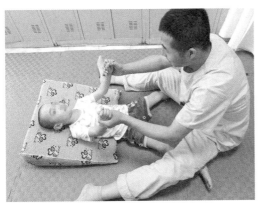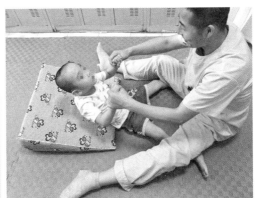

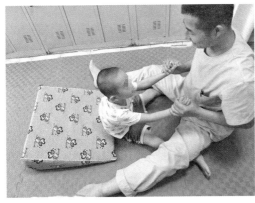

图3-45 仰卧位拉起至坐位

2. 方法二　仰卧位侧方坐起

小儿仰卧于楔型垫上，治疗师位于其对面，左手将小儿右侧上肢外展位固定，右手拉小儿左侧上肢使其躯干向右侧回旋，诱发小儿完成右侧上肢由肩支撑到肘支撑再到手支撑的动作直至坐起。此方法常用于头部控制差、躯干回旋不充分、单侧上肢支撑能力差的小儿（图3-46）。

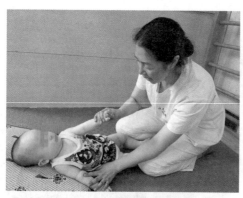
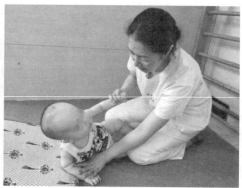
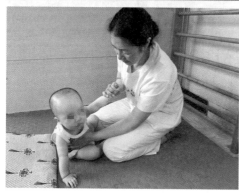

图3-46　仰卧侧方坐起

（三）从坐位至站立位之间转换

儿童端坐于木箱上，治疗师面向小儿，其双脚平放于地面上。治疗师双手按住小儿膝部，同时保持脊柱伸展，使其身体向前倾，重心移到足前掌部，膝关节超过足趾关节。当小儿臀部抬离木箱时，嘱其下肢用力站起（图3-47）。反之，站立位至坐位转换则顺序相反。痉挛型双瘫小儿上肢功能好于下肢，往往利用上肢辅助抓物完成站起，此方法可减少其上肢代偿。

对于不随意型儿童从坐位至立位站起，先将重心转移到身体前方，使躯干前倾，双手保持姿势对称，治疗师辅助其髋部或躯干部，嘱其用力站起，完成坐位与立位之间的转换（图3-48）。

（四）从跪位至站立位的转换

在双膝立位下，治疗师跪坐于其后方，引导小儿将重心转移到一侧下肢负荷体重，另一侧下肢（非支撑侧）向前迈出，形成单膝立位；再将身体重心转移到前方下肢，治疗师一手固定在前方下肢膝关节处，另一手扶持对侧骨盆，帮助小儿完成向立位的转移（图3-49）。

二、脑瘫儿童的抱法

不能独自坐、站、行走的婴幼儿脑瘫儿童，家长经常将其抱在怀里。如果抱姿不正确，异常姿势

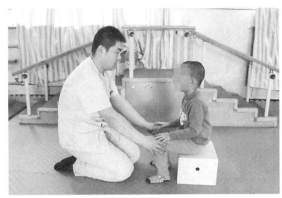 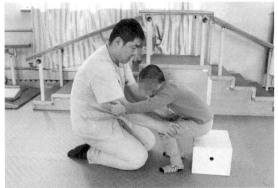

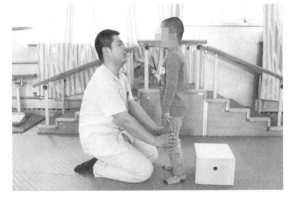

图3-47 坐位至站立位之间转换

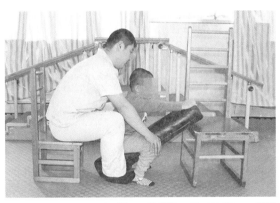 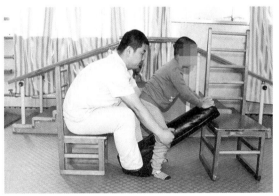

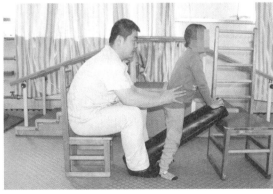

图3-48 坐位至站立位之间转换

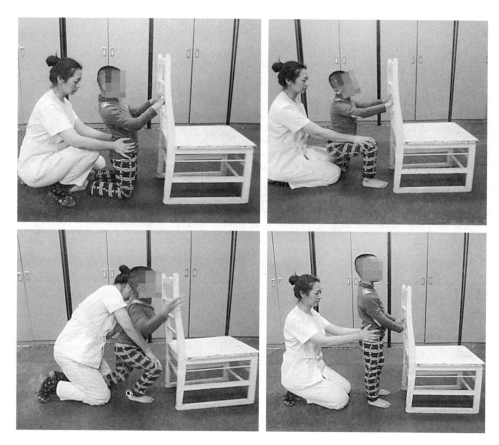

图3-49　从跪位至站立位的转换

得以强化，将阻碍正确姿势的形成，因此脑瘫儿童与正常儿童抱法有所不同。正确的抱法，可作为治疗的一部分。

（一）基本原则

1. **保持良肢位**　怀抱小儿时要注意抑制其异常姿势、保持良好姿势，头与躯干的对位对线，上肢的对称性。

2. **避免异常姿势反射**　将小儿从床上抱起和放回床上的方法是否恰当与强化或抑制异常姿势反射有关。例如，抱起伸肌张力高的患儿前，应先将他的头和身体侧转，扶他坐起来，然后将他抱起，以防小儿在被抱起过程中，出现伸肌张力进一步强化及头部突然后仰。切记不可单握着小儿的手或手臂便抱起，因为小儿缺乏正常的肌肉控制来保护关节，只握着小儿的手便抱起，不但危险，而且会加深痉挛程度。同样原因，将小儿放回到床上时，也应先将小儿转身呈侧位悬空位，然后再放下。将小儿抱起时，抱者应保持腰背挺直，用下肢力量站起来。

3. **注意控制头部**　头控制差而双手能抓握的小儿，可令其双手抓住抱者的衣服，环搭抱者的颈、肩部，并且不要把头控制差的小儿背在背后，这样会使他的头部后仰或倾倒。为了防止小儿丧失观察周围环境的机会，怀抱小儿时，应尽量避免其面部靠近抱者胸前。

（二）脑瘫儿童扶抱方法

1. **抱法一**　将小儿下肢分开，骑坐在前臂让双腿分开并外旋，双手抬起肩部使之内旋，从而控制肩部。此抱法适用于痉挛型脑瘫儿童（图3-50）。

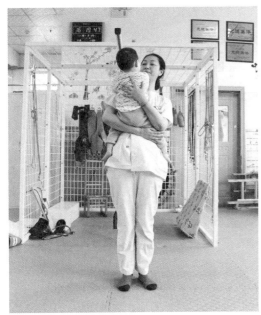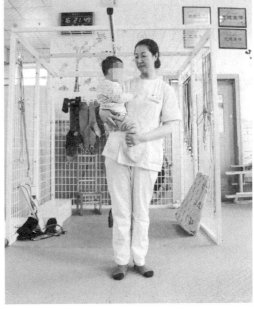

图 3-50　痉挛型儿童的抱法

2. **抱法二**　头部、躯干控制能力差儿童的抱姿。

帮小儿呈对称姿势，使其髋、膝关节屈曲，头竖直，背部依靠在抱者胸前，躯干伸展。避免出现头过伸、躯干稳定性差和上肢非对称模式。此抱法常用于不随意运动型、共济失调型儿童（图3-51）。

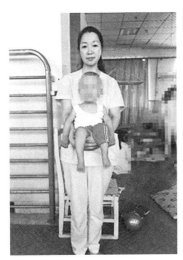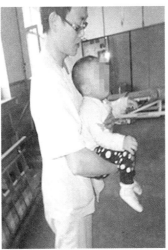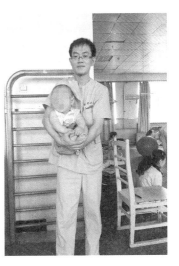

图 3-51　头部、躯干控制能力差儿童的抱姿

（范艳萍）

第四章
肌肉牵伸技术

第一节 概　述

一、 定义与分类

（一）定义

牵伸技术（stretching）是运用外力拉长短缩或挛缩的软组织，做关节活动范围内的轻微超过软组织阻力的运动，恢复关节周围软组织的伸展性、降低肌张力、改善关节活动范围的技术。牵伸技术是临床治疗各种软组织挛缩或短缩导致关节功能障碍的常用技术和方法之一，具有操作简便、安全、有效等特点。

（二）分类

牵伸分类法众多，根据牵伸力量的来源分为手法牵伸、器械牵伸和自我牵伸；根据牵伸肌群分为屈肌群牵伸和伸肌群牵伸；根据牵伸强度分为低强度牵伸和高强度牵伸；根据牵伸力量来源和参与方式分为被动牵伸、主动牵伸和神经肌肉抑制技术；根据牵伸时间分为长时间牵伸和短时间牵伸，持续牵伸和间歇牵伸；根据牵伸部位分为脊柱牵伸和四肢牵伸。

二、 软组织牵伸的解剖生理基础

软组织是指肌肉及其辅助结构（包括肌腱、筋膜、滑膜囊、腱鞘）和关节辅助结构（包括关节囊、韧带）以及皮肤等连接组织。各种软组织都有各自的生理特性，影响着制动作用和延长能力。当牵拉这些软组织时，随着速度、强度、温度和时间的变化，会产生不同的临床效果。另外，可收缩和不可收缩组织的机械性特征和可收缩组织的神经生理学特征也影响着软组织的延伸。当组织被牵拉时，可收缩和不可收缩组织都具有弹性和可塑性，为临床治疗各种软组织损伤和改善关节功能障碍等提供理论依据。

（一）骨骼肌

1. 骨骼肌的物理特性　人体有 600 多块骨骼肌，约占体重的 40%。骨骼肌由大量的肌纤维组成，每条肌纤维就是一个肌细胞，长度为数毫米至数十厘米不等。肌纤维的长度决定了肌肉的运动范围，而长度与关节活动范围的关系则是在胚胎时期已形成，但是这种关系后天可以改变：比如杂技演员能做出超越正常关节活动范围的运动，这是因为运动使关节囊和韧带的物理特性发生改变，长期反复的练习也使得肌肉变长。

肌纤维属于永久性细胞，不能再生，一旦遭受破坏就成为永久性缺失。新生儿期以后，自身的成长发育和运动锻炼只会发生肌肉体积和长度变化，而肌细胞数目却不增加。当肌肉大量损伤后，就将被结缔组织和脂肪组织所取代，进而出现软组织和关节挛缩。

骨骼肌是运动系统的动力部分，多数附着于骨骼，少数附着于皮肤（如皮肌）。在骨与关节的配合下，通过骨骼肌的收缩和舒张来完成躯干和四肢运动，而骨骼肌的收缩与舒张是其具有弹性、伸展性、可塑性及黏滞性等物理特性的表现。①弹性：肌肉被动牵伸后当外力去除时，肌肉恢复原来长度的能力；②伸展性：肌肉在松弛状态下，受到外力作用时长度延伸的能力；③可塑性：肌肉被牵伸后，其组织有保持当前长度的趋势；④黏滞性：当外力去除后，肌肉不能立即恢复其原来的长度的特性。其中，肌肉的伸展性与外力（如牵拉和负重）并不成直线比例，而是随着外力逐渐增大，其长度增加的程度逐渐减小。

2. 骨骼肌的收缩方式 每个骨骼肌纤维都是一个独立的功能和结构单位，它们至少接受一个运动神经末梢的支配，并且骨骼肌纤维只有在支配它们的神经纤维有神经冲动传来时，才能进行收缩。在大多数肌肉中，肌束和肌纤维呈平行排列，两端都和由结缔组织构成的腱相融合，以肌腱附着于骨骼。通常四肢的骨骼肌在附着点之间至少要跨过一个关节，通过肌肉的收缩和舒张，才能完成肢体各个方向的运动。

肌肉收缩方式根据张力和长度变化的特点，分为等张收缩和等长收缩。等张收缩又分为等张向心性收缩和等张离心性收缩，等张向心性收缩是指肌肉收缩时所产生的张力大于外加阻力，肌肉长度缩短，肌肉的起止点相互接近，故又称缩短收缩，如屈肘、伸膝等动作，它是人体得以实现各种加速运动的基础；等张离心性收缩，是指收缩时产生的张力小于外力，肌肉被拉长，肌肉起止端相互远离，又称拉长收缩，如负重屈肘后缓慢放松时的肱二头肌收缩和下蹲时的股四头肌收缩，在运动中它具有制动、减速和克服重力等作用。等长收缩是指肌肉收缩产生的张力等于外力时，肌肉长度不变，不产生关节活动，如站立、支撑、悬垂等。等长收缩在运动中具有支持、固定和保持某一姿势的作用。

至于等速收缩，在一般生理活动状态下很难产生，它是指肌肉收缩时，肌张力产生变化，但关节运动的速度是由特定的仪器设定而保持不变的。等速收缩也分为向心性和离心性两种方式。

3. 影响骨骼肌收缩效能的因素 肌肉收缩效能是指肌肉收缩时产生的张力大小、缩短程度以及产生张力或缩短的速度。其影响因素主要包括前负荷、后负荷和肌肉内在特性等。前负荷是指肌肉收缩前所承受的负荷，决定了肌肉收缩前的长度，即初长度。前负荷反映初长度对张力的影响；当初长度增加时，每次收缩所产生的主动张力也相应地增大，当超过某一限度时，再增加反而使主动张力越来越小。所以，肌肉收缩应该存在最适前负荷和最适初长度，并在最适初长度下产生最大的张力。后负荷是指肌肉开始收缩时才能遇到的负荷或阻力，后负荷不增加肌肉的初长度，但能阻碍收缩时肌肉的缩短。在等张收缩的条件下，随着后负荷的增加，肌肉收缩张力增加而缩短速度却减小，即二者成反比。除了前、后负荷外，肌肉本身的内在特性也影响着肌肉收缩效能，如创伤和感染等因素改变了肌肉内部功能结构和状态，降低了肌肉收缩的效果，导致肌肉萎缩和功能障碍。通过肌肉牵伸和运动锻炼等方法，则可以改善肌肉内部功能状态，使肌肉的体积、张力以及柔韧性和顺应性改变，从而提高肌肉的收缩效能。

（二）肌腱与周围组织

1. 肌腱 主要由平行致密的胶原纤维构成，色白、强韧，但无收缩功能，位于肌腹的两端，其抗张强度约为肌腹的 112~233 倍。肌肉借助肌腱附着于骨骼，当肌肉受到暴力时，通常肌腱不易断裂而肌腹可能断裂，或者肌腹与肌腱连接部、肌腱的附着点被拉裂。与肌腱相连的结构是肌内膜、肌束膜和肌外膜。其中，肌内膜分隔肌纤维的最内层组织，肌束膜包绕纤维束，肌外膜包绕整个肌肉的外层纤维鞘。纤维鞘是与肌肉相连并包绕肌肉的框架，也是肌肉抵抗被动拉长的最初抵抗力的来源。当挛缩发生时，肌外膜之间会与胶原纤维相粘连，从而限制了运动。

2. 关节囊和韧带　关节囊由纤维结缔组织膜构成，附着于关节周围，并与骨膜融合连续，包围关节，分两层，外层为纤维膜，质厚而坚韧，由致密结缔组织构成，富含血管和神经；内层为滑膜层，质薄而柔润，由疏松结缔组织构成，富含血管网，分泌滑液，不仅起到润滑作用，还是关节软骨和半月板新陈代谢的重要媒介。而韧带是连接于骨与骨之间的致密结缔组织纤维束，它不仅能够加强关节稳定性，而且有限制关节过度运动的作用，韧带有囊内韧带（如膝关节内的前后交叉韧带）和囊外韧带（如膝关节侧副韧带和髌韧带等）之分。任何疾病造成关节囊和韧带的损伤，都会不同程度导致关节及其周围组织挛缩，影响患者的日常生活和工作。

（三）肌梭与腱器官

1. 肌梭　感受牵拉刺激的梭形装置，外覆结缔组织囊。肌梭囊内一般含有 6~12 根肌纤维，称为梭内肌纤维，它又分为核袋纤维和核链纤维两类；囊外的肌纤维称为梭外肌纤维。整个肌梭附着在梭外肌纤维旁，与其平行排列。由于肌梭的感受装置位于其中央部，所以当梭外肌纤维收缩时，感受装置受到的牵拉刺激相对较小；而当梭内肌纤维收缩时，感受装置对牵拉刺激的敏感度则增高。肌梭有两种感觉末梢：一种是初级末梢，以螺旋形式环绕于核袋和核链纤维的中间部，其传入纤维是直径较粗的Ia类纤维；另一种是次级末梢，通常分布于核链纤维上，其传入纤维为直径较细的 II 类纤维。中枢神经系统有传出纤维支配梭外肌纤维（α 传出纤维）和梭内肌纤维（γ 传出纤维），当 γ 运动神经元兴奋时，梭内肌纤维收缩，牵拉肌梭内核袋纤维上的初级纤维，提高其敏感性，再通过Ia类纤维传入改变 α 神经元的兴奋状态，以调节肌肉收缩。因此，γ 传出纤维对调节牵张反射具有重要作用。

2. 腱器官　牵张感受装置，分布于肌腱胶原纤维之间，与梭外肌纤维呈串联关系。但电生理学研究发现，虽然两者都是与肌肉收缩有关的感受装置，生理功能却不相同。当梭外肌纤维发生等长收缩时，腱器官的传入冲动发放频率增加，而肌梭的传入冲动频率不变；当梭外肌纤维发生等张收缩时，腱器官的传入冲动发放频率不变，而肌梭的传入冲动频率减少；当被动牵拉肌肉时，却发现肌梭和腱器官的传入冲动发放频率都增加。因此，腱器官是感受肌肉张力变化的感受装置，而肌梭则是感受肌肉长度变化的感受装置。

对于肌梭和腱器官在肌肉受到牵拉时的作用，目前普遍认为：首先兴奋肌梭的感受装置发动牵张反射，导致被牵拉的肌肉收缩以对抗牵拉；当牵拉力量进一步加大时，则可兴奋腱器官，抑制牵张反射，以避免被牵拉的肌肉受到损伤。

三、　牵伸的作用

（一）改善关节活动范围

由于疾病使身体某些部位长期制动，难免出现肌肉紧张和软组织挛缩等症状。就正常人而言，长期坐位工作学习和不良的生活习惯，不能经常进行肌肉的伸展性锻炼，也会引起肌肉紧张和轻微的挛缩，特别是腘绳肌、股直肌等。因此，早期、正确的自我牵伸锻炼和治疗尤为重要，它可以有效防治皮肤、皮下组织、肌肉、肌腱、韧带和关节囊等软组织挛缩，保持或者恢复关节的正常活动范围。

（二）防止组织发生不可逆性挛缩

观察发现，创伤后固定关节 4 天，软组织就可见挛缩现象。初期可采用主动抑制技术，通过反射机制使紧张的肌肉松弛，尽量避免被动牵伸，以免增加疼痛和肌肉紧张度；待肌肉紧张明显好转后，采用被动牵伸技术进一步拉长挛缩的肌肉，恢复生理性肌力平衡，增加活动范围。研究同时发现，挛缩存在的时间越长，正常肌肉组织被粘连组织、瘢痕组织取代的就越多，改善和恢复也就更困难。

（三）调整肌张力，提高肌肉的兴奋性

姿势异常或制动等原因使肌肉、肌腱的弹性回缩力和伸展性降低，而导致肌肉萎缩，临床上通过牵伸刺激肌肉内的感受器——肌梭，来调节肌张力和改善肌力。对于中枢性疾患所致的肌张力增高和肌痉挛，导致关节活动受限，也可以通过缓慢持续的牵伸来降低肌张力，保持肌肉的静息态长度，改善或者重新获得软组织的伸展性。对于肌张力低下的肌群，通过适当地静态牵伸延长肌肉，可以直接或间接反射性地提高肌肉的兴奋性，增强肌力。另外，牵伸可以减少肌肉劳损的发生，持续被动牵伸较静态牵伸更为有效。

（四）防治粘连、缓解疼痛

制动使韧带等纤维组织基质中水分减少，粘弹性减弱，纤维之间润滑作用降低；同时纤维与纤维之间的距离缩小，接触时间延长，致使化学横键形成，造成纤维之间的粘连；若同时存在组织炎症水肿，常有新生细纤维形成，排列紊乱，任意与原有纤维多处粘连，横截面积增加，限制其相对滑动。牵伸技术可使结缔组织在牵伸应力作用下逐渐延长，应力作用能促进胶原纤维的合成并能使胶原纤维沿其纵轴重新排列，防治粘连，缓解疼痛，防止肌力失衡。

（五）预防软组织损伤

健康教育方面，针对日常生活工作和从事某项体育运动的特点，在活动前，应预先对关节和软组织进行相应的牵伸活动，以增加关节的灵活性和柔韧性，降低肌肉和肌腱等软组织损伤的发生率。

四、 软组织挛缩及其类型

（一）挛缩的定义

1. **挛缩的定义** 挛缩（contracture）是指由于各种原因导致关节周围的软组织发生病理变化，软组织适应性短缩，造成关节活动障碍。临床上通过对肌肉紧张程度和关节活动度的评估，一般容易诊断。挛缩常根据发病部位和短缩肌肉的动作来命名，比如股四头肌短缩畸形不能充分屈膝，就命名为伸膝挛缩；腓肠肌短缩而不能充分背伸踝关节，就称为踝关节屈肌挛缩。

2. **常见病因** ①皮肤组织挛缩：烧伤、炎症及创伤等所致皮肤挛缩；②结缔组织挛缩：常见的是肌腱和韧带等结缔组织受损；③肌肉源性挛缩：如长期制动某个关节、长期卧床、不良的工作姿势和生活习惯以及创伤后所致肌肉急慢性损伤；④神经源性挛缩：各种原因引起的中枢和周围神经

损伤，均可导致不同程度的软组织挛缩。

（二）软组织挛缩的类型

1. 肌静力性挛缩　是指由于肌肉、肌腱缩短，表现为关节活动范围受限，但是组织病理学上却没有明确的改变。有时肌肉、肌腱发生一过性轻度挛缩，也被称为肌紧张；在这种情况下，紧张的肌肉可以被拉长，但不能达到肌肉的最大长度。正常人如果不经常进行肌肉的伸展性锻炼，如长期处于坐位低头伏案的人群，也会出现肌肉轻微的挛缩或紧张，特别是双关节肌如腘绳肌、股直肌等。此类挛缩经过早期正确的主被动牵伸，可在短时间内产生疗效。

2. 瘢痕粘连　正常组织损伤后如果出现瘢痕组织，由于粘连将导致周围软组织的活动范围降低，从而限制了关节的活动和功能。常见的有深度烧伤后、严重的软组织损伤等，瘢痕组织的形成引起局部组织挛缩。对于此类患者，早期合理的康复介入，可以有效预防瘢痕的发生；而已经形成的组织挛缩者，相当一部分可以通过牵伸、理疗等方法来减轻挛缩。

3. 纤维性粘连　是指由于软组织的慢性炎症和纤维性改变而造成的软组织挛缩，它可以明显限制关节活动，其存在时间愈长，正常组织被粘连组织、瘢痕组织所取代的就愈多，关节功能的改善就变得越发困难。因此，治疗上强调尽早开展康复训练，及时控制各种炎症，预防组织纤维化。

4. 不可逆性挛缩　各种病因导致正常软组织被大量的非伸展性组织（如骨、纤维组织等）所替代，使软组织丧失延长能力，称为不可逆性挛缩。保守治疗对此类挛缩大多无效，常采用手术方法来松解粘连，改善关节活动范围和增强肌力。

5. 假性肌静力性挛缩　相对于肌静力性挛缩而言，假性肌静力性挛缩是由于中枢神经系统损伤所致，如小儿脑瘫、偏瘫和颅脑损伤等疾病，临床表现为肌张力增高使肌肉处于一种不正常的持续收缩状态，进而引起关节活动障碍。大量的临床研究表明，早期康复介入对这类患者尤为重要。

五、 肌肉牵伸种类与方法

（一）被动牵伸

1. 手法牵伸　顾名思义，是治疗师徒手对紧张或挛缩的组织及活动受限的关节进行牵伸，通过控制牵伸参数（体位、方向、速度、强度和时间等），来消除组织紧张、增加挛缩组织的长度和改善关节活动范围。由于其操作简单、方便、安全和有效，是目前临床最为常用的治疗方法之一。相较于关节的被动活动，两者的区别在于：手法牵伸旨在使受累关节活动范围增大；而关节的被动活动是指关节本身活动并未受限、在可利用的范围内进行运动，目的是维持关节现有的活动范围，但无明显增加关节活动范围的作用。

2. 机械牵伸　鉴于手法牵伸的强度和时间局限性，临床上常借助重量牵引、滑轮系统和夹板等机械装置来持续给予小强度的外部力量，以便较长时间作用于短缩组织，提高疗效。牵伸时间至少20分钟，甚至数小时；牵伸强度视患者的具体情况而异。

3. 自我牵伸　是指患者为扩大关节活动范围，自己将身体部位移动至某一位置所进行的一种肌肉伸展性训练，以自身重量、体位改变和肢体运动等为动力来源，牵伸强度和持续时间大体与手法牵伸相同。正确指导患者处于固定而舒适的体位进行自我牵伸，合理调节牵伸参数尤为重要，是临床巩固疗效的措施之一。

（二）主动抑制

为使牵伸的阻力最小化，在肌肉牵伸前，嘱患者有意识地主动放松该肌肉，使肌肉收缩受到自己主动的抑制，此法称主动抑制。该技术只能放松肌肉组织中具有收缩性的结构，对结缔组织没有作用。临床上主要用于神经肌肉支配完整，而且患者能够自主控制的情况下；对由于神经肌肉功能障碍所致痉挛和瘫痪的患者作用不大。

1. 收缩 - 放松法 ①置拟牵伸的肌肉于舒适的拉长位置；②进行等长抗阻收缩约 10 秒，使肌肉感觉疲劳；③主动放松该肌肉；④治疗师被动活动肢体，通过增加活动范围来牵伸肌肉；⑤休息几秒钟后，重复上述过程 1~2 次。

操作时注意事项：①强调在无痛状态下，完成紧张肌肉的等长抗阻收缩；②对于等长抗阻收缩的强度，并不一定需要最大强度；较长时间的中等强度等长抗阻收缩就可有效抑制紧张肌肉，同时也便于治疗师控制。

示范举例：踝跖屈肌牵张。①患者取仰卧位，主动踝背伸至适当位置，使跖屈肌紧张；②治疗师一手置于小腿远端固定，另一手放在足底，向足背方向施加阻力；患者跖屈抗阻等长收缩约 10 秒；③主动放松跖屈肌；④治疗师被动将患者的踝关节背伸，拉长跖屈肌。

2. 收缩 - 放松 - 收缩法 ①~③步骤与"收缩 - 放松法"相同；④紧张肌肉的拮抗肌主动做向心性肌肉收缩，使受累肢体的关节活动范围增加。

操作时注意事项：同"收缩 - 放松法"。

示范举例：踝跖屈肌牵张。①~③步骤同"收缩 - 放松法"；④主动做踝关节背伸运动来增加踝关节活动范围。

3. 拮抗肌收缩法 ①将紧张的肌肉被动拉长至一个舒适的位置；②紧张肌肉的拮抗肌做等张收缩；③对收缩的拮抗肌施加轻微阻力，但允许关节运动，此时由于交互抑制的作用，紧张的肌肉因而被放松。

操作时注意事项：避免施加太大的阻力，以免导致紧张肌肉的张力扩散，反而限制了关节运动或引起疼痛。

示范举例：治疗踝跖屈疼痛或紧张。①患者取坐位或仰卧位，自行将踝关节放在一个舒适的位置；②主动行踝关节背伸；③治疗师在踝关节背伸同时，于足背处施加轻微阻力，允许关节运动，此时踝跖屈肌被放松。

（三）其他有助于牵伸技术的治疗方法

1. 冷热疗法 众所周知，热疗可以增加组织的伸展性，降低治疗中发生损伤的可能性，加热后的肌肉更容易被牵伸。常用的方法有超声波疗法和蜡疗等，超声波疗法可以降低挛缩肌肉和结缔组织张力以及感觉神经兴奋性，缓解疼痛和痉挛；还可以使坚硬的结缔组织变软、延长。蜡疗则可以使皮肤保持柔软有弹性，防止皮肤过度松弛和形成皱褶，提高皮肤紧张度；对瘢痕、肌腱挛缩等有软化和松解作用，并能减轻因瘢痕挛缩引起的疼痛。同时，也有人建议在牵伸后予以局部冷敷，减轻软组织牵伸后的肌肉疼痛，改善关节活动范围。

2. 手法按摩 尤其是深部手法按摩，能够改善局部的血液循环，降低肌紧张。一般选择在热疗后进行按摩，软组织的伸展性将进一步提高，便于下一步进行肌肉牵伸。

3. 夹板和支具 由于肌肉的弹性和黏滞性，被牵伸的软组织会产生一定程度的反弹；为使肌肉保持在最大有效长度，可在牵伸之后应用夹板或支具进行长时间持续的牵伸，能有效地起到牵伸挛缩部位和增加关节活动范围的作用。一般来说，夹板常用于上肢，支具主要用于躯干和下肢。

六、 肌肉牵伸程序

（一）肌肉牵伸前的评估

牵伸前，康复医师和治疗师必须对患者进行规范系统的临床检查，了解受累关节的发病原因、性质以及功能状况，再依据相关的评定量表来评估，制定合理的治疗计划。

（二）选择牵伸方法

积极与患者沟通，让其尽量保持在舒适、放松的体位；被牵伸部位应处在抑制反射、易于牵伸的肢体位置；充分暴露牵伸部位，如有可能应去除绷带、夹板或衣服。根据引起关节活动受限的原因，选择最有效的治疗方法。如果功能受限的主要原因是由于软组织挛缩引起的，可选用肌肉牵伸技术；如果是关节本身的原因导致功能受限，则选用关节松动术或两者同时兼顾。

（三）采用相应的技术参数

1. **患者体位** 一般选择卧位或坐位，尽可能暴露治疗的部位，便于将关节牵伸至最大的活动范围。

2. **牵伸方向** 牵伸力的方向应与肌肉紧张或挛缩的方向相反。先施以小强度，主动牵伸软组织结构，在可控制的关节活动范围内活动；缓慢移动肢体至受限的关节活动范围的终末端；固定近端、运动远端肢体，以增加肌肉长度和关节活动范围。

3. **牵伸强度** 强调在无痛或微痛的范围内实施操作，避免造成医源性损伤。临床实践证明，低强度、长时间的持续牵伸效果优于高强度、短时间的牵伸。

4. **牵伸时间** 被动牵伸持续时间一般为每次 10~15 秒，也可达 30~60 秒，重复 10~20 次，反复使被牵伸肌肉在长度上延伸、局部有紧张牵拉感；每次间隔时间为 30 秒左右，同时配以轻手法按摩放松软组织，利于组织修复并缓解治疗反应。机械性牵伸每次 15~20 分钟。住院病人视病情 1~2 次 / 日，门诊病人每日 1 次；治疗 10 次为一个疗程，一般需行 3~5 个疗程。如果规范治疗一周后仍无明显疗效或者症状加重，应该重新评估，适当调整牵伸参数或改用其他治疗方法。

（四）积极与患者沟通

分析疾病的发生原因，预测疾病可能带来的不利后果，强调治疗的目的和重要性，获得患者的充分了解和信任。

七、 临床应用

（一）适应证

适用于各种原因导致的软组织挛缩、粘连或瘢痕形成，继发引起的关节活动范围降低和日常生活活动能力受限；预防由于制动、内外固定和失用等造成的肌力减弱以及相应组织短缩的发生。另外，体育锻炼前后的有效牵伸，利于预防肌肉骨骼系统受损。

（二）禁忌证

关节内外组织有感染、结核和肿瘤等，特别是各种炎症急性期；新发生的骨折和软组织损伤；严重的骨质疏松；神经损伤或神经吻合术后 1 个月内；关节活动或肌肉被拉长时出现剧烈疼痛；骨性因素造成的关节活动受限；挛缩或软组织短缩已经造成关节僵硬，形成了不可逆性挛缩。此外，对于肌肉麻痹或肌无力严重者，为了维持关节的稳定性和保持一定的肌力，应慎用肌肉牵伸技术。

（三）注意事项

1. 对拟牵伸的肌肉进行功能评估，明确牵伸和限制的肌肉和关节，充分地固定好近端，牵伸动作宜缓慢可控制。

2. 详细介绍病情，取得患者的理解和配合，使被牵伸部位放松；治疗后密切观察患者的反应，一般肌肉酸痛不能持续超过 24 小时，否则需要调整牵伸参数。

3. 为避免牵伸中挤压关节，可对关节先稍加分离牵引力，力度要求适中、缓慢、持久，这样既能使软组织产生张力，又不会引起或加重疼痛。治疗中，要避免跳跃性牵伸，尤其在关节活动末端应避免弹动关节，因为这样可以刺激被牵伸肌肉的牵张反射，反射性引起收缩，影响牵伸效果。

4. 避免过度牵伸已长时间制动或不活动的组织，特别是大强度、短时间的牵伸比小强度、长时间的牵伸更容易损伤软组织，造成关节不稳定。而关节不稳定又会加剧疼痛，增加了骨骼肌再次损伤的风险。另外，应注意避免牵伸已出现水肿的组织和过度牵伸肌力较弱的肌肉。

（陈和木）

第二节 上肢肌肉牵伸技术

一、肩部肌肉

肩关节的运动方向包括前屈、后伸、内收、外展、水平内收、水平外展和内外旋等动作，由于参与的肌群中有许多肌肉都附着在肩胛骨上，因此在牵伸肩部肌肉时必须固定肩胛骨（保持肩胛骨在没有外展和外旋的位置上）。

（一）徒手被动牵伸

1. 肩关节前屈　见图 4-1。

牵伸目的：牵伸肩关节后伸肌群，增加肩关节前屈活动范围。

患者体位：仰卧位，肘关节取屈曲位，前臂和手自然放松。

治疗师手的位置：站在患者被牵伸侧，上方手（注：靠近患者头部一侧的手，下同）从患者内侧握住肘关节，下方手（注：靠近患者足部一侧的手，下同）置于肩胛骨腋侧缘固定肩胛骨。

牵伸手法：上方手将肱骨被动前屈到最大范围，牵拉肩部后伸肌群。

2. 肩关节后伸　见图 4-2。

牵伸目的：牵伸肩关节前屈肌群，增加肩关节后伸活动范围。

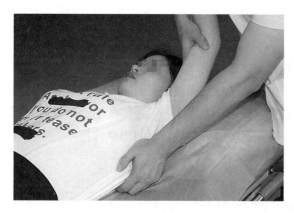

图4-1 肩关节前屈

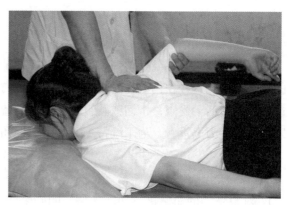

图4-2 肩关节后伸

患者体位：俯卧位，上肢置于体侧，前臂和手自然放松。

治疗师手的位置：站在患者被牵伸侧，上方手置于肩胛骨上以固定肩胛骨，下方手从掌侧握住肘关节。

牵伸手法：下方手从掌侧托起肱骨远端，将肱骨被动后伸到最大范围，牵拉肩前屈肌群。

3. 肩关节外展 见图4-3。

牵伸目的：牵伸肩内收肌群，增加肩关节外展活动范围。

患者体位：仰卧位，肩主动外展位，屈肘90°。

治疗师手的位置：站在患者被牵伸侧，上方手托住肘关节，下方手置于腋下。

牵伸手法：上方手将肱骨被动外展至最大范围，牵伸肩内收肌群。

4. 肩关节内旋 见图4-4。

牵伸目的：牵伸肩外旋肌群，增加肩关节内旋活动范围。

患者体位：仰卧位，肩外展90°，屈肘90°。

治疗师手的位置：站在患者被牵伸侧，内侧手（注：靠近患者身体的手，下同）置于肱骨远端，外侧手（注：远离患者身体的手，下同）握住前臂远端。

牵伸手法：外侧手缓慢将患者前臂向足部方向，朝治疗床面运动至最大范围，牵拉肩关节外旋肌群。

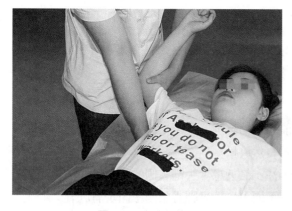

图4-3 肩关节外展

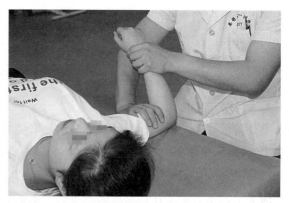

图4-4 肩关节内旋

5. **肩关节外旋** 见图4-5。

牵伸目的：牵伸肩内旋肌群，增加肩关节外旋活动范围。

患者体位：仰卧位，肩外展90°，屈肘90°。

治疗师手的位置：站在患者被牵伸侧，内侧手置于肱骨远端，外侧手握住前臂远端。

牵伸手法：外侧手将患者前臂向头部方向，朝治疗床面运动至最大范围，牵拉肩关节内旋肌群。

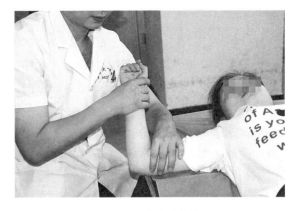

图4-5 肩关节外旋

6. **肩关节水平外展**

牵伸目的：牵伸胸部肌群，增加肩水平外展活动范围。

患者体位：仰卧位，患侧肩部置于治疗床外，肩关节外展90°，肘关节可呈屈曲位。

治疗师手的位置：站在患者被牵伸侧，内侧手固定肩部，外侧手握住肱骨远端。

牵伸手法：外侧手将患侧上肢朝地面方向牵伸至最大活动范围，牵伸肩关节水平内收肌群，见图4-6①。

另外，胸肌的牵伸也可在坐位下进行，患者双手五指交叉置于枕部，两肩平行；治疗师立于患者身后，双手分别握住两侧肘关节，向后做水平外展运动，同时嘱患者做深吸气后呼气的运动，见图4-6②。

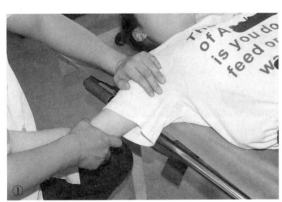
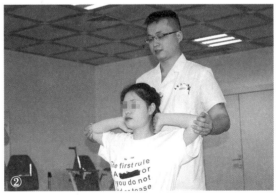

图4-6 肩关节水平外展①②

7. **增加肩胛骨的活动** 见图4-7。

牵伸目的：牵伸肩胛提肌，增加肩胛骨活动范围。

患者体位：坐位，头主动转向非牵伸侧，稍前屈，直至颈部后外侧感酸胀。同时外展牵伸侧上肢，牵伸侧手置于枕后部。

治疗师手的位置：站在患者身后牵伸侧，外侧手自前面托住肱骨远端，内侧手放在牵伸侧颈肩交界处。

牵伸手法：内侧手向下按压，外侧手向上抬起；同时嘱患者深吸气后深呼气，达到牵伸肩胛提肌的作用。

（二）自我牵伸

1. **长轴牵伸** 患者侧坐在高靠背椅上，牵伸侧上肢放在椅背外，手提一重物或利用对侧手向下牵伸上肢，见图4-8。

2. **分离牵伸** 患者站立，牵伸侧腋下夹一毛巾卷，屈肘；对侧手可在胸前或握住前臂远端，向身体内侧牵伸肩部，见图4-9。

3. **增加肩前屈** 当上肢前屈小于90°时，可侧坐在治疗台旁，牵伸侧上肢放在治疗台上，伸肘并前臂旋前，非牵伸侧手放在上臂上面，身体

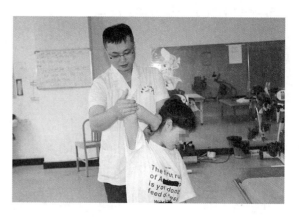

图4-7 增加肩胛骨活动

向前方及治疗台方向倾斜，以牵伸肩后伸肌群。当上肢前屈大于90°时，可采用双上肢前举，两手握紧肋木，身体悬挂在肋木上来牵伸肩后部伸肌群，此时应根据患者年龄、肌力等情况，注意避免损伤。

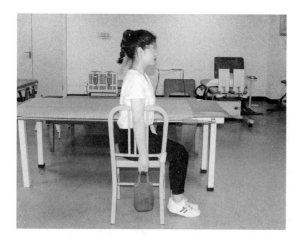

图4-8 长轴牵伸

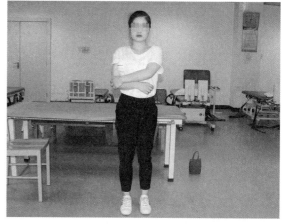

图4-9 分离牵伸

4. **增加肩后伸** 患者坐位，背对治疗台；伸肘，牵伸侧上肢后伸，手抓住治疗台沿，非牵伸侧手放在患侧肩部以固定肩关节，身体向前并向下运动，以牵伸肩前屈肌群。

5. **增加肩外展** 当上肢外展小于90°时，坐位下外展上肢于治疗台上，伸肘并前臂旋前；非牵伸侧手放在上臂上面，身体向下同时朝治疗台方向倾斜。当上肢外展大于90°时，可侧对墙边站立，牵伸侧肩外展并屈肘，前臂贴在墙上；非牵伸侧手放在肱骨近端，身体下蹲，以牵伸肩内收肌群。

6. **增加肩旋转** 患者侧坐桌旁，牵伸侧上肢平放在治疗台上，肘关节屈曲90°。牵伸内旋肌群时，前臂掌面离开桌面；牵伸外旋肌群时，前臂掌面向桌面运动。

7. **增加肩胛骨活动** 患者靠墙而立，牵伸侧上肢外展同时屈肘，肘部接触墙壁，手放在头后面，头部转向非牵伸侧，稍前屈；牵伸时身体稍向下蹲，使肩胛骨上旋。也可以坐在治疗床边，牵伸侧手抓住床沿，头转向非牵伸侧并前屈，非牵伸侧手放在头的对侧；牵伸时双手同时反方向用力，使肩胛骨向下运动。

二、肘部肌肉

肘部肌肉牵伸时，如果力量过大，容易造成肌肉创伤，导致骨化性肌炎，因此，被动牵拉肘部要格外谨慎，在对儿童进行牵伸治疗时，尤其需要注意的是更轻柔、缓慢，牵伸强度要小，时间稍长，或者采用主动抑制技术，以避免发生新的损伤。

（一）徒手被动牵伸

1. 肘关节伸展　见图 4-10。

牵伸目的：牵伸屈肘肌群，增加肘关节伸直活动范围。

患者体位：仰卧位，上肢稍外展。

治疗师手的位置：站在患者牵伸侧，内侧手放在肱骨近端，外侧手握住前臂远端掌侧。

牵伸手法：外侧手牵伸肘关节至最大范围，以牵拉屈肘肌群。

2. 肘关节屈曲

牵伸目的：牵伸伸肘肌群，增加肘关节屈曲活动范围。

患者体位：仰卧位，上肢稍外展。

治疗师手的位置：站在患者牵伸侧，外侧手握住前臂远端掌侧，内侧手托住肘部。

牵伸手法：外侧手屈曲肘关节至最大范围，以牵伸伸肘肌群。患者也可取坐位，手置于颈后部，治疗师外侧手握住肘部向上牵伸，内侧手握住腕部向下牵伸。此法对牵伸肱三头肌长头的效果较好。

3. 前臂旋前和旋后　见图 4-11。

牵伸目的：牵伸旋后肌群增加旋前活动范围；牵伸旋前肌群增加旋后活动范围。

患者体位：仰卧位或坐位，屈肘 90°。

治疗师手的位置：站在患者牵伸侧，上方手握住前臂远端掌侧，下方手握住肘关节固定肱骨。

牵伸手法：上方手握住前臂远端掌侧，做旋前或旋后动作至最大活动范围。牵伸时要注意桡骨围绕尺骨转，固定好肱骨防止发生肩关节内外旋代偿。

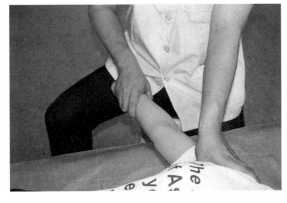

图 4-10　肘关节伸展

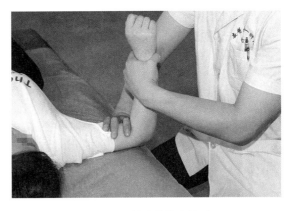

图 4-11　前臂旋前和旋后

（二）自我牵伸

1. 增加屈肘活动范围 ①患者站在床边，置患肢前臂于治疗床上，利用身体重量向前向下压，以牵伸伸肘肌群；②置一毛巾卷于牵伸侧肘窝处，非牵伸侧手握住前臂远端，屈肘至最大范围，以牵伸肱三头肌；③面墙而立，两侧前臂背侧和手背接触墙壁，上身向前，同时屈肘，借助上身重量达到牵伸伸肘肌群，增加屈肘活动范围。

2. 增加伸肘活动范围 患者背向肋木，双手反向抓紧肋木；躯干向前运动，同时伸肘，借助上身重量牵伸屈肘肌群。

3. 增加旋前或旋后活动范围 牵伸侧置于屈肘位，非牵伸侧手握住牵伸侧前臂的远端，做旋前或旋后活动达最大范围。或者嘱患者双手同时持一小木棍，健侧带动患侧做旋前和旋后动作。

三、腕及手部肌肉

由于手的外在肌经过腕关节，可以影响腕关节的屈伸和尺桡偏活动范围，所以在牵伸腕部肌肉时，要强调牵伸力应接近腕掌关节的近端，而且手指处于放松状态。治疗过程中要注重拇指外展方向的运动，这对手功能的恢复至关重要。另外，当手指诸关节挛缩时，需要对其分别进行牵伸，切忌不能同时牵拉，以免造成不应有的医源性损伤。

（一）徒手被动牵伸

1. 腕关节伸展 见图 4-12。

牵伸目的：牵伸屈腕肌群，增加腕背伸关节活动范围。

患者体位：仰卧位或者坐在治疗床旁，前臂旋前使掌心向下，腕伸出床沿。

治疗师手的位置：坐在牵伸侧，一手握住前臂远端固定，另一手握住患者手掌。

牵伸手法：被动伸腕至最大范围，牵拉腕屈肌群，同时允许手指被动屈曲。

2. 腕关节屈曲

牵伸目的：牵伸伸腕肌群，增加腕屈曲关节活动范围。

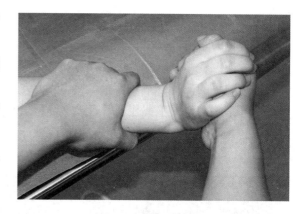

图 4-12 腕关节伸展

患者体位：仰卧位或坐在治疗床旁。上肢放在治疗床上，屈肘 90°，前臂旋后或中立位，手指放松。

治疗师手的位置：站在牵伸侧，一手握住前臂远端固定，另一手握住手掌背面。

牵伸手法：被动屈腕至最大范围，牵拉腕伸肌群，同时保持手指自然伸直。

3. 腕关节桡侧偏 见图 4-13。

牵伸目的：牵伸尺侧偏肌群，增加桡侧偏活动范围。

患者体位：取坐位，前臂平置于治疗台上。

治疗师手的位置：一手握住前臂远端固定，另一手握住第五掌骨。

牵伸手法：向桡侧偏，牵伸尺侧肌群。

4. 腕关节尺侧偏

牵伸目的：牵伸桡侧偏肌群，增加尺侧偏活动范围。

患者体位：取坐位，前臂平置于治疗台上。

治疗师手的位置：一手握住前臂远端固定，另一手握住第二掌骨。

牵伸手法：向尺侧偏，牵伸桡侧肌群。

5. 指关节伸展

牵伸目的：牵伸屈指肌群，增加伸指关节活动范围。

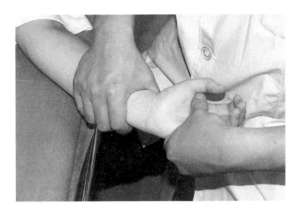

图 4-13　腕关节桡侧偏

患者体位：取坐位或仰卧位，牵伸侧上肢稍外展，屈肘 90°。

治疗师手的位置：站在患者牵伸侧，上方手握住前臂远端，下方手托放在手指掌侧，五指相接触。

牵伸手法：下方手伸腕至最大范围，再将手指完全伸直。

6. 指关节屈曲

牵伸目的：牵伸伸指肌群，增加屈指关节活动范围。

患者体位：取仰卧位或坐位，牵伸侧上肢稍外展，屈肘 90°。

治疗师手的位置：站在患者牵伸侧，上方手握住前臂远端，下方手握住手指。

牵伸手法：下方手屈腕至最大范围，再将手指完全屈曲。

（二）自我牵伸

1. 增加屈腕关节活动范围　双手手背相贴放于胸前，手指向下，肘关节做向下运动，腕关节做向上运动，以牵伸伸腕肌群；也可以将前臂掌侧放在桌上，手伸出桌沿，非牵拉侧手放在其手背并向下施加力量，以牵伸伸腕肌群，见图 4-14。

2. 增加伸腕关节活动范围　双手手掌相贴放在胸前，手指向上，肘关节向上运动，腕关节做向下运动；也可以将牵伸侧手掌平放在治疗台上，非牵伸侧手放在手背上固定，患侧前臂向前运动。

3. 增加桡侧、尺侧偏活动范围　牵伸侧前臂旋前放在桌上。增加桡侧偏时，将手掌向下，非牵伸侧手放在手背上，向桡侧偏牵伸尺侧肌群；增加尺侧偏时，将手掌向上，非牵伸侧手握住手掌，向尺侧偏牵伸桡侧肌群。

4. 增加掌指关节屈、伸活动范围　①增加掌指关节屈曲时，牵伸侧手握拳，非牵伸侧手放在掌指关节处，将近端指骨向手掌方向屈曲，以牵伸掌指关节伸肌群；②增加掌指关节伸展时，牵伸侧掌心向上，四指并拢；非牵伸侧拇指横放于掌侧掌指关节处，其余四指放在手指背侧，拇指用力向背侧伸展，以牵伸掌指关节屈肌群。

5. 增加指间关节屈、伸活动范围　①增加指间关节屈曲时，牵伸侧手屈曲近端及远端指间关节，非牵伸侧手握住其手

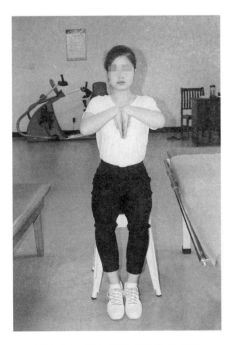

图 4-14　增加屈腕关节活动范围

指背侧，同时屈曲近端及远端指间关节，以牵伸伸指肌腱；②增加指间关节伸展时，牵伸侧手指伸直，非牵伸侧拇指放在近端指骨背面，示指放在远端指骨掌面，同时牵伸近端及远端关节屈指肌腱，以牵伸屈指肌腱。

（陈和木）

第三节 下肢肌肉牵伸技术

一、髋部肌肉

髋部肌肉附着在骨盆和腰部脊柱上，当牵拉髋部肌肉时，必须固定好骨盆，以减少代偿运动，使牵伸力量真正作用在髋部。

（一）徒手被动牵伸

1. 屈膝时髋关节屈曲

牵伸目的：牵伸臀大肌，增加屈膝时屈髋活动范围。

患者体位：仰卧位，下肢稍屈髋屈膝。

治疗师手的位置：站在患者被牵伸侧，远端手握住足跟，近端手托住患肢股骨远端。

牵伸手法：双手托起患侧下肢，同时屈屈髋关节和膝关节至最大范围。在牵伸过程中固定非牵拉侧股骨，阻止骨盆向后方倾斜移动患者的臀部和膝部，使其充分屈曲以达到牵拉髋关节的伸肌群的目的。

2. 伸膝时髋关节屈曲　见图 4-15。

牵伸目的：牵伸腘绳肌，增加伸膝时屈髋活动范围。

患者体位：仰卧位，健侧下肢伸直，患肢放在治疗师肩上。

治疗师手的位置：侧立于患侧，先用肩部支撑患侧下肢，一手放在股骨远端以固定骨盆和股骨。

牵伸手法：保持患肢膝关节充分伸展，另一手或另一个人帮助沿患者大腿的前面固定对侧的下肢在膝关节 0° 伸展位、髋关节中立位，同时尽量屈曲牵伸侧髋关节至最大活动范围。

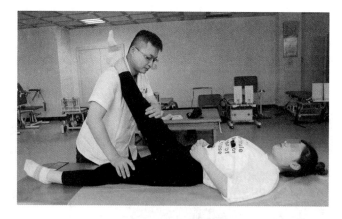

图 4-15　伸膝时髋关节屈曲

注意：髋外旋时，屈髋的牵拉力量主要作用于半腱肌半膜肌，髋内旋时，屈髋的牵拉力量主要作用于股二头肌。

3. 髋关节后伸　见图 4-16 ①。

牵伸目的：牵伸髂腰肌，增加髋后伸活动度。

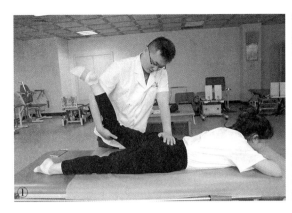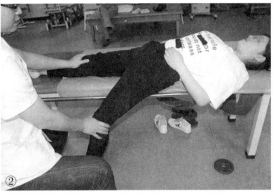

图 4-16　髋后伸位髂腰肌牵伸

患者体位：俯卧位，牵伸侧下肢稍屈膝，非牵伸侧下肢伸直。

治疗师手的位置：站在患者非牵伸侧，上方手放在臀部固定骨盆，防止骨盆运动；下方手放在股骨远端托住大腿。

牵伸手法：下方手托起大腿离开治疗床面进行牵拉，后伸髋关节至最大范围。

仰卧位替代法：见图 4-16 ②，若患者俯卧位有困难，也可采取仰卧位，非牵拉侧下肢安置于床面上，屈屈髋膝关节均朝向胸壁方向以稳定髋和脊柱；将被牵伸的下肢悬于治疗床沿，以至髋关节后伸超过中立位。治疗师站在治疗床头，上方手固定患者非牵拉下肢髌骨下方，借助重力帮助大腿朝向胸壁的方向，以防止骨盆前倾；下方手放于牵伸下肢髌骨前上方，牵伸时牵伸侧手向下压大腿，使髋关节后伸至最大范围，牵伸髂腰肌。

4. 伸髋伴屈膝

牵伸目的：牵伸股直肌，同时增加伸髋和屈膝活动范围。

患者体位：俯卧位，牵伸侧下肢稍屈膝，非牵伸侧下肢伸膝。

治疗师手的位置：上方手保持髋关节完全伸直，下方手握住胫骨远端向上做后伸髋关节的动作，并逐渐尽可能多地屈膝，注意不要使髋外展或旋转，使股直肌得到最大的牵伸。

5. 髋关节外展　见图 4-17。

牵伸目的：牵伸髋内收肌群，增加髋关节外展活动范围。

患者体位：仰卧位，下肢伸直。

治疗师手的位置：站在患者牵伸侧，上方手放在对侧大腿内侧，下方手从腘窝下托住牵伸侧大腿。

牵伸手法：上方手按压支撑患者大腿的远端，保持对侧下肢轻度外展来固定骨盆；下方手尽可能外展髋关节至最大范围，以牵拉内收肌。还可以利用沙袋固定健侧膝部，使健侧下肢保持在轻度外展位，治疗师用双手托起患侧下肢，做外展运动。

图 4-17　髋关节外展

6. 髋关节内收　见图 4-18。

牵伸目的：牵伸髋外展肌群，增加髋关节内收活动范围。

患者体位：健侧卧位于床边，在上面的牵伸侧下肢取伸髋位，在下面的非牵伸侧下肢取屈髋屈膝90°位。

治疗师手的位置：站于患者背后，上方手置于髂嵴上固定骨盆，下方手按在牵伸侧股骨远端的外侧。

牵伸手法：上方手按压髂嵴固定骨盆，下方手缓慢向下方做牵伸动作。

7. 髋关节外旋 见图4-19。

牵伸目的：牵伸髋内旋肌群，增加髋关节外旋活动范围。

患者体位：患者俯卧，伸髋屈膝90°。

治疗师手的位置：站在患者牵伸侧，上方手按压臀部固定骨盆，下方手握住小腿远端外踝处。

牵伸手法：上方手固定骨盆，下方手将小腿向内旋转至髋部外旋最大范围，以牵拉髋内旋肌群。

坐位替代法：臀部坐于床边，屈髋屈膝90°，治疗师上方手施加压力于髂嵴以固定骨盆，下方手于外踝或小腿外侧施加压力，以外旋髋关节。

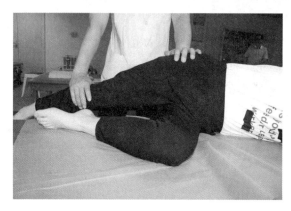

图4-18　髋关节内收

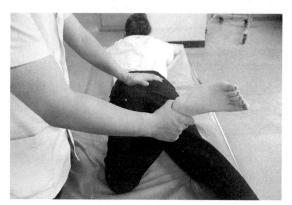

图4-19　髋关节外旋

8. 髋关节内旋

牵伸目的：牵伸髋外旋肌群，增加髋内旋活动范围。

患者体位：患者俯卧位，牵伸侧下肢伸髋屈膝90°，非牵伸侧下肢伸直。

治疗师手的位置：站在患者牵伸侧，上方手置于臀部固定骨盆，下方手握住小腿远端外踝处。

牵伸手法：上方手固定骨盆，下方手将小腿向内转至最大范围，牵拉股外旋肌群。

（二）自我牵伸

1. 增加屈髋活动范围 患者手膝跪位，腰部保持稳定，臀部向后运动至最大范围，以牵伸伸髋肌群。

2. 增加伸髋活动范围 见图4-20，①患者俯卧位，双手放在肩前，伸肘，手掌支持，上身向上抬至最大范围，以牵伸髂腰肌；②站立位，双足分开，双手放在腰后，上身尽量后伸；③牵伸屈髋肌群中的股直肌，直腿坐在治疗床上。牵伸侧下肢尽量外展并屈膝，非牵伸侧下肢伸直。牵伸时，非牵伸侧膝部接触床面，上身向牵伸侧下肢移动，此时大腿前侧有酸胀感。

3. 增加交叉伸屈髋活动范围 见图4-21，患者取前弓箭步，牵伸侧屈髋、屈膝90°，非牵伸侧下肢向后伸直，双手放在弓健步腿的髌骨上方，挺胸，身体下压，此方法可同时牵伸侧伸髋肌群和后伸侧下肢的屈髋肌群。

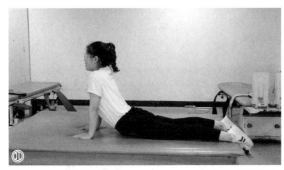

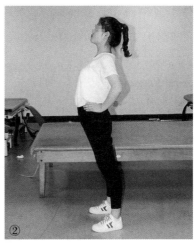

图4-20 增加伸髋活动范围①②③

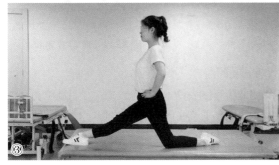

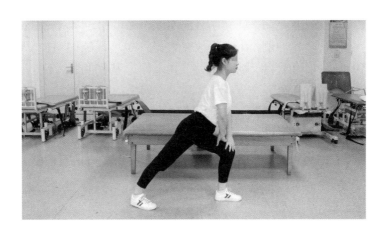

图4-21 增加交叉伸屈髋活动范围

4. 增加髋内收、外展活动范围 ①患者距墙一臂远处侧方站立，牵伸侧上肢外展，手放在墙上，下肢外旋放在非牵伸侧下肢后方。牵伸时躯干向外侧屈，骨盆向内侧移动，以牵伸髋外展、内收肌群。②患者取双足左右分开站立位，两手叉腰并做左右侧屈运动，在躯干重心转移过程中牵伸髋内收肌群。③髂胫束牵拉：患者取站立位，牵伸侧下肢向后一步，上肢向上伸展，双手相握，髋部向一侧偏，以牵拉髂胫束，注意避免腰部侧屈代偿运动。

二、 膝部肌肉

（一）徒手被动牵伸

1. 膝关节屈曲 见图4-22。

牵伸目的：牵伸伸膝肌群，增加膝关节屈曲活动范围。

患者体位：取俯卧位，牵伸侧大腿下垫一软枕，防止牵伸时髂前上棘和髌骨被挤压，非牵伸侧下肢伸直。

治疗师手的位置：站在患者牵伸侧，上方手放在臀部固定骨盆，下方手握住小腿远端。

牵伸手法：上方手在臀部固定骨盆，下方手屈膝至最大范围，牵拉膝部伸肌群。

坐位替代法：患者坐在治疗床沿，屈髋90°，尽量屈膝于床的边缘；治疗师站在牵伸侧的下肢外侧，上方手放在大腿远端固定，下方手握住内外踝上方，尽量向后推小腿使膝关节尽量屈曲，牵拉伸膝肌群。

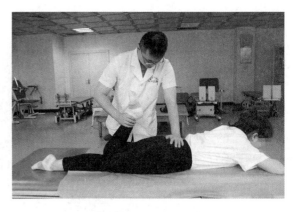

图4-22　膝关节屈曲

不同的体位，治疗效果各异。取坐位对增加屈膝0°~90°效果最好，俯卧位则对增加屈膝90°~135°效果最佳。需要注意的是，在俯卧位操作时切忌动作过快、用力过大，容易引起伸膝肌群过度牵拉，导致膝关节损伤。

2. 膝关节伸直

牵伸目的：牵伸屈膝肌群，增加膝关节伸直活动范围。

患者体位：俯卧位，下肢伸直，在大腿和髌骨前面放一毛巾卷，以减轻患者髌骨挤压等不适。

治疗师手的位置：站在患者牵伸侧，上方手放在大腿后方，下方手握住小腿远端。

牵伸手法：上方手固定股骨和骨盆，防止髋关节在牵伸过程中屈曲，下方手将小腿缓慢地向下压至最大伸膝范围，牵拉膝关节屈肌群。

如患者膝关节主动ROM达150°时，患者可取仰卧位牵伸，治疗师站在牵伸侧，上方手或前臂放在髌骨上方固定大腿和髋部，阻止在牵拉过程中髋关节屈曲。下方手握住小腿远端踝关节上方，向上抬起小腿，治疗师双手反方向用力，以最大限度地伸展膝关节。此方法对伸膝关节终末端活动受限，效果较好。

（二）自我牵伸

1. 增加伸膝活动范围　见图4-23，患者坐在床沿，牵伸侧下肢伸膝于床上，非牵伸侧下肢放在地上，上身向前弯曲至最大范围，以牵伸屈膝肌群。

2. 增加屈膝活动范围　根据屈膝活动受限程度，采取不同牵伸手法。①屈膝明显受限，取站立位，牵伸侧下肢放在一小矮凳上，双手重叠放在髌骨上方向下压，同时小腿向前运动，牵伸伸膝肌群；②屈膝中度受限（ROM<90°），可双手扶椅背，屈髋、屈膝下蹲，借助自身重量，牵伸伸膝肌群；③屈膝轻度受限（ROM>90°），牵伸侧下肢可放在较高的椅子上做屈髋、屈膝动作，身体向前倾，牵伸伸膝肌群；该方法同时对牵伸踝跖屈肌，增加踝背伸也有较好作用（图4-24）。

三、　踝与足部肌肉

（一）徒手被动牵伸

1. 踝关节背伸

牵伸目的：牵伸踝跖屈肌群，伸膝时增加背屈踝关节活动度。

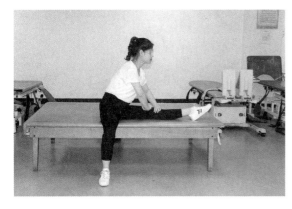

图4-23　增加伸膝活动范围

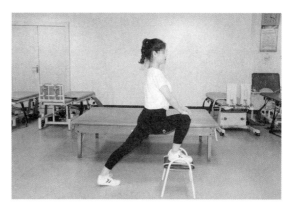

图4-24　增加屈膝活动范围

患者体位：仰卧位，膝关节伸直。

治疗师手的位置：站立于牵伸下肢的外侧，上方手握住内外踝处固定小腿，下方手握住患者足跟，前臂掌侧抵住足底，使距腓关节在中立位。

牵伸手法：下方手一方面用力向远端牵拉足跟，背屈踝关节，另一方面用前臂向近端运动，并轻轻加压力于近侧的距骨，以牵拉腓肠肌，使踝背伸至最大的活动范围。

值得提醒的是，牵拉腓肠肌和比目鱼肌时，过度牵拉会引起足弓内侧缘韧带松弛，导致医源性平底足的发生。因此，牵伸时动作一定要缓慢，避免过度用力。

2. 踝关节跖屈　见图 4-25。

牵伸目的：牵伸踝背伸肌群，增加踝关节跖屈活动范围。

患者体位：坐位或者仰卧位。

治疗师手的位置：站立于牵伸下肢的外侧，上方手托住踝关节的后部以固定小腿，下方手握住足背。

牵伸手法：下方手用力向下活动足至最大跖屈活动范围，使踝关节被动跖屈。

3. 踝关节内翻

牵伸目的：牵伸足外翻肌群，增加踝内翻活动范围。

患者体位：仰卧位，下肢伸直。

治疗师手的位置：站立在牵伸下肢的外侧，上方手握住内外踝下方距骨处，下方手握住足跟。

牵伸手法：上方手固定胫骨远端，下方手将足跟向内转动，牵伸腓侧肌群，使足内翻达到最大的活动范围。

4. 踝关节外翻　见图 4-26。

牵伸目的：牵伸足内翻肌群，增加踝外翻活动范围。

患者体位：仰卧位，下肢伸直。

治疗师手的位置：站立于牵伸下肢的外侧，上方手握住内外踝下方距骨处，下方手握住足背。

牵伸手法：上方手固定胫骨远端，下方手握住足的背面，跖屈、足外翻牵伸胫骨前肌，使踝关节外翻达到最大的活动范围。如果牵伸胫骨后肌，上方手固定胫骨远端，下方手握住足底部，背屈、足外翻牵伸胫骨后肌，在肌腱拉力的反方向上调整运动和力量，使踝关节外翻达到最大的活动范围。

5. 足趾屈伸

牵伸目的：牵伸脚趾的屈曲和伸直肌群，增加脚趾屈伸活动范围。

患者体位：仰卧位或坐位。

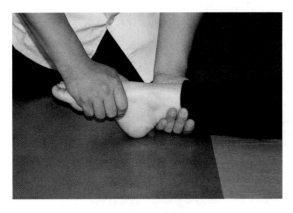

图4-25　踝关节跖屈

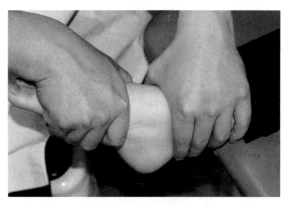

图4-26　踝关节外翻

治疗师手的位置：坐或立于患者牵伸侧，上方手固定趾骨近端以限制关节代偿活动，下方手握住趾骨的远端。

牵伸手法：下方手朝着需要的方向活动，使脚趾的屈曲和伸直达到最大的活动范围。要分别牵拉每一块限制脚趾活动的肌肉组织，牵拉力量的强度应轻柔，低强度牵拉与高强度相比患者更舒适，低强度、长时间的牵拉，对软组织挛缩效果更理想。

（二）自我牵伸

踝部最常出现紧张或挛缩的肌肉为小腿三头肌，主要影响踝关节的背伸功能，而踝部背伸肌的挛缩发生很少。因此，临床上主要通过自我牵伸法来增加踝背伸活动范围，具体操作如下：

1. 患侧下肢站在楔形木块上，根据挛缩程度来选择不同的坡度。

2. 患侧足跟悬空站在楼梯台阶上，躯干和下肢伸直，借助自身重量进行牵伸。开始选择此训练方法时宜选择扶持，避免拉伤软组织。

3. 患者取站立位面对墙壁，双手支撑墙面，身体尽量向前使腹部接近墙面，每次5~10秒，反复10~20次；根据肌肉紧张程度，双足不断地向后移动，治疗时必须感受到小腿三头肌有紧张牵拉感。

4. 屈膝下蹲，背靠墙，健腿在前，患腿在后距离墙壁约20cm时做臀部下蹲动作，腰部挺直，利用自身体重对小腿三头肌进行牵伸，要求双侧足跟不能离开地面。随着病情好转，患侧足跟逐渐靠近墙壁，离墙壁越近其功能恢复越好。每次10~20秒，反复5~10次。

（陈和木）

第四节　脊柱肌肉牵伸技术

一、颈部肌肉牵伸技术

（一）徒手被动牵伸

1. **颈椎前屈**　如图4-27。

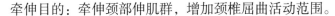

牵伸目的：牵伸颈部伸肌群，增加颈椎屈曲活动范围。

患者体位：取坐位。

治疗师手的位置：站立位，上方手放于患者顶枕部，下方手放于上段胸椎部位。

牵伸手法：下方手固定脊柱，上方手放置于头部，轻柔地向前下压颈部伸肌群，使颈部屈曲达到最大的活动范围。

2. 颈椎后伸

牵伸目的：牵伸屈颈肌群，增加颈椎后伸活动范围。

患者体位：取坐位，两上肢自然置于体侧。

治疗师手的位置：站立位，上方手放于患者前额部，下方手放于上段胸椎部位。

牵伸手法：下方手固定脊柱；上方手在前额部向后推，牵拉屈颈肌群，使颈部后伸达到最大的活动范围。

3. 颈椎侧屈　如图 4-28。

牵伸目的：牵伸对侧颈侧屈肌群，增加颈侧屈活动度。

患者体位：取坐位，两上肢自然置于体侧。

治疗师手的位置：站立于患者身后，上方手放在牵拉侧的耳郭上，下方手放在同侧的肩部。

牵伸手法：下方手固定牵拉侧肩部，防止肩关节代偿运动；上方手轻柔缓慢地推动患者头部向对侧，牵拉颈部侧屈肌群，使颈部侧屈运动达到最大的活动范围。

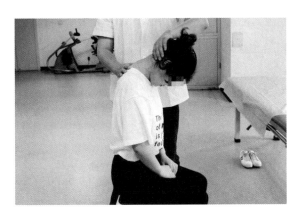

图 4-27　颈椎前屈

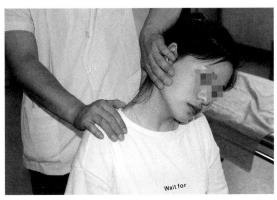

图 4-28　颈椎侧屈

（二）自我牵伸

1. 颈部后伸肌群牵伸　坐在靠背椅子上，双上肢自然放松于躯干两侧，前屈颈椎牵伸颈部后伸肌群，增加颈椎前屈活动范围。

2. 颈部前屈肌群牵伸　体位同上，后伸颈椎牵伸颈部前屈肌群，增加颈椎后伸活动范围。

3. 颈部侧屈肌群牵伸　体位同上，颈部向一侧做侧屈运动，牵伸对侧颈部侧屈肌群。

二、 腰部肌肉牵伸技术

（一）徒手被动牵伸

1. 腰椎后伸　如图 4-29。

牵伸目的：牵伸腰部屈肌群，增加腰椎后伸活动范围。

患者体位：站立位，治疗过程中头部慢慢地靠向治疗师的肩膀。

治疗师手的位置：站立于患者身后，上方手放于胸骨前，下方手放于腰骶部。

牵伸手法：下方手固定腰骶部；上方手在胸前轻轻向后推，牵拉腰部屈肌群，使腰椎后伸达到最大的活动范围。注意动作应缓慢，保持身体动态平衡，避免摔倒。

2. 腰椎前屈 见图 4-30。

牵伸目的：牵伸腰背部伸肌群，增加腰椎前屈活动范围。

患者体位：站立位，两上肢自然放松垂于体侧。

治疗师手的位置：站立于患者一侧，上方手放于胸椎背部，下方手放于腰骶部。

牵伸手法：下方手固定腰骶部；上方手在胸背部，轻轻向下压，牵拉腰背部伸肌群，使腰椎前屈达到最大的活动范围。对于老年骨质疏松症患者治疗时，要选择低强度、动作缓慢地进行牵伸，避免动作幅度过快过大导致椎体压缩性骨折的发生。

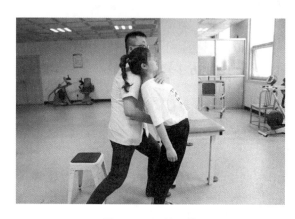

图 4-29 腰椎后伸

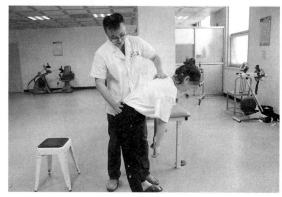

图 4-30 腰椎前屈

3. 腰椎侧屈

牵伸目的：牵伸腰部侧屈肌群，增加腰椎侧屈活动范围。

患者体位：站立位。

治疗师手的位置：站立位，上方手置于牵拉侧肩膀，下方手放在非牵拉侧髂部。

牵伸手法：下方手固定腰骶部；上方手在肩部轻轻向对侧推，牵拉对侧屈腰肌群，使腰椎侧屈达到最大的活动范围。

（二）自我牵伸

1. 腰椎后伸肌群牵伸 站立位，双手置于前方肋木上，做腰椎前屈运动至最大的活动范围，牵伸腰部后伸肌群。

2. 腰椎前屈肌群牵伸 站立位，双手叉腰，做后伸腰椎运动至最大的活动范围（注意勿摔倒），牵伸腰部前屈肌群。

3. 腰椎侧屈肌群牵伸 站立位，先双手叉腰，随后一侧上肢外展上举，向对侧做腰部侧屈运动至最大的活动范围，牵伸腰部侧屈肌群。

（陈和木）

第五章
关节松动技术

第一节 概　述

一、基本概念

（一）定义

关节松动技术（joint mobilization）是现代康复治疗技术中的基本技能之一，是治疗师在患者关节活动允许范围内完成的一种手法操作技术，临床上用来治疗关节因力学因素导致的功能障碍如疼痛、活动受限或僵硬（活动受限或僵硬与疼痛的顺序是否需要调整）等，具有针对性强、见效快、患者痛苦小、容易接受等特点。

（二）手法操作时关节的基本运动

关节松动技术常用关节的生理运动和附属运动作为手法操作的基本运动类型。

1. **生理运动（physiological movement）**　是指关节在生理范围内完成的活动。如关节的屈 / 伸、内收 / 外展、旋转等。生理运动可以由患者主动完成，也可以由治疗师被动完成，在关节松动技术操作中，生理运动就是一种被动运动。

2. **附属运动（accessory movement）**　是指关节在允许范围内完成的活动。附属运动是维持关节正常活动不可缺少的一种运动，一般不能通过关节的主动活动来完成，而需要由其他人或健侧肢体的帮助才能完成。例如，滑动、滚动、分离（包括垂直分离和水平分离）或牵引等，均属于附属运动中常用的手法。

应用举例，一个人不能主动地使脊柱任何一个相邻的关节（如颈椎）发生分离，但他人可以通过类似于牵引的方式比较容易地完成上述活动；又如，一个人也不能主动地使掌指关节发生轴向分离，但借助于健侧手的帮助，可以很容易地完成掌指关节的轴向分离。这些活动都属于关节的附属运动。

3. **生理运动与附属运动的关系**　两者关系密切。当关节因疼痛、僵硬而限制了活动时，其关节的生理运动和附属运动都有可能受到影响。如果生理运动恢复后，关节仍有疼痛或僵硬，则可能关节的附属运动尚未完全恢复正常。治疗时通常在改善关节的生理运动之前，先改善关节的附属运动；而关节附属运动的改善，又可以促进关节生理运动的改善。

（三）治疗平面

手法治疗中的一个假想平面，该平面平行于关节面，并垂直于关节的轴心。治疗时，凡属于分离 _____

或牵拉的手法，实施力的方向或是平行于治疗平面，或是垂直于治疗平面。凡属于滑动（gliding）的手法，实施力的方向一定平行于治疗平面，而滚动（rolling）手法，实施力的方向沿着治疗平面变化。

（四）关节松动技术与推拿术和按摩术的区别

关节松动技术在手法操作上有些类似于我国传统医学中的手法治疗（推拿术或按摩术），但在理论体系、手法操作中两者有较大的区别。在我国的传统医学中，推拿又称按摩，两者所指相同。

但在西方治疗技术中，推拿术与按摩术是两个完全不同的概念。

1. 西方按摩术（massage） 是指作用于皮肤、皮下组织、肌肉、肌腱、韧带等软组织的一些手法操作，其手法比较简单，主要有揉法、推法、叩击法、震颤法。临床上常用来治疗软组织损伤，如烧伤后的皮肤瘢痕，肌腱移植或缝合术后的组织粘连和瘢痕等。

2. 西方推拿术（manipulation） 是指作用于脊柱及四肢关节的一种快速、小范围的手法操作，多在关节活动的终末端，趁患者不注意而突然发力。一般分为快速推拿术和麻醉下推拿术两类。临床上主要用于治疗脊柱小关节紊乱、椎间盘突出、四肢关节脱位后的复位等。

关节松动技术在广义上可以归入推拿术的范畴，但在实施时其操作手法的速度比推拿术要慢。20多年来，国外关节松动技术发展很快，临床应用广，已经形成了独立的体系，与按摩术、推拿术一起共同构成了治疗骨科疾患的三大基本操作技术。由于澳大利亚的麦特兰德（Maitland）对这一技术的发展贡献很大，因此，也有将其称为"麦特兰德手法"或"澳式手法。"

二、手法等级

与传统医学中的手法治疗相比，关节松动技术的最大特点是对操作者施加的手法进行分级。这种分级具有一定的客观性，不仅可以用于记录治疗结果，也可以用于临床研究。

（一）分级标准

手法分级是以关节活动的可动范围为标准，根据手法操作时活动（松动）关节所产生的范围的大小，将关节松动技术分为4级。

Ⅰ级：治疗师在关节活动允许范围内的起始端，小范围、节律性地来回推动关节。

Ⅱ级：治疗师在关节活动允许范围内，大范围、节律性地来回推动关节，但不接触关节活动的起始端和终末端。

Ⅲ级：治疗师在关节活动允许范围内，大范围、节律性地来回推动关节，每次均接触到关节活动的终末端，并能感觉到关节周围软组织的紧张。

Ⅳ级：治疗师在关节活动的终末端，小范围、节律性地来回推动关节，每次均接触到关节活动的终末端，并能感觉到关节周围软组织的紧张。

（二）手法等级选择

治疗时根据关节在附属运动或生理运动时是以疼痛为主还是以僵硬为主来选择手法的等级。

一般而言，Ⅰ、Ⅱ级手法适用于治疗因疼痛而引起的关节活动受限；Ⅲ级手法适用于治疗关节疼痛并伴有关节僵硬；Ⅳ级手法适用于治疗关节因周围组织粘连、挛缩而引起的关节活动受限。手法分级范围随着关节可动范围的大小而变化，当关节活动范围减小时，分级范围相应减小，当治疗后关节活动范围改善时，分级范围也相应增大（图5-1）。

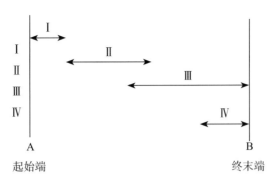

图 5-1 关节松动分级

三、 治疗作用

1. **缓解疼痛** 当关节因肿胀或疼痛不能进行全范围活动时，关节松动可以通过活动关节促进关节液的流动，增加关节软骨和软骨盘无血管区的营养，从而缓解疼痛。同时可以防止因关节活动减少而引起的关节退变，这些是关节松动的力学作用，关节松动的神经学作用表现在关节松动可以抑制脊髓和脑干致痛物质的释放，提高痛阈。

2. **改善关节活动范围** 动物实验及临床均发现，关节不活动可以引起组织纤维增生，关节内粘连，肌腱、韧带和关节囊挛缩。关节松动技术，特别是Ⅲ、Ⅳ级手法，由于直接牵伸了关节周围的软组织，因此，可以保持或增加关节周围软组织的伸展性，改善关节的活动范围。

3. **增加本体反馈** 本体感受器位于关节周围的韧带、肌腱和关节囊，关节松动由于直接活动了关节、牵伸了关节周围的韧带、肌腱和关节囊，因此，可以提高关节本体感受器的敏感度，主要是下列本体感觉信息：关节的静止位置和运动速度及其变化，关节运动的方向，肌肉张力及其变化。

四、 临床应用

1. **适应证** 任何由于力学因素（非神经性）引起的关节功能障碍，包括关节疼痛、肌肉紧张；可逆性关节活动降低；进行性关节活动受限；功能性关节制动。

对进行性关节活动受限和功能性关节制动，关节松动技术的主要作用是维持现有的活动范围，延缓病情发展，预防因不活动引起的其他不良影响。

2. **禁忌证** 关节活动已经过度、外伤或疾病引起的关节肿胀（渗出增加）、关节的急性炎症、恶性疾病以及未愈合的骨折。

五、 操作程序

（一）患者体位

治疗时，患者应处于一种舒适、放松、无疼痛的体位，通常为卧位或坐位，尽量暴露所治疗的关节并使其放松，以达到关节最大范围的被松动。

（二）治疗师位置及操作手法

治疗时，治疗师应靠近所治疗的关节，一侧手固定关节的一端，一侧手松动另一端。本节中除特别说明，凡是靠近患者身体的手称内侧手；远离患者身体的手称外侧手；靠近患者头部一侧的手为上方手；靠近患者足部一侧的手为下方手。其他位置术语与标准解剖位相同，即靠近腹部为前，靠近背部为后，靠近头部为上，靠近足部为下。

（三）治疗前评估

手法操作前，对拟治疗的关节先进行评估，分清具体的关节，找出存在的问题（疼痛、僵硬）及其程度。根据问题的主次，选择有针对性的手法。当疼痛和僵硬同时存在时，一般先用小级别手法（Ⅰ、Ⅱ级）缓解疼痛后，再用大级别手法（Ⅲ、Ⅳ级）改善活动。治疗中要不断询问患者的感觉，根据患者的反馈来调节手法强度。

（四）手法应用技巧

1. **手法操作的运动方向** 操作时手法运用的方向主要是根据关节的解剖结构和治疗目的（如缓解疼痛或改善关节活动范围），可以平行于治疗平面，也可以垂直于治疗平面。

2. **手法操作的幅度** 治疗疼痛时，手法应达到痛点，但不超过痛点；治疗僵硬时，手法应超过僵硬点。操作中，手法要平稳，有节奏。不同的松动速度产生的效应不同，小范围、快速度（如Ⅰ级手法）可抑制疼痛；大范围、慢速度（如Ⅲ级手法）可缓解紧张或挛缩。

3. **手法操作的强度** 不同部位的关节，手法操作的强度不同。一般来说，活动范围大的关节如髋关节、胸腰椎，手法的强度要大于活动范围小的关节，如手腕部关节和颈椎关节。

4. **治疗时间** 每次治疗时一种手法可以重复 3~4 次，治疗的总时间在 15~20 分钟。根据患者对治疗的反应，可以每天或隔天治疗 1 次。

5. **治疗反应** 治疗后一般症状有不同程度的缓解。如有轻微的疼痛多为正常的治疗反应，通常在 4~6 小时后应消失。如第二天仍未消失或较前加重，提示手法强度太大，应调整强度或暂停治疗一天。如果经 3~5 次的正规治疗，症状仍无缓解或反而加重，应重新评估，调整治疗方案。

需要指出的是关节松动技术不能改变疾病的病理过程，如类风湿关节炎和损伤后的炎症反应。在这些情况下，关节松动的主要作用是缓解疼痛，维持现有关节的活动范围以及减少因力学因素引起的活动受限。

（燕铁斌）

第二节　脊柱关节松动技术

一、颈椎关节

（一）运动学概要

虽然颈椎在脊椎椎骨中体积最小，但它的活动度和活动频率最大，而且解剖结构、生理功能复杂，所以容易引起劳损和外伤。

1. **生理运动** 包括前屈、后伸，侧屈，旋转运动。活动比较大的节段是 C_{4-5}，C_{4-6}，C_{6-7}，一般从

C_{2-6}，屈曲程度大于伸直，而在 $C_6\sim T_1$，伸直稍大于屈曲。

2. 附属运动 包括相邻颈椎的分离牵引、滑动及旋转。分离是颈椎沿着长轴的牵伸运动，滑动是相邻椎体间的前后及侧方的移动，而旋转则是指相邻椎体间或横突间的转动。

（二）手法操作要领

1. 分离牵引

作用：颈椎的一般松动，缓解疼痛。

患者体位：去枕仰卧位，头部伸出治疗床外，枕在治疗师的手掌上，颈部中立位。

治疗师位置及操作手法：面向患者头部位，一侧手托住患者头后部，一侧手放在下颌处，双手将头部沿长轴纵向牵拉，持续约 15 秒钟，然后放松还原。重复 3 次。颈椎上段病变在颈部中立位牵引，中下段病变在头前屈 10°~15° 位牵引。

注意事项：治疗师每次施加的牵拉力量逐渐增加，依次为全力的 1/3，2/3，3/3。

2. 旋转摆动

作用：增加颈椎旋转的活动范围。

患者体位：同分离牵引。

治疗师位置及操作手法：治疗师位置同分离牵引。向左旋转时，治疗师右手放在患者枕部托住其头部，左手放在其下颌，双手同时使头部向左缓慢转动。向右旋转时手法操作相反。

3. 侧屈摆动

作用：增加颈椎侧屈的活动范围。

患者体位：同上。

治疗师位置及操作手法：治疗师位置同上。向右侧屈时，治疗师的右手放在患者的枕后部，示指和中指放在患者颈椎左侧拟发生侧屈运动的相邻椎体横突上，左手托住患者下颌。操作时治疗师上身稍微向左转动，使颈椎向右侧屈，向左侧屈时手法操作相反。

4. 后伸摆动 （图 5-2）。

作用：增加颈椎屈、伸的活动范围。

患者体位：同上。

治疗师位置及操作手法：坐位，大腿支撑患者头后部。双手放在颈部两侧向上提，使颈椎被动后伸。

5. 垂直按压棘突

作用：增加颈椎屈、伸的活动范围。

患者体位：去枕俯卧位，双手五指交叉，掌心向上放在前额处，下颌稍内收。

治疗师位置及操作手法：治疗师位置同上，双手拇指指尖相对放在同一椎体的棘突上，将棘突向腹侧垂直推

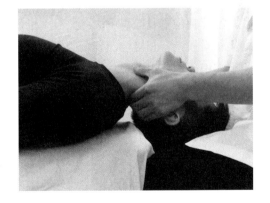

图 5-2 颈椎后伸摆动

动。C_2 和 C_7 的棘突在体表比较容易摸到，操作时可以 C_2 或 C_7 的棘突为标准，依次向下（从 C_2 开始）或向上（从 C_7 开始）移动。

6. 垂直按压横突

作用：增加颈椎旋转的活动范围。

患者体位：同上。

治疗师位置及操作手法：治疗师位置同上。双手拇指放在同一椎体的一侧横突上，拇指指背相接

触，将横突垂直向腹侧推动。可以双手拇指同时推动，或内侧手拇指固定，外侧手推动。如果局部疼痛明显，外侧手的拇指可以靠近横突尖；如果关节僵硬明显，外侧手的拇指可以靠近横突根部。

7. 垂直松动椎间关节

作用：增加颈椎侧屈和旋转的活动范围。

患者体位：同上，但头部向患侧转动约30°。

治疗师位置及操作手法：治疗师位置同上，双手拇指放在横突与棘突之间，向腹侧推动。如果在此体位上一时不能摸准，可先让患者头部处于中立位，治疗师一侧手拇指放在棘突上，一侧手拇指放在同一椎体的横突上，然后让患者头向患侧转动约30°，治疗师双手拇指同时向中间靠拢，此处即相当于椎间关节处。如果症状偏向棘突，可以外侧手固定，内侧手稍偏向棘突用力；如果症状偏向横突，可以内侧手固定，外侧手稍偏向横突用力。

二、 胸椎关节

（一）运动学概要

胸椎的生理运动可以前屈30°、后伸20°，左右侧屈共为40°，左右旋转为70°，旋转时合并有侧弯。附属运动包括垂直按压棘突、侧方推棘突、垂直按压横突等。

（二）操作要领

1. 垂直按压棘突

作用：增加胸椎的屈、伸活动范围。

患者体位：去枕俯卧位，上段胸椎（T_{1-4}）病变时，脸向下，双手五指交叉，手掌向上放在前额；中、下段胸椎（T_{5-8}，T_{9-12}）病变时，头向一侧，上肢放在体侧或上肢外展，前臂垂于治疗床两侧，胸部放松。

治疗师位置及操作手法：上段胸椎病变，治疗师面向患者头部站立，双手拇指放在胸椎棘突上，指尖相对或指背相接触，其余四指自然分开放在胸椎背部。中、下段胸椎病变，治疗师站在体侧，一侧手掌根部（相当于豌豆骨处）放在胸椎棘突。操作时借助上肢力量将棘突向腹侧按压。

2. 侧方推棘突

作用：增加胸椎旋转活动范围。

患者体位：同上。

治疗师位置及操作手法：治疗师站在患侧，双手拇指重叠放在拟松动棘突的侧方，其余四指分开放在胸背部。拇指固定，双上肢同时用力将棘突向对侧推动。

3. 垂直按压横突

作用：增加胸腰椎旋转及侧屈活动范围。

患者体位：同上。

治疗师位置及操作手法：治疗师位置同上。双手拇指放在拟松动胸椎的一侧横突上，指背相接触或拇指重叠将横突向腹侧推动。如果疼痛明显，拇指移向横突尖部；如果僵硬明显，拇指移向横突根部。

4. 旋转摆动

作用：增加胸椎旋转活动范围。

患者体位：坐在治疗床上，双上肢胸前交叉，双手分别放在对侧肩部。

治疗师位置及操作手法：治疗师站在患者一侧，向右旋转时，左手放在其右肩前面，右手放在左肩后面，双上肢同时用力，使胸椎随上体向右转动。向左旋转时治疗师手法操作相反。

三、 腰椎关节

（一）运动学概要

通过椎间盘的横轴，范围由上到下逐渐增加，腰椎的单独旋转幅度甚小，左右共约 16°。 附属运动包括垂直按压棘突、侧方推棘突、垂直按压横突以及旋转摆动等。

（二）操作要领

1. 垂直按压棘突　见图 5-3。

作用：增加腰椎屈、伸活动范围。

患者体位：去枕俯卧位，腹部可以垫一小枕，使腰椎生理性前屈变平，上肢放在体侧或垂于治疗床沿两侧，头转向一侧。

治疗师位置及操作手法：治疗师站在患侧，下方手掌根部（相当于豌豆骨处）放在拟松动的棘突上，五指稍屈曲，上方手放在下方手腕背部。双手固定，上身前倾，借助上肢力量将棘突垂直向腹侧按压。

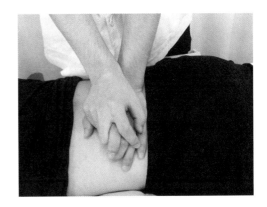

图 5-3　垂直按压棘突

2. 侧方推棘突

作用：增加腰椎旋转活动范围。

患者体位：同上。

治疗师位置及操作手法：治疗师站在患侧，双手拇指分别放在相邻棘突一侧，指腹接触棘突，拇指尖相对或拇指相互重叠，其余四指自然分开放在腰部。双手固定，上身前倾，借助上肢力量将棘突向对侧推动。

3. 垂直按压横突

作用：增加腰椎侧屈及旋转活动范围。

患者体位：同上。

治疗师位置及操作手法：治疗师站在患侧，双手拇指放在拟松动腰椎的一侧横突上，指背相接触或拇指重叠。双手固定，上身前倾，借助上肢力量将横突向腹侧推动。如果疼痛明显，拇指移向横突尖部；如果僵硬明显，拇指移向横突根部。

4. 旋转摆动

作用：增加腰椎旋转活动范围。

患者体位：健侧卧位，患侧在上，下肢屈髋、屈膝。屈髋角度根据松动的腰椎节段而定，松动上段腰椎，屈髋角度偏小，松动下段腰椎，屈髋角度偏大。

治疗师位置及操作手法：治疗师面向患者站立，一侧肘部放在患者的肩前，另一侧肘部放在髂嵴上，双手示指分别放在拟松动相邻椎体的棘突上，同时反方向（肩向后，髂嵴向前）来回摆动。

（燕铁斌）

第三节　上肢关节松动技术

一、肩部关节

（一）运动学概要

肩关节的生理运动包括前屈、后伸，内收、外展（包括水平内收和外展），旋转（包括内旋和外旋）；附属运动包括分离、长轴牵引、挤压、前后向滑动等。

（二）操作要领

1. 分离牵引

作用：一般松动，缓解疼痛。

患者体位：仰卧位，上肢处于休息位，肩外展约50°，前臂中立位。

治疗师位置及操作手法：治疗师站在患者躯干及外展上肢之间，外侧手托住上臂远端及肘部，内侧手四指放在腋窝下肱骨头内侧，拇指放在腋前。内侧手向外侧持续推肱骨约10秒钟，然后放松，操作中要保持分离牵引力与关节盂的治疗平面相垂直。

2. 长轴牵引

作用：一般松动，缓解疼痛。

患者体位：仰卧位，上肢稍外展。

治疗师位置及操作手法：治疗师站在患者躯干及外展上肢之间，外侧手握住肱骨远端，内侧手放在腋窝，拇指在腋前。外侧手向足的方向持续牵拉肱骨约10秒，使肱骨在关节盂内滑动，然后放松，操作中要保持牵引力与肱骨长轴平行。

3. 上下滑动

作用：一般松动，缓解疼痛。

患者体位：仰卧位，上肢稍外展。

治疗师位置及操作手法：此手法是上述1和2手法的结合。治疗师站在躯干一侧，双手分别握住肱骨近端的内外侧。内侧手稍向外做分离牵引，同时，外侧手将肱骨上下推动。

4. 外展向足侧滑动　见图5-4。

作用：增加肩外展活动范围。

患者体位：仰卧位，上肢外展90°，屈肘约70°，前臂旋前放在治疗师前臂内侧。

治疗师位置及操作手法：治疗师坐在患者外展肩的外侧，外侧手握住肘关节内侧，内侧手虎口放在肱骨近端外侧，四指向下。外侧手稍向外牵引，内侧手向足的方向推动肱骨。

当患者关节疼痛剧烈或明显僵硬，上肢不能外展，可让患者仰卧位，上肢放于体侧或外展至最大范围，肘关节伸、屈均可；治疗师站在患肩床头，双手拇指放在肩峰下肱骨头上，其余四指自然分开放在两侧。双手固定不动，向足的方向推动肱骨。

5. 前后向滑动　见图5-5。

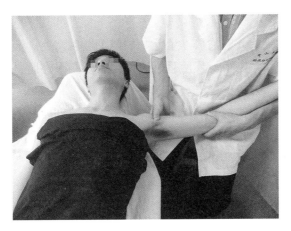
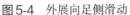
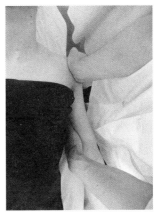

图5-4　外展向足侧滑动　　　　　图5-5　前后向滑动

作用：增加肩前屈和内旋活动范围。

患者体位：仰卧位，上肢处于休息位。

治疗师位置及操作手法：治疗师站在患侧肩关节的外侧，上方手的手掌放在肱骨头上，下方手放在肱骨远端内侧，稍稍将肱骨托起，上方手将肱骨的近段由前向后推动。如果关节疼痛明显（如急性期），治疗师可以将双手拇指放在肱骨头上，由前向后推动肱骨头。

6. 后前向滑动　见图 5-6。

作用：增加肩后伸和外旋活动范围。

有三种操作方法。

（1）患者仰卧位，上肢放在体侧，屈肘，前臂旋前放在胸前。治疗师站在患侧肩关节的外侧，双手拇指放在肱骨头后方，其余四指放在肩部及肱骨前方。双手拇指同时将肱骨头向前推动（图

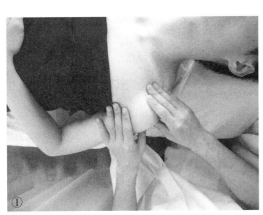
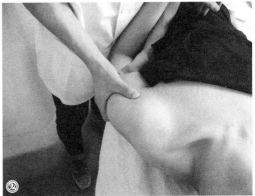
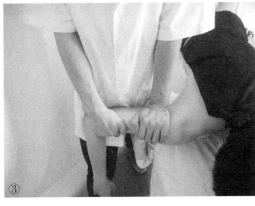

图5-6　后前向滑动

5-6①）；此手法也可以在患者侧卧位时操作。

（2）患者仰卧位，上肢稍外展，屈肘，前臂旋前放在治疗师内侧上肢肘窝处。治疗师站在患侧肩关节的外侧，外侧手握住肱骨近端外侧，内侧手握住肱骨远端内侧。外侧手将肱骨由后向前推动（图 5-6②）。

（3）患者俯卧位，患侧肩关节放在治疗床边缘，肩前方垫一毛巾，上肢外展，上臂放在治疗师内侧大腿上。治疗师站在外展的上肢与躯干之间，内侧手放在肱骨近端后面，外侧手放在肱骨远端前面。外侧手固定，内侧手将肱骨向前推动（图 5-6③）。

上述三种方法中，第一种方法主要用于治疗关节明显疼痛的患者；第三种方法主要用于治疗关节明显僵硬的患者；第二种方法介于两者之间。

7. 外展摆动

作用：当外展超过90°时，进一步增加外展的活动范围。

患者体位：仰卧位，肩外展至活动受限处，屈肘90°，前臂旋前。

治疗师位置及操作手法：站在外展上肢与躯干之间，内侧手从肩背部后方穿过，固定肩胛骨，手指放在肩上，以防耸肩的代偿作用。外侧手托住肘部，并使肩稍外旋和后伸。外侧手将肱骨在外展终点范围内摆动。

8. 侧方滑动　见图5-7。

作用：增加肩水平内收活动范围。

患者体位：仰卧位，上肢前屈90°，屈肘，前臂自然下垂。

治疗师位置及操作手法：站在躯干一侧，内侧手握住肱骨近端内侧，外侧手握住肱骨远端及肘部。外侧手固定，内侧手向外侧推动肱骨。

如果关节僵硬明显，治疗师也可以用双手握住肱骨近端，颈肩部抵住肱骨远外侧。松动时，双手向外，肩部向内同时推动肱骨。

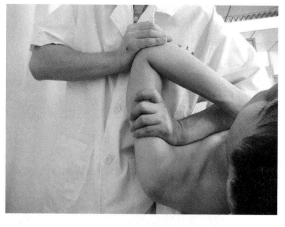

图 5-7　侧方滑动

9. 水平内收摆动

作用：增加肩水平内收活动范围。

患者体位：坐位，肩前屈90°，屈肘，前臂旋前，手搭在对侧肩上。

治疗师位置及操作手法：站在患肩后方，同侧手托住患侧肘部，另一侧手握住搭在对侧肩部的手。双手同时将患侧上肢做水平内收摆动。

10. 后前向转动

作用：增加肩内旋活动范围。

患者体位：健侧卧位，患侧在上，肩稍内旋，稍屈肘，前臂放在身后。

治疗师位置及操作手法：站在患者身后，双手拇指放在肱骨头后面，其余四指放在肩部及肱骨近端前面。双手拇指同时由后向前转动肱骨。

11. 内旋摆动　见图5-8。

作用：增加肩内旋活动范围。

患者体位：仰卧位，肩外展90°，屈肘90°，前臂旋前。

治疗师位置及操作手法：站或坐在患侧肩关节的外侧，上方手托住肘部，下方手握住前臂远端及腕部。上方手固定，下方手将前臂向床面运动，使肩内旋。

12. 外旋摆动

作用：增加肩外旋活动范围。

患者体位：仰卧位，肩外展，屈肘 90°。

治疗师位置及操作手法：站或坐在患侧肩关节的外侧，上方手握住前臂远端及腕部，下方手托住肘关节前面，上方手将前臂向床面运动，使肩外旋。

13. 肩胛胸壁关节松动手法 见图 5-9。

作用：增加肩胛骨活动范围。

患者体位：健侧卧位，患侧在上，屈肘，前臂放在上腹部。

治疗师位置及操作手法：面向患者站立，上方手放在肩部，下方手从上臂下面穿过，拇指与四指分开，固定肩胛骨下角。双手同时向各个方面活动肩胛骨，使肩胛骨分别做上抬、下降、前伸（向外）、回缩（向内）运动，也可以把上述运动结合起来，做旋转运动。

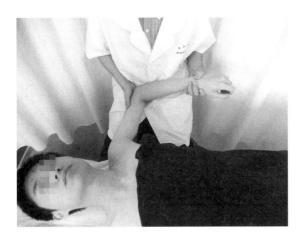 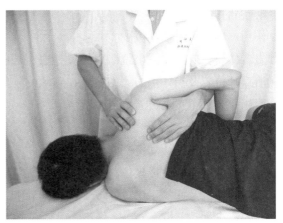

图5-8 内旋摆动　　　　　图5-9 肩胛胸壁关节松动手法

二、肘部关节

（一）运动学概要

肘关节的生理运动包括屈、伸；桡尺近端关节与桡尺远端关节共同作用可以旋前和旋后。附属运动包括分离牵引、长轴牵引、前后向滑动、后前向滑动以及侧方滑动等。

（二）肱尺关节操作要领

1. 分离牵引 见图 5-10。

作用：增加屈肘活动范围。

患者体位：仰卧位，屈肘至最大范围，前臂旋后。

治疗师位置及操作手法：站在患侧，上方手放在肘窝，手掌接触前臂近端，掌根靠近尺侧，下方手握住前臂远端和腕部背面尺侧。下方手固定，上方手向足的方向推动尺骨。

2. 长轴牵引

作用：增加屈肘活动范围。

患者体位：仰卧位，肩稍外展，肘关节伸到最大范围，前臂旋前。

治疗师位置及操作手法：站在患侧，内侧手握住肱骨远端内侧，外侧手握住前臂远端尺侧。内侧手固定，外侧手沿着长轴牵引尺骨。

3. 侧方滑动

作用：增加肱尺关节的活动。

患者体位：仰卧位或坐位，肩外展，伸肘，前臂旋后。

治疗师位置及操作手法：站或坐在患侧，一侧手放在肱骨远端，一侧手握住前臂近端。将尺骨向桡侧推。

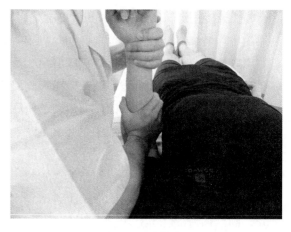

图 5-10　分离牵引

4. 屈肘摆动

作用：增加屈肘活动范围。

患者体位：仰卧位或坐位，肩外展，屈肘，前臂旋前或旋后。

治疗师位置及操作手法：站或坐在患侧的外侧，上方手放在肘窝固定，下方手握住前臂远端，并将前臂稍作长轴牵引后再屈曲肘关节。

5. 伸肘摆动

作用：增加伸肘活动范围。

患者体位：仰卧位或坐位，肩外展，前臂旋后。

治疗师位置及操作手法：站或坐在患侧外侧，上方手放在肘窝，下方手握住前臂远端，在伸肘活动受限的终点摆动前臂。

（三）肱桡关节操作要领

1. 分离牵引

作用：增加肱桡关节的活动范围，增加屈肘和伸肘的活动范围。

患者体位：仰卧位或坐位，肩外展，屈肘，前臂中立位。

治疗师位置及操作手法：站或坐在患侧，上方手抓住肱骨的远端，下方手握住前臂近端的尺侧。上方手固定，下方手向外侧推动桡骨，做肱桡关节分离的动作。

2. 长轴牵引

作用：增加肱桡关节的活动范围，增加屈肘和伸肘的活动范围。

患者体位：仰卧位，肩外展，肘关节在伸肘活动受限处，前臂旋后。

治疗师位置及操作手法：站在外展上肢及躯干之间，内侧手握住肱骨远端，外侧手握住前臂远端桡侧。内侧手固定，外侧手沿桡骨长轴向远端牵拉。

3. 侧方摆动

作用：增加伸肘的活动范围。

患者体位：仰卧位或坐位，肩外展，屈肘，前臂中立位。

治疗师位置及操作手法：站或坐在患侧，上方手放在肱骨远端内侧，下方手握住前臂远端桡侧及腕部。上方手固定，下方手将前臂向尺侧摆动。

（四）桡尺近端关节

1. 长轴牵引

作用：一般松动。

患者体位：仰卧位，伸肘，前臂旋后。

治疗师位置及操作手法：站或坐在患侧，双手分别握住桡骨或尺骨的远端。一侧手固定，一侧手将桡骨或尺骨沿长轴牵引。

2. 前后向滑动　见图 5-11。

作用：增加前臂旋前的活动范围。

患者体位：仰卧位或坐位，伸肘，前臂旋后。

治疗师位置及操作手法：面向患者站或坐，双手分别握住桡骨和尺骨的近端，拇指在上，四指在下。一侧手固定尺骨，一侧手向背侧推动桡骨。

3. 后前向滑动　见图 5-12。

作用：增加前臂旋后活动范围。

患者体位：仰卧或坐位，肩稍外展，屈肘，前臂中立位。

治疗师位置及操作手法：面向患者站或坐位，一侧手拇指或掌根部放在桡骨小头处，四指放在肘窝，一侧手握住肘关节下方。上方手向掌侧推桡骨小头。

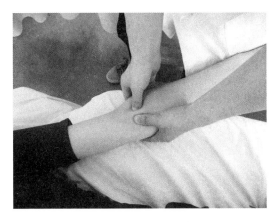

图 5-11　前后向滑动

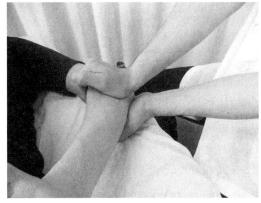

图 5-12　后前向滑动

4. 前臂转动

作用：增加前臂旋转活动范围。

患者体位：仰卧位或坐位，屈肘 90°，前臂中立位。

治疗师位置及操作手法：站或坐在患侧，上方手握住肱骨远端，下方手握住前臂远端掌侧。上方手固定，下方手将前臂旋前或旋后摆动。

三、　腕部关节

（一）运动学概要

腕部关节的生理运动包括屈腕（掌屈）、伸腕（背伸），桡侧偏斜（外展）、尺侧偏斜（内收），以及旋转等。附属运动有分离牵引、前后向滑动、后前向滑动、侧方滑动等。

（二）桡尺远端关节操作要领

1. 前后向滑动

作用：增加前臂旋前活动范围。

患者体位：仰卧位或坐位，前臂旋后。

治疗师位置及操作手法：站或坐在患侧，双手分别握住桡骨和尺骨的远端，拇指在掌侧，其余四指在背侧。握住尺侧的手固定，握住桡侧手的拇指将桡骨远端向背侧推动。如果关节僵硬比较明显，可以改拇指为鱼际推动桡骨。

2. 后前向滑动

作用：增加前臂旋后活动范围。

患者体位：仰卧位或坐位，前臂旋前。

治疗师位置及操作手法：双手分别握住桡骨和尺骨远端，拇指在背侧，其余四指在掌侧。桡侧手固定，尺侧手拇指将尺骨远端向掌侧推动。如果关节僵硬比较明显，可以把拇指改为用鱼际推动尺骨。

（三）桡腕关节操作要领

1. 分离牵引

作用：一般松动，缓解疼痛。

患者体位：坐位，前臂旋前放在治疗床或治疗台上，腕关节中立位伸出床沿或桌沿。前臂下可垫一毛巾卷。

治疗师位置及操作手法：一侧手握住前臂远端固定，一侧手握住腕关节的近排腕骨处并向远端牵拉腕骨。

2. 前后向滑动

作用：增加屈腕活动范围。

患者体位：仰卧位或坐位，前臂和腕关节中立位。

治疗师位置及操作手法：一侧手握住手背近排腕骨处固定，一侧手握住前臂远端桡侧，并向背侧推桡骨。

3. 后前向滑动

作用：增加伸腕活动范围。

患者体位：坐位或仰卧位，屈肘90°，前臂和腕关节中立位。

治疗师位置及操作手法：一侧手握住近排腕骨掌侧固定，一侧手握住前臂远端桡侧背面，并向掌侧推动桡骨。

4. 尺侧滑动

作用：增加腕桡侧偏斜的活动范围。

患者体位：坐位或仰卧位，伸肘，前臂和腕关节中立位，伸出治疗床或治疗台缘。

治疗师位置及操作手法：一侧手固定前臂远端，一侧手握住近排腕骨桡侧，并向尺侧推动。

5. 桡侧滑动

作用：增加腕尺侧偏斜的活动范围。

患者体位：坐位或仰卧位，肩关节外展，内旋，伸肘，前臂旋前或旋后位，腕关节中立位。

治疗师位置及操作手法：一侧手固定前臂远端尺侧，一侧手握住近排腕骨尺侧，并向桡侧推动。

6. 旋转摆动

作用：增加腕关节旋转活动范围。

患者体位：坐位或仰卧位，屈肘 90°，前臂和腕中立位。

治疗师位置及操作手法：一侧手握住前臂远端固定，一侧手握住近排腕骨，将腕骨顺时针或逆时针转动。

（四）腕骨间关节松动手法

1. 前后向滑动

作用：增加腕骨间关节的活动范围，增加屈腕活动范围。

患者体位：坐位，前臂旋后，腕中立位。

治疗师位置及操作手法：面向患者坐位，双手拇指分别放在相邻腕骨的掌面，示指放在相应腕骨的背面。一侧手固定，一侧手向背侧推腕骨。

2. 后前向滑动

作用：增加腕骨间关节活动范围，增加伸腕活动范围。

患者体位：坐位，前臂旋前，腕中立位。

治疗师位置及操作手法：面向患者坐位，双手拇指分别放在相邻腕骨的背面，示指放在相应腕骨的掌面。一侧手固定，一侧手向掌侧推动腕骨。

四、 手部关节

（一）运动学概要

手部关节的生理运动包括屈、伸，内收、外展，拇指对掌等。附属运动包括分离牵引、长轴牵引，以及各方向的滑动等。

（二）操作要领

1. 腕掌关节长轴牵引

作用：一般松动，缓解疼痛。

患者体位：坐位，前臂旋前放在治疗床或治疗桌上，腕部伸出床沿或桌沿，中立位。

治疗师位置及操作手法：一侧手固定远排腕骨，一侧手握住相对应的掌骨，向远端牵拉。

2. 掌骨间关节前后向或后前向滑动

作用：增加相邻掌骨间的活动范围。

患者体位：坐位。前后向滑动时前臂旋后，后前向滑动时前臂旋前。

治疗师位置及操作手法：面向患者坐位，双手拇指放在相邻掌骨的远端，前后向滑动时，拇指在掌侧，四指在背侧；后前向滑动则相反，拇指在背侧，四指在掌侧。松动时，一侧手固定，一侧手将相邻的掌骨由掌侧向背侧（前后向滑动），或由背侧向掌侧（后前向滑动）推动。

3. 掌指关节分离牵引

作用：一般松动，增加掌指关节屈曲活动范围。

患者体位：坐位，前臂中立位放在治疗床或治疗桌上，腕关节中立位，掌指关节屈曲 90°。

治疗师位置及操作手法：一侧手固定掌骨远端，一侧手握住指骨近端，将指骨向掌骨远端牵拉。

4. 掌指关节长轴牵引

作用：一般松动，增加掌指关节的屈伸活动范围。

患者体位：坐位，前臂旋前放在治疗床或治疗桌上，腕关节中立位，手指放松。

治疗师位置及操作手法：一侧手握住掌骨远端固定，一侧手握住指骨近端，将指骨沿长轴向远端牵拉。

5. 掌指关节前后向或后前向滑动

作用：前后向滑动增加掌指关节屈曲活动范围，后前向滑动增加掌指关节伸展活动范围。

患者体位：坐位，前臂旋前或中立位放在治疗床或治疗桌上，手指放松。

治疗师位置及操作手法：一侧手握住掌骨远端固定，一侧手握住指骨近端，前后向滑动时将近端指骨向背侧推动，后前向滑动时将近端指骨向掌侧推动。

6. 掌指关节侧方滑动

作用：增加掌指关节内收、外展活动范围。

患者体位：坐位，前臂旋前或中立位放在治疗床或治疗桌上，腕关节中立位，手指放松。

治疗师位置及操作手法：一侧手握住掌骨远端固定，一侧手握住指骨近端的内外侧，将指骨向桡侧或尺侧来回推动。

7. 掌指关节旋转摆动

作用：一般松动，增加掌指关节活动范围。

患者体位：坐位，前臂旋前放在治疗床或治疗台上，手指放松。

治疗师位置及操作手法：一侧手握住掌骨远端固定，一侧手握住指骨近端，将指骨稍作长轴牵引后再向掌侧转动，或向背侧转动。

8. 拇指腕掌关节长轴牵引

作用：一般松动，缓解疼痛。

患者体位：坐位，前臂中立位放在治疗床上，腕关节中立位，可在前臂下垫一毛巾卷。

治疗师位置及操作手法：一侧手握住远排腕骨的大多角骨固定，一侧手握住拇指近端指骨，将拇指近端指骨沿长轴向远端牵引。

9. 拇指腕掌关节前后向滑动

作用：增加拇指腕掌关节屈的活动范围。

患者体位：坐位，前臂旋后放在治疗床或治疗桌上。

治疗师位置及操作手法：一侧手握住前臂远端及远排腕骨的大多角骨，一侧手握住第1掌骨并向背侧推动。

10. 拇指腕掌关节后前向滑动

作用：增加拇指腕掌关节伸的活动范围。

患者体位：坐位，前臂旋前放在治疗床上。

治疗师位置及操作手法：一侧手握住前臂远端掌侧固定远排腕骨的大多角骨，一侧手握住第1掌骨，并向掌侧推动。

11. 拇指腕掌关节尺侧滑动

作用：增加拇指外展活动范围。

患者体位：坐位，前臂中立位放在治疗床或治疗桌上，腕关节中立位，拇指掌侧内收。

治疗师位置及操作手法：一侧手握住手舟骨及大多角骨固定，一侧手握住第1掌骨，并向尺侧推动。

12. 拇指腕掌关节桡侧滑动

作用：增加拇指对掌活动范围。

患者体位：坐位，前臂旋后位放在治疗床上，腕中立位，拇指掌侧内收。

治疗师位置及操作手法：一侧手握住手腕背侧，手指放在手舟骨、大多角骨及第 2 掌骨近端固定，一侧手放在第 1 掌骨处，将第 1 掌骨向桡侧推动。

13. 近端指间关节和远端指间关节

操作手法相同。包括分离牵引、长轴牵引、前后向或后前向滑动、侧方滑动、旋转摆动。这些手法的治疗作用、治疗师操作手法与掌指关节相同，可参阅本节掌指关节这一部分内容。

（燕铁斌）

第四节　下肢关节松动技术

一、髋部关节

（一）运动学概要

髋关节的生理运动包括屈、伸，内收、外展，以及内旋和外旋。附属运动包括分离牵引、长轴牵引、前后向滑动、后前向滑动以及旋转摆动等。

（二）关节松动手法

1. 长轴牵引

作用：一般松动，缓解疼痛。

患者体位：仰卧位，下肢中立位，双手抓住床头，以固定身体。

治疗师位置及操作手法：面向患者站立于患侧，双手握住大腿远端，将小腿夹在内侧上肢与躯干之间。双手同时用力，身体向后倾，将股骨沿长轴向足部方向牵拉。

2. 分离牵引　见图 5-13。

作用：一般松动，缓解疼痛。

患者体位：仰卧位，患侧屈髋 90°，屈膝并将小腿放在治疗师的肩上，对侧下肢伸直。双手抓住床头，以固定身体。

治疗师位置及操作手法：面向患者站立于患侧，上身稍向前弯曲，肩部放在患腿的小腿下，双手五指交叉抱住大腿近端。上身后倾，双手同时用力将股骨向足部方向牵拉。

注意：治疗中保持患侧髋关节屈曲 90°。

3. 前后向滑动

作用：增加屈髋和外旋髋活动范围。

患者体位：仰卧位，患侧下肢稍外展。

治疗师位置及操作手法：面向患者站在患侧，上方手掌放在大腿近端前外侧，下方手放在腘窝内侧。下方手将大腿稍托起，上方手不动，借助身体及上肢力量将股骨向背侧推动。

4. **后前向滑动**　见图 5-14。

作用：增加髋后伸及内旋活动范围。

患者体位：俯卧位，健侧下肢伸直，患侧下肢屈膝。

治疗师位置及操作手法：面向患者患侧站立，上方手放在大腿近端后面，下方手托住膝部和大腿远端。下方手稍向上抬起，上方手固定，上身稍前倾，借助上肢力量将股骨向腹侧推动。

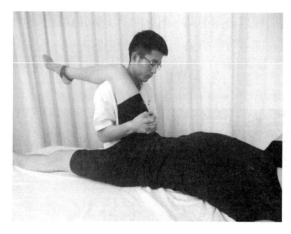

图 5-13　分离牵引

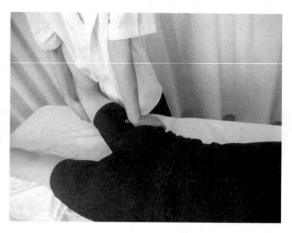

图 5-14　后前向滑动

5. **屈曲摆动**

作用：增加髋屈曲活动范围。

患者体位：仰卧位，患侧下肢屈髋，屈膝，健侧下肢伸直。

治疗师位置及操作手法：面向患者站立，上方手放在膝关节上，下方手托住小腿。双手同时将大腿向腹侧摆动，使患侧下肢髋关节发生被动屈曲。

6. **旋转摆动**

作用：增加的内旋或外旋活动范围。

此手法有以下两种操作方法：

（1）患者仰卧位，患侧下肢分别屈髋，屈膝 90°，健侧下肢伸直。治疗师面向患者站立，上方手放在髌骨上，下方手握住足跟，将小腿抬起。做内旋旋转时，上方手向内摆动大腿，下方手向外摆动小腿；做外旋旋转时，上方手向外摆动大腿，下方手向内摆动小腿。

（2）患者俯卧位，患侧下肢屈膝 90°，健侧下肢伸直。治疗师面向患者站在患侧，上方手放在臀部固定，下方手握住小腿远端的内外踝处。做内旋时下方手将小腿向外摆动，做外旋时下方手将小腿向内摆动。

7. **内收内旋摆动**　见图 5-15。

作用：增加髋内收、内旋活动范围。

患者体位：仰卧位，患侧下肢屈髋，屈膝，足放在治疗床上，健侧下肢伸直。

治疗师位置及操作手法：面向患者站立于患侧，上方手放在患侧髋部，下方手放在患膝髌骨上。上方手固定，下方手将大腿向对侧髋部方向摆动。

8. **外展外旋摆动**　见图 5-16。

作用：增加髋外展、外旋活动范围。

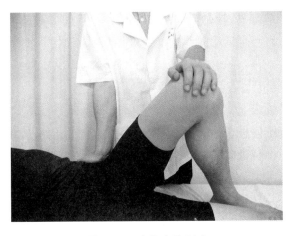

图 5-15 内收内旋摆动

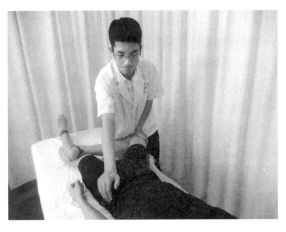

图 5-16 外展外旋摆动

患者体位：仰卧位，患侧下肢屈髋，屈膝，足放在对侧膝关节上，呈"4"字状，健侧下肢伸直。

治疗师位置及操作手法：面向患者站立于患侧，上方手放在对侧骨盆上，下方手放在患侧膝关节。上方手固定，下方手将膝关节向下摆动。

注意：此手法也是临床上骨科检查中常用的髋关节检查手法之一。

二、 膝部关节

（一）运动学概要

膝关节的生理运动包括屈和伸，在屈膝位小腿可内旋（足尖向内）和外旋（足尖向外）。附属运动包括长轴牵引、前后向滑动、后前向滑动、侧方滑动等。

（二）股胫关节操作要领

1. 长轴牵引

作用：一般松动，缓解疼痛。

患者体位：坐在治疗床上，患侧屈膝垂于床沿，腘窝下可垫一毛巾卷，身体稍后倾，双手在床上支撑。

治疗师位置及操作手法：侧向患者下蹲或坐在低治疗凳上，双手握住小腿远端。双手固定，将小腿向足端牵拉。

2. 前后向滑动　见图 5-17。

作用：增加膝关节伸的活动范围。

此手法可以采用以下两种方法。

（1）患者仰卧位，下肢伸直，患侧腘窝下垫一毛巾卷。治疗师面向患者站立，上方手放在大腿远端的前面，下方手放在小腿近端前面，虎口位于胫骨结节稍上方。上方手固定，上身前倾，借助身体及上肢力量将胫骨向背侧推动。

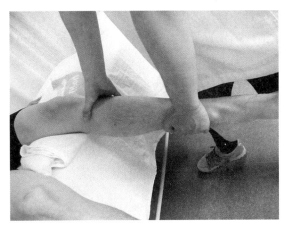

图 5-17 前后向滑动

（2）患者坐位，患侧下肢屈膝，腘窝下垫一毛巾卷。治疗师面向患者坐位，一手虎口或掌根部放在小腿近端大约胫骨结节处，一手握住小腿远端，将胫骨近端向背侧推动。

3. 后前向滑动

作用：增加膝关节屈曲活动范围。

患者体位：仰卧位，患侧下肢屈髋，屈膝，足平放床上，健侧下肢伸直。

治疗师位置及操作手法：坐在治疗床一侧，大腿压住患者足部，双手握住小腿近端，拇指放在髌骨下缘，四指放在腘窝后方。双手固定，身体后倾，将胫骨向前拉动。

4. 侧方滑动

作用：增加膝关节活动范围。

患者体位：仰卧位，下肢伸直。

治疗师位置及操作手法：站立于患侧，双手将下肢托起，内侧手放在小腿近端内侧，外侧手放在大腿远端外侧，将小腿夹在内侧前臂与躯干之间。外侧手固定，内侧手将胫骨向外侧推动。

注意事项：此手法和骨科检查膝关节内侧副韧带损伤的手法相同。

5. 伸膝摆动

作用：增加膝关节伸的活动范围。

患者体位：仰卧位，患侧下肢稍外展，屈膝。

治疗师位置及操作手法：面向患者足的方向站立于患侧，双手抬起患侧下肢，将其置于内侧上肢与躯干之间。双手握住小腿远端，稍将小腿向下牵拉，并同时将小腿向上摆动。

6. 旋转摆动

作用：内旋摆动增加小腿内旋活动范围，外旋摆动增加小腿外旋活动范围。

此手法有以下两种方法。

（1）患者坐位，小腿垂于治疗床沿。治疗师面向患者坐在一低凳上，双手握住小腿近端，并稍向下牵引。内旋时，向内转动小腿，外旋时，向外转动小腿。

（2）患者仰卧位，下肢稍外展。治疗师面向患者站立，双手托起患者下肢，上方手放在大腿远端前面，下方手托住足跟。上方手固定，下方手将小腿向外转动（内旋）或向内转动（外旋）。

（三）髌股关节操作要领

1. 分离牵引

作用：一般松动，增加髌骨活动范围。

患者体位：仰卧位，稍屈膝，可以在腘窝下垫一毛巾卷。

治疗师位置及操作手法：面向患者站立于患侧，双手拇指与示指分别放在髌骨两侧。双手握住髌骨，同时向上抬动。

2. 侧方滑动

作用：一般松动，增加髌骨活动范围。

患者体位：仰卧位，稍屈膝，可以在腘窝下垫一毛巾卷。

治疗师位置及操作手法：站在患侧膝关节外侧。双手拇指放在髌骨外侧，示指放外在对侧。双手固定，同时将髌骨向外侧或内侧推动。

3. 上下滑动

作用：向上（头部方向）滑动时，增加伸膝活动范围；向下（足部方向）滑动时，增加屈膝活动范围。

患者体位：仰卧位，稍屈膝，可以在腘窝下垫一毛巾卷。

治疗师位置及操作手法：面向患者站立于患侧。向下滑动时，双手拇指放在髌骨上端，其余四指放在髌骨两侧。向上滑动时，双手拇指放在髌骨下端，其余四指放在髌骨两侧。双手同时用力将髌骨向上或向下推动。

如果髌骨活动明显受限，可以将一侧手的虎口或掌根放在髌骨的上端（向下滑动）或下端（向上滑动），另一侧手虎口放在髌骨的下方（向下滑动）或上方（向上滑动）操作。

（四）上胫腓关节操作要领

1. 前后向滑动

作用：一般松动，缓解疼痛。

患者体位：仰卧位，患侧下肢屈髋，屈膝，足平放在治疗床上，对侧下肢伸直。

治疗师位置及操作手法：坐在治疗床旁，大腿压住患者的足前部。双手拇指放在腓骨小头上，其余四指放在两侧。双上肢同时用力将腓骨小头向后推动。

2. 后前向滑动

作用：一般松动，缓解疼痛。

患者体位：俯卧位，小腿下方垫一枕头或将小腿放在治疗师的大腿上。

治疗师位置及操作手法：站在患侧或治疗师将自己的内侧腿屈膝放在治疗床上托住患者小腿。双手拇指放在腓骨小头后面，其余四指放在小腿两侧。双上肢同时用力将腓骨小头向前推动。

三、 踝部关节

（一）运动学概要

踝部关节的生理运动包括跖屈、背伸，内翻、外翻等。附属运动包括长轴牵引、前后向滑动、后前向滑动、上下滑动等。其中下胫腓关节可以进行以下运动：①上下运动：即腓骨头在在胫骨平台下向外方活动；②前后运动：范围很小，通常用手才能感觉出来，并随年龄的增加而减少；③旋转及侧方运动：两者常同时发生。此外，当足背伸时，外踝向上、外、后方，跖屈时向下、内、前方。

（二）下胫腓关节操作要领

前后向或后前向滑动。

作用：增加踝关节活动范围。

患者体位：俯卧位，患侧下肢屈膝 90°，踝关节放松。

治疗师位置及操作手法：站在患侧。前后向滑动时，上方手掌根部放在内踝后面，下方手掌根部放在外踝前面；后前向滑动时，上方手掌根部放在外踝后面，下方手掌根部放在内踝前面。前后向滑动时，上方手固定，下方手将外踝向后推动；后前向滑动时，下方手固定，上方手将外踝向前推动。

（三）胫距关节操作要领

1. 分离牵引 见图 5-18。

作用：一般松动，缓解疼痛。

操作时可以采用以下手法。

（1）患者俯卧位，患侧下肢屈膝 90°，踝关节放松。治疗师位置面向患者站在患侧，双手握住内

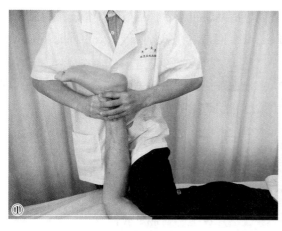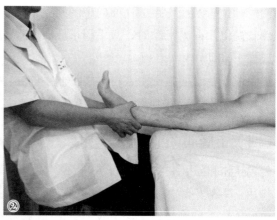

图 5-18　分离牵引
①俯卧位；②仰卧位

外踝远端，相当于距骨处。也可用一侧下肢屈膝压住患者大腿后面固定。双手同时向上用力牵引（图 5-18 ①）。

（2）患者仰卧位，下肢伸直，踝关节伸出床沿外。治疗师面向患者站在或坐在床尾，双手握住足背近端，借助上肢力量将足向远端牵引（图 5-18 ②）。

2. 前后向滑动

作用：增加踝关节背伸活动范围。

操作时可以采用以下手法。

（1）患者俯卧位，患侧下肢屈膝 90°，踝关节稍跖屈。治疗师面向患者站立，下方手放在距骨前面，上方手放在内、外踝后方。上方手固定，下方手将距骨向后推动。

（2）患者仰卧位，下肢伸直，踝关节伸出治疗床外。治疗师面向患者站在床尾，上方手握住内、外踝前方，下方手握住距骨前面，拇指在外侧，四指在内侧。上方手固定，下方手借助上肢力量将距骨向后推动。

3. 后前向滑动

作用：增加踝关节跖屈活动范围。

操作时可以采用以下手法。

（1）患者俯卧位，患侧下肢屈膝 90°，踝关节放松。治疗师面向患者站立，上方手虎口放在距骨后面，下方手虎口放在内、外踝前面。下方手固定，上方手将距骨向前推动。

（2）患者俯卧位，踝关节伸出治疗床外，小腿前面垫一毛巾卷。治疗师面向患者站在床尾，上方手握住内、外踝后面，下方手虎口放在距骨后面。上方手固定，下方手借助上肢力量将距骨向前推动。

（3）患者仰卧位，下肢伸直。治疗师面向患者站立，上方手握住内、外踝前面，下方手托住跟骨。下方手固定，上方手借助上肢力量将内、外踝向后推动。

4. 向内侧滑动

作用：增加踝关节外翻活动范围。

患者体位：俯卧位，下肢伸直，踝关节伸出治疗床外，小腿前面垫一毛巾卷。

治疗师位置及操作手法：面向患者站在患足外侧，上方手握住内、外踝后面，下方手握住跟骨及距骨。上方手固定，下方手借助上肢力量将跟骨及距骨向内侧推动。

注意：这一手法对距下关节也有一定的松动作用。

5. 向外侧滑动

作用：增加踝关节的内翻活动范围。

患者体位：患侧卧位，患肢置于下方并伸直，踝关节伸出治疗床外。上方健侧下肢屈髋、屈膝。

治疗师位置及操作手法：面向患者站立，上方手握住内、外踝后面，下方手握住跟骨及距骨。上方手固定，下方手借助上肢力量将跟骨及距骨向外侧推动。

6. 屈伸摆动

作用：增加踝关节屈、伸活动范围。

患者体位：俯卧位，患侧下肢屈膝90°，健侧下肢伸直。

治疗师位置及操作手法：面向患者站立，上方手握住内、外踝后面，下方手握住足底。上方手固定，下方手将足做屈、伸摆动。

注意：这一手法对距下关节也有一定的松动作用。

7. 翻转摆动

作用：内翻摆动增加踝内翻活动范围，外翻摆动增加踝外翻活动范围。

患者体位：俯卧位，患侧下肢屈膝90°，健侧下肢伸直。

治疗师位置及操作手法：面向患者站立，上方手握住足跟后部，下方手握住足跟前部。内翻摆动时，双手将跟骨向内侧翻转；外翻摆动时，双手将跟骨向外翻转。如果关节比较僵硬，治疗师可以用上方手握住足跟，下方手握住足的中部，双手同时摆动，以增加摆动的强度和范围。

（四）距下关节

1. 分离牵引

作用：一般松动，缓解疼痛。

操作时可以采用以下手法。

（1）患者仰卧位，下肢伸直，踝关节伸出治疗床外。治疗师面向患者站在床尾，内侧手放在内、外踝远端距骨前面，外侧手握住跟骨。上方手固定，下方手借助上肢力量将跟骨向远端牵拉。

（2）患者俯卧位，患侧下肢屈膝90°，健侧下肢伸直。治疗师面向患者站立，一侧下肢屈膝压住患者大腿后面固定，双手用虎口分别握住跟骨和楔骨，双上肢同时用力将跟骨及足向上牵拉。

2. 前后向滑动

作用：增加踝关节背伸活动范围。

患者体位：俯卧位，患侧下肢屈膝90°，健侧下肢伸直。

治疗师位置及操作手法：面向患者站立，上方手握住内、外踝及距骨后面，下方手虎口放在距骨前下方的跗骨上。上方手固定，下方手将距下关节的远端向后推动。

3. 后前向滑动

作用：增加踝关节跖屈活动范围。

患者体位：俯卧位，患侧下肢屈膝90°，健侧下肢伸直。

治疗师位置及操作手法：面向患者站立，上方手握住足跟，手掌放在跟骨后，下方手虎口或掌根部放在距骨前面。下方手固定，上方手借助上肢力量将跟骨向前推动。

4. 侧方滑动

5. 屈伸摆动

6. 翻转摆动

上述手法的操作与胫距关节的手法操作基本相同，主要区别在于操作时固定手尽量靠近距骨，松动手尽量靠近跟骨，使力量真正作用于距下关节。具体操作方法此处不再赘述。

（五）跗骨间关节

跗骨间关节的松动技术基本相同，主要为上下滑动，即由足背向足底滑动，或由足底向足背滑动。向足底滑动可以增加跗骨的背伸活动范围；向足背滑动可以增加跗骨的跖屈活动范围。

患者体位：仰卧位，稍屈髋，屈膝，或坐位，踝关节放松，稍跖屈。

治疗师位置及操作手法：站立或坐位，双手拇指分别放在相邻跗骨的背侧，示指放在足底相应跗骨的跖面。向足底滑动时，一侧手固定，另一侧手拇指向足底方向推动相邻跗骨；向足背滑动时，一侧手固定，另一侧手示指向足背方向推动相邻跗骨。

（六）跗跖关节

1. 上下滑动

作用：增加跗跖间活动范围。

患者体位：仰卧位或坐位，踝关节放松，稍跖屈。

治疗师位置及操作手法：面向患者，上方手握住跗骨，下方手握住跖骨。上方手固定，下方手将跖骨上下推动。如果要松动某个单一跗跖关节，则将双手拇指分别放在相邻的跗骨和跖骨近端的背面，示指放在足底相应的跗骨和跖骨的跖面，上方手固定，下方手将跖骨近端向足背或足底方向推动。

2. 旋转摆动

作用：旋前摆动增加踝关节外翻活动范围，旋后摆动增加踝关节内翻活动范围。

患者体位：仰卧位或坐位，踝关节放松。

治疗师位置及操作手法：面向患者，双手分别握住跗骨和跖骨近端，拇指在足背，四指在足底。上方手固定，下方手将跖骨向内转动（旋前），或向外转动（旋后）。

四、 足部关节

（一）运动学概要

足的功能主要为支撑体重，足部关节的生理运动有屈、伸、内收、外展、内翻、外翻。附属运动有上下滑动、侧方滑动、长轴牵引、旋转等。

（二）操作手法

1. 跖骨间关节的上下滑动

作用：增加相邻跖骨间活动范围。

患者体位：仰卧位，俯卧位或坐位，踝关节放松。

治疗师位置及操作手法：面向患者，双手分别握住相邻跖骨。一侧手固定，一侧手将相邻的跖骨上下推动。

2. 跖趾关节上下滑动

作用：增加跖趾关节活动范围。

患者体位：俯卧位，患侧下肢屈膝 90°。

治疗师位置及操作手法：面向患者站立，上方手放在距骨上，拇指在足底，示指在足背，下方手放在相应的趾骨近端，拇指在足底，示指在足背。上方手固定，下方手将趾骨上下推动。

3. 趾骨间关节

（1）分离牵引

（2）长轴牵引

（3）前后向或后前向滑动

（4）侧方滑动

（5）旋转摆动

上述松动手法与指骨间关节的手法操作基本相同，可参阅本章第三节，此处不再赘述。

（燕铁斌）

第六章
肌力训练技术

第一节　概　述

肌力训练技术，是指在康复过程中，通过主动或被动运动的方式，采用不同的肌肉收缩形式恢复或增强肌肉力量的训练。肌力训练在临床中具有防治各种肌肉萎缩、促进神经损伤后肌力恢复以及矫治关节畸形、维持关节稳定等重要意义，此外，肌力训练也是预防运动损伤、提高平衡和协调能力的基础。肌力训练使人体的相对力量增加，提高肌肉的收缩速度和爆发力。肌力训练是增强肌力的主要方法，肌力下降者常常通过肌力训练恢复至正常肌力，不能达到正常者也可以通过肌力训练达到代偿、增强运动能力的目的。肌力训练的具体技术和方法有多种，如助动运动、主动运动及抗阻训练等。本章将重点介绍临床上常用的肌力训练技术和方法。

一、肌肉生理学基本概念

1. **肌力（muscle strength）**　指肌肉一次收缩所能产生的最大力量，又称绝对肌力。

2. **肌肉耐力（muscle endurance）**　指肌肉持续地维持收缩，或多次反复收缩的能力。其大小可以用从肌肉开始收缩到出现疲劳时已收缩了的总次数或所经历的时间来衡量。影响耐力的因素有肌纤维的类型、肌红蛋白的储备、酶的作用及肌力的大小等；耐力与所进行的运动强度也有一定的关系，即运动强度越大，肌肉耐力就越小。

3. **助力训练（assisted exercise）**　指在外力的辅助下，通过患者主动的肌肉收缩来完成运动或动作的一种训练方法。辅助力量可由治疗师、患者的健肢提供，亦可由器械、引力或水的浮力等提供。主要适用于肌力 1~3 级的患者进行肌力训练。

4. **主动训练（active exercise）**　指通过患者主动的肌肉收缩来完成运动的一种训练方法。运动时既不需要助力，亦不用克服外来阻力。主要适用于肌力 3 级以上的患者进行肌力训练。

5. **抗阻训练（resistance exercise）**　指患者在肌肉收缩过程中，需要克服外来阻力才能完成运动的一种训练方法。抗阻训练对增强肌力最为有效。主要适用于肌力 3 级以上的患者进行肌力训练。渐进抗阻训练（progressive resistance exercise）是一种逐渐增加阻力的训练方法，肌力增强时，负荷量也随之增加。

6. **悬吊训练（suspension exercise）**　是助力训练的一种，指利用绳索、挂钩、滑轮等简单装置，将运动的肢体悬吊起来，以减轻肢体的自身重量，然后在水平面上进行训练。这种训练方法可节省治疗师的体力消耗。

7. **等长训练（isometric exercise）**　指肌肉收缩时，肌纤维的长度保持不变，也不产生关节活动，但肌肉能产生较大张力的一种训练方法，又称静力性训练。在肌肉和骨关节损伤后的训练初期，为了避免对损伤部位造成不良影响，常利用此种运动方法进行肌力的增强训练，如站"马步"或半蹲位训练股四头肌、外固定情况下的关节周围肌肉的收缩训练等。可用于肌力为2~5级的患者。

8. 等张训练（isotonic exercise） 指肌肉收缩时，肌纤维的张力保持不变，而肌纤维的长度发生改变，并产生关节活动的一种训练方法。人类肢体的大部分日常活动都属于等张收缩。根据肌肉训练过程中肌肉纤维长度的不同改变，又将等张训练分为向心性收缩与离心性收缩两种不同的肌肉训练方式。

9. 等速训练（isokinetic exercise） 指利用等速仪器，根据运动过程中患者肌力大小的变化，由机器提供相匹配的阻力，使整个关节按照预先设定的速度进行运动的一种训练方法，又称可调节抗阻训练或恒定速度训练。等速训练也分为向心性训练与离心性训练两种不同的训练方式。

二、 影响肌力的主要因素

1. **肌肉的生理横断面** 肌肉的生理横断面越大，其产生的肌力也越大。生理横断面的大小与肌纤维的粗细有关。肌纤维增粗的主要原因为肌凝蛋白含量的增加，除蛋白质、供能物质、毛细血管的数量增多外，同时伴随肌肉中结缔组织的增多。肌肉组织中的胶原纤维起着肌纤维附着框架的作用。研究表明，肌肉中的结缔组织与肌肉的延展性、弹性有关，可间接影响肌肉的收缩速度。

2. **肌肉的初长度** 即肌肉收缩前的长度。肌肉是弹性物质，在其生理限度内，当肌肉在收缩前被牵拉至适宜的长度时，收缩时的肌力较大；当肌肉被牵拉至静息长度的1.2倍时，肌小节长度为2.0~2.2μm时，肌纤蛋白与肌凝蛋白的重叠程度最大，发生横桥的数目最多，产生的肌力为最大。所以关节在不同的角度时，肌纤维的初长度不同，肌肉所产生的肌力也不同。

3. **不同类型肌纤维的比例** 人体肌肉纤维分为两大类型：Ⅰ型肌纤维和Ⅱ型肌纤维。Ⅰ型肌纤维又称为慢肌纤维或慢收缩氧化型纤维肌，收缩较慢、产生的张力较低，但持续时间长、不易疲劳，是低强度运动及休息时维持姿势的主要动力；Ⅱ型肌纤维又称为快肌纤维，主要是Ⅱb型纤维（又称快收缩酵解型纤维），收缩快、产生张力高、易疲劳，是高强度运动的主要动力。就一块肌肉而言，其中有快肌也有慢肌，比例由基因决定，因人而异。以维持姿势为主的骨骼肌中慢肌纤维所占比例较高，如比目鱼肌，慢肌纤维约占89%；以动力性工作为主的骨骼肌中慢肌纤维的比例较低，如肱三头肌，慢肌纤维只占45%。肌肉中快肌纤维百分比高及其横断面积大的人，肌肉收缩力量也大。一般情况下，人体四肢肌肉的快、慢肌纤维类型百分比构成大致相等，但受肌力训练的影响，快肌和慢肌的纤维横断面积和收缩力量可以发生相应的改变。

4. **神经支配能力的改善** 神经系统的功能可以影响肌肉力量。中枢神经系统的功能状态可以改变参与工作的运动单位数量，还可以改变支配骨骼肌的运动神经元冲动发放频率。肌肉收缩时同时投入收缩的运动单位数量越大，肌力也越大，称为肌肉的募集（recruit）。肌肉募集受中枢神经系统的支配，当运动神经发出的冲动强度越大，动员的运动单位就越多；当运动神经冲动的频率越高，激活的运动单位也越多。运动训练可以增强肌肉收缩时动员运动单位的能力，缺乏训练的人只能动员肌肉中60%的肌纤维同时参加收缩，而训练水平良好的人肌纤维的动员可达90%以上。

5. **肌纤维走向与肌腱长轴的关系** 一般肌纤维走向与肌腱长轴相一致，但也有不一致的，如在一些较大的肌肉中，部分肌纤维与肌腱形成一定的角度而呈羽状连接。这种羽状连接纤维越多，成角也较大，肌肉较粗，能产生较大的力，如腓肠肌或其他快肌纤维，具有较强的收缩力。

6. **肌肉收缩方式及收缩速度** 肌肉的收缩方式不同，产生的力也不同，如向心性收缩和离心性收缩所产生的肌力不同。通常离心性收缩所产生的肌力要大于向心性收缩肌力；收缩速度越慢，肌肉的募集量越多，产生的肌力越大。

7. **生物力学因素及技术因素** 表现为人的协调性、关节活动范围、肌群间的平衡和运动技术等，必然影响运动表现。骨杠杆的机械效率对肌肉收缩的力量有直接影响，骨杠杆的效率主要随肌肉的拉力角、阻力臂、运动臂的相对长度变化而变化。生物力学不是肌力大小的直接因素，但是会影响力量的表现和动作的发挥。

8. **年龄和性别** 成年男性肌力比女性大，女性肌力一般为男性的 2/3，但不同肌群力量的两性比例不同，其原因是雄性激素对肌肉的促进作用，以及男女从事的体力活动不同。以握力和垂直跳的力量差别最为明显，女性的握力仅为男性的 60%，垂直跳的肌爆发力约为男性的 65%。肌力也与年龄有关，女生达到最大肌力在 20~25 岁左右，男生在 25~30 岁左右；50~70 岁间，每年下降速率在 1%~1.5% 左右；到 60 岁时，肌肉减少程度达 20%~40%；70 岁后，每年下降 3%。老年人肌力下降的主要表现为肌肉萎缩，运动神经元功能下降和肌肉供血功能低下。

9. **心理因素** 肌力易受心理的影响。在暗示、大声命令及有积极的训练目的时，训练者所发挥的肌力比自主最大收缩力大 20%~30%。

三、 肌力下降的原因

1. **年龄增加** 肌肉力量在儿童少年时期随年龄的增长而逐年增强，25 岁以后逐渐下降，下肢较上肢下降更快，如股四头肌早期即有下降，这与身体重量有关，如体重较重的人下肢肌力下降较缓，因需要经常大力收缩来维持。通常情况下，65 岁时只有 25 岁时力量的 60%。

2. **失用性肌肉萎缩** 是指由于制动及无功能状态导致以生理功能衰弱为主要特征的综合征。失用性萎缩、失神经性肌肉萎缩和缺血性肌肉萎缩是临床中的常见类型。由于肌肉活动减少，肌原蛋白含量降低，从而导致肌纤维萎缩和肌肉力量的减退，常见于骨关节疾病、骨关节损伤术后和长期卧床的患者。在完全卧床休息的情况下，正常人的肌力每周减少 10%~15%，每天减少约 1%~3%。如卧床休息 1 个月，肌力可减少 50%，同时肌肉出现失用性萎缩，以股四头肌、踝背伸肌萎缩最为明显；肌肉耐力亦逐渐减退，肌肉容积缩小，肌肉松弛，肌力和肌肉耐力下降。失用性萎缩通过适当的运动训练，肌肉的容积可以恢复，肌力和肌肉耐力可逐渐恢复。如果长期制动，关节韧带得不到牵拉而逐渐缩短，以及关节周围肌肉失去弹性，形成挛缩畸形，如手指屈肌痉挛性短缩、足下垂合并足内翻等。

3. **神经系统疾病** 无论是中枢神经损伤，还是周围神经损伤，都会影响到受损神经所支配的肌肉的募集和收缩。如脑卒中、颅脑外伤等由于中枢神经受损可引起偏侧肢体的肌肉瘫痪或肌力下降；臂丛神经损伤后上肢肌肉瘫痪或肌力下降。

4. **肌源性疾病** 肌源性肌力下降主要是因肌营养不良、多发性肌炎等疾病所致。进行性肌营养不良主要表现为四肢近端与躯干的肌力下降与肌肉萎缩；多发性肌炎主要表现为对称性四肢近端肌群、颈屈肌和咽肌等出现肌力下降。

四、 训练方法和分类

1. 按照训练目的 分为增强肌力训练和增强肌肉耐力训练。如果训练强度不同，参与运动的肌纤维数量亦不同，肌肉训练的效果也不同。当收缩强度为最大强度的40%时，运动单位募集率较低，且主要募集Ⅰ型肌纤维，肌肉耐力增强效果明显；收缩强度逐步增大时，运动单位的募集率也随之增高，Ⅱa、Ⅱb型纤维也开始参与运动，此时对增强肌力有效。1RM（repetition maximum）是指完成一个负重所能承受的最大重量。比如5RM是指采用一个重量在完成5次动作之后就再也无法成功完成第6次这个重量。当康复目标为提升肌力时，应加大负荷量至1RM的40%以上，以募集更多的肌纤维参与活动，同时进行短时、快速的收缩训练；而以增强耐力为目的时，应采用负荷量不高于1RM的40%，延长训练时间，并反复收缩或持续收缩。

2. 按照肌力大小分类 可分为被动训练、助力训练、主动训练、抗阻力训练、渐进抗阻训练等运动方法。0~1级肌力时，可采用以传递神经冲动为目的的被动训练；1~3级肌力时，可采用助力训练；3级以上肌力，可行主动训练；4~5级肌力时，可行抗阻训练。

3. 按照肌肉收缩的方式 分为等长训练、等张训练和等速训练。肌力康复训练时，应根据不同的康复目标和患者的自身情况，选择不同的肌肉收缩形式和辅助手段。等长收缩常用于骨关节损伤、骨关节病的早期康复，如制动期、关节炎症疼痛期，用以维持或恢复肌力。等张收缩适用范围广，可在全关节范围进行活动，等速训练则是高效的肌力训练方法，需要借助专门设备来进行训练。

（窦　娜）

第二节　肌力训练的理论基础

一、 基本原理

（一）抗阻训练

施加阻力是增强肌力的重要因素。阻力主要来自于抵抗肌肉的自重、外加的阻力等。若在无阻力状态下训练，则无法达到增加肌力的目的，因此，当肌力在3级以上时，应考虑采用抗阻训练的方法，只有这样才能达到增强肌力的目的。

（二）超量恢复

超量恢复（muscle super-compensation principal）：是指肌肉或肌群经过适当的训练后，产生适度的疲劳。肌肉先经过疲劳恢复阶段，然后达到超量恢复阶段（图6-1）。在疲劳恢复阶段，训练过程中消耗的能源物质、收缩蛋白、酶蛋白恢复到运动前水平；在超量恢复阶段，这些物质继续上升并超过运动前水平，然后又逐渐降到运动前水平。所以，当下一次训练在前一次超量恢复阶段进行，就能以前一次超量恢复阶段的生理生化水平为起点，起到巩固和叠加超量恢复的作用，逐步实现肌肉形态的发展及功能的增强。

（三）适度疲劳和适宜频度

1. **肌肉训练时要引起肌肉的适度疲劳** 因为无明显的肌肉疲劳也就无超量恢复出现，肌肉训练就难以取得明显的效果。但是，训练中切忌出现过度的疲劳，由于过度疲劳会对较弱的肌肉造成损伤，因此训练中应严密观察。过度疲劳的表现为：运动速度减慢、运动幅度下降、肢体出现明显的不协调动作、或主诉疲乏劳累，一旦出现

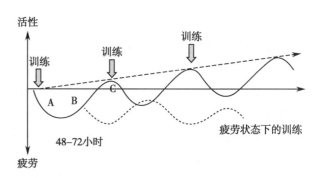

图 6-1 超量恢复原则示意图

以上情况，应立即停止训练。另外，在肌力增强训练后，反而出现了肌力下降的现象，表明前段的训练强度过大，肌肉出现了过度疲劳，此时应减少运动强度或停止训练一段时间。

2. **肌肉训练要掌握适宜的训练频度** 尽量使后一次训练在前一次训练后的超量恢复阶段内进行。训练间隔时间太短，肌肉疲劳尚未完全恢复，继续训练将加重疲劳，会引起肌肉劳损；间隔时间太长，超量恢复已消退，无法巩固和叠加超量恢复，使肌力得不到增强。因此，合理的训练频度应为每天 1 次或隔天 1 次。

二、肌力训练的基本方法

肌力训练前需了解患者的肌力水平，由治疗师进行徒手肌力测试或使用肌力测定器械进行评估。根据评定结果和治疗目的，进行针对性地肌力训练，常用的肌力训练方法如表 6-1。

表 6-1 根据肌力大小选择训练方法

肌力大小	训练方法
0 级	被动运动、传递神经冲动训练
1~2 级	传递神经冲动训练、等长训练、助力训练
3 级	主动训练、等长训练、等张训练、助力训练
4~5 级	主动训练、抗阻训练、等长训练、等张训练、等速训练

（一）传递神经冲动训练

1. **适用范围** 适用于中枢和周围神经损伤导致的肌肉失神经支配的患者，肌肉失用、瘫痪，肌力 0~1 级，如脑卒中后软瘫期、正中神经损伤后腕、手部肌肉瘫痪等。

2. **训练方法** 通过语言等方式鼓励患者努力配合，尽力引发瘫痪肌肉的主动收缩。患者大脑皮质运动区发出运动信号，通过神经通路向肢体传递，促使损伤的神经再生、重塑，从而逐渐恢复运动功能。研究证实，神经具有可塑性，通过主观努力和被动活动，可以提高神经兴奋性，增强神经细胞功能和轴突发芽，从而重建功能性活动。

（二）助力训练

1. **适用范围** 适用于肌力 1~3 级的患者。患者的肌力较弱，无法独立抗重产生自主运动，可在治疗师或康复器具的辅助下开展训练，逐步增强肌力。应随着肌力水平的恢复，不断地调整辅助量。常用于中枢和周围神经损伤后，有一定肌力但无法抗重力的患者，也适用于骨折术后早期需功能训练

的患者。

2. **训练方法**　常用的助力训练方法有以下几种。

（1）徒手辅助主动训练：治疗师徒手提供助力，不借助器械，当肌力为1~2级时，治疗师帮助患者减重进行主动运动。该训练方法的优点是治疗师可以提供精准的助力，缺点是治疗师与患者呈一对一的训练模式费时费力。

（2）滑面上辅助主动训练：在光滑的板面上利用滑石粉或小滑车等设备或器材，减少肢体与滑板之间的摩擦力，进行滑面上的辅助训练；同时，也可通过增大滑板的倾斜度等方法，加大摩擦力在滑板上做滑动训练。

（3）滑车重锤的主动训练：以上两种运动均在水平面上进行，而滑车重锤训练是在垂直面上利用滑车、重锤来减轻肢体的自重。此方法主要适用于髋、肩、膝等大关节的肌力训练，不适用于手指、腕、肘和踝等关节的训练。

（4）浮力辅助主动训练：指在水中进行的辅助运动，借助漂浮物或利用水对肢体的浮力，以减轻肢体重力的影响，但助力的大小不便调节。

（三）悬吊训练

1. **适用范围**　悬吊训练属于助力训练，主要适用于肌力1~3级的患者。

2. **训练方法**　利用挂钩、悬吊带、滑轮等简单装置，将肌力低下的肢体悬吊起来，以减轻肢体的重量，然后在治疗师的指导下在水平面上进行训练。训练时，可变换体位和利用不同位置的滑轮、挂钩等设计出针对不同肌肉和运动的训练方法。如训练股四头肌的肌力时，患者侧卧、患侧肢体在上，在膝关节垂直方向的上方置一挂钩，用吊带在踝关节处固定，用绳索使小腿悬空，让患者完成膝关节的全范围屈伸运动，动作宜缓慢、充分，避免下肢借助惯性做钟摆样动作。训练时治疗师要注意固定和言语引导，以防止代偿、借助惯性，影响训练效果；随着肌力的改善，通过改变滑面倾斜度、调节挂钩位置、徒手施加阻力等方式增加训练难度。

（四）主动训练

1. **适用范围**　适用于肌力达3级以上的患者。根据患者的实际情况，调整训练的强度、频次和间歇。

2. **训练方法**　训练中应取正确的体位和姿势，将肢体置于抗重力位，防止代偿运动。

（五）抗阻训练

1. **适用范围**　适用于肌力4~5级，能克服重力和外来阻力完成活动的患者。

2. **训练方法**　利用徒手、滑车、重锤、弹簧、重物、摩擦力、流体阻力等作为阻力，常用的训练方法有以下几种：

（1）徒手抗阻力主动训练：治疗师根据运动方向和杠杆原理，选择省力、有效的手法位置。阻力的方向与运动的肢体成直角，加阻力时不可过急，宜缓慢，使运动中的肌肉收缩时间延长，一次动作2~3秒完成，可做向心性运动，也可做离心性运动，制动患者做等长训练。对骨折患者，要注意施加阻力的部位，保护骨折固定的部位，阻力不可过大。

（2）加重物抗阻力主动训练：直接手持重物或把重物系在身体某部位进行练习。如屈膝训练时，把沙袋捆在小腿末端。

（3）重锤与滑车抗阻力主动训练：以重锤作阻力，用滑轮改变牵引的方向；无论是向心性或离心性收缩，每个动作都应在全关节范围缓慢进行，以充分传递神经兴奋并尽可能多地募集运动单位。

（4）弹簧抗阻力主动训练：用弹簧的弹性作阻力进行肌力训练。

（5）水中抗阻力主动训练：水的流动和浮力可作为阻力，对抗浮力和水流进行运动，如水中下蹲、逆流步行等，还可在肢体末端拴上一定重量的物体进行训练。

（六）等长训练

1. **适用范围**　根据肌力的恢复程度，2~5级肌力的患者均可进行等长收缩运动训练。常用于制动患者，如骨折内固定术后早期、术后早期和骨折石膏外固定后等。

2. **训练方法**　研究证明，20次/组、每次肌肉持续6~10秒的等长训练效果较好。

（1）"tens"方法：即每次肌肉收缩10秒，然后休息10秒，重复10次为一组，每次训练10组，这种训练方法对肌力恢复更为有效。

（2）多角度等长训练（multi-angle isometric exercise，MIE）：是在整个关节活动范围内，每隔20°做一组等长练习。优点是可克服等长训练的角度特异性，扩大练习范围，能在可任意设定关节角度的等速训练器上进行；可在训练时避开"疼痛弧"，选择在非疼痛部位进行训练；可通过等长训练的生理溢流作用促进对"疼痛弧"处的康复。多角度等长训练可采用"tens"原则，即每间隔10°~30°选择一个角度，每个角度用力收缩10秒，休息10秒；重复用力收缩10次，共训练5~10个角度（依据不同的关节而定）。用力收缩时，尽可能在刚开始的2~3秒迅速达到所需力矩值，然后保持收缩5~6秒，最后2秒逐渐放松。

（3）训练的形式：①徒手等长运动：受训肢体不承负荷，而保持肌肉的等长收缩活动，如上肢的推、压动作训练；②肌肉固定训练：适用于骨折、术后需要固定的肢体，不引起关节的活动，如肱二头肌在屈肘位石膏固定的情况下，前臂和手指进行等长收缩练习；③利用器具：可利用墙壁、地板、杯子桌面等各种固定不动的器械和物品进行等长训练。

（七）等张训练

1. **适用范围**　无需限制活动的患者，均可进行等张收缩运动训练。

2. **训练方法**

（1）等张训练的基本方法：通过滑轮举起重物的训练，如举哑铃、沙袋、拉力器等训练。其特点是所用重物的绝对重量不变，但由于运动中肢体杠杆位置不断改变，作用于肢体的阻力也相应不断变化，所以应结合患者的肌力水平选择较小负荷。

（2）渐进性抗阻训练法：增强肌力的关键在于较大的阻力，遵循大负荷少重复的原则。Delorme渐进抗阻训练法：先测出训练肌肉连续10次等张收缩所能承受的最大负荷，称为10RM（10-repetition maximum）。每次训练3组，组间休息1分钟，重复10次。第1、2、3组训练负荷依次为1/2、3/4及1个10RM。每周复测10RM值，并相应调整负荷量。Oxford渐退抗阻训练法与Delorme法类似，但把负荷顺序颠倒，使第1、2、3组训练负荷分别为1、3/4、1/2个10RM。

（八）短暂最大负荷练习

1. **适用范围**　同等张训练。

2. **训练方法**　由Rose提出的等张收缩和等长收缩相结合的训练方法：在最大负荷下，以等张收缩完成运动，并在完成时持续抗阻做等长收缩5~10秒，然后放松。重复上述动作，并增加负荷0.5kg。等长收缩不能维持5~10秒者，则不加大负荷。

（九）等速训练

1. 适用范围 可根据患者的肌力水平，选择不同的训练模式：肌力 1~3 级，可进行持续被动活动（CPM）的助力运动，防止肌肉萎缩，兴奋神经肌肉；对于肌力在 3 级以上的患者，可采用等速向心肌力训练或等速离心肌力训练。

2. 训练方法 包括等速向心性肌力训练和等速离心性肌力训练，常用的训练系统包括 Cybex，Biodex，Contrex，Kin-Com 和 Lido。

（1）等速向心肌力训练：最为常见。结合患者的康复需求，在等速训练仪上选择一系列不同的运动速度进行训练，这种训练方法又称为运动速度谱训练。运动速度谱分为 4 档：慢速（1°~60°/s）、中速（60°~180°/s）、快速（180°~300°/s）及功能性运动速度（300°~1000°/s）。运动速度谱训练法包括肌力训练和功能适应性训练两种形式。

运动系统伤病康复治疗的早期及中期常选用慢速、中速来组成运动速度谱。1 次运动速度谱训练为 1 个训练单位。根据肌力水平，逐渐增加训练次数到 2 个或 3 个训练单位。

功能适应性训练主要用于运动系统伤病康复的后期治疗，以恢复功能为主。这个阶段应进行快速、次大收缩强度及多次重复收缩的训练，训练速度接近日常活动或竞技运动时的收缩速度（300°/s 左右）。

（2）等速离心肌力训练：等速仪器可提供向心 - 离心收缩、离心 - 离心收缩两种训练方式。在前一种训练方式中，主要训练一组肌群，如屈曲运动是肌群的向心收缩，伸展运动则为同一肌群的离心收缩，从而形成一组肌群向心 - 离心连续的收缩方式；后一种训练方式，可同时训练主动肌和拮抗肌的离心收缩肌力，提高两组肌群的肌力；在临床中可根据患者具体情况加以选择。

在等速离心收缩中，运动速度的生理溢流作用要大于等速向心收缩，约为 60°/s；因此，训练中运动速度之间相隔可略大一些。另外，离心训练的间歇时间一般也要长于等速向心肌力训练。

（3）短弧等速肌力训练：是指限定运动范围进行等速肌力训练的方法，主要适用于关节及周围软组织损伤后关节疼痛或活动受限的患者。运动系统伤病常导致关节及周围软组织的损伤，当关节活动至一定角度时，由于损伤、粘连等造成局部疼痛，在力矩曲线上表现为"疼痛弧"；如在疼痛弧内进行运动有时会加重损伤，对关节康复不利。训练时，可在等速仪上选用短弧等速肌力训练，即限定运动范围，选择非疼痛弧区域进行等速肌力训练。选择合适的训练速度，先选择慢速及中速（如 60°~150°/s），如果速度过快，关节活动不易在短时内迅速增速，常感受不到阻力而影响训练效果；随着治疗的跟进和肌体恢复，疼痛症状得到改善，训练范围可逐渐扩大，训练速度也可逐渐增加。

（十）振动力量训练（vibration training）

一种新兴的肌肉力量训练方法，多与抗阻训练同时进行。其方法肌肉收缩时施加振动，通过振动刺激引起 Ia 传入纤维兴奋，同时激活快肌纤维和慢肌纤维，最大限度地募集运动单位参与活动。振动训练分为局部振动训练和全身振动训练。局部振动训练将振动器直接放置在肌腹或肌腱的位置上，多用于上肢；全身振动训练一般利用振动训练平台，患者单腿或双腿站立在仪器上进行训练。振动训练能够提高肌肉的最大力量、爆发力以及平衡控制能力，常用于体育竞技项目训练，临床上也可将其应用于肌力下降和脑卒中后康复训练。

三、临床应用

（一）适应证

1. **失用性肌肉萎缩** 由于长期制动导致的肌力下降，如对骨折后石膏外固定的肌肉进行等长训练。

2. **神经性肌肉萎缩** 由于中枢或周围神经受损所致肌纤维募集异常，如对臂丛神经损伤后0级肌力的肌肉可进行神经传递冲动训练。

3. **肌源性疾病** 肌肉收缩功能异常，可进行强度适宜的肌力训练。

4. **关节源性肌肉萎缩** 由关节损伤、肿胀、炎症所致，如对膝关节源性肌肉萎缩进行等速训练。

5. **骨关节畸形** 局部肌力不均衡，如对脊柱侧弯患者进行调整肌力平衡训练。

6. **脊柱不稳** 由躯干肌肉力量不协调引起，如进行腰背肌、腹肌训练，预防腰背痛发生。

7. **主动肌和拮抗肌不平衡** 如对偏瘫患者进行上肢伸肌训练。

8. **内脏下垂、尿失禁** 由腹肌和盆底肌力减退引起，如对产妇进行盆底肌训练。

（二）禁忌证

1. 全身有严重感染者、高热患者和重度虚弱患者。

2. 严重的心脏病、高血压患者，如快速性心律失常、心力衰竭等。

3. 皮肌炎、关节不稳定、严重肌病患者，不宜进行高强度或抗阻训练。

4. 局部有活动性出血、外伤急性期患者，不宜进行局部肌肉训练，以免加重出血。

5. 骨折后行石膏外固定、骨折断端尚未形成牢固骨痂时，不宜进行等张或等速肌力训练。

（三）注意事项

1. **选择正确的运动量和训练节奏** 根据肌力训练的目的和患者的肌力水平，选择适宜的训练方法，遵循超量恢复的原则施加阻力并引起适度疲劳，经过休息和恢复后，在超量恢复阶段进行下一次训练。治疗师应定期进行肌力评估，使患者看到自己的进步，有助于保持良好的治疗状态。

2. **掌握正确的负荷** 阻力的恰当施加及调整是增强肌力训练的重要因素。阻力通常施加在需要增强肌力的肌肉附着部位远端，这样较少的力量即可产生较大的力矩。也需根据患者的状况来确定加阻力的部位，如当股四头肌肌力达到4级时，可在小腿的位置施加阻力；当肌力比4级稍强时，可在踝关节处施加阻力；当肌力未达到4级时，可在小腿的上1/3处施加阻力。每次施加阻力的强度应渐进、平稳，并能使患者顺利完成全关节的活动范围；当患者不能完成全范围的关节活动时，可降低阻力或改变施加阻力的部位。

3. **无痛训练** 如训练过程中发生疼痛，应查找原因，予以重视并尽量避免。疼痛很可能是出现损伤或加重损伤的信号，可反射性地引起脊髓前角运动细胞抑制，阻碍肌肉收缩，使肌力训练无效。

4. **对患者进行讲解和鼓励** 肌力训练效果与患者主观努力密切相关。训练前应使患者充分了解肌肉练习的目的和方法，使其配合、努力训练；经常给予语言的引导和鼓励，并定期进行肌力评估，提高其信心和长期坚持训练的积极性；应使患者了解肌力增长的规律，监测运动时的自我反应，掌握正确的练习方法和动作要领。

5. 注意心血管反应 等长抗阻训练时，特别是对抗较大的阻力时，患者往往会憋气，会引起血压明显升高，也会对心血管造成发病风险。因此，有高血压、冠心病或其他心血管疾病患者，应禁止在等长抗阻训练时过分用力或憋气。

6. 避免代偿运动的出现 在肌力训练时应避免代偿动作。如当股四头肌、髂腰肌肌力较弱时，做屈髋动作可出现缝匠肌的代偿运动，表现为屈髋时伴下肢外展、外旋。因此在屈髋训练时，治疗师应站在患者正前方，引导患者主动肌用力，控制大腿外展、外旋，防止缝匠肌的代偿运动；如臀中肌肌力较弱时，做髋外展动作会出现腰大肌、髂肌代偿，表现为髋外展时大腿外旋；所以，训练臀中肌时，要将大腿置于内旋或外旋的中间位置，然后再进行外展动作。治疗师也可通过徒手或绑带固定等方法，来避免患者代偿动作的出现。

7. 作好详细的训练记录 认真记录患者的训练情况，包括训练时患者对运动强度的耐受能力、训练的时间长短、频次是否适合，训练中患者的呼吸、出汗、疲劳等状况，在训练前后随时测试患者的肌力，并据此随时调整训练的强度和运动时间等，以达到最佳肌力训练效果。

（窦　娜）

第三节　增强肌力的训练技术

一、上肢肌群肌力训练方法

目前，临床上主要根据患者肌力评定的结果来选择肌力增强方法，肌力训练方式包括徒手训练和器械训练两种，器械训练一般利用器械的减重作用进行助力训练，利用器械的弹力、重力进行抗阻训练，常常使用的器械有沙袋、哑铃、拉力器、弹力橡胶带、重锤等，一种器械往往适用于多个关节、多种运动方向的训练。在抗阻训练中，器械抗阻力训练原理与徒手抗阻力训练基本相同，阻力的方向均应与训练肌群的收缩方向相反，并保持其他关节稳定，避免代偿运动和其他肌群参与。

（一）增强肩部肌群肌力技术

1. 增强肩前屈肌群肌力

（1）肌力 1~3 级

训练方法：患者健侧卧位，患侧上肢放于体侧，肘伸直。治疗师一手托住患者肘部，另一手托住患者前臂，起到减重作用（图 6-2）。嘱患者尽力做全关节范围内的屈肩动作，然后还原，重复进行。练习时治疗师应根据患者肌力水平提供助力：肌力 1 级，给予助力屈曲肩关节；肌力 2~3 级时，只辅助托起上肢，不予屈曲运动的助力。

（2）肌力 4~5 级

训练方法：患者仰卧位，训练侧上肢放在体侧，伸肘。治疗师一手握住前臂远端，另一手放在肱骨的远端，抵抗患者的屈曲动作（图 6-3）。嘱患者抗阻力屈曲肩关节至 90°，然后恢复原位，重复进行。上述方法也可以在坐位下练习。治疗师站在肩部外侧，一手固定患者肩部，另一手放在肱骨的远端施加压力，患者用力前屈肩关节。

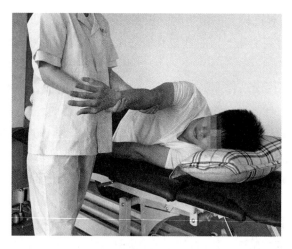

图 6-2　肌力 1~3 级时肩前屈肌群肌力训练

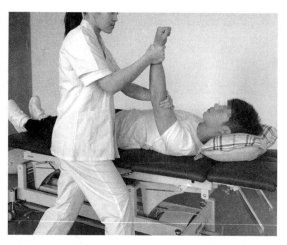

图 6-3　肌力 4~5 级时肩前屈肌群肌力训练

2. 增强肩外展肌群肌力

（1）肌力 1~3 级

训练方法：患者仰卧位，患侧上肢前臂中立位置于身旁。治疗师一手托住肘关节，另一手托住前臂（图 6-4）。嘱患者尽力做肩关节全范围内的外展动作，如果肩胛肌麻痹，治疗师应一手托住前臂，另一手辅助肩胛骨做协同运动。肌力 1 级时，治疗师予以减重，并协助外展肩关节；肌力 2~3 级时只帮助减重。

（2）肌力 4~5 级

训练方法：患者仰卧位，上肢置于体侧，前臂中立位。治疗师一手放在肱骨远端外侧向内施加阻力，另一手固定前臂远端（图 6-5）。坐位时，治疗师站于患者身后，一手放在肩部，固定肩胛骨，另一手放在肱骨远端外侧并向内侧施加阻力，患者抗阻力外展肩关节至 90°。

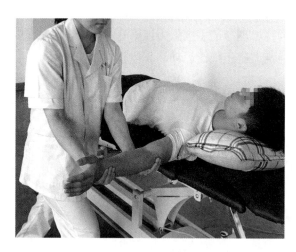

图 6-4　肌力 1~3 级时肩外展肌群肌力训练

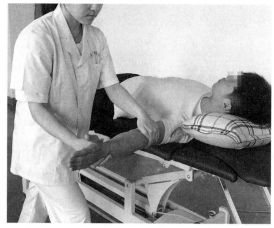

图 6-5　肌力 4~5 级时肩外展肌群肌力训练

3. 增强肩后伸肌群肌力

（1）肌力 1~3 级

训练方法：患者健侧卧位，治疗师一手托住患侧上肢肘部，另一手托住前臂（图 6-6）。嘱患者用力做全关节范围的肩后伸动作，然后还原，重复进行。肌力 1 级时，治疗师给予助力后伸肩关节；

肌力 2~3 级时，只辅助减重，不予后伸助力。

（2）肌力 4~5 级

训练方法：患者健侧卧位，治疗师一手托住前臂，另一手放在肱骨远端施加阻力，患者抗阻力全范围后伸肩关节（图 6-7）。该训练也可在俯卧位下进行，患者俯卧，治疗师一手固定肩胛骨，一手放在肱骨远端施加阻力。

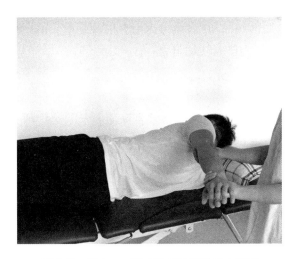

图 6-6　肌力 1-3 级时肩后伸肌群肌力训练

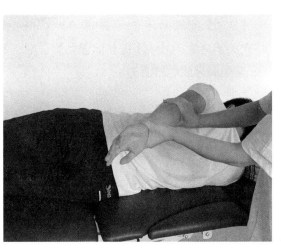

图 6-7　肌力 4-5 级时肩后伸肌群肌力训练

4. 增加肩内水平收肌群的肌力

（1）肌力 1~3 级

训练方法：患者坐位，健侧上肢自然下垂。治疗师一手托住患肢肘部，另一手托住前臂，使患者训练侧上肢外展 90°、前臂中立位（图 6-8）。嘱患者尽力做全关节范围内的肩内收动作，然后还原，重复进行。肌力 1 级时，治疗师提供助力帮助内收肩关节；肌力 2~3 级时，只辅助减重，不予内收助力。

（2）肌力 4~5 级

训练方法：患者坐位，上肢外展 90°，治疗师一手放在前臂远端，一手放在肱骨远端内侧提供阻力（图 6-9）。

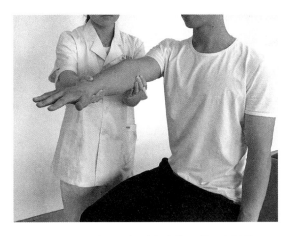

图 6-8　肌力 1~3 级时肩内收肌群肌力训练

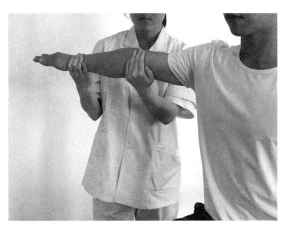

图 6-9　肌力 4~5 级时肩内收肌群肌力训练

5. 增加肩内旋肌群肌力

（1）肌力 1~3 级

训练方法：患者仰卧位，肩外展 90°，屈肘 90°，肘部放在床沿，前臂被动旋前位垂直向上。治疗师一手握住患者的肘关节，另一手握住患者的前臂使前臂旋前向上（图 6-10）。嘱患者努力做全关节范围内的肩内旋动作，然后还原，重复进行。

（2）肌力 4~5 级

训练方法：患者仰卧位，肩外展 90°，屈肘 90°，肘部屈曲 90°并临近床沿，前臂旋前。治疗师一手握住肘关节内侧，另一手握住前臂尺侧远端，并在患者内旋时施加阻力。

6. 增强肩外旋肌群肌力

（1）肌力 1~3 级

训练方法：患者仰卧位，肩外展 90°，肘部屈曲 90°置于床沿，前臂垂直床面向上。治疗师一手托住患者的肘关节内侧，另一手握住患者的前臂远端（图 6-11）。肌力 1 级时，治疗师给予助力于前臂远端辅助肩关节外旋；肌力 2~3 级时，辅助固定患侧上肢，不提供助力。

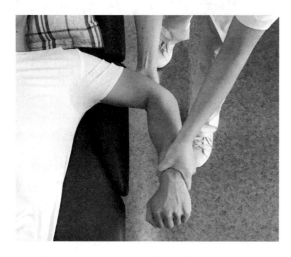 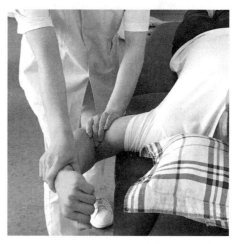

图 6-10　肌力 1~3 级时肩内旋肌群肌力训练　　　图 6-11　肌力 4~5 级时肩外旋肌群肌力训练

（2）肌力 4~5 级

训练方法：患者体位同上。治疗师一手握住肘关节内侧，保持稳定，一手握住前臂远端背侧，并在患者外旋时施加阻力。

（二）增强肘部及前臂肌群肌力技术

1. 增强屈肘肌群肌力

（1）肌力 1~3 级

训练方法：患者坐位，肩关节外展 30°，肘关节伸直位。治疗师一手托住患者的上臂远端，另一手握住患者的前臂远端（图 6-12）。嘱患者尽力做全关节范围内的肘屈曲动作，然后还原，重复进行。肌力 1 级时，治疗师给予助力于前臂远端帮助屈曲肘关节；肌力 2~3 级时，只帮助固定上肢，不予助力。

（2）肌力 4~5 级

训练方法：患者仰卧位，上肢置于体侧，稍屈肘，前臂旋后。治疗师一手固定肱骨远端，一手握住前臂远端并向足的方向施加阻力。可以在坐位练习，患者坐位，训练侧上肢放于桌上，前臂旋后。治疗师一手固定上臂远端，另一手握住前臂远端并向下施加阻力。

2. 增强伸肘肌群肌力

（1）肌力 1~3 级

训练方法：患者坐位，肩关节外展 90°，肘关节被动屈曲位。治疗师一手托住患者的上臂远端，另一手握住患者的前臂远端，使肘关节屈曲 90°，前臂水平位。嘱患者做全范围肘伸直动作，然后恢复原位，重复进行。肌力 1 级时，治疗师助力伸直肘关节；肌力 2~3 级时，只帮助固定上肢，不予助力。

（2）肌力 4~5 级

训练方法：患者仰卧位，上肢置于体侧，屈肘（图 6-13）。治疗师一手固定肱骨远端，一手握住前臂远端并施加阻力。

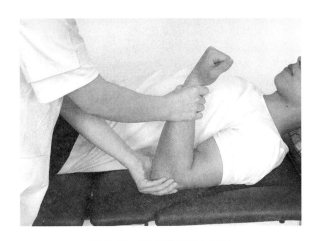

图 6-12　屈肘肌群肌力训练

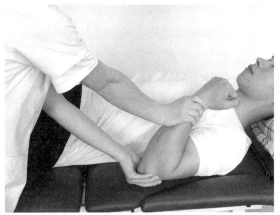

图 6-13　伸肘肌群肌力训练

3. 增强前臂旋前或旋后肌群肌力

（1）肌力 1~3 级

训练方法：患者坐位，上臂置于体侧，屈肘 90°，前臂旋后 / 旋前，手部放松。治疗师一手固定肘部，一手握住前臂远端（图 6-14）。嘱患者努力做全范围前臂旋前 / 旋后动作，然后还原，重复进行。

（2）肌力 4~5 级

训练方法：患者仰卧位，上肢稍外展，屈肘 90°，前臂中立位。治疗师双手分别固定肘和前臂，在前臂远端向背侧和掌侧施加阻力。

（三）增强腕及手部肌群肌力技术

1. 增加屈腕肌群肌力

（1）肌力 1~3 级

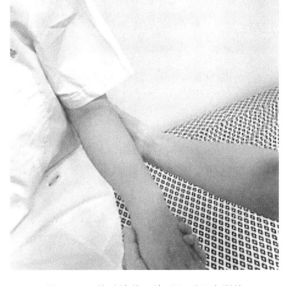

图 6-14　前臂旋前、旋后肌群肌力训练

训练方法：患者坐位，前臂中立位置于桌上，手指放松。治疗师一手固定腕关节，另一手握住手

掌。嘱患者努力做全范围屈曲腕关节动作，然后恢复原位，重复进行。肌力 1 级时，治疗师助力屈腕；肌力 2~3 级时，只帮助固定，不予助力。

（2）肌力 4~5 级

训练方法：患者坐在桌旁，前臂旋后置于桌上。治疗师一手固定前臂，一手握住手掌并向下施加阻力。

2. 增加伸腕肌群肌力

（1）肌力 1~3 级

训练方法：患者坐位，前臂中立位置于桌上，手放松。治疗师一手固定腕关节，另一手握住手掌（图 6-15）。嘱患者努力做全范围伸展腕关节动作，然后恢复原位，重复进行。肌力 1 级时，治疗师助力伸腕；肌力 2~3 级时只帮助固定，不予助力。

（2）肌力 4~5 级

训练方法：患者坐在桌旁，前臂旋前置于桌上。治疗师一手固定腕关节，一手握住手背并向桌面施加阻力。

3. 增加腕桡偏或尺偏肌群肌力

（1）肌力 1~3 级

训练方法：患者卧位或坐位，治疗师一手固定腕部，另一手握住手掌。嘱患者努力做全范围的桡偏或尺偏（图 6-16）。肌力 1 级时，治疗师助力腕关节桡偏或尺偏；肌力 2~3 级时，只帮助减重，不予助力。

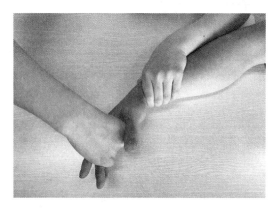

图 6-15 屈腕、伸腕肌群肌力训练

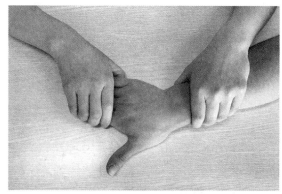

图 6-16 腕桡偏或尺偏肌群肌力训练

（2）肌力 4~5 级

训练方法：患者体位、治疗师姿势同上。当患者用力桡偏或尺偏时，治疗师施加反方向阻力。

4. 增强屈掌指关节肌群肌力

（1）肌力 1~3 级

训练方法：患者坐在桌旁，前臂立位放在桌上。治疗师一手握住掌骨，另一手握住近节指骨（图 6-17）。嘱患者努力全范围屈曲掌指关节。

（2）肌力 4~5 级

训练方法：患者体位同上。治疗师一手握住掌骨，另一手放在近节指骨掌面并向下施加阻力（图 6-18）。

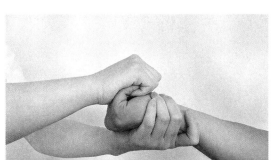

图 6-17　肌力 1~3 级时屈掌指肌群肌力训练

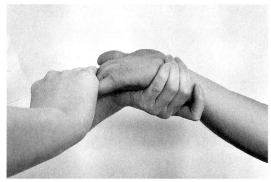

图 6-18　肌力 4~5 级时屈掌指肌群肌力训练

5. 增强对掌肌群肌力

（1）肌力 1~3 级

训练方法：患者坐在桌旁，前臂旋后放于桌上。治疗师一手握住腕关节，另一手握住患者的拇指或小指掌骨。嘱患者努力全范围对掌。

（2）肌力 4~5 级

训练方法：患者体位同上。治疗师双手分别握住拇指和小指掌侧并向外侧施加阻力。

6. 增强屈指肌群肌力

（1）肌力 1~3 级

训练方法：患者坐在桌旁，前臂中立位，腕呈中立位。治疗师一手握住指间关节近端，一手握住远节指骨。嘱患者做全范围屈曲指间关节。

（2）肌力 4~5 级

训练方法：患者体位同上。治疗师一手固定近节指骨，另一手握住指间关节的远端并向下施加阻力。

二、　下肢肌群肌力训练方法

（一）髋部肌群肌力增强技术

1. 增强屈髋肌群肌力

（1）肌力 1~3 级

训练方法：患者健侧卧位，患侧伸髋，屈膝 90°，治疗师一手托住足踝部，一手托住膝关节，嘱患者努力做全范围屈髋（图 6-19）。肌力 1 级时，治疗师助力屈曲髋关节；肌力 2~3 级时，只帮助托起下肢，不予助力。

（2）肌力 4~5 级

训练方法：患者侧卧位，下肢屈髋 90°，膝关节自然屈曲，治疗师一手托住足跟及踝关节，一手放在大腿远端，向足的方向施加阻力（图 6-20）。也可以在坐位下进行，治疗师一手放在髂前上棘处固定骨盆，另一手放在股骨远端并向下施加阻力。

2. 增强髋后伸肌群肌力

（1）肌力 1~3 级

训练方法：患者健侧卧位，患侧屈髋、屈膝 90°，治疗师一手托住足踝，一手托住膝关节，嘱患

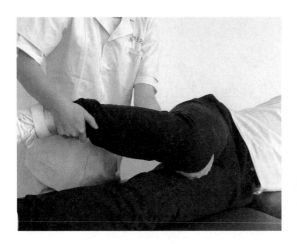

图 6-19　肌力 1~3 级时屈髋肌群肌力训练

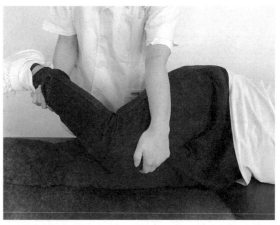

图 6-20　肌力 4~5 级时屈髋肌群肌力训练

者努力做全范围伸髋（图 6-21）。肌力 1 级时，治疗师助力后伸髋关节；肌力 2~3 级时，只帮助托起下肢，不予助力。

（2）肌力 4~5 级

训练方法：患者俯卧位，下肢伸直。治疗师一手及前臂放在臀部，固定骨盆，一手放在膝关节上部并向下施加阻力。

3. 增强髋外展肌群肌力

（1）肌力 1~3 级

训练方法：患者仰卧位，下肢伸直，中立

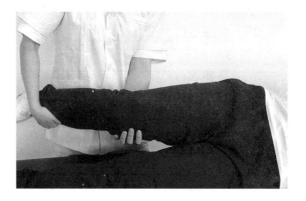

图 6-21　髋后伸肌群肌力训练

位。治疗师一手托在腘窝，一手托在脚踝处（图 6-22）。嘱患者努力做髋外展。肌力 1 级时，治疗师助力外展髋关节；肌力 2~3 级时，只帮助托起下肢，不予助力。

（2）肌力 4~5 级

训练方法：患者体位同上。治疗师一手放在髂前上棘处固定骨盆，一手放在膝关节外侧并向内侧施加阻力（图 6-23）。也可以在侧卧位进行，训练侧下肢在上，治疗师一手在髂骨上缘固定骨盆，一手放在膝关节外侧并向下施加阻力。

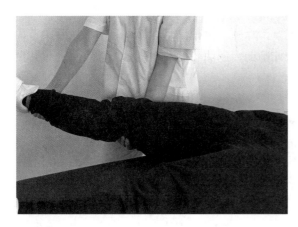

图 6-22　肌力 1~3 级时髋外展肌群肌力训练

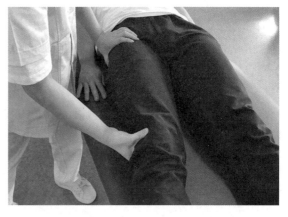

图 6-23　肌力 4~5 级时髋外展肌群肌力训练

4. 增加髋内收肌群肌力

（1）肌力 1~3 级

训练方法：患者仰卧位，正常侧下肢髋关节外展 25°，训练侧下肢外展约 30°。治疗师一手托在腘窝处，一手托在足跟（图 6-24）。嘱患者努力髋内收，肌力 1 级时治疗师给予助力内收髋关节，肌力 2~3 级时只帮助托起下肢，不予助力。

（2）肌力 4~5 级

训练方法：患者体位同上。治疗师一手放在髂前上棘固定骨盆，一手置于膝关节内侧并向外施加阻力。也可以在患侧卧位进行，健侧下肢在下，治疗师一手托起健侧下肢，另一手于患侧膝关节内侧并向下施加阻力，患者抗阻力内收髋关节。

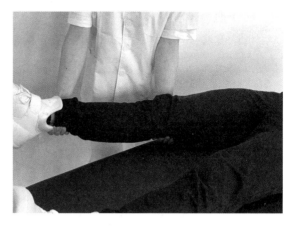

图 6-24　髋内收肌群肌力训练

5. 增强髋内旋或外旋肌群肌力

（1）肌力 1~3 级

训练方法：患者仰卧位，患侧屈髋、屈膝 90°，髋关节外旋 / 内旋位。外旋时，治疗师一手放在膝关节内侧，一手握住脚踝。内旋时，一手放在膝关节外侧，一手握住脚踝（图 6-25）。患者努力内旋或外旋髋关节。肌力 1 级时，治疗师给予助力帮助内旋或外旋；肌力 2~3 级时只帮助托起下肢，不予助力。

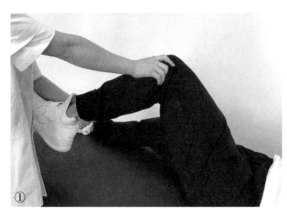 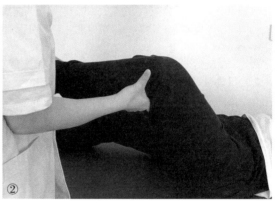

图 6-25　髋内旋、外旋肌群肌力训练①②

（2）肌力 4~5 级

训练方法：患者仰卧位，患侧屈髋、屈膝 90°，治疗师立于患侧，增强髋内旋肌群肌力时，一手握住踝部，一手放在膝关节内侧并向外施加阻力；当增强髋外旋肌群肌力时，一手握住踝部，一手放在膝关节外侧并向内施加阻力。

（二）膝部肌群肌力增强技术

1. 增强屈膝肌群肌力

（1）肌力 1~3 级

训练方法：患者健侧卧位，双下肢伸直。治疗师一手固定患侧膝关节，另一手托住患侧小腿远端。患者努力做屈膝动作（图6-26）。肌力1级时，治疗师助力屈膝；肌力2~3级时，只帮助托起小腿，不予助力。

（2）肌力4~5级

训练方法：患者俯卧位，下肢伸直，治疗师一手放在臀部固定骨盆，一手放在小腿远端并施加阻力。

2. 增强伸膝肌群肌力

（1）肌力1~3级

训练方法：健侧卧位，患侧下肢伸髋、屈膝90°。治疗师一手托住膝关节，另一手托住小腿远端（图6-27）。患者努力做伸膝动作。肌力1级时，治疗师助力伸膝；肌力2~3级时只辅助托起小腿，不予助力。

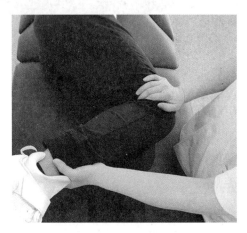

图6-26　肌力1-3级时屈膝肌群肌力训练

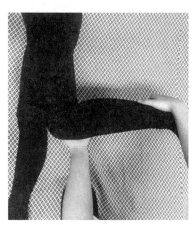

图6-27　屈膝肌群肌力训练

（2）肌力4~5级

训练方法：患者床边坐位，双下肢自然下垂，膝关节下方放一毛巾卷。治疗师一手固定膝关节，一手握住小腿远端并向后施加阻力。

（三）踝部肌群肌力增强技术

1. 增强踝背屈肌群肌力

（1）肌力1~3级

训练方法：患者健侧卧位，患侧下肢伸直。治疗师一手固定小腿远端，另一手握住足背（图6-28）。患者努力做踝背屈动作，肌力1级时，治疗师助力背屈踝关节；肌力2~3级时，只固定小腿远端，不予助力。

（2）肌力4~5级

训练方法：患者仰卧位，膝下垫枕微屈，踝中立位。治疗师一手固定小腿远端，一手握住足背，并向足底方向施加阻力（图6-29）。

2. 增强踝跖屈肌群肌力

（1）肌力1~3级

训练方法：患者侧卧位，踝关节中立位。治疗师一手固定小腿远端，另一手握住足背。患者努力做全范围的跖屈踝动作。肌力1级时，治疗师助力跖屈踝关节；肌力2~3级时只固定小腿远端，不予

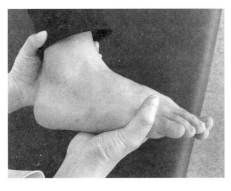 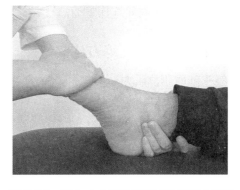

图 6-28　肌力 1~3 级时踝背屈肌群肌力训练　图 6-29　肌力 4~5 级时踝背屈肌群肌力训练

助力。

（2）肌力 4~5 级

训练方法：患者仰卧位或坐位，膝下垫枕微屈，踝中立位。治疗师一手固定小腿远端，一手握住脚掌施加阻力，患者抗阻力全范围跖屈踝关节。踝跖屈肌群训练也可站立位练习，患者单足站立，足跟抬起，踝关节跖屈并保持。

3. 增强足内翻或外翻肌群肌力

（1）肌力 1~3 级

训练方法：患者仰卧位，踝关节中立位（内翻）或轻度跖屈（外翻）。治疗师一手固定小腿远端，一手握住足底（图 6-30）。患者努力做全范围的足内翻或外翻动作。肌力 1 级时，治疗师助力足内翻或外翻；肌力 2~3 级时，只固定小腿远端，不予助力。

（2）肌力 4~5 级

训练方法：患者床边坐位，小腿自然下垂，治疗师一手握住小腿远端，另一手握住足的内侧缘，当足内翻时施加阻力；当增加足外翻肌群肌力时，另一手握住足的外侧缘施加阻力。

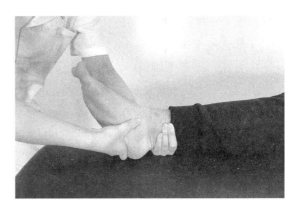

图 6-30　足内翻或外翻肌群肌力训练

三、躯干肌群肌力训练方法

（一）颈部肌群肌力训练方法

增强颈前屈肌群肌力

（1）肌力 1~3 级

训练方法：患者侧卧位，头下垫枕使头颈部保持水平，肩部放松。治疗师一手托住患者头部，一手固定患者肩部。患者努力做全范围的颈前屈动作。肌力 1 级时，治疗师助力颈前屈动作；肌力 2~3 级时，只固定肩部、托起头部，不予助力。

（2）肌力 4~5 级

训练方法：患者仰卧位，头下垫枕使头颈部保持水平，肩部放松。治疗师一手固定患者肩部，一手置于患者头前额部，颈前屈施加阻力。

（二）躯干肌群肌力训练方法

1. 增强躯干前屈肌群肌力

（1）肌力 1~3 级

训练方法：患者仰卧位，双上肢置于体侧，下肢被固定，治疗师一手托住患者头部，一手固定患者骨盆。患者努力做头、肩抬离床面动作。肌力 1~2 级时，治疗师助力做头、肩抬离床面动作； 肌力 3 级时，只帮助固定骨盆，不予助力。

器械训练：患者仰卧位，动作与训练方法相同，可以利用弹力带悬吊头部或上背部进行助力训练。

（2）肌力 4~5 级

训练方法：患者仰卧位，肩部放松，治疗师双手固定患者双侧大腿，患者努力做双手向前平举能坐起和双手抱头能坐起训练。

2. 增强躯干后伸肌群肌力

（1）肌力 1~3 级

训练方法：患者俯卧位，双上肢置于体侧，下肢被固定，治疗师一手按在患者臀部，一手托住患者的上胸部。患者努力做头、胸抬离床面动作。肌力 1~2 级时，治疗师给予助力帮助做头、胸抬离床面动作；肌力 3 级时，只帮助压住臀部，不予助力。

（2）肌力 4~5 级

训练方法：患者俯卧位，双上肢置于体侧，下肢固定，胸部以上在床沿外。治疗师一手压在臀部，一手放在患者的上背部施加不同大小的阻力。

3. 增强躯干旋转肌群肌力

（1）肌力 1~3 级

训练方法：患者坐位，治疗师双手扶在患者的双肩，患者努力将上身向左右两侧旋转。肌力 1~2 级时，治疗师给予助力辅助左右旋转；肌力 3 级时，只提供保护防止失平衡，不予左右旋转的助力。

（2）肌力 4~5 级

训练方法：患者仰卧位，双上肢置于体侧，下肢固定。治疗师双手固定患者的下肢，患者双手抱头，努力向一侧转体坐起。

（窦　娜）

第四节　核心稳定性训练

核心稳定性训练是近年来在康复治疗领域研究和临床应用的热点，与传统的力量训练不同，核心稳定性训练主要应用于运动技能的提升和运动障碍的康复。核心稳定性训练能够提高人体在非稳定状态下的平衡能力，激活深层小肌群，增强控制力和协调性，从而改善运动能力，预防和减少运动损伤。

一、概述

核心稳定性是一种以稳定人体核心部位、控制重心运动、传递上下肢力量为主要目的的力量能力。核心力量不仅是人体核心稳定性形成的主要能力，而且在运动中还能够主动发力，是人体运动的一个重要"发力源"。因此核心稳定性是人体核心力量训练的结果；而核心力量是一种与上肢、下肢力量并列的以人体解剖部位为分类标准的力量能力。

核心稳定性的概念最早源于"核心力量"的研究。20 世纪 60 年代，德国、美国、挪威等国学者整合"脊柱稳定性"、"动态腰椎稳定"等概念提出"核心稳定性"的概念，是指人体在运动中通过控制骨盆和躯干部位肌肉的稳定从而使力量的产生、传递和控制达到最佳化。1972 年 Rood 根据肌肉功能不同将核心肌肉分为稳定肌和运动肌。Punjabi 在 1985 年首次提出了脊柱稳定性（spinal stability）的概念，他认为脊柱稳定性涉及 3 方面的问题或系统：被动脊椎骨、主动脊柱肌肉和神经控制单元。1989 年美国旧金山脊椎研究所（SFSI）在其设计的"动态腰椎稳定计划指南"中提出了中位脊柱（neatral spine）的问题。也有人认为它是核心稳定性的最早来源。1992 年 Punjabi 又提出核心稳定性的概念和"三个子系统模型"理论，认为人体的核心稳定是一种"稳定人体系统，以使椎间的中部区域保持在生理极限范围内的能力"，并认为脊柱的稳定系统由被动稳定系统、主动稳定系统和神经控制系统 3 个部分组成。而 Kibler 将"核心稳定性"定义为"运动过程中控制骨盆和躯干部位肌肉的稳定状态，使力量的产生、传递和控制达到最佳化的一种能力"，目前关于核心肌肉的位置和数量问题还没有定论。

在这个意义上，核心稳定性是指在运动中人体核心部位的稳定程度。身体核心部位在运动过程中主要有三大功能：产生力量、传递力量和控制力量。在运动过程中，人体通过核心部位的"稳定"为四肢肌肉力量发出、传递提供有力支点和良好条件，为重心的稳定和移动提供稳定支持。核心稳定性的优劣取决于核心部位的肌肉、韧带和结缔组织的力量以及它们之间的协作，即核心力量。

二、核心稳定性的理论体系

核心稳定性的理论基础建立在儿童早期运动发育的规律上，这是由基因决定的并且遵循着人体发育的顺序。运动发育学强调，运动模式的存在是与生俱来的，如婴儿不需要别人教就知道如何去抬头、吸吮、翻滚、爬行。所有的这些运动模式或者肌肉的协同效应都自发建立在发育阶段，并贯穿一生。核心稳定性的重要观点主要有以下几个方面。

（一）核心肌群

大多数研究对于核心的界定都是围绕人体的重心，即腰椎、骨盆和髋关节周围。同时大多数学者倾向于 Punjabi 提出脊柱功能稳定的模型，认为脊柱稳定系统由 3 个子系统组成：

1. **被动稳定系统** 由椎体、椎间关节、关节囊、韧带及其固有张力和椎间盘构成，它们在运动中起着支撑脊柱和感应应力的作用，并将应力的变化及时反馈至中枢控制系统，为自然姿势提供了少部分稳定支撑。

此外胸腰筋膜（Thoracolumbar fascia）位于躯干的背部，具有良好韧性，连接腰椎、肋骨和髂骨，包覆深层上、下背部的深层肌群，把连接到肩膀的肌肉、背阔肌、前锯肌等肌肉与深层肌群分开。依据位置，将其划分为前、中、后三层，其中后部胸腰筋膜在维持腰椎和腹部肌群的稳定中扮演重要角色，借助腹肌的力量维持脊柱直立，且大部分腹横肌依靠着中后胸腰筋膜。

2. **主动稳定系统** 核心肌群，是指位于腹部前后环绕着躯干，负责维持脊柱稳定的重要肌群，包含所有参与躯干稳定的肌群及肌腱，如腹横肌、盆底肌群以及下背肌这一区域。无论脊柱是静止还是运动，他们都在神经系统的协调下共同维持着脊柱稳定。关于核心肌群的数目和位置，目前尚无定论。国内有学者提出，核心肌群由33对肌肉加1块膈肌构成，包括盆带肌（8对）、大腿肌（11对）、背肌（9对）、腹肌（5对）和1块膈肌。根据肌肉的功能不同，Bergmark将"核心"部位比喻为一个"圆柱"，认为核心部位的顶部为膈肌，底部为盆底肌和髋关节肌，并按功能不同将核心肌群划分为局部稳定肌和整体原动肌（图6-31）。

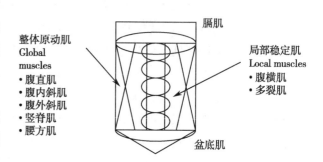

图6-31 核心稳定模型图（Jeffery，2007）

局部稳定肌主要是深层肌肉，其特点是小、短、薄，它们直接连接到脊柱上，以个别或整体收缩的方式维持脊柱稳定，并使腰椎维持在中立位，最主要有腰部多裂肌、腹横肌、膈肌盆底肌、腰大肌后束、髂肋肌、最长肌和腰方肌的内侧束，这些局部稳定肌在维持核心稳定性上起着重要作用。

整体原动肌主要是浅层肌肉，这些肌肉比较大、长，收缩时产生躯干动作，如前屈、后伸、旋转等，主要作用是控制脊柱的运动方向，产生较大的动作力矩，对抗施加在躯干上的外来负荷。主要包括腹内斜肌、腹外斜肌、腹直肌、竖脊肌、腰方肌和臀部肌群等（表6-2）。

表6-2 局部稳定肌与整体原动肌的比较

	局部稳定肌	整体原动肌
位置	深层	浅层
形状	羽状	梭状
肌纤维构成	以慢肌纤维为主	以快肌纤维为主
主要工作类型	静力性(等长收缩)	动力性(等张收缩)
主要功能	主要参与稳定和耐力活动	主要参与快速运动
是否有方向性	否	是
激活阻力	低阻力下激活,优先动员	高阻力下激活,动员慢于稳定肌

3. **神经控制系统** 主要是位于肌肉、肌腱和韧带中的张力传感器，把外来刺激传递至中枢并作出反应，通过主动稳定系统来实现脊柱稳定。

三个子系统相辅相成，为脊柱完成准确、复杂的运动提供稳定支持，尤其是主动稳定系统起到了重要作用。研究证实，若去除肌肉，只保留韧带的腰椎仅能承受88N的压力，且十分不稳，而具有肌肉保护的正常腰椎能承受2600N的压力，说明肌肉收缩产生的力及肌肉的张力起到了稳定腰椎的作用。对于核心稳定性的调节不能单纯从骨骼肌肉系统和神经系统的角度去考虑，而忽视整体的脊柱稳定系统和腹内压对脊柱稳定性的调节以及产生的显著影响。

（二）腹内压（intra-abdominal pressure）

脊柱的稳定性依靠于动态肌肉的相互协调以及拮抗肌的精确控制来限制肌肉的过度运动。其中一个影响脊柱稳定性和刚度的重要参数就是腹内压。腹内压是由膈肌、盆底肌和腹横肌调节的。Frank的证据显示，在吸气阶段，考虑到腹壁和盆底肌会平衡各自的张力，膈肌下降提高腹内压，在这个运动时胸部和腹部区域会向前后方向，侧方降低胸廓的扩张和最低优化胸廓的运动。在呼气阶段时，胸廓则会返回静止时的状态。在呼吸过程中这些内在脊柱稳定性的肌肉提供与腹内压匹配的张力，同时也提高脊柱的稳定性。过去人们普遍认为腹内压的升高会增加脊柱的稳定性，然而腹内压降低脊柱负荷的原理却存在争议。

（三）脊柱稳定性系统（integrated spinal stabilizing system，ISSS）

Panjabi 认为脊柱稳定系统是由三个相互影响的系统组成，分别是中枢神经系统、肌肉和骨骼系统。其中 Kolar 提出 ISSS 包括深部的颈屈肌、颈椎和上胸椎的伸肌、骨盆、腹肌以及下胸椎和腰椎的伸肌，同时这些肌肉的相互协调共同构成 ISSS。这些内在脊柱稳定性的肌肉提供与腹内压匹配的张力，从而提高脊柱的稳定性。躯干肌在活动中扮演重要角色，躯干肌的改变和激活会影响四肢肌肉运动的启动与协调。核心稳定性训练强调在静力性或持续的姿势中精确及时地调控肌肉，肌肉间的相互协调对有效的运动十分重要。膈肌通过对腹内压的调节，从而影响脊柱的稳定性。在早期的姿势发育中，膈肌的原始功能仅是作为呼吸肌；随着中枢神经系统的成熟和发展，在 4 个月左右，脊柱矢状面上的稳定性得到发育，骨盆、胸廓完全是后期建立的发生在水平面上的运动，包括滚、翻身、爬行，最终过渡到直立的姿势。当 6 个月时，腹式呼吸和胸式呼吸相互协调，膈肌就具有了呼吸和维持姿势的双重功能。膈肌的双重功能对于脊柱的稳定性以及运动员在表演各种复杂的复合运动中十分重要。已有研究显示，膈肌的启动对上举重物时四肢肌肉姿势的稳定性有很大作用。Kolar 则提出腹内压的调节和脊柱稳定系统都会被膈肌力量不足所破坏，常常导致脊柱的压缩负荷增大，这是由脊柱表面伸肌运动代偿导致。另外，由于上胸廓和下胸廓肌肉的失衡导致胸廓常常处于不规则的姿势，从而也破坏了腹内压调节和脊柱稳定系统。

脊柱稳定系统为肌肉所产生的运动提供了一个支点。如腰大肌的功能是主要的屈髋肌，在脊柱稳定系统保持稳定时产生很小的机械作用。然而，在脊柱稳定系统失衡时，腰大肌的拉力会导致腰段运动时的前剪切负荷增大。这时，神经肌肉不是静止的，而本能上有代偿机制，即提供一个功能上的集中连接点，这个点被 Kolar 称之为联合向心性。联合向心性允许关节面上肌肉能承受最佳负荷，再通过运动链把最小机械效应的压力传递到韧带，软骨和关节面上。脊柱稳定系统的不足会影响与它相关的肌肉，可能会导致过大的拉力或者由于代偿性动作使肌肉过度运动。

另外，前庭器官对核心稳定性起着重要作用，在运动时人体的前庭系统在反复受到同样的加速度刺激之后，反应性逐渐减弱，称为前庭习服（vestibular rehabilitation），从而身体的稳定性得到提高。与此同时，呼吸的调节作用和正确的对位对线的姿势为核心稳定性训练打下基础，有利于保持核心稳定。

三、核心稳定性训练的原理

在维持脊柱稳定的过程中，局部稳定肌通过离心收缩控制椎体活动，控制脊柱的弯曲度和维持脊柱的机械稳定性，具有静态保持能力，以提升局部稳定性为目的的训练主要以激发深层肌肉的本体感受性反射活动为主。整体原动肌收缩通常可以产生较大的力量，通过向心收缩控制椎体运动，是脊柱运动的动力来源，并且对抗脊柱的外来负荷，他们从不同的角度参与脊柱的运动和稳定性调节。

因此，核心稳定性训练应是同时兼顾深层的局部稳定肌和表层的整体原动肌的力量训练。作为稳定肌之一的多裂肌，其首要功能是本体感受和运动感觉，不稳定支撑的状态下的力量训练成为激活、募集核心稳定肌的有效方式，所以核心稳定肌训练成为核心力量训练的重要因素。但是传统的力量训练对表层的整体原动肌关注较多，而忽略了深层稳定肌群。

核心稳定性训练的目的就是建立强大的核心肌群，在运动过程中核心肌群可以像束腰一样稳定脊柱并保证力量的有效传导。一个动作的完成通常是一个动力链的过程，这个动态链中包括很多的环节，躯干就是一个重要环节。当肢体发力时，躯干核心肌群积蓄的能量从身体中心向运动的每一个环节传导。强有力的核心肌群对运动中的身体姿势、运动技能和专项技术起着稳定和支持作用。任何功能性活动都不是依靠单一肌群就能完成，必须依靠多肌群协调合作。核心肌群在运动中的力量、速度等方面，起到了将力量传导到肢体上的重要作用。在此过程中稳定重心，传导力量，同时也是整理发力的重要环节，对上下肢体的协调互动和用力起着重要的枢纽作用。

核心稳定性水平与动作控制能力密切相关（图6-32）。动作控制是指与人执行技能性动作有关的一系列生理学、神经学和行为学机制，主要决定动作的速度、幅度、力量以及运动轨迹。核心稳定性训练可以充分调动神经肌肉控制系统，通过针对性训练，提高核心肌群力量，改善神经肌肉控制效率，从而促进功能性动作的建立和恢复。

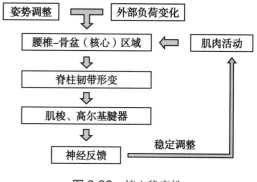

图6-32 核心稳定性

核心稳定性的临床应用

（一）体育训练

核心稳定性最早应用于体育训练中，其主要目的是提高运动员的竞技水平，预防损伤。核心稳定性训练主要是采用不稳定训练，一方面不稳定训练可以加强对中枢系统的重复刺激，进而提高中枢神经系统动员肌纤维参与收缩的能力（即中枢激活提高），提高对肌肉的控制能力；另一方面也不断加强本体感受器的刺激，提高机体对支撑面积的感受，提高核心稳定性，预防损伤。

（二）脑卒中康复治疗

脑卒中是由于急性脑血管破裂或闭塞，导致局部或全脑神经功能障碍。脑卒中患者偏瘫侧躯干的肌肉存在运动控制障碍，使得患者在平衡功能方面难以较好地将偏瘫侧稳定在功能动作的变化中。常规的躯干肌强化训练可以增强偏瘫患者的平衡功能和步行功能，而核心稳定性训练主要是将腰-骨盆-髋关节作为一个整体进行力量的强化，比传统的躯干肌强化训练更能从动作的整体性上提高患者的运动能力。

（三）脑瘫康复治疗

核心稳定性是基于人体运动发育学理论，人体是按照由近到远的发育顺序，所以躯干和脊柱的稳定对于四肢随意运动的发展具有重大意义。在发育过程中中枢神经系统成熟与骨骼、肌肉和软组织的结构或解剖学上存在很强的同步性，其中大脑的成熟影响着运动的发育，同时运动类型的发展也影响着大脑结构。这种关系在中枢神经系统损伤时十分常见，会对发育的同步性和肌肉的协同性造成不可逆的损害。失去协调的肌肉、软组织和关节的发育也会改变关节的位置和形态，最终导致整个姿势的改变。大多数脑瘫患儿存在着姿势异常，这是由于脑瘫患儿中枢系统损害，导致神经系统，骨骼肌肉系统和软组织之间的不协调，破坏脊柱稳定系统。另外也由于大多数脑瘫患儿存在着呼吸肌张力异常，从而严重影响腹内压，最终破坏核心稳定性，导致姿势的异常。有研究将核心稳定性训练应用于痉挛型脑瘫患儿，证实以训练躯干深层肌肉运动控制为基础的核心稳定性训练，有利于改善痉挛型脑瘫患儿的粗大运动功能及步行能力。

（四）下腰背痛的康复

相关研究证实，在下腰背痛的患者中多存在腹肌的异常激活模式。有慢性下腰背痛和骶髂关节疼痛的患者多因缺乏核心肌肉的募集，显示出核心稳定性不足。同时，慢性下腰背痛的患者由于缺乏核心稳定性肌肉的募集会易疲劳、肌肉横截面减小和一些脊柱旁肌的脂肪浸润。另外当轴向抵抗作用于四肢时，膈肌不规则姿势的激活也可能是导致慢性腰背痛的潜在原因，这是因为在脊柱的腹内侧区有过大的拉力。因此对于不同肌肉骨骼条件下损伤的预防和脊柱疾病的治疗，核心稳定性的训练具有强大的理论基础。核心稳定性训练通过训练核心肌群，改善脊柱稳定系统，防止肌肉异常的启动模式和运动过程中导致的其他肌肉的代偿和过度活动。通过核心稳定性训练，可以提高核心肌群的稳定性从而抑制下腰背痛患者的疼痛。但是也有一些研究显示出与之相反的结果。未来需要更进一步地去论证核心稳定性训练方法和程序，论证其在下腰背痛预防和治疗中的优势和疗效。

五、 核心稳定性训练的操作方法

（一）桥式运动

桥式运动是核心稳定性训练最基础的训练方法，姿势像"桥"，常见的方式有背桥、腹桥和侧桥运动，可以激活核心区的稳定肌群，维持脊柱稳定性。

1. 背桥

作用：增加躯干运动，减轻背部压力和褥疮风险，为之后的坐、站打下基础。也可以用此姿势放置便盆和更换衣服。募集腹横肌、臀大肌。

参与肌肉：腹横肌、臀大肌、腘绳肌、竖脊肌。

动作要点：仰卧位，膝关节屈曲90°，双足平踏床面，收紧臀大肌，向上抬起臀部，收腹并将肚脐拉向脊柱。上肢伸直、放松。练习时，注意动作与呼吸的配合，抬起时呼气，下放时吸气（图6-33）。如果患者不能主动完成，治疗师可以一手放在患者的患侧膝关节，在向下按压膝部的同时向足前方牵拉大腿；另一只手叩击臀大肌，辅助臀部抬起。

增加难度：伸直一侧膝关节，大腿不动，增加对支撑侧的训练难度，即单桥（图6-34）。也可在双脚或双肩下放置平衡气囊，增加不稳定性。

降低难度：治疗师在抬髋过程中，给予帮助，辅助臀部和下肢的稳定。

2. 腹桥

作用：增加核心部位在矢状面的稳定性。

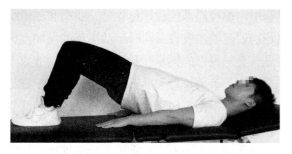 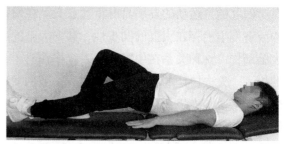

图6-33　背桥　　　　　　　　　　　　　　图6-34　单桥

参与肌肉：腹横肌、腹直肌、腹内斜肌、腹外斜肌、臀大肌等。

动作要点：双肘分开与肩同宽，屈肘90°，前臂支撑，脚尖撑地，收腹、全身挺直。坚持到无法维持时停止，然后放松俯卧地面，重复动作。在练习时，头、肩、髋要成一直线，臀部不上抬，背部不弓起（图6-35）。

增加难度：将一侧手臂或足部抬起，躯干姿势保持不变；或是在前臂或足部使用平衡气囊。

降低难度：将双足支撑改为双膝支撑，治疗师在髋部给予辅助，帮助患者腰部和骨盆的稳定。

3. 侧桥

作用：增加核心部位在冠状面的稳定性。

参与肌肉：髋外展肌群、腹部侧面肌群等。

动作要点：以左侧桥为例。左侧卧于地板上，肩外展，前臂着地。右脚放在左脚上方，臀、腰部用力，维持身体上撑，身体与地面构成三角形。身体维持平直、中立，收腹，右肩不能摆动（图6-36）。尽可能长时间维持，注意与呼吸配合，不能憋气。

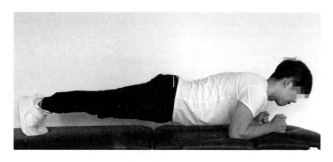 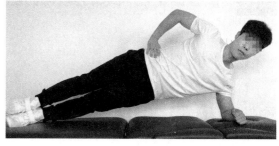

图6-35　腹桥　　　　　　　　　　　　　　图6-36　侧桥

增加难度：将上方手或足抬起，或在前臂或足部放置平衡气囊，增加不稳定性。

降低难度：将双脚支撑改为双膝支撑。治疗师可在髋部上抬过程中给予辅助。

（二）其他徒手训练的动作

1. 腹横肌训练

作用：募集腹横肌。

参与肌肉：腹横肌。

训练方法：

方法1：仰卧位，屈髋屈膝，双脚撑地，正常呼吸，将肚脐拉向脊柱，保持3~5秒，然后还原，重复动作（图6-37）。

方法 2：手膝位四点支撑，下颌微收，躯干和骨盆中立位。正常呼吸，将肚脐拉向脊柱，保持 3~5 秒，然后还原，重复动作。可将一侧手臂或下肢抬起以增加难度。

2. 背肌训练

作用：募集臀大肌、脊柱深层稳定肌。

参与肌肉：臀大肌、脊柱深层肌肉、竖脊肌、腹横肌。

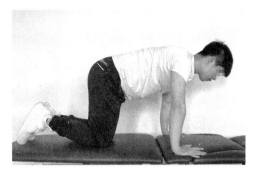

图 6-37 腹横肌训练

训练方法：俯卧位，收紧臀部和后背肌群，将胸部和双腿抬离地面。保持正常呼吸，抬起时将肚脐拉向脊柱（图 6-38），保持 3~5 秒，然后还原，重复动作。

3. 旋转肌训练

作用：提高核心部位斜向旋转的稳定性。

主要参与肌肉：腹横肌、腹外斜肌。

训练方法：卧位，屈髋屈膝，双脚撑地，双手相握，弯曲脊柱使一侧肩部抬起，手伸向对侧下肢，同时将肚脐拉向脊柱（图 6-39），保持 3~5 秒，然后还原，重复对侧动作。

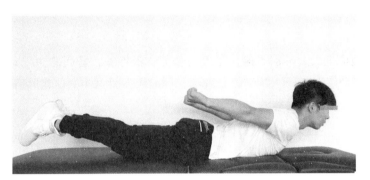

图 6-38 背肌训练

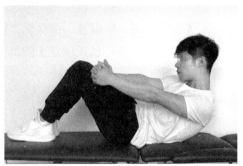

图 6-39 旋转肌训练

（三）巴氏球核心稳定性训练

1. 俯卧伸展训练

作用：提高核心部位矢状面及水平面内稳定性。

主要参与肌肉：臀大肌，脊柱深层肌群。

训练方法：俯卧于巴氏球上，臀部收紧，腹部收紧，背部收紧。努力长时间地保持该动作，并自然正常呼吸（图 6-40）。

2. 俯卧臂支撑训练

作用：强化核心部位冠状面内稳定性。

主要参与肌肉：腹斜肌、髋外展肌等。

训练方法：俯卧位，肘屈曲 90° 支撑于球上，使肩、髋、膝呈一条直线，臀部收紧，腹部收紧，骨盆中立位，身体正直，尽可能长时间保持这个动作，自然呼吸（图 6-41）。

3. 俯卧位蹬球训练

作用：强化核心部位在矢状面内稳定性和力量，提高膝、踝关节稳定。

主要参与肌肉：背肌、臀大肌、腘绳肌等。

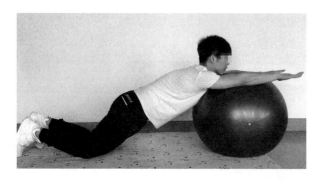

图6-40　俯卧伸展训练

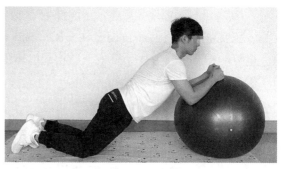

图6-41　俯卧臂支撑训练

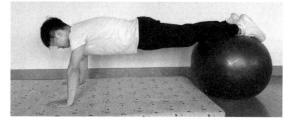

图6-42　俯卧位蹬球训练

训练方法：俯卧位，双臂伸直支撑，双脚并拢放于巴士球上。腹部收紧，臀部收紧，将肚脐拉向脊柱，抬起臀部离开地面，使肩、髋、膝呈一条直线，保持3~5秒，自然呼吸，然后还原，重复动作（图6-42）。

4. 巴氏球腹部卷曲训练

作用：募集腹部肌群。

主要参与肌肉：腹横肌、腹直肌、臀大肌。

训练方法：患者将巴氏球置于腰部生理弯曲处，双脚着地，呈架桥姿势，髋伸展，膝屈曲90°，双脚分开与肩同宽，肩、髋和膝呈一直线，训练时躯干上抬，收紧腹部，同时保持骨盆中立，将肚脐拉向脊柱（图6-43）。

5. 架桥球上腹部斜向弯曲训练

作用：募集腹部肌群。

主要参与肌肉：腹横肌，腹直肌，同侧的腹内斜肌和对侧的腹外斜肌。

训练方法：患者将巴氏球置于腰部生理弯曲处，呈架桥姿势，髋伸展，膝屈曲90°，双手交叉置于脑后，训练时单肩向上抬起躯干，收紧腹部，同时保持背部与巴氏球接触，保持3~5秒，并缓慢还原（图6-44）。

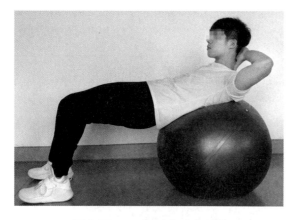

图6-43　巴氏球腹部卷曲训练

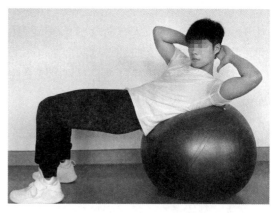

图6-44　架桥球上腹部斜向弯曲训练

（窦　娜）

第七章
牵引技术

第一节 概 述

一、定义与分类

（一）定义

牵引（traction）技术是指运用作用力与反作用力的力学原理，通过外力（手法、器械或电动装置）作用于人体脊柱或四肢关节，使关节面发生一定的分离、关节周围软组织得到适当的牵伸，从而达到治疗目的的一种方法。

作用于脊柱（颈椎或腰椎）的力为人体轴向牵引力，而四肢关节一般为切线牵引力。牵引治疗的效果与牵引角度、重量、时间即力学基本三要素密切相关。牵引与牵伸（stretching）的区别在于牵引的主要目的是牵拉关节，而牵伸的目的是牵拉肌肉、韧带等软组织（参阅肌肉牵伸技术章节）。

（二）分类

1. 根据治疗部位分为脊柱牵引（颈椎牵引、胸椎牵引、腰椎牵引）、四肢关节牵引（包括皮牵引、骨牵引）。
2. 根据牵引力来源分为滑车 - 重锤牵引、电动牵引、自重牵引、徒手牵引。
3. 根据牵引力作用的连续性分为持续牵引、连续牵引和间歇牵引。
4. 根据治疗体位分为坐位牵引（颈前屈、中立、后伸）、卧位牵引（仰卧位、俯卧位）。

二、牵引的生理学效应及其影响因素

脊柱牵引的生理效应及其影响因素：

1. **脊柱机械性拉长** 很多实验研究证实，牵引可以机械性地拉长脊柱。Bridger 的临床研究表明，按照正确的操作常规沿脊柱轴向施加牵引作用力，可使脊柱机械性拉长 8mm 左右，提示牵引治疗可应用于脊柱压缩、侧屈等体位性疾患。

影响拉长脊柱的因素：患者的体位、牵引的角度、牵引的重量、摩擦力的大小及牵引装置。

2. **周围小关节的松动** 牵引力作用于脊柱可以引起椎体周围小关节作用力的变化，小关节面之间分离或压缩均有可能引起椎体周围小关节的松动。

牵引的三要素、脊柱的屈伸及旋转均影响到小关节的松动效果。

3. **脊柱肌肉放松，缓解肌肉痉挛** Hood等人在研究牵引治疗对腰部肌肉肌电活动中发现，牵引后腰部肌肉肌电活动变慢，腰部肌肉得到放松。提示牵引治疗可以缓解因肌肉紧张或痉挛引起的疼痛。伴随肌肉放松可产生如下的效果，一是缓解由于肌肉紧张或痉挛造成的疼痛，二是进一步增大椎体分离的作用。

患者的体位、脊柱的伸屈角度、牵引的重量和时间均有可能影响脊柱周围肌肉的紧张程度，及时调整上述影响因素可以有效缓解肌肉痉挛。

4. **缓解疼痛** 牵引有助于改善局部的血液循环，缓解压力，降低局部有害的炎性刺激物的浓度；牵引对椎体椎间隙的分离作用可减少对脊神经根损害的刺激或压迫；对关节突关节面的分离作用可调节小关节之间的协调程度；牵拉软组织的机械伸展力量可使脊柱相应节段的活动增加，故可降低因活动受限或软组织损伤导致的肌肉紧张性疼痛。

患者的位置、脊柱的位置、牵引的力量和时间均与缓解疼痛有关。

5. **改善脊柱异常生理曲度** 由于长期的异常姿势和外伤等原因经常会导致脊柱生理曲度的变化，其中以颈、腰椎生理曲度变化最为常见。在治疗过程中通过不同角度的牵引可防止或减缓脊柱生理曲度的进一步加重或生理曲度得到进一步改善。从而使脊柱恢复保护和支撑的功能，在运动中增加运动稳定性，提高运动能力。

四肢关节牵引的生理效应及其影响因素：

1. **增大关节腔间隙，扩大活动度** 牵引力通过牵引装置作用于关节，使关节产生分离运动从而为关节活动提供空间。

2. **预防并治疗关节周围软组织的挛缩和粘连，保持或恢复正常的关节活动度** 牵引的机械性伸展作用使挛缩和粘连的纤维产生更多的塑性延长，改善静脉血液回流并消除肢体肿胀，有利于软组织康复。从而使病损关节恢复到正常或接近正常的活动范围。

3. **保持或恢复正常对位和对线** 调整牵引角度可矫正成角和扭转移位。使骨折复位，矫正骨折收缩移位。使脱位的关节复位，并可防止再脱位。

（金荣梅）

第二节 颈椎牵引

一、治疗作用

1. **增大椎间孔、椎间隙** 减轻神经根压迫和刺激，改善血液循环促进水肿消除。研究发现颈椎牵引可使椎间隙累计延伸1cm，可伸张被扭曲的椎动脉，使血液循环通畅，改善临床症状。

2. **纠正椎间小关节的紊乱，恢复脊柱的正常生理曲度** 牵引治疗可在缓解肌肉痉挛的基础上，解除嵌顿的小关节囊，恢复小关节的正常对位关系，调整错位关节和椎体的滑脱及恢复正常的生理曲度。

3. **牵伸挛缩组织，改善脊柱的正常生理功能** 牵引可以牵张挛缩的关节囊、韧带和周围的肌群，使处于痉挛状态的肌肉放松，减少颈椎的应力，减轻炎症反应、疼痛和肌肉痉挛，改善或恢复脊柱的正常生理功能。

4. 恢复颈椎的正常排序 根据病情和牵引方式不同选择不同的牵引重量，限制颈椎活动，在脊柱外伤的早期制动有固定和复位作用，有助于理顺和恢复颈椎的正常排序。

二、牵引方法

颈椎牵引可分为两大类即皮牵引及骨牵引。康复治疗中主要应用皮牵引，按牵引方法不同可分为机械牵引、手法牵引及自身牵引。拟定牵引处方时应考虑：体位、牵引角度、牵引重量、牵引治疗时间、牵引疗程等因素。

1. 体位 体位的选择应按照患者病情而定，一般而言，下列情况应首选卧位牵引：重度骨质疏松症、高龄老人、脊髓型颈椎病、寰枢关节半脱位以及其他不耐受坐位牵引者。除此之外，均可选坐位牵引。

2. 牵引角度 指牵引作用力的方向，即牵引力（枕颌牵引套为牵引力作用起点）与沿身体纵轴之间的夹角。角度的选择应服从于颈椎病变的节段，以及患者颈椎的曲度。牵引角度的选择可根据患者治疗后的反应随时调整。目的是将牵引产生最大应力更好地集中在病变部位，同时调整生理曲度。如果患者生理曲度存在，则只考虑病变节段。临床可根据颈椎病的分型和颈椎 X 线片表现来决定牵引角度。

3. 牵引重量 牵引的重量应视疾病性质、患者体质及其对牵引的反应而定，例如，寰枢关节半脱位，不宜过重，通常以 5kg 左右为宜，依患者体重而有所加减 ±（0.5~1）kg。此外，脊髓型颈椎病、重度骨质疏松、年老体弱等，亦不宜过重。除此之外，通常仅控制最大重量不超过 20kg，这是由于颈项部周围韧带薄弱、肌肉短小密集，牵引重量过大，容易造成肌肉、韧带、关节囊的损伤。常用牵引重量约相当于体重的 10%~15%，首次牵引，重量宜小，以 ±5kg 起始，2~3 日递增 1kg，症状改善后维持此重量直到疗程结束。应用电动牵引时注意处方的选择。

4. 牵引时间 通常牵引时间以（20±5）分钟为宜，研究表明，牵引的前 10 分钟之内，应力随时间增加，可使椎间隙产生有效分离，15 分钟时达到最大值，之后逐渐减慢，30 分钟达到饱和（即再延长牵引时间，椎间隙的分离也不再增加）。因此，最佳的牵引时间是 15~20 分钟，超过 30 分钟，疗效不会因此而增加。颈椎牵引时间与牵引重量之间存在相关性，牵引重量大则牵引时间可相应缩短，牵引重量轻则牵引时间可适当延长。

5. 牵引疗程 每天 1~2 次，以 10~12 次为 1 个疗程，一般治疗 2~3 个疗程即可获得症状体征的缓解甚至消失。个别患者恢复缓慢，但症状体征确有所缓解的，可以继续治疗；如果连续治疗 2~3 个疗程后，完全没有缓解，则需终止治疗。

（一）机械牵引

1. 坐位牵引操作程序 坐位牵引不需要很大的空间和复杂的设备，简便易行，易于调整牵引重量、角度。便于在牵引状态下施行手法或配合其他物理因子治疗。

（1）牵引体位：患者取稳定舒适坐位，躯干直立，椅子高度以患者坐位双脚平放地面为宜。用枕颌套托住下颌和枕部，枕颌套的松紧度调节以患者舒适为准（图 7-1）。

（2）牵引参数：在治疗过程中要根据患者的具体情况（年龄、性别、体质、病变部位、病情严重程度、治疗反应等）进行调整。

1）牵引角度：前屈位颈椎牵引：前屈 0°~5° 最大应力作用于 C_{4-5}；10°~15° 可以使 C_{5-6} 椎间隙和椎间孔产生最大的分离；20°~25° 时作用于 C_{6-7}；25°~30° 时在 C_7-T_1 椎间隙。颈椎前屈 24° 时达到颈椎生理曲度变直而不出现反弓的平衡点。如前屈位超过30°，其向上的作用力减少，水平方向的力增加，难以维持颈椎生理平衡。

中立位（垂直位）颈椎牵引：中立位（前屈0°）牵引可使颈部肌肉获得较好地放松，使颈椎生理曲度逐渐消失、变直，使扭曲的椎动脉舒展、伸直，血液通畅，改善脑组织血液供应，常用于椎动脉型和脊髓型颈椎病。

后伸位颈椎牵引：后伸位（5°~10°）牵引可以防止寰椎向前滑动，加强寰枢关节的稳定性。主要应用于寰枢关节半脱位和颈椎生理曲度变直或反弓状态的颈椎病。后伸位牵引可使椎间隙后部变窄和椎管前后径变小，导致椎管相对狭窄；还有增加颈椎平面关节不稳和椎-基底动脉供血不足的危险性，在牵引过程中要特别注意。临床上一般不选择后伸位颈椎牵引，尤其是脊髓型颈椎病，以防止意外情况发生。

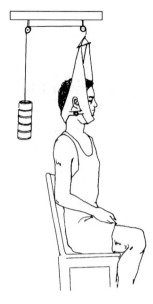

图7-1 坐位颌枕带牵引法

2）牵引重量：牵引重量以正常成年人体重的10%开始，逐渐增量。研究证实，当牵引力达到体重的7%时，即可使椎间隙产生分离，牵引力达到20kg时椎间隙增至最大值。坐位牵引需要较大的牵引重量，才能克服地球引力达到椎间隙分离的目的。

3）牵引时间：最佳的牵引时间是15~20分钟。牵引重量大则牵引时间可缩短，牵引重量轻则牵引时间可延长。牵引1~2次/天，10次为一疗程。

（3）临床应用：适合于各型颈椎病。但是椎动脉型、交感型颈椎病的急性发作期以及神经根型颈椎病的急性神经根水肿期暂缓牵引，脊髓型颈椎病有硬膜囊受压时谨慎牵引，如有脊髓严重受压时则禁止牵引。牵引治疗1周症状无改善则需重新评估、调整牵引治疗参数。颈椎牵引有预防颈椎病复发的作用，但是过长疗程或常年在家自行牵引有可能导致颈椎关节不稳、颈部软组织劳损等。

2. 卧位牵引操作程序 卧位牵引有床上重锤持续牵引（又称床头牵引）和床上斜面自重牵引两种。床头牵引指利用枕颌套通过床头滑轮直接悬挂重量进行牵引的方法。卧位牵引与坐位牵引相比，肌肉易放松，较小的牵引重量就可克服肌肉张力，达到牵引目的。一般在医院、门诊或病房进行。床上斜面自重牵引指利用自身体重作为对抗牵引重量达到治疗目的的方法。

（1）牵引体位：患者仰卧位，颈部垫一个枕头，固定好枕颌牵引套，利用枕头调整牵引角度（常用颈前屈20°~30°），使颈部保持在正常生理曲度或自然、舒适的前屈位下做持续或连续牵引。

（2）牵引参数：持续牵引重量为体重的5%~10%，每次20~30分钟，1~2次/天。首次牵引重量从2~3kg开始，待患者适应后以每天1kg的速度逐渐增加至症状改善。维持牵引一段时间后根据患者的治疗反应适当调整牵引重量。

连续牵引重量从2~3kg开始，逐渐增加至为4~5kg。牵引时间为6h/d以上，每2小时需休息10~15分钟，牵引治疗2~3天或症状缓解后，可逐渐减少重量至2~3kg并缩短牵引时间，维持牵引以巩固疗效。对重症或疑有颈椎脱位者，可持续牵引达24小时以上。此种牵引基本作用是制动。

3. 电动颈椎牵引 由电动牵引装置提供颈椎牵引动力，近年来常用微电脑控制的电动牵引装置，参数调节精确、操作方便。可做持续牵引和间歇牵引，根据个体差异可进行不同重量和时间的多种组合。

（1）牵引参数：患者坐位或取仰卧位，可选择持续牵引或间歇牵引。牵引角度、重量和时间参数设置原则参照坐位和卧位重锤牵引。

1）持续牵引重量和时间：重量约相当于患者体重的10%。时间无论是持续牵引或间歇牵引均在10~30分钟以内。一般是15~20分钟。

2）间歇牵引重量和时间：间歇牵引重量可稍加大，可从10kg左右开始，如患者无不适反应，以后可每天递增1kg，最大不能超过20kg，当症状减轻后维持或逐渐减少重量。牵引时间和间歇时间比例按3∶1或4∶1的原则设定，一般是牵引30秒、间歇10秒。牵引治疗15~20分钟。研究表明，7秒的牵引可有效增大椎间隙，但过快会激惹患者的症状。因此，要根据患者的治疗反应调节和设置间歇牵引的时间组合，例如，牵引3分钟间歇1分钟，以避免过快牵引引起患者的不适。牵引1~2次/天，10天为1个疗程，一般1~2个疗程。

（2）临床应用：持续牵引适用于脊髓型颈椎病之外的各型颈椎病，急性颈椎小关节紊乱，对松动术无效的上颈段疾患退行性颈部疾患伴有老年骨质疏松者，应采用小重量牵引。间歇牵引适用于颈部有显著改变的退行性疾患和颈部运动明显受限者，有明确的神经根受损体征但无神经根性水肿、炎症的患者。间歇牵引有按摩作用，使颈部肌肉紧张、松弛交替出现的运动符合肌肉收缩与松弛交替进行的生理功能，使扭曲的椎动脉伸展，有利于改善大脑和肌肉的血液循环。但刺激较大，急性期最好不用。

（3）注意事项：由于电动牵引的特殊性，所以必须注意以下几点。

1）熟悉牵引装置：了解牵引装置的性能、限制和有关参数的调节范围。

2）牵引前注意要点：在启动牵引装置前，牵引力、牵引时间和间歇时间等所有控制参数在显示器上应为"0"，若不为"0"则必须回零。关机时应逐渐地降低牵引力量，使牵引绳完全放松，显示器上所有控制参数显示为"0"再关机，从牵引弓上卸下牵引套。

3）牵引参数：根据患者的临床诊断、分型、影像学结果及体重设定牵引参数。

4）治疗师对患者进行安全指导：除去耳机、眼镜等易影响牵引带放置的物品；并告知牵引过程中可能出现的不良反应。

5）牵引中注意要点：牵引治疗应密切观察患者的治疗反应，一旦出现异常反应或症状加重，需立即停止治疗，应指导患者使用应急开关停机。

6）牵引后注意要点：询问患者对牵引治疗的反应，记录牵引重量、时间、体位等相关数据，作为下一次牵引治疗调整牵引参数或终止治疗的依据。如果牵引1周后症状体征无改善，应重新评估、调整牵引有关参数或改用其他方法治疗。

（二）颈椎徒手牵引技术

手法牵引：用手法对患者颈部进行牵伸达到治疗目的的一种治疗方法，优点是牵引的角度和患者头部的位置可很好地控制。分徒手坐位牵引和徒手卧位牵引两种。适用于各型颈椎病，在治疗过程中配合推拿手法。颈椎的徒手牵引主要有两个方面的作用：一是治疗作用；二是作为实施牵引前的尝试性手段。

（三）颈椎的自我牵引与辅助治疗

1. 颈椎的自我牵伸　针对轻度颈椎病，就医困难的患者，可选择简易家庭牵引设备，但一定需在医生指导下应用。病人治疗过程中需有人看护，防止意外发生。

2. 肌力训练姿势养成　脊柱牵引最主要应用于颈、腰椎牵引，而颈、腰椎病最主要的原因就是慢性劳损与退行性变。长期异常姿势局部肌肉失代偿，出现局部缺血缺氧导致疼痛，甚至后期发生生理曲度的改变造成压迫症状的出现。应用牵引可以恢复一部分原有生理曲度和组织供养，但为了从根本上治疗颈、腰椎病，必须纠正日常生活中的劳损样姿势，通过姿势养成、核心肌力训练强化并巩固治疗效果，在运动时使脊柱能维持躯体的稳定，才能做到真正意义上的防止复发。

3. **物理因子治疗**　应用电疗法中干扰电疗法辅助治疗，通过中频电流作用缓解肌肉紧张促进血液循环，内生低频电流产生止痛作用。除此之外石蜡疗法、光疗法、磁疗法也有较好的治疗作用。

三、 临床应用

（一）适应证

各型颈椎病，轻度脊髓型颈椎病但脊髓受压症状不明显。颈椎关节功能紊乱；颈部肌肉痉挛、颈椎退行性病变、肌筋膜炎等引起的颈肩部疼痛和麻木；寰枢关节半脱位。

在骨科临床中颈椎外伤脱位、骨折术前或保守治疗多采用卧位颈牵复位制动，甚至用颅骨牵引。

（二）禁忌证

1. **颈椎结构完整性受损害时**　如：颈椎及其邻近组织的肿瘤、结核等疾病；颈椎邻近有血管损害性疾病；颈内动脉严重狭窄有斑块形成；以及出血性疾病。

2. **牵引治疗后症状易加重的疾病**　如：颈部肌肉等周围软组织急性拉伤、扭伤、急性炎症等；强直性脊柱炎，类风湿关节炎，先天性脊柱畸形等。

3. **相对禁忌**　椎动脉硬化、畸形，心肌梗死恢复期，脑动脉硬化，重度高血压和及心脏病患者；以及脊髓型颈椎病脊髓严重受压的患者应慎用或不主张采取牵引治疗。

（三）注意事项

1. 治疗师应该熟悉牵引技术和牵引装置，根据患者病情和个体差异选择牵引方式并设置牵引参数。向患者阐明牵引治疗目的、注意事项、可能出现的不良反应及预防方法。

2. 调整好枕颌牵引套的松紧度，两侧悬吊带要等长，作用力要相等。枕带的受力部位应集中在枕骨粗隆中下部，颌带应兜住下颌正下方。可用毛巾作垫以预防牵引对下颌软组织压迫引起的疼痛。枕颌带的摆放位置，要注意避开颈动脉窦和喉部，防止压迫颈动脉窦引起晕厥或发生意外。

3. 牵引时患者体位应舒适，坐位牵引时，患者应注意全身放松，双上肢自然下垂于身体两侧，脊柱略前屈。患者要解开衣领，自然放松颈部肌肉，除去耳机、眼镜等影响放置牵引带的物品。

4. 牵引过程中应注意了解患者反应，若出现头晕、心慌、胸闷、出冷汗、四肢麻木、无力加重等症状应立即停止牵引，及时进行处理。经检查如无重要器质性疾病，次日可在严密观察下调整牵引角度和重量后试行短时间牵引。

5. 坐位牵引结束时，应逐渐地减轻重量，再取下牵引套。休息1~2分钟，同时缓慢、轻柔地活动颈部数次，再离开治疗室。避免突然解除重量站立，可能会引起头痛或头晕等不适反应。

6. 牵引不能耐受者应考虑其他物理治疗方法。

7. 为缓解牵引中局部肌肉痉挛可同步配合颈部温热疗法，以增进疗效。但须注意，如果是急性小关节紊乱或小关节滑膜嵌顿，则不宜同步温热治疗。

（金荣梅）

第三节 腰椎牵引

一、治疗作用

1. 增大椎间隙，减轻椎间盘内压力，促进损伤的纤维环及后纵韧带的修复，缓解膨出或突出的椎间盘对神经根的压迫。

2. 扩大椎间孔及神经根管入口，减轻神经根的压迫。

3. 减轻椎后关节压力，使半脱位的小关节复位，减轻关节突对神经根的刺激，调整脊柱后关节的微细异常改变，使脊柱后关节嵌顿的滑膜或关节突关节的错位得到复位。

4. 限制腰椎的活动，减少运动刺激，缓解神经根、肌肉筋膜、韧带等软组织水肿，改善局部血液循环，促进水肿的吸收和炎症的消退，有利于损伤的软组织修复。

5. 松解软组织粘连，牵伸挛缩的关节囊和韧带并使肌肉放松，缓解疼痛。

6. 改善或恢复脊柱的正常生理屈度。

二、牵引方法

腰椎牵引又称骨盆牵引，用骨盆带固定腹部和骨盆，胸肋部以反向牵引带固定，利用牵引床和牵引装置沿腰段脊柱纵轴施加牵引力，以达到缓解神经根性疼痛的治疗方法。临床常用的牵引床有机械式、电动式和三维牵引等类型。

（一）骨盆重锤牵引

1. **牵引体位**　患者仰卧硬板床（可利用普通病床），小腿处垫高，呈屈髋屈膝约90°。骨盆牵引带固定于腰部（髂嵴上方），牵引带两端连接牵引绳分别通过安装在足端床头的滑轮装置悬挂重量。两个滑轮的高度约距床面15~20cm，间距与人体宽度相近。该方法适用于需要长时间持续牵引的绝对卧床患者，也可以在病房、家庭或缺乏牵引设备的环境下使用（图7-2）。

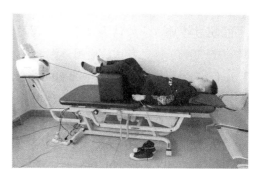

图7-2　骨盆牵引法

2. **牵引重量**　根据个体差异在7~15kg之间。首次牵引从每侧7kg开始，两侧共14kg；以后根据患者的治疗反应每1~3天增加1~2kg，直至合适的重量。

3. **牵引时间**　通常每牵引1小时，休息20分钟，共2周。待患者适应后逐渐延长牵引持续时间。夜间停止牵引，以利睡眠。

4. **临床应用**　适合于较轻的腰椎疾患。要根据病情不同和个体差异，选择不同的牵引重量和时间组合。通过调节滑轮与床面的高度可调节牵引作用力的角度。绝对卧床患者的长时间牵引，要防止褥疮形成。牵引时双侧髂前上棘、股骨大粗隆部放置棉垫以保护皮肤。

（二）斜位自重牵引

利用患者自身腰部以下或以上的体重进行牵引，方法简便，易于掌握。有两种体位的牵引方法。

1. 头高脚低位牵引 患者仰卧于倾斜的床板上，胸部用胸肋牵引带固定于床头两侧，腰部及下肢不固定，利用腰部以下的自身重量进行牵引。初次牵引时从床面与水平面夹角30°开始，以后每天增加5°，一般8~10天倾角可达70°~90°。牵引时间一般比较长，每日牵引4小时。该方法仅适合于不方便去医院治疗的患者家庭牵引。

2. 头低脚高位牵引 患者头低脚高俯卧于倾斜的床板上，双踝固定于斜板上端，利用腰部以上自身重量对腰椎进行牵引。牵引可从床面与水平面夹角30°开始，逐渐增加至70°~90°。每日一次，每次30~60分钟。牵引过程中还可用双手支撑，做腰部旋转、后伸屈曲等动作，以增强牵引效果。该方法多在医院治疗室或有治疗师在场的情况下进行。老年、心脑血管病者慎用。

（三）电动骨盆牵引

电动牵引装置由电动控制台、牵引床、牵引动力源及胸背板和可滑动的臀腿板组成。电动控制台可预先设定牵引参数，可精确地设定重量和时间组合，做持续或间歇的腰椎牵引。

1. 牵引体位与角度 患者可取仰卧位或俯卧位，无论是仰卧位或俯卧位，均要使腰椎处于伸展状态，即保持生理前凸变平的位置。研究提示髋关节屈曲角度从0°~90°的过程中，椎间隙后部的分离程度逐渐增大，尤以L4~5、L5~S1最为明显。一般选择髋关节与膝关节分别屈曲约70°使腰大肌松弛。胸肋带和骨盆带分别固定于季肋部和骨盆髂嵴上方。通过调整骨盆牵引带两侧牵引绳位置，可以调节腰椎牵引作用力的角度。

（1）仰卧位牵引：双下肢伸直平卧牵引使腰椎伸展，有利于牵引力更好地作用于腰椎上段病变部位。而屈髋、屈膝90°时使腰椎前凸变平处于中立位，牵引力主要作用于腰椎下段，在此体位下的牵引可更充分地放松腰部肌肉，使腰椎生理前凸变平，产生更好的治疗效果。

（2）俯卧位牵引：俯卧位牵引使腰椎伸展，腹部垫枕使腰椎前凸变中立位，通过所垫枕头的高低来调节腰椎屈曲度。腰椎伸展疼痛时，可选择使腰椎生理前凸变平的体位进行牵引；伸展疼痛缓解时，可选择伸展位牵引。在俯卧位牵引下可同时实施脊柱按压或踩跷等操作手法。

2. 牵引参数 具体设置及其调节如下。

（1）牵引重量：为自身体重的30%（10~20kg）左右开始，一般每3~5天可以增加3~5kg，最大不能超过体重。一般认为当牵引力超过体重的25%时即可有效地增宽椎间隙，而治疗量应至少大于体重的50%，待患者适应后可逐渐增加重量和时间，当症状改善时，以此重量维持牵引。

（2）牵引时间：通常持续20~30分钟，轻重量牵引时间可适当延长，大重量牵引时间可适当缩短。间歇牵引的力、时间、通断比可预先设置，如牵引1~3分钟，间歇30秒，节律性牵拉、放松，周期性进行，直至牵引治疗结束；1~2次/天，2周为1个疗程，一般1~2个疗程。

3. 临床应用 电动骨盆牵引是临床最常用的腰椎牵引方式。主要用于急性腰椎间盘突出症、腰椎关节紊乱或各种类型的急慢性腰痛。牵引后在2小时内腰部有不适感是正常的，为减轻患者牵引的治疗反应，应随时观察患者的反应并适时调整姿势、重量和时间，如出现严重不适，应该停止牵引并给予相应处理。牵引后不要马上站立，应该稍休息后佩戴腰围慢慢下床，平卧休息2小时以上（提醒腰围不能长期使用，不然会引起腰背肌萎缩，应加强腰背肌锻炼进行预防）。

（四）三维多功能牵引

又称屈曲旋转快速牵引，在沿脊柱轴向牵引力的基础上，增加了屈曲、旋转动作瞬间同时完成；是近年来发展起来的一种有别于传统牵引的方法。微电脑控制高亮数码管显示牵引力、牵引时间、松弛力、牵引步数、牵引周期数、治疗时间。

1. 牵引体位　患者俯卧在牵引床上，暴露腰部，使腰部病变部位与两板之间的间隙相对应，胸部和臀部分别固定于牵引床的胸背板和臀腿板。

2. 牵引参数　具体设置及其调节如下。

（1）牵引参数：依据患者性别、年龄、身体状况、症状、体征及影像学检查结果设定牵引参数。患者俯卧位，一般腰椎前屈10°~16°，旋转12°~15°。医者站立于患者患侧，用手指或手掌根按压于患部上一棘突，另一手叠压其上，使力的作用点更加集中于治疗部位。准备好后，脚踏控制开关，启动牵引治疗程序。牵引时多向患侧旋转，可先向患侧旋转再向健侧旋转。医者双手同时下推、旋转、按压，可重复1~2次。

（2）牵引后处理：牵引后患者平卧硬板床3天，腰部用腰围制动。同时辅以非甾体类消炎药物，以消除炎症、减轻反应性水肿。3天后重新评估，根据需要可配合物理因子或按摩治疗，以巩固疗效。一般只需牵引1次，若需再次牵引可于1周后进行。

3. 与传统牵引区别　三维多功能牵引时患者虽然也是俯卧位，但腰椎处于前屈体位，牵引时除了轴向牵引力外，增加了旋转、斜扳的作用力，牵引与调节小关节在瞬间同时完成。在腰椎前屈下快速牵引和腰椎旋转，使突出物在三维空间内发生不同程度的移位变形，增加了神经根、硬膜囊的相对空间，从而减轻了神经根受压和刺激。使脊柱结构在三维空间达到新的平衡状态。

三维多功能牵引具有定时、定量、定角度等优点，可以解决人工复位和轴向牵引不能解决的难题，从而提高了非手术治疗腰椎间盘突出的治愈率，但是必须严格掌握适应证和禁忌证。治疗腰间盘膨出效果较好，但需要配合休息、避免弯腰并增强腰背肌力量以减少复发。对突出较大、边界不清或已有髓核游离者慎用，防止出现马尾综合征。对老年人和骨质疏松的患者用轻重量的电动牵引为宜。

（五）腰椎的自我牵引与辅助治疗

1. 腰椎的自我牵引　适用于青壮年，利用肋木或门框等使身体悬空，双下肢进行相应前后、左右摆动，利用自身重力牵引。每次数秒至数分钟，重复2~3次，隔日一次，常与医疗体操同用。

2. 腰椎牵引的常用辅助治疗　与颈椎牵引相同，详见颈椎的自我牵引与辅助治疗。

三、临床应用

（一）适应证

适用于腰椎间盘突出症、腰椎管狭窄症、腰椎小关节紊乱、腰椎小关节滑膜嵌顿、腰椎退行性疾患、腰椎滑脱、无并发症的腰椎压缩性骨折、早期强直性脊柱炎等；脊柱前凸、侧屈、后凸畸形；亦可用于腰扭伤、腰肌劳损、腰背肌筋膜炎。

（二）禁忌证

脊髓疾病、腰椎结核、肿瘤、有马尾神经综合征表现的腰椎管狭窄症、椎板骨折、重度骨质疏松、严重高血压、心脏病、出血倾向、全身显著衰弱，孕妇及经期妇女慎用。

（三）腰椎牵引注意事项

1. **牵引前** 向患者作好解释工作，消除患者紧张情绪，嘱其牵引时不要屏气或用力对抗。胸肋固定带和骨盆固定带要扎紧，避免妨碍患者正常呼吸和卡压腋窝，造成臂丛神经损伤；两侧牵引绳应对称，松紧一致。对进行屈曲旋转快速牵引者，需详细了解患者病情，最好与骨科医生共同制订治疗方案，以免造成损伤。高龄或体质虚弱者以电动牵引床轻度牵引为宜。牵引前可进行腰部热疗，有助于放松腰部肌肉，避免拉伤。

2. **牵引中** 牵引时患者应取屈髋、屈膝卧位，以减少腰椎前突，使腰部肌肉放松，腰椎管横截面扩大，有利于症状的缓解。牵引过程中如果患者症状、体征加重，应减轻牵引重量或停止牵引。牵引中或牵引后可配合其他治疗，以增强疗效。牵引治疗期间需适当卧床或休息。

3. **牵引后** 不要突然松开牵引带，应缓慢放松，并嘱患者卧床休息数分钟，再缓慢起身。必要时可佩戴腰围以巩固疗效。牵引后，如果患者症状、体征加重，应减轻牵引重量或停止牵引。肥胖和呼吸系统疾患慎重使用牵引。孕妇、严重高血压、心脏病患者禁止牵引。

4. **牵引反应的处理** 腰椎牵引结束即刻有时发生疼痛加重的现象，称之为牵引反应，其发生原因有：①腰部牵引力突然消失、骨盆固定带突然松解时，原本拉开的腰椎小关节突然回位，可能造成对合不良，即一过性小关节紊乱。预防方法：结束治疗时应缓慢减低牵引作用力直至消除，松牵引带时，先嘱患者屏气，随后慢慢放开辅带。处理方法：以相当于治疗牵引力的 50% 重量，重复缓慢再次牵引、短暂停顿后再次慢慢松解牵引带。②腰肌痉挛，通常发生于首次牵引后，且牵引力较大时。预防方法：首次牵引力宜小，告知患者注意事项，消除其紧张不安心理，或牵引同步配合腰部温热疗法。处理方法：牵引后实施腰部低中频电疗或者实施温热疗法，放松痉挛肌群。

（金荣梅）

第四节　四肢关节牵引

一、治疗作用

1. 增大关节腔间隙，扩大活动度。
2. 预防并治疗关节周围软组织的挛缩和粘连，保持或恢复正常的关节活动度。
3. 保持或恢复正常骨与关节的对位和对线。

二、牵引器具及操作方法

（一）四肢关节功能牵引器具

是利用杠杆力学原理将挛缩/罹患关节（支点）的近端肢体（力臂）固定于特制的支架或四肢牵引装置，在远端肢体（动力臂）的远端按所需的方向施加重量（作用力）进行牵引，而达到牵伸关节或增大关节生理运动范围的治疗方法。根据病变关节部位不同选择不同的专门关节牵引装置。

1. 机械式关节训练器 主要用于肌力训练，当肌肉放松时即可达到关节牵引的目的。综合训练器可用于上肢和下肢各关节。

2. 电动式关节运动器 由机械和微电脑控制部分组成，操作方便。参数设置有牵引力值、角度、频率和时间，并可在关节屈伸范围内定时扩大伸展范围，有连续或间歇两种工作模式，同时还有过载保护功能。有用于上、下肢，甚至手指等各关节的专门设备。

3. 简易制作牵引架 在缺乏上述牵引设备的场合，可利用身边的材料如滑轮、绳索、沙袋、哑铃或杠铃片、墙式拉力器等，因陋就简地自制各种临床需要的牵引装置。在远端肢体上按需要方向施加重力进行牵引。亦可在罹患关节上直接放置配重进行牵引。

（二）牵引器具操作要点

1. 牵引方法 将挛缩关节的近、远端肢体固定于支架或特定牵引器具的相应位置，设置牵引参数，启动电动牵引，或在远端肢体上按需要的方向施加重力进行牵引。不同的关节及相同关节不同方向的牵引可依次进行。

2. 牵引体位 根据病损关节部位的不同，可取仰卧位、俯卧位或坐位等不同体位进行关节牵引。牵引时尽量患者处于稳定、舒适、持久的体位，能充分放松局部肌肉。

3. 牵引重量 牵引力以引起一定的紧张感或轻度疼痛感觉，但不引起反射性肌肉痉挛为度，患者能从容忍受并完成治疗。牵引力量应稳定而柔和，从小重量、间歇性牵引过渡到持续牵引。

4. 牵引时间 每次 10~20 分钟，使挛缩的肌肉和受限的关节缓缓地伸展开，每日至少 1~2 次，有条件还可增加次数。

5. 牵引疗程 取决于每次牵引的效果，只要牵引后肌肉紧缩或关节活动受限再现，则均可考虑再行牵引。

（三）四肢牵引辅助治疗

骨科康复治疗常用四肢牵引，患者骨折或术后长期制动造成关节活动度下降时常用四肢牵引和其他治疗方法结合，使患者减轻病痛、扩大活动范围、恢复日常生活和工作的能力。

1. 治疗前可应用温热疗法、超声波疗法、牵伸疗法和关节松动术等使周围软组织放松，扩大关节周围的物理延展性，从而为牵引提供一个良好的前期条件并减轻疼痛。

2. 治疗过程中可辅助手法治疗，通过对骨折部位影像学的诊断并结合对患者的实际检查，判断在治疗过程中所能承受的牵引力和方向，治疗过程中可根据患者情况辅助手法治疗，通过扩大关节附属运动增大关节活动度。注意在治疗过程中并非力量越大越好，有可能在治疗过程中出现不必要的损伤，应以能达到治疗效果的最小计量为治疗量。

3. 治疗后为防止关节肿胀可适当应用冷疗法并注意体位摆放，也可应用 CPM 机巩固当天的治疗效果，达到治疗效果的累加。还可应用 TENS 等低频电辅助治疗，以止痛并可促进骨折愈合。

三、 持续皮肤牵引和持续骨牵引

皮肤牵引和骨牵引又称持续牵引两种方法临床应用目的相同，只是牵引方法和临床应用场合不同，因此一并介绍。

（一）持续皮肤牵引

是利用粘贴在患肢皮肤上的宽胶布条或乳胶海绵条，通过滑轮装置，施加持续牵引力来对抗患肢肌肉的力量，以达到治疗的目的。皮牵引可同时应用于相邻肢体不同方向的牵引，如股骨、胫骨同时骨折可在屈膝的体位下分别牵引，既保证股骨、胫骨的有效牵引力，又能保护膝关节。皮牵引还可在肩外展支架固定的同时做上臂的持续牵引。牵引重量不超过 5kg，时间 2~3 周。

（二）骨牵引

是通过贯穿骨端松质骨内的骨圆钉、不锈钢针或手巾钳，通过滑车装置，在肢体的远端施加持续牵引，以对抗患肢肌肉的牵拉力。牵引重量和时间：闭合性股骨干骨折在胫骨结节处做持续骨牵引时（图 7-3），一般用体重 1/8~1/7 的重量作牵引力，老年人股骨颈骨折一般需牵引 6~8 周。

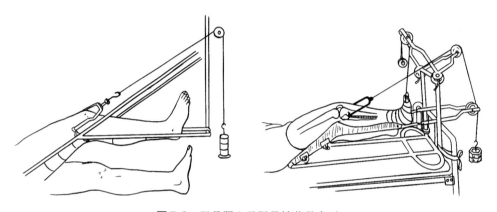

图7-3　股骨髁上及胫骨结节骨牵引

四、 临床应用

皮牵引和骨牵引常与牵引支架同时使用，牵引可使患肢各关节处于肌松弛位，除复位作用外，还可防止骨折复位再发生成角，旋转和缩短等移位。一般不需其他外固定，仅在股骨干骨折还有较多的侧方移位时，需再加小夹板固定。对新鲜，闭合性骨干骨折也可先行手法复位，小夹板固定，再作持续牵引。股骨、胫骨开放性骨折于清创术后，用持续骨牵引作复位与固定，有利于观察创口和换药，便于关节功能锻炼。持续牵引的缺点是不能随时离床活动。

（一）适应证

四肢骨折、脱位后关节功能障碍；肌肉韧带外伤手术后软组织挛缩；关节附近烧伤后瘢痕粘连；软组织损伤性骨化（骨化性肌炎）稳定期；前臂缺血性肌挛缩和小腿骨筋膜间室综合征的恢复期。

（二）禁忌证

骨性关节强直；关节内及其周围的炎症或感染；关节运动或肌肉拉长时疼痛剧烈；牵引部位有血肿或其他组织损伤征兆时。

（三）注意事项

1. 牵引前 详细阅读牵引设备操作手册，了解设备性能、特点及注意事项。根据患者个体情况设定牵引参数。牵引前先采取局部牵伸等技术，使挛缩关节周围的软组织放松，提高牵引效果。牵引局部需要暴露，衣着应舒适、宽松，以免限制肢体的牵引。

2. 牵引中 患者局部应尽量放松，避免和牵引力对抗。牵引力不能强迫关节超过其正常的关节活动度，避免用较大的力量牵引长期制动的肌肉和结缔组织。发生运动的关节之间要加以固定保护，对存在骨质疏松的患者操作要小心。牵引时受力部位应有衬垫保护，以免出现褥疮。避免牵引水肿组织和过度牵引无力的肌肉。

3. 牵引治疗后 要询问、观察治疗后的反应，如出现疼痛、肿胀加重，特别是关节周围温度增高要及时减轻牵引重量，预防过度牵引而导致骨化性肌炎的发生。关节功能牵引亦可作为关节主动运动、被动运动等功能训练的准备。当挛缩或缩短的软组织替代正常结构对关节起稳定作用时，或当挛缩或缩短的软组织有增大功能能力作用时（尤其是瘫痪或严重肌无力患者），关节牵引必须慎重或取消。

（金荣梅）

第八章
悬吊技术

第一节 概　述

一、悬吊技术基础理论

（一）定义

悬吊技术是以持久改善肌肉骨骼疾病为目的的，应用主动治疗和训练的一个总的概念集合，是一种运动感觉的综合训练系统，强调在不平稳状态下进行运动，可加强中央躯干肌肉、髋部深层肌肉力量，提高身体在运动中的平衡、控制能力和稳定状态。

（二）悬吊技术的分类

随着康复医学技术的进步，悬吊技术及设备也在不断地更新发展，目前临床上常用的有：

1. **网状悬吊系统**　该系统通过悬吊网架、悬吊衣、悬吊绳、悬吊带及滑轮等组合，满足成人或儿童患者的治疗和训练，适用于骨科康复、神经康复及运动疾病的康复。常用的设备有网状悬吊台，带滑轮的网状悬吊笼，地面式悬吊笼，天网训练平台等。

2. **移动悬吊系统**　该系统通过悬吊减重装置及移动装置，为患者提供保护支持，使双下肢在部分负重状态下进行站立平衡训练、步行训练，步态矫正训练，姿势矫正训练，上下楼梯训练、减重步态训练等，帮助患者完成从坐位到立位到行走的整个康复过程，该系统强调在真实的步行环境中进行综合性训练，注重实用性，增加安全感，减少能量消耗，扩大活动范围，符合早期康复的理念。常用的有天轨减重步行训练系统、减重支持步行训练系统等。

3. **悬吊训练系统**（sling exercise therapy，SET）　该系统集评估、训练为一体，在悬吊装置辅助下，将身体的局部或整体进行悬吊以减轻运动负荷。通过强化躯干肌肉及非主导侧肢体的运动能力，加强神经和肌群之间的反馈、统合功能来提高身体在运动中的平衡、控制能力和稳定状态。训练中也常用到海绵橡胶垫、平衡板以及充气的橡胶垫枕等以增加支撑点的不稳定性。该悬吊系统由主体框架、滑动悬吊装置、吊绳、悬吊带、弹力支撑带、多功能治疗床等组成。悬挂点可以随意移动和固定，使操作更加多样化。本章重点介绍该系统。

（三）基本知识

1. 运动感觉系统在功能性运动中，与保持关节稳定有关的感觉、运动和中枢整合控制的相关组织构成的体系。

（1）本体感觉：从肌肉、肌腱、韧带、关节囊和皮肤上的机械感受器传入中枢神经系统的所有神经输入信号。

（2）运动觉：对关节运动及其方向和速度的感知。

（3）感觉和运动的协调功能：包括本体感觉（传入信号线路）、这些信号的感知能力（运动觉）和向肌肉传出的纠正姿势和保持稳定性的神经冲动。

2. 核心稳定性　人体核心部位包括腰椎、骨盆和髋关节，以及它们周围的韧带和结缔组织，也包括附着在这些骨骼上的肌肉，其中骨盆和髋关节，以及它们的连接构成核心结构的基础。核心稳定性是指人体核心部位的稳定程度。1992 年，生物力学家 Panjabi 提出"核心稳定性"的概念，认为脊柱稳定系统包括三部分：被动稳定系统、主动稳定系统、神经控制系统。其中，被动稳定系统包含骨骼、韧带、椎间盘、筋膜等，提供内源性稳定；主动稳定系统包含核心肌群与肌腱，提供外源性稳定；神经控制系统则以神经回路控制肌肉收缩时间、顺序与强度。三个系统分别维持脊柱稳定性的三个独立性因素，其中某一因素损害，其他因素加以代偿，当各个系统之间的功能无法代偿时，脊柱稳定性逐渐丧失，出现各种临床症状。核心稳定性在改善人体平衡能力、预防运动损伤、提高运动成绩等方面发挥极其重要的作用。

3. 开链运动（open kinetic chain，OKC）和闭链运动（closed kinetic chain，CKC）　开链运动是指肢体远端不固定且不承受身体重量或仅承担很少重量所进行的运动（远端肢体在固定的近端肢体基础上移动），运动过程中只有一个支点（固定点）。而闭链运动则为肢体远端固定并承受身体重量所进行的运动（近端肢体在固定的远端肢体基础上移动），运动过程中包括两个支点（固定点）。前者激活原动肌和协同肌兴奋，但拮抗肌不同时收缩，着重于单组肌肉的功能性训练；而后者激活原动肌、协同肌和拮抗肌同时兴奋，有利于增加关节的轴向压力和动态稳定性，着重于关节的功能性训练，所以非常适于进行日常生活能力及体育训练。

4. 弱链接　从生物力学的角度讲，肢体的运动可以看作力在由一个个关节构成的运动链上的传递。在一个动作中，某肌肉（通常是局部稳定肌）和其他肌肉一起工作时，它太弱以至于不能发挥它应有的作用，力的传递会受到干扰，出现动作完成不正确或局部疼痛。

5. 渐进式阶梯运动的分级　悬吊训练应遵循一个渐进式的阶梯系统，运动模式则包括开链运动和闭链运动。最低水平时，运动一般在弹性吊带的帮助下达到减重或采用无重量的形式降低等级，同时通过悬吊点的调整降低力矩，必要时指导患者使用上肢抓住训练床边缘以帮助保持运动中的稳定性，治疗师也可使用双手对患者提供进一步的助力，理论上几乎可以使患者自主发出的力量降低到极低的水平，其目的则是保持运动中的无痛状态。

6. 整体运动肌与局部稳定肌　根据功能和解剖位置的不同，将脊柱周围肌肉区分为局部稳定肌和整体运动肌两类。在保持脊柱稳定的作用中，局部稳定肌起到主要作用，整体运动肌主要作为身体运动所需的动力的来源，在保持脊柱稳定性方面起到辅助作用。整体运动肌位于表层、具有双关节或者多关节分布如连接胸廓和骨盆，呈梭状，肌纤维以快肌为主，优先募集，最大收缩阻力 >40% 时激活，通过向心收缩控制椎体的运动和产生功率，如骶棘肌（分三组肌肉，腰部主要为腰部最长肌和髂肋肌）、背阔肌等。局部稳定肌肉通常起源于脊椎，主要作用是控制脊柱的弯曲度和维持脊柱的机械稳定性，通常位于深部、具有单关节或者单一节段分布，呈腱膜状，肌纤维以慢肌为主、耐力活动时激活、选择性弱化、募集较差，可以被抑制，最大收缩阻力在 30%~40% 条件下激活，通过离心收缩控制椎体活动和具有静态保持能力，脊柱最重要的局部稳定肌为多裂肌，其他如腹横肌、腰大肌也起到类似作用。

二、 诊断系统

SET 包括诊断和治疗两大系统。诊断系统的核心是弱链测试。让患者待测躯干或四肢肌群在闭链运动中开始，在患者可以完成动作的水平上开始，缓慢增加负荷直到患者在完成动作时出现问题，同时在出现以下情况的测试水平上作标记：疼痛、不能正确完成动作、左右侧表现不一致，根据标记的部位进行力学分析找出弱链接，接着用开链运动检测各块肌肉以确定薄弱的程度——再进行功能训练。在用闭链运动进行检测时要求治疗师严密检测，防止身体其他肌肉去代偿"薄弱环节"。

三、 治疗系统

悬吊训练治疗系统包括肌肉放松、增加关节活动范围、牵引、训练稳定肌肉系统、感觉运动协调训练、开链运动和闭链运动、活动肌动力训练、健体运动、小组训练、伴有长期随访的个体化家庭训练以及用来制定和修改运动计划的计算机软件等。

（一）肌肉松弛

使肌肉松弛的一个方法是把身体需要放松的部分以特定的姿势进行悬吊，然后缓慢、轻柔地移动这部分身体。通常会使患者感到非常舒适，该项操作在治疗前、后都可以应用。如仰卧位，使用枕颈吊带将头部悬吊，使颈部肌肉得到充分的放松。

（二）增加活动度的运动

慢性疾病常导致肌肉和关节活动范围减小。患者自己能通过悬吊系统来实施增加活动度的运动。由于重力的影响已基本消除，病人感到他们受控制和保护，于是肌肉和关节就能逐渐移动到最大范围，在此基础上，通过进一步的助力，关节活动度可得到扩大。

（三）牵引

背部的牵引可以通过悬带将患者的双臂悬挂起来，双脚放在地板上。慢慢屈膝并把体重转移至手臂，产生牵引效果。仰卧姿势的牵引，则可以用吊带包绕脚踝，将双下肢悬吊在空中，即可将臀部从支撑面上抬起。牵引同样可以在颈部、肩部和髋关节处实施，但这种情况下，治疗师应发挥重要作用。

（四）开链运动和闭链运动训练

悬吊训练既使用开链运动，也使用闭链运动，开链运动是在悬吊系统上作肌肉放松运动以及使用外来的重量和滑轮系统进行肌力训练。在这种情况下，需采用一个可移动、伸缩的滑轮装置。对于闭链运动，使用悬吊系统，通过调节杠杆、改变力矩的方式来逐级增加运动负荷。这可以通过改变吊带相对于身体的位置或改变绳子的长度或移动与悬挂点垂直线相连的身体部位做到。闭链运动对关节的稳定性提出了更高的要求，其他运动比较，其肌肉更需要协同收缩。因此，开链和闭链训练相结合是重建神经肌肉控制能力的最佳途径。

（五）稳定肌的训练

在训练稳定肌时，强调使用低负荷的等长收缩（肌肉最大力的 20%~40%）。强调在闭链运动模式下进行训练，训练中应保持无疼痛的状态。每个训练动作一般进行三组，每组 5 次。每组的训练负荷应该逐渐加大，方法包括两种：一是要求患者在悬吊系统中维持某种特定姿势的时间逐渐延长，另一种则是通过对悬吊点的位置进行调整以改变关节承受力矩的大小，其目的是使训练的负荷逐渐增高。当患者不能准确完成一个训练动作或训练中感到疼痛时，通常认为稳定肌的功能不足以应对此种负荷量。此时可通过减少力矩或使用弹性支持带支撑身体以减少负荷量，当患者在较低水平的负荷下可以轻松完成训练动作时，就可逐渐加大训练负荷。

（六）整体运动肌的训练

当局部稳定肌有了满意的稳定作用后，整体运动肌的渐进式训练就可以开始。开链运动和闭链运动都可以用作此目的。对于肌力训练，采用相对较大的负荷，运动分 3~4 组进行，每组重复 5~6 次，每组间休息 1~2 分钟。当用这种方法进行训练时，治疗师必须考虑到正确运动的能力和带来的疼痛。在训练中使用小负荷、重复 30~50 次共 3~4 组动作来训练肌肉耐力也很常见。最新研究表明较大负荷的运动可达到改善肌肉力量的目的，肌肉做 3 组强力收缩，重复 5~6 次，每组间休息 1~2 分钟，训练负荷则逐渐增加。当患者用这种方法进行运动时，强调患者应处于无痛状态；一旦患者主诉疼痛，可通过调整力矩或减重的方法降低运动负荷。

（七）感觉和运动的协调能力的训练

感觉运动控制能力对维持正常水平的运动功能是非常必要的。研究表明慢性颈、肩、背痛与感觉运动功能减退有关，踝和膝慢性疾病患者的感觉运动控制功能亦有所下降，而对这些患者采取包括感觉运动协调训练在内的治疗方案后，发现其临床疗效显著。感觉和运动的协调训练是 SET 概念的一个重要组成部分，训练强调在不稳定的平面上进行闭链运动，以达到对感觉运动器官的最佳诱发效果。通过采用悬吊装置和配合使用海绵橡胶垫、平衡板以及气枕来强化感觉运动刺激，达到治疗和训练的目的。

（八）神经肌肉控制激活技术的训练

1. 长时间低负荷的运动 记录患者感觉疲劳或停止的时间，训练至患者无法坚持或疼痛时停止，一般情况下正常人可持续 120 秒，持续重复以下步骤 5~10 分钟后，进行再测试，与先前的功能测试作对比：①不断增加持续的时间；②无痛；③动作完成正确。

2. 低重复高负荷运动 每组都尽量加大负荷，组间休息 30 秒，重复 4~5 次以下步骤，持续治疗 5~10 分钟后，进行再测试，与先前的弱链接测试与功能测试作对比：①负荷可以不断增加；②无痛；③动作完成正确。

（九）强度阶梯训练计划

强度阶梯训练计划是运动训练中非常关键的部分。根据评定的结果，给患者提供不同的起始训练强度，并逐渐增加训练负荷。在悬吊训练中，阶梯强度的调节主要通过以下的方式进行：①增加力矩：调整支点或增加负荷；②增加运动时间：时间的长短决定了运动强度的高低；③扩大运动的范围：运动的范围与强度密切相关。范围越大，强度越大；④增加额外的动作：在进行某一肢体运动时，同时要求其他肢体进行运动，可以提高训练难度和强度；⑤施加阻力：通过人工的或者其他方式给予施加阻力，调节强度大小；⑥改变支撑面的稳定性；⑦改变动作的对称性。

四、 悬吊训练的影响因素

（一）悬吊点的选择主要有五种方式

悬吊点的设置和绳子的长度可影响运动轨迹的形状和对关节挤压、放松的程度。

1. **悬点在运动关节上方**　在此种悬吊方式下，运动可以始终保持在水平方向上运动，没有阻力的变化。

2. **悬点在运动关节远侧**　在此种悬吊方式下，运动至关节与悬点的连线上时，肢体高度最低，向两侧运动时阻力不断增加，返回时有重力的分力提供助力。运动轨迹为凹形的弧线。

3. **悬点在运动关节近侧**　在此种悬种方式下，运动至关节与悬点的连线上时，肢体高度最高，从两侧向中间运动时阻力不断增加，返回时有重力的分力提供助力。运动轨迹为凸形的弧线。

4. **悬点在运动关节外侧**　在此种悬吊方式下，关节向外运动时不受阻力，并且在重力作用下可向外运动，向内运动有阻力并不断增加。向外的运动轨迹为逐渐下降的弧线。

5. **悬点在运动关节内侧**　在此种悬吊方式下，关节向内运动时不受阻力，并且在重力作用下可向内运动，向外运动有阻力并不断增加。向外的运动轨迹为逐渐上升的弧线。

悬吊点的位置可以决定运动是无阻力、有阻力还是有助力的方式进行，不同的悬点可以改变运动的强度。

（二）悬吊位置

悬吊带吊于肢体的近端或远端，其杠杆力是不同的，可以通过调节悬吊肢体的位置来调节运动强度。

（三）弹力带

弹力带可以作为额外提供的助力，也可作为运动的阻力。根据所选弹力绳使用时拉伸的程度，可以给肢体提供大小不同的助力。也可提供大小不同的阻力。

（四）软垫或健身球

软垫或健身球可以为人体提供不稳定支撑面，增加训练的不稳定性，使训练难度增加。

五、 悬吊训练的基本原则

在进行悬吊训练时应在考虑患者的基本情况下，遵循以下原则：

（一）以闭合链运动为主

闭合链训练可以更好地激活和训练局部稳定肌；在身体进行闭合链训练时，局部稳定肌和整体运动肌可以更加协调的运动。

（二）渐进抗阻训练原则

根据先练"神经"再练"肌肉"理论，训练开始时进行低负荷训练以激活局部稳定肌，在每次训练中，应遵循组与组之间的训练负荷递增直至患者出现疼痛或动作完成不正确为止，如此可以不断增加对神经肌肉的刺激，迅速恢复稳定肌的活力。在每次训练时，也应根据上次训练的结果逐渐增加训练强度。在中后期训练以提高肌肉力量和耐力为目的时，应遵循超量恢复和渐进抗阻训练的基本原则。

（三）训练中无痛原则，保持正确的姿势

疼痛可能意味着训练负荷过大，姿势不正确往往由于患者使用错误的运动模式完成动作，即以整体运动肌代偿薄弱的局部稳定肌。治疗师应在训练中不断通过调整以达到上述目的。

（四）在不稳定的平面上进行训练

以悬吊绳为支点或使用气垫，可使患者在一个不稳定的支撑面上进行运动，身体的不稳定可更有效地刺激局部稳定肌。

（五）辅以振动技术

对悬吊着患者的绳索用双手进行高频率的振动，可增加不稳定性。振动觉的传入冲动相对抑制了痛觉传入冲动的结果。另外，研究表明，施加于腰部的高频振动可恢复慢性非特异性腰背痛患者的本体感觉。

（六）注重整体性训练

可将人体理解为一个由各个关节构成的动力链，重力和地面反作用力通过其上下传递。当一个环节出问题后，可能会影响其相邻甚至更远端的关节，由于应力分布不均等原因产生疼痛等临床表现。当一名患者颈痛或肩痛经运动训练后缓解不完全时，有时应向下寻找原因，检查患者腰、髋或膝足等关节有无弱链存在，有时经过对腰部或膝部、足部问题的处理，患者的肩痛、颈痛可获得进一步缓解。

六、 临床应用

（一）适应证

骨关节疾病的治疗与预防；脑卒中、脑外伤等颅脑损伤疾病导致患者运动、感觉功能障碍及帕金森病的康复治疗；脊髓损伤后导致的肢体感觉、运动功能障碍的康复治疗；残疾儿童的早期干预和康复治疗；体育运动员的训练等方面。

（二）禁忌证

结核、肿瘤、发热、出血倾向、意识障碍、新发骨折或骨折未愈合、皮肤伤口未愈合、关节脱位、严重骨质疏松、严重认知障碍者等，以及严重心、脑、肾疾病不能耐受训练患者。

（三）注意事项

1. 训练前检查悬吊设备，绳、带等用具的牢固性，排除断绳、滑脱等安全隐患。取得患者同意，并向患者交待解释训练流程，使患者了解训练的作用和意义，密切配合。并检查患者肢体受力部位皮肤及感觉情况，排除禁忌证。

2. 训练时选择适宜的起始负荷、正确的运动量和训练节奏；注意全程无痛训练，若出现疼痛明显或不能坚持时必须退回到较低的训练水平或及时停止训练；训练过程中注意保护患者安全，对患者进行讲解、鼓励，并询问有无不适反应，保持呼吸节律，避免憋气；训练中注意提醒患者控制身体姿势，保证训练质量，避免代偿运动出现。

3. 训练后注意检查悬吊部位皮肤情况，并再次询问患者有无不适反应。并做好训练记录。

七、 悬吊技术的发展简史

德国是悬吊训练器械的先驱，最早的 schlingentisch（吊带床）是在第二次世界大战之前由德国巴德洪堡的 Thomsen 教授发起的，所以被称为"Thomsen-Tisch"。在第二次世界大战期间，这种吊带床样的装置用来治疗受伤的战士。战后，脊髓灰质炎在欧洲暴发使得英格兰的 Guthrie-Smith 用吊带桌来治疗大面积瘫痪的病人。

在 20 世纪 40 年代末期，德国 Wilbad 的 Ludwig Halter 开创了一种治疗脊髓灰质炎患者的方法。他把吊带桌和游泳池结合起来使用，在今天看来，人们认为他是这种治疗方法的主要推进者之一。

20 世纪 60 年代开始，挪威医学工作者开始应用悬吊带治疗慢性肩关节和髋关节方面的疾病，由于受到悬吊带的作用，重力的影响基本消除，患者进行主动训练，能切身感受到自己正在进行有效地、可控制地、有保护地运动，从而能够使肌肉和关节逐步活动到最大范围，甚至能进一步作牵伸训练。此时的悬吊训练已经作为一种治疗疾病的独特方法，临床效果也得到初步认可。

20 世纪 90 年代初期，是悬吊运动治疗理念进一步发展的时期。在广泛的生物力学研究基础上，挪威康复医学工作者创造性提出了一系列新的训练理念和原则，并展开大量的临床实践，发展出全新的悬吊运动治疗体系。这个体系中最具代表意义的理念是"弱链接"理念。该技术被大量应用于运动系统疾病尤其是慢性颈肩腰背疼痛的治疗。在此期悬吊设备的开发和使用也得到较快发展，日趋多样，其中比较有代表性的是挪威泰玛设备，应用效果良好。

21 世纪初期，随着竞技类体育体能训练重要性的凸显，以及核心力量稳定性训练的逐步发展，运动训练领域开始重视悬吊训练的应用。悬吊设备在此时期也得到飞速发展，治疗的适应证也随之增加。其中具有代表性的设备是意大利的阿基米德悬吊系统和德国的 POWER-SLING 悬吊系统等。

如今，悬吊技术已迎来新的发展时代，悬吊技术的应用也已扩展到疾病的康复治疗及运动员的体能训练，还可用来促进儿童身体发展。悬吊设备也在不断更新换代，但悬吊治疗的效果并不取决于设备，而是取决于掌握悬吊技术理论的治疗人员。

（翟宏伟）

第二节 上肢悬吊训练

1. 肩关节外展、内收运动训练

起始体位（见图 8-1）

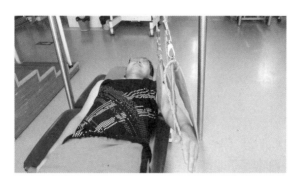

图 8-1 肩关节行外展、内收训练起始位

患者仰卧位，肩关节轴向悬吊，吊带固定手，窄带置于肘部，拉高绳索使手臂略高于水平面。
对患者的指导：（如图 8-2a、图 8-2b）

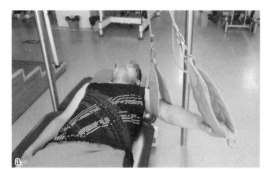 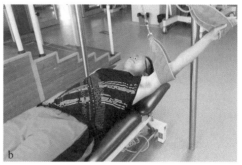

图 8-2 肩关节行外展、内收训练

肘关节伸直，肩关节行外展、内收运动训练，可行主动训练也可由治疗师辅助被动练习。

2. 肩关节屈曲、伸展运动训练

起始体位（如图 8-3）

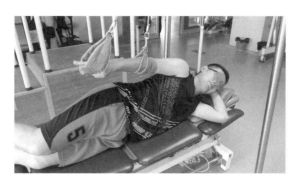

图 8-3 肩关节屈曲、伸展运动训练起始位

患者侧卧位，头枕于臂或垫之上，肩关节轴向悬吊，吊带固定手，窄带置于肘部，拉高绳索使手臂离开身。

对患者的指导：（如图 8-4a、图 8-4b）

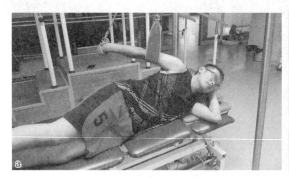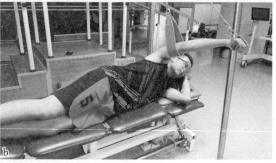

图 8-4　肩关节屈曲、伸展运动训练

肘关节伸直，肩关节行前屈、后伸运动训练，可行主动训练也可由治疗师辅助被动练习。

3. 肩关节水平位外展、内收运动训练

起始体位（如图 8-5）

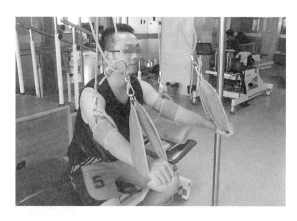

图 8-5　肩关节水平位外展、内收运动训练起始位

患者坐于训练器之下，肩关节轴向悬吊，吊带固定手，窄带置于肘部，保持肘关节微屈，拉高绳索抬高手臂至患者舒适的高度。

对患者的指导：（如图 8-6a、图 8-6b）

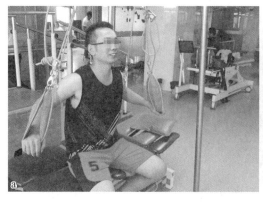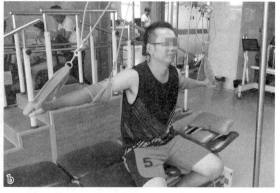

图 8-6　肩关节水平位外展、内收运动训练

肩关节水平位行外展、内收运动训练，可行主动训练也可由治疗师辅助被动练习。

4. 肩关节伸展力量训练

起始体位（如图 8-7）

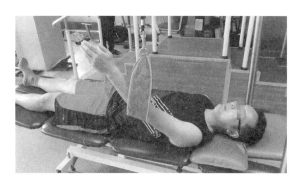

图 8-7　肩关节伸展力量训练起始位

患者仰卧位，弹性绳系窄带于上臂远端，吊带高于床面 30cm 垂直悬吊。

对患者的指导：（如图 8-8a、图 8-8b）

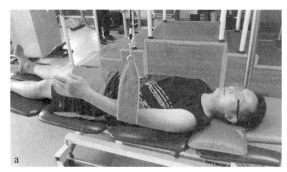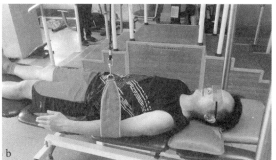

图 8-8　肩关节伸展力量训练

肘关节伸直，上臂用力下压吊带。

晋级训练（如图 8-9a、图 8-9b）

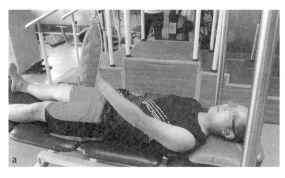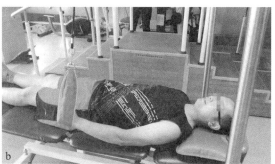

图 8-9　肩关节伸展力量训练晋级训练

逐渐增加弹性绳的弹力以增大阻力；逐渐向远端移动悬吊点以增加力臂。

5. 肩关节内收力量训练

起始体位（如图 8-10）

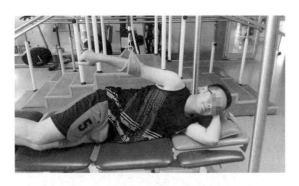

图 8-10　肩关节内收力量训练起始位

患者侧卧位，头枕于臂或垫之上，弹性绳系窄带于上臂远端，吊带高于床面 50cm 垂直悬吊。对患者的指导：（如图 8-11a、图 8-11b）

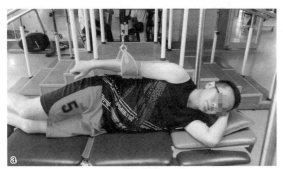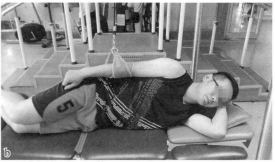

图 8-11　肩关节内收力量训练

肘关节伸直，上臂用力下压吊带。
晋级训练（如图 8-12a、图 8-12b）

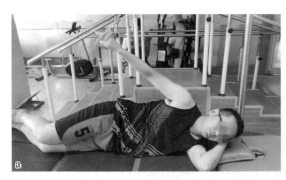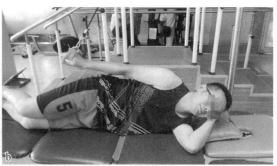

图 8-12　肩关节内收力量训练晋级训练

逐渐增加弹性带的弹力以增大阻力；逐渐向远端移动悬吊点以增加力臂。

（翟宏伟）

第三节　下肢悬吊训练

1. 髋关节外展、内收运动训练

起始体位（如图 8-13）

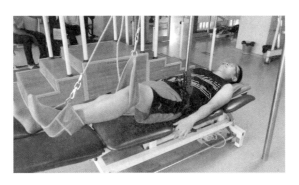

图 8-13　髋关节外展、内收运动训练起始位

患者仰卧位，双上肢伸展放于体侧，髋关节轴向悬吊，吊带固定踝，窄带置于膝部，拉高绳索使下肢略高于水平面。

对患者的指导：（如图 8-14a、图 8-14b）

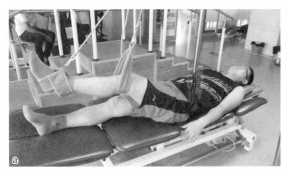 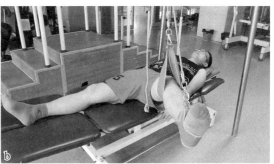

图 8-14　髋关节外展、内收运动训练

膝关节伸展，髋关节行外展、内收运动训练，可行主动训练也可由治疗师辅助被动练习。

2. 髋关节屈曲、伸展运动训练

起始体位（如图 8-15）

患者侧卧位，头枕于臂或垫之上，髋关节轴向悬吊，吊带固定踝，窄带置于膝部，拉高绳索使腿处于水平位。

对患者的指导：（如图 8-16a、图 8-16b）

膝关节伸展，髋关节行前屈、后伸运动训练，可行主动训练也可由治疗师辅助被动练习，本训练亦可屈膝进行。

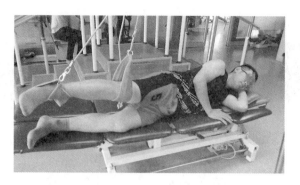

图 8-15　髋关节屈曲、伸展运动训练起始位

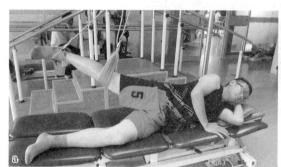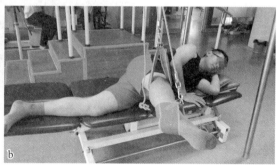

图 8-16　髋关节屈曲、伸展运动训练

3. 膝关节屈曲、伸展运动训练

起始体位（如图 8-17）

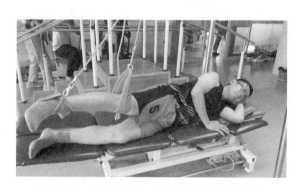

图 8-17　膝关节屈曲、伸展运动训练起始位

　　患者侧卧位，头枕于臂或垫之上，膝关节轴向悬吊，吊带固定踝，窄带置于膝部，拉高绳索使下肢处于水平位。

　　对患者的指导：（如图 8-18a、图 8-18b）

　　髋关节制动，膝关节行屈曲、伸展运动训练，可行主动训练也可由治疗师辅助被动练习。

4. 髋关节伸展力量训练

起始体位（如图 8-19）

患者仰卧位，双臂抱胸，弹性绳系窄带于大腿远端，吊带高于床面 30cm 垂直悬吊。

　　对患者的指导：（如图 8-20a、图 8-20b）

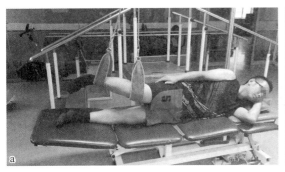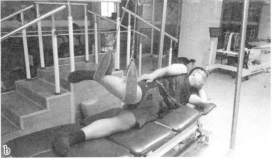

图 8-18　膝关节屈曲、伸展运动训练

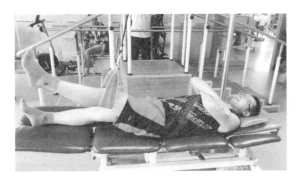

图 8-19　髋关节伸展力量训练起始位

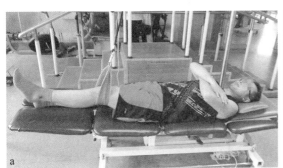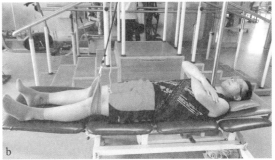

图 8-20　髋关节伸展力量训练

保持下肢伸直，用力下压吊带。

晋级训练（如图 8-21a、图 8-21b）

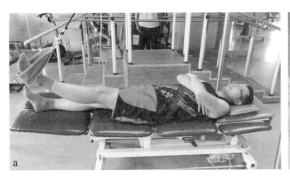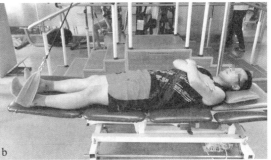

图 8-21　髋关节伸展力量训练晋级训练

逐渐增加弹性绳的弹力以增大阻力或逐渐向远端移动悬吊点以增加力臂。

5. 髋关节内收力量训练

起始体位（如图8-22）

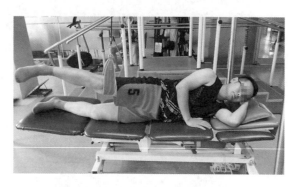

图8-22 髋关节内收力量训练起始位

患者侧卧位，头枕于臂或垫上，弹性绳系窄带于大腿远端，吊带高于床面50cm垂直悬吊，使髋关节外展。

对患者的指导：（如图8-23a、图8-23b）

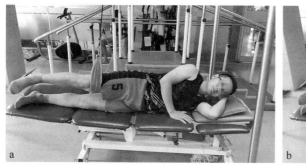
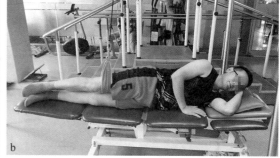

图8-23 髋关节内收力量训练

下肢用力下压吊带。

晋级训练（如图8-24a、图8-24b）

逐渐增加弹性带的弹力以增大阻力或逐渐向远端移动悬吊点以增加力臂。

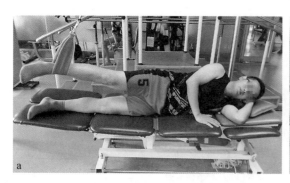
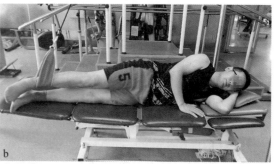

图8-24 髋关节内收力量训练晋级训练

6. 膝关节伸展力量训练

起始体位（如图 8-25）

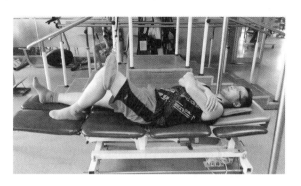

图8-25　膝关节伸展力量训练起始位

患者仰卧位，双臂抱胸，弹性绳系窄带于膝，保持膝部屈曲，吊带高于床面 30cm 垂直悬吊。
对患者的指导：（如图 8-26a、图 8-26b）

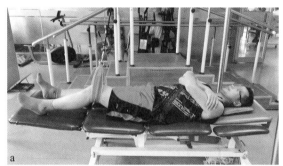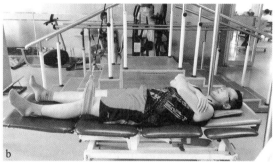

图8-26　膝关节伸展力量训练

运动中保持足跟于床面上，膝关节逐渐伸展并用力下压吊带。
晋级训练（如图 8-27a、图 8-27b）

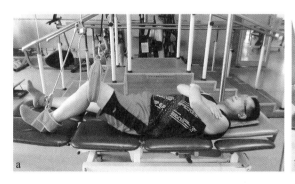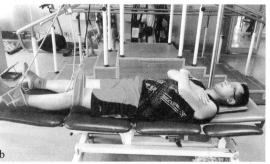

图8-27　膝关节伸展力量训练晋级训练

逐渐增加弹性绳的弹力以增大阻力吊带系于足跟。

（翟宏伟）

1. 颈部侧屈训练

起始体位（如图 8-28）

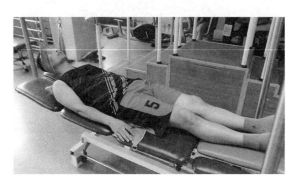

图8-28　颈部侧屈训练起始位

患者仰卧，头枕于中分带，绳夹夹住两绳，调节中分带高度至患者感觉舒适。

对患者的指导（如图 8-29a、图 8-29b）

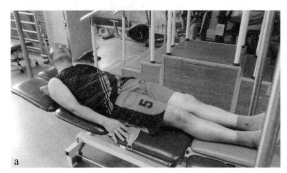 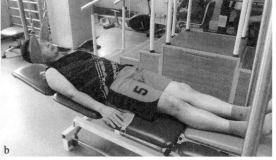

图8-29　颈部侧屈训练

头缓慢侧移，完成颈部侧屈，可行主动训练也可由治疗师辅助被动练习。

2. 颈部旋转训练

起始体位（如图 8-30）

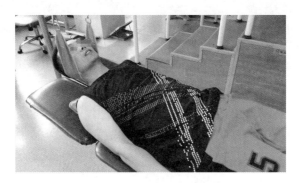

图8-30　颈部旋转训练起始位

患者仰卧，头枕于中分带，绳夹夹住两绳，调节中分带高度至患者感觉舒适。

对患者的指导（如图 8-31a、图 8-31b）

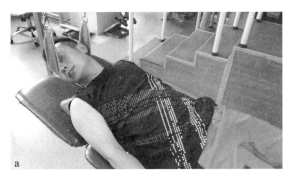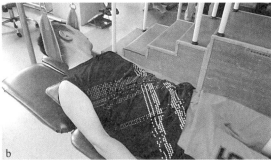

图 8-31　颈部旋转训练

头部缓慢转向一侧，完成颈部旋转运动，可行主动训练也可由治疗师辅助被动练习。

3. 颈部屈曲、伸展训练

起始体位（如图 8-32）

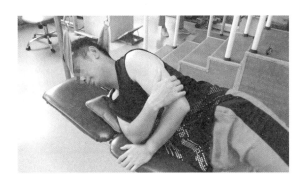

图 8-32　颈部屈曲、伸展训练起始位

患者侧卧，头枕于中分带，绳夹夹住两绳，调节中分带高度至患者感觉舒适，颈部中立位。

对患者的指导（如图 8-33a、图 8-33b）

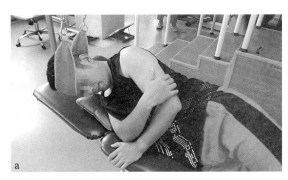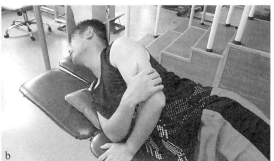

图 8-33　颈部屈曲、伸展训练

头部缓慢屈伸，完成颈部屈伸运动，可行主动训练也可由治疗师辅助被动练习。

4. 背部屈曲、伸展运动训练

起始体位（如图 8-34）

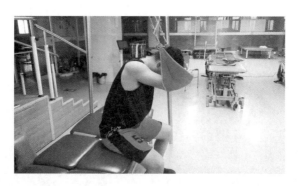

图 8-34　背部屈曲 / 伸展运动训练起始位

患者坐于训练器之下，宽带置于臂下，患者伏头于臂，宽带高度根据所要松动的脊柱节段调整。对患者的指导：（如图 8-35a、图 8-35b）

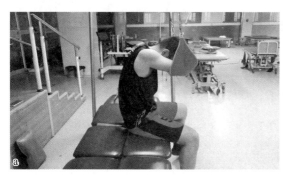
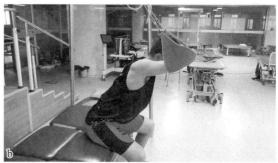

图 8-35　背部屈曲、伸展运动训练

向前推宽带使背部伸展，屈曲背部回至起始位。

5. 背部侧屈运动训练

起始体位（如图 8-36）

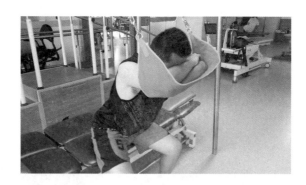

图 8-36　背部侧屈运动训练起始位

患者坐于训练器之下，宽带置于臂下，患者前倾，头部俯于双臂之上，宽带高度根据所要松动的脊柱节段调整。

对患者的指导：（如图 8-37a、图 8-37b）

上身侧移完成背部侧屈，可行主动训练也可由治疗师辅助被动练习。

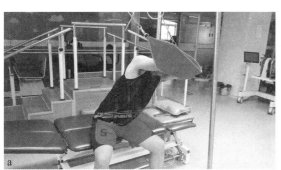
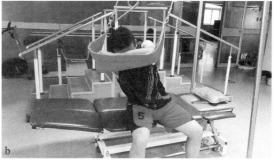

图8-37　背部侧屈运动训练

6. 背部旋转运动训练

起始体位（如图 8-38）

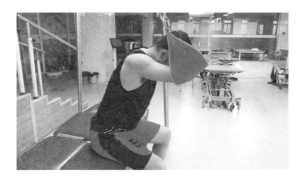

图8-38　背部旋转运动训练起始位

患者坐于训练器之下，宽带系于穿过滑轮的黑绳上，宽带置于臂下，患者前倾，头部俯于双臂之上，宽带高度根据所要松动的脊柱节段调整。

对患者的指导：（如图 8-39a、图 8-39b）

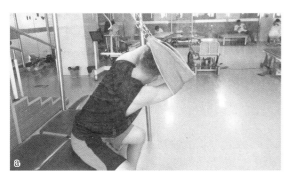
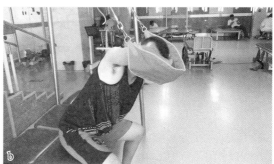

图8-39　背部旋转运动训练

扭动上身完成背部旋转，可行主动训练也可由治疗师辅助被动练习。

7. 腹肌力量训练

起始体位（如图 8-40）

患者坐于训练器之下，宽带系于弹性绳上，宽带置于臂下，头部俯于双臂之上。

对患者的指导：（如图 8-41）

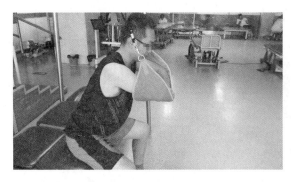 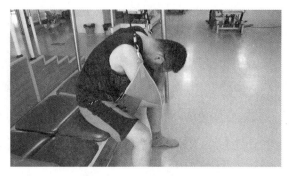

图8-40　腹肌力量训练起始位　　　　　　图8-41　腹肌力量训练 -1

上身下压使腹肌收缩。

对患者的指导：（如图 8-42a、图 8-42b）

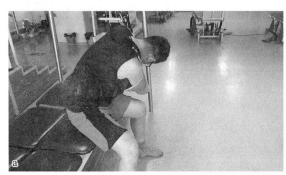 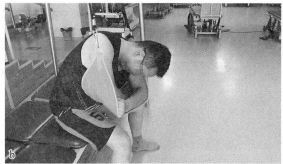

图8-42　腹肌力量训练 -2

上身下压且扭转使腹内外斜肌收缩

8. 仰卧位背部牵伸训练

起始体位

患者仰卧，髋关节轴向悬吊，吊带系于踝部，拉高绳子使骨盆离开床面。（如图 8-43）

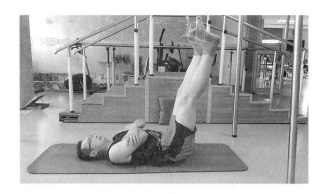

图8-43　仰卧位背部牵伸训练

对患者的指导：

尽量放松下背部

（翟宏伟）

第九章
软组织贴扎技术

第一节 概 述

一、定义

软组织贴扎是一种将特制的胶布粘贴于体表，以达到保护肌肉骨骼系统、促进运动功能的非侵入性治疗技术。该技术最早用于各类运动损伤的处理，后逐渐延伸到康复治疗领域。

二、分类

软组织贴扎方法主要包括白贴（采用无弹性白色运动贴布）和肌内效贴（采用弹性贴布），此外，还有配合特殊治疗技术的专项贴扎方法，如麦克康耐尔贴扎（McConnell taping）等。

1. **白贴贴布** 该贴布无弹性，固定效果佳，贴扎目的是固定关节及限制软组织的活动，减少炎性渗出、减轻疼痛，使软组织在稳定的状况下进行修复。

2. **肌内效贴** 最早由日本的加濑建造（Kenso Kase）博士创用，命名来自于英语"运动功能学（kinesiology）"的前缀，其日语的音译转换成日语汉字为"筋内效"（贴），译成中文即"肌内效"（贴）。经过多年的发展，该技术在贴布材质、贴扎技术等方面得到很大的改进，在欧美、中国台湾及中国香港等地区的运动医学界应用极为普遍。其临床作用包括改善局部循环、促进淋巴回流、消除软组织肿胀及疼痛、增加感觉输入、促进软组织功能活动或放松软组织等，且在支持及稳定肌肉与关节的同时又不妨碍身体正常活动。图 9-1 所示为部分商用的肌内效贴成品。

3. **麦克康耐尔贴扎** 由澳洲物理治疗师 Jenny McConnell 研发，主要作用是矫正关节力线、减轻炎症反应组织的压力。其材料为两层，包括硬贴布和固定底布。其贴扎演示图如图 9-2。

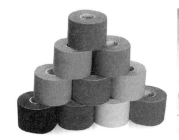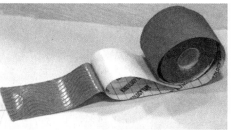

图 9-1 部分商用肌内效贴成品

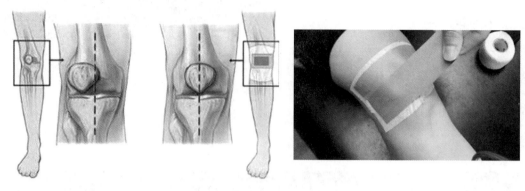

图9-2 麦克康耐尔贴扎

三、 贴布的主要物理特性

1. 肌内效贴由防水弹力棉布、医用亚克力胶和离型材料（背亲纸）组成。与白贴等传统贴布相比，肌内效贴布有如下特点：厚度适宜、透气性好、皮肤耐受性好和不易过敏；有一定的弹性，即可满足运动对灵活度与舒适度的需求；此外肌内效贴布还能通过调整贴扎的方向和拉力以及依靠其在肢体运动过程中与软组织的相互作用，起到支持、促进或放松软组织的作用，同时还能改善循环、减轻水肿、减少局部炎症反应、减轻疼痛等。当施加的拉力超出其弹性极限时，肌内效贴只是当"白贴"使用，仅起到固定、筋膜引导的作用。

2. 肌内效贴的基本物理特性包括弹力、张力、应力、切力及黏着力等。

（1）弹力：贴布被拉伸后本身具有的弹性回缩力，即向心力。

（2）张力：当受到外力作用时，贴布本身具备的延展性，即离心力。

（3）应力：软组织受到贴布的外力作用时所产生的对抗力或软组织单位面积上所受到的来自贴布的垂直力量。

（4）切力：贴布单位面积上的横向力量，可以水平牵动皮肤皱褶走向。

（5）黏着力：贴布的黏胶附着在皮肤的力量。粘胶太黏，会增加过敏性，此时缺乏横向力，稳定性较高；粘胶不黏，则不易拉起皮肤，稳定性较差。

肌内效贴布有多种颜色（参见图9-1），其材质没有本质的区别，在实际应用中从心理学的角度考虑选择不同的颜色：如为达到放松的目的多采用冷色调的贴布；为达到兴奋促进的目的多采用暖色调；以固定为目的的贴扎则多采用黑色贴布。

四、 专有名词和术语

肌内效贴在长期临床贴扎实践中形成一些专有名词和术语，主要包括：

1. "锚"是指贴扎起端，为最先贴扎端、固定端。

2. "尾"是指远离固定端向外延伸的一端，或称尾端。

3. 延展方向是指"锚"固定后，尾端继续延展贴扎的方向。

4. 回缩方向是指贴布"尾"向"锚"弹性回缩的方向。

5. 自然拉力是指对贴布不施加任何外加拉力或仅施加小于10%的拉力（理论上讲，淋巴贴布0~10%，肌肉贴布7%~10%）。

6. 中度拉力是指对贴布施加 10%~30% 的拉力（理论上讲，筋膜矫正 10%~20%，软组织支持 20%~30%，瘢痕塑形 30%）。

7. 极限拉力是指对贴布施加超过 30% 的拉力（理论上讲可用于关节矫正，但此种情况下建议使用"白贴"）。

图 9-3 是以 I 形效贴为例介绍一些专有名词。

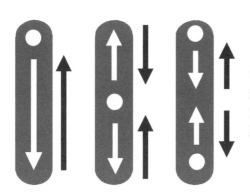

图 9-3　I 形及专有名词说明
注：圆点表示"锚"，指贴扎起始点；白色箭头示贴扎延展方向；灰色箭头示贴扎完毕后贴布回缩方向，即"尾"向"锚"回缩的方向

五、　基本贴扎技术

在肌内效贴的实际应用中，常常依据贴扎的目的及贴扎部位的解剖特点，将贴布裁剪成不同的形状。主要形状特征及其作用如下：

1. I 形　贴布不裁剪，或在脐眼等特殊解剖位置处镂空，依需求决定宽度及"锚"的位置（参见图 9-3）。主要作用包括：

（1）给软组织明确的促进动作指令，促进肌肉运动及支持软组织。

（2）针对关节活动面，或拉伤的软组织进行不同程度的固定。

2. Y 形　主要目的是促进或放松较次要或较小的肌群。可针对特殊形状的肌肉（如腓肠肌）或包绕特殊解剖结构时使用（如图 9-4）。

3. X 形　可促进"锚"所在位置的血液循环及新陈代谢，达到止痛的效果，也就是所谓的"痛点提高贴布"；另外，某些特殊部位如胸部的丰胸贴扎也常采用 X 形（如图 9-5）。

4. 爪形　如图 9-6 所示，主要作用包括：

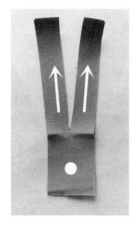 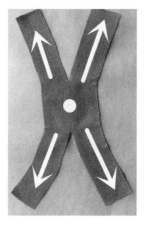 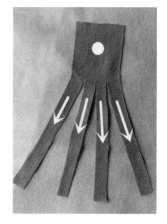

图 9-4　Y 形贴布　　　　　图 9-5　X 形贴布　　　　　图 9-6　爪形贴布

（1）爪形贴布需尽量包覆组织液滞留的肢体或血液淤积的区域，以消除肿胀，促进淋巴液和血液循环。

（2）增加感知觉的输入。

5. 灯笼形　贴布两端不裁剪，中段裁剪为多分支，形成两个散状形结合体，如图9-7所示。主要作用包括：

（1）贴布两端均为固定端，故稳定效果良好（临床实践中，大的关节常用两个Y形贴布实现）。

（2）灯笼形贴布兼具爪形贴布的特性。

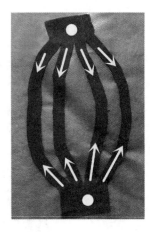

图9-7　灯笼形贴布

以上贴布若有重叠多层贴扎，原则上是裁剪得越多贴在越里层（即从里到外为爪形/灯笼形→X形→Y形→I形），但临床实践中也有学者在应用X形贴布做痛点提高时，将其贴在最里层，而灯笼形在用于稳定时贴在最外层。值得注意的是，在同一解剖部位，不应贴扎层次过多，以免给予软组织太复杂甚至矛盾的"指令"，或者因隔离太厚而影响疗效。

六、　临床应用考量

1. 贴扎摆位　摆位是指贴扎部位在贴扎时所摆放的体位。肌内效贴起效的主要机制与其力学效应相关，如需要放松软组织时，应使该肌肉处在拉长的状态，贴布回缩的方向应与肌肉收缩的方向相反。贴扎时肢体的摆位可有多种方案，常用的有：在拉伸软组织的状态下贴扎；在软组织的自然状态下贴扎；在缩短软组织的状态下贴扎。贴扎时病人的摆位是影响疗效的极其重要的因素。

2. 贴扎时间　单次贴扎最长可达5天，一般持续贴扎1~3天，具体时间因贴布材质及粘弹性会有差异。过久贴扎贴布弹性下降会导致作用减退，在夏季大量出汗、对材料过敏或贴于暴露在外面的部位时，也应适当缩短更换的周期。有时出于特殊的需要，贴扎时间可更短，如在竞技运动中，当场使用促进贴法，在运动后随即更换成放松贴法。

3. 洗澡与出汗　贴布有较好的防水性，洗澡时若水温不高、使用淋浴且时间较短，浴后可用毛巾、纸巾吸干表面的水分，无碍贴布的正常使用。但出汗属于内生水，加上温度上升，容易导致凝胶变性和脱胶，故大量出汗后应及时更换贴布。不建议在使用贴布时进行泡澡或高温沐浴过久。

4. 过敏　贴布的过敏性与个体体质有关，也与贴扎部位、方法、贴扎时间与贴布的凝胶种类有关。如为过敏体质，建议贴扎层次不宜过密，单次贴扎以24小时为限，且使用低敏系列的贴布。如发生明显过敏现象则暂停，待皮肤修复后再酌情使用。

5. 毛发过多　原则上在有毛发处贴贴布时，应剃除毛发后再进行贴扎，否则会影响贴布的附着。

6. 贴布脱落　若贴布尾端掀起，可将掀起部分剪掉，并将尾端裁剪成圆形重新与皮肤贴合。若是贴布的"锚"（固定端）掀起，贴布失去力学的固定点，力学作用会被破坏，应重新贴扎。

7. 影响贴扎疗效的共性问题　影响贴扎疗效的主要因素：贴扎者对患者的评估，局部的解剖结构与生物力学因素分析，贴布的裁剪形状，病人的摆位，贴扎时贴布延展的方向，施加在贴布上的拉力，和贴扎的次序等。其他影响因素包括：皮肤的状态、皮下脂肪的厚度、贴扎环境、贴扎后的活动等。

贴扎前须做好皮肤清洁，若用酒精处理皮肤后，建议等其挥发后再行贴扎；避免锐物、出汗等影响到贴布的凝胶面；某些运动损伤贴扎后，若保持适度的主、被动活动（非过度负重、暴发性活动），会因为贴布与软组织间的有益的交互作用而提高疗效。

良好的贴扎主要表现在以下几个方面：症状改善，除某些慢性疾病外，单纯的肌腱炎或肌肉酸痛在贴扎后，症状应会立即或逐渐减轻；局部无不适感；贴扎完成后贴布的孔眼一致，若贴扎时拉力不均，贴布孔眼大小不一，实际效果会打折。

七、 临床应用情况

肌内效贴最早应用于体育界，其在运动损伤防治方面的疗效得到了普遍认可。如今该技术的应用更为广泛，丰富了临床医师尤其是康复科医生的选择。比如在神经康复领域，可用肌内效贴矫正脑卒中患者肩关节半脱位、肩手综合征，改善上肢屈肌、下肢伸肌的协同动作模式，放松痉挛肌群，促进无力肌群，帮助加强患者躯干核心肌群的稳定性；在脑瘫康复方面，可改善腹部前突姿势、增进腹肌收缩、缓解上下肢痉挛、改善上下肢无力的动作，并增强肩关节稳定度、促进上臂上举等。也可促进发育迟缓儿童站立平衡控制、引导正确站立姿势、提供触觉、踝足本体感觉输入等。作为一种相对较新的治疗技术，其临床应用有待进一步的挖掘，同时也需要更多的循证研究证据证实其有效性。

此外，作为一种与人体之间进行力学互动的应用技术，软组织贴扎在使用过程中，无论是增加皮下组织间隙，还是促进或放松软组织、感觉输入、缓解疼痛、矫正姿势等，均需要使用者运用自己的专业知识，综合考虑患者面临的问题、贴扎的目的以及如何能达到目的等因素。可见，临床应用贴扎的过程也是综合运用专业知识、训练临床思维的过程。

（倪国新）

第二节 上肢贴扎技术

一、 肩峰下撞击综合征

1. **问题概述** 肩峰下撞击综合征是指肩部上举时，肱骨大结节与喙肩弓反复撞击，导致肩峰下滑囊炎症、肩袖组织退变，甚至撕裂，引起肩部疼痛、活动障碍等症状的总称。主要表现为肩峰下压痛和肩关节外展时疼痛。早期治疗包括休息、制动，局部物理治疗以缓解疼痛、促进损伤组织修复，在不影响损伤修复的前提下开始肩关节功能训练，恢复或保持肩关节活动度和肌力。损伤早期贴扎有助于缓解局部症状，增加盂肱关节的动态稳定。

2. **贴扎目的** 减轻疼痛、稳定肩关节、改善局部循环。

3. **贴扎方法及图解：**

（1）减轻疼痛：采用 X 形贴布（自然拉力）。

摆位：端坐位，患肩自然下垂、内旋，屈肘 90°，用健手托住患手。如图 9-8。

X 形贴布：中部"锚"固定于肩部疼痛点，"尾"向两端延展。如图 9-9。

（2）放松冈上肌、三角肌：采用 I 形、Y 形贴布（自然拉力）。

摆位：参见图 9-8。

I 形贴布："锚"固定于肱骨大结节上部，"尾"沿冈上肌延展止于肩胛骨冈上窝。如图 9-10。

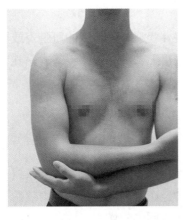

图 9-8 肩峰下撞击综合征患者进行贴扎的体位

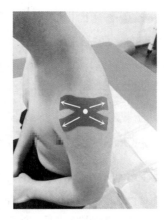

图 9-9 X形贴布痛点提高贴法

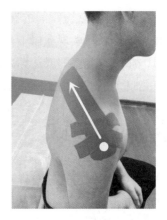

图 9-10 I形贴布放松冈上肌贴法

Y 形贴布："锚"固定于三角肌粗隆，两"尾"分别沿三角肌前后束延展至三角肌起点处。如图 9-11。

（3）稳定肩关节、改善局部循环：采用灯笼形贴布（中度拉力）。

摆位：参见图 9-8。

灯笼形贴布：一条贴布中部（裁剪成四条的部分）沿上臂纵轴固定包覆盂肱关节，两端分别固定于三角肌粗隆和上斜方肌中部；另一条贴布与第一条贴布垂直方向，中部（裁剪成两条的部分）包覆肩峰周围，两端分别固定于胸背部。如图 9-12 ①、图 9-12 ②。

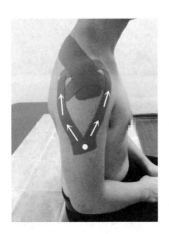

图 9-11 Y形贴布放松三角肌贴法

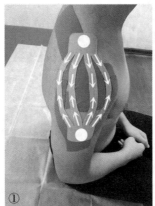

图 9-12
①第一条灯笼形贴布稳定肩关节贴法；②第二条灯笼形贴布稳定肩关节贴法

二、 肩周炎

1. **问题概述** 肩周炎是指肩关节囊及其周围韧带、肌腱和滑囊的慢性无菌性炎症，以肩关节疼痛、无力和活动受限为主要症状。疼痛期治疗以缓解疼痛、放松肌肉，维持关节活动度为主，物理治疗常常有效。贴扎可减轻因疼痛、无力造成的关节活动受限。

2. **贴扎目的** 缓解疼痛，放松肌肉，支持肩部活动。

3. 贴扎方法及图解

（1）减轻疼痛：采用 X 形贴布（自然拉力）。

摆位：肩部外展 30°、外旋、后伸，肘关节伸直。如图 9-13。

X 形贴布："锚"在肩关节疼痛点，"尾"向两端延展。如图 9-14。

（2）放松肌肉：采用 Y 形贴布（自然拉力）。

摆位：参见图 9-15。

Y 形贴布："锚"在桡骨粗隆处，"尾"沿肱二头肌长头、短头延展，分别止于其喙突处及盂上结节处。如图 9-15。

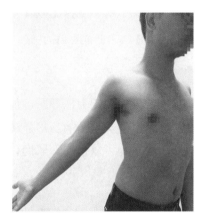 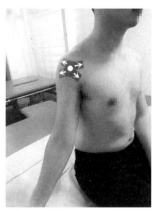 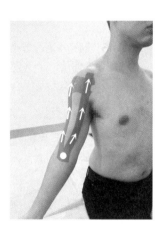

图 9-13　肩周炎患者进行贴扎的体位　　图 9-14　X 形贴布痛点提高贴法　　图 9-15　Y 形贴布放松肌肉贴法

三、 脑卒中肩关节半脱位

1. **问题概述**　脑卒中患者因患侧肩部肌肉肌力、肌张力降低，直立体位下不能抵抗自身重力导致肩关节半脱位，肩关节半脱位的防治措施主要包括早期良姿位摆放，直立位肩带支持，避免牵拉患肢，神经肌肉电刺激促进冈上肌、三角肌肌力等。

2. **贴扎目的**　促进肩部肌肉收缩，支持肩关节。

3. **贴扎方法及图解**

（1）促进肩部肌肉收缩：采用 I 形贴布（自然拉力）。

摆位：肩关节置于肩胛平面，内外旋中立位外展 45°、屈肘 90°。如图 9-16。

I 形贴布："锚"在肩胛上角内侧，"尾"沿冈上窝经肱骨大结节，延展于三角肌粗隆。如图 9-17。

（2）引导肩关节上提、外旋，增加感觉输入：采用 I 形贴布（自然拉力）。

摆位：同上。

I 形贴布："锚"部分重叠于上一贴布，"尾"从肩胛上角内侧沿肩峰上方，向前包绕肩关节，并螺旋向患肢远端环绕，延展于上臂中下段。如图 9-18。

四、 肱骨外上髁炎

1. **问题概述**　肱骨外上髁炎是因前臂过度旋前或旋后，被动牵拉或主动收缩前臂伸肌，引起伸

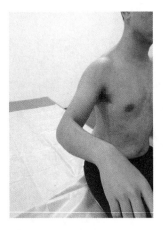

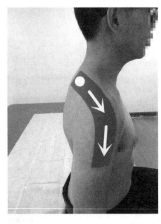

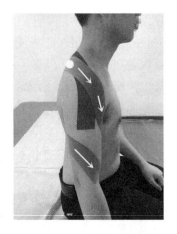

图 9-16 脑卒中肩关节半脱位进行贴扎体位

图 9-17 I 形贴布促进肩部肌肉收缩贴法

图 9-18 I 形贴布螺旋贴扎促进法

肌起点处的慢性损伤性炎症。常表现为肘关节外侧疼痛，腕背伸和前臂旋后或用力抓握时可加重。一般采取保守治疗，早期避免前臂的旋前旋后和用力抓握，同时物理治疗以消炎、镇痛。疼痛缓解后应加强前臂及上臂肌肉力量训练，防止反复发作。贴扎可早期介入以缓解疼痛，放松局部肌肉，增加肘关节的稳定性。

2. 贴扎目的 减轻疼痛、放松肌肉、固定肘关节。

3. 贴扎方法及图解

（1）减轻疼痛：采用 X 形贴布（自然拉力）。

摆位：患肢前臂旋前，腕关节掌屈，如图 9-19。

X 形贴布：中间为"锚"，固定于肘关节外侧痛点，"尾"向两端延展，如图 9-20。

（2）放松肌肉：采用 Y 形或 I 形贴布（自然拉力）。

摆位：如图 9-21。

I 形贴布："锚"固定于背侧掌指关节处，"尾"沿桡侧腕伸肌走向延展止于肱骨外上髁，贴法及最终效果图如图 9-21。

（3）固定肘关节：采用 I 形贴布（中度拉力）。

必要时可辅以 I 形贴布固定贴法。摆位同上，包绕固定肘关节（中间为"锚"，固定于肱骨外上髁，"尾"环绕肘关节贴扎）。如图 9-22。

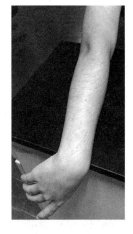

图 9-19 肱骨外上髁炎患者进行贴扎体位

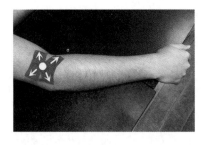

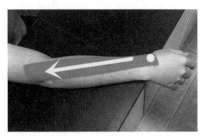

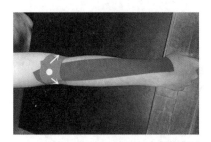

图 9-20 X 形贴布痛点提高贴法

图 9-21 I 形贴布伸腕肌群放松贴法

图 9-22 I 形贴布固定贴法

五、 肱骨内上髁炎

1. 问题概述 肱骨内上髁炎是由于肱骨内上髁处前臂屈肌起点反复牵拉引起的慢性损伤性炎症，常表现为肘关节内侧疼痛，抗阻力屈腕和前臂旋前时加重。一般采取保守治疗，急性期以休息制动为主，避免前臂旋前旋后及用力抓握，同时物理治疗以消炎、镇痛。疼痛缓解后应加强肘关节周围肌肉力量和耐力的训练。贴扎可早期介入，缓解疼痛，放松局部肌肉，稳定肘关节。

2. 贴扎目的 减轻疼痛、放松肌肉、固定肘关节。

3. 贴扎方法及图解

（1）减轻疼痛：采用 X 形贴布（自然拉力）。

摆位：前臂旋后，腕关节背伸位，如图 9-23。

X 形贴布：中间为"锚"，固定于肘关节内侧痛点，"尾"向两端延展，如图 9-24。

（2）放松肌肉：采用 Y 形或"I"贴布（自然拉力）。

摆位：参见图 9-23。

I 形贴布："锚"固定于掌侧腕关节远端，"尾"沿桡侧腕屈肌和尺侧腕屈肌走向延展，止于肱骨内上髁，贴法及最终效果图如图 9-25。

（3）固定肘关节：采用 I 形贴布（中度拉力）。

必要时可以 I 形贴布包绕固定（中间为"锚"，固定于肱骨内上髁，"尾"环绕肘关节贴扎）。贴法参见 9-26。

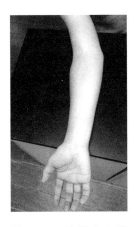 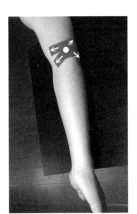 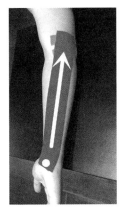 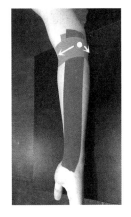

图 9-23 肱骨内上髁炎患者进行贴扎体位　　图 9-24 X形贴布痛点提高贴法　　图 9-25 I形贴布放松屈腕肌贴法　　图 9-26 I形贴布固定贴法

六、 手腕部腱鞘炎

（一）桡骨茎突狭窄性腱鞘炎

1. 问题概述 手腕部腱鞘炎常因手腕部过度劳损所致，以手、腕部疼痛、无力、僵硬、活动障碍和手指麻木为主要症状，临床以保守治疗为主，通过减少活动、物理治疗减轻症状后再进行局部肌肉力量训练。贴扎可全程介入，以促进局部血液循环，减轻因疼痛造成的活动受限。

2. **贴扎目的** 减轻疼痛、放松肌肉。

3. **贴扎方法及图解**

（1）减轻疼痛：采用 X 形贴布（自然拉力）。

摆位：舒适体位，患侧上肢肘关节处于自然伸直位，拇指屈曲内收，腕关节尺偏。如图 9-27。

X 形贴布：中间为"锚"固定于腕关节桡骨茎突，"尾"沿腕关节延展贴扎。如图 9-28。

（2）放松肌肉：采用 I 形贴布（自然拉力）。

摆位：参见图 9-27。

I 形贴布："锚"固定于大拇指指甲近端，"尾"沿拇长展肌和拇短伸肌走向延展至桡尺骨之间近肘关节处。如图 9-29。

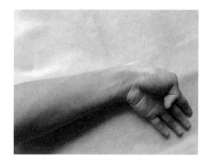
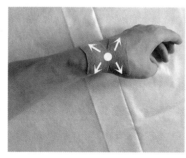
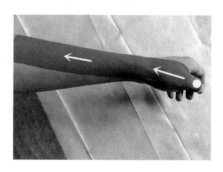

图 9-27 手腕部腱鞘炎患者进行贴扎体位

图 9-28 "X"竹形贴布痛点提高贴法

图 9-29 I 形贴布放松肌肉贴法

（二）拇指腱鞘炎

1. **贴扎目的** 减轻疼痛、放松肌肉、促进血液循环。

2. **贴扎方法及图解**

（1）减轻疼痛：采用 I 形贴布（自然拉力）。

摆位：舒适体位，患侧上肢肘关节处于伸直位，腕关节背屈位，拇指外展位，如图 9-30。

I 形贴布：将贴布纵向剪开，取一半宽度（约 2.5cm），中间为"锚"，固定于大拇指掌指关节痛点，"尾"沿拇指掌指关节延展贴上，如图 9-31。

（2）放松肌肉：采用 I 形贴布（自然拉力）。

摆位：参见图 9-30。

I 形贴布：将贴布纵向剪开，取一半宽度（约 2.5cm），"锚"固定于拇指末节掌面，"尾"沿拇长屈肌走向延展止于桡骨前面近肘侧。贴法及最终效果图如图 9-32。

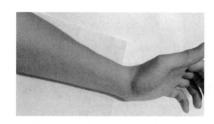
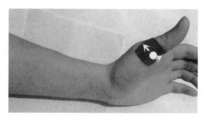
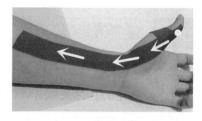

图 9-30 拇指腱鞘炎患者进行贴扎体位

图 9-31 I 形贴布痛点提高贴法

图 9-32 I 形贴布放松肌肉贴法及最终效果图

七、 肩手综合征

1. **问题概述**　预防优先原则，避免肩、手的二次损伤；可运用物理治疗进行止痛、消肿，以促进交感神经对血管舒缩调节功能的恢复。

2. **贴扎目的**　缓解疼痛，减轻水肿。

3. **贴扎方法及图解**

（1）缓解肩部疼痛：采用 X 形贴布（自然拉力）。

摆位：自然坐位或仰卧位。

X 形贴布：痛点贴扎。具体参照图 9-9。

（2）减轻手部水肿，促进腕伸肌群收缩：采用爪形贴布（自然拉力）。

摆位：坐位或仰卧位，手臂旋前平放于治疗床，手腕悬于床缘，腕自然屈曲位。如图 9-33。

爪形贴布："锚"在肱骨外上髁，沿腕伸直肌群延展，"尾"从手背延展绕过指间。如图 9-34、图 9-35。

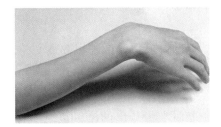
图9-33　患者进行贴扎体位

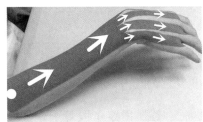
图9-34　爪形贴减轻手部水肿促进腕伸肌群收缩贴法

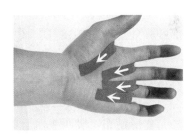
图9-35　爪形贴布完成效果图掌侧观

（倪国新）

第三节　下肢贴扎技术

一、 膝骨性关节炎

1. **问题概述**　膝骨性关节炎常表现为局部疼痛、肿胀、僵硬及关节功能活动受限等，治疗以缓解症状、增强活动能力为主。保守治疗包括药物治疗、理疗、运动疗法、力线矫正及健康教育等方法。贴扎早期介入可缓解急性发作期的疼痛、肿胀，在慢性期应用贴扎可稳定膝关节，改善步态。

2. **贴扎目的**　减轻局部疼痛、消除肿胀、促进膝周肌肉平衡。

3. **贴扎方法及图解**

（1）减轻疼痛：采用 X 形贴布，痛点提高贴法（自然拉力）。

摆位：患者舒适坐位，自然屈膝。如图 9-36。

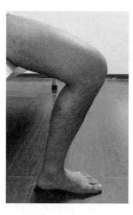 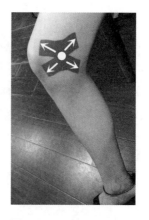

图 9-36 膝骨性关节炎 　图 9-37 X 形贴布痛点
患者进行贴扎体位 　提高贴法

X 形贴布：中间"锚"固定于膝部痛点，"尾"向各端延展。如图 9-37。

（2）消除肿胀：采用爪形贴布（自然拉力）。

摆位：参见图 9-36。

爪形贴布：共两条，"锚"分别从股骨内、外上髁上方，发出多尾如双手交叉状，延展包覆于局部肿胀处。如图 9-38 ①、图 9-38 ②。

（3）促进肌肉平衡：慢性患者，可采用 Y 形贴布促进股四头肌（自然拉力），或辅以 Y 形贴布放松腘绳肌（自然拉力）。

摆位：参见图 10-36。

Y 形贴布：股四头肌肌肉促进，"锚"固定于股骨干中上段，于髌骨上缘分出两尾，包绕髌骨两侧汇合于胫骨粗隆上方，贴法及最终效果图如图 9-39。

必要时辅以腘绳肌放松贴扎方法。

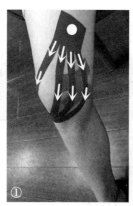 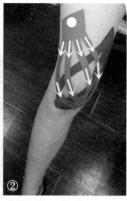 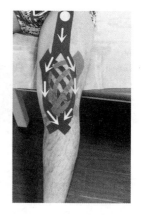

图 9-38 　图 9-39 Y 形贴布促
①第一条爪形贴布消肿贴法；②第二条爪形贴布 　进股四头肌贴法及最终
消肿贴法 　效果图

二、膝关节运动损伤

1. **问题概述**　膝关节周围的肌肉肌腱、侧副韧带及交叉韧带等发生损伤，常表现为局部疼痛、肿胀、关节不稳等导致功能活动障碍。早期治疗遵循 POLICE 原则（即保护、适当负重、冰敷、加压包扎和抬高患肢），以减轻疼痛、消除肿胀、减少渗出。如损伤严重，需手术治疗，手术以关节镜下修复重建为主。术后常规进行膝周肌肉力量训练、本体感觉训练等。早期贴扎介入可以缓解疼痛、消除肿胀、增加感觉输入，稳定膝关节，促进功能恢复。

2. 贴扎目的　消肿止痛、促进肌肉、稳定膝关节，支持韧带。

3. 贴扎方法及图解

（1）消肿止痛：采用爪形贴布（自然拉力）。

爪形贴布的摆位及贴法参见图 9-36、图 9-38 ①、及图 9-38 ②。

（2）促进股四头肌：用于后交叉韧带损伤，采用 Y 形贴布（自然拉力）。

摆位：膝伸直位或稍屈曲。

Y 形贴布：用于后交叉韧带损伤，"锚"固定于股骨干上中段，于髌骨上缘分出两尾，包绕髌骨两侧汇合于胫骨粗隆上方。如图 9-40。

（3）促进腘绳肌：用于前交叉韧带损伤，采用 Y 形贴布（自然拉力）。

摆位：俯卧位，膝可稍屈曲。

Y 形贴布：用于前交叉韧带损伤，"锚"固定于坐骨结节下方腘绳肌肌腹，"尾"分别沿内外侧肌肉走向延展止于胫骨内侧髁及腓骨小头上方。如图 9-41。

（4）稳定膝关节及支持韧带功能：Y 形或 I 形贴布（中度拉力）。

摆位：患者舒适坐位，自然屈膝。参见图 9-36。

Y 形贴布："锚"在胫骨粗隆上方，两侧向上延展包绕膝关节内外侧。或可采用 I 形贴布中间为"锚"固定于胫骨粗隆上方，两侧斜向上延展。贴法及最终效果图如图 9-42。

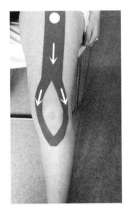 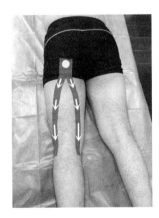 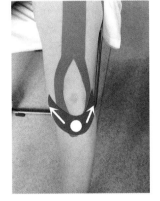

图 9-40　Y 形贴布股四头肌促进贴法　　图 9-41　Y 形贴布腘绳肌促进贴法　　图 9-42　I 形贴布稳定膝关节贴法

三、髌骨软骨软化症

1. 问题概述　髌骨软骨软化症是由于各种原因引起的髌股关节生理结构的力学关系紊乱，造成髌股关节倾斜甚至半脱位，髌股外侧关节面压力过度集中和磨损，导致髌股关节的软骨水肿、软化、纤维化、剥脱等而出现膝关节酸软、疼痛、活动受限，是常见的髌股关节病。临床以保守治疗为主，患者应避免患肢剧烈运动以减轻症状，同时须加强股四头肌（尤其是股内侧肌）的力量训练。贴扎可全程介入。

2. 贴扎目的　促进肌肉、改善感觉输入、纠正力线、支持髌骨。

3. 贴扎方法及图解

（1）促进肌肉：采用Y形贴布（自然拉力）。Y形贴布股四头肌促进的摆位与贴法参见图9-40。

（2）纠正力线、支持髌骨：采用Y形贴布（中度拉力）。

摆位：参见图9-36。

Y形贴布：以髌骨外移为例。"锚"固定于膝关节内侧缘，"尾"以中度拉力沿髌骨上下缘延展，止于髌骨外侧缘。贴法及最终效果图如图9-43。

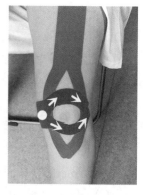

图9-43　针对髌骨外移的Y形贴布最终效果图

四、踝关节扭伤

踝关节扭伤急性期处理遵循RICE原则。恢复期应加强踝周肌肉力量、韧带柔韧性及本体感觉等训练。贴扎在急、慢性期均可介入，但贴扎目的略有不同。

（一）急性期

1. 贴扎目的　减轻局部疼痛、消除肿胀、稳定踝关节。

2. 贴扎方法及图解

（1）减轻疼痛：采用X形贴布（自然拉力）。

摆位：患者舒适体位。

X形贴布：中间"锚"固定于踝关节痛点，"尾"向各端延展。如图9-44。

（2）消除肿胀：采用爪形贴布（自然拉力）。

摆位：患足跖屈位（或患足踩至水平面，足跟向前滑动），可略内偏。如图9-45。

爪形贴布：一条贴布，"锚"固定于外踝上方，多尾向远端患足肿胀处延展。如图9-46①。另一条贴布，"锚"固定于内踝上方，多尾向远端患足肿胀处延展。两条贴布如双手交叉状包覆于肿胀处。如图9-46②。

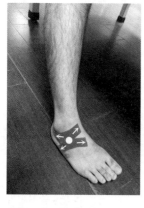

图9-44　X形贴布痛点提高贴法

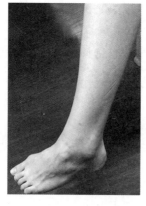

图9-45　消除肿胀贴扎摆位

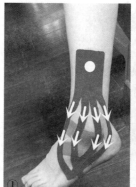

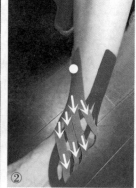

图9-46

①第一条爪形贴布消肿贴法；②第二条爪形贴布消肿贴法

（3）稳定踝关节：采用I形贴布（自然拉力及中度拉力；另一种方法用自然拉力及极限拉力）。

摆位：踝足中立位。

I形贴扎：以足内翻型扭伤的患者为例，"锚"固定于外踝直上，用自然拉力垂直向下延展，绕过足底后用中度拉力，止于内踝直上处；足外翻型扭伤患者"锚"、"尾"与之相反。贴法及最终效果图如图9-47。

注：另一种足内翻型扭伤的贴法，将"锚"固定于内踝上方，自然拉力垂直向下延展，绕过足底后用极限拉力固定于外踝。初学者不确定拉力及贴扎方向时，建议使用前一种方法。

（二）慢性期

1. 贴扎目的　促进感觉输入，促进肌肉平衡，加强踝关节稳定。

2. 贴扎方法及图解

（1）促进感觉输入：采用爪形贴布（自然拉力）。爪形贴布的摆位及贴法：摆位参见图9-45，踝周及足底的感觉输入贴扎方法参见图9-46①、图9-46②及图9-48。

（2）促进肌肉平衡：以反复足内翻型损伤为例，可采用I形贴布腓骨长、短肌促进（自然拉力）。

摆位：踝足中立位。

I形贴布："锚"固定于腓骨小头，"尾"沿腓骨长肌肌腹，经外踝在足底绕行至足背内侧上缘。贴法如图9-49。

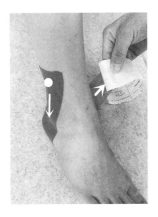 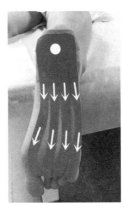 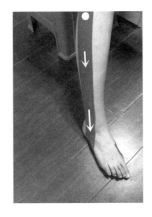

图9-47　I形贴布矫正固定贴法　　图9-48　爪形贴布足底感觉输入贴扎方法　　图9-49　I形贴布腓骨长、短肌促进贴法

五、　跟腱损伤

1. 问题概述　在运动过程中，跟腱因应力过大导致拉伤、撕裂、断裂及局部损伤性炎症反应。轻度损伤早期常采用休息制动、理疗；如完全断裂，应早期手术。贴扎在急性期介入可减少制动带来的不良影响，改善术前术后的症状，促进快速康复。贴扎在恢复期介入可改善力学平衡，支持跟腱，改善功能活动。

2. 贴扎目的　缓解疼痛，消除肿胀，放松紧张的肌肉。

3. 贴扎方法及图解

（1）缓解疼痛：采用X形贴布（自然拉力）。

摆位：俯卧位，患足自然下垂于床沿。

X形贴布：中间"锚"固定在跟腱疼痛中心，"尾"向两端延展。如图9-50。

（2）消除肿胀：采用爪形贴布（自然拉力）。

摆位：同上。或适度背屈但以不加重跟腱不适为度。

爪形贴布：共两条，"锚"分别固定于在腘窝下内外侧，"尾"分别向内外踝上方延展，交叉包覆于跟腱肿胀处。如图9-51①、图9-51②。

（3）放松肌肉：采用I形或Y形贴布（自然拉力）。

摆位：同上。

Y形贴布："锚"在足跟骨底部及跟腱附着处，"尾"沿腓肠肌走向延展，分别止于其股骨内外侧髁起点处。如图9-52。

注：如有明显开放性伤口，应尽量避开，或分段贴扎。

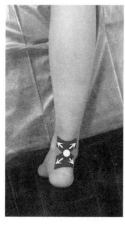 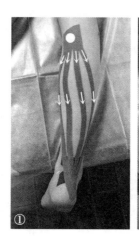 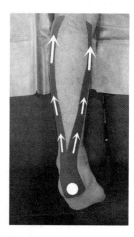

图9-50 X形贴布痛点提高贴法

图9-51
①第一条爪形贴布消肿贴法；②第二条爪形贴布消肿贴法

图9-52 Y形贴布放松肌肉贴扎最终效果图

六、 跟骨骨刺及足底筋膜炎

1. **问题概述** 跟骨骨刺常与足底筋膜炎并发，引起足部疼痛、压痛、肿胀等不适。治疗方法以保守治疗为主，并应注意选择合适的鞋具、避免过度负重行走等。贴扎可作为辅助疗法使用。

2. **贴扎目的** 减轻疼痛、消除肿胀、促进感觉输入、足弓矫正。

3. **贴扎方法及图解**

（1）减轻疼痛：X形贴布（自然拉力）。

摆位：患者俯卧位。

X形贴布：中间"锚"固定于足底疼痛最明显处，"尾"向各端延展。如图9-53。

（2）消除肿胀、促进感觉输入：爪形贴布（自然拉力）。

摆位：俯卧位，患足尽量背屈。

爪形贴布："锚"固定于足跟，多尾向足底远端延展。如图9-54。

（3）必要时辅以矫正足弓贴法（以扁平足为例）：I形贴布（自然拉力及极限拉力）。

摆位：患足适度跖屈、内翻位。

I形贴布："锚"固定于外踝或足背外侧，"尾"沿足底以自然拉力横向延展至足内侧，然后以极限拉力止于足背。如图9-55。

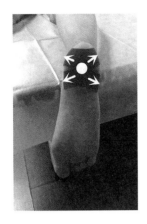

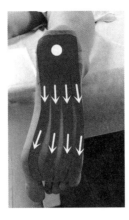

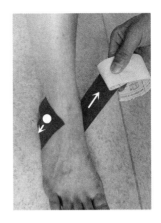

图9-53　X形贴布痛点提高贴法　　图9-54　爪形贴布足底贴法　　图9-55　I形贴布矫正足弓贴法

七、偏瘫步态

（一）问题概述

脑卒中后偏瘫患者典型的步态为划圈步态，主要表现为步行时骨盆旋转角度及髋屈曲角度不足；髋内收、髋内外旋、膝过伸；足下垂、足内翻等异常姿势。常规处理主要包括早期的良姿位摆放，牵伸短缩肌群，降低痉挛肌肌张力、加强运动控制训练。同时可辅以功能性电刺激、踝足矫形器、痉挛肌肉毒素注射等综合方法纠正异常步态。

（二）贴扎策略

1. 促进核心肌群控制

（1）贴扎目的：激活核心肌群，稳定骨盆，增加感受输入。

（2）贴扎方法及图解

采用I形贴布（自然拉力）。

摆位：仰卧位。

I形贴布：共两条，左右各一。"锚"固定于腹中线两侧肋弓下缘，"尾"沿腹直肌延展至下腹部。如图9-56①。

I形贴布：共两条。中间为"锚"，固定在脐上腹中线处，"尾"向两端自然延展，另一条I形贴布在脐下同法贴扎。贴法及最终效果图如图9-56②。

2. 改善髋关节屈曲不充分

（1）贴扎目的：引导屈髋肌肉收缩，增强感觉输入，提高肌肉自主控制。

（2）贴扎方法及图解

采用I形贴布（自然拉力）。

摆位：侧卧位，髋关节伸展。

I形贴布："锚"在肚脐外侧，"尾"沿下腹部向外下方延展至股骨小转子。如图9-57。

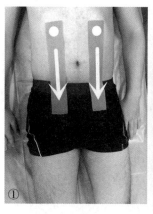
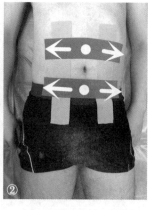
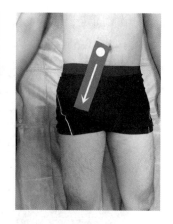

图9-56 I形贴布激活核心肌群贴法　　　　图9-57 I形贴布促进髋屈曲贴法

3. 改善髋内收及内旋、膝过伸（伸肌张力增高）

（1）贴扎目的：放松髋内收及伸膝肌群，促进腘绳肌收缩，增强感觉输入纠正髋内旋。

（2）贴扎方法及图解

1）放松髋内收肌：采用Y形贴布（自然拉力）。

摆位：仰卧位，患侧髋外展至最大角度。

Y形贴布：视肌肉丰厚程度，可选一至两条I形（或用一条Y形），放松髋内收肌，贴法参见图9-58。

2）放松股四头肌：采用Y形贴布（自然拉力）。

摆位：仰卧位，患侧伸髋、膝屈曲至最大角度。如图9-59。

Y形贴布："锚"在髌骨下方，"尾"沿髌骨两侧向上，沿股四头肌延展至腹股沟下方，如图9-60。

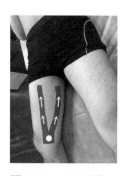
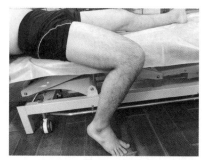
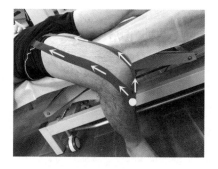

图9-58 Y形贴布放松髋内收肌群　　图9-59 放松股四头肌贴扎体位　　图9-60 Y形贴布放松股四头肌贴法

3）促进腘绳肌：采用Y形贴布（自然拉力）。

摆位：俯卧位，膝关节屈曲90°。

Y形贴布：促进腘绳肌收缩，参见图9-41。

4）纠正髋内旋：采用I形贴布，螺旋形贴法（自然拉力）。

摆位：健侧卧位，膝关节屈曲，可双膝间夹枕。

I形贴布（螺旋形贴法）："锚"在腰骶部同侧椎骨旁，向前向下环绕大腿，延展于髌骨内侧（髋外旋，贴扎螺旋方向相反）。如图9-61。

4. 改善足下垂、足内翻

（1）贴扎目的：放松小腿三头肌，促进腓骨长短肌、胫前肌收缩，增强足底本体感觉输入。

（2）贴扎方法及图解

1）放松小腿三头肌，增强足底本体感觉输入：采用 Y 形或两条 I 形贴布（自然拉力）。

摆位：俯卧位，足前部垂出床缘，治疗师辅助患足略背屈。

Y 形贴布：放松小腿三头肌。参见图 9-52。

2）促进腓骨长肌收缩：采用 I 形贴布（自然拉力）。

摆位：同上。

I 形贴布："锚"固定于腓骨小头，"尾"向外踝前、足底外侧延展至足底内侧第一跖骨底。如图 9-56。

3）促进胫前肌收缩：采用 I 形贴布（自然拉力）。

摆位：仰卧位，踝中立位。

I 形贴布："锚"在胫骨外侧上 1/3，"尾"沿小腿前外侧向足背延展，止于足背处（因要适度避免胫前肌的足内翻作用，故"尾"并不完全在止点）。改良贴法如图 9-62。

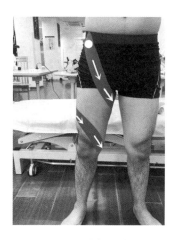 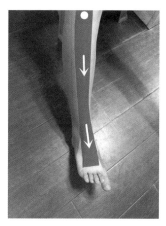

图 9-61　I 形贴布改善髋内旋螺旋形贴法　　图 9-62　I 形贴布促进胫前肌收缩改良贴法

（倪国新）

第四节　躯干贴扎技术

一、颈椎病常见问题的处理

颈椎病是一种常见病和多发病，其病因病理较为复杂，常涉及颈椎间盘退行性变、椎间关节退变以及颈部肌肉、韧带损伤等。颈椎病存在的诸如姿势不良，肌肉紧张、无力及其他共性问题均可通过肌内效贴对症处理，以促进、巩固运动疗法及物理治疗等的治疗效果。

（一）颈部肌肉紧张

1. 问题概述 局部受寒、睡姿不当或长期姿势不良往往会导致颈部肌肉紧绷感和疼痛，如长期低头坐姿易引起半棘肌紧张，头向一侧旋转或侧屈过久易引起胸锁乳突肌、斜角肌及斜方肌的紧张等。肌内效贴可与常规物理治疗、手法治疗同时介入，以协助放松肌肉、减轻疼痛。

2. 贴扎目的 减轻疼痛，改善局部循环，放松紧张肌肉。

3. 贴扎方法及图解

（1）减轻疼痛（痛点提高）：采用 X 形贴布（自然拉力）。

摆位：坐位。

X 形贴布：中间为"锚"固定于颈部痛点，"尾"向两端延展贴上。如图 9-63。

（2）放松半棘肌：采用 Y 形贴布（自然拉力）。

摆位：下颌内收，颈屈曲。如图 9-64。

Y 形贴布："锚"固定于发际下方，两"尾"沿脊柱两侧分别延展至上胸椎两侧。如图 9-65。

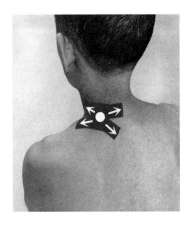 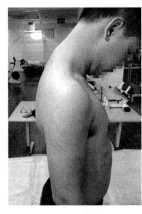 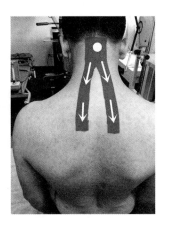

图 9-63 X 形贴布痛点提高贴法　图 9-64 放松半棘肌贴扎体位　图 9-65 Y 形贴布半棘肌放松贴法

（3）放松斜方肌：采用 Y 形贴布（自然拉力）。

摆位：头向贴扎对侧侧屈。如图 9-66。

Y 形贴布："锚"固定于肩峰，两"尾"分别延展于枕骨隆突及后背部。如图 9-67。

（4）放松胸锁乳突肌：采用 Y 形贴布（自然拉力）。摆位：头向贴扎对侧侧屈，可适度向贴扎侧旋转。如图 9-68。

Y 形贴布："锚"固定于乳突，两"尾"分别延展于胸锁关节处和锁骨内 1/3 处，如图 9-69。

注：评估患者的具体情况，可根据临床实际组合以上贴扎方法。

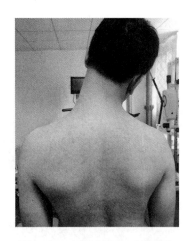

图 9-66 放松斜方肌贴扎体位

（二）颈部肌肉无力

1. 问题概述 颈部肌肉无力可见于慢性颈椎疾病、颈椎手术后以及过度使用颈托等患者，以颈后部肌肉无力多见。肌内效贴可辅助神经肌肉电刺激、肌力训练等常规治疗以起到促进颈部肌肉收缩、支持和稳定颈椎的作用。

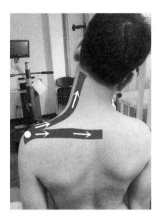
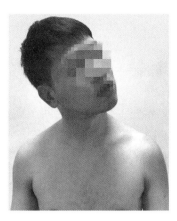
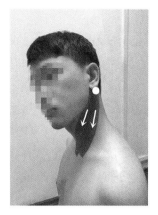

图 9-67　Y 形贴布斜方肌　图 9-68　放松胸锁乳突肌贴扎　图 9-69　Y 形贴布胸锁乳
放松贴法　　　　　　　　　体位　　　　　　　　　　　突肌放松贴法

2. 贴扎目的　促进无力肌肉收缩，增加颈部支持。

3. 贴扎方法及图解

（1）促进半棘肌：采用 Y 形贴布（自然拉力）。

摆位：下颌内收，颈屈曲。参见图 9-64。

Y 形贴布："锚"固定于第 7 颈椎下方，两"尾"沿颈椎两侧延展于颞骨乳突下。如图 9-70。

（2）稳定颈椎：采用 I 形贴布（中度拉力）。

摆位：下颌内收，颈屈曲。参见图 9-64。

横向固定法：一条 I 形贴布中间为"锚"，固定于需要稳定的椎体，两"尾"以中度拉力延展至椎体两侧。纵向固定法：另一条 I 形贴布中间为"锚"，固定于需要稳定的椎体，两"尾"以中度拉力延展至椎体上下两端，可与横向固定法同时使用。最终效果图如图 9-71。

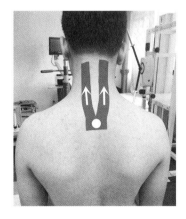
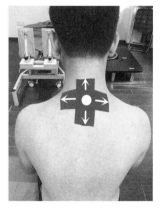

图 9-70　Y 形贴布促进半棘肌　图 9-71　I 形贴布稳定颈椎
收缩贴法　　　　　　　　　贴法最终效果图

（三）姿势不良

1. 问题概述　长期的低头伏案、弓背坐姿等不良姿势是引起颈部疼痛及肌肉失衡的主要因素。矫正坐姿、改变不良的生活习惯是最重要、最有效的防治手段。

2. 贴扎目的　增加感觉输入、引导肌肉并矫正姿势（必要时须结合下腰痛的矫正贴法以达到最佳效果）。

3. 贴扎方法及图解

（1）促进颈背部肌群、增加感觉输入：采用 Y 形贴布（自然拉力）。

摆位：颈部屈曲，弓背坐姿。如图 9-72。

Y 形贴布："锚"固定于胸腰椎交界处（T_{12}/L_1 棘突间）或位置更低，两"尾"沿脊柱两侧向上分别延展至颈胸椎交界处（C_7/T_1 棘突间）两侧。如图 9-73。

（2）矫正肩胛骨前伸：采用 I 形贴布（中度拉力）。

摆位：双手抱胸、颈部屈曲，弓背坐姿。参见图 9-72。

I 形贴布：两条 I 形贴布，均以贴布中间为"锚"。一条贴布"锚"固定于两侧肩胛冈连线中点位置，两"尾"以中度拉力分别向两侧肩胛冈延展。另一条贴布以两侧肩胛下角连线中点为"锚"，两"尾"以中度拉力分别延展至两侧肩胛下角。贴法及最终效果图如图 9-74。

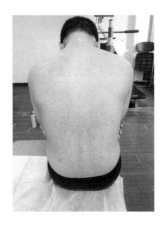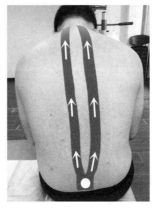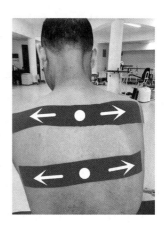

图 9-72　促进颈背部肌群 贴扎体位

图 9-73　Y 形贴布促进颈背肌群贴法

图 9-74　I 形贴布矫正肩胛骨贴法

（四）急性颈椎关节周围炎（落枕）

1. **问题概述**　急性颈椎关节周围炎是因睡眠用枕不当，或睡眠时颈部姿势固定太久，引起的颈部一侧肌肉紧张，颈椎小关节错位，导致晨起后颈部疼痛及活动受限，俗称"落枕"。颈部活动受限常有方向性，可通过手法整复错位的小关节、放松紧张肌肉。

2. **贴扎目的**　减轻疼痛、放松紧张肌肉（可手法整复后再行贴扎以达到最佳效果）评估患者不同肌肉紧张程度，选择其中一种贴法。

3. 贴扎方法及图解

（1）放松斜角肌：采用 Y 形贴布（自然拉力）。

摆位：头向健侧侧屈。

Y 形贴布："锚"固定于颈外侧，上段颈椎横突前方，"尾"向外下延展于锁骨。如图 9-75。

（2）放松胸锁乳突肌：采用 Y 形贴布（自然拉力）。参见图 9-69。

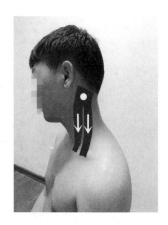

图 9-75　Y 形贴布放松斜角肌贴法

二、 下背痛的处理

（一）急性腰扭伤

1. **问题概述** 肌肉在运动中急剧收缩或过度牵拉易引起肌肉、筋膜和韧带不同程度的拉伤。长时间的弓背坐姿、频繁弯腰，尤其是弯腰提重物，容易导致腰部软组织过度疲劳、肌肉过度牵拉而损伤。急性期遵循 RICE 原则，缓解期可采取姿势矫正、物理治疗、手法治疗、运动疗法、心理治疗及药物治疗等来改善症状。肌内效贴可常规、早期介入。

2. **贴扎目的** 放松腰部拉伤肌肉、增加感觉输入、减轻疼痛、促进核心稳定。

3. **贴扎方法及图解**

（1）放松腰方肌：采用 Y 形贴布（自然拉力）。

摆位：坐位，身体前屈，弓背。参见图 9-72。

Y 形贴布："锚"固定于髂骨边缘，一"尾"贴布以自然拉力沿腰方肌走向延展至 12 胸椎；身体向对侧旋转，另一"尾"贴布以自然拉力延展至 12 肋骨位置。对侧贴法相同，可根据情况选择单侧或双侧贴扎。如图 9-76。

注：此处所谓放松贴法，是针对腰背肌长期离心收缩时损伤为主，故"锚"、"尾"与传统方向有所不同，并且要注意皱褶产生。

（2）促进腹外斜肌：采用 I 形贴布（自然拉力）。

摆位：站立位，手臂上举，身体向贴扎侧旋转。如图 9-77。

I 形贴布："锚"固定于背部第 10 至第 12 肋骨，"尾"沿腹外斜肌走向延展至髂前上棘内侧，对侧贴法相同，应两侧同时贴扎。如图 9-78。

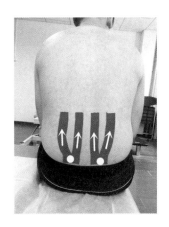

图 9-76 Y 形贴布放松腰方肌贴法

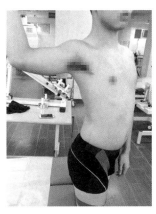

图 9-77 促进腹外斜肌贴扎体位

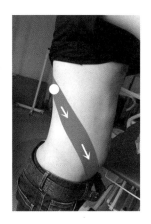

图 9-78 I 形贴布腹外斜肌促进贴法

（二）腰椎间盘突出症

1. **问题概述** 腰椎长期姿势不良或腰椎负荷过大易导致腰椎间盘突出，常表现为下腰痛或下肢神经根症状。急性期遵循 POLICE 原则，恢复期可行物理因子治疗、手法治疗、运动疗法、心理治疗及药物治疗等，肌内效贴可早期介入，支持腰部软组织、稳定腰椎、促进局部血液循环。

2. **贴扎目的** 支持腰部软组织、促进局部血液循环。

3. 贴扎方法及图解

（1）支持腰部贴法一：采用Ⅰ形贴布（中度拉力及自然拉力），适用于缓解期。

摆位：坐位，身体微前屈，双手可支撑于椅背或床面。

Ⅰ形贴布横向贴扎：贴布中段以中度拉力固定于病患椎体处，两"尾"以自然拉力向左右两端延展。

Ⅰ形贴布纵向贴扎：贴布中段以中度拉力固定于病患椎体处，两"尾"以自然拉力向上下两端延展。如图9-79 ①。

Ⅰ形贴布斜向交叉贴扎：一条贴布中段以中度拉力固定于病患椎体处，两"尾"以自然拉力斜向两端延展；另一条贴布贴扎方向与其垂直，方法相同。如图9-79 ②。

（2）支持腰部贴法二：采用Ⅰ形贴布（自然拉力），适用于急性期。

摆位：坐位，身体微前屈，双手可支撑于椅背或床面。

Ⅰ形贴布纵向贴扎：三条Ⅰ形贴布，一条"锚"固定于腰1棘突，"尾"以自然拉力向下延展至骶椎上方；另两条分别贴于脊柱两侧，"锚"固定于12肋骨位置，"尾"以自然拉力向下延展至髂骨边缘。如图9-80 ①。

Ⅰ形贴布横向贴扎：一条贴布"锚"固定于腰5棘突处，两"尾"以自然拉力向两侧延展；另一条贴布"锚"固定于胸12棘突处，两"尾"以自然拉力向两侧延展。如图9-80 ②。

（三）姿势不良

1. 问题概述 与颈椎病相似，长期的弓背坐姿、低头伏案、频繁的弯腰等不良行为方式容易引

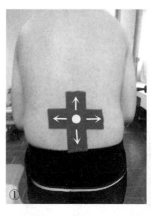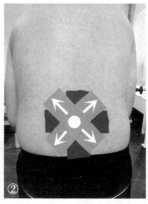

图9-79 Ⅰ形贴布"米"字贴法

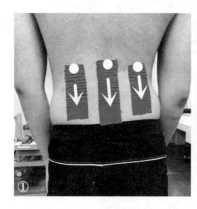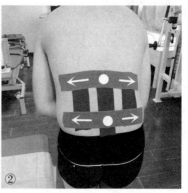

图9-80 Ⅰ形贴布腰部支持贴法二
①Ⅰ形贴布腰部支持贴法二 步骤图；②Ⅰ形贴布腰部支持贴法二 完成图②

起下腰痛。姿势矫正、改变不良的生活习惯是防治下腰痛的重要手段，可通过健康教育、使用坐姿矫正辅具等来纠正患者的不良姿势。

2. **贴扎目的** 增加感觉输入、引导肌肉并矫正姿势、促进核心稳定。

3. **贴扎方法及图解**

（1）促进竖脊肌：采用 Y 形贴布（自然拉力）。

摆位：坐位，身体微前屈，双手支撑于椅背或床面。

Y 形贴布："锚"固定于腰骶部，两"尾"沿脊柱两侧向上延展至下段胸椎旁。如图 9-81。

（2）促进腹外斜肌：采用 I 形贴布（自然拉力）。

摆位：站立位，手臂上举，身体向贴扎侧旋转。参见图 9-77。

I 形贴布："锚"固定于背部第 10 至第 12 肋骨，"尾"沿腹外斜肌走向延展至髂前上棘内侧，对侧贴法相同，应两侧同时贴扎。贴法参见图 9-78。

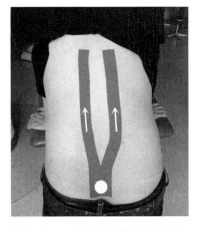

图 9-81 Y 形贴布竖脊肌促进贴法

（倪国新）

第五节 头面部贴扎技术

一、周围性面瘫

1. **问题概述** 周围性面瘫是指面神经周围性损害所致的该侧支配的肌肉瘫痪，主要表现为不能闭眼、皱额、鼓腮、吹哨、露齿等。急性期可选用激素、营养神经等药物治疗，配合超短波等消除神经炎症水肿；恢复期采用肌肉电刺激、主动运动等方法，以促进瘫痪肌肉恢复。

2. **贴扎目的** 增加感觉输入，促进局部循环及瘫痪肌肉收缩，减轻局部神经压力。

3. **贴扎方法及图解**

（1）促进眼轮匝肌收缩：采用 Y 形贴布（自然拉力）。

摆位：头部正中自然舒适位。

Y 形贴布：将一条贴布的"锚"设在太阳穴，"尾"分别延展至眉弓上方和眼睑下方；另一条贴布的"锚"部分重叠于上一条的"锚"处，"尾"向面部延展至鼻翼旁。如图 9-82 ①，9-82 ②。

（2）减轻局部组织压力：采用爪形贴布（自然拉力）。

摆位：坐位，头略向贴扎对侧侧屈。

爪形贴布："锚"在患侧乳突处，"尾"向颈前延展至下颌角下方。如图 9-83。

（3）促进面部肌肉收缩：采用爪形贴布（自然拉力）。

摆位：头部正中自然舒适位。

爪形贴布："锚"在耳屏前方，"尾"分别延展至嘴角、唇下方及下颌。最终效果图如图 9-84。

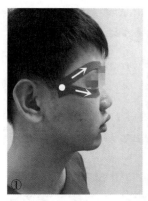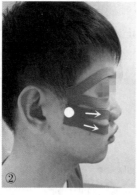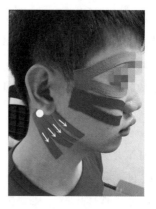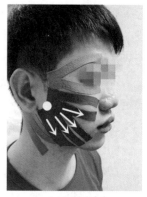

图 9-82
①第一条 Y 形贴布促进眼轮匝肌收缩贴法；②第二条 Y 形贴布促进眼轮匝肌收缩贴法

图 9-83　爪形贴布减轻局部组织压力贴法

图 9-84　爪形贴布促进面肌收缩贴法

二、颞颌关节功能紊乱综合征

1. **问题概述**　颞颌关节功能紊乱综合征常表现为张口受限、张口形异常；关节运动时局部软组织疼痛；开闭口运动时关节弹响及杂音等。早期应注意避免咀嚼生冷坚硬的食物，勿过度张口，打哈欠时保护颞下颌关节。贴扎在急慢性期均可应用。

2. **贴扎目的**　减轻疼痛、放松肌肉、促进局部血液循环、增加感觉输入。

3. **贴扎方法及图解**

（1）减轻疼痛：采用 X 形痛点提高贴布（自然拉力）。

摆位：张口至无痛的最大角度。

X 形贴布：将贴布对半裁剪（宽度约为 2.5cm），中间"锚"固定于颞下颌关节疼痛处，"尾"向两端延展。如图 9-85。

（2）放松咀嚼肌：采用 Y 形贴布（自然拉力）。

Y 形贴布："锚"固定于下颌角，"尾"沿咀嚼肌两侧延展至颧骨处。如图 9-86。

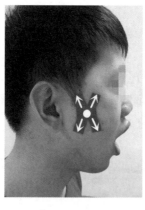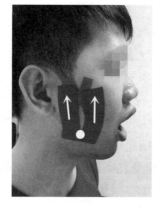

图 9-85　X 形贴布痛点提高贴法

图 9-86　Y 形贴布放松肌肉贴法

（倪国新）

第十章
平衡与协调训练

　　平衡和协调都属于运动功能的范畴。许多疾病都会导致平衡和协调功能障碍，而最常见的是中枢神经系统的疾病，如脑卒中、脑外伤、小儿脑瘫、脊髓损伤、帕金森病等。临床上如果发现平衡和协调功能出现障碍，就要对其进行积极的治疗。治疗方法应是综合性的，除了针对病因进行药物或手术等治疗外，最为直接有效的治疗就是进行平衡和协调功能的训练。要更好地掌握平衡和协调功能训练的方法，首先要对平衡和协调的定义、分类、维持机制和评定方法等知识有所了解。

一、平衡

（一）平衡的定义与分类

　　1. 定义　平衡（balance equilibrium）是指物体所受到来自各个方向的作用力与反作用力大小相等，使物体处于一种稳定的状态（即牛顿第一定律）。人体平衡比自然界物体的平衡复杂得多，平衡是指身体所处的一种姿势状态，并能在运动或受到外力作用时自动调整并维持姿势的一种能力。

　　2. 分类　人体平衡可以分为以下两大类。

　　（1）静态平衡：指的是人体或人体某一部位处于某种特定的姿势，例如坐或站等姿势时保持稳定的状态。

　　（2）动态平衡：包括两个方面：①自动态平衡：指的是人体在进行各种自主运动，例如由坐到站或由站到坐等各种姿势间的转换运动时，能重新获得稳定状态的能力；②他动态平衡：指的是人体对外界干扰，例如推、拉等产生反应、恢复稳定状态的能力。

　　3. 平衡反应　指当平衡状态改变时，机体恢复原有平衡或建立新平衡的过程，包括反应时间和运动时间。反应时间是指从平衡状态的改变到出现可见运动的时间；运动时间是指从出现可见运动到动作完成、建立新平衡的时间。

　　平衡反应使人体不论在卧位、坐位、站立位均能保持稳定的状态或姿势，是一种自主反应，受大脑皮质控制，属于高级水平的发育性反应。人体可以根据需要进行有意识的训练，以改善或提高平衡能力，例如体操、技巧等项目的运动员，或舞蹈、杂技演员的平衡能力明显高于普通人群；各种原因引起平衡能力受损后，通过积极的治疗和平衡训练，可以使平衡功能得到改善或恢复。

　　4. 平衡反应形成规律　通常在出生6个月时形成俯卧位平衡反应，7~8个月形成仰卧位和坐位平衡反应，9~12个月形成蹲起反应，12~21个月形成站立反应。

　　5. 特殊平衡反应　除了一般的平衡反应之外，尚有两种特殊平衡反应。

（1）保护性伸展反应：是指当身体受到外力作用而偏离原支撑点时，身体所发生的一种平衡反应，表现为上肢和（或）下肢伸展，其作用在于支持身体，防止摔倒。

（2）跨步及跳跃反应：是指当外力使身体偏离支撑点或在意外情况下，为了避免摔倒或受到损伤，身体顺着外力的方向快速跨出一步，以改变支撑点，建立新平衡的过程，其作用是通过重新获取新的平衡，来保护自己避免受到伤害。

（二）平衡的维持机制

为了保持平衡，人体重心（center of gravity，COG）必须垂直地落在支撑面（base of support）的范围内。支撑面是指人体在各种体位下（卧、坐、站立、行走）所依靠的接触面。站立时的支撑面为包括两足底在内的两足之间的面积。支撑面的大小影响身体平衡。当身体的重心落在支撑面内，人体就保持平衡，反之，重心落在支撑面之外时就失去平衡。一般认为，保持人体平衡需要三个环节的参与：感觉输入、中枢整合和运动控制。而前庭系统、视觉调节系统、躯体本体感觉系统、大脑平衡反射调节、小脑共济协调系统以及肌群的力量在人体平衡功能的维持上都起到了重要作用。

1. 感觉输入　正常情况下，人体通过视觉、躯体觉、前庭觉的传入来感知站立时身体所处的位置以及与地球引力和周围环境的关系。因此，适当的感觉输入，特别是视觉、躯体和前庭信息对平衡的维持和调节具有前馈（feed forward）和反馈（feedback）的调节作用。

（1）视觉系统：由视网膜所收集到的信息经过视觉通路传入到视中枢，提供了周围环境及身体运动和方向的信息。在视觉环境静止不动的情况下视觉系统能准确感受环境中物体的运动以及眼睛和头部的视空间定位。如果躯体感觉受到干扰或破坏，此时身体直立的平衡状态主要是通过视觉系统来调节。视觉系统通过颈部肌肉的收缩使头部保持向上直立的位置和保持水平视线来使身体保持或恢复到原来的直立位，从而获得新的平衡。如果去除或阻断视觉输入（如闭眼、戴眼罩或在黑暗的环境中），此时，姿势的稳定性要比睁眼站立时显著下降。这也是视觉障碍者或老年人出现平衡能力下降的原因之一。

（2）躯体感觉：与平衡的维持有关的躯体感觉包括皮肤感觉（触、压觉）和本体感觉。在维持身体平衡和姿势的过程中，与支撑面相接触的皮肤的触觉、压觉感受器向大脑皮质传递有关体重的分布情况和身体重心的位置；分布于肌肉、关节及肌腱等处的本体感受器（属于螺旋状感觉神经末梢）收集随支撑面而变化的信息（如面积、硬度、稳定性以及表面平整度等而出现的有关身体各部位的空间定位和运动方向），经深感觉传导通路向上传递。正常人站立在固定的支撑面上时，足底皮肤的触觉、压觉和踝关节的本体感觉输入起主导作用，当足底皮肤和下肢本体感觉输入完全消失时（如外周神经病变），人体失去了感受支持面情况的能力，姿势的稳定性就会受到影响，需要其他感觉特别是视觉系统的输入。如果此时闭目站立，由于同时失去了躯体和视觉的感觉输入，身体出现倾斜、摇晃，并容易摔倒。

（3）前庭系统：包括三个半规管，感知人体角加速度运动，椭圆囊、球囊（耳石器）感知的瞬时直线加速运动及与直线重力加速有关的头部位置改变的信息，经中脑的第四对脑神经（滑车神经）进入脑干。头部的旋转刺激了前庭系统中两个感受器。其一为半规管内的壶腹嵴（运动位置感受器），能感受头部在三维空间中的运动角加（减）速度变化而引起的刺激。其二为前庭迷路内的椭圆囊斑和球囊斑，感受静止时的地心引力和直线加（减）速度变化而引起的刺激。在躯体感觉和视觉系统正常的情况下，前庭冲动在控制人体重心位置上的作用很小。只有当躯体感觉和视觉信息输入均不存在（被阻断）或输入不准确发生冲突时，前庭系统的感觉输入在维持平衡的过程中才变得至关重要。

2. **中枢整合** 三种感觉信息输入在包括脊髓、前庭核、内侧纵束、脑干网状结构、小脑及大脑皮质等多级平衡觉神经中枢中进行整合加工，并形成产生运动的方案。当体位或姿势变化时，为了判断人体重心的准确位置和支持面情况，中枢神经系统将三种感觉信息进行整合，迅速判断何种感觉所提供的信息是有用的，何种感觉所提供的信息是相互冲突的，从中选择出那些提供准确定位信息的感觉输入，放弃错误的感觉输入。

3. **运动控制（输出）** 中枢神经系统在对多种感觉信息进行分析整合后下达运动指令，运动系统以不同的协同运动模式控制姿势变化，将身体重心调整回到原来的范围内或重新建立新的平衡。

当平衡发生变化时，人体可以通过三种调节机制或姿势性协同运动模式来应变，包括踝策略、髋策略及跨步策略机制。

（1）踝策略（ankle strategy）：是指人体站在一个比较坚固和较大的支持面上，受到一个较小的外界干扰（如较小的推力）时，身体重心以踝关节为轴进行前后转动或摆动（类似钟摆运动），以调整重心，保持身体的稳定性。

（2）髋策略（hip strategy）：正常人站立在较小的支持面上（小于双足面积），受到一个较大的外界干扰时，稳定性明显降低，身体前后摆动幅度增大。为了减少身体摆动使重心重新回到双足的范围内，人体通过髋关节的屈伸活动来调整身体重心和保持平衡。

（3）跨步策略（stepping strategy）：当外力干扰过大，使身体的摇动进一步增加，重心超出其稳定极限，髋调节机制不能应答平衡的变化时，人体启动跨步调节机制，自动地向用力方向快速跨出或跳跃一步，来重新建立身体重心支撑点，为身体重新确定稳定站立的支持面，避免摔倒。

此外，前庭神经系统，内侧纵束向头部投射影响眼肌运动，经前庭脊髓通路向尾端投射维持躯干和下肢肌肉兴奋性，经 γ 运动纤维传出的冲动调整梭内肌纤维的紧张性；而经运动纤维发放的冲动调整骨骼肌的收缩，使骨骼肌保持适当的肌张力，能支撑身体并能抗重力运动，但又不会阻碍运动。交互神经支配或抑制可以使人体能保持身体某些部位的稳定，同时有选择性地运动身体的其他部位，产生适宜的运动，完成大脑所制订的运动方案，其中静态平衡需要肌肉的等长运动，动态平衡需要肌肉的等张运动。上述几方面的共同作用结果，使得人体保持平衡或使自己处于一种稳定的状态。

（三）平衡的评定

包括主观评定和客观评定两个方面。主观评定以观察和量表为主，客观评定主要是指平衡测试仪评定。

1. **观察法** 观察坐、站和行走等过程中的平衡状态。

2. **量表法** 虽然属于主观评定，但由于不需要专门的设备，评定简单，应用方便，临床仍普遍使用。信度和效度较好的量表主要有 Berg 平衡量表（Berg balance scale），Tinnetti 量表、Brunel 平衡量表、脑卒中患者姿势评定量表（PASS），以及"站起-走"计时测试（the timed "up & go" test）等。

3. **平衡测试仪** 是近年来国际上发展较快的定量评定平衡能力的一种测试方法，其种类包括 Balance Performance Monitor（BPM），Balance Master，Smart Balance，Equitest 等。平衡测试仪能精确地测量人体重心位置、移动的面积和形态，评定平衡功能障碍或病变的部位和程度，其结果可以保存，不仅可以定量评定平衡功能，还可以明确平衡功能损害的程度和类型，有助于制订治疗和康复措施，评价治疗和康复效果，同时，平衡测试仪本身也可以用作平衡训练，因此，临床应用范围广泛。

（四）平衡训练方法的分类

平衡训练方法按不同的因素可以分为不同的种类。按患者的体位可以分为仰卧位训练、前臂支撑下的俯卧位训练、肘膝跪位训练、双膝跪位训练、半跪位训练、坐位训练、站立位训练；按是否借助器械如平衡板、训练球或平衡仪等可以分为徒手平衡训练和借助器械平衡训练；按患者保持平衡的能力可分为静态平衡训练、自动态平衡训练和他动态平衡训练，即Ⅰ、Ⅱ、Ⅲ级平衡训练；按患者的疾病类型可以分为脊髓损伤患者的平衡训练、脑卒中或脑外伤患者的平衡训练、帕金森病患者的平衡训练等。本书则按患者的体位来进行平衡训练方法的具体描述。

二、协调

（一）定义

协调（coordination）是指人体产生平滑、准确、有控制的运动的能力。所完成运动的质量应包括按照一定的方向和节奏，采用适当的力量和速度，达到准确的目标等几个方面。协调与平衡密切相关。协调功能障碍又称为共济失调（dystaxia）。

（二）分类

小脑、脊髓和锥体外系共同参与而完成精确的协调运动，因此根据中枢神经系统的病变部位不同而将共济失调分为以下三个类型：小脑性共济失调、大脑性共济失调和感觉性共济失调。

1. **小脑性共济失调** 小脑是重要的运动调节中枢，其主要功能是维持身体的平衡、调节肌张力和随意运动，因此小脑的损伤除了出现平衡功能障碍外，还可出现共济失调。共济失调是小脑病变的主要症状，急性小脑病变（如脑卒中、炎症）因无代偿，临床症状较慢性病变更为明显。小脑半球损害导致同侧肢体的共济失调。患者由于对运动的速度、力量和距离的控制障碍而产生辨距不良和意向性震颤，上肢较重，动作越接近目标震颤越明显，并有快速及轮替运动异常，字越写越大（大写症）；在下肢则表现为行走时的酩酊步态。

2. **大脑性共济失调** 额桥束和颞枕桥束是大脑额、颞、枕叶与小脑半球的联系纤维，其病变可引起共济失调，但较小脑病变的症状轻。可包括以下几种类型：

（1）额叶性共济失调：见于额叶或额桥小脑束病变。表现类似小脑性共济失调，如平衡障碍、步态不稳、对侧肢体共济失调，肌张力增高、腱反射亢进和出现病理征，伴额叶症状如精神症状、强握反射等。

（2）顶叶性共济失调：对侧肢体出现不同程度共济失调，闭眼时明显，深感觉障碍不明显或呈一过性。

（3）颞叶性共济失调：较轻，表现为一过性平衡障碍，早期不易发现。

3. **感觉性共济失调** 脊髓后索的病变会造成深感觉障碍，从而引起感觉性共济失调。此类患者的协调障碍主要表现为站立不稳，行走时迈步不知远近，落脚不知深浅，踩棉花感，并需要视觉补偿，常目视地面行走，在黑暗处则难以行走。检查时会发现震动觉、关节位置觉缺失，闭目难立征（Romberg's sign）阳性。

（三）协调的维持机制

简单来说，保持人体协调需要三个环节的参与：感觉输入、中枢整合和运动控制。但与平衡有所不同，协调的感觉输入主要包括视觉和本体感觉，而前庭觉所起的作用不大；中枢的整合作用依靠大脑反射调节和小脑共济协调系统，其中小脑的协调系统起到更为重要的作用，小脑的损伤除了出现平衡功能障碍外，还可出现共济失调；运动控制要依靠肌群的力量。

以上三个环节共同作用，就可以保证协调功能的正常，无论哪一个出现问题，都会导致协调功能障碍。

（四）协调的评定

主要是观察被测试对象，在完成指定的动作中有无异常。主要包括指鼻试验、指-指试验、轮替试验、示指对指试验、拇指对指试验、握拳试验、拍膝试验、跟-膝-胫试验、旋转试验和拍地试验等。这些试验主要观察动作的完成是否直接、精确，时间是否正常，在动作的完成过程中有无辨距不良、震颤或僵硬，增加速度或闭眼时有无异常。评定时还需要注意共济失调是一侧性或双侧性，什么部位最明显（头、躯干、上肢、下肢），睁眼、闭眼有无差别。

（金冬梅）

第二节　平衡功能训练

一、影响平衡训练的因素

1. **支撑面积**　是指人坐位时与接触物之间的面积或站立时两足之间的面积，此面积越大，越有利于平衡，反之，则不利于平衡。此外，接触面的平整以及良好的接触都有利于平衡。

2. **平衡的条件**　经过人体重心所做的垂线，必须落在支撑面之上才有可能保持平衡，否则将不利于平衡。平衡状态的优劣，可用重心与支撑面中心的连线同经过支撑面中心所做的垂线所形成的夹角的大小来评定，此夹角越小，平衡越佳，反之则越差。

3. **稳定极限**　稳定极限是指在不失衡的条件下，重心在支撑点上方摆动时所容许的最大角度，其大小取决于支撑面的大小和性质，大、硬、平整时稳定极限大，小、软、不平时稳定极限则小。

4. **摆动的频率**　摆动的频率越低，平衡越好，摆动的频率越高，则越易失去平衡。

5. **与平衡有关的感觉的作用**　视觉、本体感觉、前庭感觉与平衡有重要关系。正常在睁眼时控制平衡以本体感觉和视觉为主，反应灵敏，而在闭目时则需依靠前庭感觉，但反应不如躯体感觉、视觉灵敏。

6. **与平衡有关的运动控制系统**　主要有牵张反射、不随意运动和随意运动三个系统。

二、平衡训练的原则

（一）安全性

训练平衡功能的原则是在监护下，先将患者被动地向各个方向移动到失衡或接近失衡的点上，然后让他自行返回中位或平衡的位置上。训练中要注意从前面、后面、侧面或在对角线的方向上推或拉患者，让他达到或接近失衡点；要密切监控以防出现意外，但不能扶牢患者，否则患者因无需做出反应而失去效果；一定要让患者有安全感，否则因害怕而诱发全身痉挛出现联合反应，加重病理模式。

（二）循序渐进

1. 支撑面积由大到小 训练时支撑面积逐渐由大变小，即从最稳定的体位逐步过渡到最不稳定的体位。开始时可以在支撑面积较大或使用辅助器具较多的体位进行训练，当患者的稳定性提高后，则减小支撑面积或减少辅助器具的使用。例如，开始时进行坐位训练，再逐步过渡至站位，站位训练时两足之间距离逐渐变小至并足，然后单足站立再到足尖站立，逐渐增加平衡训练的难度。

2. 稳定极限由大变小 支撑面越大、越硬、越平整，则稳定极限越大，越容易保持平衡。因此开始训练时除了支撑面由大变小外，还应由硬而平整的支撑面逐步过渡到软而不平整的支撑面下进行。

3. 从静态平衡到动态平衡 首先恢复患者保持静态平衡的能力，即能独自坐或独自站立。静态平衡需要肌肉的等长收缩，因此，可以通过训练维持坐或站立的躯干肌肉保持一定的肌张力来达到静态平衡。当患者具有良好的静态平衡能力之后，再训练动态平衡。动态平衡需要肌肉的等张收缩。在动态平衡的训练过程中，要先训练他动态平衡，即当患者能保持独自坐或独自站立时，治疗人员从前面、后面、侧面或在对角线的方向上推或拉患者，将患者被动地向各个方向推动，使其失去静态平衡的状态，以诱发其平衡反应，然后让患者回到平衡的位置上。他动态训练中要掌握好力度，逐渐加大，以防出现意外。当患者对他动态平衡有较好的反应后，最后训练自动态平衡。即让患者在坐位和站立位上完成各种主动或功能性活动，活动范围由小到大。最后再次进行他动态平衡训练，此时给予患者的干扰较大，增加其对抗干扰的能力。

4. 逐渐增加训练的复杂性 平衡反应的训练可在床、椅、地面等稳定的支撑面上，也可在摇板、摇椅、滚筒、大体操球等活动的支撑面上。一般先在稳定的支撑面上，后在活动的支撑面上。为增加难度，可在训练中增加上肢、下肢和躯干的扭动等。

5. 从睁眼到闭眼 视觉对平衡功能有补偿作用，因而开始训练时可在睁眼状态下进行，当平衡功能改善后，可增加训练难度，在闭眼状态下进行。

（三）个体化原则

因人而异，制订个体化训练方案。每个患者的病因不同，平衡功能障碍的类型以及严重程度均不相同，因此要坚持个体化原则。

（四）综合性训练

平衡功能障碍一般不是孤立存在的，患者可能同时有其他功能障碍，如肌力下降、肌张力异常或言语、认知功能障碍等，需同时进行治疗，综合康复。

三、 平衡训练方法

（一）仰卧位训练

此种体位下的平衡训练主要适合于偏瘫患者。平衡训练的主要内容是躯干的平衡训练，所采用的训练方法是桥式运动。

1. 桥式运动的目的 是训练腰背肌和提高骨盆的控制能力，诱发下肢分离运动，缓解躯干及下肢的痉挛，提高躯干肌肌力和平衡能力。故应鼓励患者在病情稳定后尽早进行桥式运动。

2. **桥式运动的方法** 患者仰卧位，双手放于体侧，或双手交叉手指相握，胸前上举，注意患手大拇指放在最上面，以对抗拇指的内收和屈曲，下肢屈曲支撑于床面，患者将臀部抬离床面，尽量抬高，即完成伸髋、屈膝、足平踏于床面的动作。因完成此动作时，人体呈拱桥状，故而得名"桥式运动"。双侧下肢同时完成此动作为双桥运动，单侧下肢完成此动作为单桥运动（图 10-1）。

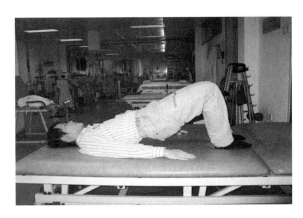

图 10-1 双桥运动

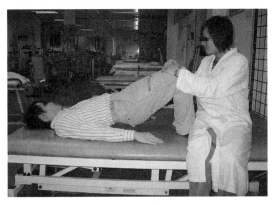

图 10-2 桥式运动训练

3. **桥式运动的训练方法** 当患者不能主动完成抬臀动作时，可给予适当的帮助。治疗师可将一只手放在患者的患膝上，然后向前下方拉压膝关节，另一只手拍打患侧臀部，刺激臀肌收缩，帮助患髋伸展（图 10-2）。在进行桥式运动时，患者两足间的距离越大，伸髋时保持屈膝所需的分离性运动成分就越多。随着患者控制能力的改善，可逐渐调整桥式运动的难度，如由双桥运动过渡到单桥运动。

（二）前臂支撑下俯卧位训练

此种训练体位主要适合截瘫患者，是上肢和肩部的强化训练及持拐步行前的准备训练。

1. **静态平衡训练** 患者取俯卧位，前臂支撑上肢体重，保持静态平衡。开始时保持的时间较短，随着平衡功能的逐渐改善，保持时间达到 30 分钟后，则可以再进行动态平衡训练。

2. **他动态平衡训练** 患者取俯卧位，前臂支撑上肢体重，治疗师向各个方向推动患者的肩部。训练开始时推动的力要小，使患者失去静态平衡的状态，又能够在干扰后恢复到平衡的状态，然后逐渐增加推动的力度和范围（图 10-3）。

3. **自动态平衡训练** 患者取俯卧位，前臂支撑上肢体重，自己向各个方向活动并保持平衡。

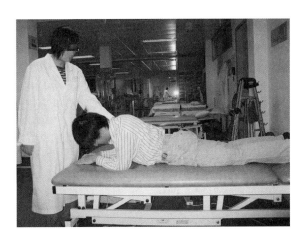

图 10-3 前臂支撑下俯卧位他动态平衡训练

（三）肘膝跪位训练

此种训练体位适合截瘫患者、运动失调症和帕金森病等具有运动功能障碍的患者。

1. **静态平衡训练** 患者取肘膝跪位，由肘部和膝部作为体重支撑点，在此体位下保持平衡。保持时间如果达到 30 分钟，再进行动态平衡训练。

2. 他动态平衡训练　患者取肘膝跪位，治疗师向各个方向推动患者，推动的力度和幅度逐渐由小到大。

3. 自动态平衡训练　患者取肘膝跪位。

（1）整体活动：患者自己向前、后、左、右各个方向活动身体并保持平衡，也可上、下活动躯干并保持平衡。

（2）肢体活动：然后可指示患者将一侧上肢或下肢抬起并保持平衡，随着稳定性的增强，再将一侧上肢和另一侧下肢同时抬起并保持平衡，如此逐渐增加训练的难度和复杂性。

（四）双膝跪位和半跪位训练

这两种训练体位主要适合于截瘫患者，双膝跪位平衡掌握后，再进行半跪位平衡训练。

1. 静态平衡训练　患者取双膝跪位或半跪位，然后保持平衡。静态平衡保持达到30分钟后，可进行动态平衡训练。

2. 他动态平衡训练　患者取双膝跪位或半跪位。

（1）治疗床上训练：患者跪于治疗床上，治疗师向各个方向推动患者。

（2）平衡板上训练：患者跪于平衡板上，治疗师向各个方向推动患者。由于平衡板会随着患者身体的倾斜而出现翘动，从而提供了一个活动的支持面，增加了训练的难度。

3. 自动态平衡训练　患者取双膝跪位或半跪位。

（1）向各个方向活动：患者自己向各个方向活动身体，然后保持平衡。

（2）抛接球训练：治疗师在患者的各个方向向患者抛球，患者接到球后，再抛给治疗师，如此反复。抛球的距离和力度可逐渐加大，以增加训练难度。

无论是患者自己活动，还是抛接球训练，都可以先在治疗床上进行，然后在平衡板上进行，逐渐增加训练的复杂性。

（五）坐位训练

对于截瘫的患者，在进行平衡训练时应该由前臂支撑下的俯卧位、肘膝跪位、双膝跪位、半跪位逐渐到坐位和站位。

偏瘫患者早期多由于不能保持躯干的直立而不能保持坐位平衡，截瘫的患者如果躯干肌肉瘫痪或无力也难以保持坐位平衡，还有许多其他疾患如帕金森病等也会引起坐位平衡障碍，这些情况均需要进行坐位平衡训练。坐位平衡训练主要包括长坐位平衡训练和端坐位平衡训练，前者多适用于截瘫患者，后者多适用于偏瘫患者。

1. 长坐位平衡训练　临床中患者会根据自身的残疾情况而选用最舒适的坐姿。一般来说截瘫患者多采用长坐位进行平衡功能训练。

（1）静态平衡训练：患者取长坐位，前方放一面镜子，治疗师于患者的后方，首先辅助患者保持静态平衡，逐渐减少辅助力量，待患者能够独立保持静态平衡30分钟后，再进行动态平衡训练。

（2）他动态平衡训练：患者取长坐位。患者坐于治疗床上，治疗师向侧方或前、后方推动患者，使患者离开原来的起始位，开始时推动的幅度要小，待患者能够恢复平衡，再加大推动的幅度。患者也可坐于平衡板上，治疗师向各个方向推动患者。

（3）自动态平衡训练：患者取长坐位。可指示患者向左右或前后等各个方向倾斜，躯干向左右侧屈或旋转，或双上肢从前方或侧方抬起至水平位，或抬起举至头顶，并保持长坐位平衡。当患者能

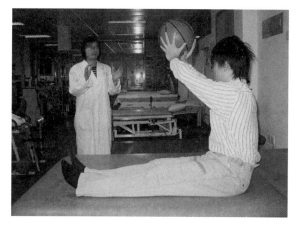

图10-4　长坐位抛接球训练

够保持一定时间的平衡，就可以进行下面的训练。

触碰物体训练：治疗师位于患者的对面，手拿物体放于患者的正前方、侧前方、正上方、侧上方、正下方、侧下方等不同的方向，让患者来触碰治疗师手中的物体。

抛球、接球训练：可进一步增加患者的平衡能力，也可增加患者双上肢和腹背肌的肌力和耐力。在进行抛接球训练时要注意从不同的角度向患者抛球，同时可逐渐增加抛球的距离和力度来增加训练的难度（图10-4）。

2. 端坐位平衡训练　偏瘫患者多采用端坐位平衡训练。能很好地保持端坐位平衡，才能进行站立位的平衡训练，为步行做好准备。

由于脑卒中的偏瘫患者多年老体弱，突然从卧位坐起，很容易发生体位性低血压，患者出现头晕、恶心、血压下降、面色苍白、出冷汗、心动过速、脉搏变弱等，严重的甚至休克。为预防突然体位变化造成的反应，可先进行坐起适应性训练，先将床头摇起30°，开始坐起训练，并维持15~30分钟，观察患者的反应，2~3天未有明显异常反应者即可增加摇起的角度，一般每次增加15°，如此反复，逐渐将床摇至90°。如患者在坐起时感觉头晕、心率加快、面色苍白等应立即将床摇平，以防止体位性低血压。对一般情况良好的患者，可直接利用直立床，调整起的角度，帮助患者达到站立状态。当患者经过坐起适应性训练后，则可以进行下面的训练。

（1）静态平衡训练：患者取端坐位，开始时可辅助患者保持静态平衡，待患者能够独立保持静态平衡一定时间后，再进行动态平衡训练。

（2）他动态平衡训练：患者取端坐位。患者坐于治疗床上，治疗师向各个方向推动患者，推动的力度逐渐加大，患者能够恢复平衡和维持坐位，然后患者可坐于治疗板上及训练球上，治疗师向各个方向推动患者。这样提供的是一个活动的或活动而软的支撑面，更难保持平衡，从而增加了训练的难度（图10-5）。

（3）自动态平衡训练：患者取端坐位，治疗师可指示患者向各个方向活动，侧屈或旋转躯干，或活动上肢的同时保持端坐位平衡。治疗师位于患者的对面，手拿物体放于患者的各个方向，让患者来触碰。治疗师从不同的角度向患者抛球，并逐渐增加抛球的距离和力度。

（六）站立位训练

患者的坐位平衡改善后，就可以进行站立位平衡训练。无论是偏瘫、截瘫还是其他情况引起的平衡功能障碍，进行站立位的平衡训练，都是为步行做好准备，并最终达到步行的目的。

1. 静态平衡训练　先进行辅助站立训练，然后进行独立站立训练。

（1）辅助站立训练：在患者尚不能独立站立时，需首先进行辅助站立训练。可以由治疗师扶助患者，也可以由患者自己扶助肋

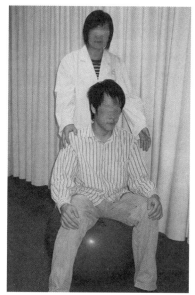

图10-5　端坐位治疗球上他动态平衡训练

木、助行架、手杖或腋杖等，或者患者站于平行杠内扶助步行。当患者的静态平衡稍微改善后，则可以减少辅助的程度，如由两位治疗师扶助减少为一位治疗师扶助，或由扶助助行架改为扶助四脚拐，由四脚拐再改为三脚拐，再改为单脚拐。当平衡功能进一步改善，不需要辅助站立后，则开始进行独立站立平衡训练。

（2）独立站立训练：患者面对镜子保持独立站立位，这样在训练时可以提供视觉反馈，协助调整不正确的姿势。独立站并可保持平衡达到一定的时间，就可以进行他动态站立平衡训练。

2. 他动态平衡训练　患者面对镜子保持独立站立位。

（1）硬而大的支撑面上训练：患者站在平地上，双足分开较大的距离，有较大的支撑面，利于保持平衡。治疗师站于患者旁边，向不同方向推动患者，可以逐渐增加推动的力度和幅度，增加训练的难度。

（2）软而小的支撑面上训练：随着平衡功能的改善，可以由硬的支撑面改为小而软的支撑面，例如站在气垫上或软的床垫上等，也可以缩小支撑面，并足站立，或单足站立。然后治疗师向各个方向推动患者，使其失衡后再恢复平衡。

（3）活动的支撑面上训练：可以提供活动的支撑面给患者站立，如平衡板，进一步增加训练的难度，然后治疗师向各个方向推动患者。

3. 自动态平衡训练　患者仍需要面对镜子站立，治疗师站于患者旁边。自动态平衡的训练方法较多，具体如下。

（1）向各个方向活动：站立时足保持不动，身体交替向侧方、前方或后方倾斜并保持平衡；身体交替向左右转动并保持平衡。

（2）左右侧下肢交替负重：左右侧下肢交替支撑体重，每次保持5~10秒，治疗师需特别注意监护患者，以免发生跌倒，也需注意矫正不正确的姿势。

（3）太极拳云手式训练：可以采用太极拳的云手式进行平衡训练。云手式是身体重心一个连续的前后左右的转移过程，同时又伴随上肢的运动，因而是一个训练平衡的实用方法。

（4）触碰物体：治疗师手拿物体，放于患者的正前方、侧前方、正上方、侧上方、正下方、侧下方等各个方向，让患者来触碰物体。

（5）抛接球训练：在进行抛接球训练时可以从不同的角度向患者抛球，同时可逐渐增加抛球的距离和力度来增加训练的难度。

（6）伸手拿物：拿一物体放于地面上距离患者不同的地方，鼓励患者弯腰伸手去拿物体（图10-6）。

（7）平衡测试仪训练：平衡测试仪除了可以用来客观地评定平衡功能，还可以用于平衡功能的训练。训练时，患者双足放在测试仪的测力平台上，在仪器的显示屏上通过不同的图标来显示双足所承担的体重。正常人每侧足承受体重的50%，通过有意识地将体重转移到一侧下肢，可以提高对自动态平衡能力的训练。

在进行站立位平衡训练时，要注意随时纠正患者的站立姿势，防止患膝过伸等异常姿势。

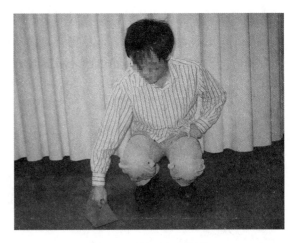

图10-6　伸手拿物训练

四、 特殊的平衡训练——前庭功能的训练

对于前庭功能障碍的患者，其平衡功能的训练方法有其独特性。双侧前庭功能完全丧失的患者或前庭功能障碍合并视觉或本体感觉障碍时，疗效较差。但对部分功能损伤的患者则可以通过训练得到改善。

1992 年 Susan 等设计了一套提高前庭适应性和在平衡中诱发视觉和本体感觉参与的提高平衡功能的训练，具体方法为：

1. 患者双足尽可能靠拢，必要时双手或单手扶墙保持平衡，然后左右转头，再单手或双手不扶墙站立，时间逐渐延长并仍保持平衡，双足再靠拢些。

2. 患者步行，必要时他人给予帮助。

3. 患者练习在行走中转头。

4. 患者双足与肩同宽站立，直视前方目标，逐渐使支撑面变窄，即双足间距离缩短至 1/2 足长，在进行训练时，双眼先断续闭拢，然后闭眼时间逐渐延长，同时，前臂先伸展，然后放置体侧，再交叉于胸前，在进行下一个难度训练之前，每一体位至少保持 15 秒，训练时间总共为 5~15 分钟。

5. 患者站立于软垫上，可从站立于硬地板开始，逐渐过渡到在薄地毯、薄枕头或沙发垫上站立。

6. 患者在行走中转圈练习，从转大圈开始，逐渐变得越来越小，两个方向均应练习。

五、 结合新技术的平衡训练

1. **虚拟现实下平衡训练** 虚拟现实技术（virtual reality，VR）是一种可以创建和体验虚拟世界的计算机仿真系统，它利用计算机和传感技术生成一个具有多种感官刺激的虚拟境界，使人通过适当装置，与虚拟世界进行体验和交流。利用虚拟现实技术可以设计针对性的平衡训练游戏或其他任务性训练，使患者在做这些游戏的过程中进行平衡训练。

2. **康复机器人辅助下平衡功能训练** 康复机器人是医用机器人范畴，目前已广泛应用于康复治疗领域，其中外骨骼康复机器人可以辅助患者进行平衡和步行训练。

六、 平衡训练的注意事项

在进行平衡功能训练时，治疗师要明确的注意事项：

1. 平衡功能训练适用于具有平衡功能障碍的患者。

2. 当患者具有严重的心肺等疾患，生命体征不稳定时，暂不宜训练。

3. 训练时，治疗师要在患者旁边注意监护，以免发生跌倒。

4. 训练前、训练中或出院前要注意平衡功能评定，以制订或修改训练方案。

5. 当患者同时存在其他功能障碍时，要注意综合康复。

（金冬梅）

第三节 协调功能训练

一、影响协调训练的因素

1. **与协调有关的感觉的作用** 视觉、本体感觉与协调有重要关系。视觉对协调功能有补偿作用，本体感觉同样有益于协调的维持。

2. **动作的频率** 协调动作的频率越低，越易保持协调，反之，协调动作的频率越高，则越易失去协调性。

3. **与协调有关的运动控制系统** 中枢神经系统和肌肉骨骼系统的功能越接近正常，则协调功能越接近正常。

4. **其他因素** 如精神、心理、认知和患者的主动性等。患者有抑郁或焦虑情绪会影响协调训练的效果，认知功能差则训练效果可能不明显，主动性差也会影响训练效果。

二、协调训练的基本原则

1. **协调训练的目的** 协调训练的目的是改善动作的质量，即改善完成动作的方向和节奏、力量和速度，以达到准确的目标。

2. **协调训练的基本原则**

（1）由易到难，循序渐进：先进行简单动作的练习，掌握后，再完成复杂的动作，逐步增加训练的难度和复杂性。

（2）重复性训练：每个动作都需重复练习，才能起到强化的效果，这种动作才能被大脑记忆，从而促进大脑的功能重组，进一步改善协调功能。

（3）针对性训练：针对具体的协调障碍而进行针对性的训练，这样更具有目的性。

（4）综合性训练：协调训练不是孤立进行的，即在进行针对性训练的同时，也需要进行相关的训练，如改善肌力、平衡的训练等。

三、协调训练方法

（一）与平衡功能训练的区别

协调功能训练的方法与平衡功能训练方法基本相同，二者的区别在于侧重点不同。平衡功能的训练侧重于身体重心的控制，以粗大动作、整体动作训练为主；协调功能训练侧重于动作的灵活性、稳定性和准确性，以肢体远端关节的精细动作、多关节共同运动的控制为主，同时强调动作完成过程的质量，例如动作的完成是否正确、准确、在完成过程中有没有出现肢体的震颤等。协调功能评定的方法如指鼻试验、轮替试验等，这些动作既可以用来进行评定，同时也可以用来进行协调训练。具体的训练方法主要包括轮替动作的练习和定位的方向性动作练习两个方面。

（二）上肢协调训练

上肢协调训练包括轮替动作的练习和定位的方向性动作练习。

1. 轮替动作练习 主要根据关节的活动方向而进行。

（1）双上肢交替上举：左、右侧上肢交替举过头顶高度，手臂尽量保持伸直，并逐渐加快练习的速度。

（2）双上肢交替摸肩上举：左、右侧上肢交替屈肘、摸同侧肩，然后上举（图 10-7）。

（3）双上肢交替前伸：上肢要前伸至水平位，并逐渐加快速度。

（4）交替屈肘：双上肢起始位为解剖位，然后左、右侧交替屈肘，手拍同侧肩部。逐渐加快速度。

（5）前臂旋前、旋后：肩关节前屈 90°，肘伸直，左右侧同时进行前臂旋前、旋后的练习。或一侧练习一定时间，再换另一侧练习。

（6）腕屈伸：双侧同时进行腕屈伸练习，或一侧练习一定时间，再换另一侧练习。

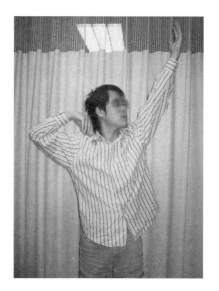

图 10-7　双上肢交替摸肩上举训练

（7）双手交替掌心拍掌背：双手放于胸前，左手掌心拍右手掌背，然后右手掌心拍左手掌背，如此交替进行，逐渐加快速度。

2. 方向性动作练习 包括以下方面。

（1）指鼻练习：左、右侧交替以示指指鼻，或一侧以示指指鼻，反复练习一定时间，再换另一侧练习。

（2）对指练习：双手相应的手指互相触碰，由拇指到小指交替进行；或左手的拇指分别与其余四个手指进行对指，练习一定时间，再换右手，或双手同时练习。以上练习同样要逐渐加快速度。

（3）指敲桌面：双手同时以 5 个手指交替敲击桌面，或一侧练习一定时间，再换另一侧练习。

（4）其他：画画、下跳棋等，或使用套圈板、木插板进行作业治疗。

（三）下肢协调训练

下肢协调训练包括轮替动作的练习和定位的方向性动作练习。

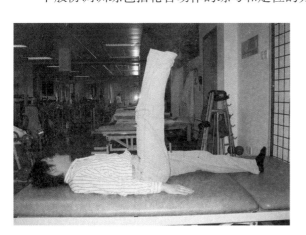

图 10-8　下肢交替屈髋训练

1. 轮替动作

（1）交替屈髋：仰卧于床上，膝关节伸直，左右侧交替屈髋至 90°，逐渐加快速度（图 10-8）。

（2）交替伸膝：坐于床边，小腿自然下垂，左右侧交替伸膝。

（3）坐位交替踏步：坐位时左右侧交替踏步，并逐渐加快速度。

（4）拍地练习：足跟触地，脚尖抬起做拍地动作，可以双脚同时或分别做。

2. 整体动作

（1）原地踏步走：踏步的同时双上肢交替摆

臂，逐渐加快速度。

（2）原地高抬腿跑：高抬腿跑的同时双上肢交替摆臂，逐渐加快速度。

（3）其他：跳绳、踢毽子等。

协调训练开始时均在睁眼的状态下进行，当功能改善后，可根据具体情况，将有些训练项目改为闭眼状态下进行，以增加训练的难度，如：指鼻练习、对指练习等。

（四）协调训练的注意事项

在进行协调功能训练时，治疗师要明确的注意事项：

1. 协调功能训练适用于具有协调功能障碍的患者。

2. 当患者具有严重的心律失常、心力衰竭、严重感染或严重的痉挛等，则暂不宜训练。

3. 训练前、训练中要注意协调功能评定，以了解问题所在，制订或修改训练方案。

4. 协调功能训练不是孤立进行的，要同时进行相应的肌力、平衡功能训练等其他训练。

（金冬梅）

第十一章 步行训练

第一节 概　述

步行（Walking）是指通过双脚的交互移动来安全、有效地转移人体的一种活动，是上肢、躯干、骨盆、下肢各关节及肌群的一种规律、协调的周期性运动。步态（Gait）是步行的行为特征，是一个人行走时的表现形式，又称行走模式。正常人的行走模式虽然不同，各有特点，但并不需要特别关注。然而步行的控制却十分复杂，包括中枢命令、身体平衡和协调控制，涉及下肢各关节和肌肉的协同运动，也与上肢和躯干的姿态有关，任何环节的失调都可能影响步态。临床步态分析是研究步行规律的检查方法，包括临床分析、运动学分析、仪器分析，可以帮助我们用来揭示步态异常的关键环节和影响因素。

一、基本概念

（一）自然步态

1. **定义**　人在正常自然的条件下移动身体，交替迈出脚步的定型姿态称为自然步态。人在学会步行以后，首先是在父母或其他人的保护下完成步行，经过不断强化，最后形成动力定型。这种皮质动力定型的形成使皮质活动变得容易和自动化，同时使皮质活动更加迅速和精确，从而减轻皮质的工作负担，使得正常人的走路不用刻意思考。当然当动力定型形成得非常巩固的时候，改变也是非常困难的，所以在步态训练时，一旦发现错误动作，一定要及时纠正，防止动力定型的形成。

2. **基本要素**　合理的步行周期、步长、步宽、步频、足偏角；躯干平衡稳定；降低能量消耗及省力等。

3. **生物力学因素**　具有控制人体向前 运动的肌力或机械能；当足触地时能缓冲对下肢各关节的撞击力；充分的廓清；髋膝踝合理的关节运动等。

（二）步行周期

步行周期（Gait Cycle）是指完成一个完整步行过程所需要的时间，即指一条腿向前迈步该足跟着地时起，至该足跟再次着地时止所用的时间，称为一个步行周期。在每个步行周期中，每一侧下肢都要经历一个与地面由接触到负重，再离地腾空向前挪动的过程，因此，根据下肢在步行时的位置，又可分为支撑相和摆动相（图11-1）。

1. **支撑相（Stance Phase）**　指下肢接触地面和承受重力的时间，即指从足跟着地到足趾离地的过程，占整个步行周期的60%。支撑相大部分时间是单足支撑，小部分时间是双足支撑。双支

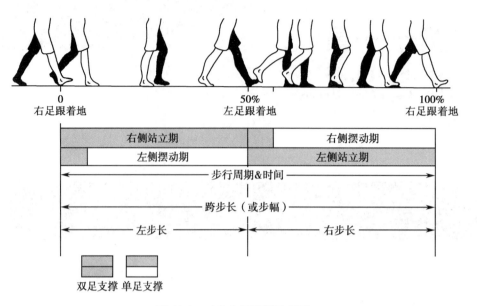

图 11-1 正常步行周期示意图

撑相的时间与步行速度成反比。步行障碍时往往首先表现为双支撑相时间延长，以增加步行的稳定性。

2. **摆动相（Swing Phase）** 指足趾离开地面腾空向前迈步到该足再次落地之间的时间，占整个步行周期的 40%。

（三）传统的步行周期划分法

除了将每一步行周期分为支撑相和摆动相外，每个时相又根据经历过程细分为若干个时期。

1. **支撑相分期** 足跟着地、全足底着地、支撑相中期、足跟离地、足趾离地。

2. **摆动相分期** 摆动初期（又称加速期）、摆动中期、摆动末期（又称减速期）。

（四）肌肉活动

肌肉收缩是人体活动的动力的基础因素。在神经系统控制下，骨骼肌通过肌腱附着于骨骼上，通过神经系统的调控产生收缩，牵动骨骼产生围绕关节的各种运动，骨骼肌的运动特点是受人的意志支配，所以运动时的主要核心就是肌肉收缩，其他器官、系统的活动都是围绕并保证这一核心的活动而发生的。步行控制与肌肉收缩和关节运动具有复杂的关联。肌肉活动具有步行速度及环境依赖性。步态异常与肌肉活动的异常通常有密切关联。步行时下肢各肌群在不同的步行周期参与工作，（表 11-1）在站立相早期主要是臀大肌、腘绳肌、股四头肌向心性收缩，胫前肌离心性收缩，控制伸髋、伸膝和足平放速度；小腿三头肌的离心性收缩主要是控制小腿前倾，对抗踝关节背屈，推动身体重心向上向前运动；臀中肌、臀小肌等外展肌群主要在站立相早期工作，以稳定骨盆向对侧倾斜 5°；腘绳肌主要在摆动相中期屈膝伸髋以减速，当足跟着地后与股四头肌协同工作，控制膝屈曲在 15° 以内。动态肌电图对于这些问题的鉴别起关键作用。因此动态肌电图或表面肌电图是步态分析不可缺少的组成。

二、 步态分析

步态是人体结构与功能、运动调节系统、行为及心理活动在行走时的外在表现。任何环节的失调

表 11-1　正常步行周期中主要肌肉的作用

肌肉	步行周期
腓肠肌和比目鱼肌	支撑相中期至蹬离,首次触地
臀大肌	摆动相末期,首次触地至支撑相中期
臀中肌和臀小肌等	支撑相早期
腘绳肌	摆动相中期,首次触地至承重反应结束
髂腰肌和股内收肌	足离地至摆动相早期
股四头肌	摆动相末期,首次触地至支撑相中期 足离地至摆动相早期
胫前肌	首次触地至承重反应结束 足离地至再次首次触地

都可能影响步态,任何神经、肌肉及骨关节疾患均可导致步行功能障碍。

　　步态分析(Gait Analysis,GA)是利用力学概念和已掌握的人体解剖、生理学知识对人体行走功能的状态进行客观的定性分析和(或)定量分析,并为临床及康复治疗进行有益的指导和疗效评价。分析方法分为临床分析和实验室分析 2 个方面。

(一)临床步态分析

　　旨在通过生物力学和运动学手段,揭示步态异常的关键环节和影响因素,协助康复评估和治疗,协助临床诊断、疗效评估、肌力研究等,包括观察法和测量法。观察法为定性分析,一般采用目测的方法获得第一手资料,然后根据经验进行分析;测量法是一种简单定量分析方法,常用足印法测定时间参数、距离参数。

　　1. 观察法　是采用肉眼观察并分析步行中人体运动的形式与姿势情况。一般采用自然步态,即最省力的步行姿态。观察包括前面观、侧面观和后面观。需要注意全身姿势和步态,包括步行节律、稳定性、流畅性、对称性、重心偏移、手臂摆动、诸关节姿态与角度、患者神态与表情、辅助装置(矫形器、助行器)的作用等。在自然步态观察的基础上,可以要求患者加快步速减少足接触面(跖足或足跟步行)或步宽(两足沿中线步行),以凸显异常;也可以通过增大接触面或给予支撑(足矫形垫或矫形器),以改善异常,从而协助评估。观察内容及要点如下:

　　(1)人体正常姿势(图 11-2):a 侧面观,b 背面观。

　　(2)步态的总体状况:包括步行节奏、对称性、流畅性、身体重心的偏移、躯干倾斜、上肢摆动、患者神态表情、辅助器具(矫形器、助行器、假肢)的使用等。临床步态观察要点(表 11-2)。

　　(3)侧面观察步态:包括两个方面。识别步行周期的时相与分期及其特点,如支撑相的足首次着地及方式、全足着地、支撑相中期、足跟离地以及足尖离地;摆动初期、摆动中期以及摆动末期。观察骨盆、髋、膝、踝及足趾关节角度在步行周期中不同阶段的变化(表 11-3)。

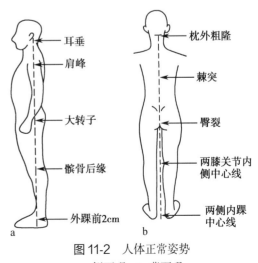

图 11-2　人体正常姿势
a. 侧面观　b. 背面观

表 11-2　临床步态观察要点

步态内容	观察要点		
步行周期	时相是否合理	左右是否对称	行进是否稳定和流畅
步行节律	节奏是否匀称	速率是否合理	时相是否流畅
疼痛	是否干扰步行	部位、性质与程度与步行障碍的关系	发作时间与步行障碍的关系
肩、臂	塌陷或抬高	前后退缩	各关节活动过度或不足
躯干	前屈或侧屈	扭转	摆动过度或不足
骨盆	前、后倾斜	左、右抬高	旋转或扭转
膝关节	摆动相是否可屈曲	支撑相是否可伸直	关节是否稳定
踝关节	摆动相是否可背屈和蹠屈	是否足下垂、足内翻、或足外翻	关节是否稳定
足	是否为足跟着地	是否为足趾离地	是否稳定
足接触面	足是否全部着地	两足间距是否合理	是否稳定

表 11-3　正常步行周期中骨盆和下肢各关节的角度变化

步行周期	关节运动角度			
	骨盆	髋关节	膝关节	踝关节
首次着地	5°旋前	30°屈曲	0°	0°
承重反应	5°旋前	30°屈曲	0°~15°屈曲	0°~15°蹠屈
支撑相中期	中立位	30°屈曲~0°	15°~5°屈曲	15°蹠屈~10°背屈
足跟离地	5°旋后	0°~10°过伸展	5°屈曲	10°背屈~0°
足趾离地	5°旋后	10°过伸展~0°	5°~35°屈曲	0°~20°蹠屈
迈步初期	5°旋后	0°~20°屈曲	35°~60°屈曲	20°~10°蹠屈
迈步中期	中立位	20°~30°屈曲	60°~30°屈曲	10°蹠屈~0°
迈步末期	5°旋前	30°屈曲	30°屈曲~0°	0°

（4）正面观察步态：主要观察髋关节内收、外展和内旋、外旋，骨盆运动及身体重心的变化等。

观察顺序：①由远端至近端，即从足趾、踝关节开始，依次观察膝、髋关节、骨盆及躯干；②按步行周期的顺序观察，即从首次着地动作为起点，先观察矢状面，包括对双侧的观察，如从左侧和右侧或健侧和患侧分别进行观察。再从冠状面观察患者的行走特征；③目测观察后，就患者在负重、单腿支撑以及迈步等环节中存在的主要问题要进行总结，归纳分析出原因后果（表 11-4、表 11-5）。

表 11-4　负重期和单腿支撑期的异常运动及因果关系

异常运动	原因	后果
对侧骨盆下降	髋关节外展肌力或控制能力减弱	平衡能力下降或消失
髋关节内收	外展肌活动减弱 内收肌活动增加 本体感觉减退	站立支持面变窄导致平衡丧失
髋关节伸展不充分	髋关节伸肌力或控制能力减弱 髋关节屈曲挛缩 髋关节屈肌活动增加 关节疼痛 本体感觉减退 膝关节过度屈曲	能量需求增加，身体前进幅度减小，速度减慢

续表

异常运动	原因	后果
膝关节伸展不充分	股四头肌肌力或控制能力减弱 膝关节屈曲挛缩 腘绳肌活动增加 腓肠肌活动增加 髋关节伸展不充分或踝关节过度背屈 关节疼痛 本体感觉减退	能量需求增加;站立相稳定性降低,导致站立相时间缩短 身体前进幅度减小,速度减慢
膝反张	股四头肌控制能力减弱 股四头肌活动增加 继发于踝关节不稳 跖屈挛缩 跖屈肌活动增加 膝关节疼痛(为避免屈膝) 本体感觉减退	膝关节承重反应消失;身体前进幅度减小,速度减慢,可引起关节疼痛,出现病变
踝关节过度跖屈	跖屈肌活动增加 跖屈肌肌力或控制能力减弱 跖屈挛缩 本体感觉减退	身体前进幅度减小,速度减慢;出现代偿性姿势;能量需求增加;站立相时间缩短
踝关节过度背屈	膝关节屈曲挛缩 跖屈肌肌力减弱 本体感觉减退 踝关节背屈挛缩(少见)	站立相稳定性下降,且相对时间缩短;髋膝关节代偿性屈曲导致能量需求增加;身体前进幅度减小速度减慢
无足跟离地	跖屈肌肌力或控制能力减弱 小踝、足、跖骨头疼痛 度踝及足部诸关节活动受限	迈步前期膝关节屈曲减 身体前进幅度减小,速减慢
踝关节内翻	内翻肌群活动增加 本体感觉减退	支撑面不稳定,易摔倒 身体前进幅度减小,速度减慢
足趾关节过度屈曲	足趾屈肌活动增加 骨间肌肌力减弱 平衡障碍的代偿性反应 足趾屈曲挛缩	皮肤受压和足趾远端负重引起疼痛,身体前进幅度减小,速度减慢

表 11-5 迈步相运动障碍及因果关系

异常运动	原因	后果
髋关节屈曲消失或受限	髋关节伸肌活动增加,或髋关节屈肌肌力或控制能力减弱 关节疼痛 本体感觉减退	身体前进幅度减小,速度减慢;步长缩短;能量需求增加
膝关节屈曲不充分	迈步相前期膝关节屈曲减小 膝关节伸肌活动增加 关节疼痛 膝关节屈曲活动受限 腘绳肌肌力减弱 本体感觉减退	迈步相初期足趾拖地

续表

异常运动	原因	后果
膝关节伸展不充分 （迈步相末期）	膝关节屈曲挛缩 不能在髋关节屈曲时伸展膝关节 膝关节屈肌活动增加	步长缩短； 身体前进幅度减小，速度减慢
髋关节内收	髋关节内收肌活动增加 本体感觉减退	迈步腿碰撞支撑腿而摔倒；身体 向前推进减慢；迈步腿置于支撑 腿之前使支持面变窄
踝关节过度跖屈 （迈步相中、末期）	背屈肌肌力减弱 踝关节跖屈挛缩 跖屈肌活动增加 伸肌协同作用 本体感觉减退	足趾拖地（迈步相中期）；为下一 个足跟着地准备不充分导致首次 着地方式为足平放或足趾先着 地；使踝关节承重反应消失

2. 测量法（足印法） 即让受试者在足底涂上白色粉末，然后在步行通道上（一般为 4~6m）行走，用秒表记录步行时间，通过足迹测量有关步行距离和时间参数，再进行运动学分析，并根据被检查者的步态特征，如步长、跨步长、步频、站立相和迈步相等在步行周期中分别所占时间以及步行速度等，为治疗师制定治疗计划和评价治疗效果提供数据。

（1）检测程序：①在受试者足底涂上白色粉末；②受试者在行走若干步后，从一侧足跟着地时开始计时；③走完全程后于同一侧足跟着地时停止计时；④记录及计算平均步行周期时间；⑤测量行走距离；⑥测量左右步长；⑦判断步态是否对称；⑧测量跨步长；⑨测量步宽；⑩计算步频、步行速度。

（2）结果判定：①步长（step length）：是指行走时一足跟着地至对侧足跟着地的平均距离，也称单步长。自然步速时，正常人约为 50~80cm，左、右步长基本相等，它反映步态的对称性与稳定性。②步长时间（step time）：指一足着地至对侧足着地的平均时间。③步幅（stride length）也可称为跨步长（国内亦有人称之为复步长）：是指一足着地至同一足再次着地之间的距离。正常人的步幅即跨步长是步长的两倍，约为 100~160cm。④步宽（walking base）：指两脚跟中心点或重力点之间的水平距离，也有采用两足内侧缘或外侧缘之间的最短水平距离。正常人约为 5~10cm。步宽也称之为支撑基础（supporting base），反映行走时身体的稳定性。⑤步频（cadence）：是指单位时间内行走的步数，以步数 /min 表示。也可采用步频 =60（s）÷ 步长平均时间（s）计算。正常人平均自然步速时的步频约为 95~125 步 /min 左右。步频的快慢反映了步态的节奏性。⑥步行周期（cycle time）：指平均步幅时间（stride time），相当于支撑相与摆动相之和。⑦步速（velocity）：是指单位时间内行走的距离称为步行速度，以 m/s 表示。步速 = 步幅 ÷ 步行周期。正常人平均自然步速约为 1.2m/s 左右。⑧足偏角（toe out angle） 指贯穿整个足底的中心线（足跟中点到第二足趾连线）与前行方向之间所形成的夹角，正常人足角约 7°~8°，左右足分别计算。

（3）注意事项：①正式检查前，让患者试行至自然行走方式再测试；②受试者每一次行走至少要包含 6 个步行周期，每侧足不少于 3 个连续的足印；③如受试者步态不稳，行走中要注意监护，防止跌倒。

3. 临床观察的局限性

（1）时间局限：步行时因有一定的速度，单凭肉眼观察，很难在同一时间对步行者所有部位的活动都观察到，特别是瞬间的变化情况，很难准确地在短时间内完成多部位、多环节的分析，如在摆动相时髋、膝、踝关节的角度变化等。

（2）空间局限：目测步态检查，主要是通过检查者的肉眼进行的，由于视觉的局限性，不可能对人的步态进行三维观察，也带来一定的局限性。

（3）记忆局限：人的记忆能力是有限的，特别不可能对所有长期进行步态训练的患者的变化情况进行客观和全面的对比分析。

（4）思维局限：观察结果的分析与观察者本人的观察能力、临床经验、解剖及生理学基础知识均密切相关，检查者的个人水平，直接影响评估结果的客观性和准确性。

此外，患者的精力和体力也可能无法耐受反复的行走观察，直到检查者完成对步态的分析。因此，可借助摄象机记录下步行的过程，从而提高分析的客观性、可靠性。

（二）实验室分析

三维步态分析是现代实验室所采用的数字化的、高科技的步态分析系统，集运动学分析和动力学分析于一体，是现代步态评定的必备手段（详见《功能评定学》）。

1. **运动学分析（kinematics）** 是一种定量的描述性分析过程，是研究步行时肢体运动时间和空间变化规律的科学方法，主要包括：人体重心分析、廓清机制、步行时间—空间测定和肢体节段性运动测定。

2. **动力学分析（kinetics）** 是指对人的步态特征进行成因学分析，如人体的重力与地面反作用力、关节力矩、肌肉收缩力等力学分析及机械能转换与守恒、功与功率等的分析。是对步行时的作用力和反作用力强度、方向及时间的研究方法。牛顿第三定律是动力学分析的理论基础。

3. **动态肌电图或表面肌电图（surface EMG）** 动态肌电图指在活动状态同步检测多块肌肉电活动的测定方法，揭示肌肉活动与步态的关系，是临床步态分析必不可少的环节。表浅肌肉一般采用表面电极，置放于接近肌腹与相临肌肉距离最远的部位。深部肌肉可以采用植入式线电极，其导线表面有绝缘物质覆盖，导线两端裸露，一端与肌肉接触，另一端与肌电图仪连接。

三、 步行训练的条件

（一）步行的条件

人类正常、自然的步行，需要满足如下条件。

1. **肌力** 肌力是完成关节运动的基础，包括核心稳定肌和整体运动肌。运动系统的主要功能就是产生力，并且传递或分解力。通常软骨应对轴向压力，韧带、小关节、局部稳定肌应对剪切力。为了保证步行周期的支撑相稳定，单侧下肢必须有足够的肌力与负重能力，保证能够支撑体重的 3/4 以上。以 60 公斤体重的正常成人为例，单腿必须能支撑 45 公斤以上的体重。或者双下肢的伸肌（主要是指股四头肌、臀大肌等）应达 3 级以上，这样才能保证另一下肢能够从容完成向前摆动的动作。

2. **平衡能力** 步行时人的身体重心随着步行的速度不同，进行着复杂的加速与减速运动，为了保持平衡，人体重心必须垂直地落在支撑面的范围内，所以平衡能力是步行得以完成的基本保证。不同的步行环境对平衡有不同的要求，如果只是在室内的步行，平衡能力只需 2 级；一旦进行室外步行，则平衡能力必须达到 3 级。

3. **协调能力及肌张力均衡** 协调是多组肌群共同参与并相互配合，平稳、准确和控制良好的运动能力。步行中为了保证双下肢各关节在步行周期的各个不同时期发挥正常作用，双侧上、下肢的肌肉主要是指引起各关节运动的主动肌、固定肌以及协同肌和拮抗肌之间，能协调配合，特别是主缩肌与拮抗肌之间的肌张力和肌力的协调匹配，保证了下肢各关节在步行时有足够的活动度，能正常运动，从而形成正常的自然步态。

4. **感觉功能及空间认知功能** 感觉是运动的基础，任何运动都是在感觉反馈的基础上进行的。特别是本体感觉直接影响步行的完成。步行中上下肢各关节所处的位置，落步时的步幅及深浅高低等均直接影响步行完成的质量。

5. **运动控制功能** 运动控制是指人体调节或者管理动作的能力，包括肢体精确完成特定功能活动的能力。任何原因导致步行调控系统损伤，都会造成步态异常，甚至造成步行障碍。

（二）影响步行的因素

1. **骨关节因素** 由于运动损伤、骨关节疾病、先天畸形、截肢、手术等造成的躯干、骨盆、髋、膝、踝、足静态畸形和两下肢长度不一致。韧带、肌腱异常，疼痛和关节松弛等也对步态产生明显影响。

2. **神经肌肉因素** 中枢神经损伤，包括脑卒中、脑外伤、脊髓损伤和疾病、脑瘫、帕金森病等造成的痉挛步态、偏瘫步态、剪刀步态、共济失调步态、蹒跚步态等。原发性原因主要是肌肉张力失衡和肌肉痉挛；继发性因素包括关节和肌腱挛缩畸形、肌肉萎缩、代偿性步态改变等；外周神经损伤包括神经丛损伤、神经干损伤、外周神经病变等导致的特定肌肉无力性步态等；儿童患者可伴有激发性骨骼发育异常。

3. 感觉障碍、认知障碍等都会影响患者安全步行。

（王　翔）

第二节　步行训练

步行训练是以矫治异常步态，促进步行转移能力的恢复，提高患者的生活质量为目的的训练方法之一。异常步态的矫治是一个较为复杂而困难的问题，所以要在训练前进行全面的步态分析找出步态异常的原因和机制，从而采取有针对性的措施改善步态。

一、综合措施

主要采取综合性措施：包括步行训练、药物、手术治疗、物理治疗。

1. **基础训练** 主要针对关节挛缩、肌肉软弱无力、关节活动度受限、平衡协调障碍等进行训练。而对于中枢性损伤引起的偏瘫步态、共济失调步态等，则应以步态矫治即矫治异常步行模式为主。

2. **辅助具使用** 对两腿长度不一，可用垫高鞋矫正；而对于关节挛缩畸形或肌肉软弱无力，造成下肢支撑障碍的患者，可配以适当的矫形器或辅助具如 AFO、KAFO、ARGO、WAIKABOUT 等及各种拐杖、助行推车等

3. **手术矫治** 对严重的关节挛缩、关节畸形的患者，可通过关节松解、肌腱延长、截骨矫形等手术；对某些肌性异常还可进行肌肉移位术或重建手术，对某些严重的内收肌痉挛者，可行选择性脊神经根切断等手术。

4. **药物** 主要是对症用药，针对患者存在的痉挛、疼痛、认知功能障碍，配合给以中枢性解痉

药、止痛药和促进脑代谢，改善脑循环及认知类药物等；对疼痛步态、Parkinson 步态，应先控制基础病，再结合步态训练方可有效。

5. **物理治疗** 功能性电刺激，针对各种软弱肌肉或痉挛肌的拮抗肌所进行的训练，通过刺激达到解痉和提高肌力的目的。近年来肌电反馈功能性电刺激广泛应用于临床，主要针对足下垂或患手抓、握等功能障碍的中枢性损伤患者进行运动再学习和训练。

二、 临床步行训练

（一）基础训练

基础训练包括体位适应性训练、躯干和下肢肌力训练、耐力训练、平衡协调性训练、步态训练、过障碍步行训练、辅助具步行训练等。因此，在进行步行训练时，首先应进行必要的评估，掌握患者的一般情况，再进行有针对性的适应性训练，包括心肺功能、关节、肌肉等适应性训练。

1. **体位适应性训练** 对有步行障碍的患者来说，不管是因疾病或是外伤，大多经历了较长的卧床期，特别是年老体弱的患者，如突然从卧位站起，很容易发生体位性低血压反应，轻者出现头晕、恶心、血压下降、面色苍白、出冷汗、心动过速、脉搏变弱等，严重的导致休克。据报道长期平卧时心率每两天增加 1 次 / 分，导致活动性心动过速，卧床三周后静止性心率每分钟增加 10~12 次。卧床两周后心搏出量可减少 15%，这与收缩期射血绝对时间减少和舒张期充盈时间减少有关。另外肺活量和功能性储备能力下降 25%~50%，肺不张和坠积性肺炎发生率上升。长期卧床血容量进行性减少，14 天后血浆容量可减少 20%。

为预防突然体位变化造成的反应，应先进行站起适应性训练。开始先将床头摇起 30°，进行靠坐训练，并维持 15~30 分钟，观察患者的反应，2~3 天未有明显异常反应者即可增加摇起的角度，一般每次增加 15°，如此反复，逐渐将床摇至 90°。如病人在坐起时感觉头晕、心率加快、面色苍白等应立即将床摇平，以防止体位性低血压。对一般情况良好的患者，可直接利用直立床，调整起立的角度，帮助患者达到站立状态。

2. **肌力训练** 因病长期卧床，致使身体软弱无力。有研究表明完全休息时，肌力每日下降 1%~3%，每周下降 10%~15%，患者完全卧床休息 3 周后肌力可下降一半。因此，在下床活动接受行走训练之前，首先要对上肢、躯干、下肢的肌肉力量及关节活动范围进行评定，在此基础上，进行肌力训练。

（1）"桥式运动"和垫上训练：目的是训练腰背肌和提高骨盆的控制能力，诱发下肢分离运动，缓解躯干及下肢的痉挛，提高病人卧床时的生活自理能力。桥式运动（图 11-3）是典型的闭链运动，故应鼓励患者于病情稳定后尽早进行桥式运动。一旦患者能较轻松地完成特别是患侧单腿桥式运动，就能有效地促进患者在行走中保持躯干和膝关节的稳定性，为步行训练打下良好的基础。垫上训练包括床上翻身和床上移动及独立坐起。应鼓励并指导病人主动变换体位和进行床上移动。

（2）上肢主要肌群力量的训练：主要用于截瘫

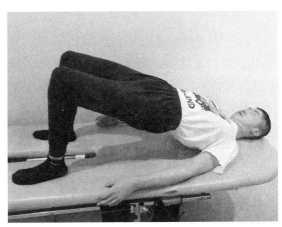

图 11-3　桥式运动

等需用拐杖或轮椅转移的患者，重点是肩带肌、肘伸肌、腕伸肌的肌力训练。可借助沙袋、哑铃、弹力带等训练。

（3）下肢主要肌群力量的训练：特别要注意关节周围肌群的协同收缩训练。因为关节周围肌群的协同收缩是下肢能否支撑体重的重要条件之一，也是人类运动发育最初的重要功能，此时表现为肢体近端关节固定，允许远端部分活动，达到改善远端关节功能的目的的常用方法之一。如跪位起立训练、侧踢腿、后踢腿训练、屈伸膝训练等。对于需要借助于助行器或拐杖行走的患者，应重点训练上肢的伸展肘、腕关节的肌群和使肩部产生向下运动的肌群。下肢主要是伸髋肌、髋外展肌和膝关节伸展肌群都是训练的重点。若患者下肢截肢，则可指导其进行残端肌群和腹部肌肉力量的训练。

（4）局部稳定肌训练：局部稳定肌：紧贴骨骼、主要起控制与稳定关节的作用。如颈长肌、头长肌、半棘肌、多裂肌、腹横肌、肩袖、股内侧肌、臀中肌的后部等。在训练稳定肌时，强调使用低负荷的等长收缩（肌肉最大力的 20%~40%）。强调在闭链运动模式下进行训练，训练中应保持无疼痛的状态。每个训练动作一般进行三组，每组 5~10 次对步行而言，躯干的核心稳定尤其重要。

俯卧核心稳定悬吊训练（图11-4）：用手托患者腹部向上，把腰椎由腰前凸顶到轻度后凸位置，让患者尽量维持。此时患者竖脊肌无法发力，就不会对腰椎（主要是腰椎间盘）产生过大的压力，同时此位置椎管变宽。有些慢性腰痛患者主要表现为竖脊肌持续紧张，可用三对弹性吊带将患者完全吊起来，在这个位置上，由于所有可借力的吊带都是晃动的，外层肌肉（长、纵形跨越多个关节、力量大、远离关节）无从发力，只能由内层肌肉和腹肌发力，所以也是一个很好的训练方法。

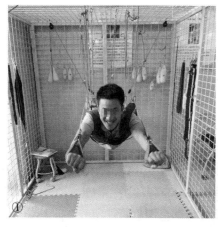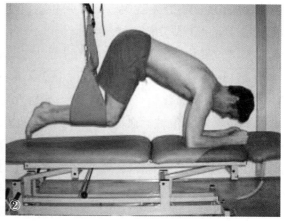

图11-4 悬吊训练

（5）肌力训练原则：①阻力原则即利用肌肉本身的重量，移动过程中的阻力或训练时外加的阻力进行训练，以达到增强肌力的目的。②超常负荷原则即超常负荷可引发超常恢复机制。增强肌力需要肌肉在一定的负荷下做功，所给的负荷应略高于现有肌力的水平或至少相当于是肌肉产生最大强度收缩所需负荷的 60%，并持续训练 6 周，才可取得明显的效果。训练者要满足一定的运动强度、训练的持续时间、运动的频率、一定的运动间期和肌肉收缩的方式等 5 个基本条件，才能达到肌力增强的目的。③肌肉收缩的疲劳度原则即训练时应使肌肉感到疲劳，但不应过度疲劳的原则，也是控制超常负荷不至于过度的一个主观限制指标。一般来说，肌力训练的运动量应以第二天不感到疲劳，无疼痛为宜。

（6）肌力训练的注意事项：①注意心血管反应肌肉的大强度收缩，特别是等长收缩，可引起明显的升压反应，加之运动时常伴有闭气（Valsalva 动作），对心血管造成额外负荷，因此，有心脑血管病者应禁忌在等长抗阻运动时，过分用力和闭气。②正确掌握运动量与训练节奏。遵循疲劳和超量恢复原理，合理安排训练，注意无痛训练。③选择适当的方法，并注意充分固定肌肉附着的近端，保持稳定，防止出现代偿动作。④心理因素：肌力易受心理的影响。在暗示、大声命令及有积极的训练目的时，受试者所发挥的肌力比最大收缩力大 20%~30%。

3. **关节活动度训练**　主要是预防关节挛缩和肌肉萎缩，对病情稳定，神志清醒的患者，应鼓励患者自己在床上进行各种运动，如健手带患手进行助力上举运动，呼吸练习，下肢屈伸训练等。对不能主动完成运动的病人，适当给以被动运动，包括肩、肘、腕、指关节，髋、膝、踝关节与足趾关节等，各关节所有轴位均应进行全范围活动，并注意在无痛的前提下进行各关节全范围的活动，每个动作重复 3~5 次为宜。对中枢性损伤造成的肢体痉挛，在关节活动度训练中，应结合神经生理学技术，抑制痉挛，重点对下肢的内收肌、腘绳肌和小腿三头肌等进行牵伸训练（图 11-5）。

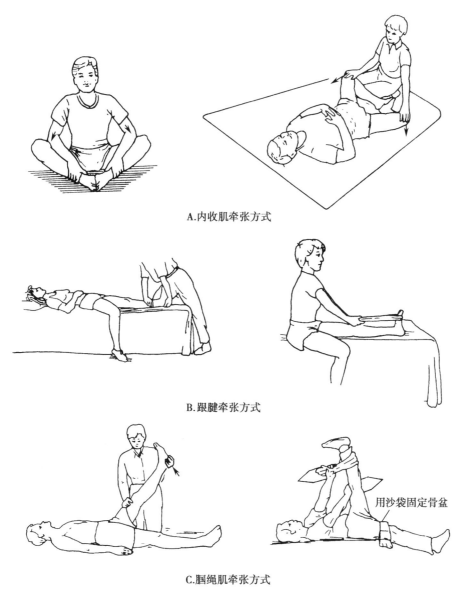

A.内收肌牵张方式

B.跟腱牵张方式

用沙袋固定骨盆

C.腘绳肌牵张方式

图 11-5　牵伸训练

4. **平衡训练**　是在患者躯干控制训练的基础上进行的，平衡训练实际上就是帮助患者重新找回重心位置，并保持身体稳定的训练方法。包括坐位平衡和站位平衡（详见本书第十章第二节）。

（1）基础站位平衡训练方法：①Ⅰ级平衡训练：指不受外力和无身体动作的前提下保持独立站立姿势的训练，患者用下肢支撑体重保持站立位，必要时治疗者可用双膝控制患者下肢，或使用支架帮助固定膝关节。开始时两足间距较大，以扩大支撑面提高稳定性；在能够独立站立后逐步缩小两足间距，以减小支撑面，增加难度。②Ⅱ级平衡训练：指患者可以在站立姿势下，独立完成身体重心转移、躯干屈曲、伸展、左右倾斜及旋转运动，并保持平衡的训练。开始时由治疗者双手固定患者髋部，协助完成重心转移和躯体活动，逐步过渡到由患者独立完成在平行杠内保持站立姿势和双下肢的重心转移训练。平衡板上的自动态平衡训练：患者可在肋木或双杠内立于平衡板上，治疗人员双手置于患者的骨盆上，调整患者的站立姿势（图11-6），然后用双足缓慢地摇动平衡板破坏身体的平衡，诱发患者头部及躯干的调整反应。患者与平行杠呈垂直位（即旋转90°），站立于平衡板上，治疗人员双手协助控制患者骨盆，缓慢摇动平衡板，诱发患者头部及躯干向中线调整及一侧上肢外展的调整反应。注意将平衡板置于平行杠内；平衡板摇摆的速度要缓慢，减少患者精神紧张。大球或滚桶上的训练：患者双手分开，与肩同宽，抓握体操棒，治疗人员与患者手重叠协助握棒动作，并使腕关节保持背伸位。患者用患侧下肢单腿站立，健侧足轻踏于大球球体，治疗人员用脚将大球前后滚动，患者下肢随之运动，但不得出现阻碍大球滚动的动作。健侧下肢支撑体重，患足置于大球上，随大球的滚动完成屈伸运动。注意患者膝关节不应出现过伸；健侧下肢支撑时，要防止患侧髋关节出现内收和骨盆向健侧偏歪的代偿动作；治疗人员应始终给予协助，固定患者双手及体操棒。③Ⅲ级平衡训练：指在站立姿势下抵抗外力保持身体平衡的训练。患者可以采用抛接球包括转体抛接球（图11-7）、踢球、突然向不同的方向推患者的训练等。训练中特别注意安全保护。

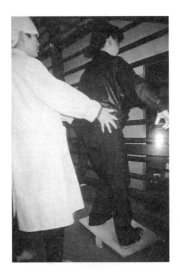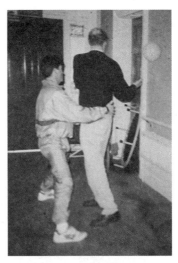

图 11-6　自动态平衡训练　　图 11-7　转体抛接球

（2）针对运动系统疾患的平衡训练方法：①躯干的平衡训练主要是针对下腰痛等脊柱疾患。下腰痛患者的平衡问题为姿势摆动过多、平衡反应差、平衡调整策略发生改变（在平衡活动中常以髋和下腰为支点保持直立姿势而非正常人以踝为支点）。躯干的平衡训练以本体感觉训练为主要内容。开始时可在坐位进行，通过上肢在矢状面的运动稳定其屈、伸肌力量，改变运动至对角线方向增加水平面上的稳定；以后可坐于治疗球上，进一步增加训练难度，要求患者在上、下肢发生运动前更多地采用躯干活动的策略控制平衡；逐渐可进展至站立位，包括站在滚筒上（双足或单足），在稳定站立练习时，通过躯干直立位下髋的运动完成侧向及物，在控制性活动时，应用髋的运动结合脊柱的旋转（其中主要是利用胸椎旋转而非腰椎旋转）。②髋的平衡训练：主要针对预防老年人失衡跌倒所导致的髋部骨折。训练不采用跨步和保护性伸展反应，而以预防跌倒为主要内容。具体训练为：单腿站立平衡；单腿站立同时头部旋转；单腿站立同时上肢完成矢状面、额面和水平面运动；单腿站立，上肢、头部和眼同时运动；单腿站立，躯干向对侧屈曲和旋转（同侧手够及同侧内踝）；单腿站立，躯干向同侧伸展和旋转（同侧手向前方、侧方及头后部及物）等。同时从稳定支持面渐进至不稳定支持面，以增加练习难度。③踝的平衡训练：主要针对踝关节扭伤及其邻近肌肉的拉伤。以恢复本体感觉为主要内容。具体练习为：睁眼，患侧下肢单腿平地站立，30秒；闭眼，患侧下肢单腿平地站立，30秒；睁眼，患侧下肢单腿站立于枕头上；闭眼，患侧下肢单腿站立于枕头上。此外，也可采用患侧下肢单腿站立时健侧下肢晃动的方法（先屈曲、伸展，后外展、内收；逐渐增加晃动的速度和范围）。

（3）针对平衡反应的训练：即建立相对于支持面变化而控制重心的平衡调节反应的训练，如：站立时的踝调节反应和髋调节反应、在支撑面变化时诱发平衡调节反应、重心移至支撑面之外的跨步反应和保护性伸展反应（图11-8）等。

感觉反馈（即力线调整）训练：目的是通过皮肤及本体感觉的训练，帮助患者建立最基础的姿势位置，以适应各种活动的完成；以最少的肌肉活动保持良好姿势，最大程度地建立稳定。治疗人员用言语和徒手提示患者发现和保持恰当的直立位置。患者可以

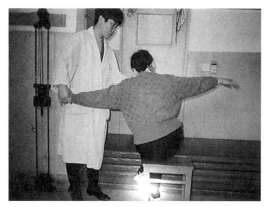

图11-8 诱发保护性伸展反应

睁眼或闭眼。具体训练方法：①患者站立于镜子前，利用镜子的视觉反馈，尽量让患者保持垂直站立的状态；也可在此基础上完成各种拿起物件等动作，使身体重心移动，然后再回到直立位置。②患者背墙站立（或坐位），由墙提供躯体感觉反馈，墙上与墙面垂直的木钉和木棒可进一步增加反馈程度，以使患者保持直立位置。③利用运动和力量反馈装置进行姿势力线和承重分布状态的训练，一般采用静态平衡仪训练，也可简单地利用两个体重秤进行。

（4）姿势反射训练：目的是帮助患者建立多关节协调运动，有效地应答坐位和站立位时的姿势要求；其中包括恢复平衡稳定和建立平衡反应两个方面。常用方法：建立踝平衡反应、髋平衡反应、建立跨步反应。①建立踝平衡反应方法：在患者具有充分的踝关节活动度和力量的基础上进行。患者在自我进行小范围向前、向后、向侧方的摆动中保持身体直立，且不屈髋、屈膝。这一训练也可在静态平衡仪上训练。若患者稳定性差或恐惧跌倒，可在平行杠内或靠墙、墙角（前置桌椅）等增加安全性的条件下进行。若患者平衡功能有所增强，可通过双髋或双肩小范围的干扰活动进一步促进踝的调节。②建立髋平衡反应方法：通过应用较踝策略更大的、但又不发生跨步的移动方式进行。此时可应用可脱卸的蚌壳式石膏或踝矫形器限制踝的运动；加大难度的训练如窄条上站立、足跟/足趾站立或改良的单腿站立等应用髋策略稳定的各种平衡训练练习。③建立跨步反应的方法：告诉患者该训练的目的是通过跨步预防跌倒。通过跨步避免跌倒时需要瞬间单腿保持上体重量而不倾倒的能力。训练时，治疗人员一手扶握患者足趾部（另一手扶持对侧髋部），抬起患者足趾，将患者身体重量转移到对侧，然后快速地将重心移至非承重侧；进一步可徒手将其足抬起，然后放下并令其快速转移重心。④加强前庭功能的平衡训练方法：双足尽可能并拢，必要时双手或单手扶墙保持平衡，然后左右转头；单手或双手不扶墙站立，时间逐渐延长并仍保持平衡，双足尽可能再并拢；患者练习在行走过程中转头，必要时他人给予帮助。⑤患者双足分立，与肩同宽，直视前方目标，通过逐渐缩短双足间距离至1/2足长使支持面基底变窄。在进行这一训练时，双眼先断续闭目，然后闭目时间逐渐延长；与

此同时，上肢位置变化顺序为前臂先伸展，然后放置体侧，再交叉于胸前，以此增加训练难度；在进行下一个难度训练前，每一体位至少保持 15 秒。训练时间共为 5~15 分钟。⑥患者站立于软垫上。可从站立于硬地板开始，逐渐过渡到薄地毯、薄枕头或沙发垫上站立。⑦患者在行走中转圈训练。从转大圈开始，逐渐缩小转圈半径，顺时针、逆时针两个方向均应训练。⑧前庭损害时，平衡训练可采用诱发眩晕的体位或运动的方法进行，5 次一组，2~3 组 / 天，练习自然渐增；从相对简单的训练（如坐位水平的头部运动等）逐渐过渡到相对复杂、困难的训练（如行走过程中的水平转头运动等）。

（5）注意事项：①平衡训练前，要求患者学会放松，减少紧张或恐惧心理；若存在肌肉痉挛问题，应先设法缓解。②加强安全措施。应选择与患者平衡功能水平相当的训练，从简单向复杂过渡。训练环境中应去除障碍物和提供附加稳定的措施（保护腰带、治疗人员的辅助、平行杠等）。加强患者安全教育，特别要注意患者穿软底、平跟、合脚的鞋。③有认知损害的患者应对平衡训练方法进行改良。方法有：使训练目的变为患者可以理解的；训练方法更符合患者现状，治疗更具目的性；鼓励患者完成连续的训练；应用简洁的、清晰的指导提示；改善患者注意力，减少周围环境的非相关刺激，尽量使患者注意力集中；加强训练中的安全防护和监督，尤其在训练的早期；训练难度的进展宜慢，并在进展过程中逐渐增强患者解决问题的能力。

5. **协调训练** 是指恢复平稳、准确、高效的运动能力的锻炼方法，即利用残存部分的感觉系统以及利用视觉、听觉和触觉来促进随意运动的控制能力。上肢、下肢、躯干分别在卧位、坐位、站立位、步行中和增加负荷的步行中训练。

（1）方法：无论症状轻重，患者均应从卧位训练开始，待熟练后再在坐位、站立位、步行中进行训练。从简单的单侧动作开始，逐步过渡到比较复杂的动作；最初几天的简单运动为上肢、下肢和头部单一轴心方向的运动，然后逐渐过渡到多轴心方向；复杂的动作包括：双侧上肢（或下肢）同时动作、上下肢同时动作、上下肢交替动作、两侧肢体做互不相关的动作等。可先做容易完成的大范围、快速的动作，熟练后再做小范围、缓慢动作的训练。上肢和手的协调训练应从动作的正确性、反应速度快慢、动作节律性等方面进行；下肢协调训练主要采用下肢各方向的运动和各种正确的行走步态训练。先睁眼练习后闭眼训练。两侧轻重不等的残疾者，先从轻侧开始；两侧残疾程度相同者，原则上先从右侧开始。动作重复 3~4 次。

（2）注意事项：练习完成后要用与训练相等的时间进行休息。所有训练要在可动范围内进行，并应注意保护。

6. **感觉训练** 感觉功能直接影响步行功能的恢复，应重视感觉功能的训练。常用的方法有：各种皮肤感觉的刺激可采用脚踏踩不同质地的物品，如踏踩鹅卵石地面、脚踩晃动的木板、泡沫塑料垫、橡胶充气垫等；冷热水交替浸泡；垂直叩击足底；脚底震动等增加本体感觉等。

7. **疼痛的处理** 疼痛不仅影响功能，同时也影响人的情绪，因此要重视对疼痛的处理，可根据患者的具体情况给以温热疗法、冷疗法、必要时配合药物控制。

（二）分解训练

1. **单腿负重** 负重是指肢体能够承受身体的重量而受力的状态，当患者的下肢关节、骨骼及肌肉足以承受身体的重量时，即可进行负重训练。负重程度分为：①零负重即患肢不承受任何身体的重量，呈完全不受力状态；②部分负重即患肢仅承受身体部分的重量，呈部分受力状态，通常遵医嘱，确定体重的百分比加诸于患肢；③全负重是指肢体能完全承受身体全部的重量，此为行走训练必备的功能状态。

单腿负重主要是提高下肢的支撑能力，促进机体平衡稳定。方法：令患者立于肋木前，一腿置于

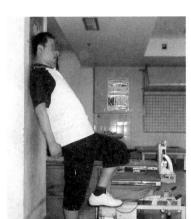
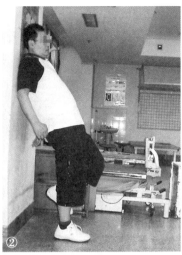

图 11-9　单腿负重

肋木上，另一腿站立负重，并根据患者情况，选择负重程度（图 11-9）。一般单腿站立可从持续 1 分钟开始，逐渐延长单腿站立的时间，且站立时最好不要用手扶持。

2. **靠墙伸髋→离墙站立**　主要是提高伸髋肌力，促进髋部和躯干控制，打破下肢步行时的联带运动，建立随意控制的步行模式。方法：令患者背靠墙站立，脚跟离开墙 20cm 以上，然后向前挺髋，使背及臀部离开墙，仅以头肩撑墙（图 11-10），保持 10 秒，最后头肩用力向前，使身体全部离开墙而站稳。一般重复 10 次。

3. **患腿上下台阶**　主要目的是强化下肢肌力，促进下肢拮抗肌协调收缩，利于摆动相顺利完成屈髋、屈膝、迈步。方法：肌力较差的腿先上楼梯，另一腿先下楼梯，或将肌力较差的腿直接置于台阶上，让另一腿连续上下台阶，最好在靠墙伸髋的条件下，练习患腿上下台阶（图 11-11）。一般 10~20 次 / 组，重复 3~5 组。

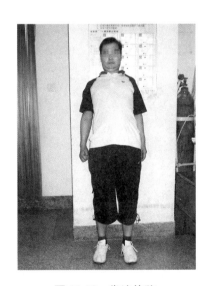
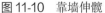

图 11-10　靠墙伸髋

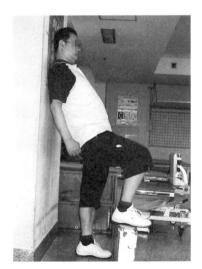

图 11-11　患腿上下台阶

4. **患腿支撑伸髋站立，健腿跨越障碍**　主要目的是强化髋部和膝部控制，提高下肢支撑能力，抑制痉挛，打破协同运动模式，促进正确的步行模式的建立。方法：背靠墙站立，脚跟离墙 20cm，使髋向前挺出，同时健腿跨越障碍（图 11-12）。一般 10~20 次 / 组，重复 3~5 组。注意健腿跨越障碍时，患髋必须保持充分伸展状态，不可后缩。

5. 靠墙伸髋踏步 主要目的是在强化髋部控制的基础上，强化双下肢的协调运动，促进下肢精细运动的分离，提高步行能力。方法：背靠墙站立，脚跟离墙20cm，向前挺髋（图11-13），同时做交替踏步的动作。

6. 侧方迈步、原地迈步 目的是使患者学会正确的重心转换，建立正常的步行模式，为独立步行做好准备。方法：选择在平行杠内或靠墙进行训练，其一端放置一面矫正镜，使患者能够看到自己的姿势、步态，以便及时矫正。现以左侧步行训练为例，令患者背靠墙或肋木，先将身体重心移至右腿，左脚提起向左侧方迈一步，再将身体重心移至左腿，右脚跟上放置于左脚内侧，如此往复（图11-14），左右侧向交替进行移重心和迈步训练。当患者能够顺利完成左右重心转移后，即可进行前后原地迈步训练（图11-15）。

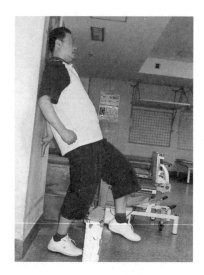

图 11-12 患腿支撑伸髋站立健腿跨越障碍

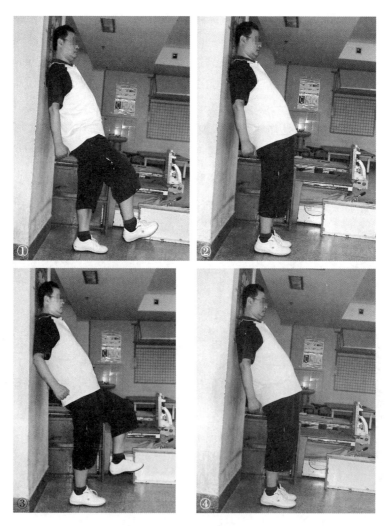

图 11-13 靠墙伸髋踏步

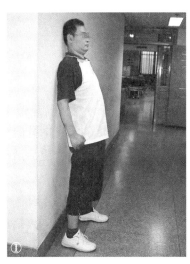
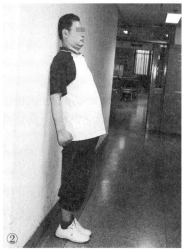

图 11-14　侧方迈步

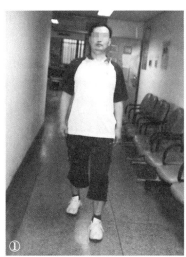
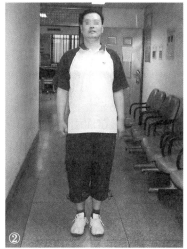
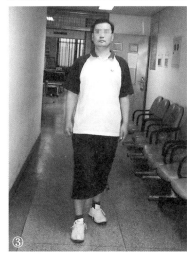
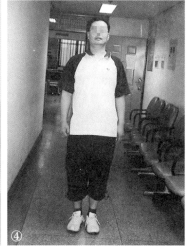

图 11-15　原地迈步

三、 减重及机器人辅助步行训练

（一）减重步行训练

减重步行训练（body weight support gait trainer）又称部分重量支撑（partial Body Weight Support，PBWS）步行训练，是指通过器械悬吊的方式将患者身体的重量部分向上吊起，使患者步行时下肢的负担减轻，以帮助患者进行步行训练、平衡训练，提高患者日常生活活动能力，早日回归家庭和社会。如果配合运动平板（treadmill）进行训练，效果更好。

1. **机制**　近来研究发现，步行是由大脑和脊髓的很多区域和水平综合控制：最高层次控制是大脑的边缘前叶，这一区域储藏了步行程序的记忆与相关的情感。中层的控制包括丘脑，它接受和传递信息，脑干控制，将大脑中枢和脊髓连接起来。低位中枢是脊髓：以前曾认为它不过是一个传递中心，猫的研究发现它能产生相对简单的步行运动模式，存在一个类似中枢模式发生器（central pattern generator，CPG）。1960年动物实验研究：脊髓横断性损伤的猫在几周的减重步行训练后，能够产生步行模式，即猫的身体重量被悬挂（图11-16），身体重量部分抵消，用前肢辅助其后肢行走。有人认为，猫的这一能力得益于所谓的中心型发生器即CPG，它存在于损伤平面下的腰段脊髓中，能控制感觉相关的运动环路。这一对脊髓"学习"机制的研究引发了对脊髓CPG研究的兴趣。人们开始研究悬吊治疗，直到1986年Finch和Barbeau根据Rossignal和Barbeau的动物实验结果将悬吊治疗和活动平板结合起来应用于人体的步行训练，随后的许多学者，对不完全性颈或胸髓损伤患者进行减重步行训练，结果发现行走功能也有恢复的可能性，并可见无自主活动的下肢有EMG活动出现，它们并不是由机械性肌肉、肌腱牵拉而引起。减重步行训练系统在人行走功能训练上能够取得疗效，说明在人的腰骶部脊髓中也可能存在一个类似的中心型发生器。

2. **治疗作用**　使患者步行中身体重心的分布趋于对称，提高患者步行稳定性；减少步行中下肢相关肌群的收缩负荷，使下肢肌力不到3级的患者能提早进行步态训练；下肢关节负荷的减轻可以改善和加大下肢关节的活动范围；减重状态下可以调节下肢的肌肉张力，避免和缓解由于早期负重行走带来的不必要的下肢伸肌协同运动和由这种异常模式导致的足下垂、内翻等病理性步态，及早输入符合正常人的生理步行模式，促进正常步态恢复，提高步行能力；患者在减重支撑装置的保护下，增加

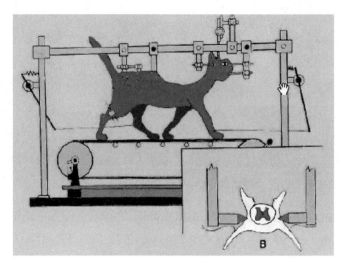

图11-16　猫减重步行实验装置

了平衡稳定性，安全性提高，消除患者步行中的紧张和恐惧心理，更好地配合治疗师的治疗，治疗师也可以把精力主要放在对下肢异常步态矫治上。

3. 适应证

（1）神经系统疾病：脑血管意外、脑外伤、脑肿瘤、脑部炎症引起的肢体瘫痪，脑瘫，帕金森氏综合征，由于各种原因引起脊髓损伤后的截瘫，多发性硬化症、外周神经损伤引起下肢肌无力。

（2）骨关节疾病和运动创伤恢复期：下肢关节置换术后的早期下肢负重训练，骨关节病变手术后功能恢复训练，骨关节病变缓解疼痛促进功能恢复的训练；肌腱、韧带断裂等运动创伤的早期恢复训练。

（3）脊柱及腰椎间盘病变：常用于腰椎间盘突出、体重过重、有严重关节退行性病变患者的有氧训练，腰腿痛患者恢复步行的训练。

（4）假肢、矫形器穿戴前后的下肢步态训练：患者佩戴假肢、矫形器后，并不是马上就能够行走的，通常都需要进行适应性训练，使患者的躯干、患肢及矫形器能协调工作，从而完成步行。

（5）从功能训练的角度可以用于控制和协调姿势障碍的训练、步行训练、直立位作业训练、平衡训练、转移训练，以及年老、体弱、久病卧床患者早期小运动量安全性有氧训练等。由于患者身体有减重吊带的保护，可以降低患者对跌倒的恐惧心理，从而有利于各种直立训练活动的早期进行。

4. 禁忌证

脊柱不稳定；下肢骨折未充分愈合或关节损伤处于不稳定阶段；患者不能主动配合；运动时诱发过分肌肉痉挛；体位性低血压；严重骨质疏松症；慎用于下肢主动收缩肌力小于2级，没有配置矫形器者，以免发生关节损伤。

5. 组成

减重步行训练系统由减重悬吊系统和步行系统两部分组成（图11-17）。

部分减重支撑训练系统：减重控制台，控制电动升降杆的升降；减重范围为体重的0%（完全负重）~100%（完全不负重）调整下肢负重的情况；身体固定带紧缚于患者腰臀部；固定带的两端对称固定在悬吊支撑架上。

步行系统主要是指电动活动平板即步行器系统，以利于进行步行及耐力训练。训练时可以根据患者的需要，采用地面行走或活动平板行走。悬吊带通常固定在患者的腰部和大腿部，着力点一般在腰部和大腿，不宜在腋下或会阴部。

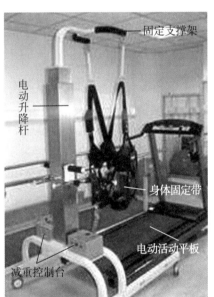

图11-17 减重步行系统组成

6. 操作程序

（1）常规操作：向患者说明悬挂减重训练的目的、过程和患者配合事项；检查悬挂减重机电动或手动升降装置，确认处于正常状态；如果使用活动平板训练，必须使平板速度处于最慢（最好为静止状态）；确定悬吊带无损伤，各个连接部件无松动或损伤；给患者佩戴悬吊带，注意所有连接部位牢靠；将患者送到减重悬臂下，连接悬吊带；采用电动或手动方式，通过减重悬臂将患者的悬吊带上拉；根据患者能够主动或在协助下向前迈步的情况，确定减重程度；让患者站在训练场地或活动平板上，保持身体稳定2~3分钟，使患者适应直立体位；开启平板活动开关或从患者站立的地面，由患者主动或辅助的方式向前迈步（图11-18）；活动平板的速度逐步加快到患者可以适应的最快节奏；达到训练时间后逐步减速，最后停止；准备好坐椅或轮椅，逐步降低悬吊带，让患者坐下；解除悬吊带；关机，让患者休息3~5分钟，完成治疗过程。

（2）常用治疗参数

减重程度：一般为体重的 0~30% 左右。这是因为这时的步态参数最接近于完全负重下的步态参数，如果减重过大，患者就将失去足够的地面的反作用力，不利于推进他们的步行。每次步行所减的重量可根据患者情况，调节减重的程度。

减重步行速度：因平板的起始速度不同，目前没有统一的规定，可根据患者的具体情况设定。近年的一些研究建议，只有以接近正常的步速训练中枢性损伤患者，才能最大程度地增加患者的活动能力。

训练时间：30~60min/ 次，可分为 3~4 节，每节时间不超过 15 分钟，各节之间适当休息。严重患者每节时间可以缩短到 3~5 分钟，休息 5 分钟，对每次减重较多的患者，训练的时间可 <15 分钟。

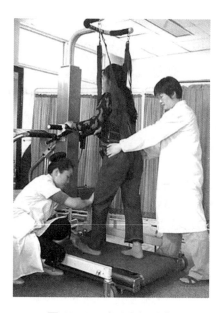

图 11-18　减重步行训练

训练频率：门诊治疗不低于 3~5 次 / 周，住院 3~5 次 / 周。

疗程：8~12 周。

减重作业活动训练（图 11-19）、减重坐位平衡训练（图 11-20）、减重站位平衡训练（图 11-21）、减重转移训练（图 11-22）等的基本方式同上。

7. 注意事项

（1）悬吊固定带要适当，不能诱发患者痉挛。也要注意避免局部过分压力而导致褥疮。男性患者特别注意吊带不能压迫睾丸。悬吊重量不能落在腋下，以免造成臂丛神经损伤。吊带一般也不宜固定在大腿，以免影响步态。

（2）减重程度要适当，一般减重不超过体重的 30%~40%。过分减重将导致身体摆动幅度增大，下肢本体感觉反馈传入减少；而减重不足将导致患者步行困难。但对于腰段以上脊髓损伤的患者，在早期步行训练时，可根据患者的身体状况，适当增加减重量，以降低步行难度，提升患者步行的安全感，提高患者参与步行的积极性。

（3）悬吊装置必须可靠，避免吊带松动或滑脱而导致患者跌倒。

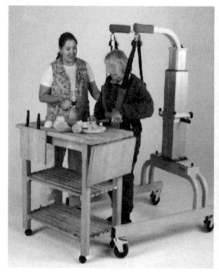
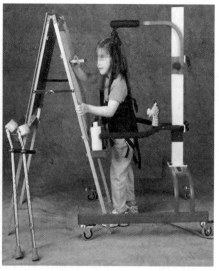

图 11-19　减重作业活动训练

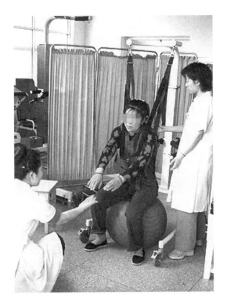

图 11-20 减重坐位平衡训练

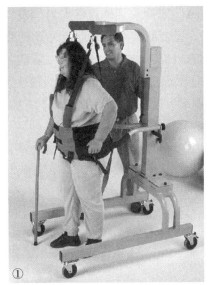
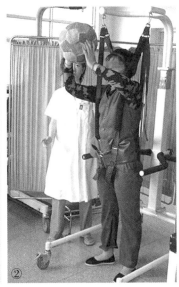

图 11-21 减重站位平衡训练

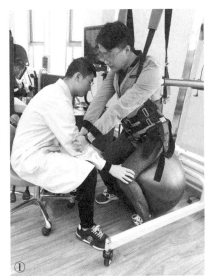
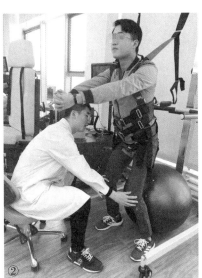
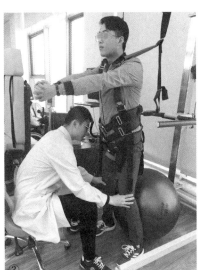

图 11-22 减重转移训练

（4）训练过程中必须有医务人员在场进行指导和保护。

（5）避免活动平板起始速度过快或加速过快，造成危险。

（6）步行时患者可以佩戴矫形器。

康复机器人是工业机器人和医用机器人的结合，至今已有 50 多年的历史。康复机器人的研究和临床应用主要集中在治疗型康复机器人如康复机械手、步行机器人和辅助型康复机器人如智能轮椅、智能步行辅助机器人；以及认知辅助型机器人等。

治疗型下肢康复机器人主要指步态训练康复机器人，这种机器人不是帮助患者进行平地的步态训练而是借助减重活动平板训练（BWSTT），输入动力，完成步态训练。根据动力输入方式分为腿部驱动和足底驱动两种类型。

1. **腿部驱动型** 以 Lokomat 步态康复训练机器人为代表，该机器人主要由步态矫正器、体重支持系统和跑台组成（图 11-23），患者佩戴一个机器人外骨骼系统在活动跑台上进行步态训练，髋关节和膝关节受一个完整的外骨骼式结构驱动，4 个关节（双髋关节和双膝关节）受 Lokomat 系统软件控制，确保患者沿着预设的生理步态轨迹进行训练，预设的步态和减重程度是根据患者的身高、体重设定的，适当的感觉输入利于调动患者的积极参与性，前方的显示屏可以实时显示患者步行时的肌肉活动性和外骨骼式结构的工作情况。

2. **足底驱动型** 以 GT-I 步态康复训练机器人为代表，该机器人通过两个足底踏板与患者的下肢相互作用，完成摆动下肢迈步（图 11-24）。踏板由一个单独的驱动机制驱动，通过摇杆系统驱使下肢沿着一个固定的轨迹运动，通过改变齿轮间的距离可以调整步幅。

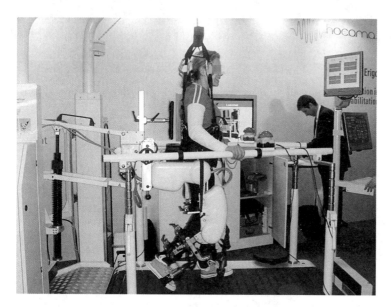

图 11-23 Lokomat 步态康复训练机器人

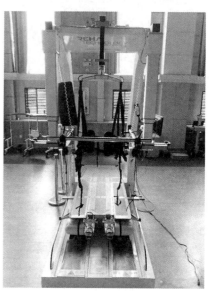

图 11-24 GT-I 步态康复训练机器人

（王 翔）

第三节 步行能力训练

一、步行能力与能耗

1. **步行能力** 是指患者根据自己的功能状况，合理借助辅助具，实现安全地将自己的身体从甲地移动到乙地的能力。能力越强，独立性越强。

2. **步行能耗** 在进行步行能力的训练时，要特别注意步行能耗。正常人以舒适的速度，即约 4.5~5km/h 的速度步行时耗能不大，肌肉做功也不多，在很大程度上是利用重心的惯性前移及反复的失平衡和恢复平衡的过程向前推进。有实验表明，平地常速步行时的能耗为 0.33kJ/min·kg（0.8cal/min·kg），步速增加或步态改变时能耗增加。截瘫、偏瘫或截肢时步行能耗增加更明显。偏瘫时步行的能耗增加 65%；截瘫后增加 2~4 倍；单侧膝上截肢步行时能耗增加 60%~70%，双侧膝上截肢则为

100%；单侧膝下截肢，能耗增加 10%、双侧膝下截肢则为 40%~50%。

二、室内步行训练

包括治疗性步行和家庭性步行。在完成基础步行训练特别是髋、膝、踝关节控制能力训练后，对以上关节控制肌的肌力仍然达不到 3 级以上水平者，为了保证步行的稳定、安全，可使用适当的支具，患者首先在平行杠内练习站立和行走，包括三点步、四点步、二点步，并逐渐过渡到助行器或拐杖行走。注意耐力训练，待耐力增强以后可以练习跨越障碍、上下台阶、摔倒及摔倒后起立训练等。

1. 平行杠内训练 　行走训练自平行杠内训练开始。由于平行杠结构稳固，扶手的高度和平行杠的宽窄度均可调整，给患者一种安全感，因此很适于患者进行站立训练、平衡训练及负重训练等。

站立训练以每次 10~20 分钟开始，依患者体能状况改善而逐渐增加。平衡训练是使患者通过学习重新找回身体保持稳定的重心位置。

2. 助行器步行训练 　各类助行器（图 11-25）的结构、种类和适应证参见有关章节。助行器可移动、携带，宜在医院和家中使用。助行器适用于初期的行走训练，为准备使用拐杖或手杖前的训练；也适用于下肢无力但无双腿瘫痪者、股骨颈骨折或股骨头无菌性坏死者、一侧偏瘫或截肢患者；对于行动迟缓的老年人或有平衡问题的患者，助行器亦可作为永久性的依靠。助行器最适宜在光滑平地使用；缺点是灵活性最差，腕关节肌力不足者不适用，不平坦的地面稳定性欠佳。

助行器辅助行走的操作方法为，用双手分别握住助行器两侧的扶手，提起助行器使之向前移动 20~30cm 后，迈出患侧下肢，再移动健侧下肢跟进，如此反复前进。

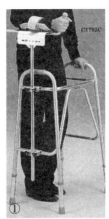
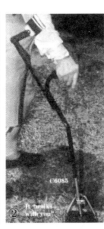
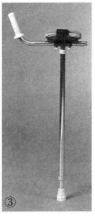
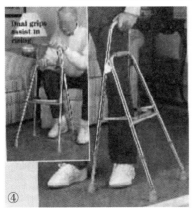
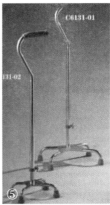
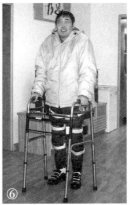

图 11-25 　常用助行器

3. **腋拐步行训练** 目的是支撑体重，增加步行稳定性，适用对象是双下肢支撑能力＞50%~80%体重，或一侧下肢力正常，另一侧可以没有支撑力；优点是稳定性较好，可用于不平坦路面；缺点是灵活性差，腕关节机制不足者无法用；特别光滑的地面稳定性欠佳。使用腋拐步行主要包括拖地步行（又称蹭步或触地式步行）、摆至步、摆过步、四点步、两点步、三点步。

（1）拖地步行：将左拐向前方伸出，再伸右拐，或双拐同时向前方伸出，身体前倾，重量由腋拐支撑，双足同时向前拖移至拐脚附近（图11-26）。

（2）摆至步：移动速度较快，采用此种步行方式可减少腰部及髋部肌群的用力。双侧拐杖同时向前方伸出，患者身体重心前移，利用上肢支撑力使双足离地，下肢同时摆动，双足在拐脚附近着地（图11-27）。此种步行方式适用于双下肢完全瘫痪而使下肢无法交替移动的患者。

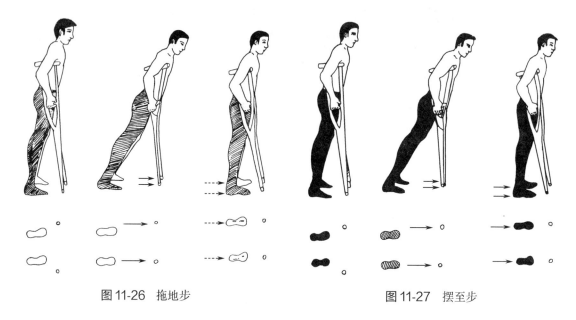

图 11-26　拖地步　　　　　　　　　　　　图 11-27　摆至步

（3）摆过步：拄拐步行中最快速的移动方式。双侧拐同时向前方伸出，患者用手支撑，使身体重心前移，利用上肢支撑力使双足离地，下肢向前摆动，双足落在拐杖着地点连线的前方位置（图11-28）。开始训练时容易出现膝关节屈曲，躯干前屈而跌倒，应加强保护。适用于路面宽阔，行人较少的场合，也适用于双下肢完全瘫痪，上肢肌力强壮的患者。

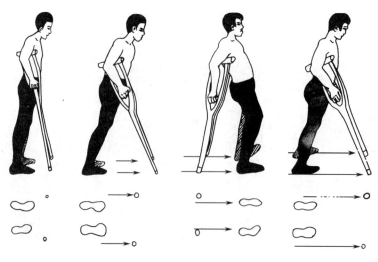

图 11-28　摆过步

（4）四点步行：是一种稳定性好、安全而缓慢的步行方式。每次仅移动一个点，始终保持四个点在地面，即左拐→右足→右拐→左足，如此反复进行（图11-29）。步行环境与摆至步相同，步行方式适用于骨盆上提肌肌力较好的双下肢运动障碍者；老人或下肢无力者。

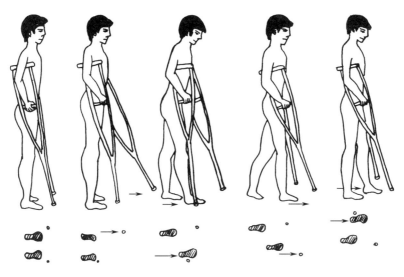

图11-29　四点步

（5）两点步行：与正常步态基本接近、步行速度较快。一侧拐杖与对侧足同时伸出为第一着地点，然后另一侧拐杖与相对的另一侧足再向前伸出作为第二着地点（图11-30）。步行环境与摆过步相同。步行方式适用于一侧下肢疼痛需要借助于拐杖减轻其负重，以减少疼痛的刺激；或是在掌握四点步行后练习。

（6）三点步行：是一种快速移动、稳定性良好的步态；患侧下肢和双拐同时伸出，双拐先落地，健侧待三个点支撑后再向前迈出；适用于一侧下肢功能正常，能够负重，另一侧不能负重的患者，如一侧下肢骨折，小儿麻痹后一侧下肢麻痹等患者。

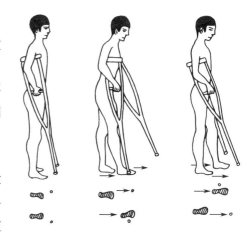

图11-30　两点步

4. 使用手杖的步行训练　目的主要是增加步行的稳定性和安全性。适用对象：下肢支撑能力超过95%的体重，可独立步行，但稳定度不够者，优点是轻便；缺点是拐杖远端接地面较小，稳定性较差。因此，为了增加稳定性，可以选用四脚拐（或三脚拐），其适用于下肢支撑能力超过80%~95%的体重，但稳定性差，不用拐无法步行者；缺点是灵活性差，不平坦的路面或上下楼梯使用困难。手拐步行包括三点步行、二点步行。

（1）三点步行：患者使用手杖时先伸出手杖，再迈患侧足，最后迈健侧足的步行方式（图11-31）。此种步行方式因迈健侧足时有手杖和患足两点起支撑作用，因此稳定性较好，除一些下肢运动障碍的患者常采用外，大部分偏瘫患者习惯采用此种步态。根据患者的基本情况，练习时按健侧足迈步的大小，又可分为后型，并列型和前型三种。

（2）二点步行：手杖和患足同时伸出并支撑体重，再迈出健足。手杖与患足做为一点，健侧足作为一点，交替支撑体重，称为两点步行（图11-32）。此种步行速度快，有较好的实用价值，当患者具有一定的平衡功能或是较好地掌握三点步行后，可进行两点步行练习。

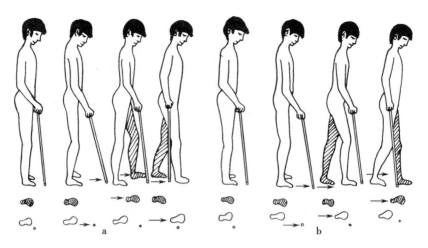

图 11-31　手杖三点步

5. 驱动轮椅训练　轮椅对于步行功能丧失者来说是一种重要的代步工具，使他们借助轮椅仍然能够参加各种社会活动及娱乐活动，真正地参与社会。轮椅有依靠人力驱动的普通轮椅、依靠电力驱动的电动轮椅以及专为残疾运动员设计的竞技用轮椅。普通轮椅的使用训练主要包括平地前进驱动训练、方向转换和旋转训练、抬前轮训练（图11-33）。

6. 注意事项

（1）注意安全。行走训练时，要提供安全、无障碍的环境及减少不必要的困扰；衣着长度不可及地，以防绊倒；穿着合适的鞋及袜，鞋带须系牢，不可赤足练习行走。

（2）要借助于辅助具行走时，要选择适当的行走辅助具和行走步态。

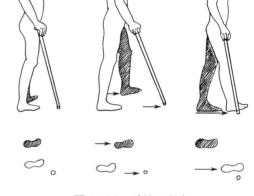

图 11-32　手杖二点步

（3）要根据患者的身高和手臂长度，帮助患者选择高度和长度适合的助行架、腋拐或手杖。腋拐的腋托高度是从患者的腋前襞到足外侧 15cm 处地面的距离或腋前襞垂直到地面的距离再加 5cm，把手高度为伸腕握住把手时，肘部呈 30° 屈曲，或手柄与股骨大转子持平（图11-34）。手杖的手柄高度与腋拐的手柄高度相同，平股骨大转子。

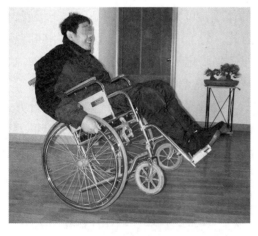

图 11-33　抬前轮训练

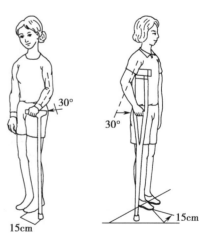

图 11-34　拐杖的高度

（4）如使用腋拐，嘱患者通过把手负重而不是靠腋托，以防伤及臂丛神经，腋托应抵在侧胸壁上；使用手杖时，把手的开口应向后；使用四脚拐时，间距大的两脚在外，间距小的两脚靠近身体，以利于稳定支撑。

（5）当患侧下肢支撑力 <50% 时，不宜使用单腋拐；患侧下肢支撑力 <90% 时，不宜使用手杖；双下肢支撑力总和 <100% 时，不宜使用助行架。

三、社区性步行训练

当患者具有室内安全步行能力后，为提高耐力和步行的实际应用能力，做好患者出院前的准备，使患者能早日回归家庭和社会，提高患者的生活质量，应鼓励患者进行社区步行训练。社区性步行训练是指患者可借助 AFO、手杖等，独立地完成在社区内步行，包括过马路、超市购物（上下自动扶梯）、乘坐交通工具等。

1. **环境适应性训练**　又称脱敏步行训练。患者在刚进入社区步行时，往往较紧张，特别是中枢损伤的患者，最怕在步行时遇见熟人，越紧张越抬不了步，可采用脱敏训练：①在治疗师的指导下和专人保护下，先从室外但限于院内或小区内开始步行训练，逐渐延长步行距离。②当患者一次独立稳定的步行距离达到 100m 以上，治疗师应指导患者学习听口令随时停止步行，再听口令开始迈步行走。还可以学习边走路，边说话，逐渐指导患者学习边行走边与别人打招呼，从而消除患者步行时的紧张状态。③考虑带患者到院外或小区外去进行步行训练。以提高患者实际步行的应用能力。在训练时要求患者严格在人行道上行走，而不应在慢车道上步行，决不允许在快车道上步行，以防意外发生。步行时应有一人在患者的外侧伴行，以控制和减少危险因素的影响。

2. **过马路**　当患者能够独立安全进行一般的路面步行即通常城市的马路两边的人行道上步行时，治疗师应指导患者学习正确的过马路方法，通常要让患者在步行时先加强步行速度的训练，可在跑步机上进行步行速度的训练，学会快速行走后，一般来说当患者的步行速度能达到 3.6km/h 时，则可带患者开始过马路训练。开始时由两人分别站于患者两侧，保护患者完成过街，必要时要持特制的交通指示牌，以提醒过往车辆和行人避让。注意过马路训练，必须选在人行横道线处进行，严格执行交通规则，确保安全。

3. **超市购物**　患者具有一定的步行能力以后，为适应和满足日常生活的需要，患者要学会独立的购物，所以患者要学会独立的上下自动扶梯。

（1）不用手杖的患者上下自动扶梯方法：首次带患者上扶梯时，应有两人保护，一人先退上扶梯，一手拉住患者的腰带；患者一手扶住自动扶梯的扶手，健腿先上楼梯，患腿再跟上；另一人双手稳住患者的骨盆，帮助患者顺利地上楼梯。如此多次训练，使患者逐渐适应并掌握上下自动扶梯的方法。

（2）对使用手杖的患者上下自动扶梯方法：在上下扶梯时应先将手杖固定好，指导患者将手杖的手柄处加一带，利于挂在手臂上，或指导患者将手杖插入腰间皮带上，余步骤同(1)。

4. **乘坐交通工具**　患者要能真正回归社会，还要学会正确使用交通工具。

（1）上下出租车：患者入坐出租车以后排座为宜。进入出租车时，应以健手拉开车门，然后背对车门，臀部先入坐车座上，调整坐稳后，再将双腿移入车内；下车时，先将脚移出车外，落地踏实，然后头部再移出车外，最后手扶车身站起，关门站稳安全离开快车道，走上人行道。

（2）乘坐中巴车或公共汽车：开始应由治疗师指导下完成，要有家属陪同。上车时家属先上车，一手拉住患者的腰带，帮助将患者往车上拉；患者一手拉住车门把手，健腿先上车，患腿再跟上；治疗师双手固定患者的骨盆，同时用力将患者往上推，帮助患者完成上车。下车时家属先下，一手拉住腰带以保护患者；治疗师同样固定骨盆，帮助控制患者的重心，以防失控摔倒；患者应患腿先下，落地踏实站稳，然后健腿再下车，注意站稳；最后是治疗师下车。

5. 注意事项

（1）注意安全，严格遵守交通规则。

（2）专人保护，治疗师应站在患者的患侧，提高患者的安全感，利于消除紧张情绪。

（3）患者必须具有站立位Ⅲ级平衡能力。

（4）遵循循序渐进的原则，逐步延长步行的距离和速度。

（5）先选择较平整的路面行走，逐渐到较复杂的路面行走。

（6）所有的实用技术的应用，应先在治疗室内进行模拟训练，待熟练后再到实际环境中训练，以逐步适应。

（王　翔）

第四节　常见异常步态矫治训练

一、常见的异常步态

1. **中枢性损伤**　常见的异常步态有足内翻、足外翻、足趾卷曲、拇趾背伸、膝僵直等。

（1）足内翻：是最常见的病理步态，多见于上运动神经元病变患者，常合并足下垂和足趾卷屈。步行时足触地部位主要是足前外侧缘，特别是第五蹠骨基底部，常有承重部位疼痛，导致踝关节不稳，进而影响全身平衡。支撑相早期和中期由于踝背屈障碍，造成支撑相末期膝关节过伸。髋关节可发生代偿性屈曲，患肢摆动相地面廓清能力降低。相关肌肉包括：胫前肌、胫后肌、趾长屈肌、腓肠肌、比目鱼肌、拇长伸肌和腓骨长肌。

（2）足外翻：骨骼发育尚未成熟的儿童或年轻患者多见（例如脑瘫），表现为步行时足向外侧倾斜，支撑相足内侧触地，可有足趾屈曲畸形。可以导致舟骨部位胼胝生成和足内侧（第一蹠骨）疼痛，明显影响支撑相负重。步行时身体重心主要落在踝前内侧。踝背屈往往受限，同样影响胫骨前向移动，增加外翻。严重畸形者可导致两腿长度不等，跟距关节疼痛和踝关节不稳。支撑相早期可有膝关节过伸，足蹬离力量减弱。摆动相踝关节蹠屈导致肢体廓清障碍（膝和髋关节可有代偿性屈曲）。相关肌肉包括：腓骨长肌、腓骨短肌、趾长屈肌、腓肠肌、比目鱼肌。

（3）足趾卷曲：支撑相足趾保持屈曲，常合并足下垂和内翻，多见于中枢神经损伤、长期制动和挛缩。穿鞋步行时足趾尖和蹠趾关节背面常有疼痛，表现为疼痛步态。相关肌肉包括：趾长屈肌、拇长伸肌和屈肌。

（4）拇趾背伸：多见于中枢神经损伤患者，支撑相和摆动相拇趾均背屈，常伴有足下垂和足内翻。主诉支撑相拇趾和足底第一蹠趾关节处疼痛，表现为疼痛步态，即在支撑相早期和中期负重困难，因此，常缩短受累侧支撑相，使摆动相时间超过支撑相，从而影响支撑相末期或摆动相前期的足蹬离力。相关肌肉包括：腓肠肌、拇长伸肌、趾长屈肌、胫前肌和胫后肌。

（5）膝僵直：常见于上运动神经元病变患者，及踝关节蹠屈或髋关节屈曲畸形患者。支撑相晚期和摆动初期的关节屈曲角度<40度（正常为60度），同时髋关节屈曲程度及时相均延迟。摆动相

膝关节屈曲是由髋关节屈曲带动，髋关节屈曲减少将减少膝关节屈曲度，从而减少其摆动相力矩，结果导致拖足。患者往往在摆动相采用划圈步态、尽量抬髋或对侧下肢踮足（过早提踵）来代偿。相关肌肉包括：股直肌、股中间肌、股内肌和股外肌、髂腰肌、臀大肌和腘绳肌。

2. 拮抗肌协调障碍 常见的异常步态有足下垂、拇趾背伸、膝僵直、膝过伸、髋过屈、髋内收过分、髋屈曲不足等。

（1）足下垂：足下垂指摆动相踝关节背屈不足，常与足内翻或外翻同时存在，可导致廓清障碍。代偿机制包括：摆动相增加同侧屈髋、屈膝，下肢划圈行进，躯干向对侧倾斜。常见病因是胫前肌无活动或活动时相异常。单纯的足下垂主要见于脊髓损伤、儿麻和外周神经损伤。

（2）膝塌陷：小腿三头肌（比目鱼肌为主）无力时，胫骨在支撑相中期和后期向前行进过分，导致踝关节不稳或膝塌陷步态，即支撑相膝关节过早屈曲，同时伴有对侧步长缩短，同侧足推进延迟，如果患者采用增加股四头肌收缩的方式避免膝关节过早屈曲，并稳定膝关节，将导致同侧膝关节在支撑相末期屈曲延迟，最终导致伸膝肌过用综合征。在不能维持膝关节稳定时往往使用上肢支持膝关节，以进行代偿。相关肌肉包括：腓肠肌-比目鱼肌和股四头肌。股四头肌肌电活动可延长和过度活跃。

（3）膝过伸：膝过伸很常见，但一般是代偿性改变，多见于支撑相早期。一侧膝关节无力可导致对侧代偿膝过伸；跖屈肌痉挛或挛缩导致膝过伸；膝塌陷步态时采用膝过伸代偿；支撑相伸膝肌痉挛；躯干前屈时重力线落在膝关节中心前方，促使膝关节后伸以保持平衡。

（4）髋过屈：表现为支撑相髋关节屈曲，特别在支撑相中后期。如果发生在单测下肢，则对侧下肢呈现功能性过长，步长缩短，同时采用抬髋行进或躯干倾斜以代偿摆动相的廓清功能。动态肌电图常见髂腰肌、股直肌、髋内收肌过度活跃，而伸髋肌和棘旁肌活动减弱。

（5）髋内收过分：髋关节内收过分表现为剪刀步态，最常见于脑瘫及脑外伤患者。患者在步行的摆动相，由于髋关节内收肌痉挛，行走时摆动相下肢向前内侧迈出，双膝内侧常相互摩擦碰撞，足尖着地，呈剪刀步或交叉步，交叉严重时步行困难。步宽或足支撑面缩小，致使平衡困难，同时影响摆动相地面廓清和肢体向前运动。此外还干扰患者的个人日常生活活动，包括穿衣、卫生、如厕和性生活。相关肌肉包括：髋内收肌群，髋外展肌群、髂腰肌、耻骨肌、缝匠肌、内侧腘绳肌和臀大肌。

（6）髋屈曲不足：屈髋肌无力或伸髋肌痉挛/挛缩可造成髋关节屈曲不足，使肢体在摆动相不能有效地抬高，引起廓清障碍。患者可通过髋关节外旋，采用内收肌收缩来代偿。对侧鞋垫高亦可以适当代偿。

3. 骨关节病变、发育障碍或畸形 常见的异常步态有膝屈曲、短腿步态、减痛步态等。

（1）膝屈曲：较少见，指支撑相和摆动相都保持屈膝姿势，多见于骨关节畸形或病变。患者在支撑相时，必须采用代偿机制以稳定膝关节，而在摆动相末期因不能主动伸膝，致使步长缩短。腘绳肌、股四头肌、腓肠肌、比目鱼肌的动态肌电图常显示腘绳肌内侧头比外侧头活跃，腓肠肌通常过分活跃，特别是在摆动相。动力学研究常可见伸膝受限伴髋关节屈曲增加。

（2）短腿步态：患肢缩短达 2.5cm 以上者，该侧着地时同侧骨盆下降导致同侧肩倾斜下降，对侧迈步腿髋膝关节过度屈曲、踝关节过度背屈。如果缩短超过 4cm，则缩短侧下肢以足尖着地行走，其步态统称短腿步态。

（3）减痛步态：一侧下肢出现疼痛时，常呈现出逃避疼痛的减痛步态，其特点为患侧支撑相时间缩短，以尽量减少患肢负重，步幅变短。此外，患者常一手按住疼痛部位，另一上肢伸展。疼痛部位不同，表现可有些差异。髋关节疼痛者，患肢负重时同侧肩下降，躯干稍倾斜，患侧下肢外旋、屈曲位，尽量避免足跟击地。膝关节疼痛患者膝稍屈，以足趾着地行走。

4. 单纯肌无力 常见的异常步态有单纯外周神经损伤可导致特殊的肌无力步态。

（1）臀大肌无力步态：臀大肌是主要的伸髋及脊柱稳定肌。在足触地时控制重力中心向前。肌力下降时其作用改由韧带支持及棘旁肌代偿，导致在支撑相早期臀部突然后退，中期腰部前凸，以保持重力线在髋关节之后。臀大肌无力的步行特征表现为仰胸挺腰凸肚，腘绳肌可以部分代偿臀大肌，但是外周神经损伤时，腘绳肌与臀大肌的神经支配往往同时损害。

（2）臀中肌无力步态：患者在支撑相早期和中期骨盆向患侧下移超过 5°，髋关节向患侧凸，患者肩和腰出现代偿性侧弯，以增加骨盆稳定度。患侧下肢功能性相对过长，所以在摆动相膝关节和踝关节屈曲增加，以保证地面廓清。典型的步态特征：表现为鸭步。

（3）屈髋肌无力步态：屈髋肌是摆动相主要的加速肌，其肌力降低造成摆动相肢体行进缺乏动力，只有通过躯干在支撑相末期向后，摆动相早期突然向前摆动来进行代偿，患侧步长明显缩短。

（4）股四头肌无力步态：股四头肌是控制膝关节稳定的主要肌肉，股四头肌无力使支撑相早期膝关节必须处于过伸位，用臀大肌保持股骨近端位置，用比目鱼肌保持股骨远端位置，从而保持膝关节稳定。膝关节过伸导致躯干前屈，产生额外的膝关节后向力矩。长期处于此状态将极大地增加膝关节韧带和关节囊负荷，导致损伤和疼痛。

（5）踝背屈肌无力步态又称跨阈步态：足下垂患者为使足尖离地，将患肢抬得很高，犹如跨越旧式门槛的姿势。见于腓总神经麻痹患者。在足触地后，由于踝关节不能控制蹠屈，所以支撑相早期缩短，迅速进入支撑相中期。严重时患者在摆动相出现足下垂，导致下肢功能性过长，往往以过分屈髋屈膝代偿（上台阶步态），同时支撑相早期由全脚掌或前脚掌先接触地面。

（6）腓肠肌 / 比目鱼肌无力步态：表现为踝关节背屈控制障碍，支撑相末期延长和下肢推进力降低，导致非受累侧骨盆前向运动延迟，步长缩短，同时患侧膝关节屈曲力矩增加，导致膝关节屈曲和膝塌陷步态。

5. 病变特征性步态　常见的有帕金森步态、偏瘫步态、小脑共济失调步态等。

（1）帕金森步态：帕金森步态是一种极为刻板的步态。表现为步行启动困难、行走时双下肢交替迈步动作消失、躯干前倾、髋膝关节轻度屈曲、踝关节于摆动相时无蹠屈，足擦地而行、步幅缩短表现为步伐细小。由于躯干前倾，致使身体重心前移。为了保持平衡，患者以小步幅快速向前行走，不能随意骤停或转向，呈现出前冲或慌张步态。

（2）偏瘫步态：偏瘫步态指一侧肢体正常，而另一侧肢体因各种疾病造成瘫痪所形成的步态。其典型特征为患侧膝关节因僵硬而于摆动相时活动范围减小、患侧足下垂内翻；为了将瘫痪侧下肢向前迈步，摆动相时患侧肩关节下降、骨盆代偿性抬高、髋关节外展、外旋，使患侧下肢经外侧划一个半圆弧将患侧下肢向前迈出，故又称为划圈步态。

（3）小脑共济失调步态：小脑共济失调步态为小脑功能障碍所致。患者行走时两上肢外展以保持身体平衡，两足间距过宽，高抬腿，足落地沉重；不能走直线，而呈曲线或呈"Z"形前进；因重心不易控制，故步行摇晃不稳，状如醉汉，故又称酩酊或醉汉步态。

6. 持拐步态　因各种原因导致单侧或双侧下肢于行走过程中不能负重者，需使用拐杖辅助行走，称持拐步态。根据拐杖与下肢行走的位置关系，将持拐行走步态分为两点步、三点步、四点步、迈至步和迈过步。

二、　常见的异常步态矫治训练

主要是根据引起异常步态的原因所进行的针对性训练。

1. 剪刀步态　多见于内收肌高度痉挛、髋外展肌肌力相对或绝对不足的脑瘫、脑卒中后偏瘫、截瘫等。矫治训练方法：①手法牵伸内收肌（图 9-35）；②对顽固性痉挛，手法牵伸效果不理想，可考虑神经肌肉阻滞治疗；如为全身性肌张力增高，可给以口服中枢性解痉药；③强化拮抗肌即臀中肌的肌力训练；④温热敷或冷敷；⑤采用神经生理学治疗技术的抑制手法抑制内收肌痉挛，易化臀中肌，促进两者协同运动；⑥步行训练时要有足够的步宽。如在地上划两条平行直线，训练患者两脚踏线步行。⑦严重的可行选择性脊神经跟切断术。

2. **偏瘫步态**　即典型的划圈步态，表现为下肢伸肌张力过高，廓清不充分，左右骨盆高低不对称。迈步时通过身体带动骨盆向前摆动，膝关节不能屈曲而划圈迈出患腿。矫治方法：①手法牵张股四头、腘绳肌、小腿三头肌、内收肌等；特别是小腿三头肌肌张力较高的患者，应鼓励其经常靠墙站斜板，主动牵伸小腿三头肌，有条件的患者每 2~3 小时站 1 次，每次 5~10 分钟；②半桥运动等躯干肌肌力训练；③强化步行分解训练；④靠墙蹲马步训练；⑤退上退下台阶训练，以及侧方上下台阶训练；⑥膝关节屈伸控制性训练等。

3. **足下垂步态**　矫治方法：①胫前肌肌力训练；坐位、站位勾脚尖练习，根据患者情况，脚背上可放置沙袋以抗阻训练；②对足下垂严重的患者有条件的可给以踝足矫形器（AFO）；③对中枢性损伤所致的足下垂及合并有足内翻的患者，除上述训练外，可配合站斜板（图 11-35）牵伸小腿三头肌及胫后肌、功能性电刺激（FES）等，以抑制小腿三头肌张力，提高胫前肌的肌力和运动控制能力。对因局部小腿三头肌张力过高的患者，有条件的可行局部肌肉神经阻滞，以帮助缓解痉挛。近年来肌电触发功能性电刺激步行反馈仪，已广泛应用于临床，该设备有两种反馈途径，一是利用足底的压力反馈，动患足离开地面，位于患足底的压力感受器无压力时，激活主机发出电刺激，使胫前肌收缩，踝背屈，脚跟落地支撑，一旦足底有压力，则电刺激停止，如此反复帮助患者进行步行训练；另一反馈途径是利用位置与速度感受器进行反馈，当患腿向前摆动，膝关节的屈曲角度发生变化或小腿向前摆动的速度发生改变时，均可激活主机发出电刺激，使胫前肌收缩，踝背屈，小腿向前摆动迈步，从而纠正足下垂。

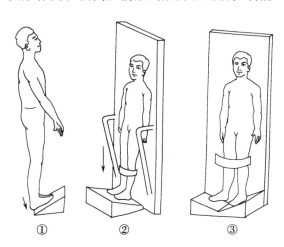

① ② ③

图 11-35　站位牵伸小腿三头肌及胫后肌

4. **膝塌陷**　矫治方法：①对腘绳肌痉挛导致的伸膝障碍，首先可行站斜板和手法牵伸训练、功能性电刺激（FES）或肌电触发功能性电刺激等，以抑制腘绳肌肌张力，同时强化小腿三头肌肌力训练如跖脚步行、前脚掌踏楼梯上下训练等；②对痉挛严重的，有条件的可行局部肌肉神经阻滞，必要时有条件的可给以伸膝矫形器以辅助治疗；③加强拮抗肌股四头肌肌力训练如靠墙马步蹲、功率自行车训练、登山器踏踩训练、直腿抬高训练、上下楼梯训练等。

5. **膝过伸**　一般是代偿性改变如股四头肌肌力不足、膝塌陷步态或伸髋肌肌力不足时采用膝过伸代偿；支撑相伸膝肌痉挛；躯干前屈时重力线落在膝关节中心前方，促使膝关节后伸以保持平衡。矫治方法：①股四头肌牵伸训练（图 11-36）；②股四头肌肌力训练，方法同上；③膝关节控制训练（图 11-37）；④臀大肌肌力训练。

6. **臀大肌无力步态**　臀大肌是主要的伸髋及脊柱稳定肌。臀大肌无力的步行特征表现为仰胸挺腰凸肚，矫治方法：臀大肌肌力训练如伸膝后踢腿、抗阻后踢腿；俯卧背飞；靠墙伸髋踏步；倒退步行，随患者能力的提高，可上活动平板上训练退步走，并可逐步增加坡度和速度等。

257

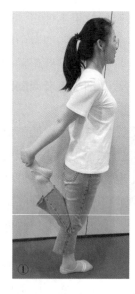
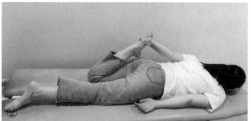

图 11-36　股四头肌牵伸

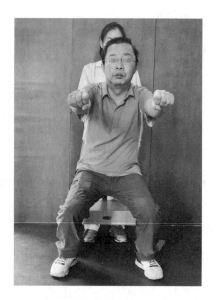

图 11-37　膝关节控制训练

7. 臀中肌无力步态　典型的双侧臀中肌无力步态特征：表现为鸭步。矫治方法：加强臀中肌肌力训练如侧踢腿、抗阻侧踢腿等；侧方上下楼梯训练，如为一侧肌无力，训练时采用患侧腿先上楼梯、健侧腿先下楼梯的方法；提降骨盆训练等（图 11-38）；站立位姿势调整训练，应在矫正镜前训练调整姿势，包括单腿站立时，躯干保持稳定不许动；侧方迈步（横行）步行训练，开始横行训练时，可让患者背靠墙走，以增加安全性，随患者能力的提高，可上活动平板上训练横行，并可逐步增加坡度和速度。

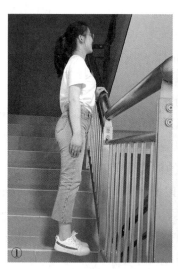
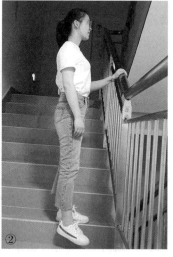

图 11-38　提降骨盆训练

（王　翔）

第十二章
神经发育技术

神经发育疗法（neurodevelopment treatment，NDT），又称神经生理学疗法（neurophysiological Therapy，NPT）。在 20 世纪 50 年代先后出现的这类易化技术（Facilitation Technique），是通过总结实际的临床经验再经理论上加以证明，逐渐形成的以应用神经生理学、神经发育学的基本原理和法则来改善脑损伤后肢体运动功能障碍的一类康复评定与治疗技术，又称为应用神经生理学法则的促进技术或易化技术。所谓促进或易化技术是总称，其内容不仅包括促进，而且也包括抑制，其典型代表为 Bobath 技术、Brunnstrom 技术、Rood 技术等。另外，由于本体神经肌肉促进技术（propriceptive neuromuscular facilitation，PNF）是通过刺激本体感受器以促进相关神经肌肉的反应，从而使机体以正常的运动方式进行活动，因此也把它归入这一章来学习。

一、神经发育疗法的基本理论

神经发育疗法在 20 世纪 50 年代前后得到了迅速发展，这类技术的理论基础很大程度上与反射运动控制学说、层次运动控制学说相关。运动控制主要理论包括：反射运动控制学说、层次运动控制学说及系统运动控制学说。

1. **反射运动控制学说（reflex model of motor control）** 该学说由 Charles Sherrington 提出，强调反射是一切运动的基础，神经系统通过整合一连串的反射来协调复杂的动作。控制运动的主要因素有：①周边感觉刺激；②反射弧；③反馈控制以修正动作。多种感觉刺激技术——Rood 技术，就是利用感觉刺激来诱发反射活动，以降低痉挛，或通过快速、轻微地牵拉肌肉增强牵张反射来诱发动作，Rood 技术将该学说作为理论基础。

但该学说也存在局限性，例如：①不能充分解释缺少感觉刺激仍可产生动作的现象；②不能充分解释在动作执行前，中枢神经可前瞻性或预期性地修正即将执行的动作；但有些快速动作一旦执行，如投篮、接球等就没有修正的机会了。

2. **层次运动控制学说（hierarchical control theory）** 该学说由多位学者参与贡献，认为中枢神经系统对于运动的控制呈现阶梯状，分 3 个层次：①最高层是大脑新皮层的联络区域和基底神经节，形成运动总的方向策略，涉及运动的目的以及达到目的所采用的最佳运动方案；②中层水平是运动皮层和小脑，与运动顺序相关，指平稳、准确达到目的所需肌肉收缩的空间和时间顺序；③最低层是脑干和脊髓，与执行动作相关，包括激活运动神经元和中间神经元，产生目的性动作并对姿势进行必要的调整。层次运动控制理论的代表性技术有 Bobath 技术和 Brunnstrom 技术。但该学说有它的局限性：在正常情况下，并非所有反射都受高级中枢控制；动作的发展并不完全依照固定的发育顺序。

3. **系统运动控制学说**（systems theory of motor control） 该学说由 Bernsten 提出，其主要观点是：①动作控制要以达成动作功能为目标；②确认身体其他系统对动作控制的影响；③动作控制需要考虑外在环境因素的影响；④动作本身也遵循力学定律，并相互影响。在临床实践中，系统运动控制学说强调的是训练应以功能性动作为目的。例如，步行训练应在步态分析后进行。根据步态分析的结果，有针对性地在步行训练中解决患者存在的相关问题，而不是从发育或其他低级动作开始。

系统运动控制学说在评价等方面较前两种理论更全面、更系统，也能考虑多方面的因素。但因其定义模糊，涉及范围过大，不容易明确患者动作控制的主要问题。随着现代神经康复医学的发展，在系统理论指导下不仅仅考虑单个系统，而是综合考虑各个系统相互作用的康复治疗与评价越来越得到重视。

二、 神经发育疗法的共同特点

在神经发育疗法的代表性技术中，每个技术的基本原理都是建立在神经发育学及神经生理学的理论基础之上，它们之间既有共同点，也有不同点。其共同的特点主要包括以下几个方面。

1. **以神经系统作为治疗的重点对象** 按照个体发育的正常顺序，通过对外周（躯干和肢体）的良性刺激，抑制异常的病理反射和病理性运动模式，引出并促进正常的反射和建立正常的运动模式。

2. **治疗中应用多种感觉刺激** 包括躯体、语言、视觉等刺激，强调重复强化训练对动作的掌握、运动的控制及协调具有十分重要的作用。

3. **按照从头至尾，从近端至远端的顺序治疗** 治疗时强调先做等长练习（如保持静态姿势），后做等张练习（如在某一姿势上做运动）；先练习离心性控制（如离开姿势的运动），再练习向心性控制（如向着姿势的运动）；先掌握对称性的运动模式，后掌握不对称性的运动模式。

4. **治疗与日常生活活动（ADL）结合起来** 在治疗环境中学习动作，在实际环境中运用已经掌握的动作并进一步发展技巧性动作。

5. 强调早期治疗、综合治疗及相关专业的密切配合。

三、 神经发育疗法的不同特点

神经发育疗法的各个技术虽然有很多共同点，但在治疗观念及基本技术上还存在着分歧和差异，主要表现在以下几个方面。

（一）对运动控制障碍的治疗观念的差异

1. **Bobath 技术** 主张早期抑制不正常的姿势、病理反射或异常运动，再利用正常的自发性姿势反射和平衡反应来调节异常的肌张力，尽可能诱发正常运动，以提高患者日常生活活动能力。反对使用不正常的反射（联合反应）及阻力（产生扩散效应）来诱发动作。随着时代的发展，现代 Bobath 技术取得了很大的更新及发展，用"中枢性姿势控制系统"取代了"反射"这一术语。治疗中不仅考虑运动方面的问题，同时强调感觉、知觉及环境对动作的影响，把运动控制障碍的治疗作为一种管理（24 小时管理）来实施。

2. **Brunnstrom 技术** 主张早期充分利用姿势反射、联合反应、共同运动（包括正常的或异常的运动模式）等各种方法诱发出运动反应，再从异常运动模式中引导、分离出正常的运动成分，最终脱离异常运动模式逐渐向正常的功能性的运动模式过渡。值得提出的是 Brunnstrom 技术关于"脑损

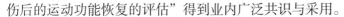

伤后的运动功能恢复的评估"得到业内广泛共识与采用。

3. Rood 技术　强调多种感觉刺激，主张适当的感觉刺激是保持正常肌张力的基本条件，并可诱发所需要的肌肉反应。正确的感觉输入是产生正确运动反应的必要条件，有控制的感觉输入可以反射性地诱发肌肉活动，感觉性运动控制是在发育的基础上逐渐发展起来。

4. PNF 技术　强调应用本体感觉刺激，通过刺激本体感受器来改善和促进肌肉功能。PNF 技术有一些基本原则：PNF 是一种整体性的方法，治疗均是直接作用于整体个人，而不是针对特定障碍或身体躯段。基于所有患者都存在尚未开发的潜力，治疗师将集中精力调动患者的潜能。治疗的主要目的是帮助患者达到最高功能水平。

（二）针对运动控制障碍的基本技术不同

1. Bobath 技术　通过对身体关键点的手法操作、反射性抑制、促进姿势反射及刺激固有感受器和体表感受器等治疗师的基本手技，达到控制运动障碍，促进功能性活动的目的。现代 Bobath 技术发展及更新为：影响张力性姿势（tonic influenced posture，TIP）、诱导姿势模式及活动性负重、改善核心稳定及任务解决型方法等治疗技术。

2. Brunnstrom 技术　弛缓期通过对健侧肢体施加阻力引出患侧肢体的联合反应或共同运动及利用本体感受性刺激和局部皮肤刺激，促进较弱的肌肉收缩。出现痉挛后再用抑制共同运动的模式如利用紧张性迷路反射及紧张性颈反射等抑制性技术来抑制痉挛，促进随意运动，最后与 ADL 结合。

3. Rood 技术　主要应用促进技术和抑制技术。促进技术通过刺激皮肤、本体感觉等来诱发肌肉反应。包括：触觉刺激、温度刺激、挤压关节、快速地牵伸肌肉、轻叩及特殊感觉刺激来促进肌肉的活动。抑制技术主要利用挤压关节、对肌腱附着点的加压、持续的牵张及温刺激等达到降低肌张力、抑制痉挛的目的。

4. PNF 技术　主要应用本体感觉刺激如挤压、牵伸、抗阻等，结合视觉刺激及治疗师的口令。螺旋、对角线性的运动模式是 PNF 技术的基本特征。

（刘　曦）

第二节　Bobath 技术

一、概述

（一）基本概念

Bobath 技术是由英国的物理治疗师 Berta Bobath 和她丈夫神经学家 Karel Bobath 在 20 世纪 40 年代共同创立，最初源于 Berta 与 Karel Bobath 的临床经验及当时的"运动发育控制理论"模型。主要是通过抑制不正常的姿势、病理反射或异常运动，尽可能诱发促进正常运动，达到提高患者日常生活活动能力。

对于不断发展的 Bobath 治疗，国际 Bobath 指导教师协会（International Bobath Instructors Training Association，IBITA）1995 将 Bobath 治疗概念定义为：是针对有中枢神经系统损伤致姿势张力、运

动、功能障碍者进行评定与治疗的问题解决方法。治疗目标是通过促通而改善姿势控制与选择运动，从而最大限度地引出功能。是一种治疗小儿脑瘫和成人脑卒中后偏瘫的最普遍及最有效的康复治疗技术之一。

（二）Bobath 技术的理论基础

1. 传统 Bobath 技术的理论基础（1990 年之前）

（1）正常姿势性肌张力：在各种姿势中，起支撑身体作用的肌群，需保持一定的紧张性（通常用肌张力来表示），以维持姿势的稳定。姿势性肌张力与脊髓终末神经突触的兴奋冲动与抑制冲动的比率、本体感受器传导的感觉性冲动的反馈、身体支撑面的相对位置对本体感受器的刺激而诱发肌肉反应等相关。因此，Bobath 提出"影响张力性姿势"的概念，即在某些特定的姿势下，肌张力是可以得到抑制的，如当下肢小腿三头肌肌张力增高时，不主张跟腱的被动牵拉而是利用足跟着地的站立姿势加以抑制，并利用放置反应，调整反应及保护性伸展反应等诱发肌肉反应，促进正常姿势的恢复。

（2）正常姿势：人类进行各种有目的的活动，是在中枢神经系统的综合协调下，通过全身的姿势与运动的协调来完成。身体在空间的位置关系，是眼、躯干及四肢保持正常姿势的反射活动，在中枢的作用下，不断调节肌紧张或相应活动，维持和调节身体在空间的姿势。因此，Bobath 认为，姿势的自主控制功能是反射活动，中枢神经损伤后，失去了上位神经中枢的控制，出现了异常的姿势与运动模式，首先应利用抑制技术来抑制和修正异常的姿势与运动模式，再利用调正反应、平衡反应及保护性伸展反应等促进技术来诱发正常的姿势反应和运动模式，最终达到恢复功能。

（3）运动感觉的学习：学习是人类固有的特性，运动的感觉是可以通过后天不断地学习而获得的。正常的运动感觉的反馈是产生正常运动的前提，正确的运动感觉对改善和提高运动能力至关重要。Bobath 强调一定给予患者正确感觉的刺激，尤其是脑瘫儿童通过控制与引导儿童正确动作的输出来引导正确感觉的输入，使患儿能不断地获得正常感觉运动的经验，不断地重复练习，直至逐步获得翻身、爬行、独坐、站立等人类最基本的运动功能。

2. 现代 Bobath 技术的理论基础（1990 年以后）

（1）系统论即新的运动控制模型：在复杂环境下，人类的运动来自对选择性运动的精确控制和联合。包含的内容：①多种感觉输入驱动非分级自我组织系统；②运动、认知、知觉过程相互影响；③环境与机体相互作用共同决定信号的输入。运动控制应考虑运动、感觉、认知、知觉、生物力学 5 方面因素。运动的产生是多系统间相互作用的综合效应。现代 Bobath 技术是针对中枢神经系统损伤引起的功能、运动和姿势控制障碍的患者进行逐步评价与治疗，治疗中通过治疗师与患者之间的沟通互动，给予各种向心性信息输入，治疗时不仅只关注神经系统的问题，对非神经系统如心肺系统的运动耐受能力、骨骼肌肉系统的关节活动度、软组织的延展性及精神心理等因素都加以关注，促使患者完成更有效的、更具功能性的运动再学习。

（2）神经、肌肉可塑性：神经可塑性是神经系统的一种适应能力，也是神经系统自我调节结构、组织和功能的能力，是功能恢复的关键因素。神经可塑性包括：大脑皮层功能重组、轴突长芽、突触再生、突触传递效率增强和脑内神经营养因子水平提高。短期可改变突触效率，中期可调节突触膜、脑可塑性相关蛋白含量，长期则会改变细胞的基因表达。肌肉可塑性的改变很易发生，包括肌肉长度，肌小节数量和长度变化、横桥结构增加、肌纤维类型和肌细胞外成分的改变。现代 Bobath 技术认为：肌张力异常有神经性与非神经性两种因素，治疗时利用多种感觉输入、重复运动和体位模式能加强突触链，增强其功能连接，并对肌肉牵伸以达到促进正常运动的恢复。

（3）中枢性姿势控制与运动控制：姿势控制和运动控制是相互联系的，姿势控制不能从运动控制中独立。姿势控制由脊髓腹内侧系支配，强调躯干的抗重力性和近端肢体的稳定性，包括姿势稳定性和姿势定位定向两个方面。姿势稳定性即控制重心与支撑面间的关系，姿势定位定向即维持良好的身体各节段间及身体与环境间的关系。运动控制由脊髓背外侧系控制，强调远端肢体的活动性。运动控制由网状脊髓束、红核脊髓束、皮质脊髓束、前庭脊髓束、小脑和神经末梢共同通过脊髓回路来控制，如前庭脊髓束促使步态摆动后期伸肌活跃，站立期抗重力肌活跃；网状脊髓束促使伸肌兴奋，屈肌抑制，做姿势的准备。因此，Bobath 技术首先是激活躯干肌，增强核心肌的稳定，其治疗理念认为患者的姿势控制，尤其是核心控制能力，是其步行功能、上肢和手功能及日常生活活动的基础。

（4）正常的相反神经支配机制：正常情况下，相反神经支配的一种现象为某肌群一旦兴奋即抑制其拮抗肌，另一种现象是当肌肉出现伸张反射时，起拮抗该肌肉运动作用的拮抗肌出现弛缓。越是复杂的动作，越受中枢神经这种机制的影响，中枢神经对运动的方向、速度、位置的变化及关节活动度随意地进行调控以进行精细运动，遵循 Henneman 法则，即由运动最初的渐增及结束前的渐减构成。渐增序列按照运动神经元的大小排序，从小神经元开始依次参加，在肌肉方面，身体中枢部和近心部起紧张性抗重力作用的如多裂肌、腹横肌、腓肠肌等慢肌纤维先出现收缩，做姿势稳定，在此基础上，远心部的四肢的快肌纤维进行收缩，但手指肌肉是先从快肌纤维开始运动的。相反神经支配是正常姿势反射活动的基础，保证了姿势与运动能有效地完成。中枢性神经损伤后，正常的相反神经支配机制受到影响，表现出相反神经支配过剩，即过度的同时收缩（缺乏相反抑制）或过度的同时抑制（缺乏同时收缩），出现痉挛或强直，姿势异常等。现代 Bobath 技术主张通过阶段性、系统性的刺激、强化诱导以自动运动为主的多种多样的正常运动模式，达到促通效果，以激活中枢内的抑制机制。

二、基本技术及操作方法

1. **关键点的控制** 在对中枢神经疾病患者进行运动治疗促通功能性动作时，治疗师通过操作患者身体的某些部位，以达到抑制痉挛和异常姿势反射、促进正常姿势反射的目的。Bobath 将这种操作称之为控制关键点，将这些被操作的部位称之为关键点（Key point）。关键点的定义指在调整姿势张力的同时可促进正常姿势反应及运动的身体部分。这些部位多从身体的近端开始，随治疗进展而向周围移行；并随运动的控制减少操作点和控制的量而逐渐增多患者自主的自发性运动。针对患者的情况，将这些关键点组合起来，在仰卧位、俯卧位、四点爬位、站立位等各种体位中运用。人体的关键点包括：中部关键点：头部、躯干、胸骨中下段；近端关键点：肩部、骨盆；远端关键点：上肢的拇指、下肢的拇趾（图 12-1）。

（1）头部：包括屈伸和旋转时关键点的控制。①前屈：全身屈曲模式占优势，对全身伸展模式起到抑制，而完成促进屈曲姿势及屈曲运动。头部前屈可以在俯卧位、坐位、立位的体位下进行。但存在对称性紧张性颈反射者，头前屈则会出现下肢的伸展模式。②后伸：颈部伸展，则全身伸展模式占优势，抑制全身屈曲模式，而完成促进伸展姿势及伸展运动。③旋转：用于抑制全身性伸展和屈曲模式。但对痉挛性强、呈僵直性或间歇性的痉挛等重症病

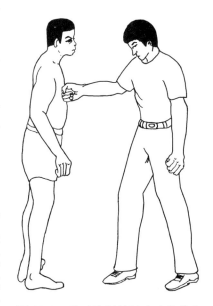

图 12-1　通过控制关键点（胸椎）促进站立位平衡

例不能直接控制头的运动，应利用后述的肩胛带、躯干部的关键点来控制头部的体位。重症病例可制作特殊椅子来保持良好的坐位姿势，以保持头的位置。

（2）胸椎：通过调整胸椎的屈／伸运动以改善躯干的平衡能力。患者保持坐位，治疗师位于患者的身体后面，将手放在其胸骨上来使胸椎前突及后伸。

（3）肩胛及上肢：肩胛带前伸位时，则全身屈曲占优势，抑制头向后过伸的全身伸展模式。肩胛带回缩位时，则全身伸展模式占优势，抑制因头前屈而致的全身屈曲模式。上肢和肩胛带常联合使用，前臂旋前伴肩关节完全内旋，则可有效地抑制徐动型脑瘫患儿的上肢不自主动作（图12-2）。

若上肢水平位外展或上举伴肩关节外旋、前臂旋后、肘关节伸展时，则抑制全身屈曲模式，促进全身伸展模式。

（4）躯干：躯干屈曲，全身呈屈曲位，则抑制全身性伸展模式，促进屈曲姿势及屈曲运动。躯干伸展，则抑制全身屈曲模式，促进全身伸展姿势及伸展运动。躯干旋转，可以抑制全身性屈曲、伸展模式。

（5）下肢及骨盆：屈曲下肢可促进髋关节外展、外旋和踝关节背屈。

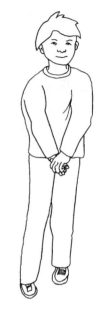

图12-2　肩关节充分内旋抑制徐动型患儿不自主动作

骨盆的操作主要在坐位、站位使用。坐位骨盆后倾时，上半身屈曲占优势，下肢伸展占优势。站位骨盆后倾时，抑制身体屈曲模式，促进身体后仰及全身伸展模式。坐位骨盆前倾时，上半身伸展占优势，下半身屈曲占优势。站位骨盆前倾时，抑制身体伸展模式，促进身体前倾及全身屈曲模式（图12-3）。

2. 促进姿势反射

（1）促进调正反应：调正反应是当一种稳态（姿势）被打破时，身体重新排列获得新的稳态（姿势）的能力。常用以下四种类型：①发自颈部，作用于躯干：由于头部与躯干之间的位置变化而使躯干转动。患者取仰卧位，治疗师将患者头部转向一侧，由于颈部受刺激诱发出胸、腰、下肢转动，促进翻身活动。②发自迷路，作用于头部：当躯干位置倾斜时，保持头部直立，面部垂直，眼睛水平位的动作。患者坐位时，治疗师利用躯干向左、右倾斜时的头部反应，促进患者头部直立。③发自躯干，作用于颈部：当上半身或下半身扭动时，另一半随之转动成一直线。患者仰卧位，治疗师利用上半身或下半身的扭动，促进翻身活动。④发自眼睛，作用于头部：当躯干位置倾斜时，由于来自眼部的刺激，而将头部保持正确位置。患者坐位时，治疗师利用躯干向左、右的倾斜，促进头部稳定。

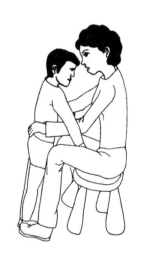

图12-3　通过控制骨盆及踝关节的关键点使患儿保持良好的站姿

（2）上肢保护性伸展反应：上肢保护性伸展反应，自出生后8个月起向侧方、10个月后向后方保护性伸出手，逐渐发育完善，一生中持续保持。

坐位或站立位，治疗师通过突然向前方、侧位推动患者或在坐位或俯卧下，让患侧上肢支持体重，以诱发和促进上肢保护性地伸展和身体平衡能力。

（3）促进平衡反应：坐位或站立位，治疗师从前方、后方、侧方或对角线方向突然推拉患者，还可配合使用大球、滚筒、平衡板等辅助训练器具进行，使之保持身体平衡，不致跌倒，促进平衡能力。

3. 刺激固有感受器和体表感受器

（1）关节负重：是一种利用体位使重力通过关节，刺激本体感受器使关节周围肌肉产生共同收缩来提高关节稳定性的治疗方法。治疗师通过对关节施加压力或支持体重来增加姿势性张力与减少不自主运动。

（2）位置反应：指肢体反应性的短暂的保持某种体位的能力，是肢体的重量刺激引发出的正常姿势反应。治疗师将患侧肢体按训练要求放在一定的位置后突然放手，使上肢悬空，由于上肢受到了本身重量的刺激，从而促进了关节周围肌群的共同收缩，以维持肢体的位置。

（3）保持反应：指身体对所处体位的有意识的控制能力。例如治疗师用手先帮助支持在俯卧位患者的下颌处，以促进其抬头，再逐渐减少帮助，直至患者能独立主动地抬头。也可在仰卧位、俯卧位、坐位、立位等各种姿势下，做上肢、下肢各种活动的变化，目的是提高肌群的共同收缩和固有感受器的感受性。

（4）拍打：利用刺激固有感受器、体表感受器来提高肌紧张的方法，对四肢、躯干规则或不规则地用拍击手法而达到提高肌肉收缩兴奋性的目的。这种促进手法，多用于手足徐动型、失调型的脑瘫患儿保持姿势。如：抑制性拍击用于拮抗肌的痉挛而不能完成交互抑制的情况，是对所谓"弱势"的肌群实施的手法。叩击刺激固有感受器和体表感受器而使颈部、躯干部、四肢的肌肉兴奋性增强。

三、 基本的治疗观点

（一）对脑瘫的认识

Bobath 认为脑瘫患者和正常儿童不同，存在着精细运动和随意运动等多方面障碍，因而表现出复杂离奇的动作和各种异常姿势。这种异常不仅仅是运动功能障碍，还有语言、性格、视觉、听觉、智力等多方面程度不同的障碍，常有在一个脑瘫患者身上同时存在着两个以上障碍的情况。因此必须从多方面着手，按照儿童生长发育的规律进行治疗。Bobath 从神经发育学的角度提出运动发育的未成熟性和运动发育的异常是认识脑瘫的两个基本观点。Bobath 认为尽管脑瘫定义为"非进行性的大脑损害"，但如果异常姿势、异常运动不能被中断，随着年龄的增长，痉挛及畸形会愈来愈严重，脑瘫的很多症状会逐渐加重，运动发育进一步向异常方向发展。患者体会不到正常运动、正常姿势、正常肌张力的感受，相反却不断获得异常的感觉信息，在神经系统中逐渐形成异常传导路，长期下去这种异常姿势与异常运动就会固定下来。因而患者的异常姿势与异常动作逐渐明显。脑瘫患者肌紧张呈亢进状态也在这个解释范围。所以 Bobath 在治疗上强调，应抓住有利时机，提倡早期治疗，尽早切断恶性循环，使中枢神经系统行使正常的功能。

（二）对脑卒中的认识

1. 异常的肌张力可以通过抑制与促进的手法得到调整 Bobath 观察到脑卒中后常常出现肌张力异常，它大大干扰了患者的功能性活动。Bobath 提出了利用"反射性抑制"及操作"关键点"来抑制异常肌张力并从神经生理学的角度加以解释。治疗时不仅应用抑制的手法，且在抑制异常姿势的同时需促进正常的姿势运动。所以 Bobath 方法提出，脑卒中的治疗应"抑制"与"促进"二者相结合应用，如利用反射性抑制（RIP）抑制异常运动模式使之减弱，同时促进（诱发）正常运动模式：特别对翻正反应和平衡反应的促进。正是基于这种观点，到了 20 世纪 80 年代，反射性抑制模式（RIP）

被影响张力性姿势（TIP）取代。影响张力性姿势指的是：在某些特定的姿势下，肌张力是可以得到抑制的。如，当下肢腓肠肌肌张力异常增高时，不再主张在仰卧位下做跟腱的被动牵伸（RIP），而是鼓励患者采用足跟着地站立的姿势（TIP）加以抑制。

2. 运动感觉对脑卒中恢复起重要作用　Bobath 认为，脑卒中后由于异常运动和异常姿势反射，患者体验不到正常运动的感觉，而这种"正常的感觉"对正常运动是必需的；并且，通过反复学习和训练是可以获得的。脑卒中后传入神经有分路现象，正常情况下，某一神经刺激会被导入一定的神经通路中，而高级神经中枢受损后，传入阻力就显得较大，刺激就会被导入阻力较小的原始反射路径。传入神经的输入可决定传出神经所输出的信息，因此，当传入信息被导入原始反射的路径时，就会表现出不正常的动作形态，因而脑卒中患者需要抑制手法使其有正常的感觉输入，并使这些输入后传出的为正确的神经路径，获得正确的动作形式。但须知在抑制的方法中也包括了促进诱发的应用。为了学习并掌握运动的感觉需要进行无数次各种运动感觉训练。治疗师根据患者的不同情况及存在的问题设计训练活动，这些活动不仅诱发有目的的反应，还提供可以重复相同运动的机会。通过反复的动作促进和巩固这种正常运动感觉，直至成为自发的技巧性活动。

3. 现代 Bobath 观念从脑卒中患者的神经康复医疗的角度阐述　治疗时首先被强调的是运动感觉的上行系统、姿势运动的下行系统和核心控制。在偏瘫患者的治疗过程中，上行传导系统主要传导本体感觉信息，并与其他的感觉信息整合。患者的姿势控制，尤其是核心控制能力，是其步行功能、上肢和手功能及日常生活活动的基础。由于患者多存在身体图式的缺失，必须恢复其身体图式以产生先行性姿势调节活动。强调体位控制是可预期和结合的，受学习、经验和感觉输入的影响，是前馈和反馈机制的结果。预测性姿势控制是指先激活躯干部肌肉，使躯干产生稳定，再诱发四肢运动。身体体位的对位对线决定了有效运动策略。对脑卒中患者的评定与治疗应重点关注：①通过评定把握每个患者独有的问题及脑的可塑性如何；②为避免脑出现混乱，治疗时需要对感觉信息予以选择，选择那些予以干预的刺激，让患者在感觉安全的环境下（closse skill）开始运动学习，逐渐过渡到难以预测的环境下（open skill）进行运动学习；③制定有意义的目标（goal setting），以改善步行、上肢手功能、ADL 活动、吞咽及呼吸运动为目的进行治疗，强调 24 小时管理，在患者及家属的参与和积极协助下达到制定的目标。

四、临床应用

（一）临床推理（clinic reasoning）

是应用 Bobath 技术的先行条件或基础，也是治疗师个性化的推理过程而非系列标准化技术。治疗师在应用 Bobath 技术时，先进行康复评价、制定康复目标和确定治疗方法背后的理论假设和证据基础。了解患者的活动水平，身体构造和功能状况（ICF），进行运动分析，找出最重要的功能障碍的假设，并将它作为目标以进行治疗介入，通过持续评定患者的反应来评价介入治疗的效果，再修订治疗目标及改变治疗策略。为了临床治疗人士能客观认知自我，给患者正确的 评定、治疗、管理，Bobath 治疗推荐使用解决问题的思考与发展技能的临床推理。

（二）治疗脑瘫儿童

1. 痉挛型　此型儿童肌张力过高，严重限制患儿的主动活动。特别是重度痉挛的儿童其身体近端的肌张力往往大于远端的肌张力，治疗以减轻躯干、骨盆以及肩胛带的张力为主要目标。痉挛的儿童，即使年龄很小，挛缩的危险性也非常大。可以通过姿势反射和抗重力的活动促进主动活动。一旦主动运动出现，应利用关键点促使患儿进行主动活动的训练。

（1）治疗原则：分析干扰正常功能的主要痉挛表现，利用与痉挛模式相反的运动进行活动。反复进行对功能恢复有利的动作模式，促进影响张力模式的运动。利用关键点促进动作的每一个环节。严重屈肌痉挛的患儿，避免使用屈肌为主的运动，如爬、跪或 W 式坐姿。提高平衡及自我保护能力以避免由于恐惧导致肌张力进一步增高。

（2）治疗性活动

1）通过姿势或体位抑制痉挛：仰卧（在婴儿期），利用体位，通过重力作用促进身体伸展；为抑制患儿痉挛侧的躯干，治疗师先牵伸患侧躯干肌再将患儿侧卧在治疗师的腿上，将痉挛侧的身体朝下，通过重力的作用减轻躯干痉挛。该体位，也可促进患儿伸展肢体、翻身、抬头及躯干伸展。

采取侧卧姿势抱患儿（图 12-4），呈这种姿势时，可促进弯曲侧的躯干伸展，帮助者用手将患儿的双下肢分开，促使其外展、外旋并伸展。

2）在功能活动中控制痉挛（图 12-5）

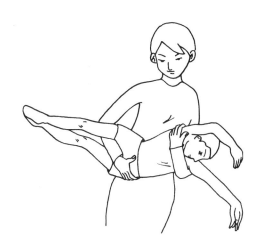

图 12-4　屈曲模式患儿的正确抱姿

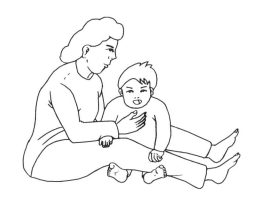

图 12-5　喂饭或游戏时的坐姿

在吃饭或坐位下游戏时，让患儿坐在地板上，帮助者用双膝将患儿夹在两腿之间，患儿的髋和膝关节保持轻微屈曲，帮助者用手按住患儿的胸骨。通过对中心关键点（胸骨）的控制，可以减轻患儿颈部的紧张。

重度痉挛的患儿还可能从伸展模式突然变成屈曲模式。因此，应选择多种体位有针对性地抑制痉挛模式的运动。如让患儿俯卧在治疗师的腿上轻轻活动膝部，以减轻患儿的屈肌痉挛。从肩胛带及骨盆这些关键点开始，转动患儿的身体，促使患儿抬头及主动伸展全身。用治疗师的前臂固定患儿的躯干，以便治疗师用手帮助患儿肢体外展并外旋。

下肢内收肌痉挛的儿童存在髋关节脱位的危险。可以让患儿仰卧，把叠起来的小毛巾垫在患儿头后方，使儿的头向前弯曲。也可以用一些东西垫在肩下边，让肩胛前伸。把患儿的手臂放在身体两侧，调整成这种姿势后再进行下肢的活动。

3）体验运动的正常感觉：有中度痉挛的患儿所面临的主要问题是随着年龄的增大，要面临生活自理的挑战。患儿常用异常的动作模式。由于行走较困难，弯曲两腿爬行是他们喜欢的运动方式。但是，这种运动方式会妨碍患儿学会走路，并且很容易促成下肢的屈肌挛缩。因此，应该适时地提供下肢负重的机会，这是走路的预备活动，不论是屈肌痉挛模式还是伸肌痉挛模式，均需要在治疗中和日常生活中采用反射性抑制模式（RIP）或影响张力性姿势（TIP）对抗。当患儿做游戏时，应帮助伸展患侧手臂或让患臂负重。这不仅能够更好地促进功能，还可以防止因健侧过度用力而诱发的联合反应。

活动时身体负重是使患儿从一种姿势变换成另一种姿势的关键因素。中度痉挛的患儿需要别人的帮助，才能使张力很高的肢体负重。肢体负重不仅可以减轻痉挛，而且还是一种很好的感觉运动体验，可为其他动作环节做好准备。

髋关节痉挛使患儿感到不适，应先减轻髋关节的屈肌痉挛。方法：患儿取俯卧，治疗师用手从左右方向轻轻摇动骨盆，利用对骨盆关键点的手法操作以减轻痉挛。或通过俯卧在滚桶上的运动以减轻痉挛。

2. 手足徐动型　手足徐动的患儿肌张力波动不定，动作幅度过大且不准确，头和躯干的控制能力差。如果不进行治疗，手足徐动的患儿可能会经常躺在地板上，因为这样他就没有摔倒的危险。由于躯干不稳定导致抬头困难，不能运用双手向四周移动，通常采用的移动方式是仰躺在地板上双臂外展、外旋，用完全伸展模式及用腿蹬的力量移动身体。如果想改善其头部和躯干的控制力，并且促进其手的功能，就必须先用抑制技术先抑制异常的姿势与肌张力，再帮助患儿从地板上站起来，然后再调整姿势，让其身体负重。

（1）治疗原则：为提供稳定的姿势，应进行姿势控制训练，强化身体负重的练习，做小范围有控制的活动；鼓励中线活动，训练头和手的控制力。

（2）治疗性活动

1）通过使四肢或躯干（在直立情况下）负重：给肢体或躯干加压，可以增强张力，并促使患儿更好地控制姿势。对姿势的控制利于患儿控制不随意动作。有手足徐动的患儿需要逐渐地强化其承受刺激的能力。

在学习控制姿势的同时，患儿还必须学习如何活动，如果患儿被支撑着坐起来，并且能通过手臂负重的话就可以挺头。这时可以促使用两手抓住杯子，并把杯子送到嘴边（图12-6）。或者，被别人扶着站起来，两腿均匀负重。大部分手足徐动的患儿只能用一条腿负重，而另一条腿则弯曲或伸直，表现出即不能负重，也不能迈步。

一旦双脚可以均匀负重，就可训练迈步。迈步时，必须保证身体与地面垂直，头中立位。很多手足徐动的患儿用非对称性紧张性颈反射（ATNR）的模式行走。他们把头转向右侧，伸展身体，这样，重心就放在右腿上了；当重心转换至左腿时，就会把头扭到左边（图12-7）。一旦患儿学会用反

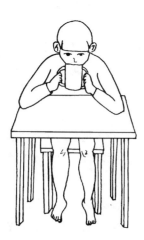

图12-6　在双肘支撑下患儿用双手握杯独立完成喝水

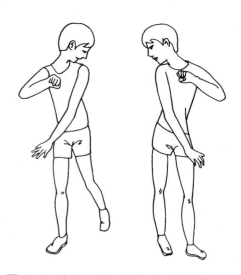

图12-7　转头迈步会增加患儿身体的不对称

射动作走路，就很难学会正常的走路姿势。若习惯用 ATNR 模式（头不能位于中立位，也不可能向前看），则影响患儿步行能力。

2）给予合适的支撑：手足徐动的患儿若上肢被支撑，就比较容易站立，并且迈步。治疗手足徐动的患儿时，要保持身体与地面垂直，并且要保持两条腿均匀负重。只有这样，练习走路才会有效果。注意，避免让患儿靠在帮助者身上，患儿的两腿在前，迈着像跳舞一样的步子。这样的练习不会有任何效果。从下面的插图中可以看到怎样用正确的姿势走路（图 12-8~ 图 12-11）。

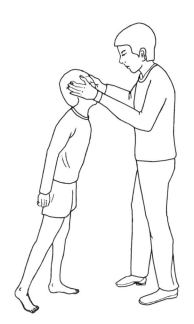

图 12-8　扶着患儿的头，把头摆正，治疗师可以让他的身体对称，并且使身体重心向前并超过脚的位置

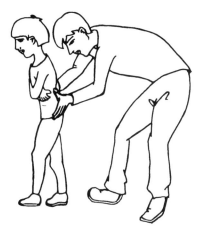

图 12-9　治疗师在抑制患儿手臂的非自主性动作，同时患儿腿部一定的压力，让患儿身体重心向前

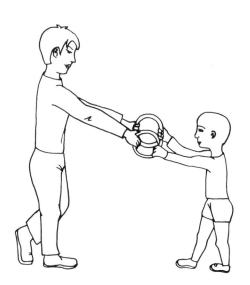

图 12-10　用手抓着拉环可以让患儿的身体保持对称，而且治疗师可以根据情况给患儿帮助

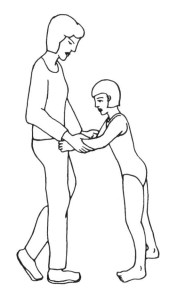

图 12-11　帮助患儿的两臂前伸，这样可以保持身体对称，还可以让患儿保持身体重心向前

3）鼓励中线位活动：促使患儿伸手并抓住物体是治疗手足徐动患儿的另一个基本要素。对于许多徐动型患儿来说，保持头部在身体的中线位上会比较困难。若让患儿用双手握住物体，有助于他们的身体对称及预防突然向后摔倒。帮助站立是最好的姿势；坐在凳子上，让髋关节保持屈曲也是一个促进中线活动的姿势。

为了促使患儿更好地固定身体中心，治疗师必须用手按住患儿的骨盆、肩膀或躯干以保持身体中心的稳定和垂直，这样能促使患儿有目的地运用手或腿。如果不这样治疗，患儿唯一能固定身体中心的办法是把躯干、肩膀或骨盆弄成夸张的姿势，通过头的动作来完成某一姿势。因为手足徐动的患儿总是把头偏向一边，所以他的身体就不能对称。治疗的意义在于让患儿体验运动的感觉，学会控制姿势，为学习更准确的运动技能做准备。

3. 共济失调型　共济失调的患儿由于动作失调或不能稳定，肌张力低下，动作缺乏准确性，致经常摔倒，严重影响了患儿进行穿衣、吃饭、行走等功能活动。

（1）治疗原则：通过负重及关节加压以控制姿势性张力，促进共同收缩的姿势。鼓励患儿自己保持姿势，脱离帮助及保护。通过活动时负重以及准确的动作促使患儿从一种姿势变换成另一种姿势，尽量促使患儿以身体为轴心旋转，促进平衡和自我保护反应能力。

（2）治疗性活动：为了防止患儿经常摔倒，让患儿体验在重力环境下恢复平衡的运动感觉。把他摆放在一种容易摔倒的姿势，用这种姿势促使他逐渐适应这种不平衡的感觉。方法：取站立位，让患儿交替把两上肢伸向不同的方向。既不让他摔倒，也不要给予过多帮助，以促进平衡反应。

1）促进上肢负重：抬起患儿的双腿，让双臂（支撑在地面上）负重，促使他用手走路（手推车式行走），以促进肢体的抗重力伸展和以身体为轴心来转动身体。

2）在功能活动中练习平衡反应：穿衣、脱衣也是治疗的一个重要组成部分。找到那些能促进做各种动作的最佳姿势，学习生活自理能力。

4. 软瘫型　持续性肌张力低下的患儿（伴发运动学习障碍者），治疗的主要目标是尽可能地鼓励患儿的活动，找到能抑制不良姿势的最佳体位。

（1）治疗原则：促进持续性共同收缩；促进患儿抗重力的能力；用多种体位让四肢负重；利用发声和笑声促进张力增高；保持姿势，给患儿反应的时间；让患儿有运动感觉的体验机会。

（2）治疗性活动：在给低龄的患儿做治疗时，在刺激关键点时，不要诱发出痉挛。通过给患儿的关节施加压力并给他适当的刺激，促使患儿的张力增强，目标是训练患儿头和躯干的控制力。让患儿的身体与地面垂直，让他上下跳跃，再站起，用两只手从患儿的肩颈处开始，轻轻往下拍打，以促进维持姿势。

5. 混合型　混合型指的是患儿同时伴有几种类型的情况。对于混合型脑瘫儿童，治疗原则是对所发现的问题进行针对性的治疗。

（三）治疗脑卒中患者

1. 床上活动

（1）上部躯干被动屈曲和旋转：被动地使上部躯干屈曲和旋转，可以抑制肢体痉挛。患者仰卧，双腿伸展、外展并外旋。治疗师帮助患者先屈曲躯干再分别向患侧和健侧旋转躯干。

（2）促进上部躯干主动屈曲和旋转：躯干的屈曲和旋转活动非常重要，能抑制患侧上肢肌张力。患者仰卧，治疗师先给予一定的帮助，将一只手臂放于患者的枕后及患肩部，引导患肩向足部方向运动使躯干做屈曲活动，另一只手将患者的患侧季肋部向下压，以激活该侧腹肌活动；促进患者躯干旋转活动时，让患者仰卧，治疗师先帮助患肩前伸，再诱发躯干分别向健侧和患侧旋转，重复进行，直到患者能主动完成躯干旋转活动。

（3）向患侧翻身：翻身是早期病人最具治疗意义的活动，可刺激全身的反应和活动。方法：患者仰卧位，双手交叉，患侧拇指置于健侧拇指之上（Bobath 式握手），向上伸展双上肢，健侧下肢屈曲，让其双上肢左右摆动，借助摆动力的惯性翻向患侧，完成翻身动作。对需要帮助下才能完成翻身活动的患者，帮助者先协助或帮助其转动肩胛和骨盆，再逐渐减少帮助直到独立完成翻身活动。

（4）向健侧翻身：方法基本同上，患者仰卧位，双手呈 Bobath 式握手，屈膝，健腿插入患腿的下方，交叉的双手伸直举向上方，做左右摆动借助摆动力的惯性，使双上肢和躯干一起翻向健侧，完成翻向健侧的翻身活动。

（5）下部躯干屈曲和旋转：首先向患侧进行，通过躯干旋转，患侧肌张力受抑制，可促进健侧的运动。患者仰卧位，放松，治疗师将患者双腿屈曲，使髋关节接近屈曲 90°，并将双膝屈曲靠到治疗师身上，这样患者无需用力，通过双膝屈曲，治疗师旋转患者的腰椎，注意运动不要发生在上部胸椎。

（6）桥式运动：偏瘫后早期进行桥式运动的目的是学习控制骨盆的运动，为以后的良好的行走模式做准备。①双侧桥式运动：帮助患者将两腿屈曲，双足在臀下平踏在床上，治疗师让患者伸髋将臀抬离床面并维持，如患髋外展、外旋肌力弱不能支持时，帮助者可将患膝稳定；②单桥式运动：当患者能完成双桥式动作后，可让患者伸展健腿，由患腿负重，完成屈膝、伸髋、抬腿的动作；③动态桥式运动：为了获得下肢内收、外展的控制力，患者取仰卧位，双足踏在床上，双膝平行并拢，治疗师先让患者健腿保持不动，让患腿进行交替的小幅度的内收和外展运动并让患者学会控制动作的幅度和速度，再让患腿保持不动支撑体重，健腿做内收、外展运动，两腿交替进行练习，每次重复数次。

（7）坐到床边：帮助患者从床上坐起，然后坐到直背扶手椅或轮椅上。患者坐起将双腿垂到床边，然后再躺下的活动是非常重要的。让患者独立坐起，患者将努力用健手将自己拉起坐直，可引起联合反应即上肢屈肌张力和下肢伸肌或屈肌张力增加。因此，在一开始就应该教会患者以正确的运动顺序（包括躯干旋转）坐起。

从患侧坐起应包括如下活动：抬起患腿搭到床边。抬起头和健肩并翻向患侧，健臂同时向前，跨过身体，直到健手能平放在患侧床上。抬起健腿到床边，同时坐起来。在患者学会不过多用力能正确坐起前，治疗师需要适当地予以协助。

（8）从坐位躺下：由双腿位于床旁的坐位开始至躺下为止，其运动序列与由仰卧位坐起相似，顺序相反。患者先将健手平放于患侧床边，以支撑部分躯干重量，抬起健腿，并带动患肩向前，转身躺下（图 12-12）。此时，将健腿放到床上，同时也将患腿抬到床上。在早期阶段，患者通常需完全躺下，以便在患腿屈曲、上抬到床上前躯干得到充分支撑。

帮助者将一只手放在患者的肩胛骨上以拉患肩向前，并且在患者躺下时支持体重，促进躯干运动。另一只手放在患者健肩前，引导其向后，辅助躯干旋转。在患者将头和肩完全躺到床上前，健手短暂离开支撑面。

当患者要仰卧位时，帮助者从患腿股后支撑其重量，保持患者足中间位，帮他将患腿带到床上。治疗师用另一只手使患者趾伸展。此后患者应不需健手支撑躺下。反复练习坐起、躺下活动中各不同阶段的活动是很有益的。

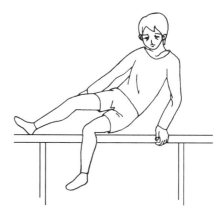

图 12-12 不需健手支撑自己躺下（左侧偏瘫）

2. 坐位活动

（1）双腿下垂坐在床边：下列许多活动可以在患者坐在床边、椅上、或治疗室的凳上进行。虽然，在日常活动中，我们坐着时通常是将双足平放在地板上的，但刚开始这个活动时，使患者的双足无支撑即不着地，从事各项活动更容易些。如果他的两脚放到地板上，会试图利用健足帮助进行活动，结果是使用代偿的肌肉活动。此外，双足着地对治疗师控制患足不期望的联合反应，促进躯干的正确运动也是很不利的。一旦患者学会了一个活动，就应该让他在正常的坐位下继续练习。

（2）保持坐位平衡：在坐位练习其他活动前，患者学会矫正姿势非常重要。胸椎的稳定和上肢选择性的技巧活动都是正常步行的前提。如果让患者自己坐，他的坐姿就可能是双髋伸展，胸椎后凸。在他能够坐直以前，需要矫正患者骨盆的位置。

治疗师站在患者面前，将一只手放在患肩上以阻止其后缩，另一只手放在腰部帮助脊柱伸直并屈髋。治疗师放在患肩上的手保持不动，指导患者做脊柱屈曲运动，同时另一只手辅助患者收腹。患者颈部也应屈曲。当患者能够做到脊柱伸展与屈曲交替活动时，可以练习更精细的选择性活动。治疗师要求患者头和肩部保持竖直位，仅屈、伸下部躯干，活动应发生在脐下水平。当患者能够在稳定胸椎的同时，腰椎屈伸的能力提高后，可坐在椅上或凳上，双足着地进行活动。

（3）躯干旋转伴随躯干屈曲：患者坐直，治疗师帮助其将患手放到对侧肩上，用其健手协助保持患侧上肢的位置，以便在治疗师向后移动患者躯干超过重心时，使患侧肩胛骨向前。治疗师将手绕过患者颈后，压住患手手指以保持患手的位置，同时用治疗师的上肢将患肩向前下压。另一只手指导患者肋部向下、内活动，并向患者说明肌肉活动发生的部位，使患侧肘关节向健侧髋关节方向移动。

（4）向健侧旋转：患者健手放在身旁治疗床上，向健侧旋转，同时治疗师帮助他将患手放到治疗床上，与健手平行。治疗师坐在患者身旁，用手握住患肢上臂，将其向前拉，同时用手腕背部以相反方向将患者胸骨向后压，以帮助患者胸部屈曲和患侧肩胛骨前伸。治疗师用另一手引导患者将手放到治疗床上，手指伸直并分开。治疗师先纠正患肩和躯干的位置，然后再调整骨盆和患腿的位置。大多数患者需患臂用较大力量才能主动保持患肩向前以阻止躯干旋转。治疗师用手指导健肩向后，促使躯干转向健侧。

（5）向患侧旋转：治疗师引导患臂向另一侧，并将手放在身旁床上，位置约在大转子水平。他支撑患臂肘关节呈伸展位，患者自己带健手向前，放在床上，与另一只手平行，两手与肩等宽。治疗师用一只手推患肩向后，而前臂使肩胛骨向前达正确位置。此时治疗师需给予较多帮助，因为要达到该位置，患者会利用共同运动中手臂前伸、内收而努力使臂伸展。患侧这些活动阻止躯干旋转，治疗师要求患者头部在两臂间尽量向治疗床接近，同时治疗师也应注意其健肘的运动方向是否正确，健侧应与患侧相平行，移动方向一致。通常因躯干旋转困难，健肘代偿性向患肘移动。治疗师用手指出最佳的运动方向，但是如果患者了解了他的目标，治疗师就需要用手再一次支撑患侧肩部和肩胛骨。

当肘关节屈曲时，体重移到手掌桡侧缘，伸展时又恢复到手掌尺侧缘。

（6）躯干侧屈：患者向健侧躺下，用肘支撑体重，然后用健手推治疗床再恢复到直立坐位。健肘仍保持屈曲90°。这样，位于躯干上方的肌肉被激活，头向患侧侧屈。

当患者躯干控制能力改善时，治疗师可以干预患者做坐起、躺下的活动，使其肌肉活动尽可能保持较长时间。

（7）前后移动：治疗师面对患者站立，一只手放在患者将要移动的臀下，促使正确运动的发生，另一只手放在患者对侧肩后，帮助患者将臀部从床面抬起，向前向后移动。然后，治疗师换另一只手放到对侧臀下，以同样方式帮助对侧臀部前后运动，两侧交替进行。

（8）身体图式和姿势控制的重建：身体图式即为了控制姿势运动与将感觉输入与自己运动比

较，以校正肌肉活动的模式。主要记忆在顶叶，学习后可以回忆与再现，且不断更新。以脑卒中后遗症为主的中枢神经疾病患者的治疗中心应放在身体图式的恢复上，为改善姿势控制，有必要重新学习正常的身体图式。治疗师通过运动诱导脑卒中患者，让他们用身体切实感受正常的姿势运动。在感觉上，通过前庭感受器、肌肉感受器、皮肤感受器、关节感受器和视觉进行身体图式方面信息的输入。身体图式包括的内容主要有身体各节段间的对位对线与环境间的关系；身体各节段间的运动与支撑面的关系；身体的定位定向与重心间的关系。姿势控制是指维持姿势和平衡的能力，是进行正常运动和功能活动的基础。包括各种姿势反应、调正反应、平衡反应和肌群姿势变化的自主调整。

操作过程中治疗师首先激活下部躯体及腰腹部的协同运动，提高核心控制。建立左右腰腹部联结及患侧躯干上下的联结，以寻求姿势调整时的躯干及骨盆的稳定性。治疗师从患者的后方缓慢地牵张短缩的患侧胸大肌锁骨部，促进肩关节的外展外旋。然后缓慢地使患侧上肢进行侧方的支撑，为了不让患者的躯干向后扭转，治疗师贴紧患者的身体，将体重向患侧转移，使其患侧臀部发挥支持面的作用，这样，不仅促进了躯干的伸展，同时也减轻了患侧躯干的侧屈。治疗师的右手放在患者胸部，以促进患者躯干垂直方向的定位（vertical orientation）。

3. 从坐位到站位

（1）躯干前倾：治疗师把脚踏在患者正前方的凳子上，把患者伸展的上肢放在治疗师腿上，使其肘和上臂与肩保持一条直线的姿势得到支撑。治疗师用一只手推脊柱使其伸展，另一只手反推患者的胸，如需要的话，这只手也可以支持患者的肩，通过外展自己的大腿，治疗师可以使患者躯干进一步前倾，同时使脊柱仍保持伸展。

在以上肢有支撑的情况下完成了伸展准备工作后，患者将手放在两侧，并且主动将躯干前移，治疗师帮助其保持伸展，可能需要治疗师用腿帮助其保持膝关节前屈超过双足。开始，可能发现有些患者的脊柱即使没有向前倾斜，也不可能伸展。治疗师为了给患者更多的帮助，用自己的一侧膝盖顶住患者脊柱后凸的部位，再用自己的双手帮助其把肩拉向后。治疗师让患者试着将其后背相应的部位离开他的膝部，这样就给了患者一个清楚的参照点，然后用同样的方法鼓励患者向前倾，再回到直立的位置，每一次更向前倾一些。患者只应当尽量前倾，而不失脊柱的伸展。

当完成几次躯干前倾再坐直之后，治疗师会注意到，其腿不再内收，而且可以减少他需要用腿给予支撑的量。还要要求患者保持腿不向后拉，把脚有意识地平放在地面上，而不要向前下蹬。治疗师将腿置于患者腿之上，示意他将腰挺直，不能一下子坐直。治疗师将一只手顶住其胸部，帮助伸展胸椎，他的另一只手用相反的压力推腰椎，以防其后仰。患者应保持头与脊柱成一线，并在背伸直时颈过伸。保持患者腰背伸展的正确姿势后，治疗师回到直立位，然后使患者躯干伸展向前倾，以其髋关节做运动轴。脊柱在任何水平上都不应屈曲。

（2）帮助患者由坐位站起来：帮助者坐在患者前面，两膝夹住其患膝，以便可以控制患者向前运动，不要试图站起来，而只是向前、向治疗师倾斜。治疗师将患者的患手放在自己相应的腋下，为了保护患者的肩，轻轻地握着他的上肢。治疗师用另一只手通过支撑背部后凸部位，通常大约在T8~T10之间，来帮助其伸展胸椎。患者伸展其脊柱后，治疗师让患者从支撑面抬起臀部，不要向后顶治疗师的手。治疗师用膝向前移患者的膝，与此同时，还要防止患者的足跟离地。治疗师放在患者后胸上的手有助于向前运动。患者站起来后，治疗师松开患者上肢，帮助其伸展髋关节。治疗师的一只手帮助髋伸肌，另一只手在前面帮助患者下腹肌上提骨盆。由于治疗师坐在患者的前面，可以腾出双手随时给患者提供帮助。治疗师可用膝部帮患者向患侧转移体重，而不致使其膝向后过伸，即使患者抬起健侧脚时，也不会出现膝过伸。站立时，治疗师利用手法刺激肋部、腹部以诱发肌肉收缩，促进核心稳定及患者身体的对位对线（图12-13、图12-14）。

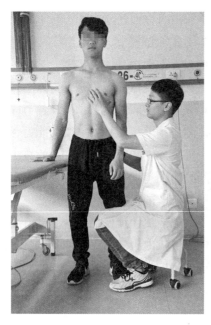 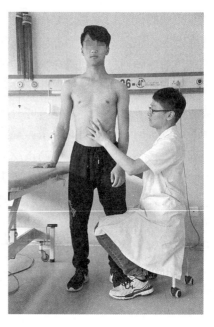

图 12-13 治疗师右手轻触患者的皮肤，并通过轻压患者左侧的肋骨来诱发患者腹部的肌肉收缩并引导患者向中线转移重心

图 12-14 诱发腹部的肌肉收缩，将重心向前移动再诱发患髋伸展

4. 行走

（1）足部治疗：为了改善支撑期的支撑面积，治疗师需要牵张患足的骨间肌和足底筋膜，诱导出小趾外展肌的活动，以改善足底肌肉的弹性，增加足趾关节的附属运动，以利于来自于足部机械性受体（mechano receptor）的信息的向上反馈传导，促进控制姿势所需的踝关节调整策略充分发挥作用。

（2）协助髋伸展：在患者不伴有膝过伸，患腿能负重之前，治疗师需用手扶住患者骨盆，并以此来协助髋关节伸肌的活动，预防髋向后的移动。

（3）大多数患者步行中难以取得瘫痪侧下肢后方迈步位，选择性髋膝关节控制困难。治疗中维持瘫痪侧下肢后方迈步位可充分伸长髋关节屈肌群，促通下肢伸展运动，便于下面的摆动期。再由腓肠肌与比目鱼肌的拮抗作用致膝关节与足部关系，从支撑中期至终期促通小腿三头肌的活动。（图 12-15、图 12-16）

（4）促进倒行：在进行倒行活动时，治疗师应在患侧给以保护及帮助，以促进患者以正确的模式活动下肢。治疗师一手使患侧足趾背屈，另一只手放在臀部，当下肢移动时阻止其骨盆上提和回缩。患者可先以健侧站在桌旁或治疗床旁，以便需要时用健手支撑。指导患者不要抵抗下肢的活动，让他感觉一下活动应是如何完成的。如果患者主动活动时，髋关节的伸展可能引发足和踝的伸展。先以屈膝的形式向后迈一小步，可以避免出现完全伸展模式。当治疗师感觉到向后移动患腿不存在阻力、骨盆无移动时，让患者向后迈一小步，治疗师根据自己的手感逐渐地减少帮助。

当患腿位于后方时应放松，不要用足蹬地，治疗师告诉患者足跟向内指向健腿，避免伸肌痉挛模式中的足内翻的产生。练习这个活动时，患者注意不用健手扶住治疗床，反复进行。

健侧单腿站立会感觉疲劳，治疗师将此活动与患腿负重交替进行。在患腿不做任何活动时，健腿向后做膝关节的屈伸活动。

当患者能用患腿向后迈步时，治疗师应帮助患侧足跟着地。当向后倒行各个运动成分分解练习

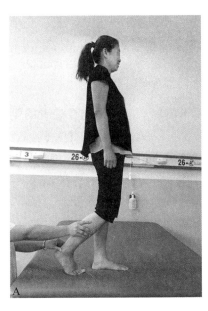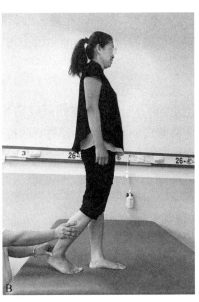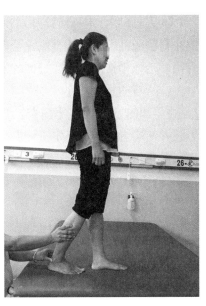

图 12-15　A.瘫痪侧下肢置于后方，腓肠肌外侧部维持于上方，此时上肢将肩胛带调整在内收下降位；B C.从足跟促通缓慢足跟接地，此时促通比目鱼肌离心收缩，反复进行，促通小腿三头肌活动性，然后进行后方步行，激活支撑期，帮助向摆动期转换，促通上肢摆动

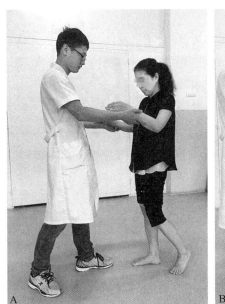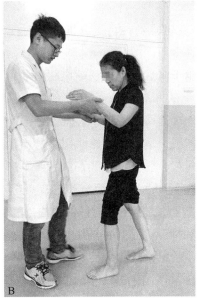

图 12-16　促通瘫痪侧支撑的活动，鼓励非瘫痪侧下肢摆动到瘫痪侧下肢前方，帮助步行

后，再让患者在稍加帮助下进行主动活动，直至患者能独立向后迈步。

（5）促进侧行：为了行走的安全，不失去平衡，患者必须能够一只脚从另一只脚的前方跨过去，向侧方快速迈步。侧行需要的肌肉活动，也会帮助改善步态模式。

1）向健侧行走：治疗师站在患者的侧面，一手放在患侧髋部，另一只手放在健侧肩部，患者向健侧迈一步，患腿跨过去并位于健腿的前面，试着把足放正并与健足平行。然后再用健腿迈一步，并连续向一个方向行走。

2）向患侧行走：治疗师站在患者患侧，一只手放在患者的髂嵴上，使患侧躯干拉长，另一只手放在对侧骨盆上，使体重侧移至患腿，健腿横过患腿向前侧方迈步，双足要相互平行，并持续走一条直线，治疗师帮助阻止膝过伸的发生。

（6）促进向前行走

1）稳定胸部使躯干向前：当行走时，应保持胸椎伸展或防止躯干侧屈。治疗师走在患者的侧方，并使患者的胸部稳定于伸展位。治疗师一手放在患者剑突的位置，另一只位于同等高度的胸部背面，并且拇指向上。双手稳定地扶住胸部于正确位置，沿着行走平面使胸部同时前移，患者相应地移动下肢。在患者移动时，治疗师也可帮助支撑躯干的部分重量。行走速度适当时治疗师也可用手引导躯干旋转。

2）防止躯干侧屈和上肢的联合反应：患者应尽量保持双肩水平，因患侧肩部下垂常伴发上肢的联合反应，使上肢呈痉挛性屈曲模式。

3）支撑患侧上肢：治疗师走在患侧，一手帮助偏瘫的上肢前伸至肩屈90°，另一只手托于肱骨髁处，在和患者有节奏地向前行走时，引导他重心向前。

4）抱球走：双臂抱球将帮助患者重心向前，加大步幅并防止上肢的联合反应。患者双手在球侧放平，齐肩水平，向前行走。治疗师有节奏地向前轻拉患者（图12-17）。当步行有节奏时，治疗师可通过向两侧轻轻移动球来引导躯干旋转。

5）控制胸部关键点：在行走周期中，对摆动患腿向前有困难者，会用许多不同的代偿运动向前迈步。有些患者靠健侧髋的伸展、躯干向后晃动来摆动患腿向前，或者靠患侧提髋；有些靠健足的跖屈来给患腿向前摆动提供更多的空间，即使穿戴踝背屈支具或足托者也是如此。

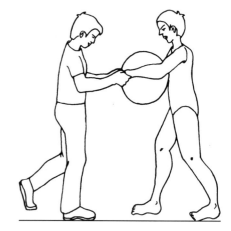

图12-17　双臂抱球促进行走（左侧偏瘫）

治疗师手指伸展、掌指关节屈曲用手背侧抵住患者的胸骨。腕关节于中间位，肘关节伸展，然后要求患者前倾抵抗她的手，并保持躯干伸展，其运动杠杆的支点位于踝关节。因为患者体重向前，并且腹肌活动，通常患腿无需费力向前摆动，且不再向后仰、提髋和健足跖屈。

（7）兴奋性和抑制性拍打：加压拍打作为兴奋性刺激增加肌群的活动；抑制性拍打抑制异常运动模式。二者都可以促进行走。准确的时间控制是拍打的关键。

1）髋关节伸肌的兴奋性拍打：髋关节伸肌的活动，可通过对站立相开始时对髋伸肌群轻而准地拍打来实现，即在足跟着地那一刻或患足接触地面之时。否则，当髋关节已经开始负重时，刺激不到位，髋关节则会产生回缩。

治疗师位于患者的前侧方，向前握住患手，手握住肘关节下面支撑患者的上肢并引导患者体重向前，患者的上肢与躯干成直角。随着患者行走，在足接触地面时，治疗师另一只手手掌微屈，在患侧臀部给向下向前的拍打。她的手与患者臀部接触要实，直至患腿开始向前运动。在摆动相她把手迅速移开，准备下一个站立相开始时的对髋伸肌的刺激。

2）下部腹肌的兴奋性拍打：促进和启动摆动相，可以通过握住患者的上肢于前伸位。如前所述，用另一只手的手背在患膝将屈的那一刻，快速拍打下腹部，他的手保持与患者接触直至患腿开始负重。站立相时把手移开，准备下一个摆动相。准备迈步时，患者提髋并使髋后突。治疗师手掌微屈，向下、向前拍打患者臀部。

3）抑制性拍打：如果在摆动相开始时，患者试图提髋或髋后突，治疗师可通过抑制性拍打抑制异常模式。

行走时握住患者上肢于前伸位来帮助引导体重前移。治疗师用另一只手掌向下向前拍打患者的臀部，正好在提髋或髋后突前给予抑制（图12-18），也就是在摆动相将要开始的那一刻。他的手一直放在患者臀部直至患腿开始负重，然后把手拿开准备下一步。

（8）促进减小步宽：为代偿躯干控制不良和保持平衡，很多患者的步宽大于正常。步宽的增大需要骨盆的进一步侧移，把体重移向负重的下肢，这样躯干肌使用不当，耗能也过多。可以让患者沿直线行走来逐渐减少步宽。当患者能准确地把足踏在线上时，治疗师可用一只手从后面放在胸椎上以稳定胸部，另一只手放在前面剑突处，也可以通过矫正肩的摆动协助脚的摆动。

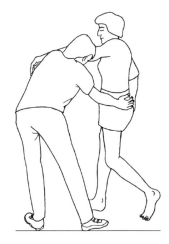

图12-18 抑制性手法矫正摆动相（左侧偏瘫）

（9）重建行走节律：患者往往意识不到他的步行是缺乏节律或是已经改变了节律。伴有节奏的行走有助于改善节律，这些活动还可以帮助体重前移，使行走更具自发性，而无需专注足的交替向前迈步。

5. 24小时管理 患者、家属、医师、治疗师和护士间相互合作，以团队的形式为患者准备运动再学习的环境，治疗师设定有意义的目标，鼓励患者主动参加，反复练习，促进功能性皮质的重组及对环境适应，并通过感觉信息的适当输入，获得功能性的日常生活活动，谋求有效的姿势及运动控制的改善，过程中要注意身体适当的对线，姿势稳定性的准备，非神经源性因素的减轻，褥疮、变形及挛缩的预防及与生命相关的功能如呼吸的维持和改善等。

（邱小红）

第三节 Rood 技术

一、基本理论

（一）概述

Rood技术源于19世纪发育学和神经生理学理论的发展，由美国具有物理治疗师、作业治疗师双重资格的Margaret S.Rood在20世纪50年代提出，其主要观点是：感觉输入决定运动输出；运动反应按一定的发育顺序出现；身、心、智是相互作用的。该技术最大的特点是强调有控制的感觉刺激，按人体的个体发育顺序，利用运动诱发出有目的的反应，故而又称为多感觉刺激疗法。Rood技术的基本理论基于人体活动是由先天存在的各种反射，通过不断的应用和发展，在反复的感觉刺激下不断地被修正，直至在大脑皮质这一意识水平达到最高级的控制。该技术多应用于脑瘫、成人偏瘫及其他运动控制障碍的脑损伤患者的康复治疗中。Margaret S.Rood一生致力于临床康复治疗工作，并没有进行大量的写作，主要是通过临床教学的方式传播自己的理念。Rood方法的介绍多数都是来自于Ayres等人，他们主要运用感觉统合（sensory integration）来阐释Rood技术的部分理论。尽管神经科学的发展对很多原有的理论提出了质疑，但是感觉刺激对运动的重要性一直都得到重视。

（二）基本理论

1. 适当的感觉刺激可以引起正常运动的产生和肌张力的正常化 Rood 认为由于肌纤维的性质不同，每块肌肉具有不同的功能。它们因不同的感觉刺激而产生不同的运动模式，即按照特定的感觉输入获得特定的运动输出的顺序进行。大部分动作的完成需要多块肌肉以协同收缩的形式参与，其参与方式包括主动肌、拮抗肌和协同肌。有些肌肉是在轻负荷（灵活性）的运动中发挥主要作用，而有些是在重负荷（稳定性）的运动中发挥主要作用。

感觉刺激一般是通过两种反射来进行：①与 γ 传出有关的皮肤—肌梭反射：刺激覆盖在肌腹、肌腱附着点上的皮肤，冲动传入脊髓，通过 γ 纤维传出到肌梭，根据刺激的性质和方式的不同对被刺激的肌肉产生促进或抑制作用；②与 γ 传出无关的皮肤—肌梭反射：刺激皮肤上的毛发，通过毛发感觉传入神经，经脊髓丘脑束传入大脑皮质运动区，引起锥体束始端的细胞兴奋，再通过皮质脊髓束传至脊髓，由 α 纤维传出到肌肉，同样也产生促进或抑制作用。

利用这个理论在进行治疗时需要注意以下问题：

（1）感觉刺激要适当：正确的感觉输入是产生正确运动反应的先决条件，有控制的感觉输入可以反射性地诱发肌肉反应，而诱发的肌肉反应又可以反馈给脊髓以上的中枢神经系统，加强对这些反应的控制能力。因此感觉刺激的应用要适当，必须根据患者个体的发育水平，逐渐地由低级感觉性运动控制向高级感觉性运动控制发展，这样才有可能使肌张力正常化，并诱发所需要的运动反应。

（2）完成的动作要有目的：在治疗的过程中患者要完成有目的性的动作，通过有目的的感觉运动反应来诱导和建立皮质下中枢的动作模式，可使主动肌、拮抗肌、协同肌相互之间的作用更加协调。现实生活中，当要完成某个动作时，首先由大脑皮层发出指令，然后所有与完成这一动作相关的皮质下中枢有序地发放各种神经冲动，促进或抑制相应的肌肉，相关的肌群协调地完成这一动作。在完成动作的过程中，大脑并不会去控制具体的关节肌肉，而是集中在所要完成的动作的最终目的上。因此，动作中"有目的"的感觉是掌握这一动作的基础，"有目的"的动作有助于反射性地诱发出大脑对运动的控制。虽然"有目的"的运动对某些主动控制能力很差的患者不太理想（因为难以诱发出这种反应），但这的确是一种很有效的治疗方法，特别是对躯干、上肢或下肢近端的控制训练。所以，在给患者做治疗时要注意提醒患者用心想着自己所要完成的动作，即便是肢体主动控制能力很差的患者也需如此。

（3）注意感觉运动的反应：要想最终掌握动作，需要反复进行由感觉到运动的训练，注意这种感觉运动反应是可以重复的，这样才会达到治疗目的。

2. 利用运动控制发育的阶段促进运动控制能力 Rood 认为，个体运动发育规律中，肢体远端和近端稳定性及运动性关系的发育顺序为：肢体近端固定—远端活动→远端固定—近端活动→近端固定—远端活动技巧的学习。Rood 将个体运动控制的发育水平划分为 4 个阶段：

（1）关节的重复运动阶段：任何动作的形成和掌握都需要经过主动肌收缩与拮抗肌抑制的反复练习，这种重复性运动在运动学习的初期往往是一种无目的性的运动。例如，新生儿自由舞动上、下肢是这一阶段的典型活动。

（2）关节周围肌群的协同收缩阶段：指在肌肉的协同收缩下支撑体重，是人类运动发育初期的重要功能，此时表现为肢体近端关节固定，允许远端部分活动。

（3）远端固定—近端关节活动阶段：即一边支撑体重、一边运动。例如，婴儿处于手膝位支撑阶段，但还未学会爬行之前，先手脚触地，躯干做前后摆动。

（4）技巧性活动阶段：技巧性活动是最高水平的运动控制，是活动性和稳定性的结合。如行走、爬行、手的使用等等。它往往要求近端固定，活动远端。如画家创作时需要肩及身体很高的稳定性，同时要求手和腕关节准确的灵活性。

3. **利用个体运动发育顺序促进运动控制能力**　Rood 认为个体运动发育的规律，从整体而言其发育顺序是仰卧屈曲—仰卧至侧卧—俯卧伸展—颈肌的协同收缩—俯卧肘支撑—四点 / 手膝位支撑—站立—行走。从局部而言，运动控制能力的发育一般为先屈曲、后伸展；先内收、后外展；先尺偏、后桡偏；最后是旋转。她根据人体发育学规律总结出来 8 种运动模式：

（1）仰卧屈曲模式：是一种保护性的姿势。是指仰卧位时，躯干处于屈曲状态，四肢多位于双侧对称的位置或在胸前交叉。Rood 将该模式用于治疗屈曲模式缺乏和伸肌张力高的患者（图 12-19 ①）。

（2）仰卧至侧卧模式：同侧上、下肢屈曲，转动或滚动身体。该活动激活躯干侧屈肌，可以用于仰卧时张力性反射占主导的患者（图 12-19 ①②）。

（3）俯卧伸展模式：俯卧位时，颈、躯干、肩及下肢较易伸展，身体的中心位于胸 10 水平，这种姿势最稳定，但对伸肌张力高的患者应该尽量避免使用，以免进一步增加肌张力（图 12-19 ③）。

（4）颈肌的协同收缩模式：表现为俯卧位时能抗重力抬头并维持稳定，重力的作用刺激了颈部

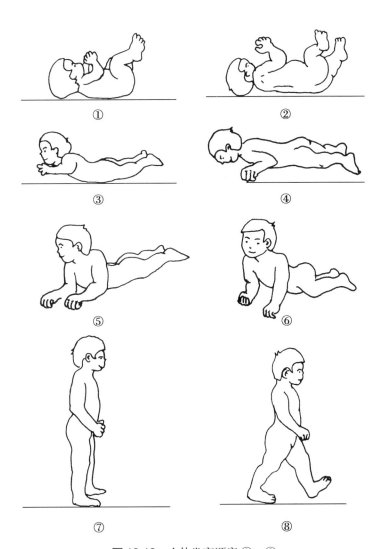

图 12-19　个体发育顺序 ①～⑧

的本体感受器和斜方肌的上部使颈肌有能力抗重力收缩来保持头的后仰。这是促进头部控制的一个比较理想的模式（图 12-19 ④）。

（5）俯卧肘支撑模式：俯卧时，上肢放在胸前，使得肩前屈，肘屈曲，抬头，上肢负重。这是一种促进脊柱伸展的模式，脑瘫患儿在训练对脊柱的控制能力时常采用此模式，但由于此模式较易加强上肢屈肌痉挛，因此，对有上肢屈肌痉挛的患者应慎用（图 12-19 ⑤）。

（6）四点 / 手膝位模式：表现为手和膝关节可以同时放置在地上支撑躯体。当颈和上肢已经能保持稳定时，可利用这一体位以刺激下肢与躯干的协同收缩。治疗时，由静态到动态、支撑点由多到少。即先训练患者在手膝位支撑的静止状态下保持躯体稳定；然后再训练在移动的状态下保持躯体的稳定，最后发展到爬行（图 12-19 ⑥）。

（7）站立：首先是下肢站立不动，然后单腿站立，再完成重心转移（图 12-19 ⑦）。

（8）行走：行走是活动性、稳定性和技巧性能力的综合体现，是站立的技巧阶段。需要有支撑体重、保持平衡及一侧负重另一侧移动的能力。它是一个极其复杂的过程，需要全身各个部分的协调（图 12-19 ⑧）。

二、基本技术

Rood 技术的基本技术主要分为促进技术和抑制技术，应用时主要遵循以下原则进行：①由颈部开始尾部结束；②由近端开始向远端进行；③由反射运动开始过渡到随意运动；④先利用外感受器，后利用本体感受器；⑤先进行两侧运动，后完成一侧运动；⑥颈部和躯干先进行难度较高的运动，后进行难度较低的运动；四肢是先进行难度较低的运动，后完成难度较高的运动；⑦两侧运动之后进行旋转运动。

（一）促进技术

利用皮肤、本体感觉等刺激来诱发肌肉反应。主要技术包括：

1. **触觉刺激** 包括快速刷擦和轻触。

（1）快速刷擦：刺激 C 纤维，活化末梢（γ2 纤维的末梢），诱发主动肌收缩，抑制拮抗肌收缩，15~30 秒显效，30~40 分钟时疗效达到高峰。可以用软毛刷或根据情况选择不同硬度的毛刷，多采用以下两种方法。

1）一次刷擦：在相应肌群的脊髓节段皮区刺激，如 30 秒后无反应，可以重复 3~5 次，这种方法适用于意识水平较低而需要运动的患者。

2）连续刷擦：在治疗部位的皮肤上做 3~5 秒来回刷动。诱发小肌肉时每次要小于 3 秒，休息 2~3 秒后再进行下一次，每块肌肉刺激 1 分钟，诱发大肌肉时没必要间隔 3 秒。

刷擦一般由远端向近端进行，而挤压刺激是由近端向远端进行，注意两者不能混用。使用电动刷时要注意频率，超过 360 转 / 秒对神经系统有抑制作用。改良的电动橡皮擦比较好用。

（2）轻触：是指用轻手法触摸手指或足趾间的背侧皮肤、手掌或足底部，以引出受刺激肢体的回缩反应，对这些部位的反复刺激则可引起交叉性反射性伸肌反应。

2. **温度刺激** 常用刚从冰箱里取出的带白雾的冰（温度 –12~–17℃）来刺激，因其具有与快速刷擦和触摸相同的作用。具体方法有两个：

（1）一次刺激法：用冰一次快速地擦过皮肤。

（2）连续刺激法：将冰按 5 次 /3~5 秒刺激局部直到皮肤变红，然后用毛巾轻轻蘸干以防止冰化

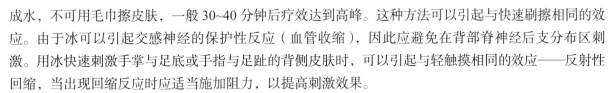

成水，不可用毛巾擦皮肤，一般 30~40 分钟后疗效达到高峰。这种方法可以引起与快速刷擦相同的效应。由于冰可以引起交感神经的保护性反应（血管收缩），因此应避免在背部脊神经后支分布区刺激。用冰快速刺激手掌与足底或手指与足趾的背侧皮肤时，可以引起与轻触摸相同的效应——反射性回缩，当出现回缩反应时应适当施加阻力，以提高刺激效果。

使用冰刺激时要注意选择对象和部位，除口腔黏膜外，三叉神经分布区、颈部以上、耳郭、身体正中线等部位均不得使用。

3. **轻叩**　轻叩皮肤可刺激低阈值的 A 纤维，从而引起皮肤表层运动肌的交替收缩，低阈值的纤维易于兴奋，通过易化梭外肌运动系统引出快速、短暂的应答。轻叩手背指间或足背趾间皮肤及轻叩掌心、足底均可引起相应肢体的回缩反应。重复刺激这些部位还可以引起交叉性伸肌反应。轻叩肌腱或肌腹可以产生与快速牵拉相同的效应。

4. **牵伸**　快速、轻微地牵伸肌肉，可以立即引起肌肉收缩反应，利用这种反应达到治疗目的。牵拉内收肌群或屈肌群，可以促进该肌群收缩而抑制其拮抗肌群。牵拉手或足的固有肌肉可引起邻近固定肌的协同收缩，用力握拳或用力使足底收紧可对手和足的小肌群产生牵拉，可使近端肌群易化，若此时这一动作在负重体位下进行，近端关节肌群成为固定肌，可以促进这些肌群的收缩，从而进一步得到易化。

5. **挤压**　按压肌腹可引起与牵拉肌梭相同的牵张反应；用力挤压关节可使关节间隙变窄，可刺激高阈值感受器，引起关节周围的肌肉收缩。当患者处于仰卧位屈髋、屈膝的桥式体位、屈肘俯卧位、手膝四点位、站立位抬起健侧肢体而使患侧肢体负重等支撑体位时均可产生类似的反应。对骨突处加压具有促进、抑制的双向作用，如在跟骨内侧加压，可促进小腿三头肌收缩，产生足跖屈动作；相反，在跟骨外侧加压，可促进足背屈肌收缩，抑制小腿三头肌收缩，产生足背屈动作。

6. **特殊感觉刺激**　Rood 常选用一些特殊的感觉（视、听觉等）刺激来促进或抑制肌肉的活动。视觉和听觉刺激可用来促进或抑制中枢神经系统：光线明亮、色彩鲜艳的环境可以产生促进效应，而光线暗淡、色彩单调的环境则有抑制作用；节奏性强的音乐具有易化作用，轻音乐或催眠曲则具有抑制作用；治疗者说话的音调和语气也可影响患者的动作、行为。

（二）抑制技术

抑制技术适用于痉挛和其他导致肌张力增高的情况，主要技术包括：

1. **挤压关节以缓解痉挛**　由于此法可使偏瘫患者因痉挛引起的肩痛得以缓解，在治疗偏瘫者患肩疼痛时，治疗者可以托起患者肘部，使其上肢外展，然后把上臂向肩胛盂方向轻轻地推，使肱骨头进入盂肱关节窝，保持片刻，可以使肌肉放松，缓解疼痛。

2. **在肌腱附着点加压**　在痉挛的肌肉肌腱附着点持续加压可使这些肌肉放松。

3. **用较轻的压力从头部开始沿脊柱直到骶尾部按压**　反复对后背脊神经支配区域进行刺激可反射性抑制全身肌紧张，达到全身放松的目的。

4. **持续的牵张**　此法可以是持续一段时间的牵拉，也可以将处于被拉长的肌肉通过系列夹板或石膏托固定进行持续牵拉，必要时更换新的夹板或石膏托使肌腱保持拉长状态。

5. **体位改变**　缓慢地将患者从仰卧位或俯卧位翻到侧卧位缓解痉挛。

6. **温热刺激**　通过中温刺激（30~35℃）、不感温局部浴、湿热敷等使痉挛肌肉松弛。

7. **远端固定、近端运动**　适用于手足徐动症等情况。让患者取手膝位，手部和膝部位置不动，躯干做前、后、左、右和对角线式的活动。如果痉挛范围较局限，可缓慢地抚摩或擦拭皮肤表面也同样能达到放松的目的。

三、 临床应用

Rood 技术作为康复基本技术被应用于临床实践工作中，运用时要根据患者运动障碍的性质及程度，运动控制的发育阶段，由简单到复杂、由低级到高级逐渐进行，根据患者的不同状况采取不同的治疗方式和刺激方法，灵活运用。

（一）痉挛性瘫痪

对痉挛性瘫痪要以放松的手法为主，故应利用缓慢、较轻的刺激以抑制肌肉的紧张状态，具体方法如下：

1. **缓慢而持续地牵拉降低肌张力**　此法应用较广，特别对降低颈部和腰部的伸肌、股四头肌等的张力是较好的方法。

2. **轻刷擦**　通过轻刷擦来诱发相关肌肉的反应以抵抗肌肉的痉挛状态，轻刷擦的部位一般是痉挛肌群的拮抗肌。

3. **体位作用**　一般认为肢体负重位是缓解痉挛的较理想体位。因此，可以通过负重时对关节的挤压和加压刺激增强姿势的稳定性，而这种稳定性必须以关节的正常位置为基础。在上肢，只有肩关节的位置正确，不内收、内旋，才能提高前臂和手部的负重能力，达到缓解上肢痉挛的目的。下肢也是如此，髋关节位置必须正确，没有内收和屈曲，才能达到理想的下肢负重（图 12-20）。

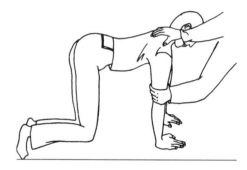

图 12-20　通过关节负重增加关节的稳定性

4. **反复运动**　利用肌肉的非抗阻性重复收缩缓解肌肉痉挛。如坐位时双手支撑床面，做肩部或臀部上下反复运动可缓解肩部和髋部肌群的痉挛。

5. **个体运动模式**　对患者治疗时应该根据前已述及的个体发育规律，选择适合每个个体的抗痉挛运动模式。如屈肌张力高时不要采取屈曲运动模式，同样伸肌张力增高应避免使用伸展的运动模式。

（二）弛缓性瘫痪

与痉挛性瘫痪相反，对于弛缓性瘫痪，应采取快速、较强的刺激以诱发肌肉的运动，具体方法一般有以下几种：

1. **整体运动**　当某一肌群瘫痪时通过正常肌群带动肢体的整体运动来促进肌肉无力部位的运动。当一侧肢体完全瘫痪时可利用健侧肢体带动患肢运动，同样达到整体运动的目的。

2. **快速刷擦**　通过快速、较强的刷擦刺激促进肌肉收缩，刷擦的部位是主缩肌群或关键肌肉的皮肤区域。

3. **远端固定近端活动**　固定肢体远端，对肢体近端施加压力或增加阻力以诱发肌肉的共同收缩，提高肌肉的活动能力和关节稳定性（图 12-21）。

4. **刺激骨端，加强肌肉收缩**　选择适当的手法刺激骨突出部位来加强肌肉收缩，其方法有叩击、快速冰刺激和振动刺激。

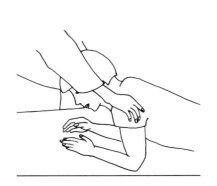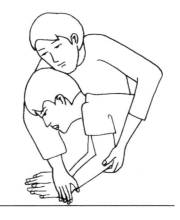

图 12-21 通过在负重体位下肘关节的屈伸来提高关节的活动能力和稳定性

（三）吞咽和发音障碍

脑血管病患者常常出现吞咽和发音障碍，局部治疗方法主要是诱发或增强肌肉活动，而增强肌肉活动主要是通过适当强度的刺激达到的。具体方法如下：

1. **刷擦法** 可用毛刷轻刷上唇、面部、软腭和咽后壁，但要避免刺激下颌、口腔下部。

2. **冰刺激** 用冰刺激嘴唇、面部、软腭和咽后壁，用冰擦下颌部的前面。

3. **抗阻吸吮** 做吸吮动作时适当增加阻力加强口周围肌肉运动。

（四）促进膈肌收缩改善呼吸

用于膈肌运动减弱时，通过吸气模式扩张胸廓下部改善呼吸功能。具体方法如下：

1. **刷擦的方法** ①连续刷擦胸锁乳突肌可以使上胸部获得稳定性。②按一定方向连续刷擦腹外斜肌、腹内斜肌、腹横肌。注意避免刺激腹直肌，因腹直肌收缩后可以引起胸廓下降从而限制其扩张。③由锁骨中线向背部连续刷擦肋间肌。④连续刷擦脊神经后支分布区域，可以使躯干获得稳定性。

2. **冰刺激的方法** 包括一次性冰刺激和在腹直肌以外的部位连续冰刺激。

3. **压迫的方法** ①压迫两侧的胸锁乳突肌起始部；②把手指放在肋间，在吸气之前压迫肋间肌；③俯卧位时手指持续压在背部各肋间，在吸气之前抬起；④俯卧位手指从第 12 肋缘向下持续压迫，吸气前抬手，诱发腹横肌收缩。

4. **叩击法** ①叩击第 1、第 2 腰椎内缘诱发膈肌收缩；②患者膝关节伸展，沿下肢长轴方向叩击足跟，可诱发肩胛提肌、胸锁乳突肌锁骨支等脊柱附近肌肉的收缩。

（五）整体伸展模式的诱发

1. **诱发体位** 俯卧位时头伸出床外并保持，逐渐过渡到胸廓的一半伸出床外。利用紧张性迷路反射诱发俯卧位上肢屈曲，必要时通过颈部肌肉的共同收缩维持俯卧位肘支撑。

2. **肢体刷擦方法（连续刷擦）和部位** 刷擦示指和拇指之间脱离桡神经的区域；刷擦手指背侧和掌指部位诱发手指伸展；刷擦前臂背侧诱发腕伸肌和拇长伸肌的收缩；刷擦三角肌后部诱发上肢伸展；刷擦臀的基部诱发臀大肌的收

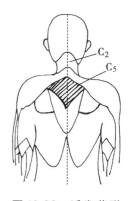

图 12-22 诱发菱形肌收缩的刷擦部位

缩；刷擦足底诱发腓肠肌的收缩。

3. **躯干连续刷擦的方法和部位** 刷擦颈部短屈肌、胸大肌的肌腹；刷擦腋窝前面诱发前锯肌收缩，先在仰卧位进行，后在俯卧位进行；刷擦脊神经后支区域诱发颈部伸肌；刷擦 C_5 区域诱发菱形肌收缩（图 12-22）；刷擦颈背部诱发躯干和颈部的伸展，诱发背阔肌腱使其达到扩胸目的。

（刘　曦）

第四节　Brunnstrom 技术

一、基本理论

（一）概述

Brunnstrom 技术由瑞典著名的物理治疗师 Signe Brunnstrom 确立，是用于偏瘫患者运动功能障碍的评价方法和治疗技术。1961 年，Brunnstrom 训练法作为神经生理学疗法在哥伦比亚大学物理疗法科应用并推广。Signe Brunnstrom 所提出的对中枢性瘫痪本质的认识，为康复医学的发展奠定了坚实的理论基础，她利用这个规律创立的一套治疗脑损伤后运动功能障碍的方法在国际上产生了很大的影响，为后来康复治疗技术的发展提供了宝贵的经验。

（二）基本治疗原理

1. **正确认识原始反射** 中枢神经系统结构的成熟是从脊髓向脑干等上位中枢进展的过程，与皮层下结构相比，大脑皮质的髓鞘化稍迟。新生儿出生后会具备许多运动反射，其中脊髓和脑干水平的原始反射在正常的运动发育过程中，会因高位中枢的成熟而被抑制。因此，Brunnstrom 认为原始反射的出现和肢体的共同运动模式都是正常运动发育过程中早期的必然阶段，会随着中枢神经系统的发育成熟而消失。脑损伤发生后，由于中枢神经系统受损，原始反射和肢体共同运动模式脱离上位中枢的抑制而被释放出来，成为偏瘫患者恢复正常的随意运动以前必须经过的阶段。

2. **合理利用异常模式** Brunnstrom 提出：中枢神经系统损伤之后的恢复过程是运动模式的变化，即通过联合反应 - 共同运动之后才会出现分离运动。那些异常的运动模式是恢复的必然阶段，没有必要也很难被抑制，而应该在恢复的早期阶段，利用这些运动模式来让患者活动自己的肢体，让患者看到自己仍然可以活动，从而刺激患者康复和主动参与的欲望，之后达到从共同运动模式向分离运动发展，最终实现患者进行独立运动的目的。

（三）中枢神经系统损伤后的恢复阶段

Brunnstrom 对偏瘫患者进行长期、细致的观察，注意到偏瘫的恢复几乎是一个固定的连续过程，提出了著名的恢复六阶段理论。

1. **阶段I** 弛缓阶段，患侧肌肉呈持续弛缓状态，肌张力消失。

2. **阶段II** 痉挛阶段，患肢开始出现运动，这种运动伴随着痉挛、联合反应和共同运动的特点，患者试图活动时出现不伴有关节活动的微弱肌肉收缩。

3. **阶段Ⅲ** 共同运动阶段，痉挛程度加重，患者可以进行随意运动但始终伴随着共同运动的特点。

4. **阶段Ⅳ** 部分分离运动阶段，痉挛程度开始减轻，运动模式开始脱离共同运动模式的控制，出现了部分分离运动的组合。

5. **阶段Ⅴ** 分离运动阶段，运动模式进一步脱离共同运动的模式，出现了难度较大的分离运动的组合。

6. **阶段Ⅵ** 协调运动阶段，痉挛消失，各关节可以完成随意运动，运动的协调性与速度接近正常。

从第3阶段过渡到第4阶段、向第5阶段发展时，是逐渐从肢体整体运动模式中脱离出来，引导不伴有共同运动的分离运动阶段。如手背到身体后面，肩胛带上提，肩关节伸展并稍外展，肘关节屈曲，将手伸向对侧腰后部，手背触后背的同时进行手的上、下运动。从第6阶段开始，分离运动充分，痉挛消失，肩、肘、前臂、手的单关节运动正常或接近正常，但可能手在精细动作方面有所欠缺，患手多可以进行活动或作为辅助手使用。

（四）原始反射

中枢神经系统损伤后，由于上运动神经元的损伤使低位运动中枢失去高位运动中枢的调节，导致已经被抑制、在脑发育未成熟时才存在的原始反射重新出现，成为病理性反射，如能适当地利用这些反射的特点，则可以促进损伤后的康复。

1. **紧张性颈反射（tonic neck reflex，TNR）** 紧张性颈反射是由于颈部关节和肌肉受到牵拉而引起的一种本体反射。引起反射的感觉末梢位于枕骨、寰椎、枢椎之间关节周围韧带的下方。冲动由感觉纤维经颈髓后根进入中枢神经系统，止于上两个颈节和延髓下部的网状结构内的中枢，最后通过反射弧传出通路，刺激肌梭的兴奋而引起反射活动。

紧张性颈反射包括对称性和非对称性两种。对称性紧张性颈反射（symmetric tonic neck reflex，STNR）是当颈后伸时双上肢伸展而双下肢屈曲，颈前屈时双上肢屈曲而双下肢伸展；非对称性紧张性颈反射（asymmetric tonic neck reflex，ATNR）是当身体不动而颈部旋转时，头转向侧的肢体趋向于伸展，而另一侧的肢体趋向于屈曲，如同拉弓射箭的姿势一样，又名"拉弓反射"。

对脑卒中患者来说，当从卧位向坐位转换伴屈颈低头时，由于对称性紧张性颈反射的影响，常因抬头导致下肢伸肌张力增高影响该动作的完成。当头转向健侧时，由于非对称性紧张性颈反射的影响，偏瘫侧的上肢屈肌张力增高，如果此时患者想伸展患侧上肢，就必须将头转向患侧。

2. **同侧屈伸反射** 是同侧肢体的单侧性反应。刺激上肢近端伸肌可引起同侧下肢伸肌收缩；相反，刺激上肢近端的屈肌可引起同侧下肢屈曲反射。

3. **交叉屈伸反射** 当一侧肢体近端的伸肌受到刺激时，会引起该肢体和对侧肢体的伸展倾向；反之，当屈肌受到刺激时，会引起该肢体和对侧肢体的屈曲倾向。

4. **阳性支撑反射** 当足底受到刺激时，引起踝关节跖屈及髋关节、膝关节伸展。

5. **紧张性腰反射** 指骨盆固定时让患者躯干上部旋转，躯干转向侧上肢屈肌和下肢伸肌肌张力增高，而对侧上肢伸肌和下肢屈肌肌张力增高。

（五）脑卒中后的运动模式

1. **联合反应（associated reaction）** 联合反应是脑卒中后的一种非随意性的运动和反射性的肌张力增高。当脑损伤患者健侧肢体进行抗阻运动或主动用力时，诱发患侧相应肌群不自主的肌张力增高或出现运动反应。联合反应是伴随患侧肌群肌张力的出现而出现的，软瘫期不存在联合反应。联合反应的强弱与痉挛程度相关，痉挛程度越高联合反应就越强，随着痉挛程度减弱联合反应也逐渐减弱，但只要痉挛存在联合反应就不会消失。患侧的联合反应导致的运动模式与健侧的运动相似，但不同于健侧，而是原始的运动模式的表现。如在仰卧位下，当健侧下肢抗阻内收时，患侧下肢出现相同的动作，下肢的这种联合反应又称为 Raimiste 现象（图 10-23）。应该注意的是，联合运动与联合反应是完全不同的两个概念，联合反应是病理性的，联合运动可见于健康人，是两侧肢体完全相同的运动，通常在要加强身体其他部位运动的精确性时才会出现。例如羽毛球、乒乓球、网球运动时非握拍手出现的运动。

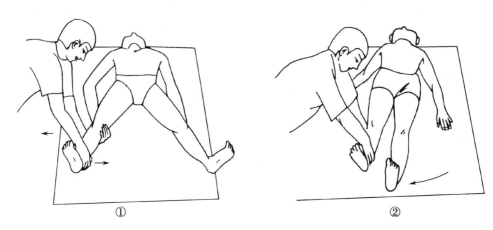

图 12-23　下肢联合反应 Raimiste 现象

2. 共同运动（synergy movement）　共同运动是偏瘫患者期望完成某项患肢活动时引发的一种不可控制的特定的运动模式，在用力时表现特别明显。从由意志诱发这一点来看是随意的，从运动模式不能随意改变这一点来看，它又是不随意的。共同运动是脊髓水平的原始粗大运动，是脊髓中支配屈肌的神经元和支配伸肌的神经元之间交互抑制（reciprocal inhibition）关系失衡的表现。患侧的上下肢都可以表现为屈曲共同运动模式和伸展共同运动模式。上、下肢共同运动特征见表 12-1。

表 12-1　上、下肢共同运动模式

		屈曲共同运动	伸展共同运动
上肢	肩胛带	上抬、后撤	前突
	肩关节	屈曲、外展、外旋	伸展、内收、内旋
	肘关节	屈曲	伸展
	前臂	旋后	旋前
	腕关节	掌屈、尺偏	背伸
	手指	屈曲	伸展
下肢	髋关节	屈曲、外展、外旋	伸展、内收、内旋
	膝关节	屈曲	伸展
	踝关节	背屈、外翻	跖屈、内翻
	足趾	伸展	屈曲

二、临床应用

（一）治疗顺序

Brunnstrom方法强调在早期充分利用姿势反射、联合反应、共同运动引出患者的运动反应，之后再从中分离出正常运动的成分，最终脱离异常运动模式向正常的、功能性的运动模式过渡。治疗方针为：①经常重视运动感觉；②早期患者在床上肢体位置的摆放；③利用共同运动的模式；④促进分离运动；⑤最后达到随意完成各种运动。其治疗原则要求任何治疗性的活动都必须以患者的恢复阶段为依据，因此要求治疗人员通过敏锐的判断力来决定合适的治疗措施以保证治疗效果。

1. 第Ⅰ阶段的治疗 主要的治疗目的是通过对健侧肢体施加阻力引出患侧肢体的联合反应或共同运动。常用方法有：①利用健侧上肢的屈曲抗阻收缩，诱发患侧上肢的屈肌收缩；②利用健侧下肢的屈伸，诱发患侧下肢的伸肌收缩。

2. 第Ⅱ~Ⅲ阶段 主要的治疗目的是利用联合反应、共同运动和部分原始反射，使运动成为功能性运动。常用方法有：①患侧屈肌痉挛时，使头转向患侧，利用非对称性紧张性颈反射的作用使患侧伸肘；②利用本体感受性刺激和局部皮肤刺激，促进较弱的肌肉收缩。

3. 第Ⅳ~Ⅴ阶段 主要的治疗目的是抑制共同运动模式的影响，加强随意运动。常用方法有：①患者屈肘90°，使肘部保持在体侧，训练前臂的旋前/旋后动作；②患者肩关节前屈30°~90°，肘关节保持伸展位时训练前臂旋前/旋后动作；③患者肩关节外展时，训练肘关节伸展；④手指抓握、放松、随意伸展等功能的训练。

（二）操作方法

1. 卧位和床上训练 早期床上卧位的正确姿势对预防挛缩畸形的发生起着重要作用。

（1）床上卧位：可以利用紧张性腰反射的作用，根据肢体肌张力的情况决定是否采取患侧卧位。如上肢屈肌痉挛的患者，患侧卧位有利于其保持伸展降低肌张力。由于对称性紧张性颈反射的影响，患者仰卧时，上肢屈肌及下肢伸肌处于优势状态，若患者已经出现该痉挛模式则尽量不采取仰卧位。

（2）床上训练：床上翻身时，嘱患者头先转向运动的那一侧，以此利用紧张性腰反射、非对称性紧张性颈反射的作用协助该动作的完成。患者需从健侧卧位起床时，头转向患侧，利用非对称性紧张性颈反射的作用使患肢伸展以便动作的完成。在髋关节、膝关节屈曲时利用下肢屈肌共同运动使踝关节背屈肌群收缩。

2. 坐位训练 尽早进行坐位训练有利于提高躯干控制能力，促进更多的功能恢复。

（1）坐位平衡：多数脑卒中初期的患者都不能保持正确坐位，有倾倒倾向。观察倾倒方向时，可让患者坐在有靠背的椅子上，先帮助患者躯干离开椅背、对称坐，待患者坐稳后去除帮助，观察是否向患侧倾倒。健侧躯干肌可出现收缩以控制躯干进一步倾斜，但这种控制能力往往是有限的，许多患者需要通过健手抓住椅子来保持平衡。应鼓励患者减少健手的支撑，养成自我调整坐位平衡的习惯，发生倾斜时主动向健侧调整。同时，应该从整体上提高躯干的控制能力，在提高患侧躯干肌群控制能力的同时也不要忽略健侧躯干肌的训练。

（2）坐位平衡反应的诱发训练：患者坐位时，治疗师用手向前、后、左、右推动患者，破坏其平衡状态后使患者重新调整重心维持平衡。操作前要向患者解释动作的目的和方法，但不要告诉患者向哪个方向推，否则将不能引出平衡反应。为了保护患侧肩关节，可让患者用健手托住患手，这种姿势还可以避免因健手抓握椅子而干扰躯干平衡反应的出现。向患侧倾斜明显时，可向倾斜的方向轻轻加力，以诱发健侧的代偿动作。做这些动作时必须加强对患者的安全保护，必要时可由另一名治疗师站在身后确保患者的安全。

（3）躯干前倾及躯干屈曲训练：躯干前倾是指躯干相对于大腿的屈曲运动，以髋关节为运动轴。其方法是让患者坐在靠背椅上，用健手托住患肘，必要时由治疗师托住患侧肘关节，诱导躯干和上肢的运动。患者躯干平衡能力差时，会出现患侧下肢外展（髋关节外展、外旋），这不利于患腿的负重，治疗师可用自己的膝部给予帮助使患侧膝部保持稳定。

（4）躯干旋转训练：治疗师位于患者的身后，双手分别放在患者两侧的肩峰上。开始训练时，嘱患者目视前方，治疗师协助患者躯干的旋转并逐渐增加躯干旋转的角度。逐渐过渡到不仅完成躯干与骨盆的旋转，而且完成头、颈与躯干的旋转。最后，在完成躯干向一侧旋转的同时，头向另一侧做最大限度的旋转。这一活动产生的是躯干 - 颈 - 上肢模式，活动中肩部屈肌、伸肌的共同运动交替出现，紧张性颈反射及紧张性腰反射得到强化，共同运动的要素增强。对不能诱发随意运动的患者也能利用伸肌共同运动诱发躯干旋转。

（5）头、颈运动：头颈部运动受神经肌肉控制，利用头颈部运动可以作为肩胛带运动诱发训练诱发患者的肩胛带运动。患侧上肢放在面前的治疗台上，在外展位时屈肘，支撑前臂和手。治疗师一手扶患者肩部，另一手放患侧的耳后。让患者用耳朵接触肩峰，治疗师用手给予抵抗，当阻力足够大时，可诱发肩上举及耸肩的活动。

（6）肩关节的活动：肩痛与肩关节周围的肌肉痉挛关系明显，当有肩痛时肌紧张程度增大，被动活动会给患者造成很大痛苦。如果在坐位下，进行躯干前倾的同时进行此动作则可以减少痛苦。当坐位躯干前倾时，治疗师托住患侧肘部，当躯干的前倾角度加大时，肩关节的活动范围也增大，以这种间接的方式获得肩的无痛运动。

（7）髋关节的活动：当坐位躯干后倾时，髋屈肌发生反应性的收缩。当躯干后仰时，髋关节屈肌及腹肌收缩以使姿势还原。这些躯干相对于下肢的活动，既是平衡训练，又是髋关节屈肌的活动。实际上，在坐位下重心后移时，躯干平衡是利用髋关节屈肌的活动来实现的。

3. 引导联合反应和共同运动

（1）屈肘：嘱患者健侧上肢屈肘，在屈肘过程中治疗师施加阻力，由于联合反应的作用，在健肢的过度用力时患侧上肢也可出现屈肘动作。若让患者面向健侧，由于非对称性紧张性颈反射的影响，此时可进一步强化屈肘的动作；通过牵拉患侧的近端引起上肢的屈曲反应；也可轻叩斜方肌、肱二头肌引起上肢屈肌的共同运动。另一个可引起上肢屈肌共同运动的方法是从刺激肩胛上提开始，嘱患者头向患侧屈使头接近肩，在此过程中治疗师给予头和肩分开的阻力，以此加强斜方肌和肩胛提肌的收缩。

（2）伸肘：患者仰卧，健肢抵抗治疗师的阻力伸展，通过联合反应引导患侧上肢伸展，如让患者的头转向患侧，则由于非对称性紧张性颈反射的影响进一步加强伸展运动；也可轻叩患侧胸大肌、肱三头肌或牵拉前臂肌群引起上肢伸肌共同运动。

（3）双侧抗阻划船样动作：利用来自健侧肢体和躯干的本体冲动对脑卒中患者难以进行的推、拉或往复运动进行促进。患者与治疗师对面而坐，相互交叉前臂再握手做类似划船时推拉双桨的动作，向前推时前臂旋前，向回拉时前臂旋后。治疗师在健侧施加阻力以引导患侧用力。

（4）下肢屈 / 伸共同运动：患者仰卧，健侧下肢伸展，治疗师从足底施压，嘱患者健侧下肢做抗阻跖屈动作，以此引导患侧下肢的屈肌共同运动；患者仰卧，健侧下肢伸展，治疗师从足背施压，嘱患者健侧下肢做抗阻背屈动作，以此引导患侧下肢的伸肌共同运动。

（5）下肢外展 / 内收的诱发：将患者双下肢置于外展位，然后嘱健侧下肢内收，在此过程中治疗师施加阻力，通过 Raimiste 现象引导患侧下肢的内收；若欲引导患侧下肢的外展共同运动，将双下肢均置于中间位，然后嘱患者健侧下肢抗阻外展，以此引导患侧下肢的外展。

4. 引导分离运动 当共同运动充分时，如患侧的手能够完成抓同侧耳朵的动作等，则需要将共同运动的成分进行分离，来引导分离运动。

（1）肘关节屈 / 伸的分离运动：上肢的屈肌共同运动为肘关节屈曲时伴有肩关节的外展。引导分离运动时则是将肘关节的活动脱离肩关节的影响。患者坐位，将肘置于面前的桌子上，然后进行肘关节的屈伸活动；或者，治疗师托住患侧肘关节使上肢水平前伸，然后要求患者用手触摸对侧肩部再将其回到上肢伸展位。

（2）手指的屈曲 / 伸展：当手指能够完全屈曲时，需要练习拇指与手指的相对运动，嘱患者握拳，拇指在四指外，然后拇指向小指方向滑动；也可将四指伸开，用拇指分别沿四指的指尖划向指根；或将四指伸展，然后保持指间关节的伸展，练习独立的屈曲和伸展掌指关节。

（3）下肢的屈曲 / 伸展：患者双杠内站位，练习小幅度的膝关节屈曲和伸展；也可以嘱患者在患腿摆动时练习踝关节的背屈和跖屈。

5. 日常生活练习 生活中利用共同运动的举例，上肢伸展内收时旋转门把手；用患手梳头；将外衣搭在前臂上；患手握皮包带；患手拿牙刷等小东西、抓火柴盒等；书写时用患手固定纸；患手穿衣袖；利用患侧上肢和躯干夹住物体等。

（刘　曦）

第五节　本体神经肌肉促进技术

一、概述

本体神经肌肉促进技术（proprioceptive neuromuscular facilitation，PNF），是由美国的神经生理学家 Herman kabat 在 20 世纪 40 年代创立的并在脊髓灰质炎患者的康复治疗中使用。物理治疗师 Margaret knott 和 Dorothy voss 参与了此项技术的发展工作，并把 PNF 技术的应用范围从治疗小儿脊髓灰质炎与骨科疾患的康复治疗，逐步扩展到治疗中枢神经系统障碍的康复治疗。在 1956 年，由 Susan S.Adler 等人合作发表了第一部关于 PNF 理论与技术的专著书籍 -《PNF 的模式与技术》，促进了 PNF 技术的推广与普及。

（一）基本概念

本体神经肌肉促进技术，又叫 PNF 技术，是通过对本体感受器刺激，达到促进相关神经肌肉反应，以增强相应肌肉的收缩能力的目的，同时通过调整感觉神经的异常兴奋性，以改变肌肉的张力，使之以正常的运动方式进行活动的一种康复训练方法。

PNF 是一种治疗理念，是一种全新的哲学思想，即所有人类包括那些残疾人，都具有尚未被利用的潜能（Kabat1950）。由此 PNF 技术有一些基本原则：① PNF 是一种整体性的方法：每次治疗均是直接作用于整体个人，而不是针对特定障碍或身体躯段；②基于所有患者都存在尚未开发的潜力，治疗师将集中精力调动患者的潜能；③治疗方案始终是积极的，在身体和心理两个层面上加强并利用患者可进行的活动；④治疗的主要目的是帮助患者达到最高功能水平；⑤为了达到最高功能水平，治疗师将运动控制与运动学习的原理相结合。包括对身体结构水平、活动水平以及参与水平的治疗。

（二）基本的神经生理学原理

1. **交互神经支配（或交互神经抑制）** 当主动肌收缩时，拮抗肌的活动会受到抑制。在人体的协调活动中，交互神经支配是必要的组成部分。PNF 技术中的放松技术是利用了此原理。

2. **连续性诱导** 拮抗肌受刺激产生肌肉的收缩后，可引起主动肌的兴奋使之产生收缩。PNF 技术中涉及的逆转技术就是利用了这种特性。

3. **扩散** 当刺激的强度和数量增加时，人体产生反应的强度和传播速度也随之增加。这种反应可以是兴奋性的或者是抑制性的。

4. **后续效应** 停止刺激后，其反应仍会持续。随着刺激强度及时间的增加，延续的作用也随着增加。在持续静态肌肉收缩后，其肌力增加的现象是后续效应的结果。

5. **时间总和** 在特定的时间内，连续阈下的刺激的总和造成神经肌肉的兴奋。

6. **空间总和** 同时在身体的不同部位给予阈下的刺激，这些刺激可以相互加强引起神经肌肉的兴奋。时间和空间的总和可以获得较大的躯体活动。

二、治疗技术

（一）基本手法与程序

1. **手法接触（manual contact）** PNF 技术主要是通过刺激本体感受来达到促进神经肌肉产生反应，治疗师手的抓握刺激患者皮肤感受器和其他压力感受器。这种接触给患者有关运动正确方向的信息，加在肌肉上的压力可帮助该肌肉增加收缩的能力，手与躯干的接触通过促进躯干的稳定间接地帮助四肢运动。治疗师的手部放置应沿运动的相反方向施加阻力。为控制运动及抵抗旋转，治疗师使用蚓状肌抓握（图 12-24）。该抓握的压力来自于掌指关节的屈曲，蚓状肌抓握能使治疗师很好地控制运动而不会因挤压或给予身体骨骼的压力太大而引起患者疼痛（图 12-25、图 12-26）。

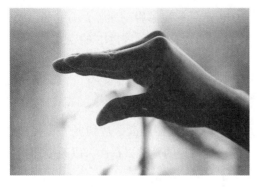

图 12-24　蚓状肌抓握

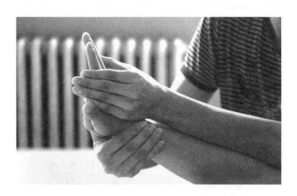

图 12-25　用于手臂屈曲 - 内收 - 外旋模式

2. **阻力（resistance）**　大部分 PNF 技术是从阻力的疗效中发展起来的。由阻力而产生的主动肌肉张力是最有效的本体感觉促进，刺激的大小直接受阻力大小的影响，这种刺激可反射性地影响同一关节或相邻关节协同肌的反应，而且能从近端传播到远端，也能从远端传播到近端。阻力的施加应引起所治疗的肌群以不同方式（等张或等长）进行收缩。在治疗活动过程中提供的阻力的大小必须适合患者的病情和活动目标，我们称之为最佳阻力。重要的是阻力不能引起疼痛和不必要的疲劳。

3. **扩散和强化（irradiation and reinforcement）**　扩散是指肌肉组织受到刺激后所产生的反应扩散至其他肌肉组织的现象。此种反应可以诱发或抑制肌肉的收缩，可在协同肌和动作模式的出现。强化是通过对较强肌肉活动阻力的施加指导较弱肌肉的收缩，使其所产生反应的强度增加或影响范围扩大。例如：通过对双侧髋关节屈曲施加阻力，引起腹部肌肉产生收缩等（图 12-27）。

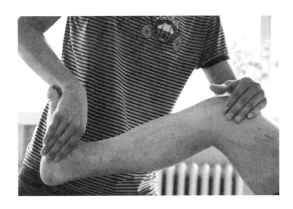
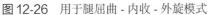
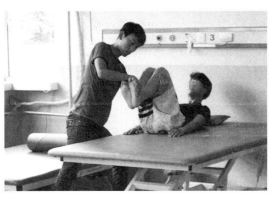

图 12-26　用于腿屈曲 - 内收 - 外旋模式　　　　图 12-27　抗阻屈髋引起躯干屈曲收缩

4. **牵伸（stretching）**　肌肉被牵伸到一定程度后或收缩致肌张力增加时，就会产生牵张反射。牵张反射分为两部分，第一部分是短潜伏时的脊髓反射，它几乎不产生力，没有什么功能意义；第二部分为功能性牵拉反应，有一个较长的潜伏期，可产生较有力的、功能性的活动。牵张反射可用于激发自主运动，增强较弱肌肉收缩的力量和反应速度，同时，也有利于姿势的控制。在实际操作中，治疗师要充分地调动患者的主动性，给予适时的指令或言语刺激，并对牵拉后肌肉产生的收缩给予一定的阻力，这样才可进一步提高疗效。

5. **牵引和挤压（traction and approximation）**　牵引是对躯干或四肢的拉长。一方面牵引使得肌肉被拉长，易形成牵张刺激。另一方面，牵拉可增大关节间隙，使关节面分离激活关节感受器，促进了关节周围肌肉（特别是屈肌）的收缩。一般来讲，牵引主要用于关节的屈曲及抗重力的运动。在实际操作中，牵引力应逐渐增加，治疗师依据患者的具体状况，可以施加于活动范围的某一部分，也可贯穿运动的全范围，并与阻力适时地结合运用。

挤压是对躯干或四肢关节的压缩，使关节间隙变窄，从而激活了关节感受器，增加了关节稳定和负重能力，提高了抗重力肌肉的收缩，促进了直立反应。挤压可分为快速和慢速两种方式，快速挤压用于引出反射性反应；慢速挤压是缓慢地给予患者一个挤压的感觉，直至其无法忍受。例如：患者在立位或坐位姿势下，治疗师给予持续性挤压，用于使患者躯干产生反射性伸展的动作等。

6. **时序（timing）**　时序是指运动发生的先后次序。一方面正常运动的发育遵循着一定的顺序（即由头到脚，由近端到远端的顺序）；肢体运动时首先需要身体中心保持稳定。运动控制能力的发育也遵循着一定的顺序（即可动性、稳定性、控制性和技巧）；另一方面，日常的功能性活动也是具有一个平滑的过程及身体各部协调运动的顺序。

PNF 技术中顺序的含义除了包含上述内容以外，还预示着治疗师在实际操作中，依据患者的具体状况，诱发或抑制肢体各部进行活动的次序。一般是先由肢体较强部位的活动开始，之后把其产生的效应逐步扩散到弱的部位，使之产生相应的活动。或者治疗师在对患者进行某一单项活动过程中，何时诱发肌肉产生等长收缩或等张收缩的时间和顺序等。

7. **身体姿势和身体力学**（body position and body mechanics） 治疗师所处的位置与预定运动方向一致的时候可以更有效地控制患者的运动。治疗师的身体应该和正确的运动和力保持在同一直线，为了正确对齐，治疗师的肩和骨盆应该面向运动的方向，手和手臂也应该和运动的方向一致，双脚分开呈"丁"字步，与运动方向保持一致。治疗师的前脚指向运动的方向，可进行下肢灵活地屈伸动作；后脚的主要功能是当治疗师重心后移时，起到稳定身体的作用。双脚的位置或"丁"字步的指向要随着运动方向的改变而转换。另外，治疗师还应合理地利用自身的体重给患者实施一个较长时间，并给予一定阻力的治疗，尽可能地放松手臂与手，用以及时感受患者身体对运动完成的反应，同时还要让自己的背部尽可能地直立，不致产生过度疲劳或扭伤（图12-28）。

8. **言语刺激（指令）**（verbal stimulation commands） 言语指令是要患者知道动作该如何做以及何时做，使用言语指令是针对患者而非其身体的任何一部分。指令一般分为三部分：

（1）预备指令：患者运动前的指令，其目的是要患者明确运动的方式、方向及训练的目的，准备好活动，预备指令必须是清楚明确的。

（2）活动中的指令：活动中的指令和运动结合以训练出希望的运动，反复给予运动指令以鼓励做更大的努力或改变运动方向。

（3）纠正指令：告诉患者如何纠正和改变活动。

9. **视觉**（vision） 来自视觉系统的反馈能促进更用力的肌肉收缩，可以协助患者控制或改正其姿势或动作。在实际操作中，治疗师令患者的眼睛始终注视肢体运动的轨迹，患者眼球的活动可以使其头部产生相应的运动，同时，对身体其他部位动作的完成，又起到积极地推动作用。另外，视觉接触也是治疗师与患者间的一种沟通方式，使得治疗的动作更为容易地、有效地完成（图12-29）。

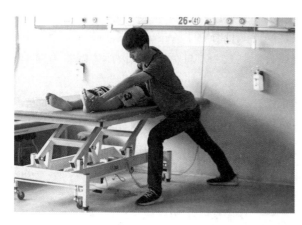

图12-28 腿部屈曲-外展-内旋模式中治疗师的身体姿势

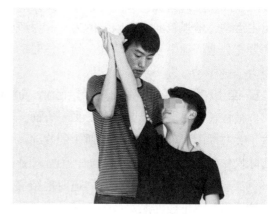

图12-29 视觉提示

10. **模式**（pattern） 促进的模式认为是PNF基本程序之一。具体见下面的（三）基本运动模式与手法操作。

（二）特殊手法技术

1. **节律性启动**（rhythmic initiation）

（1）方法：让患者肢体尽可能地保持松弛，在现有的关节活动范围内先被动地、缓慢地、有节

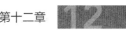

律地活动肢体数次，并告知患者感受运动的感觉，接着让患者参与运动，反复地完成数次辅助主动运动后，最后让患者主动或稍微抵抗治疗师给予阻力的情况下完成相同的动作。

（2）适应证：发起运动困难；运动太快或太慢；运动不协调或有节律障碍，即共济失调和僵硬；调节肌肉紧张度。

2. 等张组合（Isotonic combination）

（1）方法：整个关节活动度内主动抗阻运动（向心性收缩）。在关节活动度末端，治疗师让患者停留在这一位置（稳定性收缩）。当达到稳定后，治疗师让患者缓慢地向起始位运动（离心性收缩）。在不同的肌肉活动之间没有放松，并且治疗师的手保持在相同的位置。

（2）适应证：离心收缩运动的控制降低；缺乏协调或向需要的方向运动的能力不足；主动关节活动度降低；在关节活动度中缺乏主动运动。

3. 动态反转（dynamic reversal）

（1）方法：治疗师在患者运动的一个方向施加阻力，至理想活动范围的末端时，远端的手迅速转换方向，诱导患者向着相反的方向运动，且不伴有患者动作的停顿或放松。在进行此种技术操作时，治疗师手的变换要快速、准确，不能造成患者的肢体在空中的某处产生停留。动态反转技术分为快速（快逆转）和慢速（慢逆转），临床上常用慢速反转技术，操作时一般以较强的模式作为收缩的开始，以较弱的模式作为收缩的结束。

（2）适应证：主动关节活动范围降低；主动肌无力；改变运动方向的能力降低；肌肉运动时开始变得疲劳；高张力肌群的松弛。

4. 节律性稳定（rhythmic stabilization）

（1）方法：治疗师抵抗主动肌群等长收缩，患者保持相应的姿势不变且不尝试运动。随着患者抵抗力不断增加，慢慢增加阻力。当患者完全反应时治疗师移动一只手开始抵抗远侧的拮抗运动，转变阻力时治疗师与患者均不放松。缓慢增加新的阻力，患者开始反应时治疗师也移动另一只手抵抗拮抗运动。根据患者的情况应用牵引或挤压。

（2）适应证：关节活动度降低；疼痛，尤其是开始运动时疼痛；关节不稳定；平衡能力降低、拮抗肌群无力。

5. 反复牵拉（repeated stretch）或反复收缩（repeated contractions）

（1）方法：此技术是根据在中枢神经传导通路上进行反复刺激可使神经冲动传导变得容易的理论得来的。它是一种强化主动肌肌力的技术，通过在起始范围或全活动范围中的某一部分或全部对肌肉反复进行牵拉刺激，从而在肌肉被拉长（起始位）或收缩紧张状态下（全范围中）拉长肌肉的张力加拍打引出牵拉反射，达到提高主动肌收缩能力与扩大增加主动关节活动范围的目的。

（2）适应证：肌无力（肌力仅为1、2级）、由于肌无力或强直而不能起始运动、疲劳、运动知觉降低的患者。但对于合并有关节不稳定、疼痛、肌肉或肌腱损伤、骨折或严重骨质疏松的患者，此技术禁用。

6. 收缩 - 放松（contract-relax）

（1）方法：治疗师先被动地或令患者主动地把受限的肢体放置在被动关节活动范围的末端，要求对受限制的肌肉或模式进行强烈收缩（拮抗肌）。在肌肉收缩维持5~8秒后，让患者充分地放松肢体，再被动或令患者主动地把受限的肢体放置在新的关节活动范围的末端，重复上述的动作，直到不能获得更大的关节活动范围。在进行此种技术反复操作时，治疗师一定争取把每次关节活动范围末端的点逐步向前推移，同时，尽可能地把主动肌的被动活动逐步变为主动或抗阻的等张收缩。

（2）适应证：关节活动范围受限。

7. 保持 - 放松（hold-relax）

（1）方法：治疗师先令患者主动地把受限的肢体放置在主动或无痛关节活动范围的末端，然后对制约关节活动的拮抗肌或旋转肌进行较强的等长收缩。在肌肉收缩维持 5~8 秒后，让患者充分地放松肢体，再令患者主动地把受限的肢体放置在新的主动或无痛关节活动范围的末端，重复上述的动作，直到不能获得更大的关节活动范围。在进行此种技术操作时，治疗师一定不能加剧患者疼痛的程度，应通过提高相应肌肉收缩的力度来逐步地扩大关节活动的无痛范围。

（2）适应证：多用于因疼痛引起的关节活动范围受限。肌肉在疼痛点处，可获得充分地放松；等张收缩太强以致于难于控制。

8. 重复（Repeat）

（1）方法：将患者调整在活动结束的位置，此时所有主动肌均缩短。保持这个位置，同时治疗师抵抗所有的成分，使用所有基本程序以促进患者的肌肉。让患者放松，运动患者被动地短距离回到相反的方向，然后让患者回到结束的位置。每次重复运动时，进一步地向运动起始位置移动，挑战患者完成更大范围的运动。

（2）适应证：训练或引导功能活动。

三、 基本运动模式与手法操作

（一）运动模式

PNF 的运动模式是在三个层面同时发生的组合运动模式，即在矢状面实施肢体的屈曲和伸展；在冠状面实施肢体的外展和内收或脊柱侧屈；在横断面实施肢体或躯干的旋转。因此，有人又称其为"螺旋对角交叉式"的运动模式（图 12-30）。由于有交叉的运动成分，其活动跨越人体的中线，从而促进了身体两侧之间的相互影响与认知。"螺旋对角交叉"式的运动模式与日常生活动作中最主要的动作模式最为符合，在大脑皮质中也是最为熟悉、最易巩固的运动模式，所以，对于患者的康复也是最有效的。

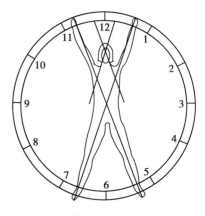

图 12-30　模式："螺旋线"和"对角线"

模式的命名：PNF 的运动模式根据肢体的关节分为屈曲和伸展模式，为了区别解剖学上在矢状面所发生的肢体屈曲和伸展，分别在各自的前面加上了英文大写的"D"（diagonal），用于表示对角的意思，并把屈曲和伸展也分别用英文大写表示：F 和 E（flexion 为屈曲，extension 为伸展），而对于每个关节又都有两个相互交叉的运动方向，因此，就有了 D1F、D1E 和 D2F、D2E 的运动模式。模式的分类：PNF 运动模式分为单侧和双侧，单侧是指一侧肢体的上肢或下肢；双侧是指双侧肢体的上肢或下肢。双侧又分为对称性和非对称性、对称性交叉和非对称性交叉。

（二）上肢运动模式

1. 基本模式

（1）屈曲—内收—外旋：表 12-2，图 12-31。

表 12-2　上肢 D1F 的运动模式

关节	运动	主要参与的肌肉
肩胛骨	上提、外展、外旋	斜方肌、前锯肌(上部)
肩	屈曲、内收、外旋	胸大肌(上部)、三角肌(前部)、肱二头肌、喙肱肌
前臂	旋后	肱桡肌、旋后肌
腕	屈曲、桡侧偏	桡侧腕屈肌、掌长肌
手指	屈曲	指屈肌、蚓状肌、骨间肌
拇指	屈曲、内收	拇屈肌(长肌和短肌)、拇内收肌

（2）伸展—外展—内旋：表 12-3，图 12-32。

表 12-3　上肢 D1E 的运动模式

关节	运动	主要参与的肌肉
肩胛骨	下降、内收、内旋	菱形肌
肩	伸展、外展、内旋	背阔肌、三角肌、肱三头肌、大圆肌、肩胛下肌
前臂	旋前	肱桡肌、旋前肌
腕	伸展、尺侧偏	尺侧腕屈肌
手指	伸展	指长伸肌、蚓状肌、骨间肌
拇指	外展、伸展	拇外展肌

（3）屈曲—外展—外旋：表 12-4，图 12-33。

表 12-4　上肢 D2F 的运动模式

关节	运动	主要参与的肌肉
肩胛骨	上提、内收、外旋	斜方肌、肩胛提肌、前锯肌
肩	屈曲、外展、外旋	三角肌(前部)、肱二头肌(长头)、喙肱肌、冈上肌、冈下肌、小圆肌
前臂	旋后	肱二头肌、肱桡肌、旋后肌
腕	伸展、桡侧偏	桡侧腕伸肌
手指	伸展	指长伸肌、骨间肌
拇指	伸展、外展	拇伸肌(长肌和短肌)、拇长展肌

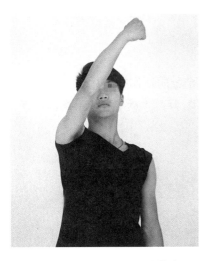

图 12-31　上肢 D1F 运动模式

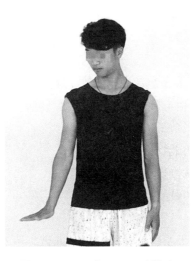

图 12-32　上肢 D1E 运动模式

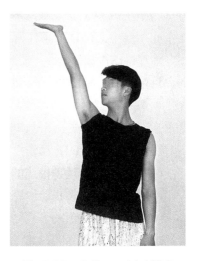

图 12-33　上肢 D2F 运动模式

（4）伸展—内收—内旋：表 12-5，图 12-34。

表 12-5　上肢 D2E 的运动模式

关节	运动	主要参与的肌肉
肩胛骨	下降、外展、内旋	前锯肌（下部）、胸小肌、菱形肌
肩	伸展、内收、内旋	胸大肌、大圆肌、肩胛下肌
前臂	旋前	肱桡肌、旋前肌
腕	屈曲、尺侧偏	尺侧腕屈肌、掌长肌
手指	屈曲	指屈肌、蚓状肌、骨间肌
拇指	屈曲、内收	拇屈肌（长肌和短肌）、拇内收肌、拇对掌肌

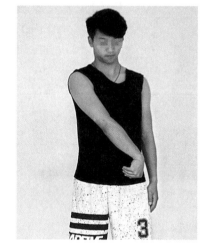

2. **手法操作**　在进行 PNF 运动模式的手法操作之前，操作者必须熟练掌握所要进行部位屈曲与伸展的运动模式与运动方向。在进行上肢运动模式的手法操作时，操作者应面向患者手的方向站立，并随着手的移动而改变站立的方向。患者的上肢先放置于起始位（上肢的伸展位就是上肢屈曲动作的起始位，反之亦然），操作者双手先交叉，再打开。例如：在患者上肢屈曲运动的起始位（伸展位）时，操作者近端手放置于患者的手部，给予手部与腕部阻力，远端手放置于患者同侧的上臂，给予肩关节运动方向的阻力；在运动过程中，操作者的身体或肢体不能影响患者的运动轨迹，其双手由交叉变为打开，最终完成整个动作。

图 12-34　上肢 D2E 运动模式

（1）上肢 D1F 运动模式的手法操作

起始位：上肢 D1E 动作模式的最终位。

治疗师的手法操作：

近端手 - 患者手掌的中部，给予手指、腕关节屈曲与前臂旋后动作的阻力。注意不要接触患者手的背部。

远端手 - 患者上臂的上、内侧，给予肩关节屈曲、内收、外旋三个方向动作的阻力。

终止位：上肢 D1F 动作模式的最终位。

（2）上肢 D1E 运动模式的手法操作

起始位：上肢 D1F 动作模式的最终位。

治疗师的手法操作：

近端手 - 患者上臂的下、外侧，给予肩关节伸展、外展、内旋三个方向动作的阻力。

远端手 - 患者手背部，给予手指与腕关节伸展、前臂旋前动作的阻力。注意不要把手指放置于患者手指间，以免诱发手指的内收与屈曲。

终止位：上肢 D1E 动作模式的最终位。

（3）上肢 D2F 运动模式的手法操作

起始位：上肢 D2E 动作模式的最终位。

治疗师的手法操作：

近端手 - 患者手的背部，给予手指、腕关节伸展与前臂旋后动作的阻力。注意不要把手指放置于患者手指间，以免诱发手指的内收与屈曲。

远端手 - 患者上臂的上、外侧，给予肩关节屈曲、外展、外旋三个方向动作的阻力。

终止位：上肢 D2F 动作模式的最终位。

（4）上肢 D2E 运动模式的手法操作

起始位：上肢 D2F 动作模式的最终位。

治疗师的手法操作：

近端手 - 患者上臂的下、内侧，给予肩关节伸展、内收、内旋三个方向动作的阻力。

远端手 - 患者手掌的中部，给予手指、腕关节屈曲与前臂旋前动作的阻力。

终止位：上肢 D2E 动作模式的最终位。

（三）下肢运动模式

1. 基本模式

（1）屈曲—内收—外旋：表 12-6，图 12-35。

表 12-6 下肢 D1F 的运动模式

关节	运动	主要参与的肌肉
髋关节	屈曲、内收、外旋	腰大肌、髂肌、内收肌、缝匠肌、耻骨肌、股直肌
踝关节	背屈、内翻	胫骨前肌
足趾	伸展	踇伸肌、趾屈肌

（2）伸展—外展—内旋：表 12-7，图 12-36。

表 12-7 下肢 D1E 的运动模式

关节	运动	主要参与的肌肉
髋关节	伸展、外展、内旋	臀中肌、臀大肌(上部)、腘绳肌
踝关节	跖屈、外翻	腓肠肌、比目鱼肌、腓骨肌(长肌和短肌)
足趾	屈曲	踇屈肌、趾屈肌

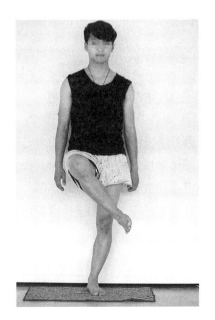

图 12-35　下肢 D1F 运动模式

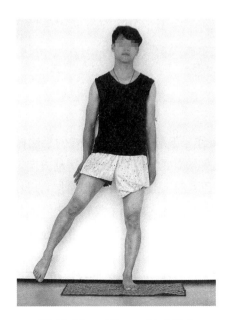

图 12-36　下肢 D1E 运动模式

（3）屈曲—外展—内旋：表 12-8，图 12-37。

表 12-8　下肢 D2F 的运动模式

关节	运动	主要参与的肌肉
髋关节	屈曲、外展、内旋	阔筋膜张肌、股直肌、臀中肌、臀大肌
踝关节	背屈、外翻	腓骨肌
足趾	伸展	踇伸肌、趾伸肌

（4）伸展—内收—外旋：表 12-9，图 12-38。

表 12-9　下肢 D2E 的运动模式

关节	运动	主要参与的肌肉
髋关节	伸展、内收、外旋	内收大肌、臀大肌、腘绳肌、外旋肌
踝关节	跖屈、内翻	腓肠肌、比目鱼肌、胫骨后肌
足趾	屈曲	踇屈肌、趾屈肌

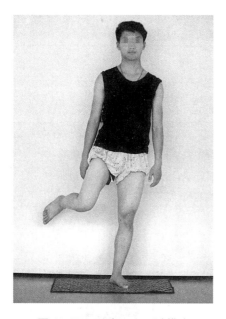

图 12-37　下肢 D2F 运动模式

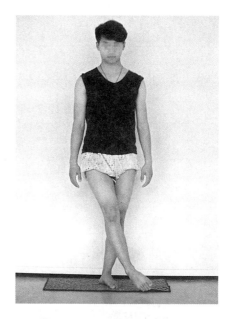

图 12-38　下肢 D2E 运动模式

2. 手法操作　下肢 PNF 运动模式的手法操作与上肢的手法操作一样，即操作者必须熟练掌握所要进行部位屈曲与伸展的运动模式与运动方向。在进行下肢运动模式的手法操作时，操作者也应面向患者站立，把患者的下肢先放置于起始位。操作者的双手可以摆放于患者的踝和足部，也可以把近端手放置于患者的大腿部，远端手放置于患者的足部给予下肢动作的阻力。在运动过程中，操作者一定要保持身体重心的稳定，以免影响患者下肢动作的完成。

（1）下肢 D1F 运动模式的手法操作

起始位：下肢 D1E 动作模式的最终位。

治疗师的手法操作：

近端手 - 患者膝关节内侧，给予髋关节内收、外旋动作的阻力。注意手掌根部不要接触患者膝关节的外侧。

远端手 - 患者足背部，给予髋关节屈曲、足背屈与内翻动作的阻力。

终止位：下肢 D1F 动作模式的最终位。

（2）下肢 D1E 运动模式的手法操作

起始位：下肢 D1F 动作模式的最终位。

治疗师的手法操作：

近端手-患者膝关节外侧，给予髋关节外展、内旋动作的阻力。注意手指不要接触患者膝关节的内侧。

远端手 - 患者足底，给予髋关节伸展、足跖屈与外翻动作的阻力。

终止位：下肢 D1E 动作模式的最终位。

（3）下肢 D2F 运动模式的手法操作

起始位：下肢 D2E 动作模式的最终位。

治疗师的手法操作：

近端手 - 患者膝关节外侧，给予髋关节外展、内旋动作的阻力。注意手指不要接触患者膝关节的内侧。

远端手 - 患者足背，给予髋关节屈曲、足背屈与外翻动作的阻力。

终止位：下肢 D2F 动作模式的最终位。

（4）下肢 D2E 运动模式的手法操作

起始位：下肢 D2F 动作模式的最终位。

治疗师的手法操作：

近端手 - 患者膝关节内侧，给予髋关节内收、外旋动作的阻力。注意手掌根部不要接触患者膝关节的外侧。

远端手 - 患者足底，给予髋关节伸展、足跖屈与内翻动作的阻力。

终止位：下肢 D2E 动作模式的最终位。

PNF 技术除了应用上述单侧上、下肢基本运动模式外，还有一些针对头部、颈部、躯干、肩胛、骨盆、单侧肘关节、单侧膝关节的屈伸运动模式以及双侧对称性、非对称性等不同运动方向的手法操作技术，由于篇幅所限，在此就不做详细地描述。部分见融合教材。

四、临床应用

临床治疗过程是为每一位患者建立最合适治疗的系统过程。我们的治疗寻求帮助每一位患者获得尽可能高的功能水平。在强化功能训练中，PNF 原理通过正面的方法动员患者残存的功能，使患者获得尽可能高的功能水平，作一个尽可能完整的人。因此，在进行 PNF 技术前，要求我们做一个完整而精确的功能评估，确定患者目前的功能范围和功能障碍范围。此外，我们还要了解患者的个人目标。根据这个评估以及患者的个人目标，应用 PNF 原理，我们将利用患者的能力、强壮部分和患者自己目标的信息，建立有效的治疗。

（一）适应证

PNF 技术经过半个多世纪的发展，已经被广泛用于骨科和多种神经疾患的康复治疗，如骨关节疾病、软组织损伤等疾患和脑卒中后偏瘫、脑瘫、脑外伤、脊髓损伤、帕金森病、脊髓灰质炎后的运动功能障碍的恢复等。

（二）禁忌证

由于 PNF 技术中涵盖基础与特殊的手法，并在整个治疗过程中需要患者的理解与积极配合，所以在临床操作时，对于患者治疗部位合并有开放性损伤或皮肤感觉障碍、皮肤感染、骨折或骨折未愈合、听力障碍、对命令不能准确反应的婴幼儿、无意识、骨质疏松、血压非常不稳定等情况时，不宜采用 PNF 的治疗手法。

（三）临床治疗

治疗师在使用 PNF 技术对患者进行治疗时，应根据患者的肌肉、关节及其他相关情况，选择适当的方法和程序，并随着病情的变化和功能改善情况随时加以调整，其过程需深入细致、充分调动患者潜力，在不引起疼痛和明显疲劳的情况下进行。

下面就一些具体问题的治疗程序、促进技术和运动模式的组合简单举例说明。

1. 疼痛

（1）程序：①间断治疗：训练患侧，通过扩散效应影响患侧；②应用不引起紧张或疼痛的阻力；③双侧运动；④牵拉；⑤舒适的体位。

（2）技术：①节律稳定；②维持 - 放松；③稳定逆转。

（3）组合：①等张组合之后使用维持 - 放松；②（缓慢）动态逆转之后使用节律稳定。

2. 肌力和主动关节活动度下降

（1）程序：①适宜的阻力；②强调节律；③牵张；④牵拉或推挤；⑤患者的体位。

（2）技术：①起始端重复牵张；②全范围重复牵张；③等张组合；④拮抗肌的（缓慢）动态逆转；通过较强的拮抗肌刺激主动肌；防止或减轻疲劳。

（3）组合：①拮抗肌的动态逆转，结合较弱运动模式的全范围重复牵张；②较弱运动模式的全范围重复牵张以后，在活动较强的位置使用节律稳定。

3. 被动关节活动度下降

（1）程序：①强调节律；②牵拉；③适宜的阻力。

（2）技术：①收缩 - 放松或维持 - 放松；②拮抗肌的稳定逆转；③节律稳定。

（3）组合：①在新的活动范围内应用等张组合之后进行收缩 - 放松；②在新的活动范围内应用动态逆转之后进行收缩 - 放松；③拮抗肌的动态逆转之后进行节律稳定或稳定逆转。

4. 协调和控制能力下降

（1）程序：①运动模式；②徒手接触（"夹状手"）；③视觉刺激；④适当的语音提示；⑤随着功能的改善逐渐减少促进技术的使用。

（2）技术：①节律启动；②等张组合；③拮抗肌的动态逆转；④稳定逆转。

（3）组合：①节律启动，逐步过渡到等张组合；②节律启动，逐步过渡到拮抗肌逆转；③等张组合结合拮抗肌稳定逆转或动态逆转。

5. 稳定性和平衡能力下降

（1）程序：①推挤；②视觉刺激；③徒手接触（"夹状手"）；④适当的口令。

（2）技术：①稳定逆转；②等张组合；③节律启动。

（3）组合：①拮抗肌的动态逆转，逐步过渡到稳定逆转；②动态逆转（离心性收缩），逐步过渡到稳定逆转。

6. **耐力下降**　所有的治疗都可以增加耐力，变换活动的形式或者调整训练的肌群能够使患者的活动维持的时间更长。此外，在治疗过程中注意呼吸运动或者进行具体的呼吸训练，都有助于耐力的提高。

（1）程序：牵张反射。

（2）技术：拮抗肌逆转。

（邱小红）

第十三章
运动再学习技术

第一节 概　　述

运动再学习技术是 20 世纪 80 年代初澳大利亚学者 J.Carr 提出的一套主要应用于成人脑卒中后运动功能恢复的康复治疗方法，代表著作是他和 R.Shepherd 所著的"A Motor Relearning Programme for Stroke"（《脑卒中病人的运动再学习方案》）。之后，随着脑功能研究及人类运动力学研究的不断深入，"运动学习（motor learning）"相关理论和方法越来越广泛地被接受并应用到各种运动功能障碍的康复治疗中，尤其是中枢神经系统损伤导致的运动功能障碍。

一、基本概念

运动学习方法是根据对正常人学习并获得运动技能过程的充分认识，通过分析与运动功能障碍相关的各种异常表现或缺失成分，针对性地设计并引导患者主动练习运动缺失成分和功能性活动，获得尽可能接近正常的运动技能。运动再学习技术（motor relearning programme，MRP）将成人中枢神经系统损伤后运动功能的恢复训练视为一种再学习过程，它主要以生物力学、运动学、神经学、行为学等为基础，在强调患者主动参与的前提下，以任务或功能为导向，按照科学的运动技能获得方法对患者进行再教育并重新学习以帮助恢复其运动功能。其侧重点主要是由易化治疗转向运动控制的再学习，将中枢神经损伤后的康复训练视为一种应用运动科学任务。本章将以脑卒中后偏瘫患者为例，对运动再学习方法的主要内容进行介绍。

二、基本原理

（一）运动控制机制

过去认为神经系统对运动的控制是自上而下的，即等级理论（hierarchical theory），这种理论降低了"下"水平的重要性。目前取而代之的是神经网络理论（neural networks theory），认为大量神经元之间交互连接组成复杂的网络体系，这种连接的牢固性因反复使用而增强，因失用而减弱。人类学习并获得的运动技能就是在发育过程中，反复实践，通过成功与失败的经验，在中枢神经系统逐渐形成优化的神经网络，对运动进行程序化控制，这种程序化控制包括在某项运动中对参与运动的肌肉进行选择和分工，并设定肌肉收缩的顺序、速度和力量等。程序化使得复杂的运动控制变得简单和具有自发性，反复的实践，促使神经网络或运动控制程序不断优化，形成节能而高效的运动模式。

中枢神经系统不同的组成部分在网络的形成中起着不同的作用，比如脊髓是主要的传出和传入通路，近年来还发现脊髓中也存在节律性运动的发生源（如对行走的控制）；小脑在运动学习、平衡控制、反馈信息的调整等方面具有重要作用；间脑将来自脊髓、小脑和脑干等许多信息进行处理，然后传送至皮质的其他区域；基底节参与运动的策划和认知功能；大脑皮质主要将来自不同区域和途径的信息（如触觉、视觉、本体感觉等）进行整合，并根据所执行任务的目的性和兴趣性发出指令，启动运动。

运动再学习技术关于运动控制的主要设想为：①重新获得行走、伸手和起立等运动作业能力，是包含一个"学习"过程。残疾者和非残疾者一样具有学习需要，也就是说，他们需要实践，得到反馈和理解治疗目标；②以预期的和不断发展的两种形式进行运动控制训练，把调整姿势和患肢运动结合起来；③特殊运动作业的控制最好通过该作业练习来获得，并需在各种环境条件下进行；④与运动作业有关的感觉传入有助于动作的调节。

（二）运动学习的三个阶段

Fitts 提出运动技能的学习过程可分为以下三个阶段。

1. **认知期（cognitive stage）** 此阶段需要注意力高度集中，充分理解或在引导下练习所学项目的要点，经过不断尝试，逐渐掌握选择有效、舍弃无效的方法。

2. **联系期（associative stage）** 是进一步发展运动技能也是优化运动程序的过程。

3. **自发期（autonomous stage）** 此时注意力已从动作本身转移到了对周围环境的关注上，而动作变成了自发性的反应。任何一项运动技能只有达到了第三阶段才算真正学会（learn）并形成了持久的记忆。

（三）功能重建的机制

1. **脑的可塑性** 脑组织损伤后除了自然恢复过程外（如病灶周围水肿消退、血肿吸收、侧支循环建立、血管再通等），功能的恢复主要依赖脑的可塑性（plasticity），即通过残留部分的功能重建（functional reorganization）和非损伤组织的再生，以新的方式完成已丧失的功能，这种功能重建依赖于使用模式的反复输入和改良，最终形成新的神经网络或程序，所以也称之为使用依赖性功能重建。脑功能重建的主要方式包括：靠近损伤区正常轴突侧支长芽以支配损伤区域；潜伏通路和突触启用；病灶周围组织代偿；低级中枢部分代偿；对侧半球代偿；由功能不同的系统代偿（如触觉取代视觉）等。当然不是所有脑损伤都可以功能重建，它与许多已知和未知因素有关，比如：损伤部位、面积大小、程度；有无认知功能障碍以及其他并发症；康复治疗开始的早晚及有效程度；年龄大小；患者主动性及家庭成员参与程度等，都会影响功能恢复的程度。

2. **促进功能重建的因素** 大量实验研究和临床观察证明下列因素可以促进功能重建。

（1）具体的训练项目或目标：在抓取物品这项具体任务中失败和成功的反馈，促使运动模式不断调整，形成优化的神经网络和运动程序，支配相关肌群以特定的顺序、速度和力量等力学特点配合完成这项具体任务。但是，如果上肢只做屈伸或单纯前伸而无具体目标的话，就会失去上述综合信息的输入和整合，运动的力学特点也完全不同，变成一项空泛的关节活动。如果是被动活动，就相距更远了。

（2）反复强化：中枢神经系统的功能重建需要功能性活动的反复强化。有研究证明：采用限制健侧而强迫使用患侧上肢时，大脑室管膜下神经细胞出现向病灶周围迁移，同时病灶周围毛细血管增生；而当解除限制后，这种迁移减弱甚至消失。

（3）兴趣性和挑战性：兴趣是一种强大的内在驱动力，可以促进神经网络的形成和优化。实验证明：意向性训练（嘱咐患者想象着试图做某项活动）可以兴奋相关的中枢支配区域，躯体训练和意向性训练的结合比单纯的躯体训练更能促进技能的掌握。当技能的难度处于患者能力边缘时，才会有失败和成功的体验，神经网络和运动程序才能不断优化，进步的速度才会提高，过难或过易均不利于技能的学习。

（4）觉醒度和社会交流性：中枢神经系统的觉醒度是技能学习的基础和前提，因此，当出现意识障碍时，早期丰富感觉的输入和促醒技术非常重要。而社会环境隔离、社交支持缺乏会减弱患者内在动力，降低康复效果，只有从丰富的实际交流环境中患者才有学习和优化各种技能的机会，包括运动、认知、语言、行为、情感体验和控制等。

（5）避免或减少损伤后的适应性改变（adaptation changes）：中枢神经系统损伤后，机体很快会在功能方面或结构方面出现继发性或适应性改变，避免或减少适应性改变是功能重建的保障。

三、 基本原则

（一）尽早开始康复，训练目标明确

脑卒中后及时有效的康复治疗可以减少患者因误用和失用导致的适应性改变，促进运动功能恢复，治疗应包括尽早诱发肌肉主动活动、维持软组织长度、强化肌力训练，患者离床和站立。尤其在异常运动模式出现之前早期开始康复治疗和合理的康复计划对脑卒中预后至关重要。此外，训练任务的设计要与实际功能密切相关，并且训练目标要明确。

（二）诱发正确的肌肉活动，消除不必要的肌肉活动

脑卒中后患者易出现几个类型错误的倾向：

1. 患者倾向用不正确的肌肉去完成特殊的运动作业。
2. 为了运动的需要，患者可能过强地收缩肌肉，以代偿控制不良。
3. 患者可能运动正常侧，忽略患侧的使用。
4. 患者可能活动正确的肌肉，但肌肉间的空间和时间的动态关系紊乱。

以上这些都提示患者缺乏运动控制和运动技能，因此，对运动的学习由激活较多的运动单位，以及抑制不必要的肌肉活动两个方面所组成。在运动学习过程中必须保持低水平用力，以避免兴奋在中枢神经系统中扩散。

（三）反馈的适时应用

反馈的应用贯穿在运动再学习方案的实施中，包括：

1. **视觉反馈** 鼓励患者应用视觉的信息了解运动的表现及结果，给患者空间的提示，使患者能够预先准备和预测环境的变化。
2. **语言反馈** 治疗师应用具体、简练和准确的指令，使患者掌握运动要点。
3. **生物反馈** 当肌肉活动用触觉和视觉不能感知时，生物反馈的应用可以给患者提供肌肉活动的视觉和听觉反馈，并监测患者的练习是否正确。

（四）重心调整训练

患者需要学习重心调整才能维持身体的平衡，重心调整训练的原则为：

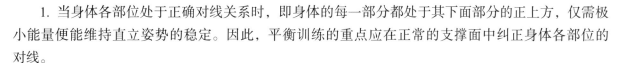

1. 当身体各部位处于正确对线关系时，即身体的每一部分都处于其下面部分的正上方，仅需极小能量便能维持直立姿势的稳定。因此，平衡训练的重点应在正常的支撑面中纠正身体各部位的对线。

2. 坐位和站立位的平衡训练需要患者在坐位和站立位下获得经验并重获平衡控制能力。

3. 在训练过程中，治疗师要与患者保持合适的距离，不要抓住患者以至于影响到其体位调整或导致不必要的体位调整。

（五）创造学习和促进恢复的环境

闭合性环境与开放性环境相结合：闭合性环境是指训练在一种固定不变的条件下进行，这种训练有助于早期患者对动作要领的尽快掌握，而开放性环境是指训练在不断变化的环境条件下进行，这种变化以患者能力为依据，引导患者提高灵活性，逐渐贴近实际生活环境。运动丧失成分的强化训练应与完整的技能训练相结合，即部分和整体训练密切配合。

（六）给予患者最小的帮助，发挥患者最大的潜能

在各项训练中，在保证患者正常运动的情况下，给予患者最小的助力，以激发患者最大的潜能，达到运动功能尽快恢复的目的。

四、 训练方案的制定

在生物力学、运动学、神经学和行为学理论的指导下，针对脑卒中患者常见的运动障碍，如从床边坐起、站起和坐下、平衡控制、行走以及上肢功能、口面部功能等方面，通过四个步骤分析制订出一套科学的训练方案。包括：

1. 分析患者运动功能障碍的异常表现及丧失成分。
2. 指导并辅助患者强化训练运动功能障碍中的丧失成分。
3. 将丧失成分融入整体活动训练中，增加灵活性。
4. 促使运动技能训练向实际生活环境转移，指导患者自我监督和亲属参与，使训练逐渐贴近实际生活并尽可能长期坚持。

（郭海城）

第二节　体位转移技术

一、 从仰卧到床边坐起

脑卒中偏瘫患者尽早坐起可以减轻后遗症的发生，如软组织挛缩、感知觉和认知的损害，可以降低脑卒中后继发并发症，如血栓形成、肺部感染，同时也有助于提高患者的意识水平。对脑卒中后的早期患者，实际和较有效的方法是帮他先转向健侧，然后坐起。

（一）生物力学特点

1. **从仰卧到侧卧，以右侧卧为例，运动要点包括**　①屈颈并转向右侧；②屈左髋、屈左膝；③左肩屈曲并肩带前伸；④躯干旋转，左脚可蹬床以其杠杆作用使身体翻转，同时髋后移以提供更稳定的支撑基底。

2. **从侧卧到床边坐，以右侧卧为例，运动要点包括**　①颈和躯干左侧屈；②在下面的右手臂同时外展撑床；③提起双腿摆向床边并放下，完成坐起。

（二）步骤1：分析脑卒中患者从仰卧到床边坐起常见的问题

1. 从仰卧到侧卧常见的问题

（1）患侧屈髋屈膝、肩屈曲、肩带前伸困难。

（2）不适当的代偿活动，如用健手将自己拉成侧卧。

（3）不能尝试用健手将患侧上肢被动地越过身体，提示可能存在患侧忽略。

2. 从侧卧坐起常见的问题

（1）出现颈部旋转及前屈以代偿颈和躯干侧屈（图13-1）。

（2）用健手拉拽代偿躯干侧屈无力。

（3）用健腿钩拉患腿，将双腿移至床边，这样坐起时重心易后移。

（三）步骤2：训练丧失的成分

练习颈侧屈：在健侧卧位下，辅助患者颈侧屈从枕头上抬起头，再让患者将头缓慢放下，以此训练颈侧屈肌群的离心收缩，注意避免颈部旋转或前屈（图13-2）。

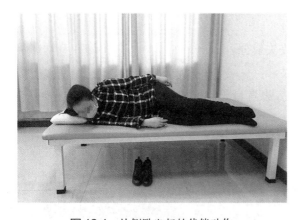
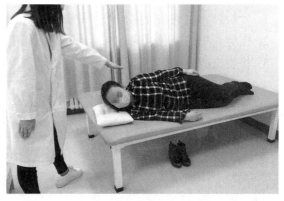

图13-1　从侧卧坐起的代偿动作　　　　　　　　图13-2　练习颈侧屈

（四）步骤3：练习坐起及躺下

1. **从仰卧到健侧卧**　使患侧肩和手臂前屈前伸，同时屈髋、屈膝，必要时治疗师给予辅助。鼓励患者转头，避免过度用力。一旦转身后帮助调整骨盆和下肢以保持稳定体位。

2. **从侧卧坐起**　让患者侧屈头，用健侧上肢支撑床作为杠杆，躯干侧屈坐起（图13-3），必要时治疗师一手放在患者肩下，另一手推其骨盆，辅助从床边坐起（图13-4）。开始时治疗师可能需要帮助患者将腿移过床边。注意避免拉患者手臂，提醒患者重心不要后移。

3. **从床边坐躺下**　患者躺下时，让其将身体移向支撑的健侧手臂上，然后向手臂处缓慢低下身

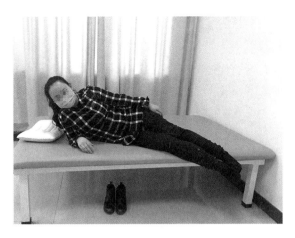

图 13-3 练习从侧卧坐起

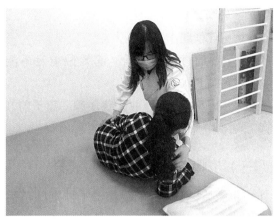

图 13-4 练习从侧卧坐起

体，将头缓慢落到枕头上躺下。必要时治疗师给予辅助并帮助患者提起双腿放在床上。

（五）步骤 4：将训练转移到日常生活中

只要病情允许，尽早帮助患者坐起，平时坐起时要坚持上述正确方法，防止代偿模式。坐起后应用枕头支持患臂，保持良肢位。必须卧床时，尽可能将肢体摆放在良肢位（见相关章节）；进行必要的床上肢体被动和主动活动以保持关节活动范围；帮助患者练习桥式运动，以便使用床上便盆；避免健手使用床上吊环，否则易加重患侧失用，强化健侧过度活动。

二、 站起和坐下

脑卒中偏瘫患者试图独立站起和坐下，但常采用代偿性或适应性方式，异常的运动模式将导致运动技能发展受限，并出现继发残损，所以站起和坐下训练应早期进行，虽然早期肌力弱可能限制患者站起和坐下，但仍能发现一些力学要点可以帮助患者尽早获得站起和坐下的能力。

（一）生物力学特点

1. 站起
（1）足背屈负重。
（2）躯干前倾（通过髋部屈曲伴颈和脊柱的伸展完成）。
（3）双膝向前运动使双肩双膝前移过足，伸髋伸膝即站起。

以臀部离开座位为界将从坐位站起过程分为伸展前期和伸展期。站起时在伸展前期和伸展期之间不要有停顿，使水平向前动能迅速转化为垂直向上势能，这样动作省力、流畅。

2. 坐下
（1）躯干前倾（通过髋部屈曲伴颈和脊柱的伸展完成）。
（2）双膝向前运动。
（3）膝屈曲坐下。

（二）步骤 1：分析脑卒中患者站起和坐下常见的问题

1. 重心不能充分前移 表现为肩、膝不能前移过足（图 13-5）；如果过早伸髋、伸膝，则重心后移，难以站起。

2. 常见代偿动作

（1）主要通过健腿负重，起始位患足不能后置，加重健侧负重倾向。

（2）用躯干和头的屈曲代替屈髋、躯干前倾及膝前移，并用上肢前伸代偿向后倾倒。

（三）步骤 2：练习丧失的成分

1. 训练躯干在髋部前后移动（伴随膝前后运动） 坐位，双上肢放在一个接近肩高度的桌子上，躯干和头直立，通过双手滑向桌子的边缘使躯干在髋关节处前屈，然后回到直立位。注意：通过双足向下向后推，用足够的力量使双膝前移。

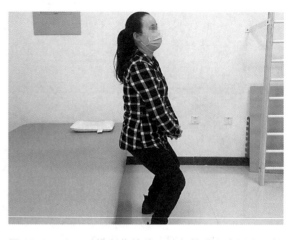

图 13-5 重心不能充分前移：站起前膝和肩没有足够前移，足后置不充分

2. 牵伸比目鱼肌和腓肠肌 如坐位保持足后置，即踝背屈位可牵伸比目鱼肌，站立位垫高足尖使踝背屈可牵伸腓肠肌。比目鱼肌的延展性对足的后置和患肢负重来说至关重要，功能训练前短暂的被动牵伸可以降低肌肉张力。

3. 激发腘绳肌和胫前肌收缩训练 可进行屈膝及踝背屈主动辅助训练，治疗师可以手触相关肌肉或用肌电监测仪监测肌肉的主动收缩。

（四）步骤 3：练习站起和坐下

1. 站起 站起时，躯干直立，双足后移。然后，患者躯干在髋关节处屈曲前移，当双膝和双肩越过足尖后再伸髋伸膝站起。注意：①确保不出现代偿动作，如双手前伸代替屈髋、躯干前移；②患者站起时不要妨碍膝的前移；③必要时治疗师可以帮助患者双足后置，或引导膝水平前移；④对于肌力弱无法站起的患者，治疗师可以从患侧膝部沿小腿向后下方施压以帮助患者稳定患足，辅助患肢负重，这样也可以避免股四头肌收缩时足向前滑动（图 13-6）。

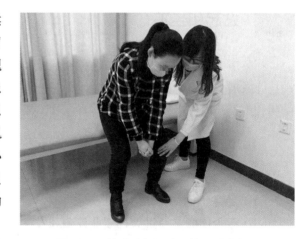

图 13-6 辅助站起训练：辅助患肢负重

2. 坐下 坐下时，膝前移启动屈膝，躯干在髋关节处前屈，重心保持在双脚上方，身体逐渐下降，接近座位时，后移坐到位子上。注意：必要时可以帮助患者稳定小腿和足以使患腿负重，然后逐渐减少帮助，针对性地训练患腿负重时坐下。

（五）步骤 4：将训练转移到日常生活中

当患者能独立站起和坐下时，及时将训练转移到日常生活中去，并增加训练的难度以强化技能，训练方法包括：

1. 手拿物品进行站起和坐下训练。

2. 在与人交谈中站起和坐下。

3. 变换站起和坐下的速度，要求停住时能停住而且不失去平衡，尤其在臀部离开座位时或接近座位之前立刻停住。

4. 从不同类型及高度的椅子上站起和坐下。

（郭海城）

第三节 平衡功能训练

平衡包括运动前预先姿势调整的能力，以及运动中针对具体任务进行不断姿势调整的能力。对于不同的任务（抓取物体、步行、站起等）和环境特点，姿势调整具有高度的特异性，即使任务和环境发生很小的变化，肌肉活动模式也会出现明显改变。因此，针对某一种任务的平衡机制不适用于另一种不同机制的任务。

（一）生物力学特点

1. **坐位平衡** 正确静态坐位对线要点：

（1）双脚双膝靠拢或与肩同宽。

（2）体重平均分配。

（3）躯干伸展，双髋屈曲，双肩在双髋的正上方。

（4）双肩水平，头中立位。

此外，坐位时抓取物体的速度、方位、距离以及座椅的高矮、支撑面的大小等，都会产生躯干和下肢肌群间不同的协调收缩模式。

2. **站立平衡** 正确静态站立位对线要点：

（1）双足自然分开与肩同宽。

（2）双髋在双踝前方。

（3）双肩正对双髋。

（4）双肩水平，头中立位。

（5）躯干直立。

此外，因站立位时重心高、支撑面小，比坐位稳定性低，因此身体的对线要求更高。站立平衡包括静止站立时身体出现的微小摆动，以及运动前身体的预先姿势调整和运动中的姿势调整。例如：在手臂抬起之前，躯干和腿部肌肉预先收缩以调整重心，避免手臂抬起后所引起的姿势不稳。

3. **行走平衡** 行走时身体处于动态的平衡控制中，由于上身（头、臂、躯干）占整个体重的2/3，因此行走时人体需要对支撑足以上的全部身体运动进行复杂的平衡控制。具体生物力学特点请参见本章行走部分。

4. **站起和坐下** 站起和坐下需要肌群在加速与减速活动之间复杂的相互协调，以保证身体在不同支撑面之间的姿势转换，特别是腓肠肌和比目鱼肌，它们在阻止身体向前运动方面起着重要作用。下肢伸肌力弱的患者在整个站起和坐下过程中均难以保持平衡。具体生物力学特点请参见本章站起和坐下部分。

（二）步骤1：分析脑卒中患者坐位平衡与站立平衡常见的问题

中枢神经系统损伤使脑卒中患者的肌肉收缩能力和平衡控制能力受到影响，脑卒中患者常见问题包括：

1. **随意运动受限** 即身体僵硬或屏住呼吸。

2. **不适当的代偿动作** 包括：①支撑面过宽，双足分开或下肢（腿或足）呈外展外旋位，重心移向健侧；②使用抬起上肢的方法维持平衡，或用手支撑或抓握支撑物等。

3. **坐位作业不适当的代偿动作** 包括：①坐位侧向抓取物体时躯干前屈代替侧屈；②坐位抓取物体时双脚移动代替躯干相应节段的调整（图13-7）。

4. **站立位作业不适当的代偿动作** 包括：①站立位向前抓取物体时屈髋代替踝背屈；②站立位侧向抓取物体时躯干侧屈代替髋的侧向运动（图13-8）；③站立位身体轻微移动便失去平衡，表现为过早迈步；④站立失衡需要及时迈步时，又不能有效迈步。

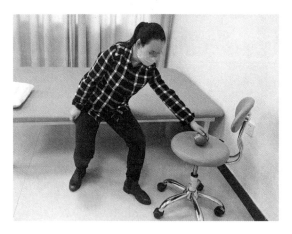 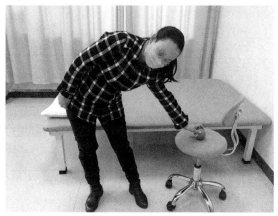

图13-7　坐位侧向抓取物体的代偿动作：此患者在伸手时向前倾，以补偿他不能侧移

图13-8　站立位侧向抓取物体的代偿动作：此患者侧伸时，没有侧移髋将重心充分转移到左腿，而是使躯干侧屈

（三）步骤2和步骤3：练习坐位平衡与站立平衡

无论是坐位平衡还是站立平衡训练，都要鼓励患者放松，避免屏住呼吸及姿势僵硬，给予患者足够的安全感。另外，训练需要不断重复。

1. **坐位平衡训练** 对于早期惧怕运动的患者，第一次训练可将患者的注意力转移到具体的任务目标上，并练习小幅度移动的简单活动，使患者重获平衡的感觉和自信。

（1）头和躯干的运动：坐位，双足分开约15cm并踩地，手放在膝上。分别向左和右转动头和躯干，向后看，然后回到中立位。注意：①训练时为患者提供注视目标，并逐渐增加转动的角度；②必要时，帮助固定患侧下肢，避免髋过度旋转和外展；③提示患者保持躯干直立和屈髋；④提示患者避免手支撑和足的移动。

（2）取物活动：坐位，用患手向前（屈髋）、向侧方（双侧）、向后、越过身体中线向对侧取物体，每次取物后需回到中立位，避免倒向患侧（图13-9）。注意：①抓取物体时身体的移动范围尽可能接近稳定极限；②向患侧取物时，要强调患足负重；③治疗师可以辅助稳定患足和支撑患侧手臂，但不能拉或推动患者被动地移动；④不鼓励健侧上肢不必要的活动，如：耸肩、抓握支撑物等；⑤不能抬起手臂的患者可以将手臂放在一个较高的桌子上再向前抓取物体。

（3）拾物训练：用一只或两只手拾起前方和侧方地上的物体。注意：①可以将物体置于不同高度的凳子上以降低难度；②对于抓握能力有限的患者可以鼓励触及物体；③必要时治疗师辅助支撑患侧手臂，但避免拉或推。

2. 站立平衡训练　早期站立对提高患者日常活动至关重要。一些方法有助于患者尽早站立，例如：夹板可以帮助伸膝；减重悬吊可以减少下肢负重，等等。另外，肌肉电刺激、肌力训练以及维持下肢主要肌群的长度等均是早期干预重点，以减少脑卒中后产生的适应性改变。

（1）诱发伸髋肌群训练：仰卧位，患腿放在床边，患者练习小范围的伸展髋关节（图 13-10）。

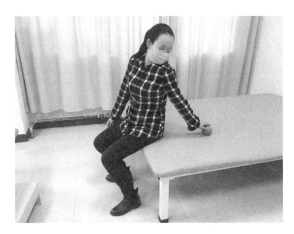
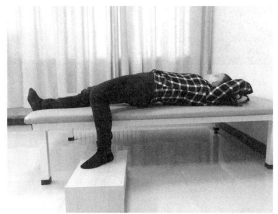

图 13-9　向后取物训练　　　　　图 13-10　诱发伸髋肌群训练

（2）头和身体的运动：双足分开站立，向上看、向后看，再回到原位。注意：①转头前可提醒患者髋前移，避免向后倒；②活动时应提供视觉目标；③患者应维持站立的对线，髋伸展，足不能移动；④必要时，治疗师用脚顶在患者脚边以防止移动。

（3）取物活动：站立位，用单手或双手向前、向两侧、向后取物。注意：①抓取物体时身体的移动范围尽可能接近稳定极限；②身体的移动应先发生在踝部，而不是屈髋或躯干前屈和侧屈；③提示患者注意力不要放在平衡本身而要放在具体的目标上；④治疗师应避免抓住患者。

（4）单腿支撑：健侧下肢向前迈上踏板，再迈回原地。注意：①患侧保持髋伸展；②引导患者将注意力集中在健腿抬放的具体目标上，如放到不同高度的踏板上，而不是放在"移动身体"这样的抽象目标上；③必要时可使用夹板或减重吊带。

（5）拾起物体：站立位，身体弯下向前方、侧方、后方拾起物体或接触物体，然后回原位。注意：①可以从凳子上拾物开始，以减小运动幅度；②必要时可以靠近桌子，或治疗师给予一定的帮助和指导，例如发现患者有向后失去平衡趋势，可以建议"髋向前移"；③治疗师应注意患者操作时髋、膝、踝的屈伸控制。

（四）步骤4：将训练转移到日常生活中

1. 当患者具备一定坐位或立位平衡能力后，可以通过以下方式增加平衡控制的难度以提高技能：

（1）改变运动速度。

（2）减少支撑面积。

（3）增加物体的重量、体积和距离，双上肢同时参与活动。

（4）练习时间限制性活动，如：接球或拍球。

2. 立位平衡训练还可采用下列方式优化其技能：

（1）拾物练习，如将物体放在稳定极限外，患者不得不迈出一步取物。

（2）迈步训练，如：站立位，重心放在健腿或患腿上，迈出另一条腿至地面上的标记处，或迈上不同高度的台阶。

（3）增加环境的复杂性，如跨过不同大小的障碍等。

（郭海城）

第四节 步行功能训练

脑卒中后神经系统对运动的控制能力减退、肌肉无力、软组织挛缩等是导致行走障碍的主要因素。然而独立行走是完成大多数日常生活活动的先决条件。因此，尽早地帮助患者建立独立行走功能是康复治疗的重要内容。

（一）生物力学特点

有关正常步态参数及运动学、力学特点请参见步态分析章节。下面就行走的生物力学要点做如下描述。

1. **独立平地行走的生物力学特点** 尽管步行时有一短暂的双足支撑阶段，但为描述方便，将步行分为站立期和摆动期，其生物力学特点见表13-1。

2. **楼梯行走** 楼梯行走与平地行走相比，关节活动范围、肌肉收缩和关节受力等方面的生物力学特点均不同，因此，需要特异性训练。下肢伸肌肌力在楼梯行走中非常关键，因为全身重量基本要靠单腿支撑。上楼梯时，重心移至前腿，前腿伸肌向心收缩，将身体垂直上提；而下楼梯时，重心保持在后面支撑腿上，后腿伸肌离心收缩以对抗重力。

（二）步骤1：分析脑卒中患者行走常见的问题

将站立期和摆动期分别分为初期、中期和末期，常见问题及原因分析见表13-1，除此之外步行时间和空间上的适应性改变，包括步行速度降低，步幅长度或跨步长度缩短或不一致，步宽增加，双足支撑期延长，依靠手支撑等也是脑卒中患者常见的问题。

（三）步骤2：练习丧失的成分

1. **站立期膝关节控制的训练** 包括：①股四头肌诱发训练：患者坐位伸膝位做股四头肌等长收缩训练，也可应用电刺激及生物反馈仪器诱发股四头肌收缩；②坐位膝关节控制训练：患者坐位时练习膝关节在0°~15°范围屈伸，使股四头肌做离心和向心收缩；③健腿负重膝关节控制训练：站立位，健腿迈小步至患腿之前，使健腿负重，患腿通过承受较小的重量练习膝关节在0°~15°屈曲伸直；④患腿负重伸膝控制训练：患腿负重，健腿迈上迈下一个高8cm的台阶训练伸膝的控制，注意保持患髋伸直，保持患膝伸直，且不能过伸。

2. **站立期骨盆水平侧移的训练** 包括：①患者站立位，练习将重心从一脚移动到另一脚，治疗

表 13-1　步行的生物力学特点及脑卒中患者常见问题分析

步行分期	部位	生物力学特点	具体分期	步骤1:脑卒中患者常见问题分析 问题	步骤1:脑卒中患者常见问题分析 原因
站立期	踝	背屈(足跟着地)-跖屈(足放平)-背屈(重心越过脚面后)-跖屈(摆动前推离地面)	初期	踝关节背屈不够,不能足跟着地	①胫前肌肌力低下;②腓肠肌痉挛或挛缩
			中期	踝关节背屈受限,无法将重心前移	比目鱼肌挛缩
			后期	踝跖屈不能	腓肠肌肌力低下
	膝	屈曲15°(缓冲身体重量动量)-伸展-屈曲35°~40°(足趾离地前)	初期	膝关节屈曲受限,膝过伸	①比目鱼肌痉挛或挛缩;②股四头肌0°~15°控制障碍
			中期	膝关节伸展不充分	①腓肠肌肌力低下;②下肢伸展肌群收缩的协同性受限
			中期	膝关节过伸	①比目鱼肌挛缩;②由于下肢无力支撑而出现的代偿性骨性支撑模式
			后期	膝屈曲不能	①股直肌痉挛;②腘绳肌肌力低下
	髋	保持伸展(带动身体重心向前越过脚面,是该下肢摆动期启动的基础)	中期	髋伸展受限,无法将重心前移	①臀肌肌力低下;②髂腰肌痉挛或挛缩
			后期	髋关节伸展不充分	①髂腰肌痉挛或挛缩;②臀肌肌力低下
	躯干和骨盆	水平侧移,正常为4~5cm	中期	骨盆向两侧过度平移	①负重侧髋外展肌群肌力低下;②控制髋、膝伸展的肌群肌力低下
摆动期	膝	屈曲(从35°~40°增加到60°以缩短下肢)-伸膝(着地前)	初期和中期	屈曲受限	①股直肌痉挛;②腘绳肌肌力低下
			后期	伸展受限,影响足跟着地和负重	股四头肌肌力低下,控制差
	髋	伸展-屈曲(提下肢)-伸展(着地前)	初期和中期	屈曲受限	屈髋肌群肌力低下
	骨盆	围绕纵轴向前转动约4°,下降约5°(离地前)	中期	患侧骨盆过度抬高	屈髋屈膝肌群肌力低下,屈髋屈膝不充分,通过抬高骨盆将足抬离地面
	踝	背屈(离地前)	初期	背屈受限	①膝关节屈曲速度减缓;②腓肠肌痉挛或挛缩
			后期	背屈受限,影响足跟着地和负重	①腓肠肌痉挛或挛缩;②踝背屈肌肌力低下

师用手指示其骨盆移动的距离约 2.5cm，注意髋膝关节保持伸展和骨盆不能侧移过远；②侧行训练：双足并拢，练习患腿向侧方迈步，再迈健腿使双足并拢，注意肩部保持水平，骨盆不能侧移过远，必要时患者可以扶栏杆自行练习。

3. **站立期伸展髋关节的训练** 包括：①诱发伸髋肌群的训练：同第三节平衡功能训练（图 13-10）；②健腿迈步训练：站立位，健腿迈小步至患腿之前，使患腿负重，患髋保持伸直，患膝也应保持伸直；③健腿上台阶训练：患腿负重，健腿迈上一个高 8cm 的台阶，进行患髋伸直训练，保持患膝伸直，且不能过伸。

4. **摆动期膝关节屈曲控制的训练** 膝关节屈曲的主要肌群为腘绳肌，因此腘绳肌肌力训练是摆动期膝关节屈曲控制的关键，训练方法有：

（1）俯卧位，治疗师屈曲患者的患膝至 90°，然后让患者试着缓慢放下小腿，以诱发腘绳肌离心收缩。还可以在 90° 范围内屈伸膝关节练习腘绳肌向心、离心收缩，以加强膝关节控制能力（图 13-11）。

（2）站立位，治疗师屈曲患者的患膝至 30°~60°，然后让患者试着缓慢放下小腿到足趾落到地面，再从地面提起，练习腘绳肌向心、离心收缩，以加强膝关节控制能力。

（3）向前、向后迈步训练屈膝：使患者主动迈步，在迈步前要求先屈膝。

5. **踝关节背屈的训练** 患者背靠墙而立，双足离墙 10cm，治疗师握患者双手使其肘伸展并予阻力或助力，指导患者将髋移离墙面，寻找激发足背屈的位置，诱发踝背屈。注意患者应用腿的力量离开墙面，确保患者用双足负重，双膝无屈曲（图 13-12）。

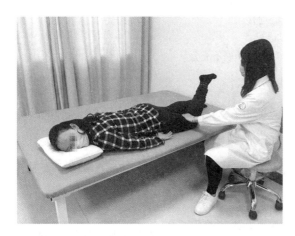

图 13-11 腘绳肌肌力训练

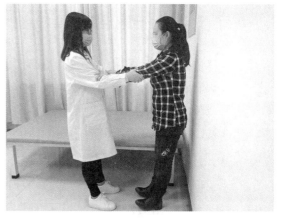

图 13-12 诱发踝关节背屈的训练

6. **软组织牵伸** 保持功能性肌肉长度的方法包括主动牵伸和被动牵伸。在每次训练开始前进行相关肌肉的维持性牵伸有助于降低肌肉的张力。主要牵伸的肌肉及方法包括：

（1）腓肠肌：靠墙站立位垫高足尖，使踝背屈。

（2）股直肌：俯卧位或侧卧位，将患者患侧膝被动屈曲。

（3）比目鱼肌：坐位下足跟后置使踝背屈。

（四）步骤 3：训练行走

行走训练初期的目的在于使患者要学会行走的节奏，可以用指令"右 - 左""迈步 - 迈步"等来帮助患者掌握运动的时间节奏。训练时健腿先迈步，必要时可以扶着患者前臂或者利用减重悬吊带，但不能将患者抓得太紧，或遮挡其视野，影响平衡调整和前行。行走训练时需提示患者的主要内容如下：

1. 患足站立期保持患侧伸髋。
2. 患足站立期保持患髋侧移不过度。
3. 患足站立初期保证患足足跟先着地。
4. 患足摆动期骨盆不过度上抬。
5. 患足摆动期确保足够屈髋屈膝及踝背屈角度。

（五）步骤4：将训练转移到日常生活中

要给患者制订训练计划，包括具体目标、重复次数和步行的距离，给一个书面指导以便患者知道应注意之处。增加复杂性的练习包括：

1. 跨过不同高度的物体。
2. 边说话边走，拿着东西走。
3. 加快速度走。
4. 在有行人的地方行走。

（郭海城）

第五节　上肢功能训练

大多数的日常活动包含复杂的上肢运动。神经系统对上肢运动的控制，如肌力产生和关节活动的顺序、程度等，与任务特性、所操作的物体、环境条件以及操作者与物体间的距离等密切相关。复杂的上肢功能使脑卒中后康复治疗面临挑战。由于脑损伤导致运动控制能力丧失，优化的运动控制程序出现问题，因此，治疗人员必须通过设计有效的功能性训练，帮助患者根据日常生活的需要重新学习一系列从简单到复杂的上肢活动，尽可能重建最佳的运动控制能力。

（一）生物力学特点

1. **上肢基本功能**　包括两类，第一类为取物或指物，第二类为抓握、松开及操作。当抓取距离较远的物体时，为了控制平衡，躯干和下肢需要参与活动。由于上肢活动的目的、被操作的物体以及所处环境之间存在着多种可能的相互作用，使得上肢运动的复杂性增加，但是，还是有可能将某一活动分解成几个运动成分，其生物力学特点见表13-2，这些成分为上肢功能障碍分析及训练重点提供了指导依据。

2. **上肢主要技能**　包括：①拿起、抓握和松开不同形状、大小、重量和质地的物体；②拿住并把物体从一个地方转移到另一个地方；③在手中移动物体；④为特定目的操作物体；⑤坐位和站位时向各个方向抓取物体；⑥使用双手来完成特定任务，如：双手做同一运动（揉面团），每只手做不同的运动（削苹果）；⑦接扔物体的活动，此类活动有时间要求，要求患者对接扔物体的速度做出快速反应，如投球、拍球、用球棒击球等。

表 13-2 上肢的基本功能、生物力学特点及脑卒中患者常见问题

上肢的基本功能和生物力学特点			步骤1:脑卒中患者常见问题	
部位	基本功能	生物力学特点	脑卒中后常见问题	代偿动作
臂	取物(使手在操作时放在适当的位置)	肩关节外展、前屈、后伸	肩关节外展前屈不能	提高肩带,躯干侧屈,肩关节内旋(图 13-13)
		伴随着适当的肩带运动和盂肱关节的旋转	肩胛运动不能(外旋和前伸)导致持续的肩带压低	
		肘关节屈曲和伸展	肘伸展不能	过度的肘关节屈曲,前臂旋前
手	抓握松开操作	桡侧偏移伴伸腕	伸腕抓握困难	抓住物体时前臂有旋前倾向;放开物体时只有屈腕才能放开,且过度伸展拇指及其他手指
		握住物体伸腕和屈腕		
		对掌:拇指腕掌关节外展和旋转	对掌抓握和放开物体困难	
		对指:各指向拇指的屈曲结合旋转	对指困难	
		掌指关节屈伸:在指间关节微屈时各掌指关节屈伸	手指抓住和放开物体困难	
		前臂旋前和旋后:手握物体时前臂旋前旋后		

(二)步骤1:分析脑卒中患者上肢常见问题

脑卒中后不久,许多患者的上肢不容易观察到运动活动,但如果对肌肉的功能足够了解,当肌肉活动发生时能主动寻找和察觉到小量肌肉活动的话,也可发现其正在恢复着的运动功能。脑卒中后可能出现的特殊问题是缺失基本的成分加上一些功能错误,它们表现为在特定的协同运动中对各成分的关系缺乏控制,一些肌肉活动低下而其他一些肌肉表现为过多或不需要的活动。脑卒中后常见问题如下。

1. **臂** 见表 13-2。

2. **手** 见表 13-2。

3. **疼痛肩** 由于脑卒中所致偏瘫,正常地控制和保护盂肱关节解剖关系的肩关节周围的肌肉组织不能活动,盂肱关节处于完全不稳定状态。此时如应用下列不恰当的被动运动或体位:

(1)被动关节活动范围训练时用力外展而无外旋的训练。

(2)软瘫臂因地心引力作用下垂。

(3)拉拽患者上肢去改变患者的体位。

(4)肩关节长时间受压迫,就可能形成或被迫形成肱骨与肩胛骨之间的一种不正常的关系,因此,会使肩盂关节周围软组织受到挤压、摩擦和牵拉而损伤,这是引起疼痛肩的主要原因之一。如果疼痛是主要问题,可用周围关节松动术、干扰电或经皮神经电刺激来处理,如果存在慢性炎症,可应用热疗或超声波治疗(图 13-13)。

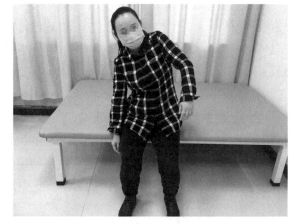

图 13-13 脑卒中患者肩前伸时代偿动作:肩带过度抬高,躯干侧屈

（三）步骤 2 和步骤 3：练习上肢功能

1. **软组织牵伸**　在训练前进行短暂的被动牵伸可降低肌肉张力，具体方法有：

（1）坐位，将患侧上肢外展外旋，肘伸直，伸腕伸指平放在身后床上，牵伸屈指长肌群、肩关节屈肌群、内旋肌群（图 13-14）。

（2）主动牵伸，例如：握持不同大小的物体时，拇指内收肌和指蹼得到主动牵伸，物体越大牵伸越大。

2. **诱发肌肉收缩**　对于肌力较弱的患者，使用肌电反馈、电刺激以及诱发主动运动的简单练习可使无力的肌肉提高收缩能力。电刺激同时可配合意向性训练。诱发主动运动的训练：包括肩部、前臂及腕部的运动，具体如下：

（1）诱发肩周肌肉收缩：①肩带前伸的训练：患者仰卧位，举起并支持患者的上肢在前屈位，患者尝试朝天花板向上伸，再利用离心收缩缓慢回落。注意避免前臂旋前及盂肱关节内旋（图 13-15）。②三角肌和肱三头肌活动的引出：患者仰卧位，举起并支持患者的上肢在前屈位，患者将手向头部移动或将手经头上够到枕头。以及控制在所有方向和在不断增加的范围内移动，治疗师指引其需要活动的轨迹。注意避免前臂旋前及盂肱关节内旋，在返回运动时利用离心肌肉收缩（图 13-16）。③坐位练习肩带向前伸及向上伸：当能控制肩关节前屈大于 90°时，坐位肩前屈 90°练习肩带前伸或肩关节继续前屈，注意防止提高肩带以代替肩前屈，避免肘关节屈曲，除非由于物体位置的需要，确保患者前伸时肩关节外旋（图 13-17）。

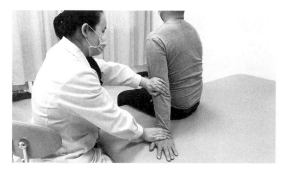

图 13-14　上肢软组织牵伸

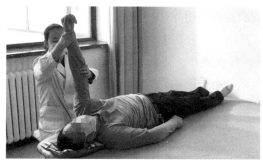

图 13-15　仰卧位练习肩带前伸

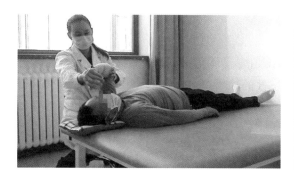

图 13-16　三角肌和肱三头肌活动的引出

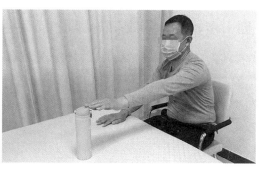

图 13-17　坐位练习肩带前伸

（2）训练伸腕：①坐位，上肢放在桌上，患手越过桌子边缘并握住物体做抬起（伸腕）和放下（屈腕）的动作；②在前臂中立位，腕桡侧偏从桌边缘拿起玻璃杯并通过屈腕和伸腕将它放在左边和右边；③在前臂中立位，通过伸腕推动桌上的玻璃杯（图13-18）。

（3）训练前臂旋后：①用手指环握筒形物体，前臂旋后以使该物体的末端接触桌面（图13-19）；②让患者用手背压胶泥或手掌向上以接纳落下的小物体。注意除非作业需要，否则不允许前臂抬起离开桌面。

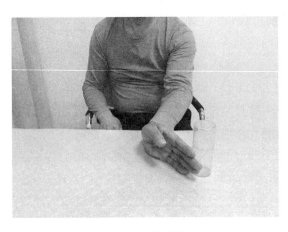

图13-18 练习伸腕

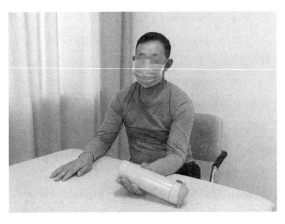

图13-19 练习前臂旋后

（4）训练对掌：治疗师握患者手臂使其处于中立位及伸腕，指导患者试着抓住和放开杯子，鼓励患者在掌指关节处拇指外展和其余手指伸展。注意不能屈腕或前臂旋前，放开物体时，应是外展拇指而不是由伸展腕掌关节使拇指在物体上方滑动，拇指抓握应用指腹而不是内侧指边缘。

（5）训练对指：前臂旋后，练习拇指和其他手指相碰，特别是第四、五指（图13-20）。

（6）拾物训练：练习用拇指和其他各个手指捡起各种小物体，然后将手旋后放入一个容器中，或移动物体，注意患者用拇指指腹抓握物体。

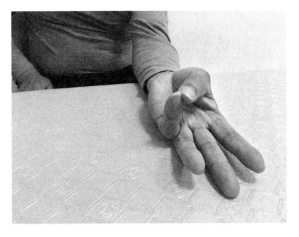

图13-20 练习对指

（四）步骤4：将训练转移到日常生活中

患者具备一定的运动控制后，尽快转移到日常生活中去，并在训练中注意：

1. 要坚持正确的体位转移和摆放以避免患者继发性的软组织损伤。

2. 不允许或不鼓励患者用健肢来帮助患肢活动或仅用健肢作业，这会容易发展成习惯性弃用患肢。

3. 只要可能，还应反复集中精力练习特定的成分或运动。

4. 如果必须使用夹板，所使用的夹板必须通过把关节放在一个有利于再学习某种运动成分和作业的位置而实现使肌肉重获功能的目标。例如，用胶手托使拇指处于伸展外展位，同时这个夹板要很小不能影响其练习手的运动，这样才能帮助患者重新获得拇外展、抓握和放开物体的能力。

（郭海城）

第六节 口面部功能训练

口面部功能由多种活动组成，包括吞咽、面部表情、通气和形成语言的发声运动。脑卒中后，可影响到所有这些活动，妨碍吃饭、交流和社交。

（一）口面部功能的基本成分

包括闭颌，闭唇，抬高舌后 1/3 以关闭口腔后部，抬高舌的侧缘及吞咽。有效地吞咽需要一定的前提：坐位；控制与吞咽有关的呼吸；正常的反射活动。

（二）步骤 1：分析脑卒中患者口面部常见问题

通过口内指检观察舌和双侧颊及观察吃饭和喝水，脑卒中后常出现的问题有：

1. **吞咽困难** 对口面部肌肉控制不良，包括张颌，闭唇差，舌固定不动，从而会导致流口水，食物存于面颊与牙床之间。

2. **面部运动和表情不协调** 患侧面部的下部缺乏运动控制以及健侧面部肌肉过度和无对抗活动的结果。

3. **缺乏表情控制** 表现为暴发性、无法控制的哭笑，很难由患者调整或停止。

4. **呼吸控制差** 表现为深呼吸、屏息和控制延长呼吸困难，因此使言语交流困难。

（三）步骤 2 和步骤 3：练习口面部功能

口面部功能的训练包括：

1. **训练吞咽** 用棉签或冰刺激咽后壁诱发吞咽反射。

2. **训练唇闭合** 使患者闭颌，再闭唇，注意放松健侧的面部。

3. **训练舌运动** 治疗师用示指用力下压舌前 1/3 以关闭口腔后部，然后帮助患者闭颌。

4. **训练吃和喝** 应从黏稠的食物如土豆泥开始，逐渐过渡到其他固体和液体食物。

5. **训练面部运动** 在患者张口和闭口时，练习降低健侧面部的过度活动。

6. **改善呼吸控制** 患者躯干前倾、上肢放在桌子上，练习深吸气后尽量长时间呼气，呼气时配合发声，如"啊"、"母"。

7. **改善控制感情爆发** 当患者失去感情控制要哭时，使他深吸一口气，然后平静地呼吸，并帮助他闭颌。

（四）步骤 4：将训练转移到日常生活中

治疗师要运用上述训练吞咽的技术来帮助患者吃饭，在所有的训练时间里，当患者致力于各种作业时，治疗师要监测患者的面部姿势，当他张嘴时，向他指出并提醒他闭嘴。并向护士和家属解释控制感情爆发的方法，坚持这样做就会阻止感情爆发成为习惯。改善的口面部控制和外观会帮助患者重新树立自尊和与人交往的信心，并改善他的营养状况。

（郭海城）

第十四章
强制性使用技术

第一节 概 述

一、基本概念

（一）强制性使用技术（constrained-induced movement therapy，CIMT）

强制性使用技术是指在康复治疗及生活环境中限制脑卒中、脑外伤等神经系统疾病患者使用健侧肢体，强制性反复使用患侧肢体的一种康复治疗技术。

（二）习得性失用

中枢神经系统损伤后通常可出现运动功能和感觉功能的抑制，这种抑制在损伤早期导致患侧肢体失去运动功能，健侧肢体代偿性使用，从而使患侧肢体失用。由于这种失用是损伤后学习而来的，故称为习得性失用（learned nonuse）。

（三）失用性强化过程

由于患侧肢体的功能障碍，患者用健侧代替患侧活动，忽视了患侧肢体功能，患肢得不到锻炼，加重了患肢的功能障碍，导致患肢的失用，这种持续、恶性的强化被称作失用性强化过程。

（四）习得性使用

中枢性神经系统损伤的患者，在病程中出现患侧肢体习得性失用，通过强制性限制健侧肢体的使用，学习使用患侧肢体，促进患侧肢体的功能恢复，称为习得性使用。

（五）塑型技术（shaping）

神经元之间的相互联系在内、外环境因素的作用下发生改变，通过试图使用患侧肢体出现的疼痛或异常运动模式，反馈性强化大脑的功能重组能力，激发脑细胞活动，从而改善患侧肢体的运动功能。

（六）改良 CIMT（modified CIMT，m-CIMT）

由于早期使用的 CIMT 可能使患者出现不适或不能够很好地坚持以及治疗师担心患者的安全，将早期的 CIMT 每天治疗时间和疗程进行调整，并不固定健侧，使患者更安全、易接受的 CIMT 治疗技术。

二、 强制性使用技术的特点

（一）组成

CIMT 是 20 世纪 80 年代开始兴起的应用于临床的一种神经康复疗法，它鼓励神经系统疾患后不同程度肢体功能障碍的患者在生活中大量使用严重的患侧肢体。该方法由以下四部分组成：

1. "塑形"训练技术　是一种根据功能性行为设定的训练方法，让患者"循序渐进"逐步达到某个运动或行为目的，训练内容可以设计得比患者的能力更难一些，或者速度要求越来越快。每一项训练让患者尝试 10 次，每次 30 秒，治疗师在每次尝试后都给患者明确的信息反馈（图 14-1）。

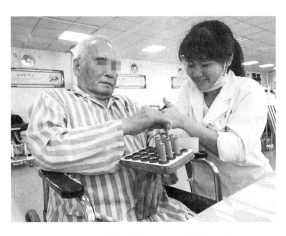

图 14-1　治疗师给患者及时信息反馈

2. 限制使用健侧　对健侧上肢进行限制，即在患手休息位采用悬吊带、保护性手套或支具限制健侧上肢（图 14-2）。以阻止患者使用健侧上肢的强烈欲望；"constraint"一词不仅是指某种物理限制，而且是指使用健侧从事活动的机会。近年来，物理限制首选保护性连指手套，在避免患者使用手指的同时，其上肢可以伸展以便于保护平衡。健侧限制达到工作时间的 90%，持续 12 周。在患者及家属允许并接受的情况下，强制性使用运动治疗应在患者 90% 的清醒时间使用，仅在洗浴、上厕所、睡觉及可能影响平衡和安全的活动时才允许健手使用，对患者的安全问题给予特别的关注。但由于 CIMT 可能会引起患者不适和安全性问题，有学者认为是否对健侧肢体进行制动对疗效的影响不大，关键是强调患侧肢体的使用和训练（图 14-3），所以近年不少 m-CIMT 研究认为无需对健肢进行制动。

3. 强制使用患侧　固定时间强制性使用患侧，这种技术从实验室 / 临床到现实生活活动中取得全面治疗效果。它意味着帮助患者战胜"习得性失用"，其优点是需要人力少、花费少、治疗效果

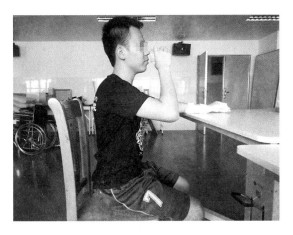

图 14-2　支具固定健侧上肢

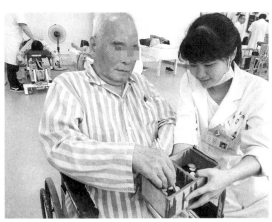

图 14-3　未固定健侧，但强制使用患手

好。训练患者使用患侧上肢，每天6小时，每周5天，持续2周；共60小时，在90%的觉醒期限制健侧或轻度瘫痪侧肢体。后来，该治疗方法因患者的不适、治疗师担心患者的安全以及患者不能够很好地坚持，研究者们提出了进行10周的mCIMT训练，即在治疗期（每周3次，30分钟/次），对重度瘫痪侧上肢进行有意义地训练，在尽可能使用较重瘫痪侧肢体的同时，给健侧或轻度瘫痪侧肢体使用限制装置。患侧上肢进行广泛的大强度的训练，在治疗师的指导下进行"塑形"运动学习训练，根据每个患者功能缺损情况，选择不同的塑型任务，制订个性化训练方案。

4. 训练内容 常规CIMT或m-CIMT以重复性任务-导向性训练为主，进行上肢各种灵活性训练和日常生活活动能力训练。常用的训练内容包括：PT和OT的传统训练器具，如：插木棍（图14-4）、推滚筒、抛接球等；儿童玩具，如：搭积木、拼图等以及穿衣、系鞋带、刷牙、喝水（图14-5）等生活中涉及的任务，鼓励患者进行"有时间限制的"功能任务练习。下肢的大量CIMT或m-CIMT强化治疗可以提高卒中后患者的运动功能、灵活性、重量负荷对称性和步行能力。患者可以在日常生活中大幅度增加患侧肢体的实际使用，能较快地提高日常生活活动能力、增强康复信心，缩短患者的住院康复训练时间。持续地家庭练习对维持和进一步提高临床训练效果很重要。

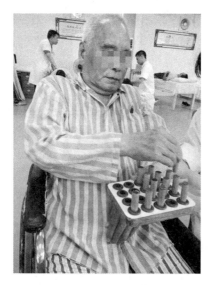 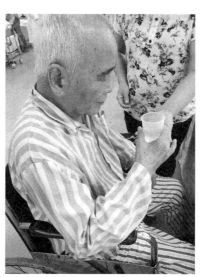

图14-4 强制使用患手插木棍　　图14-5 强制使用患侧上肢喝水

（二）理论基础

中枢性偏瘫的恢复过程表现为：肌张力由低逐渐增高→出现联合反应→共同运动→痉挛状态加重→随之出现分离运动→精细运动，直至近于正常。CIMT的基本概念是在生活环境中限制患者使用健侧肢体，强制反复使用患肢。其理论基础来源于行为心理学和神经科学中"习得性失用"的形成和矫正过程。中枢神经系统受到严重损伤后，出现神经休克而导致运动神经元的抑制，神经休克期间因不能活动失神经支配肢体，于是条件性地抑制该侧肢体的使用，患者在试图使用患侧肢体时出现疼痛或异常的运动模式。随着神经休克的缓解，神经功能开始恢复，此时，个体具备了使用受损肢体的潜能。CIMT可使病人在神经功能恢复过程中建立正常的运动模式，避免习得性失用，反馈性强化大脑的功能重组能力，激发脑细胞的活动，从而改善患侧肢体的运动功能。Nudo等报道脑组织损伤后功能恢复主要依赖脑的可塑性，即通过残留部分的功能重组而非损伤组织的再生，以新的方式完成已丧失的功能。这种功能重建依赖于使用模式的反复输入和改良，最终形成新的神经网络或程序，所以也称之为使用依赖性重建。

三、发展史

（一）起源

早在 1917 年 Ogden 和 Franz 动物研究发现，通过限制锥体束损伤后猴子的健侧肢体活动，可以逐渐恢复猴子患侧肢体的功能。然而，直到上世纪 60 年代后，美国阿拉巴马大学的 Taub 教授的研究团队才进一步进行一系列动物实验研究：他们使用外科手术的方法对猴子的一侧肢体去感觉传入神经，猴子术后在自由环境中不会使用患侧肢体，当限制其健侧肢体 1 周左右，可诱发猴子使用患肢的功能；如果训练患肢也可以达到这个目的，失用的肢体则转换成可以使用的肢体。由此实验引起的问题是：为什么限制健肢和训练患肢会促进去神经肢体的使用？由猴子身上得出的结果，科学家们相信该方法能扩展到人类脑损伤后的康复应用。

（二）发展

通过对猴子一侧肢体的去感觉神经的传入，发现了"习得性失用"现象。在克服"习得性失用"后，可以显著提高动物患侧肢体的功能水平。由此，上世纪 80 年代经过临床验证，这种强制性使用患肢的治疗方法扩展到人类脑卒中和脑外伤的康复，并取得了很好的治疗效果。同时，在研究中发现强制性使用治疗中，患者出现了大量的使用依赖性大脑皮质功能重组，这种功能重组是该疗法具有长期疗效的神经学基础。据统计慢性脑卒中患者中有 65%~75% 遗留运动功能障碍，而强制性使用运动疗法相对简便易行，并能确实对患者上肢在真实环境中的使用能力实现最大转换。它意味着帮助患者战胜"习得性失用"，其优点是需要人力少、花费少、治疗效果好。但因最初的实施方法为在患者清醒时间 90% 限制健侧上肢的活动 2~3 周，同时患侧上肢进行大强度的康复训练（每天 6h）。

由于最初的强制性使用运动疗法可能出现患者的不适导致患者不能够很好地坚持，且治疗师担心患者的安全、训练任务有时需双侧肢体协调性和临床实用性问题，2004 年 Page 提出用改良强制性运动技术（强制使用患侧，但不限制健侧）代替常规强制性运动技术，用于治疗脑卒中慢性恢复期患者；之后不少研究者提出了其他改良强制性使用运动技术（减少患侧每日的任务训练时间，而延长治疗疗程）治肢体运动功能障碍，取得良好效果。目前强制性使用运动疗法或改良强制性使用运动疗法已经不局限于脑卒中和脑外伤上肢康复的治疗，已扩展到对下肢运动功能障碍、失语症、儿童脑瘫、幻肢痛和局部手指张力障碍导致的肢体功能障碍的康复治疗。

（罗庆禄）

第二节　临床应用

一、入选标准和排除标准

（一）入选标准

1. **年龄**　患者 18 岁以上，可以理解和执行康复训练程序的指令。

2. **偏瘫侧被动关节活动度**　肩屈曲和外展≥90°，肩外旋 >45°，前臂旋前和旋后 >45°；腕伸展于中立位，掌指关节和指间关节的屈曲挛缩 <30°。

3. **偏瘫侧主动运动功能**　受累腕伸展 >10°，拇指及至少另外两个手指掌指关节和指间关节伸展 >10°，且动作可重复 3 次 / 分钟。

4. **患者 ADL 能力**　具有独立安全的转移能力；健手固定时，行走应有足够的稳定性。如：坐位 - 站立、行走到卫生间安全。

5. **患者认知功能正常**　能理解和积极主动执行康复训练过程中的指令和反馈信息。

6. **患者听理解基本正常**　能配合检查和治疗。

7. **患者有较好的康复欲望和良好的家庭支持**

8. **适应证**　脑卒中、脑外伤、周围神经损伤等神经系统疾病及截肢、骨折术后的患者。

（二）排除标准

1. 严重的关节疼痛和关节活动受限（肩关节 PROM<90°）。

2. 严重的平衡及行走问题，所有时间需要辅助用具。

3. 严重的认知问题（MMSE<22 分）。

4. 过度痉挛（Ashworth 分级 >2 级）或挛缩。

5. 严重的不可控制的医疗问题。

6. 拒绝强制性限制健手使用 90% 以上时间。

7. 严重高血压病（BP>180/100mmHg）和心、肝、肾等重要脏器功能减退或衰竭。

二、应用范围

CIMT 或 mCIMT 目前已经比较广泛应用于临床上康复治疗，包括以下疾病及功能障碍。

（一）脑卒中

1. **脑卒中后的上肢功能障碍**　脑卒中后上肢功能的恢复一般较下肢差。因传统观点认为上肢功能恢复的最佳时间应为发病后 11 周，超过 11 周上肢功能将很难再恢复。CIMT 的出现挑战了这种观点，大量临床研究证明，在脑卒中后的运动功能恢复的平台期（一般 6~12 个月）后实施 CIMT 仍能显著提高患侧上肢的运动功能。如文献报告 17 名慢性脑卒中患者，平均病程为 27.6 个月，对患者进行 2 小时的康复训练（1 小时 OT 训练，1 小时 PT 训练），并在日常生活活动中健手带连指手套以限制活动，经过 2~3 周的治疗，使用 WMFT 评价，其治疗前后与基线对比，患者的运动功能有显著进步。同样，有循证医学证明，m-CIMT 对脑卒中患者上肢功能康复有明显的改善作用。

m-CIMT 具体操作：①做好患者上肢功能状态评估：包括是否符合入选标准，精神状态，患者家属配合程度和家属需要注意到的问题；②准备好使用器材：卡片，手工艺制作材料，缝纫机、布块、餐具、水杯、衣服、牙刷、毛巾、头梳等；③开始治疗：不固定健侧肢体，嘱患者用患侧上肢完成任务（如运动功能障碍者进行裁缝）。任务完成过程中即使有微小的进步也给予明确的言语反馈，每组任务约重复 50 次，可在 15~20 个不同日常生活任务中选择。m-CIMT 每天 6 小时，连续 2 周。

2. 脑卒中后的下肢功能障碍 大约 90% 卒中患者在慢性期存在步态异常，部分是由于损伤后早期到自然功能恢复之前形成的异常模式持续存在所引起。这种现象可以认为是"习得性误用（learned misuse）"而不是"习得性失用"。克服习得性误用，首先要纠正异常运动模式，然后代之以正常的协调运动。Taub 等实用塑型理论对 16 例下肢功能障碍患者实施强制性治疗，每天训练约 7 小时，连续两周（包括步行器训练、地上步行、上楼梯、起坐训练、减重步行训练等），结果显示患者步态明显进步。

m-CIMT 具体操作（以从坐到站过渡到步行训练为例）：①做好患者下肢功能状态评估：包括是否符合入选标准，精神状态，患者家属配合程度和家属需要注意到的问题；②准备好使用器材：准备好高度合适的椅子（初始时高度为地板到患者膝关节距离，随后根据患者情况，椅子高度可逐渐降低到 20cm）、贴布、四足手杖、平行杠等；③评估患者治疗前在无手臂帮助、无靠背、穿鞋合适情况下测试患者从坐到站的参数；④用贴布标注双足两边距离约 10~15cm 的两条直线，嘱患者双手交叉放在胸前看约 1.6m 处地板上的目标物（用贴布标识）；⑤开始准备站立时安静重心情况下坐 3 秒，按照本教材《运动再学习》章节"从坐到站"训练方法练习，每日 100~200 次；⑥待下肢能够维持站立，偏瘫肢体恢复至 Brunstrom>2 级开始减重步行训练及平板运动训练，速度 0.5~1Km/h，最快 2.5Km/h，每天 2 次；⑦室外步行训练（可同本教材《运动再学习》章节"步行"训练方法），在不同环境下步行 1000 米；⑧上下楼梯训练、平衡训练、单腿负重等（可同本教材 Bobath 技术、运动再学习技术章节中从坐到站、步行训练方法）。每天训练时间共约 4h。

注意事项：①每次训练前将血压和心率控制在正常范围内，超过年龄标准化最高心率的 75%、血压超过 180/110mmHg；②出现胸前区不适及头晕等症状，及时停止训练。

（二）儿童脑瘫和脑外伤

研究人员也把强制性治疗应用于儿科康复中，对脑瘫、脑外伤等引起的不对称性上肢功能障碍进行了干预，均取得了明显的疗效。儿科强制性治疗与成人略有不同，要考虑到儿童的兴趣和活动方式。主要包括三个部分：①在特定的时间内，使用与上肢等长的玻璃纤维手套（如果患儿可听从指令，较好的自主控制健侧，可不佩戴手套固定健侧或损伤轻侧上肢），限制受损较轻的上肢或健侧；②利用许多专门的适用于孩子不同阶段的训练任务来训练较弱的上肢，重点使患儿获得一些实用性运动技巧；③接受每天 6 小时，连续 21 天（包括周末）的强化训练，要求治疗师在家、学校或其他场所与孩子建立一种亲密的工作或合作关系，鼓励家庭成员参与治疗，以产生最大的运动行为和脑的可塑性改变。

具体操作（小儿脑瘫为例）：①与患者儿及其家属沟通，说明具体使用方法和治疗过程中患儿和家属需要注意到的问题；②准备好限制使用器材，如限制或固定用塑料（石膏）管型、夹板、悬吊带、连指手套等；夹板、卡片、智力游戏，手工艺制作材料，餐具、水杯、衣服，牙刷、毛巾、头梳等；③开始治疗（最好以小组形式），用固定材料限制健侧（是否使用看具体情况）；30分钟热身活动，比如扮演海盗边唱歌边挥舞大刀；60分钟个体化集中练习，进行塑形和重复任务练习；30分钟一起吃饭，喝水，尽可能重复任务训练原理；40分钟小组活动（2~3人）：夹板游戏，卡片游戏，智力游戏，手工艺制作等；最后15分钟，更换自己的衣服，告别，共约3小时。m-CIMT每天2小时，同时在合适的时间和地点由父母监管加强患儿患侧的训练，连续8周；④家庭训练治疗：在家庭自然环境中训练，学习如何处理不同的作业，如穿脱衣服，帮助母亲做饭，做家务，干预期间每天1小时，干预后每天2小时。

注意事项：①为父母和孩子创造更好的互动；有助于形成最佳学习记忆及运动技能的转移；②保留儿童友善方式，尤其对于大孩子，切要以儿童友善方式进行，尽可能减少伤害，因为这些方法的施行是在儿童发育期；③上肢训练的目标不是提高患侧手的使用，而是通过提高双手协调使用来达到功能性独立，提供需要双手配合使用的功能性活动；④训练的量（数量和频率）比训练成分更能促进治疗的成功，训练的量（数量和频率）比训练成分更能促进治疗的成功。

（三）幻肢痛

CIMT疗法开始是治疗脑卒中上肢运动功能障碍，其应用范围也逐步扩展到其他领域。在患者截肢后，患者对身体不存在的部分感觉到疼痛即幻肢痛。Weiss等研究发现，使用残端功能性假肢患者与不使用残端装饰性假肢患者相比，会明显减少幻肢痛。幻肢痛的降低与功能性假肢使用时间有明显的相关性，使用功能性假肢增加了残端的使用率，产生了使用性依赖传入增加的皮层功能重组，减低了与损伤传入减少而至皮层功能重组，从而抑制了幻肢痛。这种治疗方法不需克服"习得性失用"，而是增加截肢残端的使用程度来产生使用性依赖皮层功能重组，起到治疗作用。

具体操作：①与患者及其家属沟通：说明具体截肢安装假体后假体的使用方法和治疗过程中患者和家属需要注意到的问题；②评估患者的疼痛（VAS）程度、步行功能等；③穿戴好患肢运动假体，患者可通过视觉观察残端肌肉收缩和放松以激发假肢活动产生的直接控制和躯体感觉反馈；④开始治疗：上肢功能性假肢主要训练上肢的功能性活动（限制健侧），如残端附近关节的功能性活动等。下肢功能性假肢主要进行平衡训练、单腿负重、平地步行、上下楼梯，甚至跑步等训练，每天训练4小时，连续2周。

注意事项：①检查是否存在假体松动；②检查残端是否出现皮肤破溃；③单纯幻肢痛可配合其他物理因子疗法。

（四）局部手指张力障碍

CIMT治疗的另一个新应用是治疗局部手指张力障碍，治疗适应证为手协调功能障碍。Patrice等（2013）回顾发现，对患有局部手指张力障碍的职业音乐家进行CIMT治疗，发现所有的患者在音乐表现方面有明显进步，一半患者手指的活动范围回到正常或接近正常。

具体操作：①与患者沟通：说明具体使用方法和治疗过程中需要注意到的问题；②准备好限制使用器材：如限制或固定用夹板等；患者平时工作或日常休闲娱乐使用的材料；③使用夹板制动健康的手指或不固定健康手指（但仍限制使用），张力障碍的手指进行反复练习与训练，每天1.5~2.5个小时，进行1~2周；④治疗结束：取下夹板。

局部手指张力障碍CIMT治疗有关的一些因素为：增加练习的数量，塑造手指的位置和其他的运动表现，在练习时限制健康手指使用。

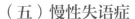

（五）慢性失语症

一些在运动功能康复时所应用的 CIMT 康复程序也应用于语言的治疗，其中包括广泛、强化的实践。在进行语言游戏时，强制性使用语言进行交流，抑制其他代偿方式的交流，注重引导在日常生活中使用言语等。如强制性使用失语治疗（constraint-induced aphasia therapy，CIAT；Pulvermüller et al.，2001）、强制性使用语言治疗（constraint-induced language therapy，CILT；Maher，et al.，2006）和加强语言活动治疗（intensive language action therapy，ILAT；Pulvermüller & Berthier，2008）等方法。

具体操作：①与患者沟通，说明具体使用方法和治疗过程中需要注意到的问题；②准备好语言交流任务的文字板、情景图画或视频等；③评估患者言语功能，评估患者失语症的类型和严重程度，应用西方失语症成套测试（WAB，Kertesz，2007）、波士顿命名测试（BNT）、成人成套失语症评估表（Dabul，2000）；④"塑形"应答训练（逐渐增加任务的复杂性），给患者社会驱动性的交流任务（治疗任务包括治疗师和患者直接相互言语互动的基础性游戏，可有 2~3 名患者和 1 名治疗师小组游戏形式进行），强制性限制使用口头形式表达（限制非口头语言交流，如手势或特别的语音语调）；每天 3~4 小时，两周共 30 小时的大量训练。

（六）周围神经损伤

上肢周围神经损失影响日常生活活动。其功能恢复由于不同的原因经常不理想，尤其是缺乏感觉的输入。有研究发现中枢神经系统因素对外周神经损伤的恢复比外周因素影响更大。近年有报道短时间内局部皮肤麻醉和止血带局部麻醉非损伤侧，可增加损伤部位信号向中枢神经系统输入，用于促进不同皮层功能重组。因此，外周神经损伤后通过强制性使用技术治疗，可加速损伤肢体的功能恢复。Rostami，et al（2016）应用 m-CIMT 治疗慢性正中神经和尺神经损伤患者，患肢完成作业任务训练的患者比单纯患肢机械训练的患者康复效果好。

OT 训练组 m-CIMT 训练方法：①与患者或其家属沟通使用方法目的、注意事项；②准备 OT 器材；③ OT 师和患者共同商讨决定作业活动项目，以提高个人工作有关的活动为主独立，提供需要双手配合使用的功能性活动；训练包括感觉功能训练（精细触觉、定位觉、本体感觉等）和运动再教育刺激两部分；④训练时限制健侧肢体运动，患侧肢体每天 3 小时强化训练，连续 2 周。

三、 注意事项

在应用强制性使用技术时必须作好患者家属的思想工作，详细介绍该康复技术的方法，取得家属的配合与支持，使康复治疗、康复护理等相关干预手段顺利进行。在康复训练过程中，技能的习得和改善取决于患者固有的康复潜力，但心理和精神因素也会影响学习和行为的神经生理过程。由于过去有活动或练习不愉快的经验，或存在依赖心理，或害怕受伤，都会在训练时使神经肌肉的兴奋过程受到抑制，从而不利于技巧的习得和发挥。当处于兴奋状态和具有良好情绪时，大脑皮质觉醒水平提高，运动神经元能充分募集，神经肌肉抑制解除，出现神经异化过程，使神经调节和肌力发挥均达上佳水平，从而在技巧的习得或作业的完成上取得良好的效果。因此，我们特别重视与患者的沟通，体贴关爱患者，及时发现患者在强制性使用技术过程中出现的不良情绪，不断鼓励、支持患者树立信心，帮助其克服疾病带来的暂时性困扰。

四、 强制性使用技术的研究进展

中枢神经系统损伤后，通常会导致运动和感觉功能的抑制，这种抑制远远大于损伤以后所出现的自然恢复。与 CIMT 有关的脑功能重组研究的证据表明，人类成人大脑皮质代表区域面积大小依赖于对该代表区使用数量的多少，而近年来使用经颅磁刺激（trans-cranial magnetic stimulation，TMS）、脑磁成像（brain magnetic imaging，BMI）、功能性磁共振（functional magnetic resonance imaging，fMRI）及皮质内微刺激技术（intracortical microstimulation，ICMS）提示，强制性使用运动治疗的疗效与大脑皮质的功能重组有关。有研究对使用强制性疗法患者的稳态脑电图运动电位进行分析，强制性使用运动治疗后 3 个月，发现在患侧上肢缺乏镜像运动时，出现大脑半球的同侧激活，显示大脑的可塑性变化与强制性使用技术后患者的患侧上肢使用率增加有关。

使用 TMS 和正电子发射型计算机断层显像（positron emission computed tomography，PET）研究 CIMT 疗法前后脑内功能重组的变化，发现在实施 CIMT 疗法之后，PET 检查在动作任务的模式下，其小脑激活明显降低，而患侧大脑 TMS 兴奋的面积增大。而应用 fMRI 在 CIMT 治疗前，患手运动时可以发现对侧中央前后回、对侧额叶前部、同侧大脑皮质中央前回激活；健手运动时，大脑对侧中央前后回的兴奋区域面积明显变小；在治疗结束 2 周后，患侧上肢运动时其同侧和对侧大脑皮质广泛的激活现象明显降低，激活区集中在对侧的中央前后回，在健手运动时，又重新恢复对侧中央前后回兴奋区域。大脑皮质功能重组表现出使用性依赖的特点。这说明 CIMT 方法实施后发生了患肢的持续使用现象具有两个既关联又独立的机制：首先，CIMT 限制了健侧肢体的活动，从而逆转了在急性期或亚急性期所形成的习得性失用。其次，持续地反复使用患侧上肢时对侧大脑半球皮质支配上肢的区域扩大，同时同侧皮质出现新的募集。

目前所做的工作显示，很大比例的脑卒中后慢性期患者运动功能障碍有所减轻，而这种减轻是在使用 CIMT 或 mCIMT 疗法后，反映出大脑可塑性的变化，因此可以增加脑卒中和其他神经损害患者的治疗效果。

大量临床实践表明，CIMT 或 mCIMT 对于脑卒中超早期（3~7 天）、早期（30 天）的治疗取得较为理想的效果，强制性使用运动治疗结合其他治疗方法应用于临床，对于达不到入选标准的患者，通过治疗师对患者早期"一对一"的训练，可以达到抑制习得性失用的形成、减少残疾的发生、促进功能恢复的治疗目标。

（罗庆禄）

第十五章
心肺功能训练

随着社会的发展，人们生活方式及饮食习惯的改变，高血压病、糖尿病、冠心病、肥胖等疾病的发病率居高不下，这些疾病导致患者最大有氧运动能力受损，从而使心肺系统疾病（如慢性阻塞性肺疾病、肺心病、慢性器官衰竭及缺血性心脏病等）的发病率逐年上升，而这些疾病引起的呼吸困难、心功能下降等严重并发症，使得患者的心肺功能大大地降低，严重影响生活质量。在对这些患者进行康复治疗的过程中，心肺功能康复训练显得尤为重要。心肺康复的理念已经有近百年历史，在西方国家的开展也有五十多年的历史，已经构建起比较完整的理论和实践体系。目前，心肺康复与二级预防已经与心血管疾病和肺功能疾病的临床医疗连为一体。越来越多的医务工作者认识到心肺功能训练的重要性，通过有效的心肺功能训练，不仅可以大幅降低心血管疾病和肺部疾病的死亡率和复发率，提高临床心肺疾病治疗的有效性，还可以大大降低医疗费用并明显提高患者的生活质量。这一章我们将对心肺功能训练从心功能训练、肺功能训练和有氧训练三个方面进行介绍。

第一节　心功能训练

心功能训练是指对心血管疾病患者综合采用主动积极的身体、心理、行为和社会活动的训练与再训练，主要以有氧运动为主，帮助缓解症状，改善心血管功能和激活心肌的侧支循环，使其在生理、心理、社会、职业和娱乐等方面达到相对理想状态，提高生活质量的康复医疗过程。心功能康复不仅可以改善临床症状和体征，还能提高患者的生理、心理功能和日常生活活动能力。在拟定康复训练计划前，应首先对心血管疾病患者进行客观的监测和评估，明确心肌缺血变化程度，根据患者个体特点设计合理的康复训练项目和训练强度，从而安全有效地开展心血管疾病康复工作。

一、生理基础

体循环和肺循环的概念是我们掌握了解心脏工作的基础，心脏及其血管组成了循环系统，心脏实际上是由两个分开的血泵构成：左心，泵血通过除肺外的全身组织器官，称为体循环。体循环把含氧丰富的动脉血送至身体各部分，并通过毛细血管与组织进行气体（氧气和二氧化碳）和营养物质的交换，交换后动脉血变为静脉血，通过静脉回流至右心房。右心，泵血通过肺，称为肺循环。肺循环把静脉血泵至肺，进行气体交换，重新成为动脉血并回流至左心。

心脏工作时每分钟所泵出的血量称心排出量，正常成年男子安静时的心排出量约为 5 升 / 分，剧烈运动时可达 20 升 / 分，而训练良好的马拉松运动员运动时可高达 35~40 升 / 分。心排出量受心率和每搏输出量的影响。在进行有氧运动时，心排出量会因心率或每搏输出量的增加而增加。所以在进行心脏康复时，应达到和保持一定的靶心率（target heart rate，THR），它是运动处方中重要项目之一。靶心率又称"运动中适宜心率"，也就是在运动中用来衡量运动强度的一个重要指标。在靶心率范围内进行运动时，既能收到最佳的锻炼效果，同时也能保证锻炼的安全性。

二、 训练机制

心血管疾病患者卧床休息后全身有效循环血量必然减少，这是短时间卧床休息所造成最明显的心血管改变。所以急性心肌梗死早期康复的核心就是避免绝对卧床休息的不利影响。此外，过分卧床休息还可导致血流缓慢，血液黏滞性增加和静脉顺应性降低，容易产生血栓性栓塞。由于有效循环血量减少，每搏输出量和心排出量相应降低，造成非心源性的循环功能减退以及相应的运动能力减退。患者在直立位时每搏输出量减少更为显著，导致运动耐力降低。冠心病患者经心功能康复治疗后可促进心脏侧支循环的建立，增加冠状动脉血流，缓解由于冠脉阻塞造成的缺血，改善心肌缺血而产生的临床症状，如心绞痛、呼吸困难和乏力等。

心功能康复可延缓和阻止冠状动脉粥样硬化的发生和发展，心功能康复有抗血栓形成作用，减少和防止动脉斑块阻塞冠状动脉的危险。心功能康复能达到冠状动脉再通的疗效，防止冠状动脉成形术后再发狭窄，并能维持冠状动脉搭桥术后血管桥的通畅。心功能康复大约可降低 19%~29% 的心肌梗死死亡率。心功能康复可缩短和减轻心脏移植术后体能下降的过程和程度，从而成为心脏移植术后治疗的组成部分。

此外，心功能康复训练还可降低冠心病的危险因素，如高血压、糖尿病、高脂血症和肥胖等。

三、 适应证与禁忌证

（一）适应证

心功能训练可以改善心血管的功能状态和提高生命质量，在心血管疾病的防治作用中日趋受到重视，适应证的范围不断扩宽，近 20~30 年来扩大到冠脉血运重建术（如冠脉旁路移植术）、心脏手术（如心脏瓣膜置换术）等患者，同时也适用于慢性心衰和高血压病患者。

（二）禁忌证

血压严重升高［如收缩压≥200mmHg（26.7kPa）或舒张压≥120mmHg（16.0kPa）］，肺动脉高压，中度瓣膜病变，心肌病，明显心动过速或过缓，中至重度主动脉瓣狭窄或严重梗阻性心肌病，重度冠状动脉左主干狭窄或类似病变、重度房室传导阻滞及重度窦房阻滞，严重肝肾疾病，贫血，未能控制的糖尿病，运动可导致恶化的神经肌肉疾病，晚期妊娠或妊娠有并发症，明显骨关节功能障碍，运动受限或可能由于运动而使病变恶化。

四、 心功能训练的实施

根据冠心病康复治疗措施的特征，国际上一般将心功能康复训练分为三期：I期是院内康复期，指急性心肌梗死或急性冠状动脉综合征住院的早期康复，发达国家此期已经缩短到 3~7 天。冠状动脉旁路移植术（也称冠状动脉搭桥术）（coronary artery bypass graft，CABG）或经皮冠状动脉腔内血管成形术（percutaneous transluminal coronary angioplasty，PTCA）术后早期康复也属于此列。II期是院外早期康复期，指从患者出院开始，至病情稳定性完全建立为止，时间5~6周。由于急性阶段缩短，Ⅱ期的时间也趋于逐渐缩短。Ⅲ期是院外长期康复期，指病情处于较长期稳定状态，或Ⅱ期过程结束的冠心病患者，包括陈旧性心肌梗死、稳定型心绞痛及隐性冠心病。PTCA或CABG后的康复也属于此期。康复程序一般为2~3个月，自我锻炼应该持续终生。

（一）第Ⅰ期（院内康复期）康复

1. 本期康复目标　缩短住院时间，促进日常生活及运动能力的恢复，增加患者自信力，减少心理痛苦，减少再住院，避免卧床带来的不利影响（如运动耐量减退、低血容量、血栓栓塞性并发症），低水平运动试验阴性，可以按正常节奏连续行走100~200m或上下1~2层楼而无症状和体征。运动能力达到2~3METs，能够适应家庭生活，使患者了解冠心病的危险因素及注意事项，在心理上适应疾病的发作和处理生活中的相关问题，提醒戒烟并为Ⅱ期康复提供全面完整的病情信息和准备。

2. 治疗方案　此期康复一般在心脏科进行，以循序渐进地增加活动量为原则，早期运动康复计划因人而异。病情重，预后差的患者运动康复的进展宜缓慢；反之，可适度加快进程。一般来说，患者一旦脱离急性危险期，病情处于稳定状态，运动康复即可开始。康复治疗的基本原则是根据患者的自我感觉，尽量进行可以耐受的日常活动，如散步、看书或者电视，缓慢上下楼。康复治疗采用团队合作模式，即由心脏科医师、康复科医师、康复治疗师（物理治疗、作业治疗、心理治疗等）、护士、营养师等共同工作。

（1）运动疗法：

1）床上活动：一般从床上的肢体活动开始，包括呼吸训练。肢体活动一般从远端肢体的小关节活动开始，从不抗地心引力的活动开始。强调活动时呼吸自然、平稳，没有任何憋气和用力现象。然后可以逐步开始抗阻活动。抗阻活动一般不需要专用器械，可以采用捏气球、皮球，或拉皮筋等。徒手体操也十分有效。吃饭、洗脸、刷牙、穿衣等日常生活活动可以早期进行。

2）呼吸训练：主要指腹式呼吸。腹式呼吸的要点是呼气和吸气之间要均匀连贯，可以比较缓慢，但是不可憋气。

3）坐位训练：坐位训练是重要的康复起始点，应该从第1天就开始。开始坐时可以有依托，例如把枕头或被子放在背后，或将床头抬高。有依托坐的能量消耗与卧位相同，但是上身直立体位使回心血量减少，同时射血阻力降低，心脏负荷实际上低于卧位。在有依托坐适应之后，患者可以逐步过渡到无依托独立坐。

4）步行训练：从床边站立开始，先克服直立性低血压。在站立无问题之后，开始床边步行（1.5~2.0METs），以便在疲劳或不适时能够及时上床休息。此阶段开始时最好在活动时使用心电监护仪。要特别注意避免上肢高于心脏水平的活动，例如患者自己手举静滴瓶上厕所。此类活动的心脏负荷增加很大，常是诱发意外的原因。

5）大便：患者大便务必保持通畅。卧位大便通常对患者不利，因为卧位大便时心脏负荷因臀部位置提高，回心血量增加而增加，同时由于排便时必须克服体位所造成的重力，需要额外的用力（4METs）。坐位大便时心脏负荷和能量消耗均小于卧床大便（3.6METs），也比较容易排便。在床边放置简易的坐便器，尽早让患者坐位大便，但是禁忌蹲位大便或在大便时过分用力。如果出现便秘，应该使用通便剂。患者有腹泻时也需要注意严密观察，因为过分的肠道活动可以诱发迷走反射导致心律失常或心电不稳。

6）上下楼活动：上楼的运动负荷主要取决于上楼的速度。患者必须保持非常缓慢的上楼速度。一般每上一级台阶可以稍事休息，以保证没有任何症状。下楼的运动负荷不大。

（2）心理康复与健康教育：患者在急性发病后，往往有显著的焦虑和恐惧感。康复治疗师必须安排对患者的医学常识教育，使其理解冠心病的发病特点、注意事项和预防再次发作的方法。特别强调戒烟、低脂低盐饮食、规律的生活、性格修养等。

（二）第Ⅱ期（院外早期康复期）康复

1. 康复目标　为急性心血管事件后早期（3~6个月）的院外患者提供的康复服务，由于冠状动脉血运重建治疗及药物治疗的巨大进步，心脏康复第Ⅰ期的时间被缩短，因此心脏康复的第Ⅱ期康复变得尤为重要。与Ⅰ期康复不同，除了患者评估，患者教育，日常活动指导和心理支持外，这期康复计划增加每周3~5次心电监护或者血压监护下的中等强度运动，包括有氧运动、抗阻运动和柔韧性训练。患者逐步恢复一般日常生活活动能力，包括轻度家务劳动、娱乐活动等；运动能力达到4~6METs，提高生活质量；对体力活动没有更高要求的患者可停留在此期。Ⅱ期患者的康复在家庭中完成。

2. 治疗方案　运动前进行评估和危险分层。指根据患者的健康、体力和心血管功能状态，结合学习、工作、生活环境和运动喜好等个体化特点，以运动处方的形式来确定运动的种类、方法、强度、频率和运动量等，并提出在运动中应该注意的事项。每一个运动处方应包括：运动形式、运动时间、运动强度、运动频率及运动过程中的注意事项等。

运动形式：主要包括有氧运动和无氧运动。有氧运动包括：走路、慢跑、游泳、骑自行车等。无氧运动包括：静力训练、负重等运动。心脏康复中的运动形式以有氧运动为主，无氧运动作为补充。

运动时间：心脏病患者的运动时间通常为10~60分钟，最佳运动时间为30~60分钟。对于刚发生心血管事件的患者，建议从10分钟/日开始，逐渐增加运动时间，最终达到30~60分钟/日的运动时间。

运动强度：运动强度的评估有两种方法：最大氧耗量、最大心率以及症状分级法。建议患者开始运动从50%的最大氧耗量或最大心率的运动强度开始，运动强度逐渐达到80%的最大摄氧量或最大心率。BORG劳累程度分级法达到10~14级。最大氧耗量通过心肺运动试验得到，最大心率为220-年龄。每3~6个月评价一次患者的运动强度是否需要改变。

运动频率：每周至少3天，最好每周7天。

运动过程中的注意事项：运动过程中，要对患者进行监测，并给予必要的指导。运动时或运动后出现以下情况，暂时停止运动：1）运动时感觉胸痛、呼吸困难、头晕；2）运动时心率波动范围超过30次/分；3）运动时血压升高 >200/100mmHg，收缩压升高 >30mmHg或下降10mmHg以上；4）运动时心电图监测 ST 段下移≥0.1mv 或上升≥0.2mv；5）运动时或运动后出现严重心律失常。

另外可以结合患者居住的环境和兴趣开展室内外散步、医疗体操（如降压舒心操、太极拳等）气功（以静功为主）、打扫家庭卫生、厨房活动、园艺活动或在邻近区域购物、作业治疗。活动以达到40%~50%HRmax 或活动时主观用力计分（RPE）不超过13~15分为宜，一般活动时无需监测。当进行较大强度活动时，可采用远程心电图监护系统监测，或由有经验的康复治疗师观察数次康复治疗过程，以确保安全性。无并发症的患者可在家属帮助下逐步过渡到无监护活动。注意循序渐进，活动时不可有气喘和疲劳。所有上肢超过心脏平面的活动均为高强度运动，应该避免或减少。每周需要门诊随访一次。出现任何不适均应暂停运动，及时就诊。

（三）第Ⅲ期（院外长期康复期）康复

1. 康复目标　Ⅲ期时院外长期康复期，是第Ⅱ期康复的延续，这个时期部分患者已恢复到可重新工作和恢复日常活动。为减少心肌梗死或其他心血管疾病风险，强化生活方式改变，进一步的运动康复是必要的，此期的关键是维持已形成的健康生活方式和运动习惯。另外，运动的指导应因人而异，低危患者的运动康复，无需医学监督；中高危患者的运动康复仍然需要医学监督，因此对患者的评估十分重要。低危及部分重危患者可持续进行Ⅲ期康复，高危及部分重危患者应转上级医院继续心功能康复。此外，纠正危险因素和心理社会支持仍需继续。

2. 治疗方法 运动方式包括有氧训练、力量训练、柔韧性训练、作业训练、医疗体操、气功等。运动形式可以分为间断性运动和连续性运动。运动量要达到一定的阈值才能产生训练效应。每次的总运动量（以热量表达）应在 2931~8374KJ（700~2000kcal）（约相当于步行或慢跑 10~32km）。运动量小于每周 2931KJ（每周 700kcal）只能维持身体活动水平，而不能提高运动能力。运动量超过每周 8374KJ（每周 2000kcal）则不增加训练效应。运动总量无明显性别差异。METs 消除了体重影响，比热量在计算上更为实用。合适运动量的主要标志是运动时稍出汗，轻度呼吸快但不影响对话，早晨起床时感到舒适，无持续疲劳感和其他不适感。

在运动训练的实施过程中，每一次训练课都应包括三个部分，即准备活动部分、基本活动部分和整理活动部分。准备活动部分的主要作用是：使身体逐渐从安静状态进入到工作（运动）状态，逐渐适应运动强度较大的训练部分的运动，避免出现心血管、呼吸等内脏器官系统突然承受较大运动负荷而引起的意外，避免肌肉、韧带、关节等运动器官的损伤。在运动处方的实施中，准备活动部分常采用运动强度小的有氧运动和伸展性体操，如步行、慢跑、弹力带器械操、太极拳等。准备活动部分的时间，可根据不同的锻炼阶段有所变化。开始锻炼的早期阶段，准备活动时间可为 10~15 分钟；锻炼的中后期，准备活动时间可减少为 5~10 分钟。基本部分是运动处方的主要内容，是达到康复或健身目的的主要途径。运动处方基本部分的运动内容、运动强度、运动时间等，应按照具体运动处方的规定实施。每一次运动锻炼时，都应安排一定内容和时间的整理活动。整理活动的主要作用是：避免出现因突然停止运动而引起的心血管系统、呼吸系统、自主神经系统的症状，如头晕、恶心、"重力性休克"等。常用的整理活动有：散步、放松体操、自我按摩等。整理活动的时间一般 5 分钟左右。

运动训练中的强度控制和医务监督同样重要，在运动处方的实施过程中，应对治疗性运动处方的实施进行医务监督。具体注意事项如下：在一个运动处方刚刚开始时，应检测患者运动前、运动中和运动后的血压和心率水平；运动开始前 30~60 分钟调节水分和糖摄入，如血糖 <100mg/dl 应适当补充糖水或甜饮料；应注意前一天的运动和休息状态以及心绞痛的发作次数；应注意所服用的药物对心血管的影响。

另外需注意心脏康复的核心内容是运动锻炼，由于大多数心血管病患者为中老年人，同时可能并发很多其他方面的退行性疾病，如慢性肺部疾病、慢性代谢系统疾病（如糖尿病），再加上老年人是跌倒的高危人群，因此心血管病患者除重视心脏问题外，其他的运动损伤问题也须重视。如果患者在康复过程中，经常发生运动不适或损伤，不仅影响康复的效果，也会造成不良心理影响。因此，在心脏康复过程中，患者对运动损伤的预防比治疗更重要，要预防运动损伤的发生，运动时的主动与被动的保护非常重要。

五、心理康复及康复宣传教育

患者发病后，往往有显著的焦虑和恐惧感。医护人员必须给予患者医学常识教育，使其理解心脏病的发病特点、注意事项和预防再次发作的方法。特别强调戒烟、低脂低盐饮食、规律的生活、个性修养等。

心脏康复教育的对象不仅仅包括患者及其家属和照顾者，更应该包括相关医疗护理人员。宣传教育是二级预防的重要内容和康复程序的重要组成部分。通过向患者及其家属进行宣传教育，使患者保持健康的生活行为，达到心脏康复的预定目标。根据不同种类的心脏疾患进行针对性的宣教，主要内容应包括心脏正常解剖与心功能、疾病的性质和过程、冠心病急性发作的预防措施；药物的作用、剂量及副作用；认识什么是健康的生活方式，如何纠正饮食习惯、戒烟；如何参加适当的文娱和体育活动等。

患者应当从心脏康复教育中获取日常生活的自我管理能力，有关心血管系统疾病的危险因素、症状识别能力，了解运动的作用和有关合适的运动模式的知识，合理使用心血管常用药物的知识，自我情绪和睡眠的管理技巧，了解营养的重要性，并保持良好营养状况。

（王　磊）

第二节　肺功能训练

由于肺的主要生理功能是呼吸（主要是氧气和二氧化碳的交换），我们常将肺的呼吸训练称之为呼吸功能训练。随着胸外科手术的广泛开展，呼吸功能训练的重要性逐渐被人们认识，呼吸功能训练的价值更被肯定，在呼吸疾患的康复治疗中占有重要地位。呼吸功能训练是指通过各种训练增强肺通气功能，提高呼吸肌功能，纠正病理性呼吸模式，促进痰液排出；改善肺换气功能，促进肺与毛细血管气体交换；促进血液循环和组织换气，提高日常生活活动能力和社会交往能力。根据不同患者的病理生理学机制，有针对性地拟订和实施肺功能康复训练计划。在实施过程中，不仅要考虑呼吸肌训练，还要考虑心功能的训练，以及消除精神心理因素影响等相关的放松性训练，以便帮助患者尽早地、最大限度地恢复肺功能。

一、生理基础

（一）呼吸肌的功能直接影响肺通气过程

呼吸运动是肺通气的原动力，呼吸运动通过改变胸腔容积使胸腔内压产生相应的变化，从而导致肺泡的扩张和回缩，驱动气体出入；由呼吸运动引起肺的被动扩张和回缩所形成的肺内压与大气压之间的压差是肺通气的直接动力；肺通气的动力受呼吸时肺内压和胸膜腔内压的变化而影响。呼吸肌主要包括横膈、肋间肌、辅助呼吸肌和呼气肌，这些肌肉的运动功能对肺的呼吸功能造成直接影响。

横膈为主要的呼吸肌，收缩时，膈穹窿下降，胸腔容积扩大，以肋吸气；松弛时，膈穹窿上升恢复原位，胸腔容积减小，以肋呼气。慢性呼吸系统疾病可因肺气肿和呼吸困难，造成膈肌疲劳和衰竭，引起严重呼吸功能障碍，甚至呼吸衰竭。因此膈肌训练是肺功能康复最重要的内容之一。

辅助呼吸肌群包括肋间肌、斜角肌、胸锁乳突肌、斜方肌、胸大肌等。其中肋间肌是主要的呼吸辅助肌：肋间肌在平静呼吸时不起主要作用，只有在深呼吸时才起作用。在哮喘和严重慢性肺气肿患者，肋间肌通过参与呼吸，以补偿膈肌的功能障碍。

呼吸频率加快时，呼吸幅度必然较浅，潮气量减小，而解剖无效腔始终保持不变，肺泡通气量反

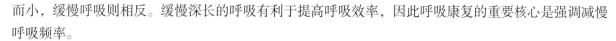

而小，缓慢呼吸则相反。缓慢深长的呼吸有利于提高呼吸效率，因此呼吸康复的重要核心是强调减慢呼吸频率。

安静呼吸时，吸气是吸气肌群的主动活动过程，而呼气是由于胸廓和肺的弹性回缩力被动完成，呼气肌不会被激活。在完成深呼吸动作或剧烈运动时，必须要用力呼气以增加肺活量，此时腹肌起主要作用，通过增加腹内压，使横膈抬高，胸腔容积缩小。长期的呼吸系统疾病也会使腹肌产生疲劳。此外，脊髓损伤的患者由于腹肌麻痹，运动能力和呼吸能力均会受到限制。因此腹肌的训练也是呼吸康复训练的重要组成部分。

（二）肺组织病理变化程度影响肺换气

1. **呼吸膜 / 肺泡壁的面积和厚度**　呼吸膜是指肺泡腔与肺毛细血管腔之间的膜。呼吸膜面积减少或膜厚度增加纤维化，使气体扩散减少。影响气体交换的另一个重要因素是肺泡壁的厚度和面积。肺泡壁在炎症反复发作之后会增厚。肺气肿时，小的肺泡囊会逐步融合为大肺泡，实际的肺泡壁面积减小，影响气体向血管的弥散。

2. **肺通气 / 血流比值（V/Q）**　肺通气 / 血流比值指每分钟肺泡通气量与肺血流量之间的比值。卧位时由于肺上部的血流增加，下部的血流减少，而通气并没有发生相应的变化，因此导致局部肺组织的血流量和通气量比例失调，这是卧位时呼吸困难症状加重的原因之一。

（三）血液循环和血液质量影响气体在血液中的运输

慢性呼吸系统疾病患者往往伴有造血功能障碍，产生贫血。严重贫血时血红蛋白减少，因此影响气体运输，造成呼吸困难。合并心力衰竭时，血氧运输能力减弱，故在呼吸训练时要注意贫血的纠正。

（四）身体素质和全身代谢影响气体的组织换气

慢性呼吸系统疾病患者往往因为呼吸困难而缺乏运动，导致肌肉功能减退，肌肉内氧化代谢的酶减少，氧化代谢能力降低，因此运动时不能有效地进行氧化代谢，限制了机体的内呼吸，加剧了呼吸困难的症状。

呼吸系统疾病不仅会产生肺和支气管功能障碍，同时也可以合并心功能障碍。心力衰竭时，血液循环障碍，血氧运输减弱，影响呼吸过程。呼吸系统疾病同时常伴有焦虑、紧张、抑郁等精神心理因素影响，这些都会加重呼吸困难。

当出现以上肺部功能障碍时，通过有效的呼吸训练来改善呼吸功能，对提高患者的肺功能和全身体能具有积极的作用。

二、 呼吸康复的机制

（一）减少通气需要

1. **运动训练**　在肺康复时和肺康复之后都可以改善呼吸困难的临床表现，而运动训练是恢复肺功能的首要方法。无论使用运动平板和功率自行车，抑或是上下肢肌肉耐力训练都可以改善运动耐力和呼吸功能。此外，运动训练可以调整心理、认知、行为等，对增加自我训练效率和自信、改善焦虑症状等都有促进作用。　对于运动处方的剂量采用达到 60% 耗氧量的运动量，每周

3~5 次，每次 30 分钟以上，持续 4~8 周或更长，采用住院—门诊—社区或家庭治疗对维持肺功能康复有促进意义。

2. 运动期间辅助氧疗　慢性阻塞性肺疾病（Chronic obstructive pulmonary disease，COPD）者运动期间辅助氧疗可以使血乳酸和运动通气量减少，使呼吸困难症状减轻，帮助更好地完成呼吸康复训练。

3. 能量保持技术　通过合理安排社会活动和日常生活活动等，达到节省体力，降低代谢负荷，实际上是减少了呼吸用力、每分钟通气量（即每分钟出入肺的气量）和减轻了疲劳。能量保持技术包括根据呼吸困难的程度决定目标活动的强度，控制步行速度，分阶段多流质进食，采用使呼吸困难症状最轻的姿势和使用缩唇呼吸技术等。

（二）提高呼吸交换的效率

1. 改善呼吸模式、保持呼吸技术　采用膈肌呼吸和缩唇呼吸的训练方式对 COPD 患者可以缓解呼吸困难症状。早期的研究显示这些技术可减少呼吸频率，增加潮气量。

2. 减少阻力负荷　COPD 患者由于气道狭窄、静态肺的弹性回缩力减小、呼吸肌的阻力负荷增加，增加了呼吸不适的感觉。除药物扩张支气管外，有研究显示采用 100Hz 的频率快速震动胸壁，可不同程度缓解呼吸困难症状。

（三）改善吸气肌功能

1. 变换姿势　COPD 患者改变体位可以改善呼吸困难症状，增加腹压可以改善呼吸肌本身的特性和功能。向前倾斜的姿势改善全部呼吸肌的强度，增加膈肌的复原，减少颈部和上肋肌的参与，减少腹部矛盾呼吸，使呼吸困难症状得到改善。

2. 吸气肌训练　吸气肌训练可以改善呼吸肌、吸气肌功能和耐力运动容量以及肺功能，从而有助于改善呼吸困难症状。

3. 部分通气支持　采用无创的通气支持可以使神经病变或严重 COPD 患者的呼吸肌休息。部分支持可以通过负压或正压通气来改善患者的呼吸肌功能状态，来帮助呼吸训练。

三、 适应证与禁忌证

（一）适应证

1. 慢性阻塞性肺疾病，主要为慢性支气管炎、肺气肿等。
2. 慢性限制性肺疾病，包括胸膜炎后和胸部手术后。
3. 哮喘及其他慢性呼吸系统疾病伴呼吸功能障碍。
4. 慢性实质疾病，包括肺结核、肺尘埃沉着病等。
5. 支气管痉挛或分泌物滞留造成的继发性气道阻塞。
6. 因手术 / 外伤所造成的胸部或肺部疼痛。
7. 中枢神经系统损伤后肌无力，譬如高位脊髓损伤，急性、慢性、进行性的肌肉病变或神经病变。
8. 严重骨骼畸形，如脊柱侧弯等。

（二）禁忌证

1. 临床病情不稳、感染未控制。
2. 合并重度肺动脉高压或充血性心力衰竭，呼吸衰竭。
3. 训练时可导致病情恶化的其他临床情况。如不稳定性心绞痛及近期急性心肌梗死；认知功能障碍；明显肝功能异常；肿瘤转移；近期脊柱损伤、肋骨骨折、咯血等。

（三）注意事项

1. 训练方案应个体化。训练过程应循序渐进，持之以恒，终身锻炼。
2. 锻炼时不应该有任何症状，锻炼次日晨起时应该感觉正常。如果出现疲劳、乏力、头晕等，应该及时就诊。
3. 环境适宜，避免在风沙、粉尘、寒冷、炎热、嘈杂的环境中锻炼。呼吸时最好经鼻，以增加空气温度和湿润度，减少粉尘和异物的刺激。
4. 训练适度，避免过度换气综合征或呼吸困难。
5. 临床病情变化时务必及时调整方案，避免治疗过程诱发呼吸性酸中毒和呼吸衰竭。
6. 酌情适当吸氧。严重的患者可以边吸氧边活动，以增强活动信心。

四、 呼吸训练的实施

呼吸训练的目标是改善通气；提高咳嗽机制的效率；改善呼吸肌的肌力、耐力及协调性；保持或改善胸廓的活动度；建立有效呼吸方式；促进放松；教育患者处理呼吸急促；提高患者的整体功能。

指导患者采用正确的呼吸方法，并融入日常生活活动中去。可以通过改善肺部通气技术来进行训练，通常选择合适的体位可以放松辅助呼吸肌群，减少呼吸肌耗氧量，缓解呼吸困难症状，稳定情绪，固定和放松肩带肌群，减少上胸部活动、有利于膈肌移动等。可选择的体位有前倾依靠坐位、椅后依靠位、前倾站位、半卧位等。需加强患侧的胸式呼吸时可以采取患侧在上的侧卧位；对体力较好者可采用前倾站立。

（一）膈肌呼吸训练，重建腹式呼吸模式

膈肌呼吸也叫做腹式呼吸，膈肌在通气中起到重要作用，横膈上下活动1cm，可增加250ml的通气量。肺气肿后，肿大的肺泡使胸廓扩张、膈肌下压，并使膈肌的活动范围受限，转用胸式呼吸。为改善呼吸困难症状，需重建腹式呼吸。

1. 放松训练 用以放松紧张的辅助呼吸肌群，减少呼吸肌耗氧量，缓解呼吸困难症状。

（1）前倾依靠位：患者坐于桌前或床前，桌上或床上置两床叠好的棉被或四个枕头，患者两前臂置于棉被或枕头下以固定肩带并放松肩带肌群，头靠于被上或枕上放松颈肌，前倾位还可以降低腹肌张力，使腹肌在吸气时容易隆起，增加胃压，使膈肌更好收缩，从而有助于腹式呼吸模式的建立（图 15-1）。

（2）前倾站位：自由站立、两手放松置于身体两侧，同时身体稍前倾以放松腹肌，也可前倾站立、两手支撑于前方的低桌子上以固定肩胛带，此体位不仅起到放松肩部和腹部肌群的作用，而且是腹式呼吸的有利体位（图 15-2）。

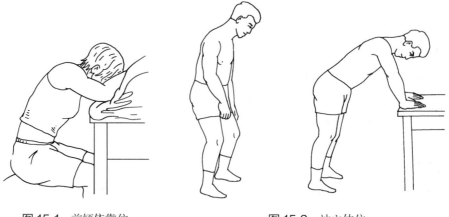

图 15-1　前倾依靠位　　　　　　　　图 15-2　站立体位

（3）椅后依靠位：患者坐于非常柔软舒适的有扶手的椅子或沙发上，头稍后靠于椅背或沙发背上，完全放松坐 5~10 分钟。

2. 暗示呼吸法　即以触觉诱导腹式呼吸：①手按在上腹部，呼气时腹部下沉，此时该手再稍稍加压用力，以使腹压进一步增高，迫使膈肌上抬；吸气时，上腹部对抗该手压力，将腹部徐徐隆起，该压力既可吸引患者的注意力，又可诱导呼吸的方向和部位（图 15-3）。②下胸带呼吸法是指患者坐于椅上，将长 150cm、宽 10cm 左右的布带缠在胸季肋部，两手握住带子两端，吸气时放松带子，呼气时缠紧带子。然后于立位进行，习惯后可不缠带子，使腹式呼吸能够无意识进行。最后边走边做呼吸练习，此时迈步的频率要配合呼吸，吸气时两步，呼气时四步，同时随着呼吸将布带放松或缠紧，直到能够做到一边步行一边腹式呼吸为止（图 15-3）。③抬臀呼气法：有膈肌粘连的老人可采用臀高位呼吸法增加膈肌活动范围。呼气时抬高臀部，利用内脏的重量来推动膈肌向上。也可将床脚抬高 30cm，在腹部放置沙袋再进行腹式呼吸。沙袋重量可从 0.25kg 增加到 2.25kg，每次 20~30 分钟。

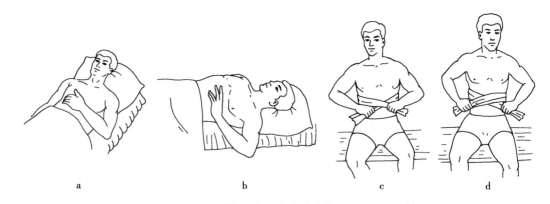

图 15-3　暗示呼吸法
a. 呼气时用手加压；b. 吸气时手放松；c. 吸气时放松布带；d. 呼气时拉紧布带

3. 膈肌体外反搏呼吸法　使用低频通电装置或体外膈肌反搏仪。刺激电极位于颈胸锁乳突肌外侧，锁骨上 2~3cm 处（膈神经部位），先用短时间低强度刺激，当确定刺激部位正确时（即有呼吸运动出现），即可用脉冲波进行刺激治疗。每天 1~2 次，每天 30~60 分钟。

4. 吞咽呼吸法　对呼吸肌显著无力者可采用吞咽呼吸法，张口将气吸在口腔内，紧闭口唇，用舌将气推送到咽喉部，然后进行轻轻吸气，该气通过打开的会厌进入肺部（注意不是咽入胃内），可增加潮气量，增加肺活量。

（二）呼吸肌练习

缓解呼吸困难症状，改善呼吸肌的肌力和耐力过程称为呼吸肌训练，强调吸气肌的训练。用于治疗各种急性或慢性肺疾病，主要针对吸气肌无力、萎缩，特别是横膈及肋间外肌。

1. 吸气阻力训练　患者经手握式阻力训练器吸气，可以改善吸气肌的肌力及耐力，减少吸气肌的疲劳。吸气阻力训练器有各种不同直径的管子提供吸气时气流的阻力，气道管径越窄则阻力越大。在患者可接受的前提下，通过调节吸气管口径，将吸气阻力增大，吸气阻力每周逐步递增 2~4cm 水柱。开始训练 3~5 分 / 次，3~5 次 / 天，以后训练时间可增加至 20~30 分 / 次，以增加吸气肌耐力。

2. 呼气训练

（1）腹肌训练：腹肌是最主要的呼气肌。呼吸功能障碍的患者常有腹肌无力，使腹腔失去有效的压力，从而减少膈肌的支托及减少外展下胸廓的能力。训练时患者取仰卧位，上腹部放置 1~2kg 的沙袋做挺腹训练（腹部吸气时隆起，呼气时下陷），沙袋重量必须以不妨碍膈肌活动及上腹部鼓起为宜。以后可以逐步增加至 5~10kg，每次腹肌训练 5 分钟。也可仰卧位膝盖伸直，双下肢和上半身同时上抬，保持数秒以增强腹肌力量（图 15-4）。

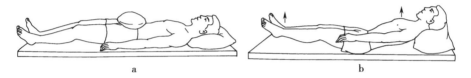

图 15-4　腹肌训练法

（2）吹蜡烛法：将点燃的蜡烛放在面前，吸气后将口唇缩小，用力吹蜡烛，使蜡烛火焰飘动。每次训练 3~5 分钟，休息数分钟，再反复进行，以患者不感到疲劳为宜。蜡烛的距离从 10cm、20cm、30cm。每 1~2 天将蜡烛与口的距离加大，直到距离增加到 80~90cm。

（3）吹瓶法：用两个有刻度的玻璃瓶，瓶的容积为 2000ml，各装入 1000ml 水。将两个瓶用胶管或玻璃管连接，在其中的一个瓶插入吹气用的玻璃管或胶管，另一个瓶再插入一个排气管。训练时用吹气管吹气，使另一个瓶的液面提高 30mm 左右。休息片刻可反复进行。通过液面提高的程度作为呼气阻力的标志。每天可以逐渐增加训练时的呼气阻力，直到达到满意的程度为止（图 15-5）。

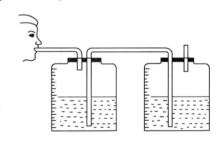

图 15-5　呼气吹瓶训练法

（三）局部呼吸

适用于因手术后疼痛及防卫性肺扩张不全或肺炎等原因导致的肺部特定区域的换气不足。

1. 单侧或双侧肋骨扩张　患者坐位或屈膝仰卧位，治疗师双手置于患者下肋骨侧方，让患者呼气，可感到肋骨向内下移动。让患者呼气，治疗师置于肋骨上的手掌向下施压，恰好在吸气前，快速地向内下牵张胸廓，从而诱发肋间外肌的收缩；患者吸气时抵抗治疗师手掌的阻力，以扩张下肋，治疗师可给予下肋区轻微阻力以增强患者抗阻意识。当患者再次呼气时，治疗师用手轻柔地向内下挤压胸腔来协助。

2. 后侧底部扩张　患者坐位，身体前倾，髋关节屈曲。治疗师在患者身后，双手置于患者下肋骨侧方，按照上述"扩张肋骨"的方法进行。适用于手术后需长期在床上保持半卧位的患者，因为分泌物易堆积在肺下叶的后侧部分。

（四）缩唇式呼吸

缩唇式呼吸：指吸气时用鼻子，呼气时嘴呈缩唇状施加一些抵抗，慢慢呼气的方法。此方法气道的内压高，能防止气道的陷闭，使每次通气量上升，呼吸频率、每分通气量降低，可调解呼吸频率。吸气和呼气的比例在 1：2 进行，慢慢地以吸气呼气比达到 1：4 作为目标（图 15-6）。

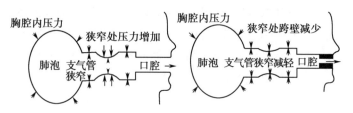

图 15-6　缩唇式呼吸减轻支气管狭窄模式图

（五）预防及解除呼吸急促

缓慢呼吸：这是与呼吸急促相对而言的缓慢呼吸。这种呼吸方法有助于减少解剖无效腔，提高肺泡通气量。适用于患者正常呼吸模式被干扰而产生的呼吸短促，例如 COPD 患者的周期性呼吸困难发作或患者用力过度时。呼吸急促时，呼吸幅度较浅，潮气量变小，解剖无效腔所占的比值增加，肺泡通气量下降，缓慢呼吸可纠正这一现象，但过度缓慢呼吸可增加呼吸功，反而增加耗氧，因此呼吸频率宜控制在大约 10 次 / 分。

（六）胸腔松动练习

胸腔松动练习是躯干或肢体结合深呼吸所完成的主动运动。其作用是维持或改善胸壁、躯体及肩关节的活动度，增强吸气深度或呼气控制，达到提高肺功能，增强体力的目的。

1. **松动单侧胸腔**　患者坐位，向紧绷侧侧屈并呼气，将握拳的手推紧绷侧胸壁，接着上举胸腔紧绷侧的上肢过肩，并向另一侧弯曲，使紧绷侧组织做额外的牵张。以扩展右侧胸为例，先做向左的体侧屈，同时呼气，然后用手握拳顶住右侧胸部，做屈向右的侧屈，同时吸气。重复 3~5 次，休息片刻再训练，一日多次（图 15-7）。

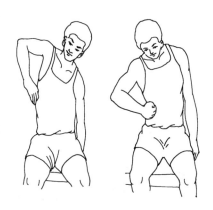

图 15-7　松动一侧的胸腔

2. **松动上胸部及牵张胸肌**　患者坐位，两手在头后方交叉相握，深吸气时挺胸，做手臂水平外展的动作；呼气时将手、肘并拢，低头缩胸，身体向前弯。亦可于仰卧位训练。

3. **松动上胸部及肩关节**　患者坐于椅上或站立位，吸气时上肢伸直，两臂上举，掌心向前举高过头；呼气时弯腰屈髋，同时两手下伸触地或尽量下伸。再次吸气时恢复为起始姿势，每个呼吸周期为一次。重复 50 次 / 组，可根据患者情况选择每日训练量。

4. **纠正头前倾和驼背姿势**　站于墙角，面向墙壁，两臂外展 90°，手扶两侧墙（牵张锁骨部）或两臂外上举扶于墙（可牵张胸大、小肌），同时身体再向前倾，做扩胸训练。也可两手持体操棒置于后颈部以牵伸胸大肌和做挺胸训练。以上训练每次 2~3 分钟，每日多次，以不引起疲劳为宜。

5. **深呼吸时增加呼气练习**　患者屈膝仰卧位姿势下呼吸。呼气时将双膝屈曲靠近胸部，轮流屈曲两侧的膝关节，以保护腰背部，该动作将腹部脏器推向横膈以协助呼气。

（七）咳嗽

有效的咳嗽可以帮助排出呼吸道的阻塞物并保持肺部清洁，是呼吸功能训练的重要组成部分。无效的咳嗽会增加患者的痛苦和消耗体力，并且不能维持呼吸道通畅。正常的咳嗽包括一系列动作，如深呼吸、声门关闭、腹肌收缩等，其中任何一个步骤出现问题都有可能降低咳嗽效率，因此应当教会患者正确的咳嗽方法，以促进分泌物排出，减少反复感染的机会。

1. 咳嗽运动过程（图15-8）

（1）进行深吸气，以达到必要的吸气容量。

（2）吸气后要有短暂的闭气，以使气体在肺内得到最大的分布。同时，气管至肺泡的驱动压尽可能保持持久。当一个最大的空气容量超过气流阻力，就能形成有效咳嗽。

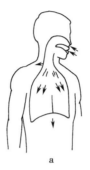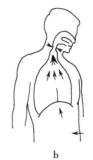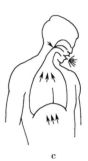

图15-8　咳嗽运动的过程

（3）关闭声门，当气体分布达到最大范围后，再紧闭声门，以进一步增加气道中的压力。

（4）增加胸膜腔内压，这是在呼气时产生高速气流的重要措施。肺泡内压和大气压之间的差越大，在呼气时所产生的气流速度越快。

（5）声门开放，当肺泡内压力明显增高时，突然将声门打开，即可形成由肺内冲出的高速气流。这样高速的气流可使分泌物移动，分泌物越稀，纤毛移动程度越大，痰液越容易随咳嗽排出体外。

2. 诱发咳嗽训练

（1）手法协助咳嗽：手法协助咳嗽适用于腹肌无力者（例如脊髓损伤高位截瘫患者）。手法压迫腹部可协助产生较大的腹内压，帮助进行强有力的咳嗽。患者仰卧位，治疗师一只手掌部置于患者剑突远端的上腹区，另一只手压在这只手上，手指张开或交叉；患者尽可能深吸气后，治疗师在患者要咳嗽时给予手法帮助，向内、向上压迫腹部，将横膈往上推（图15-9）。或者患者坐在椅子上，治疗师站在患者身后，在患者呼气时给予手法压迫。患者自我操作时，手臂交叉放置于腹部或者手指交叉置于剑突下方。深吸气后，双手将腹部向内向上推，且在想要咳嗽时身体前倾。

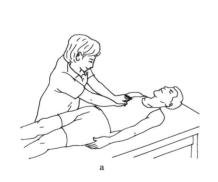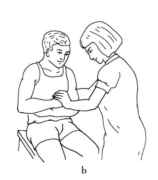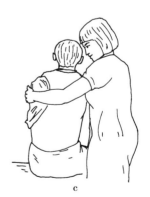

图15-9　手法协助咳嗽
a.仰卧位；b.前侧手术伤口保护；c.后侧手术伤口保护

（2）伤口固定法：适用于手术后因伤口疼痛而咳嗽受限者。咳嗽时，患者将双手紧紧地压住伤口，以固定疼痛部位（图15-9b，15-9c）。如果患者不能触及伤口部位，治疗师给予协助。

（3）气雾剂吸入方法：适用于肺部疾病导致的分泌物浓稠者。气雾剂有黏液溶解剂、支气管扩张剂，也可用抗生素类，使水分充分达到气道并降低痰的黏滞性，使痰易咳出。临床上使用乙酰半胱氨酸或2%碳酸氢钠1~2ml，沙丁胺醇或氯丙那林0.2~0.5ml，每天2~4次，在起床或入睡时吸入。

注意事项：避免阵发性咳嗽，有脑血管破裂、栓塞或血管瘤病史者应避免用力咳嗽，最好使用多次的哈气来排出分泌物。

（八）体位引流

体位引流是指通过采取各种体位，病变部位位于高处，利用重力使痰量较多的患者，呼吸道内黏液排除体外。呼吸道疾病的患者痰液明显增多，由于重力的影响，使分泌物多积聚于下肺部位，因此，改变患者的体位既有利于分泌物的排出，也有利于改善肺通气/血流比例。

1. 体位引流适应证和禁忌证

（1）适应证：①由于身体虚弱（特别是老年患者）、高度疲乏、麻痹或有术后并发症而不能咳出肺内分泌物者；②慢性气道阻塞、患者发生急性呼吸道感染以及急性肺脓肿；③长期不能清除肺内分泌物，如支气管扩张、囊性纤维化等。

（2）禁忌证：①内科或外科急症；②疼痛明显或不合作者；③明显呼吸困难及患有严重心脏病者，年老体弱者慎用。

2. 体位引流方法 病变部位位于高处，以利于痰液从高处向低处引流。

（1）通过听诊、阅胸片来评估患者，决定肺部哪一段需引流。引流的体位主要取决于病变的部位，从某一肺段向主支气管垂直引流。

（2）将患者置于正确的引流姿势，随时观察患者脸色及表情。①左肺上叶肺尖段的引流，采取腿上放垫被，两臂抱靠弓背的坐位；②左肺上叶下段的引流，采取头低脚高右半侧仰卧位；③左肺下叶后底段的引流，采取头低脚高右半侧俯卧位；④右肺中叶外侧段的引流，采取右侧背侧俯卧位；⑤右肺中叶中段的引流，采取头低脚高左半侧仰卧位。

（3）餐前进行为宜，每次引流一个部位，时间5~10分钟，如有数个部位需要引流，则总时间不超过30~45分钟，以免疲劳。如果患者体位引流5~10分钟仍未咳出分泌物，则变换到下一个体位姿势。治疗时被松动的分泌物，可能需要30~60分钟才能咳出。

（4）引流时让患者轻松地呼吸，不能出现过度换气或急促呼吸。

（5）体位引流过程中，可结合使用手法叩击等技巧。

（6）如有需要，应鼓励患者做深度、急剧地双重咳嗽。

（7）如果上述方法不能使患者自动咳嗽，则指导患者做几次深呼吸，并在呼气时双手置于胸廓给予振动，可以诱发咳嗽。

（8）引流治疗结束后缓慢坐起并休息，防止体位性低血压。告知患者，即使引流时没有咳出分泌物，治疗结束后过一段时间可能会咳出一些分泌物。

（9）评估引流效果并作记录。记录内容包括：分泌物形态、颜色、质感及数量；对引流的忍受程度；血压、心率等情况；在引流过的肺叶（段）上听诊并注明呼吸音的改变；患者的呼吸模式；胸壁扩张的对称性。

3. 终止体位引流的指征

（1）胸部X线纹理清楚。

（2）患者的体温正常，并维持 24~48 小时。

（3）肺部听诊呼吸音正常或基本正常。

4. 体位引流注意事项

（1）治疗时机选择：不能在餐后直接进行体位引流，应和气雾剂吸入结合使用，选择一天中对患者最有利的时机。因为前一夜分泌物堆积，患者通常清晨咳出较多的痰液。傍晚做体位引流使睡前肺内较干净，有利于帮助患者睡眠。

（2）治疗次数：引流频率视分泌物多少而定，分泌物少者，每天上、下午各引流 1 次，痰量多者宜每天引流 3~4 次，直至肺部干净；维持时每天 1~2 次，以防止分泌物进一步堆积。

（九）全身训练

主要采用有氧训练和医疗体操，包括上肢训练、下肢训练和医疗体操等，以改善肌肉代谢、提高肌力、全身运动耐力和气体代谢，提高身体免疫力。运动训练强度的选择（见表 15-3）。

1. 上肢训练　由于上肢肩带部位很多肌群既是上肢活动肌群，又是辅助呼吸肌群，如胸大肌、胸小肌、背阔肌、斜方肌等均起自肩带，止于胸背部。当躯干固定时，起辅助肩带和肩关节活动的作用；而上肢固定时，这些肌群又可作为辅助呼吸肌群参与呼吸活动。患者在上肢活动时，由于这些肌群减少了对胸廓的辅助活动而易于产生气短气促，从而对上肢活动不能耐受。而日常生活中的很多活动如做饭、洗衣、清扫等都离不开上肢活动，为了加强患者对上肢活动的耐受性，康复应包括上肢训练，即手摇车训练及提重物训练，运动时以出现轻度气急、气促为适宜的指征。提重物训练：患者手持重物，开始 0.5kg，以后渐增至 2~3kg，做高于肩部的各个方向活动，活动 1~2 分钟，休息 2~3 分钟，每天 2 次，监测以出现轻微的呼吸急促及上臂疲劳为度。

表 15-1　运动训练强度的选择

运动试验终止原因	靶心率	靶 MET 值
呼吸急促，最大心率未达到	75%~85%	70%~85%
达到最大心率	65%~75%	50%~70%
心血管原因	60%~65%	40%~60%

2. 下肢训练　下肢训练可明显增加患者的活动耐量，减轻呼吸困难症状，改善患者的精神状态。通常采用有氧训练方法有快走、慢跑、骑车、登山等。对于有条件的患者可以先进行活动平板或功率车的运动试验，得到实际最大心率及最大 METs 值，据此确定运动强度。运动后不应出现明显气短、气促（以仅有轻度至中度气短、气急为宜）或剧烈咳嗽。运动训练频率 2~5 次 / 周，到靶强度运动时间为 10~45 分钟，疗程为 4~10 周。为保持训练效果，患者应坚持终身训练。运动诱发哮喘的患者可以在医务监督的条件下，进行小强度的运动训练，让患者逐步适应运动刺激。最终多数患者可以进行一定强度的运动而不导致哮喘发作。这也是一种"脱敏"治疗。患者常有下肢肌力减退，使患者活动受限，因此下肢训练也应包括肌力训练，以抗阻训练为主。

3. 呼吸医疗体操　在熟练掌握腹式呼吸方法的基础上，做扩胸、弯腰、下蹲、伸展四肢等运动。本方法可用于患者康复治疗早期体力过弱时或与其他运动方法交叉进行。

第一节　双手辅助腹式呼吸：取放松体位，将双手重叠置于腹部，呼气时口呈吹口哨状，两手按压腹部；还原时用鼻吸气并鼓腹，用口呼气时收腹缓慢进行，两手放松。呼吸比例为 2：1~3：1。

第二节　坐位渐进呼吸：将双手置于双腿上，吸气时慢慢抬起两臂与肩平，稍挺腰，还原时呼气，进行 10 次。

第三节　双手配合交替呼吸：将双手叉腰，拇指向后，呼气时上身右转，同时将右手立掌向右推出，还原时吸气，左右交替。进行 10 次。

第四节　侧弯压迫式呼吸：取站位，两腿分开，吸气，左手抱右侧腰部，右手过头顶，伸向左侧，向左侧弯腰同时呼气，还原，再反方向进行练习。进行 10 次。

第五节　节律呼吸：将双手叉腰，拇指向后，向右侧弯腰时，右臂下伸，同时呼气，还原时吸气，左右节律交替。呼吸与节律相互配合。进行 10 次。

第六节　双下肢辅助加强呼吸：挺腰，两臂抬起与肩平，呼气时双手抱住左膝屈曲贴近胸部，还原时吸气，左右交替。进行 10 次。

第七节　牵拉胸廓呼吸：取立位，两腿伸直分开，两臂侧平举，呼气时弯腰，左转上身，右手伸向左足，还原时吸气，左右交替。进行 10 次。

第八节　调整自由呼吸：立位放松，保持良好心态，吸气时将双手举于头上方，目视双手，仿佛置身于海边、湖岸和林间，以轻松自如的呼吸结束呼吸操的动作。

（十）物理因子治疗

物理因子疗法是指应用天然或人工的物理因子作用于人体，以提高健康水平，预防和治疗疾病，恢复或改善身体功能与结构，达到康复目的治疗方法。在肺功能康复过程中我们可以采取以下物理因子治疗。

1. 超短波治疗　有助于消炎、抗痉挛、利于排痰、保护黏液毯和纤毛。超短波治疗的方法是应用无热量或微热量，每日一次，15~20 次为一疗程。

2. 超声雾化治疗　同样有助于消炎、抗痉挛，对排痰、保护黏液毯和纤毛也有不错的效果。超声雾化治疗 20~30 分钟 / 次，每日一次，7~10 次为一疗程。

3. 日光浴　主要是通过日光中的红外线和紫外线对机体产生有益的作用。日光浴的地点最好选择安静、空旷的森林、海滨、原野等地方，身体要尽可能裸露。锻炼时间如果无不良反应则逐步延长，可以从 5~10 分钟开始。要注意避免暴晒，防止发生紫外线对皮肤的灼伤。日光浴可以与游泳、步行等锻炼相结合，但要注意避免运动过度，防止疲劳的发生。

4. 冷水浴　初学者要注意循序渐进的原则，一般从夏季冷水洗脸开始，过渡到冷水擦浴，逐步增加冷水浴的面积和时间，逐步降低水温，最后过渡到冷水淋浴。在身体不适时应该适当增加水温，或暂停。锻炼时往往与身体按摩结合，即在冷水浴的同时对洗浴部位进行按摩和搓揉，直到身体发红发热。按摩一般从四肢开始，逐步到胸部和腹部。

（十一）中国传统康复方法

很早以前，我们的祖先就认识到运动能够强身健体，减少疾病。运动健身之所以能够起到增强体质、益寿延年的作用，是因为运动能够促使经脉内气血畅通，使人的各个部位都得到精、气、血、津液的滋养。太极拳、八段锦、五禽戏对呼吸功能有较好的促进作用，穴位按摩、针灸、拔火罐等也有一定作用。中国传统方法强调身心调整训练，基本锻炼方法和要领有其共同之处，注重意守、调息和动形的协调统一。重视内外和谐，气血周流，整个机体的锻炼。融导引、吐纳、武术、医理为一体。

五、　促进心理康复的放松训练

积极的生活态度和良好的自我调节能力及适应能力是决定生活质量的最主要因素。呼吸系统疾病的患者，由于病程长，且病情有逐渐进展的趋势，往往对治疗预后缺乏信心，极易产生一系列不良心理反应，如焦虑、孤独、抑郁、恐惧等。气短、对窒息和死亡的恐惧等容易引起患者焦虑，而焦虑情绪的产生又增加了患者对通气的需要，又进而引起低氧血症和高碳酸血症，生理需要的增加进而加重了焦虑的症状，而焦虑又会进一步产生更严重的生理功能不足，导致难以打破的恶性循环，使患者的躯体和心理承受着双重折磨。在肺部疾病患者中常可观察到心理异常的症状和心理健康水平的降低，因此必须给予患者积极良好的心理护理。

（一）重视压力、情绪管理和控制

热情与患者交谈，耐心听取患者诉说病情；支持鼓励患者继续治疗，强调"症状肯定是会好转的"；对患者的症状进行分析，解释不良心理对病情的不利影响。

（二）放松训练

主要是指导患者放松改善焦虑和呼吸困难等症状。患者进行放松训练，同时结合认知功能重建，改善情绪。

（三）启发性心理治疗

列举严重残疾而取得突出成绩的名人或康复治疗效果较显著的同类疾病患者的例子，使之从中得到启发，以恢复其生活的信心。

（四）美化环境，创造气氛，开展文娱活动

为患者创造优美舒适的环境、轻松愉快的气氛。根据患者的身体情况和爱好组织其开展书画、棋类、扑克以及读书、听广播、看电视等活动，以利于松弛紧张的情绪，克服孤独感，增加生活的乐趣。

六、呼吸康复宣传教育

（一）患者需了解自己的病情和自我管理的原则

相信通过长期规范的康复训练和治疗能够有效控制呼吸疾病的症状，减缓病情进展速度，达到呼吸功能康复的目的。

（二）患者需了解影响呼吸功能的病因

患者学会并执行最基本、切实可行的康复训练方法，如腹式呼吸、深呼吸、缩唇呼吸、有效咳嗽等。

（三）康复教育应当形式多样、生动活泼

应注意将教育管理贯穿和结合于各种医疗活动中，这样符合容易激发患者的兴趣，满足患者长期康复的需求，效果会更好。

（王　磊）

第三节 有氧训练

有氧运动是人们在日常生活中最基本的运动形式，有氧能力是人们运动能力的基本表现。有氧运动的不足目前普遍存在于我国广大人群当中，与心脑血管疾病、慢性代谢性疾病和呼吸系统疾病的发生、发展及预后都有密切的联系。有氧训练是指中等强度的大肌群、节律性、持续一定时间的、动力性、周期性运动，以提高机体氧化代谢能力的训练方法。有氧运动依靠糖原、脂肪分解代谢来供能。通过反复进行的以有氧代谢为主的运动，产生肌肉和心血管适应，提高全身耐力性运动能力和心肺功能，改善机体代谢。国际上普遍将其作为心血管疾病康复和慢性病患者健身锻炼的主要方法，包括散步、慢跑、游泳等。

一、训练机制

进行有氧训练时，为了满足机体对氧气的需求，心排出量增加，血液再分配。在未达到最大摄氧量之前，心率与运动强度存在线性关系，即运动强度越大心率越快。有氧运动时血压的变化表现为收缩压增加，但舒张压变化不大。收缩压的增加可以加快血液向运动肌肉流动，不仅可以运输更多的氧，而且能够带走更多的代谢废物。有氧运动时呼吸频率加快，以摄入更多的氧和呼出更多的二氧化碳。当运动的强度小于 $50\%\mathrm{VO_{2max}}$ 时，呼吸频率与运动强度都按比例增加；当超过 $50\%\mathrm{VO_{2max}}$ 后，呼吸频率迅速增加以摄入更多的氧和呼出大量的二氧化碳。因此，通过反复进行有氧代谢为主的运动，可以产生肌肉和心血管适应，提高心肺功能和运动能力，改善机体代谢。

二、适应证与禁忌证

（一）适应证

1. 心血管疾病　陈旧性心肌梗死、稳定型心绞痛、轻 - 中度原发性高血压病、隐性冠心病、轻度慢性充血性心力衰竭、冠状动脉腔内扩张成型术后、心脏移植术后、冠状动脉分流术后等。

2. 代谢性疾病　糖尿病、单纯性肥胖症。

3. 慢性呼吸系统疾病　慢性阻塞性肺疾病和慢性支气管炎、哮喘（非发作状态）、肺气肿、肺结核恢复期、胸腔手术后恢复期。

4. 其他慢性疾病状态　慢性肾衰竭稳定期、慢性疲劳综合征、慢性疼痛综合征、长期缺乏体力活动及长期卧床恢复期。

5. 中老年人的健身锻炼。

（二）禁忌证

1. 各种疾病急性发作期或进展期。

2. 心血管功能不稳定，包括：未控制的心力衰竭、严重的左心功能障碍、不稳定型心绞痛、血流动力学不稳的严重心律失常（室性或室上性心动过速、多源性室性期前收缩、快速型房颤、Ⅲ°房室传导阻滞等）、近期心肌梗死后非稳定期、心内膜炎、急性心包炎、心肌炎、严重而未控制的高血压、严重主动脉瓣狭窄、急性肺动脉栓塞确诊或怀疑主动脉瘤、血栓性脉管炎或心脏血栓。

3. 肢体功能障碍而不能完成预定运动强度和运动量。

4. 严重骨质疏松，活动时有骨折的危险。

5. 主观不合作或不能理解运动，精神疾病发作期间或严重神经症。

6. 感知认知功能障碍。

（三）注意事项

1. **保证充分的准备和结束活动，防止发生运动损伤和心血管意外** 每次运动前应先做静态式的伸展操，以改善柔软度及关节活动范围，预防运动伤害。

2. **选择适当的运动方式** 由于不专业的跑步姿势易导致膝关节和踝足部的劳损，近年来选择慢跑的人群逐渐减少。为减少运动损伤和锻炼意外，采用快走方式的人群逐渐增加，游泳、登山、骑车等方式的人群也在增多。平常不运动的老年人应从低强度、低冲击的运动开始。其中，走路或快走是最适合老年人的运动形式。运动强度以还能交谈为原则。

3. **注意心血管反应** 锻炼者应该首先确定自己的心血管状态，40 岁以上者特别需要进行心电图运动试验等检查，以保证运动时不超过心血管系统的承受能力。注意心血管用药与运动反应之间的关系。使用血管活性药物时要注意对靶心率的影响。

4. **肌力训练与耐力运动可交互间隔实施** 例如，每周一、三、五肌力训练；二、四、六耐力运动。

三、 有氧训练的实施

有氧运动的根本目标是以安全有效的运动来增进身体功能并提高活动能力。运动不足本身就是心血管疾病发病的危险因素，也加速了其他慢性疾病的发展，而经常从事中等强度的锻炼，就可以有效地改善健康状况。选择中等强度运动的生活方式比改善某种素质，譬如提高耐力水平、增加肌肉力量更易达到健身锻炼的目标。

（一）制订运动处方

运动处方是对从事体育锻炼者或患者，根据医学检查资料，按照其健康、体力及心血管功能状况，结合生活环境和运动爱好等个体特点，用处方的方式规定适当的运动种类、运动时间、运动强度和运动频率，并指出运动中的注意事项。

首先收集个人病史及资料，对患者进行全面体格检查，按照各人的不同情况制订出个体的运动康复处方。如果有心电图运动试验条件，最好在训练前先进行症状限制性心电图运动试验，以确定患者的最大运动强度、靶运动强度（50%~85%最大运动强度）及总运动量。如果没有心电图运动试验条件，可以按照年龄预计的靶心率作为运动强度指标。每周运动量阈值为 0.7~2kcal（1kcal=4.1840kJ，约相当于步行或慢跑 10~32km）。运动量 <0.7kcal 只能达到维持身体活动水平的目的，而不能提高运动能力。而运动量 >2kcal 则并不增加训练效果。运动总量的要求无明显性别差异。每 3~6 个月进行一次运动试验和医学评定，根据需要调整运动处方。运动处方的要素包括：①运动强度；②运动频率；③运动持续时间；④运动类型。运动量指运动过程中所做的功或消耗的能量，包括运动强度、运动频率和运动持续时间，运动目的和运动注意事项也需要和患者说明。

（二）有氧训练方式

中老年人在选择运动种类时应尽可能考虑个人的身体素质水平、兴趣爱好以及锻炼的客观目标等因素，但必须记住预防慢性病（运动不足性疾病）的发生、改善慢性病患者的健康状况是健身锻炼的最基本目标。改善健康状况的核心是提高锻炼者的呼吸循环水平，而呼吸循环功能的改善主要反映在个人最大吸氧量水平的提高上。提高心肺功能的有效途径规律地进行是大肌肉群参加较长时间的有氧锻炼。在这一原则指导下，可按照锻炼者的年龄、性别、主观愿望、过去锻炼经历及客观条件，选择走、慢跑、有氧体操、交谊舞、骑自行车（最好采用可加阻力的固定自行车）、游泳等耐力项目，也可选用球类运动及我国传统康复手段如：导引养生功、太极拳、武术套路、扭秧歌等进行锻炼，此外，还可选用爬山及力量训练等形式进行锻炼。每周至少做两次重量肌力训练，以维持肌肉的质量与骨骼密度。

1. 步行和慢跑　步行和慢跑是最常用的训练方式，优点是容易控制运动强度和运动量，无需特殊器械，简便易学。缺点是训练过程相对比较单调和枯燥。体弱者或心肺功能减退者缓慢步行可收到良好的效果。快速步行的运动强度较高。步行速度超过 7~8km/h 的能量消耗可超过跑步。步行中增加坡度有助于增加训练强度。

2. 骑车　可以分为室内和室外两类。室内主要是采用功率自行车，运动负荷可以通过电刹车或机械刹车调节。室内的功率自行车优点是不受气候和环境影响，可以监测心率和血压，安全性好，运动负荷容易控制；缺点是比较单调和枯燥。室外骑车的优点是兴趣性较好；缺点是负荷强度不易准确控制，容易受外界环境的影响或干扰，运动中难以进行监测。室外骑车的运动强度较低，所以往往需要增加速度，以增加运动强度。训练时踏板转速 40~60 转/分时肌肉的机械效率最高。

3. 游泳　优点是：①运动时水的浮力对皮肤、肌肉和关节有很好的安抚作用，关节和脊柱的承重较小，有利于骨关节疾病和脊柱病患者的锻炼，运动损伤很少。②由于水对胸腔的压力，有助于增强心肺功能。游泳时水的浮力对全身有按摩作用，运动损伤较小，有助于增强心肺功能。③水温一般低于体温，运动时体温的散发高于陆上运动，有助于肥胖患者消耗额外的能量。④温水游泳池的水温及水压对肢体痉挛者有良好的解痉作用，肢体痉挛的患者有时在陆上不便训练，但在水中仍然有可能进行耐力训练。缺点是需要游泳场地，运动强度变异较大，所以运动时要特别注意观察患者反应。运动前应在陆上有充分的准备活动，以使肌肉、骨关节及心血管系统有充分的应激适应。

4. 有氧舞蹈　采用中、快节奏的交谊舞（中、快三步或四步等）、迪斯科、韵律健身操等，运动强度可以达到 3~5METs。优点是兴趣性好，患者容易接受并坚持。缺点是受情绪因素影响较明显，所以运动强度有时难以控制，对于心血管病患者必须加强监护。

（三）合理运动的判断

1. 运动强度指标　下列情况提示运动强度过大：不能完成运动；活动时因气喘而不能自由交谈；运动后无力或恶心。

2. 运动量指标　运动量过大会导致过度训练。过度训练表现为训练与恢复、运动和运动能力、应激和耐受能力之间的不平衡。过度训练的症状由自主神经系统引起，表现为：

（1）慢性持续性疲劳。

（2）运动后持续性关节酸痛。

（3）运动当日失眠。

（4）运动次日清晨安静心率突然出现明显变快或变慢，或感觉不适。

（5）情绪改变。

因患者存在个体差异，加之我国南北方地区差异、气候差异较大，因此医务工作者在治疗前的评定阶段、康复计划的制订及实施阶段都应因人而异、因地制宜、因时制宜，灵活掌握。

（王　磊）

第十六章
虚拟现实技术

第一节 概　述

一、虚拟现实概念

虚拟现实（virtual reality，VR，译作灵境、幻真），这一名词是由美国 VPL 公司创建人拉尼尔（Jaron Lanier）在 20 世纪 80 年代初提出的，也称灵境技术或人工环境。Virtual 的英文本意是表现上具有真实事物的某些属性，但本质上是虚幻的。Reality 的英文本义是"真实"而不是"现实"，但在中国习惯称之为"虚拟现实"。从这个名字可以看出，VR 的英文本意是真实世界的一个映像，而不仅只是一个狭义定义中的人机界面而已。

虚拟现实中的"现实"是泛指在物理意义上或功能意义上存在于世界上的任何事物或环境，它可以是可实现的，也可以是难以实现的或根本无法实现的。而"虚拟"是指用计算机生成的意思。因此，虚拟现实是指用计算机生成的一种特殊环境，人可以通过使用各种特殊装置将自己"投射"到这个环境中，并操作、控制环境，实现特殊的目的，即人是这种环境的主宰。

VR 是一项综合集成技术，涉及计算机图形学、人机交互技术、传感技术、人工智能等领域，它用计算机生成逼真的三维视、听、嗅觉等感觉，使人作为参与者通过适当装置，自然地对虚拟世界进行体验和交互作用。使用者进行位置移动时，电脑可以立即进行复杂的运算，将精确的 3D 世界影像传回产生临场感。概括地说，虚拟现实是人们通过计算机对复杂数据进行可视化操作与交互的一种全新方式，与传统的人机界面以及流行的视窗操作相比，虚拟现实在技术思想上有了质的飞跃。

虚拟现实技术演变发展史大体上可以分为四个阶段：有声形动态的模拟是蕴涵虚拟现实思想的第一阶段（1963 年以前）；虚拟现实萌芽为第二阶段（1963—1972）；虚拟现实概念的产生和理论初步形成为第三阶段（1973—1989）；虚拟现实理论进一步的完善和应用为第四阶段（1990—2004）。

二、VR 系统构成

VR 系统是一种由计算机局部或全部生成的多维虚拟感觉环境，给参与者产生各种感官信息，如视觉、听觉、手感、触感、味觉及嗅觉等，能体验、接受并认识客观世界中的客观事物。三维立体显示是一项必不可少的关键设备，它是系统向用户输出反馈信息的主要手段。双眼视觉对产生 VR 系统环境至关重要。VR 系统可由如下各部分构成：

1. 高性能计算机系统、计算机图像的特征采样与图形交互作用技术。
2. 虚拟环境生成器。智能虚拟环境（IVE）是 VR、人工智能及人工生命技术的有机结合。

3. 计算机网络。

4. 三维视景图像生成及立体显示系统。

5. 立体音响生成与扬声系统。它是虚拟环境多维信息中的一个重要组成部分。听觉是仅次于视觉的感知途径，它向用户提供的辅助信息，可增强视觉的感知，弥补视觉效果之不足，增强环境的逼真性。

6. 力反馈触觉系统。参与者在虚拟环境中产生沉浸感的重要因素之一是用户在用手或身体操纵虚拟物体时，能感受到虚拟物体与虚拟物体之间的作用力与反作用力，从而产生出触觉和力觉的感知。

7. 人体的姿势、头、眼、手位置的跟踪测量系统。运动跟踪作为人与虚拟环境之间信息交互的一个重要因素，是近年来 VR 技术发展的一个重要领域。

8. 人机接口界面及多维的通信方式，这些技术目前主要集中反映在头盔显示器（图 16-1）和数据手套（图 16-2）这两类交互设备中。

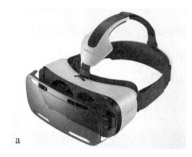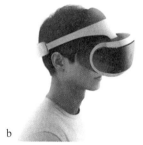

图 16-1　头盔立体显示器

9. 各种数据库。如地形地貌、地理信息、图像纹理、气动数据、武器性能参数、导航数据、气象数据、背景干扰及通用模型等。

10. 软件支撑环境，需建立并开发出虚拟世界数据库；在底层支撑软件及三维造型软件的支撑下，建立起 VR 系统的开发工具软件；在输入输出传感器等硬件支撑下，建立起人机交互图形的界面。

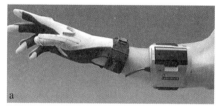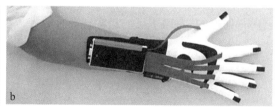

图 16-2　数据手套和跟踪器

三、虚拟现实技术原理

人在物理空间通过传感器集成等设备与有计算机硬件和 VR 引擎产生的虚拟环境交互。多感知交互模型将来自多传感器的原始数据经过传感器处理成为融合信息，经过行为解释器产生行为数据，输入虚拟环境并与用户进行交互，来自虚拟环境的配置和应用状态再反馈给传感器（图 16-3）。

四、VR 关键技术

（一）VR 特点

1. **沉浸性（immersion）**　是指用户对虚拟世界中的真实感，此种真实感将使用户难以觉察、分辨出其自身正处于一个由计算机生成的虚拟环境。

2. **交互性**（interaction） 是指用户对虚拟世界中物体的可操作性。

3. **构想性**（imagination） 是指用户在虚拟世界的多维信息空间中，依靠自身的感知和认知能力可全方位地获取知识，发挥主观能动性，寻求对问题的完美解决。

（二）VR设计关键技术

研究和开发VR技术的根本目的旨在扩展人类的认知与感知能力，建立和谐的人机环境。为实现这种

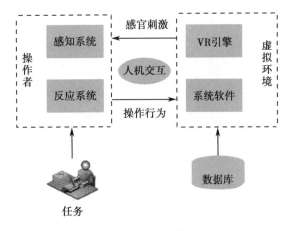

图16-3 虚拟现实技术原理

新型的信息处理系统，满足人们对沉浸性、交互性和构想性日趋增高的需求，在众多技术难题中至少应重点提高三项关键技术的水平。

1. **提高"身临其境"的沉浸感** VR的沉浸性是使人具有逼真感之根本。视觉是提高沉浸感的重要因素，但并非是唯一的因素；听觉可能是VR技术中最先达到逼真程度的领域；触觉是一个刚起步研究与试验的领域。由微处理器和传感器构成的数据手套，与视觉、听觉相配合，大大地增强了VR系统的逼真感；而嗅觉与味觉还属于一个尚未实质性开展研究的领域。

2. **开发高性能的传感器** VR的交互性是达到人机和谐的关键，其性能优劣在很大程度上取决于与计算机相连的高性能传感器及其相应的软件。为与虚拟环境发生交互作用，迄今已研制出多种传感设备，如鼠标器、数据手套、跟踪球和超声波头部跟踪器等。

3. **研制高性能的计算机** VR的构想性是辅助人类进行创造性思维的基础。因此，高效的计算机信息处理技术是直接影响VR系统性能优劣的关键。高性能计算机是构建VR系统的"基石"，是对多维信息进行处理的"加工厂"，是实现各种软硬设备的集成及控制人机协调一致的"工作平台"。未来VR技术的发展必将会对计算机的性能提出更高的要求，主要是网络技术、信息压缩与数据融合、系统集成技术等3个方面。

五、 VR应用

（一）军事

从20世纪90年代初起，美国率先将虚拟现实技术用于军事领域，主要用于以下四个方面：①虚拟战场环境；②进行单兵模拟训练；③实施诸军兵种联合演习；④进行指挥员训练。

（二）教育

虚拟现实应用于教育是教育技术发展的一个飞跃。它营造了"以教促学"的学习方式，并为学习者提供通过自身与信息环境的相互作用来得到知识、技能的新型学习方式。具体应用主要在以下几个方面：①科技研究；②虚拟实训基地；③虚拟仿真校园。

（三）其他

虚拟现实在医学（虚拟人体、虚拟外科手术和远程外科手术、医学影像学、康复医疗、虚拟实验

室等）、娱乐、艺术、航天工业、在城市规划、室内设计、房产开发、工业仿真、应急推演、文物古迹、游戏、Web3D/ 产品 / 静物展示、道路桥梁、地理、虚拟演播室、水中、维修等方面均有广泛应用。

六、VR 在国内外康复领域的应用进展

虚拟现实技术在康复中的应用最初集中在对人体肩肘关节的康复训练，随着数据手套及其他手部传感设备的发展，基于虚拟现实的手功能康复训练系统也取得很大发展。临床实验表明，提高康复训练的趣味性，将传统疗法和虚拟现实技术有机地结合在一起，可极大地提高康复训练效果。

（李红玲）

第二节　虚拟现实技术在康复训练中的应用

一、概述

可视化虚拟康复由 Wann 和 Turnbull 于 1993 年首次提出，即为患者提供一个虚拟环境，利用一个计算机生成的世界可以让患者看见其自身执行功能任务。也被称为计算机辅助疗法。可视化康复计划可以让患者更了解治疗过程，并使他们更易于接受治疗，而且也节约了治疗师的时间。在心血管病、脑血管病、脑外伤等多种疾病康复方面已经取得一定效果。

VR 系统根据其沉浸程度和系统组成可分为 3 种。

1. **桌面式**　以计算机显示器或其他台式显示器的屏幕为虚拟环境的显示装置，其特点是虚拟系统视野小，沉浸感差，但成本与制作要求低，易普及和实现。

2. **大屏幕式**　包括弧形宽屏幕、360°环形屏幕甚至全封闭的半球形屏幕。这种大视野的虚拟环境较好地把观察者与现实环境隔离开来，使人和环境完全融合，虚拟效果接近完美。但是，该虚拟方式的实现技术非常复杂，开发和运行费用昂贵，通常只为特殊用途而专门开发研制。

3. **头盔式**　头盔式是上述两种系统的折中。它将观察景物的屏幕拉近到观察者眼前这样便大大扩展了观察者的视角，而头盔又把观察者与周围现实环境隔离开来，反过来增加了身临其境的效果。另外，在头盔上安装立体声和一些控制装置，更加增强它的沉浸感。各种监视器见图 16-4。

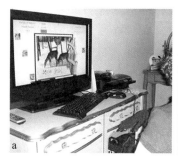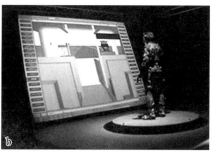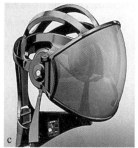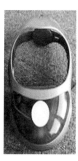

图 16-4　各种 VR 监视器
a. 桌面式显示器；b. 大屏幕式显示器；c. 头盔式显示器

虚拟现实技术已经被广泛应用于康复治疗的各个方面，如在注意力缺陷、空间感知障碍、记忆障碍等认知康复，焦虑、抑郁、恐怖等情绪障碍和其他精神疾患的康复，以及运动不能、平衡协调性差和舞蹈症、脑瘫等运动障碍康复等领域都取得了很好的康复疗效。

二、虚拟现实的治疗作用

（一）治疗作用

1. 反馈-激励 可视化虚拟治疗计划可向患者提供持续而迅速的反馈，这些反馈创造并且增强了患者的治疗积极性。最佳的计划应该是为实时训练活动提供快速和积极的反馈，并为长期的治疗效果提供清晰的图像，患者可以自己感觉到病情在长期治疗中得到的改善，从而有助于患者设定合适的治疗目标并体验治疗过程（图16-5）。

虚拟现实技术提供了重复练习、成绩反馈和维持动机3个关键要素的技术手段。虚

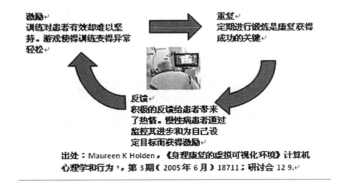

图 16-5　可视化虚拟康复形成的良性循环

拟现实用于康复训练的优势在于能为接受康复训练的患者提供两种反馈，包括每次练习结果的实时反馈和一组练习后的成绩反馈，可以提高患者对结果的知晓感。患者能在虚拟环境中学会运动技能，并且能将习得的运动技能迁移到现实世界的真实环境中。

2. 注意力集中 患者可以完全将注意力放在可视化虚拟的任务上，而无需对运动进行苛刻的要求。可视化虚拟康复通常按照日常生活中的经历和考验设定一些双重或多重功能性任务，如防摔倒计划，而与纯粹注重于孤立的肌肉技巧的治疗性运动完全相反。在训练中，患者试图达到治疗性运动目标，并开发支持该目标的运动策略。早期的证据证明双重任务环境能够真正改善治疗结果。

3. 促进生活技能转化 可视化虚拟康复可以有效增强治疗计划产生的动态感受外界刺激的暗示，尤其在计算机创造的意外情况发生时会更加有效。研究表明，在运动期间提供的非预测考验，能对日常生活环境中所需要技能产生有效的转化。

（二）优越性

虚拟现实可以使患者能以自然方式与具有多种感官刺激的虚拟环境中的对象进行交互，比人类教练更有耐心和一致性，患者可以根据自己的情况反复观察模仿练习，减少在真实环境中由错误操作导致的危险，可以提供多种形式的反馈信息，使枯燥单调的运动康复训练过程更轻松、更有趣和更容易，虚拟现实允许用户进行个性化设置，将运动训练、心理治疗及功能测评有机地结合起来，针对患者个人的实际情况制订恰当的康复训练计划，由于虚拟环境与真实世界的高度相似性，在虚拟环境中习得的运动技能能更好地迁移到现实环境中。

三、 临床应用及疗效

（一）运动功能训练

1. 平衡和协调能力训练 最早用于平衡训练的虚拟现实系统，包括一辆固定的自行车和提供视觉虚拟环境的虚拟现实平面显示器，经过一段时间在虚拟视觉空间里的骑行训练后，患者保持姿势平衡的控制水平有了很大提高。虽然该系统为患者提供了一种相对安全的训练技术，但由于技术方面不足，还存在自行车运动和视觉、听觉等线索信息不匹配的问题。目前，已开发的用于平衡和动作协调训练的虚拟现实程序，包括多种训练任务。如由 Rademaker 等人应用 SilverFit 进行所有有关臀部运动后的相关平衡训练研究表明，患者通过使用 SilverFit 改变方向的次数大约是传统治疗的两倍。传统治疗中的患者一般只是被动和机械地重复着简单的转向和向前跨步动作，并在意识里始终关注着这些动作，而使用 SilverFit 的患者关注的是可视化虚拟任务（双重任务），而且患者还可做更多横向运动和向后跨步运动。

2. 下肢及行走训练 帕金森病患者的运动失能主要表现为发起运动和保持动作困难，例如行走中很难迈出第一步，患者往往要借助外部线索才能发起行为动作。利用虚拟现实视觉呈现技术，在行走训练的虚拟道路上提供一个视觉线索，可以有效引导患者迈出行走的第一步；在行走过程中，该线索始终位于患者脚前方指示前进方向，有助于患者持续行走，视觉线索越真实，对患者行走能力的康复越有利。由于脑卒中偏瘫患者常产生身体的前倾运动感，站立姿势和步态不协调，可用 GaitMaster2（GM2）虚拟现实设备对此类患者进行步态训练。脚踏板按照正常人行走的轨迹和步幅交替运动，向患者的双腿传递正常行走的本体感觉，同时用显示屏幕提供各种虚拟地形环境的视觉空间。结果表明，患者的行走速度、步幅长度、持续行走的距离、步态协调性、时空参数、Berg 平衡量表评分、起立 - 行走计时测试等均有明显改善。此外，融入 VR 元素的复杂程度和自动化程度更高的机器人系统可改善偏瘫患者的步行速度及距离，且可持续至训练结束后 3 个月。

相较于传统康复训练，VR 可以通过营造类似真实生活的训练场景，达到从训练到生活的良好过渡。有些患者在康复中心已经恢复了独立步行能力，却难以适应真实生活环境的复杂路面情况，因此跨越障碍物对于患者的步行能力具有重要意义。一项随机对照研究中，比较了真实和虚拟障碍物对患者训练效果的影响。VR 组采用简易的头戴式 VR 设备结合下肢运动传感器，患者在行进中，前方逐渐出现各种静止的虚拟障碍物。对照组则在训练场地中布置真实的障碍物。经过训练，VR 组的独立步行速度明显优于对照组。

与单纯传统的康复治疗相比，VR 可以帮助患者获得更好的姿势控制能力。精细化也是 VR 训练的一大特点。通过六向压力感应踏板和屏幕反馈系统，患者可以通过模拟驾驶船只和飞机训练足踝部运动功能。由于患者处于坐位，下肢不负重，可以将注意力集中在足踝部，从而改善踝关节的控制能力，提高步行速度和距离，促进脚踝运动功能的康复速度。训练程序可以通过调节通道的个数和位置、飞机速度以及触觉接口数量，来设置不同的难度水平。

3. 上肢及手的训练 手功能是决定日常生活能力的重要因素，对卒中后患者生活质量具有重要影响。VR 技术可用于手指精细运动功能训练，并且可以通过动作模拟，针对生活中常用的功能性动作进行强化练习。通过与 VR 相连接的辅助手套，对患者进行 18 次手功能训练，可使患者更好地完成虚拟任务，临床检查发现患者的拇食指对捏能力明显改善。另一项研究中，患者可以通过患手控制气压联动的手套，驱动虚拟手完成弹琴动作。同样在18次训练之后，手指的分离运动较前明显改善。

抓取物体结合了上肢粗大运动和手的精细运动，是日常生活中应用最多的实用性动作之一。一项研究要求卒中后偏瘫患者分别在传统治疗桌和 VR 环境中抓取物体，训练目的和强度相近。训练 3 个月后，VR 组患者肩关节外展和肘关节屈伸活动较对照组明显改善，且在训练中感到的心理压力小。

后遗症期的卒中患者以功能维持为主要目的，康复训练的地点多在社区及家庭。一项自身前后对照的研究显示，卒中后 1~3 年的患者使用 Wii 游戏系统，可改善患者的 Fugl-Meyer 上肢及手功能评分。

（二）日常生活行为康复训练

虚拟现实技术在模拟真实生活场景，提供日常生活技能训练方面具有不可比拟的优越性。在虚拟环境中跟随计算机程序学习诸如倒茶、烹饪、打扫、购物等日常行为，可以保证训练指导跨条件的一致性，并降低错误操作导致危险的可能性。Guidali 等提出一种能够结合机器人辅助支持 ADL 的康复系统，将重要的 ADL 任务在虚拟环境中被鉴别和实施，而且和人合作的控制策略可以辅助患者在完成任务的时间和空间上修改自由度。技术可行性和系统的使用在 7 位健康受试者和 3 位慢性卒中患者身上得到了证实。

ADL 的成功康复需要精确和有效的评估和训练。大量研究已经强调康复方法的需求，这些方法应该与患者的现实生活环境相关，并能将其转化到日常生活任务中。VR 在 ADL 康复技术方面占有很大优势，并具有开发人为绩效测试和训练环境的潜能。

（三）认知功能训练

1. **颅脑损伤** 虚拟现实干预可以通过个体交互的娱乐活动改善认知功能和注意力。应用 3D 电子游戏在记忆康复的开发应用很少。虚拟航行是一种允许参与者编码环境的空间安排，并能激活记忆程序区域。Caglio 等通过治疗颅脑损伤伴有记忆障碍的患者，并应用神经心理方法和反映大脑活性的 fMRI 来评测虚拟航行治疗记忆的功效。结果提示，强化航行训练可以改善成人脑损伤患者记忆功能，fMRI 还提示海马区的脑活动明显增强。各种研究均证实，基于社区生活技巧的虚拟现实技术对获得性脑损伤患者的技巧获得和记忆成绩都有改善，并能将这种技巧转移到现实环境中。

2. **脑卒中** 卒中患者常伴随着注意力、集中度、记忆力、空间理解力、语言、解决问题和任务规划能力的全面下降。卒中后 12 个月内痴呆综合征的发生率约为 8%~26%。认知功能障碍影响运动再学习的能力，以及患者参与康复训练的信心和积极性，从而成为康复预后不良的主要原因。因此，准确的评估认知功能，早期干预，是康复训练成功的关键。将已完成住院期间急性期干预的卒中患者随机分为 VR 组和对照组。在治疗师指导下，VR 组患者接受一系列日常生活模拟训练，包括：工作记忆任务、视觉空间定向任务、选择性注意任务、识别记忆任务和计算等。并逐渐增加对记忆和注意力的需求。结果显示 VR 训练可以改善卒中患者的记忆力和注意力。运动再学习也在一定程度上依赖于认知功能。而 VR 训练一直强调，认知因素是干预治疗重要组成部分。研究发现，认知负荷组的步行速度、节奏、步长、计时起立 - 行走测试成绩，Berg 平衡能力评分等明显优于单纯 VR 组。

单侧空间忽略（Unilateral spatial neglect，USN）是卒中后最常见的认知障碍之一，大约 50% 的患者可以出现，表现为一些特异性症状，如只吃盘子右边的饭菜，过马路不顾及左侧车辆及障碍物。USN 是运动和认知康复预后不良的标志。VR 应用于 USN 患者康复的研究多为个案报道。例如，一例右额颞叶出血 65 岁的老年男性患者，经过 1 个月的 VR 训练，在线段划销测试、字母划销测验、线段等分试验、简易精神状态检查表、标记测验中均取得了更好的成绩，并且这一效果在 5 个月后的随访中仍然存在。

（四）轮椅训练

轮椅虚拟驱动环境可以提供定量评测驾驶能力，提供驾驶员训练，以及评测选择性控制。Spaeth 等设计虚拟驱动环境，将轮椅图标显示在一台 2 寸的鸟瞰视野中，配有一逼真的转向器和惯性。通过一个标准动作传感操作杆（MSJ）和一个实验性等距操作杆进行比较。结论是虚拟驾驶环境和评定虚拟驾驶技术能替代真实的驾驶。

（五）评定作用

颅脑外伤经常会影响到真实环境下的航行（导航功能）。Livingstone 等对 TBI 后的导向定位问题通过水迷宫（morris water maze）虚拟刺激来进行研究，即标准的海马功能实验。虚拟环境包括：在一个虚拟大房间中放置一个大的平台，房间四壁是自然风景。11 位社区居住的 TBI 幸存者和性别、年龄及教育水平匹配的 12 位对照组参与者。测试他们能否发现测试台上的不同定位：结果显示，TBI 生存者的导航在邻近线索存在时，没有障碍，但当邻近线索缺乏时就会表现出障碍。由于能够形成记忆或使用认知地图，从而对 TBI 后导航能力损伤提供更多的证据。

（六）精神和情绪

精神病（psychosis）是指严重的心理障碍，患者的认识、情感、意志、动作行为等心理活动均可出现持久的明显的异常；不能正常的学习、工作、生活；动作行为难以被一般人理解；在病态心理的支配下，有自杀或攻击、伤害他人的动作行为。焦虑症和自闭症都属于精神类疾病，情感缺失是导致疾病暴发的主要因素。因此，调节情感是辅助治疗的关键所在。在虚拟环境中构建情感化虚拟人，可以辅助患者进行情绪调节，从而达到康复治疗的效果。近年，VR 治疗焦虑症和自闭症的文献报道不少，且疗效肯定。

（七）康复教育

探讨虚拟现实训练系统在康复治疗学本科临床教学的应用价值。方法 26 名本科康复治疗学专业实习生，在物理治疗临床教学中分为两组。研究组（n=14）采用先虚拟现实教学后传统教学的方式，对照组（n=12）采用传统教学的方式。学习结束后进行学生自我评价和物理治疗操作考试。结果显示研究组在提升训练目的性和趣味性、提高学习主动性和积极性、提高临床能力等方面优于对照组。理论考试成绩两组无显著性差异，操作考试成绩研究组优于对照组。结论为虚拟现实系统可提高物理治疗学教学效果。

（八）戒毒

将虚拟现实技术与心理治疗技术相结合，可以创造逼真的虚拟环境，更好地实施心理学的系统脱敏疗法、正性强化疗法、厌恶疗法、放松疗法等。针对稽延性戒断症状，利用计算机虚拟现实技术生成一个包括视、听、触觉等感觉在内的虚拟现实环境，通过传感器装置使毒瘾患者进入虚拟现实环境，从多方面引导患者的心理、生理状况发生变化，从而达到治疗稽延性戒断症状的目的，进而取得良好的社会效益和经济效益。总之，这种研究具有很大的研究空间，具有重要的现实意义，前景广阔，值得重视。

（九）其他

功能性游戏已经作为一个靶向的康复治疗应用到慢性下背痛和慢性颈痛的患者中，其工作的焦点是全身运动采集系统和它的生物信号采集装置以及游戏引擎的连接。现在已经提供了这个应用短期综述和初步的结果。

将一个适合手的传感器手套，连接到一个安装在自己家中的远程监控的视频游戏控制台上。结果显示患有脑瘫的患儿使用远程监控的虚拟现实游戏能改善手功能及前臂骨健康。

（李红玲）

第三节 国内使用的几种VR仪器设备

一、跑步机

程序员在跑步机前设计了一个大屏幕，投影仪模拟虚构了一个虚拟环境。跑步机可以安装在壮丽的自然奇观中，或著名的城市中，当然也可以安置在当地的居委会，患者会感到自己好像在户外行走一样（图16-6）。其特点包括：

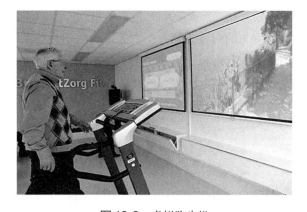

图16-6 虚拟跑步机

1. **视觉影响** 大型投影屏幕会立即吸引进行锻炼的训练者和患者的注意力。对于他们来说，屏幕变成了他们的世界，而且这种处于康复室内的环境比起专业电影创造的户外场景要安全得多。

2. **不同路径** 虚拟跑步机包含有很多不同形式的路径。既可以步行走过著名的城市，也可走过村庄、森林和公园。走完每个完整的路径大约需要50分钟，但患者每次都可以根据自己的兴趣选择不同的步行路段，因为路径可以在不同的地点开始。

3. **当地漫游** 设备还可以展现当地的影像，使人们能够在他们熟悉的家乡散步。例如，患者可以围绕着疗养院散步，也可以在市中心行走，甚至可以在当地的一个公园或旅游景点里散步。

4. **适应体能** 跑步机可以根据使用者体能进行调节，设定不同的行走速度和使用时间。对于需要精神护理的患者，可以令其每天走过相同的路程，以便他们逐渐熟悉路线。

5. **操作简便** 相关设备操作简单，使用方便。治疗人员可以专注于患者的训练。

二、用于体能训练的虚拟治疗系统

此类设备的作用原理是以游戏吸引患者的注意力，这些游戏一般具有画面精美、引人入胜的特点，游戏装置通常配备有直观的触屏界面。游戏软件可以安装在设备的小屏幕上，也可以安装在可移动屏幕上，这样就可以将游戏屏幕由一个训练点转移到另一个训练点（图16-7）。软件多包含基础练习、生物反馈练习、客观结果检测、患者跟踪数据库和视频分析模块。

三、用于临床的虚拟治疗系统简介

在康复领域，除了测量诊断、辅助支持和社交娱乐外，虚拟现实技术最重要的用途在于对受损的运动功能进行康复训练，能够让各个年龄段的神经系统、骨关节、心肺疾病患者通过情景互动的形式，进行个性化的全身主动性运动训练，提高患者运动能力，如平衡和协调能力、行走运动康复训练、上下肢康复训练（肌力、关节活动范围）、运动控制及姿势控制；日常生活行为康复训练；认知康复训练以及轮椅使用训练等。

动能医生情景互动系统（DK-Premium）是荷兰生产的一款临床使用的虚拟现实系统（图16-8）。该虚拟治疗系统主要用于运动功能训练。具体操作方法见视频。

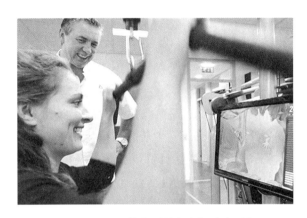

图16-7　用于体能训练的虚拟治疗系统

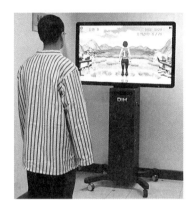

图16-8　用于临床的虚拟治疗系统

（李红玲）

第十七章
机器人辅助康复治疗

第一节 概　述

一、康复机器人的概念

（一）定义

康复机器人（rehabilitation robotics）属于医疗机器人范畴，是医疗机器人的一个重要分支，即利用智能化、自动化技术和器械辅助患者进行康复治疗、护理和日常生活的高科技产品，研究范围涉及到康复医学、生物力学、机械学、机械力学、电子学、材料学、计算机科学以及机器人学等诸多领域，已经成为国际机器人领域的研究热点之一。目前，康复机器人已经广泛地应用到康复护理、康复治疗和假肢等方面，这不仅促进了康复医学的发展，也带动了相关领域的新技术和新理论的发展。

（二）分类

1. **治疗型康复机器人**　主要可以辅助患者进行各种运动功能障碍的康复训练，如上肢运动功能训练、下肢运动功能训练、手臂运动训练、步行训练、脊椎运动训练、颈部运动训练等，并可以进行运动功能评定。根据外部特征可以分为以下两种：

（1）外骨骼康复机器人：外骨骼康复机器人的末端效应器（end-effector）和全部机械关节的轨迹，与人体关节空间运动轨迹是一致的。它装置相对稳定，适用于重度残疾者，如需要关节控制和支撑、没有或极少关节运动者。外骨骼机械分两种：第一种由机械、液压或气压驱动，动力大，精确度高，但较沉重，不可携带；第二种可穿戴或携带，但动力小，精确度低。

（2）操作型康复机器人：患者和机械间的接触仅通过末端效应器，如手柄或踏板。操作型康复机器人末端效应器的轨迹和人体自然末端效应器（手、足）空间运动的轨迹是一致的。患者需利用自己的协调运动，在操作空间内跟踪轨迹。它适用于中度残疾，如可以进行主动运动者。"操作型"机械也分两种：第一种机械惯性/摩擦小，后台操纵性高，黏弹性特征转换良好，可产生力场和测量肢体阻力；第二种为没有后台操纵的简单结构，有惯性/摩擦的主动代偿。第二种操作型机械可用来进行远程康复，即患者和治疗师通过互联网连接，共同评价运动参数和进行康复训练。

2. **辅助型康复机器人**　主要用来辅助患者进行各种日常活动，如机器人轮椅、机器人步行器、导盲手杖、智能假肢、护理机器人等。

其他分类方法将康复机器人分成四类，即治疗型机器人、机器人辅助、假肢和矫形器。但较少人支持将假肢和矫形器列入机器人范畴。一种较新的分类法，是将康复机器人分成老年技术性机器人、生物机器人和神经机器人。还有一种基于脑 - 机接口（brain-computer interface，BCI）技术的康复机器人，还处于临床研究阶段。

（三）康复机器人的优势

针对我国人口老龄化的日益严重、脑卒中患者数量多、治疗师资源缺乏的情况，康复机器人可以为偏瘫、截瘫等肢体残疾人员及体弱老年人提供康复训练和助行服务，对降低老年人跌倒的比例、帮助偏瘫患者树立重新行走的信心、提高老年人独立生活的质量、减轻社会负担具有重要的研究意义。治疗型康复机器人通过智能化的机器辅助，使患者可以根据自身情况，选择性采用主动、被动或助动的各种运动形式，进行大量的任务特异性的肢体重复性运动，并同时完成运动学、动力学或肌电参数的采集和反馈，从而促进运动感觉功能的整合，促进脑功能的重组，最后恢复肢体运动控制和功能。机器人辅助设备可以极大地降低治疗师的工作量，促进患者的主动参与，可以客观评价康复训练的强度、时间和效果，使康复治疗更加系统化和规范化。

1. **评测与训练相结合** 康复机器人由计算机控制，并配有相应的传感器和安全系统，可以自动评价康复训练效果，根据患者的实际情况自动调节运动参数，实现最佳训练方案。康复机器人运动状态测量系统可以实现运动状态的在线测量，为康复机器人的运动学控制提供必要的参数，同时可以提供运动障碍患者准确的信息，也可以作为患者客观观察本人运动状态的工具。

2. **实时主动参与** 康复机器人在康复早期给患者以更多的正确运动感觉刺激，这些动作与日常生活功能性动作相结合，可以有助于患者恢复日常生活能力。将虚拟现实技术与机器人技术相结合，可以为患者提供全方位的刺激，有助于患者实时主动参与训练过程，以促进中枢神经的重组和代偿。

3. **多种运动模式组合** 患者的病情千差万别，在不同的康复分期具有不同的运动模式，如被动运动模式、助力主动运动模式、主动运动模式、抗阻力运动模式。康复机器人可以提供多种运动模式满足患者的不同训练需求，针对不同的患者设计不同的康复方案，有针对性地提供训练所需要的各种运动参数和力的参数。康复机器人可以实现实时检测患者与机器人之间的相互作用力，在患者主动能力不足时提供更大的辅助，而在患者有能力完成动作时，适当减小辅助甚至施加阻力，以便充分发挥患者残存的功能。

（四）发展趋势

现代康复技术已经发展到人 - 机 - 环境相统一的阶段，康复机器人技术在欧美等国家得到了科研工作者和医疗机构的普遍重视，各种先进的机器人技术广泛地应用到康复领域是康复机器人发展最直接的推动力。治疗型康复机器人是机电一体化和智能技术在康复工程学上的体现，它在节省人力资源、丰富训练内容和形式、功能评定量化等方面都做出了有益的尝试。然而，新事物不会是完美的，即使再先进的机器人也可能存在硬件或软件缺陷，甚至在面对具体患者时，由康复机器人执行的训练水平也未必超过治疗师的训练水平。

随着国内外科学技术的进步及康复治疗领域的需求，康复机器人有以下发展趋势：

1. 在康复治疗过程中，要加强患者与机器人的互动性，帮助患者快速熟悉并适应训练动作。

2. 训练过程中可以增加游戏环节，使原本枯燥的过程变得趣味化，提高患者的兴趣，有助于康复效率的提高。

3. 提高机器人的适应性和灵活性，使其能够针对不同情况的患者提供相应的康复训练动作，制定合理的康复方案。

4. 将康复机器人与智能设备结合起来，如平板电脑和智能手机的融入，使设备操作更加便捷，容易在医院和个人用户中推广。智能设备能够记录并归纳分析训练参数，对患者进行科学的康复评定，用户可以随时查看并分享康复信息。

（五）医学理论依据

近三十年神经系统疾病康复领域中最重要的研究成果之一，就是人们逐渐认识到中枢神经系统具有高度的可塑性，这是中枢神经损伤后功能恢复的重要理论依据。中枢神经系统受损后的功能恢复可以通过功能重组和功能重建获得。功能恢复的过程可能涉及到神经系统的形态改变和生理适应两方面，中枢神经系统一旦损伤，神经组织再生非常困难，然而它的功能可以通过代偿恢复。神经的可塑性包括轴突和树突发芽、神经细胞生成、突触数量增多、突触结构参数变化、支配区转移和形成新的神经通路等方面（如图17-1）。特定的功能训练在中枢神经系统受损后的功能恢复过程中是必不可少的，这为机器人辅助康复训练提供了重要的医学理论依据。

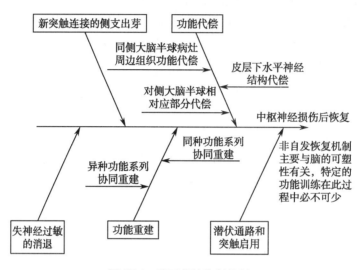

图 17-1　脑可塑性恢复机制

二、康复机器人的设计特征

（一）外骨骼和末端效应器

外骨骼装置可以计算关节的运动学参数，但需根据患者具体肢体长度来调节机械装置长度，不然会造成关节损伤（如图17-2）。在外骨骼装置机器人中，存在多关节内在的传输消耗。末端效应器设计通过末端装置带动肢体运动，因此在低传输消耗的条件下允许多关节参与运动。通常认为，当关节活动范围超过60°时，应选择外骨骼设计。而关节活动范围低于60°时，应选择末端效应器设计。两种设计对驱动电机和控制的要求也不同。微弱肌力的患者较容易操纵末端效应器机器人，但在主动使用外骨骼机器人时，就对机器人的性能有极高

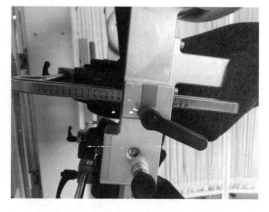

图 17-2　下肢外骨骼装置的调节刻度

的要求。外骨骼和末端效应器两种装置可以相容于一种机器人中。

（二）传感器

传感器是实现自动控制的首要环节。信息的采集与转换主要依赖于各类传感器，传感器获得机器臂在运动过程中的位移变化及患者用力情况等信息，通过把获得的这些信息转化为机电信号，进而将此机电信号反馈给软件控制系统，通过计算机对这些信息进行处理，再传给驱动装置驱动外骨骼，使外骨骼产生特定的动作。通过多种传感器收集数据，利用信息融合将能够获得较准确的环境特征。

（三）自由度

机器人的关节活动自由度是另一个重要设计问题。目前，上肢康复机器人可有水平前后运动、左右运动及垂直方向的上下运动的六个自由度，可以对上肢肩关节、肘关节、前臂旋转进行康复训练，而 Lokomat 下肢康复机器人可以控制髋、膝矢状轴四个自由度。

（张艳明）

第二节 上肢康复机器人辅助训练

一、概述

（一）定义

上肢康复机器人将智能控制与肢体运动用机器人系统完美地结合起来，可以帮助患者完成各种康复运动，具备传统康复治疗方法无法比拟的优点，替代康复治疗师完成高强度、高密集度的重复性体力劳动，弥补我国康复治疗师人员不足的现状，保证每位患者得到客观、合理的治疗。控制系统可施加更精确的驱动力矩，对治疗数据和运动参数及训练次数详实记录，便于治疗师根据数据，做出客观评价，及时调整治疗方案。

（二）发展历程

1. MIT-MANUS 训练系统　20 世纪 90 年代，麻省理工学院设计完成了第一台上肢康复训练机器人系统 MIT-MANUS，该设备采用五连杆机构，末端阻抗较小，利用阻抗控制，实现训练的安全性、稳定性和平顺性，主要用于训练患者的肩关节、肘关节，可以辅助或阻碍手臂的平面运动，也可以测量手的平面运动参数，并通过计算机屏幕为患者提供实时反馈。

2. MIME（mirro-image motion enabler，MIME）　由斯坦福大学研制，主要针对上肢运动障碍进行康复训练，本系列机器人包括三代，第一代可以完成两个自由度的单关节运动：屈肘 / 伸肘和前臂的旋前 / 旋后；第二代能够实现前臂的平面运动；第三代能够实现前臂的三维空间运动。第二代和第三代的显著特点是在机器人的带动下，患者不仅能够完成单侧上肢练习，而且能够完成双侧肢体的镜像运动。在该系统中，人体上肢由两个支撑架支撑，提供上肢运动的机器人连接在患侧支撑架上，当健侧上肢实现某个二维或三维动作时，负责监测的传感器和光电编码器记录运动，并将数据传送给机器人，从而带动患侧肢体实现对健侧运动的复制。通过训练前后的比较，证实使用该装置进行康复训练，可以产生一定程度的运动功能恢复。

3. 手-物体-手系统（hand-object-hand system） 1993年由美国的Lum PS等研制，该系统尝试对手功能受损的患者进行康复训练，主要通过双手移动和挤压物体来训练双手协调性。1995年，Lum等人又设计出双手上举的康复训练器，依靠该装置为患侧上肢提供辅助，从而使上肢易于上举。这两个装置的结构和功能都比较简单。由于该实验是由正常人完成的，因此研究没有对肌肉运动功能的改变作出评价。

4. ARM-Guide（assisted rehabilitation and measurement guide）机器人 1999年由美国芝加哥大学研制的三个自由度上肢运动空间测定及康复训练机器人，主要用来测定患者上肢的活动空间，经过改进后用来辅助治疗和测量患者上肢运动功能。该设备设计了一个直线轨道，其俯仰角和水平面内的偏斜角都可以调整。训练过程中，患者将手臂固定在夹板上，沿直线轨道练习五个目标点的Reach运动，患者前臂所产生的力可由传感器记录，训练结果表明，患者患侧上肢沿着ARM-Guide主动运动的范围扩大了，患者运动峰值速度及总体运动控制能力得到提高。

5. ARMin康复机器人 由瑞士苏黎世大学研制，具有六个自由度及四种运动模式。四种运动模式为预定轨迹模式、预定义治疗模式、点触碰模式和患者引导力支持模式。其中，预定轨迹模式为治疗师指导患者进行手臂运动，并记录下运动轨迹，其后由机器人以不同速度对该轨迹进行复制。预定义治疗模式是在预定的几种练习模式中，进行选择性训练。点触碰模式是指将预定触碰点通过图像显示给患者，由机器人支撑和引导患者上肢进行触碰训练。在患者引导力支持模式中，运动轨迹由患者确定。系统根据测得的肢体运动位置和速度信息来预测该运动所需的力与力矩的大小，并通过可调节的辅助力来完成运动。

6. ReoGo上肢机器人 由美国Motorika研制，2004年开始应用于临床康复治疗，ReoGo其设计理念采用远端控制结构（绑定患者前臂及手部等肢体末端），区别于外骨骼结构机器人（带有外骨骼结构机器臂），通过机器臂带动或患者主动控制机器臂来实现上肢多关节的复合运动，再结合多种不同训练模式，伸缩臂可在三维空间内自由活动，能够满足各种不同肌力患者上肢从早期到后期主动运动的功能性康复训练，患者在不同的康复阶段可选择不同的运动模式，循序渐进的训练以及不断的大量重复性运动刺激加快了上肢康复进程以及大脑恢复速度。具有智能化评估与录制功能，保证患者安全的同时，能够制定专门符合每位患者的个性化康复处方（图17-3）。

7. 国内发展状况 国内多家大学及科研院所也开展了康复机器人的相关研究工作。2000年，清华大学开始进行辅助神经康复机器人的研究，目前已成功研制了肩关节、肘关节复合运动康复机器人，于2004年在中国康复研究中心进行临床应用，并取得了初步效果。上海

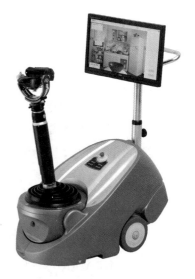

图17-3 ReoGo上肢机器

交通大学研发的上肢康复机器人，采用多自由度外骨骼设计，能够和人体上肢较好匹配，为康复过程增加了舒适性，而且该系统配备了视觉反馈，设计有趣的小游戏，增强康复过程的娱乐性与可视性。

（三）设计要求

康复机器人的临床应用方面的设计分为心理、医疗和人类环境改造学三个方面。心理方面要求低

音、小巧轻便、外观友好、给人以安全感，让治疗师和患者都能接受；医疗方面在关节活动范围、自由度等方面提出要求；人类环境改造学方面要求装置能适应复杂的医疗工作环境，如设计时要考虑是否和患者轮椅、支具以及周围环境相容等。

二、训练要素

（一）训练目标

机器人辅助上肢功能训练的目标是改善上肢活动的协调性，改善痉挛和疼痛、减轻上肢的残疾程度，适当的训练不仅可以改善早期和亚急性期偏瘫患者的神经功能，也能促进发病数月乃至数年的偏瘫患者的主动运动功能恢复。

（二）训练方法

1. 运动模式 多种运动模式进行康复训练，如被动运动、助动运动、主动运动、抗阻力运动，满足从早期被动运动到后期主动运动的功能性康复训练。

（1）被动运动：通过被动运动模式带动患者进行上肢功能训练，通过运动想像帮助患者激发主动运动意识。

（2）助动运动：①单点触发：患者主动启动每个运动轨迹（图17-4），克服设定的初始阻力后，系统协助患者完成余下部分，此时患者上肢能够进行简单的活动，但无法抵抗自身重力；②多点触发：与单点触发模式相似，但是每个运动轨迹（两个连续记录点之间）被进一步分成几个阶段后克服每段的起始阻力，来进行上肢功能训练，此时患者上肢运动能力有了进一步加强；③连续触发：机器臂慢速向目标移动。患者在正确运动方向向机器臂施加力时，速度增加，此时患者上肢能够进行三维空间内的活动训练。

（3）主动运动：①自由运动：患者带动机器臂进行主动运动控制训练，此时的患者上肢功能能够主动完成整个轨迹训练，有了一定的主动控制能力；②抗阻运动：患者在带动机器臂进行主动运动时，机器臂本身会提供大小可调的持续性阻

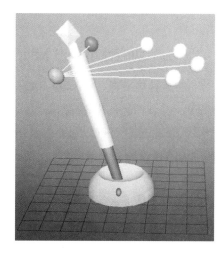

图17-4 多点触发运动轨迹

力，患者需要克服所设置阻力来完成轨迹训练，目的是为了增加患者上肢的肌肉力量及耐力；③扰力运动：患者在进行上肢主动运动的同时，会受到不定方向的大小可调的外力干扰，患者需要克服这种扰力完成轨迹训练，提高患者上肢的运动控制能力及抗干扰能力。

2. 分期训练 康复治疗需针对患者的具体情况制订训练方案。以脑卒中偏瘫患者为例，在疾病的不同时期需要采用不同的康复方法进行渐进式治疗。在急性期，患者常处于软瘫，除临床医疗外，早期康复介入的重点是预防关节挛缩及提供适宜感觉刺激，因此机器人辅助被动运动是康复训练的主要措施。在亚急性期，患者出现协同运动和痉挛，康复方法常为诱导关节的分离运动和抑制异常的运动模式，机器人辅助助力运动是康复训练的主要措施。在慢性期，患者有较多的分离运动，但协调性仍差，康复方法应由简到繁、由易到难，进行机器人辅助的任务特异性主动运动。

3. 关节组合模式 康复训练应该使患者产生全方位的运动，运动需囊括上肢所有的关节。机器

人可在各种康复训练模式下，对上肢的肩、肘、前臂、腕，甚至手指关节进行被动运动及助力运动。现有的机器人能实现肩、肘协调直线移动运动和平面环转运动，肩内旋／外旋运动，抗重力的肩关节垂直方向运动，腕关节的屈伸／桡尺偏运动，前臂的旋前／旋后运动，以及手部的抓握／释放等运动。这些运动或涉及上肢的单关节运动，或为数个关节运动的组合动作。机器人辅助训练虽然只涉及单个或数个自由度，但却是上肢日常功能活动的相关动作，是所有上肢复杂动作的基础。在机器人辅助训练的同时，可以辅以简单的日常生活动作的训练，将各个机器人简单训练动作加以深化及应用。

（三）反馈与评价

1. **传感器反馈**　患者在进行上肢练习时，可佩戴不同用途的传感器，用于评价动作的幅度、速度和力。通过计算机，可以进行视觉、听觉反馈。

2. **肌电图反馈**　多通道表面肌电图可以反映原动肌、拮抗肌和协同肌等多个肌肉在运动中的状态，显示上运动神经元综合征中的阳性特征和阴性特征，可以提供另一种客观评价。

3. **视觉反馈**　神经康复中的一项重要原则是发掘运动再学习的潜能，而运动再学习是神经康复的基础理论。当患者上肢置于运动环境中时，会产生推拉运动轨迹和实际完成运动轨迹的差异，机器人系统可以将这种错误在屏幕上加以显示，要求患者更努力地加以克服及时纠正。

三、 上肢康复机器人联合其他技术

（一）功能性电刺激辅助上肢康复机器人

功能性电刺激（functional electrical stimulation，FES）技术是通过低频脉冲电流刺激功能障碍的肢体，以其产生的即时效应来代替或矫正已丧失的功能，并通过高级神经中枢的调整，促进功能重建。FES 能够绕过神经通路中受损的部分，根据预先设定的刺激方法来刺激肌肉，诱发肌肉运动甚至模拟正常的自主运动，以达到改善或恢复有功能障碍的肌肉或肌群正常收缩的目的。2007 年英国南安普顿大学研制的功能性电刺激辅助上肢康复机器人，此台机器人为机械臂式康复装置，该系统把肱三头肌对刺激的反应作用纳入手臂模型，提出了信号刺激下的电刺激肌肉运动的扭矩计算模型。训练系统检测该扭矩是否能带动手臂运动，通过学习算法同步控制输出机械臂的辅助力或阻抗，实现基于患者意愿的手臂轨迹跟踪训练，这种交互学习可以大大提高上肢的康复训练效果。

（二）基于表面肌电信号的上肢康复训练机器人

表面肌电信号（surface electromyography，sEMG）作为神经 - 肌肉运动产生的电信号，将表面信号引入康复机器人系统，预测人体主动运动意图，并转化为机器人运动控制指令，驱动机器人执行相应的动作，带动偏瘫侧上肢进行康复训练，有助于患者保持正确运动的感觉，并激发患者的运动积极性，同时提供很好的人机交互接口。哈尔滨工业大学研发的穿戴式上肢康复机器人，主要针对偏瘫患者，能够完成肩、肘、腕部单关节运动、双关节及三关节复合运动的五个自由度的训练，该系统引入sEMG 技术，将患者的运动意图与康复训练相结合。根据偏瘫患者上肢功能障碍的特点，该机器人利用偏瘫患者健侧上肢运动的表面肌电信号驱动康复机械臂辅助患侧实现康复训练。利用健侧 sEMG 驱动康复机器人辅助患者的患侧上肢执行康复训练，有助于患者保持正确运动的感觉，激发患者的运动积极性。

（三）基于虚拟现实技术的上肢康复机器人

为了鼓励患者进行康复训练，提高康复训练的效果，在训练过程中吸引患者的兴趣，虚拟现实技术的出现使这种思想得以实现，研究者们采用基于虚拟现实的用户界面，将患者带入到与现实生活相似或陌生的虚拟环境之中，再通过模拟某些日常生活的场景，使患者在游戏过程中，配合机器人进行康复训练。虚拟现实的环境设计可以轻松地引导患者完成特定的动作任务，提高了康复训练的能动性。同时，计算机可以准确地记录患者的运动信息，并据此对虚拟环境进行调整，实现人机交互。虚拟现实环境有很多优势，如突破了平面训练的限制，能够提供三维立体空间中沿任意轨迹的康复训练；设计巧妙，通过机械部分与控制部分的有机结合，能为不同患者提供多种方式的训练，适用人群广泛，训练模式多样化；成本低、结构简单紧凑，便于移动，适用于不同环境。

（四）基于脑-机接口上肢康复训练机器人

脑-机接口（brain-computer interface，BCI）是一种不依赖于人的外周神经系统与肌肉组织，直接从大脑获取与外界通信信息的全新人机接口方式。BCI能够直接连接大脑和外部环境，可以帮助思维正常但神经肌肉系统瘫痪或丧失肢体运动能力的患者，在恢复交流和控制能力方面具有极大的应用前景。通过主动意图识别、帮助患者进行主动康复训练，进而不断提高他们的生活质量，具有很好的辅助治疗作用。东南大学研制了一种基于运动想象脑电的上肢康复训练机器人，该系统通过对想象左上肢和右上肢运动的脑电信号进行特征提取和分类，根据设定的不同模式进行康复训练，同时利用虚拟现实技术进行视觉反馈，能够促进运动功能的康复。

对于上肢运动功能的康复训练，机器人辅助治疗是一种应用前景非常广阔的训练方法，联合运用上述各种先进技术或技术组合，辅助上肢康复机器人进行康复训练是未来的发展趋势。除了上述的几种类型，还有远程康复医疗训练机器人和一对多的远程康复医疗训练机器人，类似的康复训练机器人大多都停留在研究层面和起步阶段，真正运用到商业应用和医疗临床应用的设备并不多，在未来的发展中，还有很大的发展空间。

（张艳明）

第三节　下肢康复机器人辅助训练

一、概述

（一）定义

下肢康复机器人是指能够辅助下肢运动功能障碍患者进行康复训练，向患者和治疗师提供反馈信息的辅助康复治疗自动化设备，能够定量地为患者提供客观有效的训练方式，记录详实的治疗数据，以提供患侧肢体运动的反馈信息及康复评定参数，有助于改善康复效果、提高康复效率。

（二）发展现状

腿部是支撑人体运动的主要部位，如果腿部的运动能力障碍或减弱，会对人们的正常生活产生巨大的影响。下肢康复机器人由于要承受身体的重量，又要准确的模拟各个关节的运动，对于研究者们来说是个巨大的挑战。

1. 国外研究现状　国外很早就展开了对下肢康复机器人的研究，Lokomat 是由瑞士研发的下肢康复机器人，也是世界上第一台下肢康复医用机器人，用来为下肢瘫痪患者提供康复训练，主要由下肢外骨骼、减重支撑系统和皮带运动台组成，运用减压平板治疗法，使患者的步态与正常行走步态逐渐匹配。德国柏林自由大学研发的 MGT 康复机器人，这台机器人能够带动患者模拟正常人步态进行运动，还可以根据不同患者提供重力补偿，控制患者的重心。德国的其他研究机构以 MGT 的研究为参考推出了新的下肢康复机器人 Haptic Walker，这台康复机器人增强了计算机控制，可以产生多种运动轨迹，同时可以根据不同患者的运动情况进行速度、强度的调节。日本筑波大学研发团队研发了智能混合助力腿 HAL-3，采用外骨骼的概念，利用刚性机构搭建腿部外骨骼，同时加载了人工智能控制系统，该机器人利用肌电信号对机器人进行控制。

2. 国内研究现状　国内对下肢康复机器人的研究比较分散，2012 年浙江省推出 Flesbot 康复机器人，是智能化下肢康复机器人系统，该系统为患者提供标准步态训练，可以调节模式，实现正常人的行走功能，使患者得到了良好的康复效果。哈尔滨工程大学对下肢康复机器人的研究范围从下肢康复器械到下肢外骨骼助力系统都有所涉及，对人体下肢进行了步态规划和仿真，还对下肢康复机器人的硬件系统进行了相应的运动学分析，为机构设计提供理论基础与后续的数据。中国科学技术大学对可穿戴下肢助力机器人的动力学模型和控制系统进行了较为深入的探索。对人体下肢结构进行分析和建模并设计出符合人体结构的器械模型。对系统传感和控制理论进行了详细的分析与研究，为设计出穿戴更加舒适，康复效果或助力效果更强的下肢机器人提供了理论基础。上海交通大学设立了下肢助力机器人研究课题，对人体下肢生理结构及下肢运动模型等内容展开了相关研究，并且设计并生产出一台原型机，机器人的各个机械关节运动自由度均与所对应的人体关节自由度同轴，这种设计不仅符合人体的生理特征，使得所设计的结构贴合人体，便于实现辅助下肢进行运动的目的，而且结构简单，便于加工制造。

（三）分类

依据患者在康复训练中的身体姿势，主要分为坐卧式下肢康复机器人、直立式下肢康复机器人、辅助起立式下肢康复机器人、多体位式下肢康复机器人。

1. 坐卧式下肢康复机器人　坐卧式下肢康复机器人是患者在进行康复的过程中通过坐立或躺卧的体位以实现下肢康复训练的一种类型。主要又分为末端式下肢康复机器人、外骨骼式下肢康复机器人两种。其在进行工作的过程中呈现的优势在于患者能够坐立、斜躺或平躺的姿势都可以进行康复训练，不需要下肢的力量作为支撑，对运动功能完全丧失或部分丧失的患者都可以进行应用（图 17-5）。

2. 直立式下肢康复机器人　直立式下肢康复机器人在实现对患者的康复治疗过程中接近于日常生活中的下肢活动方式，

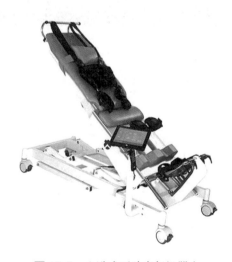

图 17-5　坐卧式下肢康复机器人

使得其对激发患者自主提供身体的力量支撑起到极大的帮助。此类机器人主要包括悬吊减重式康复训练机器人和独立穿戴式的机器人两种。直立式下肢康复机器人的典型结构主要包括下肢外骨骼与医用跑台协调带动训练、控制脚踏板来带动整个下肢运动、基于患者下肢肌电信号比例控制的下肢外骨骼康复训练机器人（图17-6）。

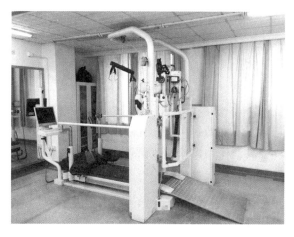

图17-6　直立式下肢康复机器人

3. **辅助起立式下肢康复机器人**　此种下肢康复训练机器人是在进行康复训练的过程中，能够对下肢运动功能障碍的患者在起立和坐下的过程中发挥辅助作用和主动提供平衡支持，对患者下肢起立和坐下的活动功能具有一定的训练作用。

4. **多体位式下肢康复机器人**　这是一种具有综合性特征的下肢康复机器人，在进行康复训练的过程中，可以提供不同体位的康复训练。此类下肢康复机器人能够集中坐卧式下肢康复机器人和直立式下肢康复机器人的优势，使得能够针对范围更加广泛的患者实现治疗。

二、训练要素

（一）训练目标

机器人辅助步行训练的目标是重新获得独立的步行能力，提高步行速度，改善步态质量。步行训练中的训练强度、训练任务的针对性、患者的积极参与，以及运动协调性训练等因素，是确保有效康复的关键。

（二）训练因素

1. **训练强度**　没有行走能力的患者，可在减重条件下由机器人辅助进行跑台行走练习。有研究表明，亚急性期卒中患者进行减重跑台训练，可以比一般训练获得更好的独立行走能力。跑台训练的一个优势，是比一般训练重复更多的步态周期，即大量重复对行走摆动相和支撑相的运动控制。研究发现，瘫痪步态的能耗是正常步态的 1.5~2 倍。慢性期卒中患者的最大吸氧量平均为 13.7ml/（kg·min），仅为正常对照的 50%。而维持缓慢行走时的吸氧量即可达到 10ml/（kg·min），已达到其最大吸氧量的 70%。实际操作中，应监测脑卒中患者训练时的心率，以不超过 70%~85% 最大心率为度。服用 β 受体阻滞剂的患者，靶心率还要酌减。有运动治疗绝对禁忌的患者，不能参加跑台练习。年老体弱，或伴随其他较严重慢性病需限制运动强度者，以低负荷练习为宜。

2. **任务导向性训练**　任务导向式训练是当一个目标实现后，应适时地提出新的更高的目标，以便进入一个新的任务导向过程，从而使动机强度维持在较高的水平上，使人保持一种积极的状态。根据运动再学习理论，任务特异性练习就是步行，因此训练任务就是步行本身。

3. **主动参与**　应要求患者积极参加训练。应该视患者体能情况调节减重程度和跑台速度，但跑台速度一般不超过 3.5km/h。患者自始至终要积极参与。要安慰患者，不必对长时间穿戴治疗靴的练习过程心生畏惧。在整个训练过程中，治疗师应尽量不给予辅助。如患者存在消极情绪、注意力分散等精神心理问题，则需积极鼓励和提醒。必要时，与医生讨论其训练中表现，寻求必要的心理和药物治疗。

4. 运动协调性训练 步态周期分支撑相和摆动相。患者步行中的不协调，可以发生在支撑相和摆动相中的各个时期。运动的不协调不仅存在于下肢，也可以存在于骨盆、躯干、上肢和头部。治疗师需注意患者支撑相和摆动相的异常现象，视具体情况使用口头反馈纠正或直接辅助纠正。

5. 反馈 口头反馈时多使用处方性反馈而非描述性反馈。反馈频度一般不宜100%，即每个动作均给予不间断地纠正。宜使用平均反馈和总结性反馈，即对患者的一系列动作给予平均化和总结，以提高其动作稳定性和自信心。最好使患者自己有一个思考的余地，启动其内在的运动感觉整合，逐步恢复独立的运动控制能力。支撑相末期时须向下用力蹬踏，使髋关节伸展达到最大程度。支撑相中期时要注意主动伸膝，偏瘫患者有时会通过屈肘支撑或其他方式来转移重心，训练时要注意避免这种不对称性。有些时候，可增加对偏瘫患者健侧的减重，来改善姿势的不对称性。如有需要，治疗师应协助患者矫正关节位置。对偏瘫患者进行训练时，可增加对其姿势的要求，如："抬头"，"一侧或双侧手臂上举"。

6. 注意避免异常步态 需注意由机械装置问题导致的异常步态。其原因或由于机械放置不当，或由于机器人硬件设计缺陷。过快的跑台速度超出患者能力时，也会促使异常步态的产生。

三、下肢机器人辅助训练系统

（一）外骨骼式矫正器

外骨骼式矫正器被连接到一个弹簧支撑的四边形结构上，是下肢康复机器人训练系统的核心部分。外骨骼式矫正器是双腿对称的助行结构，患者的双下肢由可以调节的固定带固定到矫正器上，足部升降带固定患者的踝关节并使其处于中立位置，当患者在迈步时被动地引起足背屈。当患者有足够的踝足部肌力和控制能力时，可以不佩戴或降低升降带的张力，这样减少了患者的踝足部限制，有利于其发挥踝关节自主活动。患者的髋关节和膝关节由计算机控制，并配有相应的位置和力量感受器，患者和治疗师可以通过两个计算机屏幕对患者的运动表现实行动态观察和严密检测。

（二）减重支持系统

减重支持系统主要由固定支架、减重机构和控制系统组成，训练过程中，减重支持系统通过电力驱动，悬吊患者胸部绑带支撑部分体重，身体被悬吊的重量可从升降杆上的显示板上读出，固定支架主要提供支撑和稳定。

1. 悬吊带减重 机器人辅助跑台训练，通常针对的是没有独立行走能力的患者。使患者在跑台上具有独立行走能力的辅助措施之一，是使用悬吊带减重。悬吊带减重，是运动治疗循序渐进原则的具体体现。通过较多减重-较少减重-完全承重这样的顺序渐进训练，患者依照其个体化的具体情况，才能较顺利地恢复其地面行走的速度、耐力和平衡能力。减重还可分为静态减重和动态减重。静态减重，是指患者的重心被一个稳定的作用力支撑。动态减重，是指患者的重心被一个正弦波样变化的作用力支撑。如果患者需要治疗师的辅助，就要使用静态减重。如果患者可以独立行走，并且速度大于2km/h，就可使用动态减重。另外，减重也可分为对称减重和非对称减重。根据具体病情，静态和动态条件下都可以使用非对称减重。

2. 固定方法 在使用悬吊带进行减重和保护时，悬吊带要固定于胸廓下部。悬吊带位置靠上会影响呼吸和心脏舒缩。使用悬吊带减重时，要按患者的实际需求进行减重调节，尽可能减少重量，最

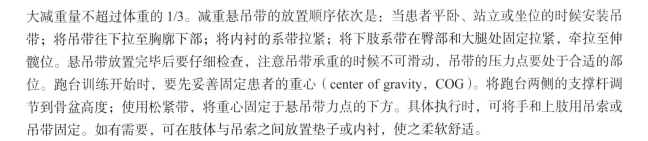

大减重量不超过体重的1/3。减重悬吊带的放置顺序依次是：当患者平卧、站立或坐位的时候安装吊带；将吊带往下拉至胸廓下部；将内衬的系带拉紧；将下肢系带在臀部和大腿处固定拉紧，牵拉至伸髋位。悬吊带放置完毕后要仔细检查，注意吊带承重的时候不可滑动，吊带的压力点要处于合适的部位。跑台训练开始时，要先妥善固定患者的重心（center of gravity，COG）。将跑台两侧的支撑杆调节到骨盆高度；使用松紧带，将重心固定于悬吊带力点的下方。具体执行时，可将手和上肢用吊索或吊带固定。如有需要，可在肢体与吊索之间放置垫子或内衬，使之柔软舒适。

（三）运动跑台

运动跑台是下肢康复机器人训练系统的重要组成部分，它的主要作用是与外骨骼式矫正器协调随动，为患者提供正常生理模式的步行步态训练，同时也可为患者提供部分体重支持，治疗师可根据患者的功能情况随时调整运动跑台速度，并可通过计算机屏幕观察患者的运动表现。

1. 训练机制　目前认为改善步行功能的机制，是基于训练刺激了中枢模式发生器（central pattern generators，CPG）的原理。CPG是一种神经网络，它可以使用特定的序列来交替刺激控制站立和摆动的肌肉，来进行步行运动。一般认为，CPG存在于脑干和脊髓，它可以被跑台训练所兴奋和激活。对于脊髓中枢模式发生器，最重要的传入是发生在支撑相终末期的髋关节伸展运动，和支撑相时来自足底的压力。

2. 适用人群　有行走障碍的患者（步行功能分级≤2级），患者通常是脑卒中、颅脑外伤、脊髓损伤、脑瘫、帕金森病和多发性硬化等。使用跑台和机器人训练的患者应满足：具有保持坐位平衡的能力，需要上肢支撑才能保持平衡者也计入此列；具有较好的循环功能，能够在保持10分钟垂直姿势的条件下，不发生血压降低的现象；具有基本的交流沟通能力，能理解治疗师的说明；下肢没有不稳定性骨折或严重的骨质疏松；在安装悬吊带的部位没有褥疮或开放性创伤。

（四）注意事项

1. 使用前须先确定患者是否有运动治疗禁忌，以及是否满足跑台行走条件。

2. 练习开始时以低速进行，指导患者训练时不要对抗设备，而要花一定时间来适应设备。

3. 突发安全状况时，可使用跑台紧急制动。

4. 在训练过程中要求患者目光平视，对着镜子调整身体姿势，在支撑相末期时完全伸展髋关节，强调训练时的节奏。

5. 控制好训练强度，如果患者有跌倒风险则要降低训练速度；对于有协调障碍的患者，如帕金森病，可额外进行横向移动训练。

（张艳明）

第十八章
电疗法

第一节 直流电疗法

一、概述

直流电是一种方向固定、强度不随时间变化的电流，应用低电压（30~80V）、小强度（小于50mA）的平稳直流电作用于人体，引起一系列的物理化学反应，使机体产生相应的生理作用与治疗作用。将直流电作用于人体来治疗疾病的方法称为直流电疗法（galvanization）。直流电疗法是应用最早的电疗法之一。用于治疗静脉血栓、慢性炎症、溃疡、骨折等有比较明确的疗效。

（一）生物物理与化学作用

1. **理化作用基础** 人体的液体对直流电的导电率最高，脑脊液、淋巴液、胆汁、血液等属优良导体。神经、肌肉、脑、肾等均属良导体。结缔组织、皮肤、脂肪、骨组织等导电性能差，属不良导体。人体各组织中，皮肤角质层的电阻最大，干的头发、指甲等几乎完全不导电。皮肤之所以能导电，主要是依靠汗腺管及其分泌物，由于汗腺管所占面积与整个皮肤面积相比是很小的，因此皮肤的电阻较大。而直流电以及直流电药物离子导入主要是通过汗腺管口进入人体产生作用的。

当直流电经皮肤通过人体时，在体内的离子、胶体粒子（蛋白质）和水分子朝一定的方向移动，产生电解、电泳和电渗等一系列物理化学反应。

2. **电解及电解产物** 电解质溶液导电时，溶液中离子发生迁移和电极表面发生化学反应的过程，称为电解。电解质溶解在水中时，一部分离解成阳离子和阴离子，离子被一层水分子所包围，称为离子的水化。直流电通过电解质溶液时，阳离子移向阴极并在阴极上获得电子而还原成为原子或原子团，电子从外电路进入溶液；阴离子移向阳极并在阳极上放出电子而氧化为原子或原子团，电子离开溶液流入外电路。在电极上产生这些原子或原子团，或者它们同溶剂进一步发生化学变化而产生的新物质，叫做电解产物。现以氯化钠（NaCl）溶液为例说明电解过程（图18-1）。

氯化钠溶液，受水化作用自动离解为钠离子和氯离子。通电时，钠离子向阴极移动，从阴极上得到电子成为钠原子；氯离子向阳极移动，并在阳极上放出电子而变成氯原子。钠原子、氯原子同水发生化学反应，分别生成氢氧化钠放出氢气和盐酸

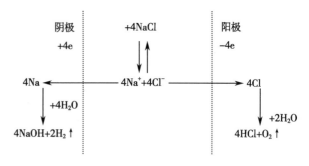

图18-1 电解过程

并放出氧气，所以在阴极处产生碱性电解产物而阳极产生酸性电解产物。

3. 电泳与电渗 这是胶体分散体系在直流电作用下同时出现的两种现象。蛋白质为两性电解质，在碱性溶液中，蛋白质的羧基离解出氢离子而带负电荷呈酸性；在酸性溶液中，蛋白质的氨基结合氢离子而带正电荷呈碱性。人体内血液、淋巴和脑脊液等体液，在正常情况下为弱碱性，因而蛋白表面带负电荷。正电荷离子被蛋白表面负电荷吸引而分布在蛋白周围，形成一种独特的电荷分布：蛋白表面负电荷和这些负电荷所吸引的少数正电荷构成吸附层，吸附层四周的正电荷构成扩散层。

直流电通过人体时，带负电荷的蛋白质粒子及其吸附层向阳极移动，称为电泳；扩散层正离子连同其水化膜向阴极移动称为电渗。由于电泳的作用蛋白质粒子向阳极移动，阳极下蛋白质的密度增高，组织致密，阴极下蛋白质的密度降低；由于电渗的作用，水分子向阴极移动，阴极下的水分相对增多，阳极下水分减少，组织疏松。这些将对机体的生理功能产生影响，从而达到治疗疾病的目的。

4. 酸碱度改变 在直流电作用下，金属离子 Na^+、K^+、Ca^{2+}、Mg^{2+} 等向阴极移动，而许多酸根和有机酸向阳极移动；同时由于阴极下产生碱性电解产物而阳极下产生酸性电解产物，所以在阴极下碱性升高，而阳极部位呈酸性。两极下的酸碱电解产物蓄积到很高的浓度时，可以破坏组织而引起化学性烧伤，治疗时必须注意避免。但也可利用直流电的电解作用来进行拔毛、破坏皮肤上的疣、痣等。

5. 细胞膜通透性变化 蛋白质的稳定性与电荷、水化膜、酸碱度和电解质有密切关系。在直流电阳极下，由于脱水、偏酸性、蛋白质接近等特点，蛋白质分散度降低，易于聚集凝结，而且阳极下 Ca^{2+} 浓度相对增高，细胞膜变得较致密，因此阳极使细胞膜通透性降低，物质经膜交换减慢。而阴极组织含水量增加，偏碱性，偏离蛋白质的等电点，蛋白质分子分散度升高，而且阴极下 K^+ 浓度相对升高，细胞膜变疏松，通透性升高，物质经膜交换加速。

6. 组织兴奋性变化 神经肌肉的兴奋性（应激性）需要体液中各种电解质维持一定的比例。其关系如下：

$$神经肌肉兴奋性 = [K^+] + [Na^+] / [Ca^{2+}] + [Mg^{2+}] + [H^+]$$

在直流电的作用下，体液中 K^+、Na^+、Ca^{2+}、Mg^{2+} 都向阴极方向移动，由于 K^+ 和 Na^+ 的水化膜较薄，移动速度较快，所以在阴极下 K^+ 和 Na^+ 的浓度相对升高，导致阴极下碱性升高，H^+ 浓度较低，所以阴极有提高组织兴奋性作用，而阳极下的 Ca^{2+} 和 Mg^{2+} 的浓度相对增加，H^+ 浓度较高，所以阳极有降低组织兴奋性的作用。

直流电能改变细胞膜两侧原有的膜电位的水平（或叫做改变膜的极化状态）。阴极使膜的两侧产生一个外负内正的电压降（电位差），这个电位差将使膜两侧原有的外正内负的膜电位的数值减少，使膜处于一种低极化状态，因而应激性升高；而阳极下，由于在膜的两侧产生一个外正内负的电位差，和膜两侧原有的电位差同方向，膜电位增高，处于一种超极化状态，因而应激性降低。

（二）生理作用

1. 对血管的影响 直流电有明显使血管舒张的作用。进行直流电疗后，放置电极部位的皮肤显著充血，局部血流量增加，皮肤温度升高 0.3~0.5℃。这种血管舒张反应在阴极下更为明显。在直流电作用下，感觉神经末梢和血管壁上的感受器受刺激，通过反射作用使末梢血管舒张。直流电使皮肤受刺激后，可释放组胺。另外，由于电解作用，体内的微量蛋白质变性分解引起组胺及血管活性肽等物质的释放。实验证明，在直流电作用后，皮肤中组胺的含量增加，阴极下升高更为明显。组胺可直接或通过轴突反射使小动脉舒张，并作用于毛细血管，使内皮细胞间隙加宽，血管通透性增高。

2. 对神经系统的影响

（1）对中枢神经的作用：直流电对中枢神经系统的作用是多方面的，且因极性、刺激强度、机体功能状态的不同，可引起不同的反应。将上行直流电通过脊髓（阳极置于腰骶部，阴极置于颈部），可使反射的兴奋性增高；电流方向变换后，兴奋性降低。动物实验证明，将阴极置于前额，阳极置于后颈部，通直流电后可引起软脑膜血管舒张；电极位置对换后，血管即收缩。

（2）对自主神经的作用：当直流电刺激皮肤感受器时，可以通过自主神经，反射地引起内脏器官和血管的舒缩功能。例如，直流电领区治疗，可通过颈交感神经调节颅内、头颈部和上肢的血液循环。

（3）对运动神经的作用：应用稳恒直流电刺激运动神经并无明显的反应，但在通电和断电时，则引起其所支配的骨骼肌的收缩。这是因为神经兴奋的基础是受刺激部分离子浓度的变化，变化越大，神经的反应越显著。如果直流电强度改变的速度越快，则神经越易兴奋。若缓慢地变化电流强度，则由于扩散作用，离子不能积聚至足以引起兴奋的浓度，就不出现肌肉收缩反应。运动神经和肌肉组织的反应因直流电极性、电流强弱、通断电等变化而异。临床上利用这些特点对神经、肌肉的病变进行诊断。

（4）对感觉神经的作用：直流电对皮肤感觉神经末梢有刺激作用。当电流强度很弱时，有蚁走样感觉，随着电流强度的增加，可有针刺、刺痛、灼痛等感觉。电流强度越大，疼痛越剧烈。电流强度增减过快时，可引起明显的灼痛。如果缓慢地增加电流强度，疼痛感就不明显。随着通电时间的延长，直流电引起的刺激感逐渐减弱，而出现轻微的温热感。身体不同部位的皮肤对直流电刺激的感觉反应并不相同，这与各部位的电阻及神经末梢分布等有关。

3. 某些腺体的反应 当直流电通过唾液腺时，唾液的分泌量增加，而且在阳极部位唾液增多更为明显。在直流电作用下，胃腺的分泌功能加强，阳极对胃腺的刺激作用比阴极明显。但是如果原来胃酸过高，通直流电后胃腺的分泌功能受抑制，阳极对胃腺的抑制作用也较明显。

4. 对骨骼的影响 正常骨干骺后端带负电荷，骨折后负电的分布发生改变，经动物实验证明，10~20μA 直流电阴极有促进骨折愈合的作用。

二、 单纯直流电疗法

（一）治疗作用

1. 消炎镇痛，促进伤口愈合，软化瘢痕 直流电阳极有减少水肿和渗出，消炎、镇痛作用；阴极有改善局部组织营养，促进伤口、溃疡愈合，软化瘢痕，松解粘连等作用。

2. 镇静和兴奋作用 局部治疗时，直流电阴极有提高组织兴奋性的作用，阳极有降低组织兴奋性而达到镇静的作用；全身治疗时，下行的电流起镇静作用，上行的电流起兴奋作用。

3. 较大的直流电对静脉血栓有促进溶解的作用。

4. 促进骨折愈合 适量的直流电阴极刺激可促进骨痂生长，骨折愈合。

5. 对冠心病的治疗 微弱直流电很接近生物电的电流强度，刺激心血管反射区的皮肤感受器，反射性地对异常的冠状动脉舒缩功能进行调节。

6. 对癌症的治疗 利用直流电电极下产生的强酸和强碱可破坏肿瘤细胞和组织。

（二）治疗技术

1. 仪器设备

（1）直流电疗机：利用电子管或晶体管对交流电进行整流，经滤波输出平稳的直流电，电压在 100V 以下，电流输出 0~50~100mA 可调。输出插口有标明正（＋）、负（－）极性；有的仪器有极性转换开关和电流量程分流器。

（2）附件

1）导线：至少有 2 条或 1 条导线分为两支线的分叉电极，以不同颜色区分正、负极导线，一般红色为正极导线，阴极为其他颜色。

2）电极板：应为 0.10~0.15cm 厚的铅板，或 0.3cm 厚的导电橡胶板，制成不同大小面积的方形、长方形或圆形电极，或用于面神经、乳房、肩颈区的特殊形状电极。

3）导线夹：连接导线与电极板，如导线与铅板电极直接焊接，或导线插头直接插入导电橡胶电极的插口，则无需导线夹。

4）衬垫：铅板电极的衬垫用若干层吸水绒布缝制而成，厚度要在 1cm，可避免酸碱产物直接刺激皮肤。衬垫的形状应与其电极相应，其各周边应大出电极各周边约 1cm。

5）其他用品：绝缘布、沙袋、固定带。

2. 治疗方法

（1）主电极和副电极的应用：在做直流电治疗的时候，选用两个面积大小不同的电极，小电极的电流密度大，治疗作用较明显，称为主电极或作用极；而大电极电流的密度小，引起的反应较弱，称为副电极或非作用极。

（2）电极的放置方法

1）对置法：两个电极分别放置在身体某部位的内、外两侧或者前后面，例如膝关节内外侧对置，上腹部与腰部前后对置等，对置法多用以治疗头部、关节及内脏器官等部位的疾病。

2）并置法：两个电极放在躯体的同一侧面，上下或左右并置，例如左下肢前面的并置。并置法多用于治疗身体浅部或体表如周围神经和血管疾病等。

3）斜对置法：两个电极分别放置在身体某部位的内、外两侧的上下部斜对置。

电极的不同放置方法，是为了让电力线更好地通过病变部位或需要作用的部位。

（3）治疗剂量与疗程

1）治疗剂量：电流密度作为电流刺激强度的指标，电流密度以电极衬垫单位面积（每平方厘米）的电流强度计算，一般为 $0.05~0.10mA/cm^2$。最大不超过 $0.50mA/cm^2$，小儿为 $0.03~0.08mA/cm^2$。

2）治疗时间、次数与疗程：15~20 分 / 次，每天 1 次，视病情，10~20 次为 1 个疗程。

（4）操作方法

1）选好治疗所需的电极板和衬垫。打开电源，将电极板放在衬垫上，或将电极板插入衬垫的布套内，使电极板的各边在衬垫各边之内约 1cm。

2）皮肤抓伤、擦伤。如有感觉迟钝或丧失，不可以在此处治疗。如果毛发过多，应剃去或用温水浸湿。

3）放置衬垫，金属极板，盖胶布或塑料布，固定电极。

4）检查治疗仪的电流分流器是否在所需位置，输出旋钮是否在零位，导线所接直流电疗仪的输出插口的极性以及电极衬垫的极性是否正确、一致，分叉导线所连的两个电极应为治疗所要求的同一极性。

5）开始治疗前，向患者交代治疗时应有的感觉（治疗部位应有均匀的针刺感，或轻微的紧束感、蚁走感；眼部治疗时可出现闪光感、色感；头部治疗时口腔内可出现金属味等）。

6）以顺时针方向缓慢旋转电位器，调节电流，使电流表指针平稳上升，逐渐增大电流强度，一般先达到所需电流强度的1/2，并询问患者感觉，待电流稳定、患者感觉明确，再增至所需电流，所达到的电流强度不要超过患者的耐受度。

7）治疗完毕，缓慢向逆时针方向转动电位器，将电流调降到零位，先取下衬垫与电极，再关闭电源开关，检查治疗部位皮肤有无异常。

3. 注意事项

（1）使用治疗仪前都需检查治疗仪的输出是否平稳、正常，各开关旋钮能否正常工作，导线、导线夹、电极是否完整无损。导电橡胶电极是否老化、裂隙。治疗仪的各部件均正常时方能用于治疗。

（2）使用的铅板电极应予碾平，衬垫温度以不烫为度，湿度以拧不出水为度，衬垫有电极套时，应将衬垫的一面贴在皮肤上，严防放反，而使电极板与患者皮肤之间只隔一层单布。

（3）治疗前去除治疗部位及其附近的金属物，在皮肤小破损处贴以胶布或垫上绝缘布，以防止烧伤。

（4）在治疗凹凸与不平的部位时，应注意使衬垫均匀紧贴皮肤，使通电时电流得以均匀作用于皮肤，防止电流集中于某点。

（5）导线夹下必须垫以绝缘布，电极插头必须紧紧插入电极的导线插口，切勿使导线夹和导线的金属裸露部分直接接触皮肤。

（6）在患者治疗过程中，操作者应经常检查电流表的指针是否平稳，是否在所调节的电流强度读数上。并注意观察患者的反应，如患者感觉电极下有局限性疼痛或烧灼感，应立即调节电流至零位，中断治疗，检查电极板是否有滑脱、导线夹直接接触皮肤，局部皮肤有否烧伤等情况。

（7）治疗中患者不得任意挪动体位，以免电极衬垫位置移动、电极脱落。不得触摸治疗仪或接地的金属物，避免发生短路或触电。

（8）治疗结束时应先调节电流至零位，从患者身上取下电极和衬垫关闭电源。

（9）治疗结束后告诉患者不要搔抓治疗部位皮肤，如局部出现明显充血，刺痒或小丘疹等反应时，应在局部外涂甘油乙醇（成分：甘油与水以1:1的比例，加乙醇适量）。

（10）治疗使用过的衬垫，必须彻底冲洗干净，煮沸消毒，整平后在阴凉处晾干备用。电极板用肥皂水刷洗，去除电极表面的污垢与电解产物。

4. 不同部位的治疗方法

（1）眼-枕：两直径3~4cm圆形电极置于闭合的两眼上（先向眼内滴入药液），用分叉线连一极，另一极6cm×10cm置枕项部位（如眼区接阳极，则阴极置于后颈部）。电流量2~5mA。

（2）额-枕：两个6cm×10cm的电极分别置于额部和枕部，电流为3~6mA。

（3）面部治疗：取面具形电极置于患侧面部，副电极用200~300cm^{2}置于肩胛间区或对侧上臂，电流量为8~15mA。

（4）咽部治疗法：取两个5cm×6cm或4cm×5cm的电极斜对于侧颈部，副电极8cm×10cm置于后颈部。电流量为3~6mA。

（5）肩关节治疗：取两个6cm×8cm的电极对置于肩关节前面和后面，电流量为5~8mA。

（6）肘关节治疗：包括并置法和对置法。

1）并置法：取两个6cm×10cm或8cm×10cm的电极分别置于左右两侧的肩上部，取另两个同样大小的电极分别置于左右前臂屈侧的下 1/3 处。

2）对置法：将四个 6cm×10cm 的电极分别置于两侧肘关节的内侧和外侧。

以上两法的电流量为 8~12mA。

（7）膝关节治疗：包括并置法和对置法。

1）并置法：将两个宽 6~8cm 袖口形电极置于大腿中段 1/3 及小腿中段 1/3 处，电流量为 12~18mA。

2）对置法：将两个 5cm×10cm 的电极分别置于膝关节的内侧和外侧。电流量 6~10mA。

（三）临床应用

1. 适应证

（1）神经科疾：偏头痛、三叉神经痛、坐骨神经痛、神经衰弱、癔症、自主神经失调、末梢神经炎、面神经麻痹等。

（2）内科疾：慢性胃炎、胃肠痉挛、高血压、关节炎、关节痛等。

（3）外科疾：淋巴结炎、淋巴管炎、慢性乳腺炎、术后粘连等。

（4）妇产科疾病　闭经、功能性子宫出血、慢性附件炎等。

（5）五官科疾病　角膜炎、结膜炎、鼻炎、慢性扁桃体炎、牙周炎、卡他性中耳炎等。

（6）皮肤科疾病　皮肤溃疡、硬皮病、皮肤瘢痕等。

2. 禁忌证　恶性血液系统的疾病、恶性肿瘤、急性湿疹以及对直流电不能耐受者。对皮肤感觉障碍的患者，治疗时要慎重，避免烧伤。

三、 直流电离子导入电疗法

直流电离子导入电疗法（electrophoresis）是使用直流电将药物离子通过皮肤、黏膜或伤口导入体内进行治疗的方法，称为直流电药物导入疗法。

（一）直流电药物离子导入的相关知识

1. 直流电离子导入的原理　在药物溶液中，一部分药物离解成离子，在直流电的作用下，阴离子和阳离子进行定向移动。如果阴极衬垫中含有带负电荷的药物离子或者阳极衬垫中含有带正电荷的药物离子，就会向人体方向移动而进入体内。直流电离子导入主要是根据同性电荷相斥，异性电荷相吸原理，通过直流电能将药物离子经皮肤导入人体。其作用特点：①直流电能将药物离子经完整皮肤导入体内；②由直流电导入体内的药物保持原有的药理性质；③阳离子只能从阳极导入，阴离子只能从阴极导入。

2. 药物导入人体的途径、分布、深度、数量和极性

（1）药物导入人体的途径及深度：已经证明，药物离子主要经过皮肤汗腺管口和毛孔进入皮内，或经过黏膜上皮细胞间隙进入黏膜组织。汗腺导管内径 15~80μm，所以蛋白质（1~100μm）等大分子物质的离子也能经过汗孔导入体内，在电场中离子移动速度很慢。直流电直接导入离子只达皮内，主要堆积在表皮内形成"离子堆"，以后通过渗透作用逐渐进入淋巴和血液。进入血液循环后，有的药物选择性地停留在某器官组织内，如碘主要停留在甲状腺；磷蓄积在中枢神经系统和骨骼中等。

（2）药物离子导入的数量与很多因素有：在一定范围内，溶液浓度越大，导入数量增多，不溶

解的药物不能导入皮肤，只有溶解的、作为静脉注射用的才能导入；根据法拉第第一定律，离子导入的数量与所使用的电流量成比例，在一般情况下，通电时间长导入量多，大的电流强度导入药物增多；不同部位导入的数量也有差别，以躯干导入最多，上肢次之，下肢特别是小腿最少。一般情况下，导入的药物为衬垫中药物总量的2%~10%，所以总的来说，导入体内的药量是很少的。

（3）药物离子导入的极：根据化学结构式可以判定有效离子导入的极性。通常，金属、生物碱带正电荷从阳极导入，非金属、酸根带负电荷从阴极导入。

（二）直流电离子导入的治疗作用

1. 直流电和药物的综合性作用　直流电的生理作用与治疗作用是直流电药物离子导入作用的基础，因此，既有直流电的作用，又有药物的作用，两者作用相加，其疗效比单纯的药物或直流电作用的疗效好。目前很少单独应用直流电疗法，多用直流电药物导入疗法。

2. 神经反射作用　直流电药物导入疗法可引起神经反射性的治疗作用。由于直流电引起组织内理化性质变化和药物在表层组织内存留，构成了对内外感受器的特殊刺激因子，通过局部作用与反射作用引起机体的一定反应。当电极放置在某些神经末梢分布比较丰富的部位时，通过感觉-自主神经节段反射机制而影响相应节段的内脏器官和血管的功能。

（三）治疗技术

1. 仪器设备　直流电治疗仪及辅助配件的规格要求（电源电压）与直流电疗法基本相同。遵医嘱选择不同的药物配制成不同浓度的导入药液备用，药物必须新鲜、无污染。另外配浸药所用的滤纸、纱布、衬垫要注明阳极（+）和阴极（-）。

2. 治疗方法

（1）衬垫法：治疗方法与直流电疗法基本相同，其不同之处在于以下几个方面：

1）与作用电极面积相同的滤纸或纱布用药液浸湿后，放在治疗部位的皮肤上，其上面再放衬垫和铅片；非作用电极下的滤纸或纱布用普通温水浸湿即可，导入的极性要正确。

2）尽量减少作用电极上的寄生离子。药物溶剂一般用蒸馏水、乙醇或葡萄糖溶液；每个衬垫（包括纱布）最好只供一种药物使用。

3）有的药物为防止被电解产物所破坏，需采用非极化电极，即用药液浸湿的纱布上面依次放置衬垫、缓冲液浸湿的滤纸、衬垫和铅片。青霉素导入前要做皮肤过敏试验。

（2）电水浴：将药液放在水槽内，一般用炭质电极，治疗部位浸入槽内，非作用极的衬垫电极置于身体相应部位。也可将四肢远端分别浸入四个水槽内，根据导入药液性质分别连接阴极或阳极，称为四槽浴直流电药物导入法。

（3）体腔法：将药浸湿的棉花塞入耳道、鼻腔等或将特制的体腔电极插入治疗部位（阴道、直肠等），向电极内灌注药液，非作用电极置邻近部位的皮肤上。常用的体腔法有耳道药物离子导入法、直肠前列腺离子导入法、阴道离子导入法等。

（四）临床应用

1. 适应证

参照"单纯直流电疗法"。

适应证常用导入的药物见表18-1。

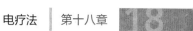

表 18-1 直流电离子导入常用药物表

导入药物	极性	药物名称	浓度（%）
钙	+	氧化钙	5~10
镁	+	硫酸镁	3~5
锌	+	硫酸锌	0.25~2
钾	+	氯化钾	3~5
碘	−	碘化钾	5~10
银	+	硝酸银	1~3
阿司匹林	−	阿司匹林	2~10
氨茶碱	+/−	氨茶碱	1~2
新斯的明	+	溴新斯的明	0.02~0.1
阿托品	+	硫酸阿托品	0.02~0.1
肾上腺素	+	盐酸肾上腺素	0.01~0.02
庆大霉素	+	硫酸庆大霉素	2000~4000U/ml
维生素 B_1	+	维生素 B_1	100mg /ml
维生素 C	−	抗坏血酸	2~5
肝素	−	肝素	5000U/ml
谷氨酸	−	谷氨酸钠	3~5
胰蛋白酶	−	胰蛋白酶	0.05~0.1
透明质酸酶	+	透明质酸酶	5~10U/ml
氢化可的松	+	氢化可的松	10~20mg/ 次
小檗碱	+	硫酸小檗碱	0.5~1
大蒜	+	大蒜原液	1~5
双钩藤	+	双钩藤煎剂	10~20
毛冬青	+	毛冬青煎剂	50~100
五味子	−	五味子煎剂	50
杜仲	+	杜仲煎剂	50
川芎	−	川芎煎剂	30
洋金花	+	洋金花总生物碱	0.5

2. **禁忌证** 对拟导入的药物过敏者，其余与直流电疗法相同。

3. **注意事项**

（1）禁用对导入药物过敏者，可能发生过敏的药物做过敏试验。

（2）配制导入药液的溶剂一般多采用蒸馏水、无离子水、乙醇、葡萄糖等。

（3）配制的药液应放在玻璃瓶内保存，避光的药液应放在棕色的瓶内，瓶盖要盖严，导入的药液保存一般不超过 1 周。

（4）遵循直流电疗法的注意事项。

（许建文）

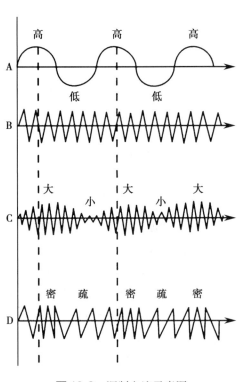

第二节 低频电疗法

一、概述

（一）概念

1. 定义 医学上频率在1000Hz以下的脉冲电流称作低频电流或低频脉冲电流。应用低频脉冲电流作用于人体来治疗疾病的方法称为低频电疗法（low frequency electrotherapy）。

低频电疗的频率之所以定在1000Hz以下，是根据电流的生理学特征来决定的。有关研究及实验表明，对于运动神经，1~10Hz的频率可以引起肌肉的单个收缩。20~30Hz可以引起肌肉的不完全强直收缩，50Hz可以引起肌肉的完全强直收缩。对于感觉神经，50Hz可以引起明显的震颤感，10~200Hz特别是100Hz左右的频率可以产生镇痛和中枢神经的镇静作用。对于自主神经，1~10Hz的频率可以兴奋交感神经，10~50Hz可以兴奋迷走神经。而哺乳类动物运动神经的绝对不应期多在1毫秒（ms）左右，为了引起肌肉收缩运动，只能每隔1ms给予一次刺激，也就是说频率不能大于1000Hz，基于上述原因把1000Hz以下定为低频电流。

2. 低频电流的特点 ①低频率、小电流，电解作用较直流电弱，有些电流无明显的电解作用；②电流强度或电压可有增减、升降的变化；③对感觉神经和运动神经有较强的刺激作用；④无明显热作用。

（二）分类及参数

1. 低频电流分类

（1）按波型：有三角波、方波、梯形波、正弦波、阶梯波、指数曲线波等。

（2）按有无调制：分为调制型和非调制型两种。应用一种低频电流（调制电流）去调制另一种频率较高的电流（载波电流），使后者的频率或波幅随着前者的频率和波幅发生相应的变化（图18-2），无线电学上称为调制型低频电流，它兼有低、中频的优点。常用的调制型的低频电流（图18-3）。

（3）按电流方向：分为单相和双相。双相脉冲波又根据其两侧波形、大小分为对称双相波、平衡不对称双相波和不平衡不对称双相波（图18-4）。

2. 参数及其意义

（1）频率（f）：每秒钟内脉冲出现的次数，单位为赫兹（Hz）。由于哺乳类动物神经的绝对不应期在1ms左右，相隔1ms以上的电刺激都能引起一次兴奋，因此低频脉冲

图18-2 调制电流示意图

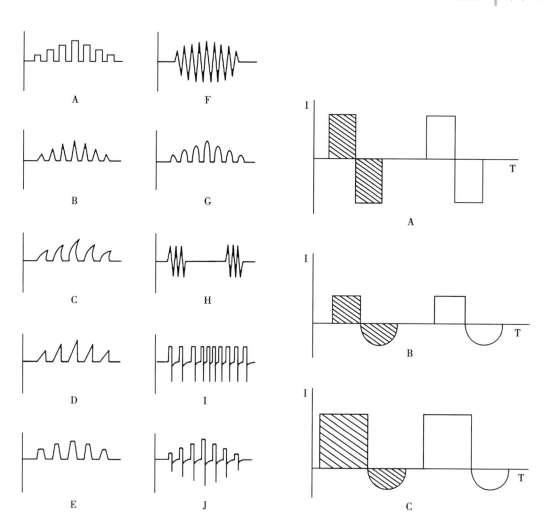

图 18-3 电疗中常用的调制电流　　　　　图 18-4 双向脉冲电流的三种形式

电流的每一次刺激都能引起运动神经一次兴奋。在临床治疗中，低频脉冲电流多用于镇痛和兴奋神经肌肉组织，常用 100Hz 以下的频率。

（2）周期（T）：一个脉冲波的起点到下一个脉冲波的起点相距的时间，单位为 ms 或 s。

（3）波宽：每个脉冲出现的时间，包括上升时间、下降时间等，单位为 ms 或 s。波宽是一个非常重要的参数。要引起组织兴奋，脉冲电流必须达到一定的宽度。神经组织和肌肉组织所需的最小脉冲宽度不一样，神经组织可以对 0.03ms（有人认为 0.01ms）宽度的电流刺激有反应，而肌肉组织兴奋必须有更长的脉冲宽度和更大的电流强度（图 18-5）。

（4）波幅（wave amplitude）：由一种状态变到另一种状态的变化量，最大波幅（峰值）是从基线起到波的最高点之间的变化量。

（5）脉冲间歇时间：即脉冲停止的时间，等于脉冲周期减去脉冲宽度的时间，单位为 ms 或 s。

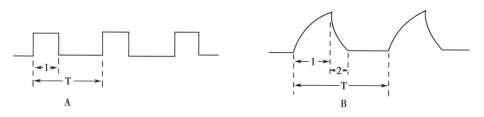

图 18-5 脉冲电流的周期与波宽示意图

（6）通断比（ratio）：是指脉冲电流的持续时间与脉冲间歇时间的比例。

（7）占空因数（duty cycle）：是指脉冲电流的持续时间与脉冲周期的比值，通常用百分比来表示（图 18-6）。

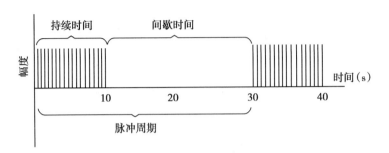

图 18-6　通断比和占空因数计算

（三）生理作用与治疗作用

1. 兴奋神经肌肉组织　细胞或组织具有对外界刺激产生反应的能力，即具有兴奋性。细胞的兴奋与许多因素有关。常见的刺激因子有化学、机械、温度、电、光、磁等。任何刺激要引起组织兴奋，必须有一定的刺激强度、刺激持续时间和刺激强度的变化率。三者互相影响，组成了可兴奋组织的强度-时间曲线关系。引起组织兴奋所需的最小刺激强度（阈值）与刺激的持续时间成反比关系，即当刺激较强时，只需较短的刺激时间就可引起兴奋；当刺激强度较弱时，需较长的刺激时间才能引起组织兴奋。但当刺激强度低于基强度时，无论刺激时间怎样延长，也不能引起组织兴奋；同样，当刺激时间短于某值时，无论怎样加大刺激强度，也不能引起组织兴奋。不同组织（如神经与肌肉组织）的基强度、最小刺激持续时间（脉冲宽度）也是不同的。

当细胞处于兴奋状态时，在受刺激部位首先出现动作电位，而各种细胞的外部表现如肌肉收缩和腺体分泌等，都是由动作电位触发引起的。在细胞接受一次刺激而兴奋后的一个短时间内，其兴奋性产生明显的变化，即出现绝对不应期和相对不应期。在绝对不应期，无论刺激强度多大，细胞都不能再兴奋。不同组织的不应期有很大的差异，如神经纤维的绝对不应期为 0.5ms，骨骼肌细胞为 2ms，心肌细胞更是高达 200~400ms，所以理论上神经纤维每秒内能产生和传导的动作电位数可达 2000 次，也就是说频率 2000Hz 以下的每个脉冲刺激均能使神经纤维产生一次兴奋。但实际上神经纤维在体内传导的冲动频率，低于理论上可能达到的最大值，一般认为每秒为 1000 次左右，因此低频脉冲电流的主要治疗作用之一是刺激神经肌肉兴奋。低频电流的频率不断变化可以兴奋神经肌肉组织，引起肌肉收缩，恒定直流电是不能引起神经肌肉收缩的。而不同类型的低频电流的波形、强度、持续时间的变化对神经肌肉刺激的反应也各有不同，达到不同的治疗作用。

2. 镇痛　低频电流镇痛的学说与理论都认为其机制主要是低频电流通过脊髓和大脑的中枢神经系统对痛觉的调制以及神经-体液对痛觉的调节作用，从而产生镇痛效应。其作用机制归纳如下：

（1）即时镇痛作用：即时镇痛作用是电疗中和电疗后数分钟至数小时内所产生的镇痛作用。

低频电流→兴奋粗（Aβ）纤维→脊髓背角胶质区（SG）细胞兴奋→闸门关闭→痛觉传入减弱或受阻→镇痛。

低频电流→ SG 细胞兴奋→γ-氨基丁酸（GABA）能神经元→释放 GABA → C 纤维末梢 Ca^{2+} 通道受阻→抑制痛觉的传入→镇痛。

低频电流→脑高级中枢内源性痛觉调制系统→释放 5-HT、阿片肽、GABA、NA 等递质→脊髓背外侧束→抑制脊髓背角神经元→镇痛。

低频电流→神经冲动→脊髓→皮层感觉区→干扰痛觉→镇痛。

低频电流→产生震颤感和肌肉颤动→兴奋粗纤维→疼痛的传导受干扰和受阻→镇痛。

（2）累积性镇痛作用：多次治疗后的累积镇痛作用，与产生即时镇痛作用的各种因素和局部血液循环改善密切相关。局部血液循环的改善能减轻局部缺血、缺氧、加速致痛物质和酸性代谢产物的清除、减轻组织和神经纤维间水肿、改善局部营养代谢，从而消除或减弱了疼痛的刺激因素，达到镇痛效应。

3. 改善局部血液循环 低频电流有改善局部血液循环的作用，其作用可能是通过以下途径产生：

（1）轴突反射：低频电流刺激皮肤，使神经兴奋传入冲动同时沿着与小动脉壁相连的同一神经元之轴突传导，使小动脉壁松弛而扩张，在治疗当中和治疗后电极下的皮肤浅层轻度充血潮红。

（2）低频电流刺激神经（尤其是感觉神经）后，使之释放出小量的 P 物质和乙酰胆碱等物质，引起血管扩张反应。

（3）皮肤受刺激释放出组胺，使毛细血管扩张，出现治疗后稍长时间的皮肤充血反应。

（4）电刺激使肌肉产生节律性收缩，其活动后的代谢产物如乳酸、ADP、ATP 等有强烈的扩血管作用，能改善肌肉组织的供血。

（5）抑制交感神经而引起血管扩张：如间动电流作用于颈交感神经节，可使前臂血管扩张；由低频电流调制的干扰电流作用于高血压患者的颈交感神经节可使血压下降。

4. 其他治疗作用 改善局部血液循环，可增加局部营养，促进伤口愈合。小电流具有促进骨折愈合，以及消炎、镇静催眠等作用。

二、感应电疗法

（一）物理特性

感应电流又称法拉第电流，是由法拉第于 1831 年首先发现的。应用感应电流（faradization）作用于人体治疗疾病的方法，称为感应电疗法。该疗法是最古老的一种低频电疗法，一直沿用至今，国产的直流电疗机一般都同时有感应电流的输出可供单独使用。

感应电流是用电磁感应原理产生的一种双相、不对称的低频脉冲电流（图 18-7）。双相是指它在一个周期内有两个方向（一个负波、一个正波）。不对称指其负波是低平的，正波是高尖的。其低平部分由于电压过低而无明显的生理与治疗作用。20 世纪 70 年代开始应用电子管或晶体管仪器产生出类似感应电流中的高尖部分而无低平部分的尖波电流，称为新感应电流（图 18-8）。感应电流的周期

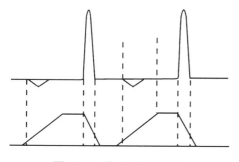

图 18-7 感应电流的波形

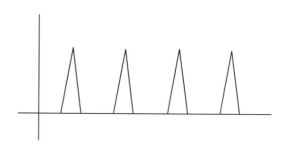

图 18-8 新感应电流的波形

在 12.5~15.7ms 之间，其尖峰部分类似一种狭窄的三角形电流，t 有效（正向脉冲持续时间）为 1~2ms。峰值电压约 40~60V。该电流的频率一般设置在 60~80Hz 之间。在英美国家，则将频率为 50~100Hz、脉冲持续时间为 0.1~1ms 的三角波或锯齿波电流都称为感应电流。

（二）生理作用和治疗作用

1. 生理作用

（1）电解作用不明显：因感应电流是双相的，通电时，电场中组织内的离子呈两个方向来回移动，因此感应电流引起的电解作用不明显。

（2）兴奋正常的神经和肌肉：为了兴奋正常运动神经和肌肉，除需要一定的电流强度外，尚需要一定的通电时间。如对运动神经和肌肉，t 有效应分别达到 0.03ms 和 1ms。感应电流的高尖部分，除有足够的电压外，其 t 有效在 1ms 以上，因此，当电压（或电流）达到上述组织的兴奋阈值时，就可以兴奋正常的运动神经和肌肉。

对人体的刺激，当脉冲电流频率大于 20Hz 时，即可能使肌肉发生不完全强直性收缩，当频率上升到 50~60Hz 以上，肌肉即发生完全的强直性收缩，感应电流的频率在 60~80Hz 之间，所以当感应电流连续作用于正常肌肉时，可引起完全强直性收缩。由于强直收缩的力量可以达到单收缩的 4 倍，故可以达到训练正常肌肉，增强肌力的目的。

对完全失神经支配的肌肉，由于其时值较长，甚至高达正常值（1ms）的 50~200 倍，而感应电脉冲持续时间仅 1ms 左右，故感应电流对完全失神经支配的肌肉无明显刺激作用，对部分失神经支配的肌肉作用减弱。

2. 治疗作用

（1）防治肌萎缩：神经损伤或受压迫时，神经冲动的传导速度减弱或受阻，结果随意运动减弱或消失，或因较长时间制动术（如石膏绷带、夹板等）后出现的失用性肌萎缩和肌肉无力等，此时，神经和肌肉本身均无明显病变，可应用感应电流刺激这种暂时丧失运动的肌肉，使之发生被动收缩，从而防治肌萎缩。

（2）训练肌肉做新的动作：神经吻合修复或肌肉组织术后锻炼肌肉时结合感应电刺激，可促进神经肌肉功能恢复，有助于建立新的运动。

（3）防治粘连和促进肢体血液和淋巴循环：感应电刺激可加强肌肉纤维的收缩活动，增加组织间的相对运动，可使轻度的粘连松解。同时当肌肉强烈收缩时，其中的静脉和淋巴管即被挤压排空，肌肉松弛时，静脉和淋巴管随之扩张和充盈，因此用电刺激肌肉产生有节律的收缩，可改善血液和淋巴循环，促进静脉和淋巴的回流。

（4）镇静止痛：感应电刺激穴位或病变部位，可降低感觉神经兴奋性，产生镇痛效果。可用于治疗神经炎、神经痛和针刺麻醉。

（5）用于电兴奋治疗：感应电流和直流电流交替综合强刺激，引起高度兴奋后发生继发性抑制，以此来治疗兴奋型神经衰弱的患者，改善睡眠；腰肌扭伤后产生的反射性肌紧张，感应电流强烈刺激后使紧张的腰肌变为松弛，从而达到解痉止痛的作用。

（三）治疗技术

1. 仪器设备　感应电疗法的仪器，一般是应用国产的直流—感应电流电疗机，其输出导线、金属电极板、衬垫以及电极固定用品均与直流电疗法相同，另外还配有感应电疗专用的手柄电极、滚动电极等。

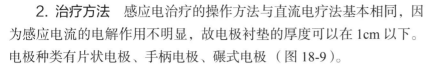

2. **治疗方法** 感应电治疗的操作方法与直流电疗法基本相同，因为感应电流的电解作用不明显，故电极衬垫的厚度可以在1cm以下。电极种类有片状电极、手柄电极、碾式电极（图18-9）。

感应电流的治疗剂量不易精确计算，一般分强、中、弱三种，强量可见肌肉出现强直收缩；中等量可见肌肉微弱收缩；弱量则无肌肉收缩，但有轻微的刺激感。治疗方法主要包括：

（1）固定法

1）并置法：两个等大的电极（点状、小片状或大片状电极）并置于病变的一侧或两端。

2）对置法：两个等大的电极于治疗部位对置。

3）主电极置于神经肌肉运动点，副电极置于支配有关肌肉的区域。

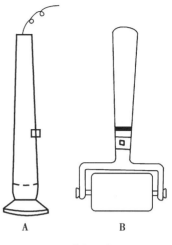

图18-9 感应电疗的电极

（2）移动法：手柄电极或滚动电极在运动点、穴位或病变区移动刺激（也可固定做断续刺激）；另一片状电极（约100cm²）放置相应部位固定，如颈背部或腰骶部。

（3）电兴奋法：两个圆形电极（直径3cm）在穴位、运动点或病变区来回移动或暂时固定某点做断续的直流感应电流中等量到强量的刺激。

3. **注意事项**

（1）治疗前应了解有无皮肤感觉异常，对于感觉减退的患者应避免电流强度过大导致电灼伤。

（2）治疗中电极应避免放置于伤口及瘢痕避免电流集中引起灼伤。患者不可移动体位及接触金属物品。

（3）电极放置在颈部时，电刺激有时可引起咽喉肌、膈肌痉挛，引起呼吸、血压、心率的改变。

（4）治疗癔症时需采用肌肉明显收缩的电流强度为宜，并配合暗示治疗。

（四）临床应用

1. **适应证** 失用性肌萎缩，如神经失用、术后制动、疼痛而引起的反射抑制肌肉收缩运动导致的失用性肌萎缩，肌张力低下，软组织粘连，四肢血液循环障碍，咽缩肌无力，声嘶，便秘，尿潴留，癔症等。

2. **禁忌证** 有出血倾向，急性化脓性炎症，痉挛性麻痹，皮肤破损，感觉过敏者，有植入心脏起搏器者，严重心功能衰竭，孕妇的腰骶部。

三、经皮电神经刺激疗法

经皮电神经刺激疗法（transcutaneous electrical nerve stimulation，TENS）也称为周围神经粗纤维电刺激疗法，是根据疼痛闸门控制学说于20世纪70年代发展起来的，应用电池供电的袖珍仪器以治疗疼痛为主的无损伤性治疗方法。之所以用"经皮"（transcutaneous）一词，是为了和植入电极相区分。至20世纪90年代，TENS在欧美国家非常普及，其临床应用已超出了疼痛范围，但至今仍以治疗疼痛为主。

（一）物理特性

TENS疗法与传统的神经刺激疗法的差异在于：传统的电刺激，主要是刺激运动纤维，而TENS

主要是刺激感觉纤维，因此，TENS的波宽和电流强度的选择主要是兴奋A类纤维，而不兴奋C纤维，这样才有助于激活粗纤维，关闭疼痛闸门和释放内源镇痛物质，所以，TENS治疗仪设定的物理参数具有以下条件：

1. **波形** 大部分TENS仪产生持续、不对称的平衡双相波型，形状一般为变形方波，没有直流成分，故没有极性。但因为是不对称双相波，一个时相（相位）的作用可能比另一个时相强一些。此外，少数TENS仪器使用单相方波、调制波形等。

2. **频率** TENS的频率一般为1~150Hz可调。最常用的是70~110Hz（常规TENS），其次是1~5Hz（类针刺样TENS），中频率（20~60Hz）和120Hz以上的频率较少选用。

3. **脉冲宽度** 一般为100~300ms可调。对于有脉冲群输出方式的仪器，脉冲群的宽度一般为100ms左右，每秒钟1~5个脉冲群，群内载波为100Hz的常规TENS波。

（二）生理作用和治疗作用

1. **镇痛** TENS是根据闸门控制学说而发展起来的。产生镇痛作用的TENS强度往往只兴奋A类纤维。在肌电图上使外周神经复合动作电位A波产生去同步，对传导伤害性信息的C波没有影响，但明显减弱甚至完全抑制A和C传入引起的背角神经元的反应，TENS治疗过程中和治疗后背角神经元的自发性动作电位活动亦明显减少。阿片肽在两种方式的TENS镇痛中作用有所不同。高强度针刺样TENS（2Hz）引起的镇痛可以被纳洛酮逆转，腰段脑脊液中的脑啡肽明显升高，而强啡肽无明显变化，说明内源性阿片肽起重要作用。常规TENS（弱强度、100Hz）使强啡肽有所升高，脑啡肽不受影响。高强度、高频率（100Hz）TENS的作用能被印防己毒素（picrotoxin）逆转，说明GABA能神经元参与了镇痛机制。

TENS对急性疼痛具有较好的止痛效果，常用于软组织损伤、神经痛、手术后的止痛。对于慢性疼痛（如：腰背痛、关节炎、神经源性疼痛、截肢幻痛、头痛等），短期治疗的疗效较长期治疗的疗效高。其他常规疗法无效的，TENS往往有效。

2. **改善周围血液循环** 正常人用TENS刺激前臂后手指皮温轻微升高，可能是作用于交感神经系统，使周围血管扩张（包括颅内血管）。

3. **促进骨折、伤口愈合** 应用直流电以植入电极治疗骨不连接有公认的效果，但有侵入性感染和损伤的可能性。20世纪80年代以来用TENS治疗骨折后骨不连接获得成功。为了取得近似直流电的成骨效应，脉冲宽度应尽量大些，频率则偏低些，电流强度为保持患者稍有电感的最低水平。

4. **治疗心绞痛** 用TENS治疗心绞痛的研究始于1985年，TENS能减少心绞痛的发作次数和对硝酸甘油的依赖。

临床实践证明，TENS疗法是抑制各种不同性质疼痛的简单而有效的方法。多数患者在开始治疗后1~2分钟疼痛消失，局部压痛明显减轻，疼痛区缩小。该疗法主要优点是镇痛效果持续时间长，每次停止治疗后可持续几分钟到8~10小时。有些急性疼痛病例，经1~2次治疗后疼痛完全消失。当急性躯体疼痛或根性疼痛加剧时疗效最好。截肢残端神经痛治疗2~3次后可完全止痛，对早期出现的幻肢痛可止痛数小时。

（三）治疗技术

1. 设备

（1）仪器：一般为袖珍型电池供电的仪器。有单通道和双通道输出两种，每通道电流强度、脉冲宽度、频率都可调，该仪器可以随身携带个人使用。还有大型TENS仪器，有4~8个以上通道输出，供医院患者集中使用。

（2）电极：大多数使用碳-硅材料电极，可裁剪成不同大小和形状。还有的是橡胶电极、黏胶电极、棉布衬垫电极等。

2. 治疗方法

（1）电极的放置：①一般置于痛区、神经点或运动点、穴位、病灶同节段的脊柱旁，沿着周围神经走向、病灶上方节段、病灶对侧同节段上，2个电极或2组电极的放置方向有：并置、对置、近端-远端并置、交叉等；②治疗痛经时是平肚脐处以倒三角形用三个电极治疗；③术后伤口痛治疗时电极放在术口两旁。

（2）参数的选择：目前将 TENS 分为三种治疗方式：常规方式（conventional TENS）、针刺样方式（acupuncture like TENS）、短暂强刺激方式（brief intense TENS），各种方式的治疗参数见表18-2。

表18-2　TENS 的参数

方式	强度	脉冲频率	脉冲宽度	适应证
常规 TENS	舒适的麻颤感	75~100Hz	<0.2ms	急慢性疼痛；短期止痛
针刺样 TENS	运动阈上，一般为感觉阈的2~4倍	1~4Hz	0.2~0.3ms	急、慢性疼痛；周围循环障碍；长期止痛
短暂强刺激 TENS	肌肉强直或痉挛样收缩	150Hz	>0.3ms	用于小手术、致痛性操作过程中加强镇痛效果

其中最常用的方式是常规 TENS，治疗时间可从每天30~60分钟至持续36~48小时不等。针刺样方式能同时兴奋感觉神经和运动神经。治疗时间一般为45分钟，根据受刺激肌肉的疲劳情况决定。短暂强刺激方式的电流很大，肌肉易疲劳，一般每刺激15分钟左右后休息几分钟。

（3）操作方法

1）患者取舒适的体位，治疗前向患者解释治疗中可能出现的麻颤感、震颤感或肌肉抽动感等感觉。将电极固定于相应的部位上。

2）打开电源，选择治疗频率、脉宽、治疗时间，再调输出的电流强度。

3）治疗结束，将输出旋钮复位，关闭电源，取下电极。

（四）临床应用

1. 适应证　各种急慢性疼痛：各种神经痛、头痛、关节痛、肌痛、术后伤口痛、分娩宫缩痛、痛经、牙痛、癌痛、肢端疼痛、幻肢痛等，也可用于治疗骨折后愈合不良。

2. 禁忌证　带有心脏起搏器者禁用；严禁刺激颈动脉窦的部位。以下情况慎用：孕妇的腹部和腰骶部；眼部；有脑血管意外病史的患者，不要将电极对置于颅脑；不要让有认知障碍的患者自己做治疗。

3. 注意事项

（1）治疗部位：皮肤有瘢痕、溃疡或皮疹时，电极应避开这些部位；电极与皮肤应充分接触以使电流均匀作用于皮肤，以免电流密度集中引起灼伤；电极部位保持清洁，便于通电。

（2）对儿童进行治疗时：缓慢开机先以弱电流消除恐惧，再将电流逐步调至治疗量。

（3）综合治疗时：先采用温热治疗法，再行 TENS 进行镇痛，可增加局部血流量，降低皮肤电阻，增强治疗作用。

四、 功能性电刺激疗法

功能性电刺激（functional electrical stimulation，FES）是使用低频脉冲电流刺激失去神经控制的肌肉，使其收缩，以替代或矫正器官及肢体已丧失的功能。也可归属神经肌肉电刺激的范畴。该疗法是 Liberson 等在 1961 年发明的，通过使用脚踏开关控制电流刺激腓神经支配的肌肉，产生踝关节背屈，以帮助患者行走。至今，FES 的研究与应用不仅在于肢体运动功能的替代与纠正，还广泛涉及临床各个领域。例如人工心脏起搏器已广泛应用于各类心脏病的心率紊乱；膈肌起搏器（膈神经刺激器）用于救治呼吸中枢麻痹、调整呼吸；通过植入电极控制膀胱排尿功能；以触—视觉转换系统应用于盲人，触—听觉转换系统应用于聋人等。

（一）物理特性

FES 的应用范围非常广泛，所用的仪器和电流参数差异很大，常用的参数包括：频率、脉冲波宽（脉宽）、通电 / 断电比、波升 / 波降调节及电流强度，而波形，即脉冲的形态（双相方波、指数曲线、尖波等）在一般的治疗仪中固定不变。

1. **频率** 理论上 FES 的频率为 1~100 Hz。较低频率（<20 Hz）刺激所产生的效应虽然相应较小，但肌肉不易疲劳；较高频率（>50 Hz）的刺激容易产生肌肉强直收缩，但肌肉易疲劳。理想的频率是根据各种肌肉类型及功能而定，常用的频率多在 15~50 Hz 之间。

2. **脉冲波宽** 常在 100~1000μs 之间，多使用 200~300μs。一般脉冲波宽在治疗中保持固定。

3. **通电 / 断电比（on/off time）** 通电与断电的时间比与肌肉的抗疲劳程度有关。肌肉在通电时收缩，断电时放松。通电时间愈长，断电时间愈短，肌肉易疲劳。一般来说通电 / 断电比大多为 1∶1~1∶3 之间。

4. **波升 / 波降（ramp）** 波升是指达到最大电流所需的时间，波降是指从最大电流回落到断电时所需的时间，波升、波降通常取 1~2 秒。

5. **电流强度** 治疗时根据刺激目的及患者的耐受程度来调节。一般 FES 使用表面电极时，其电流强度在 0~100mA 之间。使用肌肉内电极时，其电流强度在 0~20mA 之间。

（二）生理作用与治疗作用

1. **生理作用** FES 生理学作用原理是利用神经细胞的电兴奋性，通过刺激支配肌肉的神经使肌肉收缩，因此，它要求所刺激的肌肉必须有完整的神经支配。低频电流作用于神经细胞膜，能在神经元上产生动作电位，而能诱发动作电位产生的最小电流被称为阈电位。由电刺激所产生的动作电位与自然生理状态所产生的动作电位是一样的，具有"全或无"的特征。适当宽度和强度的刺激脉冲输出足够的电荷刺激神经元就能产生一个动作电位。当电刺激的脉冲波宽增加或电流强度增大时，刺激将从电极附着处向远处扩散，进而引起更多肌纤维的收缩，这就是刺激的空间总和。FES 正是利用神经细胞对电刺激的这种反应来传递外加的人工控制信号。通过外部电流的作用，神经细胞能产生一个与自然激发所引起的动作电位完全一样的神经冲动，使其支配的肌肉纤维产生收缩，从而获得运动效果。

2. **治疗作用** FES 是正常肌肉电疗法的一种，主要侧重于肢体功能的重建，多用于上运动神经元引起的肢体功能障碍。当电刺激作用于周围神经时，兴奋经神经传至肌肉，引起肌肉收缩，诱发肌肉的功能。同时，电刺激的信号及肌肉功能收缩信号可沿传入神经传入脊髓及大脑，在脊髓节段和脊髓以上水平，促进功能重建，代替或矫正肢体和器官已丧失的功能，建立再学习过程。FES 在刺激神经肌肉的同时，刺激传入神经，加上不断重复的运动模式信息，传入中枢神经系统，在皮层形成兴奋痕迹，使运动功能的代偿性"恢复"或功能重建，逐渐恢复原有的运动功能。运动功能的重建，也有利于患者身心功能的恢复。

FES 的作用特点：可以产生即刻的功能性活动，如上肢瘫痪可产生即刻的抓握动作；下肢瘫痪可产生功能性行走；吞咽障碍可产生吞咽动作；尿失禁可产生膀胱收缩。

（三）治疗技术

1. 设备

（1）仪器：FES 治疗仪有多种多样。在医疗机构使用的一般是大型精密的多通道仪器。电极的放置和仪器操作较复杂。还有一种便携式机，一般为单通道或双通道输出，患者可以戴着仪器回家治疗或在生活和工作中使用。

（2）电极：作为外界与神经肌肉的衔接点，电极是 FES 系统中最关键的部分。刺激电极可分为三大类：表面电极、肌肉内电极和植入电极。各种电极都有其优缺点，并且技术要求不同，因此，根据实际需要选取电极是不可忽视的因素。

1）表面电极：到目前为止，表面电极还是应用最广泛的电极。它简便，易于更换，又不会造成任何创伤。但它的缺点也甚多，最主要的缺点是对单个肌肉刺激的选择性差，不能刺激较深部的肌肉，还有刺激反应变化大等。

2）肌肉内电极：它由多股不锈钢丝绕成线圈，线圈端部的绝缘材料被剥去，形成电极部分，并在端部做一个倒钩，以便电极能牢牢地固定在肌肉内。它的优点有：①选择性好；②稳定性好。缺点有：①在皮肤表面电极的出口有感染和断裂危险；②电极的最长寿命只有 2 年。

3）植入电极：它与刺激器一起埋在体内，植入伤口愈合无创口，与体外控制系统通过高频无线电感应进行通信，它除了有经皮电极的优点外，不存在感染和断裂的问题。常用于心脏起搏器、膈肌起搏器。它的缺点是植入电极需要高超的手术技巧，某些还存在造成局部神经永久性损伤的可能性。

2. 操作方法

（1）刺激下肢运动：将刺激器系在腰骶部，刺激电极置于腓神经处，触发开关设在鞋底足跟部。患者足跟离地时，开关接通，刺激器发出低频脉冲电流，通过电极刺激腓神经，使足背伸。患者足跟再次着地，开关断开，刺激停止，如此重复上述动作。

（2）纠正脊柱侧弯：使用表面电极置于竖脊肌表面或置于一侧胸、腰部侧弯部上、下方。

（3）辅助呼吸运动：将接收器植入皮下，环式电极经手术置于膈神经上，或将表面电极放在颈部膈神经的运动点上，进行功能性电刺激，产生膈肌和胸廓的运动。

（四）临床应用

1. 适应证

（1）上运动神经元瘫痪：包括脑血管意外、脑外伤、脊髓损伤、脑性瘫痪、多发性硬化等。FES 治疗的目的是帮助患者完成某些功能活动，如步行、抓握，协调运动活动，加速随意控制的恢复。

1）下肢功能重建：主要对象是 $T_4 \sim T_{12}$ 损伤的截瘫和偏瘫患者。$T_4 \sim T_{12}$ 损伤的截瘫患者可以借助助行器或拐杖支持上身，保持躯干的稳定，下肢则可在电刺激的作用下，完成站立和行走的动作。偏瘫患者采用一个拐杖可以支持上身，保持平衡。电刺激主要作用在于改进步态，使其行走更接近自然步态。

辅助站立和步行最早应用单侧单通道刺激，用以纠正足下垂。其原理是：在患侧摆动相开始时，足跟离地，放在鞋后跟里的开关接通，电流刺激腓神经或胫骨前肌，使踝背屈。进入站立相后，开关断开，电刺激停止。

对于截瘫患者，可用4通道刺激。在双站立相（即双足同时站立时），刺激双侧股四头肌；在单侧站立相，一个通道刺激同侧股四头肌，同时对侧处于摆动相，一个通道刺激胫骨前肌。也可在此基础上，再增加两个通道，分别刺激双侧臀中肌或臀大肌，控制骨盆活动。这样，患者使用FES可以站立、转移、行走。

2）上肢功能重建：主要对象是 $C_4 \sim C_6$ 损伤的高位截瘫患者。其主要目标是提供患者上肢运动和手的基本功能，如抓握、进食和饮水等。上肢的运动比下肢复杂许多。应用4~8通道的FES系统刺激手和前臂肌肉，可使患者完成各种抓握动作。因为手和前臂肌肉较小，一般用植入式电极，通过同侧肩部肌肉或对侧上肢来控制开关。

在FES手功能重建中，由于没有感觉反馈，使用者常常会因为用力不足而使抓取的物体失落，或因为用力过猛而使抓取的物体破碎。因此，为使用者提供一定的人工感觉也是当前的一个重要课题。提供人工感觉的方式主要有发生方法和电刺激有感觉的皮肤神经方法，相比之下，电刺激皮肤神经的方法更为实用。

（2）呼吸功能障碍：用于控制和调节呼吸运动，FES系统为膈肌起搏器。一对植入电极埋入双侧膈神经上（亦可用体表电极置于双侧颈部膈神经运动点上—胸锁乳突肌下1/3外侧缘、锁骨中线与第二肋间交点），与固定于胸壁上的信号接收器相连。控制器发出无线电脉冲信号，由接收器将其变为低频电流，经电极刺激膈神经，引起膈肌收缩。主要用于脑血管意外、脑外伤、高位脊髓损伤所致的呼吸肌麻痹。

（3）排尿功能障碍：包括尿潴留和尿失禁。

1）尿潴留：当骶髓排尿中枢遭到破坏或 $S_2 \sim S_4$ 神经根损伤后，膀胱逼尿肌麻痹，出现尿潴留。当损伤部位在骶髓以上，则出现反射性膀胱，排尿不能受意识控制。

FES对尿潴留的治疗都是采用植入式电极刺激逼尿肌，使其收缩，并达到一定的强度，克服尿道括约肌的压力，使尿排出。电极植入的位置和刺激部位有几种：①直接刺激逼尿肌；②刺激脊髓排尿中枢；③刺激单侧骶神经根；④刺激骶神经根的部分分支。典型的刺激参数是频率20Hz，脉冲宽度1ms。

2）尿失禁：是由于下运动神经元损伤，尿道括约肌和盆底肌瘫痪，出现排尿淋漓不尽，或腹压轻微增高就排尿。

FES刺激尿道括约肌和盆底肌，增强其肌力。对男性患者可用体表电极或直肠电极；对女性患者可用阴道电极。最早使用阴道电极是在1977年。刺激参数为频率20~50 Hz，波宽0.1~5ms，通断比为8：15，波型为交变的单相方波或双相方波。用阴道深部电极刺激引起尿道括约肌的收缩，产生排尿。

（4）特发性脊柱侧弯：本病常见于青少年，病因不明。传统的治疗方法是佩戴脊柱矫形器。但因佩戴时间太长（每天需23小时），矫形器能限制患者的活动，不舒服，影响患者的形象，患者往往不愿戴从而使治疗半途而废。

方法：用双通道仪器，电极置于侧弯的两个曲线最高的脊椎旁，刺激髂肋肌、最长肌、棘肌。每晚睡觉后治疗8~10个小时。电流强度以引起肌肉强收缩而又不引起疲劳为限。电流参数：频率25Hz，脉冲宽度0.2ms，通断比6：6，上升时间1.5秒，下降时间0.8秒，强度60~80mA。连续治疗6~42个月，或直到患者的骨骼成熟为止。

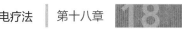

患者的年龄、弯曲的位置和程度、是否有并发症，能影响疗效。一般说弯曲度（cobb 角）在20°~40°之间的进行性侧弯，适合 FES 治疗。

（5）肩关节半脱位　肩关节半脱位常见于脑血管意外、四肢瘫、吉兰-巴雷综合征。是由于冈上肌、三角肌无力所致。可出现疼痛、上肢肿胀等症状。

该病的治疗多用支具、吊带来托住上肢，但这会限制上肢的活动。FES 可以替代支具、吊带治疗肩关节半脱位，不影响上肢运动。方法是用双相方波刺激冈上肌和三角肌后部。FES 频率为 20Hz，波宽 0.3ms，通断比 1∶3。逐渐增大电流强度和治疗时间。5 天后患者可以耐受连续 6~7 小时的刺激，以后再逐渐增加通电时间，减少断电时间。

2. 禁忌证

（1）戴有心脏起搏器者。

（2）意识不清。

（3）肢体骨关节挛缩畸形。

（4）下运动神经元受损，局部对功能性电刺激无反应者。

3. 注意事项

（1）此疗法必须与其他疗法，如运动训练、心理治疗相结合，才能取得很好的效果。

（2）操作者应准确掌握刺激点的解剖、生理等，这也是治疗成功的重要因素。

（许建文）

第三节　中频电疗法

一、概述

（一）定义与分类

1. 定义　应用频率 1~100kHz 的脉冲电流治疗疾病的方法，称为中频电疗法（medium frequency electrotherapy，MFE）。该脉冲周期短于运动神经和肌肉组织的绝对不应期，运动神经和肌肉的兴奋即不符合周期同步原则，需综合多个刺激的连续作用才能引起一次兴奋，即所谓中频电刺激的综合效应。

2. 分类　中频电疗法所采用的电流频率多在 2000~8000Hz 之间。根据所采用中频电流的不同产生方式波形与频率，中频电疗法可分为：

（1）干扰电疗法：①传统干扰电疗法；②动态干扰电疗法；③立体动态干扰电疗法。

（2）等幅中频电疗法：①音频电疗法；②音频电磁场疗法；③超音频电疗法。

（3）调制中频电疗法：①正弦调制中频电疗法；②脉冲调制中频电疗法。

（4）低中频电混合疗法：①音乐电疗法；②波动电疗法。

（二）中频电流基础知识

1. 载频　载波的频率称为载频。

2. **载波** 在调制波中，被低频调制的中频振荡称为载波。

3. **调频** 即频率调制的简称。

4. **调幅** 振幅调制简称为调幅。即使载波按照所需传送信号变化规律的调制方法。

5. **调频波** 载波经调频后即称为调频波。

6. **调幅波** 载波经调幅后即称为调幅波。

7. **微分波** 微分波是方波脉冲经微分电路而获得的脉冲电流，故名微分波。特征：前沿陡直，电流强度变率很大；后沿坡缓，电流强度变率亦缓，且按指数曲线下降，脉冲形成一个尖顶。

8. **积分波** 积分波是方波经积分电路而获得，故名积分波。特征：积分波脉冲前沿按指数曲线缓升，后沿亦按指数曲线而缓降。

（三）作用特点

中频电流的频率高于低频电，并且是交流电，作用于人体时人体所表现的电学特性以及所产生的理化效应与低频电明显不同。

1. **能克服组织电阻，与低频电相比，能作用到更深的组织** 人体组织对不同频率电流的电阻不同，对低频电的电阻较高，随着电流频率的增高，人体的电阻逐渐下降。除了电阻特性以外，人体组织还具有电容的特性。频率较高的电流较容易通过电容，中频电比低频电易于通过电容。由于人体对频率较高交流电的电阻和容抗都较低，因此总的阻抗也小得多，所通过的电流较多。中频电疗法所应用的电流强度较大，可达 $0.1\sim0.5mA/cm^2$，所能达到人体组织的深度也较深。

2. **双向无电解作用** 中频电流是频率较高的交流电，是一种正向与负向交替变化较快的电流，无正负极之分。中频电流作用于人体时，在电流的每一个周期，人体组织内的离子都向不同的方向往返移动，不会移到电极下引起电解反应，电极下没有酸碱产物产生，电极下的皮肤也不像直流电疗时那样受到酸碱产物的化学刺激而破损。所以电极可以大为简化，中频电疗时即使用比较薄的衬垫也不会损伤皮肤。

3. **兴奋神经肌肉组织** 中频电对运动、感觉神经的刺激作用虽不及低频电明显，但对自主神经、内脏功能的调节作用却优于低频电，而且可作用到组织深处，在引起强烈肌肉收缩的同时皮肤无明显刺痛。中频电作用于皮肤时，对皮神经和感受器没有强烈的刺激，以阈强度的中频电刺激时只有轻微的震颤感，电流强度增大时只有针刺感，无明显的不适和疼痛，持续通电时针刺感逐渐减弱，电流强度很大时才出现不适的束缚感。强的中频电流刺激引起肌肉收缩时的感觉比低频电刺激时的感觉要舒适得多，尤以 6000~8000Hz 电流刺激时肌肉收缩的阈值与痛觉的阈值有明显分离，肌肉收缩的阈值低于痛觉阈值，出现肌肉收缩时患者没有疼痛的感觉，故中频电疗时患者能耐受较大的电流强度。

4. **镇痛和促进血液循环** 各种中频电作用后 10~15 分钟，局部开放的毛细血管数增多，血流速度及血流量均有增加，局部血液循环改善。中频电对感觉神经有抑制作用，可使皮肤痛阈上升，故有较明显的镇痛作用。

5. **低频调制的中频电流的特点** 中频电的电流频率、波形、幅度不恒定，有的疗法可选用两种以上电流，患者不容易产生适应性。低频调制的中频电流则兼有低、中频电流的特点。目前认为刺激病变肌肉最合适的电流已不是单纯的低频脉冲电流而是由低频调制的中频电流。干扰电、调制中频等所采用的电流既含有中频电成分，又具有低频电的特点。而且这类电流没有低频电的缺点（如作用表浅、对皮肤刺激大、有电解作用等），却兼具了低、中频电的优点和作用。

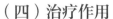

（四）治疗作用

1. 促进局部血液循环　促进血液循环作用是中频电的作用基础。

（1）即时的充血反应：中频电单次作用时和停止作用时局部充血反应并不明显，停止作用后10~15分钟局部充血反应比较明显，这可以用轴突反射、三联反应来解释。肌肉组织血液循环的改善与肌肉活动所产生的化学物质有关。深部组织或远隔部位组织血液循环的改善则与自主神经的影响有关。

（2）多次治疗后血液循环的改善：是单次作用的累积效应以及自主神经功能调整的结果。

2. 镇痛作用　中频电有比较好的镇痛作用。其机制有两种形式。

（1）即时镇痛作用：几种中频电单次治疗时和停止作用后都可以观察到程度不同的镇痛作用，这种即时的镇痛作用可持续数分钟到数小时。其即时镇痛机制有多种解释：神经机制以闸门控制学说、皮层干扰学说来解释，体液机制以5-羟色胺、内源性吗啡样物质来解释等。

（2）多次治疗后的镇痛作用：多次治疗后的镇痛作用可以用产生即时镇痛作用的各种因素的综合作用以及通过轴突反射引起局部血液循环加强的各种效应的综合作用来解释。

3. 消炎作用　中频电对一些慢性非特异性炎症有较好的治疗作用，主要由于中频电作用后局部组织的血液循环改善，组织水肿减轻，炎症产物的吸收和排出加速，局部组织的营养和代谢增强，免疫防御功能提高。

4. 软化瘢痕、松解粘连作用　中频电有较好的软化瘢痕、松解粘连作用，是由于中频电刺激能扩大细胞与组织的间隙，使粘连的结缔组织纤维、肌纤维、神经纤维等活动而后得到分离。

5. 对骨骼肌的作用　中频电流通过刺激运动神经和肌肉引起正常骨骼肌和失神经肌肉收缩，具有锻炼骨骼肌肉、防止肌肉萎缩、提高平滑肌张力、调整自主神经功能等作用。

6. 对生物膜通透性的作用　在正弦中频电流的作用下，药物离子、分子透过活性生物膜的数量明显多于失去活性的生物膜的数量，认为中频电流可以提高活性生物膜的通透性。其机制可能是增加了细胞间隙。

二、等幅中频电疗法

采用频率为1000~5000Hz（常用的为5000Hz）的等幅正弦电流治疗疾病的方法称为等幅中频正弦电疗法（non-modulated medium frequency electrotherapy）。

（一）音频电疗法

应用1000~20 000Hz音频段的等幅正弦电流治疗疾病的方法称为音频电疗法（audio frequency current therapy）。1969年我国皮肤科专家杨国亮首先应用1000Hz等幅正弦电流治疗皮肤疾病，取得较好疗效。以后我国物理治疗学家发展了这一疗法，将所应用的电流频率扩大到4000~8000Hz，甚至10 000Hz，但多数仍采用2000~5000Hz电流，并将治疗适应证扩大到临床各科许多疾病。

1. 原理与作用

（1）改善局部血液循环及营养，促进组织再生及神经功能的恢复：音频电作用于肢体或其近端躯干部时可见甲皱微循环改善，视野比治疗前清晰，血管管径增大，血流明显增快。由于血液循环和局部营养改善，起到了镇痛、消炎、消肿、促进组织再生及神经功能恢复的作用。

（2）镇痛：音频电治疗可使皮肤痛阈上升，故有明显的镇痛作用。适用于腰背痛、神经痛、血肿、带状疱疹、神经损伤所引起的疼痛。其机制可能还与治疗后肌肉痉挛缓解、局部血液循环改善所产生的间接效应有关。

（3）消肿：音频电流可改善微循环，使血管管径增大，血流明显增快。由于血液循环和局部营养改善，起到了镇痛、消炎、消肿、促进组织再生及神经功能恢复的作用。对外伤后血肿、瘢痕疙瘩引起的肢端水肿均有良好的效果。

（4）软化瘢痕、松解粘连的作用：音频电疗法有较好的软化瘢痕和松解粘连的作用，治疗后可使瘢痕颜色变浅，质地变软、面积逐渐缩小乃至消失，更重要的是音频电治疗后可使瘢痕所引起的疼痛、瘙痒等症状明显减轻或消失；在松动粘连方面既有治疗作用又有预防作用。

（5）消炎散结：音频电对慢性炎症，外伤后淤血、血肿、机化硬结均有较好地促进吸收、消散、软化的作用。这个作用与其促进血液循环及软化瘢痕、松解粘连的作用是一致的。

（6）调节神经系统功能：音频电作用于神经节段或反射区可以促进汗腺、乳腺的分泌，增进食欲，降低血压，增强全身状况，对自主神经及高级神经活动，均具有调节作用。

（7）提高细胞膜通透性，促使药物透入人体：等幅中频正弦电流可提高活性生物膜的通透性，使药物分子由于浓度梯度而扩散透过生物膜。人体观察中亦证明中频交流电确实可使药物分子透入体内，在2000Hz、4000Hz等幅正弦电流作用下药物的pH及性质均无变化。因此有人主张开展中频电药物透入疗法，尤其适用于不能电离或极性不明的中草药。

（8）音频电叠加直流电药物离子导入的治疗作用：经过整流的音频电与直流电药物离子导入叠加联合应用时可以提高人体对直流电的耐受量，加大直流电强度，有利于药物离子导入人体，还可以提高药物离子迁移的速度。

2. 治疗技术

（1）仪器设备：音频电疗机输出的电流多为2000Hz，或为2000Hz、4000Hz两种频率，少数为2000~8000Hz。多数治疗机为塑胶的电极。国内有人研究用一个联合器将音频电疗机与直流电疗机连接起来，音频交流电经整流后可进行音频电与直流电药物离子导入的联合治疗。也有人将音频电疗机与超声波治疗机相连接进行音频与超声波的联合治疗。

（2）操作方法

1）单纯音频电疗法：最常用，操作方法简单。①将电极仪连接于220V电压上；②将宽1~1.2cm，长20~30cm的金属片或导电橡胶作为电极，用生理盐水浸湿的纱布包好，安放在损害的上下两端或两侧，并用绷带固定，再将鳄鱼嘴夹子分别夹在两电极上，同极的夹子夹在同一电极上；③打开电源开关，缓慢转动"输出调节"旋钮，使电流表指针缓慢向右移动，同时观察患者反应，直至患者能耐受舒适为宜；④治疗持续20~30分钟，每日1~2次，10次为1疗程。治疗结束，将电流调至"0"，关闭开关，取下电极。

2）音频直流电药物离子导入疗法：开始治疗时先接通直流电，确定直流电量，然后接通音频电，以免引起患者不适。治疗结束时逆上述顺序，先关音频电，再关直流电。以上几种治疗均每次治疗15~30分钟，每日1次，15~30次为1疗程。治疗瘢痕及粘连时可连续治疗数个疗程。

（3）操作程序：根据病变部位选择电极板及衬垫，衬垫用生理盐水或热水浸湿，然后将电极板装入衬垫套内。患者采取舒适体位，暴露治疗部位，并检查皮肤是否破损，将电极置于治疗部位，用沙袋或绷带固定。检查仪器各个旋钮是否处在"零"位，接通电源，调节输出量。告诉患者治疗时正常感觉为麻感，如局部有烧灼感，应立即检查处理。患者治疗时不能移动身体、触摸仪器和接地金属物（如水管、暖气）。治疗完毕，将输出旋钮缓慢调至"零"位，关闭电源，取下电极，检查皮肤反应。然后将衬垫用清水洗净，煮沸消毒，晾干备用。

3. 临床应用

（1）适应证：瘢痕疙瘩，纤维结缔组织增生、肥厚、粘连、挛缩，关节纤维性强直，肌肉、韧带、关节劳损，颈肩腰腿痛，狭窄性腱鞘炎，风湿性肌炎，关节炎，神经炎，神经痛，外伤后或术后软组织粘连、血肿机化，注射后硬结，声带肥厚，乳腺小叶增生，肠粘连，慢性盆腔炎，附件炎，前列腺炎等。

（2）禁忌证：急性感染性疾病、肿瘤、出血性疾病、严重心力衰竭、肝肾功能不全、活动性肺结核，局部有金属异物、心区、孕妇腰腹部，戴有心脏起搏器者。

（3）注意事项：中频电疗机特别是微电脑控制的治疗机应与高频电疗机分开，分设于两室，以免中频电疗机的工作受高频电磁波的干扰影响。使用前应检查治疗功能是否正常工作，电极、导线等是否完好，导线插头、导线夹等是否牢固。

治疗时不要接触机器，不可随便活动；中频电治疗时，患者治疗部位的金属物品（如手表、发夹、首饰等）应予除去，体内有金属异物（如骨科金属固定物、金属碎片、金属节育环等）的部位，应严格掌握电流强度，小于 0.3mA/cm^2 方可避免组织损伤。

选择适合治疗部位的电极、衬垫放置治疗部位上，尽量使病灶位于两电极中间；电极和夹子不可接触皮肤，以免电击灼伤；电极质地应柔软可塑，其弯度应与治疗部位的轮廓相一致，务必使电极、衬垫与皮肤均匀接触。

电极不能在心前区及其附近并置和对置治疗；有心脏病患者，电流不宜过强，并注意观察患者反应，如有不良反应立即停止治疗；孕妇忌用于下腹部、腰骶部及邻近部位治疗；佩戴心脏起搏器者不得进行中频电治疗。

治疗电流量的调节应根据治疗的要求和患者的感觉，一般以感觉阈或运动阈为准，电流密度通常为 0.1~0.3mA/cm^2，最大不宜超过 0.5mA/cm^2。瘢痕部位、浅感觉或血液循环不佳的部位治疗时，电流强度的调节不应以患者的感觉为准。

治疗期间注意观察有无副作用，如有头晕、头痛、胸闷、嗜睡等症状发生，应及时调节电流强度或停止治疗。

治疗时电极板要充分和皮肤接触，使电极下电流均匀分布。中频电流虽没有电解作用，但在治疗时电极、导线夹等直接接触皮肤或电极不平而使电流密集某处，可能造成皮肤损伤。如在治疗中患者感到电极下疼痛时应立即中止治疗。皮肤局部出现斑点状潮红时，应立即涂烫伤油膏或甲紫等药物，或照射紫外线。

（二）音频电磁场疗法

以 2~20kHz 电流所产生的 0.1~1.0mT（毫特斯拉）的交变磁场治疗疾病的方法，称为音频电磁场疗法。

三、 干扰电疗法

干扰电疗法（interferential current therapy，ICT）起源于 20 世纪 50 年代初期。半个世纪以来，为了加大干扰电流的作用范围，增强其刺激效应，人们对干扰电的研究不断深入，对其治疗技术做了不少改进和发展，先在传统的静态干扰电疗法的基础上发展了动态干扰电疗法，后来又将二维效应的动态干扰电疗法发展为立体动态干扰电疗法。我国在 20 世纪 60 年代后期引进了干扰电疗技术，并逐步得到推广应用。

（一）传统干扰电疗法

干扰电疗法，又名交叉电流。传统干扰电疗法，即静态干扰电疗法（static interferential current therapy，SICT）是将两路频率分别为4000Hz与4000±100Hz的正弦交流电，通过两组（4个）电极交叉输入人体，在电场线的交叉部位形成干扰电场，产生差频为0~100Hz的低频调制中频电流，这种电流就是干扰电流。应用这种干扰电流治疗疾病的方法称为干扰电疗法。两组电流交叉时，交叉处形成低频的脉动电流，但有一个旋转的向量改变。两组电流综合形成的电流强度比两组中的任何一组电流大，又比两组电流之和的平均值大，这就可能弥补了低频电流随着组织深度的增加而治疗效果减弱的不足。

1. 作用特点

（1）与一般电疗方法的区别：治疗时不是用一种电流而是同时用两种电流；不是用两个电极而是用四个电极。通过四个电极将两路频率相差100Hz的中频交流电（一种为4000Hz，一种为4000±100Hz）交叉地输入人体。

（2）频率特点：在四个电极下起作用的是幅度恒定的中频交流电，机体易于适应，刺激性也少；但在两路电流交叉的深处，却因电学上的差拍现象产生具有显著治疗作用的由0~100Hz的低频调制的中频电流。这种电流不是体外输入的，而是体内产生的，这种"内生"的电流是干扰电疗法最突出的特点，"内生"的低频调制中频电流可以同时发挥低频电与中频电的双重治疗作用。

此外，两组电流中的一组电流频率固定，另一组电流频率在一定范围内变化（每15秒由3900~4000Hz或由4000~4100Hz变化一次，与第一组交叉后得出每15秒0~100Hz的差频变动；每15秒在某一频率上做小范围地来回变动，如一组固定为4000Hz，另一组由4025~4050Hz的变化，因此差频发生每15秒由25~50Hz的小范围波动，可以固定在4000±100Hz的任一频率上，使差频为一固定值，如固定于4090Hz，与另一组交叉后，即得出90Hz的差频）。频率在一定范围内变动可以避免机体产生适应性，频率固定则可以根据不同的治疗目的选用不同的低频调制频率。

2. 治疗作用

干扰电流兼有低频电与中频电的特点，最大的电场强度发生于体内电流交叉处，作用深、范围大。不同差频的干扰电流的治疗作用有所不同。90~100Hz的差频电流可抑制感觉神经，使皮肤痛阈升高，有较好的镇痛作用。50~100Hz的差频电流可使毛细血管与小动脉持续扩张，改善血液循环，促使渗出物吸收。10~1050Hz的差频电流可引起骨骼肌强直收缩，改善肌肉血液循环，锻炼骨骼肌；也可以提高平滑肌张力，增强血液循环，改善内脏功能。

（1）促进血液循环：干扰电流具有促进局部血液循环的作用，动物实验证明干扰电流作用，开放的毛细血管数增多，动脉扩张。局部血液循环的改善，有利于炎症的消退、渗出以及水肿的吸收。可治疗缺血引起的肌痉挛、痉挛期的闭塞性动脉内膜炎，肢端发绀症、雷诺现象、挫伤等。

（2）镇痛：干扰电流可以抑制感觉神经，100Hz或90~100Hz差频的干扰电作用20分钟后，皮肤痛阈明显上升，故具有良好的镇痛作用；镇痛作用比较明显。有研究发现干扰电作用于腰骶部局部，全身的痛阈都有升高，认为这可能是干扰电刺激、激活内啡肽系统的效应。可治疗神经丛、神经根和周围神经疾病引起的疼痛，颈椎、腰椎疾病引起的根性疼痛。

（3）消肿：50Hz固定差频干扰电作用20分钟，皮温升高20℃，且持续时间较长，从而促进局部血液循环。干扰电促进局部血液循环的作用是由于干扰电作用于自主神经系统以及细胞内担负新陈代谢作用的细胞器所致。局部血液循环的改善有利于炎症渗出液、水肿和血肿的吸收。

（4）治疗和预防肌肉萎缩：干扰电对运动神经和骨骼肌有兴奋作用，引起肌肉收缩，故有治疗和预防肌肉萎缩的作用。

（5）调整内脏功能：干扰电作用较深，在人体内部所形成的干扰电场（0~100Hz差频电流）能刺激自主神经，改善内脏的血液循环，提高胃肠平滑肌的张力，调整支配内脏的自主神经功能。

（6）调节自主神经：干扰电有调节自主神经功能的作用。有人将干扰电作用于高血压患者的星状神经节部位，可使患者的收缩压、舒张压下降。作用于闭塞性动脉内膜炎患者的腰交感神经节，下肢的皮肤温度上升，肢体血液循环改善，跛行症状减轻。

（7）促进骨折愈合：干扰电能促进骨痂形成，加速骨折愈合。国内有学者在动物实验中观察到干扰电能促进骨折愈合，可治疗骨不连、延迟连接。

3. 治疗技术

（1）仪器设备：目前国内外干扰电疗机的两组输出电流多为频率相差100Hz的正弦交流电，一组为4000Hz，另一组为（4000±100）Hz。

采用四个电极或四联电极，治疗时务必使病灶部位处于两路电流交叉的中心，以固定法、移动法或吸附固定法（吸附电极有负压装置，以每分钟16~18次频率吸附，此法除干扰电流作用外，尚有负压按摩作用）进行治疗。治疗时可以用一对双四联电极或一个单四联电极，减少使用电极数，操作得以简化。电流强度一般以患者耐受量为宜，每次20~30分钟，每日1次，10次为1疗程。

国内在干扰电基础上有所改进：①在干扰电疗机输出的中频正弦电路上加一个整流装置，将双向正弦波变为单向脉冲直流电，称为中频脉冲直流电。这种电流具有明显的极性，可以进行药物离子导入，称为中频脉冲直流电药物离子导入疗法。人体对这种电流的耐受量大，可以使导入的药物离子量增多，同时兼有中频电流的治疗作用。②在干扰电流上加两种低频电流，成为三联干扰电流。所加的低频电流，一种类似于间动电流的密波，但无直流电部分，频率100Hz。另一种为整流后的半波正弦电流，频率在1~5Hz范围内缓慢地往返变化。加这两种低频电流的目的是加强镇痛、促进血液循环、兴奋骨骼肌的作用。③将干扰电疗机与超声波治疗机相接。干扰电疗机一组输出的一个输出端接超声波治疗机，经声头的金属膜与人体相接成为主极。另一组输出的输出端经吸附电极与人体相接成为辅极。这种疗法称为干扰电超声联合治疗，实际为低频调制中频与超声的联合治疗。

（2）操作方法

1）固定法：选用4块大小合适的电极，与电极相连接的4根导线分为两组，每组2根导线。一组导线连接至治疗机的一路输出的输出孔，另一组导线则连接至另一路的输出孔内。这两组不同频率的电极交错放置，使病灶处于4个电极的中心，即电流交叉处。根据治疗需要选用不同的差频，每次治疗选用1~3种差频，每种差频治疗5~15分钟，总治疗时间为15~30分钟。

治疗电流的强度一般在50mA以内，根据患者的感觉或肌肉收缩的强度，分别将治疗剂量分为三级：①感觉阈下：刚有电感时再稍调小至感觉消失，但电流表有指示；运动阈下：电流表有指示，但无肌肉收缩反应。②感觉阈：刚有电感或麻痹感；运动阈：刚引起肌肉收缩反应。③感觉阈上：有明显电感或麻颤感。④运动阈上：有明显的肌肉收缩反应。也可根据患者的耐受程度来调节电流强度。耐受限系指患者所能耐受的最大限度。每日治疗1次，10次为1疗程。不同差频干扰电流治疗作用见表18-3。

2）抽吸法：采用负压装置与吸附电极。治疗时将吸附电极置于治疗部位的皮肤上，使病灶处于4个电极的中心。先开动负压装置，开始抽气，电极吸附于皮肤上，再接通干扰电流。负压装置以每分钟16~18次的频率抽吸，抽吸的频率能根据吸盘内负压的大小而自动调节，负压大时抽吸的频率自动下降，负压小时抽吸的频率自动回升，因此抽吸的频率按照负压的变化而呈规律性波动，在治疗区产生按摩作用。治疗的差频、剂量、时间、疗程与固定法相同。

3）运动法：采用两个手套电极，相当于两极法。一个手套电极的导线连接至治疗机一路输出的

表18-3 不同差频干扰电流治疗作用

差频(Hz)	作用
100	抑制交感神经(作用于交感神经节时)
90~100	镇痛
50~100	镇痛,促进局部血液循环,促进渗出物吸收,缓解肌紧张
25~50	引起正常骨骼肌强直收缩,促进局部血液循环
20~40	兴奋迷走神经,扩张局部动脉,引起骨骼肌不完全性强直收缩
1~10	兴奋交感神经,引起正常骨骼肌收缩,引起失神经肌肉收缩,引起平滑肌收缩
0~100	兼具上述各种作用,但因各种频率出现时间过短,针对性不强

输出孔内,另一个手套电极的导线连接至另一路输出孔内。治疗时,操作者的双手分别插入两个手套电极的固定带下,双手下压,务必使整个电极与患者皮肤充分接触,并在治疗区内移动。操作者可通过改变双手压力的大小以及电极与患者皮肤的接触面积来调节电流的刺激强度。一般采用50~100Hz或0~100Hz的差频使肌肉发生短时间的显著收缩,以松弛肌紧张,消除局部水肿,或引起肌肉节律性收缩,加强静脉和淋巴回流。痛点治疗时,操作者以手套电极的指尖部分分别放在痛点两侧,相距2~3cm。选用50Hz差频,患者自调电流强度至引起典型的疼痛为止,持续30~60秒,然后停止刺激,此时疼痛将减弱或消失。如止痛效果不显著,可在几分钟后重复操作1~2次。

4)干扰运动刺激疗法:治疗时电极的放置方法以使尽可能大的电流沿着肌纤维的走行方向通过肌肉为原则。刺激肢体较大肌肉时通常可以引起关节运动。进行增强肌力的治疗时可用较大电流。为了避免损伤,应适当控制电流的强度。肌肉松弛时,为防止患肢突然无控制地落回原来的位置,要采用适当的支持物支持患肢。肌痉挛时所采用的电流强度应较小。

5)干扰电超声联合疗法:操作方法与干扰电、超声疗法相同。声头下需使用能导电的耦合剂。干扰电流采用耐受量,超声强度采用0.5W/cm²,每次治疗10~15分钟。

(3)操作程序:根据治疗部位选择适当电极,衬垫用温水浸湿。检查两组输出是否处在"零"位,差频数值显示开关是否在显示位置上。接通电源,指示灯亮。先开电源开关,后放电极,此操作步骤与其他电疗仪不同。如差频治疗仪显示屏不亮,应重新开一次差频数值显示开关。

患者采取舒适体位,暴露治疗部位,按处方要求选择固定电极,使两路电流电场线交叉于病灶处。操作时,同路电极不要互相接触,4个电极之间距离根据部位大小决定,一般不能小于4~5cm。根据处方要求选用差频,差频在±5Hz即可,然后缓缓调节电流输出钮,将电流量调至医嘱要求规定略低处,数分钟后再调准。

治疗完毕,将电流输出钮调至"零"位,取下电极,分开放置(使之不接触),无需关闭电源开关。

4. 临床应用

(1)适应证:周围神经损伤或炎症引起的神经麻痹和肌肉萎缩、神经痛,骨关节、软组织疾患(肩周炎、颈椎病、腰椎间盘突出症、软组织扭挫伤、肌筋膜炎、肌肉劳损、关节炎、狭窄性腱鞘炎、坐骨神经痛)、术后肠粘连、注射后硬结、缺血性肌痉挛、雷诺病、闭塞性动脉内膜炎、肢端发绀症、骨折延迟愈合、术后粘连、术后肠麻痹、内脏平滑肌张力低下(胃下垂、弛缓性便秘)、胃肠功能紊乱、儿童遗尿症、尿潴留及妇科的慢性炎症。

(2)禁忌证:急性炎症、出血倾向、孕妇下腹部、局部有金属异物、严重心脏病等。

(3)注意事项:同音频电疗法。

（二）动态干扰电疗法

动态干扰电疗法（dynamics interferential current therapy，DICT），是在静态干扰电流的基础上使中频电流的幅度被波宽为 6 秒的三角波所调制，发生一个周期为 6 秒的缓慢低幅度变化。两组电流的输出强度发生周期为 6 秒的节律性的交替变化，甲组电流增强时乙组电流减弱，6 秒后反之，乙组电流增强时甲组电流减弱，如此反复循环，因而称为动态干扰电。

动态干扰电对人体的作用与传统干扰电相同，但因电流强度不断发生节律性动态变化，机体组织不易产生适应性，并能使深部组织获得更加均匀的作用强度，有助于获得较好的治疗效果。动态干扰电疗法的治疗技术、临床应用范围与传统干扰电疗法相同。

（三）立体动态干扰电疗法

立体动态干扰电疗法（stereo dynamic interferential current therapy，SDICT）是在传统干扰电疗法与动态干扰电疗法的基础上进一步发展起来的。治疗时将三路在三维空间流动的 5000Hz 交流电互相叠加交叉输入人体。

1. 电流特点

（1）立体的刺激效应：三路电流在三维空间通过，能在三个方向产生立体的空间刺激效应。作用于人体时可从不同的空间位置刺激可兴奋的组织，如：肌肉、神经等组织，包括交感、副交感神经纤维。

（2）多部位的刺激效应：在电流所通过的区域内呈现不同形式的多部位的干扰最大值（最大干扰振幅）。

（3）强度的动态变化效应：由于补充了第三个电场，在"内生"的干扰电场中产生低频电流，电流的幅度发生非常缓慢的变化，产生"内生"的动态刺激效应，这样可以消除任何不变的方式以及由均一性所引起的疲劳作用。

（4）受刺激部位的动态变化：由于矢量旋转的结果，动态干扰电疗法好像在两个方向交替对人体进行按摩。并有力量强弱的变化，可在相当范围内产生动态变化刺激。可影响组织细胞功能，如增加细胞膜的通透性，影响电荷载体的移动以及组织内水的渗透、运输。同时能激活某些酶的活动，特别是心脏和骨骼肌的内质网。内质网内含有耦联所需的 Ca^{2+}，兴奋时 Ca^{2+} 释放，引起肌肉收缩。

2. 治疗作用

立体动态干扰电的治疗作用与传统干扰电流相仿，但因其强度和刺激部位大于传统干扰电，并且有较大的动态变化，刺激的形式不同于传统干扰电，其治疗有效率强于传统干扰电疗法。

3. 治疗技术

（1）仪器设备：立体动态干扰电疗仪国内外均有生产。立体动态干扰电疗法使用的是星状电极，有两种大小不同的电极，适合在不同部位治疗，每次治疗采用一对电极。每个星状电极上，有排列成三角形的 3 个小电极，每对星状电极的左右两对小电极的方向是相反的。每对电极相应方向的 3 对小电极，分成 3 组，每组两个小电极，连接治疗仪的一路输出，3 对小电极可同时输出三路电流。

（2）操作方法：选用大小合适的电极。为了达到三路电流真正的立体交叉，必须注意电极放置的方向。①对置法：两个星状电极及其导线在治疗部位的上下或两侧反方向放置，立体动态干扰电疗法通常采用对置法，电流作用较深。②并置法：两个星状电极及其导线在治疗部位表面同方向放置。并置法作用表浅，较少采用。治疗时应注意使星状电极的各个小极均与皮肤接触良好，以使三路电流都能充分进入人体。

根据需要，每次治疗选用1~2种或3种差频，每种差频治疗5~10分钟不等，每次治疗20分钟，每日或隔日1次，10~15次为1疗程。

4. 临床应用

（1）适应证：立体动态干扰电疗法的临床应用范围与传统干扰电疗法相同，其疗效优于传统干扰电疗法。

（2）禁忌证：同传统干扰电疗法。

四、 调制中频电疗法

调制中频电疗法（modulated medium frequency current therapy，MMFCT）又称脉冲中频电疗法，使用的是一种低频调制的中频电流，其幅度随着低频电流的频率和幅度的变化而变化，调制中频电具有低、中频电流的特点和治疗作用。

以低频正弦波调制的中频电流称为正弦调制中频电流。以多种低频脉冲电流调制的中频电流，称为脉冲调制中频电流。低频调制波频率多为1~150Hz的低频电流，波形有正弦波、方波、三角波、梯形波等，中频载波频率多为2~8kHz中频电流，电流的波形、幅度、频率、调制方式不断变化。调制中频电流因调制方式的不同分为四种波型：连调、断调、间调和变调。

（一）基础知识

1. 低频调制波　低频调制波调制中频电流的振幅，又称调制信号。调制中频电流的调制波的频率通常为10~150Hz，这是低频脉冲电流治疗的最佳频率。

调制波的波形有两大类：一类是正弦波，正弦波调制中频电产生正弦调制中频电；另一类是脉冲波。如：方波、指数曲线波（积分波、三角波）、梯形波、锯齿波、微分波（尖脉冲波）等，脉冲波调制中频电产生脉冲调制中频电。

2. 调制方式　不同的调制方式所产生的调幅波的形式也不同。在调制中频电疗法中通常采用四种不同调制方式的调制波（调幅波）。

（1）连续调制波：又称连续调幅波（连调波）。在这种调制方式中，调幅波连续出现。

（2）断续调制波：又称断续调幅波（断调波）。在这种调制方式中调制波与等幅波交替出现，即调制波断续出现。

（3）间歇调制波：又称间歇调幅波（间调波）。在这种调制方式中，等幅波与断电交替出现，断续出现调幅波。

（4）变频调制波：又称变频调幅波（变调波）。在这种调制方式中，两种不同频率的调制波交替出现，是一种频率交变的调幅波。

3. 调幅度　各种调制电流可以全波、正半波或负半波的形式出现。各种调幅电流有不同的调幅度，调幅度的深浅表示低频成分的大小。调幅度为0时，中频电流没有调制，为等幅中频电流，没有低频成分，刺激作用不明显。逐渐增加调幅度时，低频的成分逐渐增大，刺激作用逐渐增强。

（二）作用特点

1. 兼并中频、低频特点　调制中频电含有中频电成分，因此具有中频电的特点，人体对其阻抗较低，作用较深，可采用较强电流；无电解作用，对皮肤无刺激，能充分发挥中频正弦电流所特有的生理、治疗作用。调制中频电含有低频电成分，因此同时具有低频电的特点，可发挥低频电的生理、治疗作用。低频电成分在调制中频电中起治疗作用的因素有三个：电流的频率、频率交替变换和不同波形特异性作用。

2. **电学参数变更** 调制中频电有四种波型和不同的调制频率、调制幅度，其波形、幅度和频率不断变换，人体不易对其产生适应性。断调波作用于肌肉时，调幅波的刺激可引起肌肉收缩反应，在其后的断电时间内肌肉可以得到休息，有利于再次收缩反应。调节中频电流幅度，调节低频成分的多少和振幅的大小即改变刺激的强度，可以适应不同的治疗需要。半波型的调制中频电有类似于间动电流、脉动直流电的作用。

（三）治疗作用

1. **镇痛** 调制中频电有显著的止痛效果，其止痛持续时间可达数小时。由于频率多变、机体组织不易适应、作用深等特点而较普通的中频或低频电流止痛效果更好。以间调波、变调波组的止痛作用最显著。

2. **促进血液循环** 有明显的促进血液循环作用。断调波和连调波作用后可观察到局部及指尖皮肤温度升高、甲皱及球结膜微循环的毛细血管襻数增多、血流速度加快。其机制与调制中频电作用后血液循环改善类似，是由于电流刺激后引起肌肉紧张和收缩，反射地引起血管扩张、血流加快。

3. **促进淋巴回流** 采用不同波型、调制频率、通断电时间、调幅可使淋巴管增大，对促进淋巴液回流有较好作用。如：①30~50Hz交调波，通断1秒:1秒，调幅100%，作用5分钟；②150Hz和50Hz变调波，通断11秒:1秒，调幅100%，作用5分钟；③100Hz间调波，通断3秒:3秒，调幅100%，作用5分钟。采用以上电流可使淋巴管径增大，对促进淋巴回流有较好的作用。

4. **兴奋神经肌肉** ①预防和减轻肌萎缩和骨质疏松的作用：断调波作用于肌肉可引起正常肌肉及失神经肌肉收缩，肌肉收缩的幅度比锯齿波电流刺激大，肌力得以增强，肌电指标好转，血液循环因此得到加强，肌肉组织营养改善，有助于预防和减轻肌萎缩和骨质疏松。如由于间调波中有可调的通断电时间，以防止过度刺激引起肌肉疲劳，故用电刺激锻炼正常肌肉；而对部分失神经失用性肌萎缩，则采用通断比1秒:1秒，频率50Hz，调制幅度100%的间调波。②抗肌痉挛的作用：可用不同波型作用于肌痉挛部位以抗痉挛。如脑卒中所致的痉挛性和混合性松弛性瘫痪可用间调波，作用于痉挛肌的拮抗肌，若肌痉挛明显，调制频率用150Hz；轻度痉挛用100~20Hz，调幅度50%~75%；对儿童脑性瘫痪所致的肌无力用断调波、间调波（30~100Hz，50%~100%）；肌强直用变调波（70Hz，75%）；痉挛肌用连调波（100~120Hz，50%）。③对脊髓损伤所致的神经源性膀胱改善功能的作用：可采用间调波30~20Hz，80%~100%，通断比5秒:5秒。

5. **提高平滑肌张力作用** 连调波、断调波有提高胃肠、胆囊、膀胱等内脏平滑肌张力的作用，并可增强其蠕动收缩的能力，使其运动功能正常化。

6. **调节自主神经功能** 调制中频电作用于神经节或神经节段时可产生区域作用，反射作用，调节自主神经功能。如作用于颈交感神经节，可以影响大脑血管的紧张度，调节血管的充盈度，脑血流图改善；作用于脊髓的下颈上胸段，对心脏呈现迷走作用，改善心肌血供，心电指标好转，血压下降，对血流动力学有良好的影响；作用于脊髓的颈及上胸段可以改善呼吸功能；作用于腰交感神经节时可改善下肢的血液循环。

7. **消炎** 对非化脓性、非特异性炎症有消散作用，其机制是由于调制中频电具有促进局部血液循环和淋巴的回流，加速对渗出、水肿的吸收。

8. **药物离子导入** 采用半波型调制电流时，可广泛用于药物离子导入。与同样电流密度的直流电相比，正弦调制中频电的导入量多，导入部位较深。

（四）治疗技术

1. **使用仪器** 采用电脑调制中频治疗仪，此仪器可以输出按不同病种需要编定的多步程序处方，处方内综合了所需的各种治疗参数，治疗时可根据患者的疾病选用不同的电流处方。因此电脑调制中频电疗机具有操作简便、治疗电流多样化、患者不易产生适应、治疗时间准确等优点。有的治疗机还保留了自选电流种类和参数的功能，可由使用者按需调配。

2. **操作方法**

（1）通用调制中频电疗法：治疗电极采用导电硅胶电极。操作方法与一般中频电疗法相同，但需注意以下几点：

1）除电脑程控的治疗机外，使用一般治疗机时所需调节的项目和参数较多，需细心查对。

2）治疗时电极下以患者有可耐受的麻刺、震颤、抽动、肌肉收缩感为度，治疗过程中可参考患者的感觉与耐受程度来调节电流量，一般为 0.1~0.3mA/cm^2。每个处方治疗 15~20 分钟，每日 1 次，10~15 次为 1 疗程。

（2）调制中频电药物离子导入疗法：必须采用半波整流型调制中频电流，直肠内前列腺部位治疗时，直肠电极为主极，电极外涂凡士林后插入直肠内，使作用面朝向前列腺，通过输液装置向直肠电极内灌入药液，药液总量为 50~75ml，先灌入 1/3 药量，其余在治疗过程中点滴灌入，副电极置于耻骨联合上方。

3. **操作程序** 将仪器接通电源，选择适宜大小的电极板和衬垫，或涂抹导电胶，再接上输出导线与仪器连接。然后将电极放在患者裸露的治疗部位上，用沙袋或固定带固定电极。开启电源，根据疾病诊断和医嘱，按动程序处方键，选择治疗所需的程序处方。检查输出旋钮，使之处于"零"位，然后调节治疗时间，进入倒计时状态。最后调节电流输出使之达到治疗所需的适宜电流强度。

治疗时电极下有电刺激、麻、颤、肌肉收缩感，可按患者的感觉和耐受程度调节电流量。治疗完毕时，将剂量旋钮转至"零"位，关闭电源，取下电极。

（五）临床应用

1. **适应证** 颈肩背腰腿痛，肌肉扭伤、肌纤维组织炎、腱鞘炎、滑囊炎、关节纤维性挛缩、瘢痕、粘连、血肿机化，注射后硬结、面神经炎、肌萎缩、胃肠张力低下、尿路结石、慢性盆腔炎、术后肠麻痹等；中枢性瘫痪，小儿脑性瘫痪，肌强直，周围神经炎或损伤引起的弛缓性瘫痪，血管神经性头痛，胃十二指肠溃疡，慢性胆囊炎，尿路结石，脊髓损伤引起的神经源性膀胱功能障碍、张力性尿失禁、尿潴留等疾病。

2. **禁忌证** 局部有恶性肿瘤、活动性肺结核、急性化脓性炎症、出血性疾患，局部有金属固定物、置入心脏起搏器者，有严重心肺、肾脏疾病者等。

3. **注意事项** 同音频电疗法。

（姜贵云）

第四节 高频电疗法

一、概述

（一）定义与分类

1. **定义** 应用频率 100kHz~300GHz，波长 3000m~1mm 的高频电流治疗疾病的方法称为高频电疗法（high frequency electrotherapy）。高频电疗法的发展有近百年的历史。目前频率较高的短波疗法、超短波疗法、微波疗法得到深入的研究和广泛的应用。高频电疗法的温热效应早已被公认和利用，其非热效应的机制也在逐渐探明之中。治疗技术和应用范围也在不断发展。

2. **分类** 医用高频电按照波长、频率分为长波、中波、短波、超短波、微波 5 个波段。目前高频电疗法通常采用的波长频率，见表 18-4。

表 18-4 医用高频电流

波段	长波	中波	短波	超短波	微波		
					分米波	厘米波	毫米波
波长范围	3000~300m	300~100m	100~10m	10~1m	100~10cm	10~1cm	10~1mm
常用波长	2000~300m	184m	22.12m	7.37m	69cm	12.25cm	8.3mm
			11.06m	6.0m	32.78cm		
（频率）	（15~1000kHz）	（1.625MHz）	（13.56MHz）	（40.68MHz）	（434MHz）	（2450MHz）	（36GHz）
			（27.12MHz）	（50.0MHz）	（915MHz）		
电疗名称	共鸣火花疗法	中波疗法	短波疗法	超短波疗法	分米波疗法	厘米波疗法	毫米波疗法

（二）电学基础

高频电流具备电场、磁场、电磁场、电磁波等电学基本特征，应用波速、波长、频率、电流、电阻、电压与功率来描述电流。电磁波的波长（λ）与频率（f）的乘积为传播速度（v），即 v=λf。波长随频率的增加而变短。电流强度、电压与电阻的关系遵循欧姆定律。高频电疗法以震荡电流为主要特征。振荡电流是电流的强度与电压随着时间做周期性变化的电流。在振荡电流周围存在着电磁场，向空间传播电磁波。不同种类振荡电流的电磁波在传播过程中能量变化的方式不同，导致电磁波的波形不同。振荡电流的波形有等幅振荡电流、减幅振荡电流、脉冲等幅振荡电流、脉冲减幅振荡电流四种。

（三）物理特性

1. 人体组织电阻率低，引起神经、肌肉兴奋的脉冲电持续时间必须大于 0.01ms，作用是降低神经兴奋性、缓解肌肉痉挛。而 >100kHz 的高频电的脉冲持续时间小于 0.01ms，对神经肌肉无兴奋作用。

2. 治疗时电极可不接触皮肤，组织对电流的阻力小，电流易进入人体深部，温热效应明显，主要因欧姆损耗或介质损耗而产热。多以电容法、电感场法、辐射法进行治疗。

3. 频率高，属于正弦交流电，周期性变换电流方向，不出现电解、电泳、电渗现象，对皮肤无刺激，但过热可引起皮肤烫伤。

4. 主要作用机制是通过离子高速振荡产生传导电流，偶极子高速旋转产生位移电流。

（四）生理与治疗作用

高频电作用于人体主要产生温热效应和非热效应（热外效应）。主要是温热效应，由于高频电流通过机体时，体内的各种组织可产生不同程度的热效应（产热机制有两个方面：一是高频电作用下，组织内传导电流的欧姆损耗产生热；二是高频电作用下，组织内位移电流的介质损耗产生热）。为此，该疗法又称为透热疗法。

1. **温热效应** 高频电的温热效应特点为"内源"热，即为组织吸收电能后转变的"内生"热，而不是体外热辐射的加热。热作用较深，可达体内深部组织，其深度依高频电的频率而别；热作用较均匀，包括皮肤、深部组织及体内脏器；热作用的选择性分布，高频电疗的波长频率，治疗方法不同（如短波感法，在浅层肌肉产热最多；电场法在皮下脂肪产热多；超短波电场法在各种组织中产热比较均匀；微波辐射在富含水分的组织中产热多）。温热效应的作用如下：

（1）改善血液循环：中小剂量高频电可使局部血管扩张，血流加速，血液循环改善。大剂量高频电则使血管麻痹，出现淤血、毛细血管内栓塞，血管周围出血。

（2）镇痛：中等剂量高频电的温热作用可减轻各种原因引起的疼痛，对各种神经痛、肌肉痉挛性疼痛、因肿胀引起的张力性疼痛、缺血性疼痛、炎症疼痛均有良好的止痛效果。

（3）消炎：中小剂量高频电的温热作用可促进炎症消散，对各种急性、亚急性、慢性炎症，感染性和非感染性炎症均有很好的效果。

（4）降低肌肉张力：中等剂量高频电的温热作用可以降低骨骼肌、平滑肌和纤维结缔组织的张力，缓解痉挛，降低收缩的次数、幅度，使其弹性增加。

（5）加速组织生长修复：中小剂量高频电的温热作用通过改善血液循环和提高酶的活性，氧和营养物质的供给增多，蛋白质等物质的合成加快，细胞的分裂增殖加快，促进组织修复生长。

（6）提高免疫力：中小剂量高频电可增强免疫力，提高机体抗病能力。其机制：①单核-吞噬细胞系统功能增强，吞噬细胞增多，周围血液白细胞总数及增多，吞噬活动增强；②血液中抗体、补体、调理素、凝集素增加；③作用于肾上腺时可使肾上腺皮质功能增强，皮质类固醇的合成增多，提高在周围血液中的浓度。

（7）治疗肿瘤：大剂量高频电所产生的高热有治疗癌症的作用，特别是表浅癌肿。高热与放射线、抗癌化疗药物有协同作用。

2. **非热效应** 小剂量高频电作用于人体时，组织温度不高、没有温热感觉的前提下，组织内仍有离子、偶极子的高速移动，偶极子和胶体粒子的旋转、与高频电磁波的谐振，细胞膜上荷电离子浓度改变，细胞膜的通透性改变、细胞结构改变等，此时无组织温度的明显增高却有较明显的生物学效应。如白细胞吞噬活动加强，急性化脓性炎症发展受阻，以控制早期急性炎症；神经纤维、肉芽组织再生加速；中枢神经系统功能发生变化，神经系统的兴奋性增高；条件反射活动受到限制等。这些现象不能用温热效应加以解释，故被人们称之为非热效应。

（五）安全与防护

1. 安全技术

（1）设备的安全措施：治疗室的地面应是木板或铺橡皮板，并保持干燥，避免潮湿。治疗桌、椅、床及其附件应是木制品或非金属制品。暖气管和上下水管应远离高频电治疗机、治疗床和治疗椅，暖气片外应以木板遮挡，使操作者在操作时以及患者在治疗时接触不到这些金属管道。治疗室的各种电源开关、插座、电源线、地线必须按安全用电的要求进行设计、安装，并应设有总电闸。使用治疗机前后，应先进行安全检查；不使用不合格、不安全的设备。治疗机外壳应接地线，使治疗机的漏电流向地下。不得任意换用不符合安全要求的电极、电缆和附件。高频电疗机不得与中频电疗机放在同一治疗室内。治疗机或电源的故障应由经专业训练的维修人员负责检查、修理、安装、改装。

（2）操作的安全要求：患者和操作者的衣服和皮肤应保持干燥，穿不含金属并且吸汗的衣服。操作者手湿时不得进行治疗操作。患者的治疗部位有汗水时应予擦干，有湿敷料时应予撤换。昏迷或有感觉障碍的患者治疗时应防止尿液流到治疗部位，以免发生烫伤。患者治疗部位及其附近的金属物品（如手表、发夹、首饰、别针、钥匙、助听器、收录机、移动电话等）应予去除或远离，治疗过程中也应避免接触金属物品，患者体内有金属物（如骨科固定钢针、气管金属插管、金属节育环、金属碎片等）的部位不宜进行高频电疗，以免烫伤。必要时只能进行无热量、短时间的治疗。

植入心脏起搏器者不得进入高频电疗室或接近高频电疗机，更不得接受高频电疗，以免高频电磁波干扰起搏器的工作而发生意外。治疗时不要使电缆直接搭在患者身上，电缆与患者身体接近的部位应隔以棉垫或毡垫。电缆之间不得直接接触、交叉、打圈，以免接触、交叉处形成短路而减弱其远端的输出，或使电缆烧毁。两下肢同时治疗时，膝、踝骨突起部位相互接触处应以棉垫或毡垫予以分离，以免电场线集中该处而造成烫伤。头部一般不宜进行大功率（200W以上）温热量和热量治疗，以免高频热作用引起颅内血管扩张、充血或刺激半规管而发生头晕等不适反应或损伤视网膜、晶体。

治疗过程中患者保持舒适的体位，不得任意挪动，操作者应注意询问患者的感觉，检查治疗机的输出。如治疗剂量不符合要求，则应随时予以调整，必要时检查患者的皮肤反应。治疗前要检查皮肤有无破损、感觉有无障碍。对睾丸、卵巢、骨骺、眼部等敏感部位治疗时应慎重，一般不用温热量。老人、儿童要小心使用，婴幼儿治疗时应由专人看护，因老人血管功能较差、脆性较大，儿童对热不敏感、易致烫伤。治疗时如有过热或灼痛，应立即断电寻找原因。患者治疗中发生烫伤时，应及时按一般烫伤予以处理。术前1~2日和局部穿刺部位当日，不用温热量治疗。做X线造影时，患者当日不做高频电疗。打雷时应立即关闭机器，停止治疗。操作者应掌握安全用电基本知识与触电、电伤的处理方法。

2. 辐射防护

（1）辐射对人体健康的影响：高频电疗机工作时所发生的高频电磁波在空间传播辐射。该辐射系非电离辐射，不像放射线电离辐射对人体健康的损害那样严重，但对人体健康有一定影响。一部分长期接受一定量高频电辐射者可能出现神经系统、心血管系统、消化系统、血液系统的一些反应，这些反应多属可逆性的，脱离高频电辐射的环境后就会逐渐消失、恢复正常，大脑、心脏、造血器官没有器质性的损伤。短时间内接受大量高频电辐射的组织、器官，尤以敏感器官可能出现器质性损伤，如晶体的白内障、睾丸的曲精细管变性等，但只要采取恰当的安全防护措施，这些损害是可以避免的。

（2）辐射对人体健康影响的因素：①辐射源：高频电的频率越高、治疗机的输出功率越大、距辐射源越近，对人体健康的影响越大，非接触式辐射器工作时向四周环境辐射的电磁波多于接触式辐射器。非接触式辐射器非垂直向下辐射时向四周环境辐射的电磁波多于垂直向下辐射。②环境：环境中的金属物品越多、室温越高对人体健康的影响将加大。③受辐射者：年龄小者（尤以新生儿）、女性、工龄长、接触高频电时间久者所受影响较大。

（3）有关辐射的卫生标准：各国对环境中高频电辐射的强度都做了限制。为了保护高频电作业场所作业人员、接受高频电诊断治疗的患者以及居民的身体健康，我国于1989年起实行由卫生部发布的中华人民共和国国家标准——环境电磁波卫生标准（GB 9775—88）、作业场所微波辐射卫生标准（GB 10436—89）、作业场所超高频辐射卫生标准（GB 10437—89）。这些卫生标准都比较严格。高频电疗作业场所环境标准见表18-5。

表18-5　高频电疗作业场所环境标准

高频电种类		作业场所		环境
微波	连续波	8 小时 / 日	$<50\mu W/cm^2$	
	脉冲波	8 小时 / 日	$<25\mu W/cm^2$	安全区 $<10\mu W/cm^2$
	固定辐射			
	肢体局部辐射	8 小时 / 日	$<500\mu W/cm^2$	中间区 $<40\mu W/cm^2$
	连续波、脉冲波			
超高频	连续波	8 小时 / 日	$<0.05MW/cm^2$ (14V/m)	安全区 $<5V/m$
		4 小时 / 日	$<0.1MW/cm^2$ (19V/m)	
	脉冲波	8 小时 / 日	$<0.025MW/cm^2$ (10V/m)	中间区 $<12V/m$
		4 小时 / 日	$<0.05MW/cm^2$ (14V/m)	

（4）辐射的防护措施：高频电辐射不同于放射线辐射，因此对高频电辐射不必过于恐惧，采取一定的防护措施即可保证人体健康与安全。①环境设施的防护：将高频电疗机尽量单设于一室内，以便集中采取防护措施。做好防潮防湿工作，室内少设金属物，或使高频电疗机尽量远离金属物。室内有多台高频电疗机时，布局不宜过密，室温适中。②高频电辐射源的防护：选购经国家检测部门检测合格的治疗机。输出电缆应为屏蔽电缆，正确操作。禁止使有输出的辐射器空载。有条件时使用接触式辐射器或采取经介质辐射法。前述各点已做到，但作业场所高频电辐射强度仍超过国家卫生标准时，可用20~60目铜网制成2m高的防护屏风或四面包围式的屏蔽间或六面全封闭式的屏蔽室。屏蔽框架交接处要有铜网交搭，不留空隙。屏蔽室要接地，电阻在 4Ω 左右。有条件时可用防护专用的化纤镀金属纤维布（导电平布）制成屏蔽帘代替普通的布帘。请主管高频电的劳动卫生部门对正在工作的高频电疗室的高频电辐射强度、治疗机的泄漏强度和工作人员经常逗留处的受辐射强度进行测量。③操作人员的防护：认真学习有关高频电安全技术与防护知识。切勿直视正在辐射的微波辐射器输出口，必要时戴微波防护眼镜。完成操作后即离开治疗机，不在机旁做不必要的逗留。有条件者可穿微波防护服或围裙。治疗室内高频电疗机数量多、工作量大、辐射强度大、防护措施不足时，操作人员可定期转换到其他治疗室工作，必要时做定期体格检查。

二、　短波及超短波疗法

（一）概念与物理特性

1. 概念　应用短波电流所产生的高频电磁场治疗疾病的方法称为短波疗法（short wave

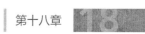

therapy）。短波治疗主要产生温热效应，又被称为短波透热疗法。应用超短波电场治疗疾病的方法称为超短波疗法（ultrashort wave therapy）。超短波疗法采用超短波电容电极产生的超高频电场，故又称为超高频电场疗法或超短波电场疗法。

2. 物理特性 短波波长 100~10m，频率 3~30MHz。超短波波长 10~1m 频率 30~300MHz。目前医疗上短波疗法通常采用频率 13.56MHz、波长 22.12m 或频率 27.12MHz、波长 11.06m 的电流，功率 250~300W 的短波治疗仪。超短波波段有两种：一种波长 7.37m、频率 40.68MHz，另一种波长 6m、频率 50MHz，一般治疗多采用连续波。脉冲超短波疗法所采用的电流波长 7.7m、频率 38.96MHz，或波长 6m、频率 50MHz，脉冲持续时间 1~100μs，脉冲周期 1~10ms，通断比为 1∶25 或 1∶100~1000，脉冲重复频率 100~1000Hz，脉冲峰功率 1~20kW。

（二）作用机制

短波及超短波电流频率较高，人体对其容抗较低，因此易于通过人体，治疗时电极可不接触皮肤。短波疗法主要以电感场法（又称线圈场法）和电容场法进行治疗。超短波疗法主要以电容场法进行治疗。

1. 电感场法 电感场法又称电缆法、线圈场法，多采用 27.12MHz 电流，治疗时将电缆盘绕于人体体表或肢体周围。电缆内有短波电流通过时，根据电生磁的右手螺旋定则，电缆周围将产生相应频率的交变磁场，人体内的环形结构相当于闭合的线圈，这个"闭合的线圈"处于高频交变磁场中时，"线圈"内将感应产生涡电流。涡电流的频率与引起磁场的电流频率相同，但方向相反，因此涡电流也是高频交变磁场。涡电流基本属于传导电流，可引起体内离子的移动。电流频率越高，磁场强度越强，组织电导率越高，电阻率越小时，组织中的产热量越大；反之，则产热量小。肌肉组织含水量多，水分约占 72%~75%，电导率高，电阻率低，因此涡电流主要在肌肉组织中通过，引起欧姆损耗，产热较多，可深达 5~8cm。电感场法时浅层肌肉距离电缆较近，受磁场感应较强，所产生的涡电流较强，产热较多；而深层肌肉距离电缆较远，产热较少，故浅层肌肉产热超过深层肌肉，皮下脂肪层和肌层以下组织均产热少。

2. 电容场法 电容场法即利用电容电极间的高频交变电场作用于局部产生生物学效应。人体作为介质置于两个电容电极之间的电容场中。治疗时，在外电场作用下，无极分子极化为有极分子，即偶极子，有极分子取向，偶极子发生与高频电场频率相应的高速反复取向而做 180° 的转动。偶极子内电荷位置移动产生位移电流，偶极子高速旋转发生相互间的摩擦以及与周围媒质之间的摩擦，克服介质的阻力，引起能量的损耗，因发生于电解质之内称为介质损耗。介质损耗产热量的大小与电流的频率、电场强度以及人体组织的介电常数成正比。人体兼有电解质与导体的双重特性。在超高频电场作用下，人体内电解质的离子也出现高速移动，产生传导电流、欧姆损耗，因此传导电流、欧姆损耗与位移电流、介质损耗同时存在。但因在超高频电容场中，人体电解质的特性是主要的，所以传导电流、欧姆损耗仅占次要位置，主要产生位移电流、介质损耗。脂肪的电导率与介电常数比肌肉低数倍至十倍，故电容场法治疗时脂肪的产热量将数倍于肌肉，而且脂肪组织中血管少、血液循环差，产热后热量不易散发，在脂肪层厚时容易出现"脂肪过热"的现象，作用的深度将受到影响。由于超短波的频率高于短波，人体对超短波的阻抗较低，故在脂肪层不厚时，超短波可穿透至较深部位，作用较均匀，在电容场法时双极对置的作用可达到骨。连续超短波的温热效应较明显，非热效应亦比短波明显。脉冲超短波则主要产生非热效应，温热效应不明显。无热量的连续超短波治疗与脉冲超短波治疗对急性炎症、急性损伤有效，是由于非热效应引起的。

（三）治疗作用

1. 消炎、消肿　中等剂量短波及超短波作用于人体组织后，血管通透性增高，因而有利于改善组织血液循环，加强组织营养，吞噬细胞数量增多。同时，使单核-巨噬细胞功能增强，抗体、补体、凝集素、调理素增多，促使水肿和炎性浸润消散吸收。但剂量过大时可引起血管麻痹，血管壁内皮细胞变性，毛细血管内血栓形成，血管周围出血。

2. 镇静、解痉、止痛　短波可降低神经的兴奋性，故有镇静、止痛作用。中小剂量时可加速神经纤维再生，过大剂量时则抑制再生。短波还可以缓解平滑肌的痉挛和横纹肌的痉挛。超短波可抑制感觉神经的传导，干扰阻断痛觉冲动的传导，从而达到缓解疼痛的效果。

3. 改善内脏功能　短波及超短波作用于肝胆时可增强肝脏的解毒功能，激活单核-巨噬细胞的功能，增加胆汁的分泌；作用于肾区时可以增加肾脏的血流，改善肾功能，使尿量增多；还可促进肾上腺皮质的分泌，皮质类固醇的合成增加，周围血液中皮质醇增加。作用于脑垂体时，可刺激肾上腺皮质功能，血清11-脱氢皮质酮增高，短时间内血糖浓度增高，其后迅速下降；作用于胃肠区可以缓解胃肠平滑肌痉挛，改善其分泌、运动功能；作用于卵巢可以使卵巢功能正常化，超短波电流对性腺的作用较敏感，小剂量有促进其功能的作用，大剂量有抑制作用；作用于肺部，可使肺部血管扩张，改善肺的呼吸功能；对心脏无直接作用，但可通过迷走神经影响心率。小剂量时心率减慢，心肌张力和收缩力下降，血压下降；大剂量时心率加快，血压上升。

4. 促进组织修复　中小剂量治疗时血液循环改善，组织营养增强，成纤维细胞增殖，肉芽组织、结缔组织生长加快，可促使组织修复愈合。中小剂量的超短波作用于受损伤的周围神经，可加速神经的再生，提高神经传导速度；过大剂量则抑制再生。

5. 抑制恶性肿瘤生长　大剂量短波（一般在42.5℃以上）可杀灭肿瘤细胞或抑制其增殖。用于癌瘤的治疗，常与放疗结合。

（四）治疗技术

1. 应用设备　短波治疗机有台式和落地式两种，输出的短波电流有两种：一种波长22.12m、频率13.56MHz，另一种波长11.06m、频率27.12MHz。物理治疗用的治疗机输出连续波，电压100~150V，功率250~300W。有的治疗机输出连续波和脉冲波，也有的单输出脉冲波。脉冲短波的峰功率最高可达1000W。治疗恶性肿瘤的治疗机多输出波长22.12m、频率13.56MHz连续波，电压3000~4000V，功率1000~2000W。

超短波治疗机通常采用波长7.37m、6m，相应频率为40.68MHz、50MHz的电流。超短波治疗机有50W、200~300W、1~2kW（治癌用）三类。常用治疗机的输出功率有两种：小功率50~80W（又称为五官科超短波治疗机），用于五官或较小、较浅表部位伤病的治疗；大功率250~300W（分为台式和落地式两种），用于较大、较深部位伤病的治疗。脉冲超短波治疗机输出的波长为7.7m、6m，频率为38.96MHz、50MHz，脉冲持续时间1~100μs，脉冲周期1~10ms，脉冲重复频率100~1000Hz，脉冲峰功率1~20kW。

2. 操作程序　患者取卧位或坐位，不必裸露治疗部位。短波及超短波治疗依据各自工作原理不同使用不同的操作方法。

（1）短波疗法按使用不同电极分为电缆电极操作法及盘状、涡流电极操作法。电缆电极操作法按治疗需要将电缆电极按同一方向盘绕，以免磁场对消。电缆一般盘绕2~3圈，不超过3~4圈，以免圈数过多时感抗加大，输出减弱。各圈之间的间隔应大于电缆直径，一般为2~3cm，以固定夹固定或垫以衬垫物（如：毡垫、棉垫等），以免电缆过近时形成圈间电容，电流通过圈间电容而减弱磁场强度和作用深度。电缆与皮肤之间应距离 1~2cm，其间垫以毡垫、棉垫等衬垫物，不得使电缆直接贴近皮肤，以免浅层组织过热，影响作用深度和均匀度。电缆盘绕后，其两端留出的长度应相等。盘状、涡流电极操作法需移动支架，使盘状电极或涡流电极对准治疗部位，涡流电极可直接贴在皮肤上。

（2）短波及超短波应用电容电极操作法：目前国内多采用电容场法治疗，治疗时电极的放置方法有四种。

1）对置法：两个电极相对放置，电场线集中于两极之间，横贯治疗部位，作用较深。放置电极时应注意两个电极之间的距离不应小于一个电极的直径。电极与治疗部位表面之间保持一定的间隙，电极贴近皮肤时电场线密集于表浅部位，作用表浅；加大电极与皮肤的间隙则可使电场线分散，作用均匀。电极与皮肤的间隙的大小视治疗机的输出功率与病灶部位的深浅而定。微热量治疗时，小功率治疗机浅作用时的电极间隙为 0.5~1cm，深作用时为 2~3cm；大功率治疗机浅作用时的电极间隙为3~4cm，深作用时为 5~6cm。治疗时保证两个电极与皮肤的间隙相等，若治疗部位表面呈斜面时，应使电极与之平行，否则电场线的分布将不均匀。两电极斜对置时应注意勿使两电极缘靠得太近，以免电极缘靠近处形成短路。表面凹凸不平的部位治疗时电场线容易集中于隆突处，甚至容易引起烫伤；两个电极应等大，否则电场线将集中于小电极一侧。如病变在一侧，需要集中治疗，可在病变侧使用较小电极。两肢体同时治疗时，应于两肢体骨突接触处垫以衬垫物，以免电场线集中于骨突处造成烫伤或影响作用的均匀度。

2）并置法：两个电极并列放置，电场线较分散，作用较浅。放置电极时还应注意两点：电极与皮肤之间的间隙不宜过大，以免电场线散向四周空间而影响作用的强度与深度。两极之间的距离不应大于电极的直径，并且不应小于 3cm。若电极间距离过小，电场线集中于两极间最短路径处，使病变部位处于两极电场之外。

3）交叉法：两对电极分别对置于相互垂直的位置上，先后给予输出，使病变部位先后接受不同方向的两次治疗，以加大深部的作用强度、均匀度和治疗时间。

4）单极法：治疗时只使用一个电极，作用范围小而表浅，只限于电极下中央部位的浅层组织。治疗时应将不用于治疗的另一个电极置于远离治疗部位，并且使两极相背。以免电场线将集中于两极间，使治疗电极下的作用减弱、变浅。因单极法治疗时有大量电场线散向四周空间，故大功率治疗机不宜采用单极法治疗，小功率治疗机也应尽量少用单极法，以免加重环境的电磁波污染。

治疗时将电缆或电极的插头插入治疗机的输出插孔内，接通电源，预热 3 分钟后，接通高压，调节调谐钮，电流表指针上升，使之达到最高，氖光管在电缆或电极旁测试时达到最亮，此时治疗机的输出达到谐振，同时询问患者的感觉，使之符合治疗需要。然后，调节定时器。治疗结束时，逆上述顺序，依次关闭输出、高压及电源。取下患者身上的电缆或电极和衬垫物。

3. 治疗剂量及疗程　治疗时治疗仪输出谐振（氖光管达最亮，电流表指针达到最高），短波的治疗剂量按患者的温热感觉程度分为四级：无热量（Ⅰ级剂量）：患者无温热感，氖光管若明若暗，电流强度 100~120mA。适用于急性炎症的早期、水肿、循环障碍者。治疗时间为 5~10 分钟，每日 1~2次，5~10 次为 1 个疗程。微热量（Ⅱ级剂量）：患者有微弱的温热感，氖光管微亮，电流强度130~170mA。适用于亚急性、慢性炎症，治疗时间为 10~20 分钟，每日 1 次，10~20 次为 1 个疗程。温热量（Ⅲ级剂量）：患者有明显的温热感氖光管明亮，电流强度 180~240mA。适用于慢性炎症以及具有局部循环障碍的疾病，如治疗急性肾衰竭时采用温热量，30~60 分钟，每日 1~2 次，5~8 次为1 个疗程。热量（Ⅳ级剂量）：患者有强烈热感，氖光管辉亮，电流强度 240mA 以上。适用于恶性肿瘤的治疗。超短波疗法的治疗剂量也分为四级：无热量：电流强度在 50~80mA；微热量：电流强度在 80~120mA；温热量：电流强度在 120~150mA；热量：电流强度在 180~250mA。超短波疗法一般每次治疗 10~15 分钟，急性炎症 5~10 分钟，急性肾衰竭 30~60 分钟，每日 1 次，10~15 次为 1 疗程。短波与超短波治疗恶性肿瘤时必须与放疗或化疗综合应用，每次治疗与放疗紧接进行或在化疗药物静脉点滴的同时进行，每次 30~60 分钟，每周 1~2 次，5~15 次为 1 个疗程。治疗时，调整电极与皮肤的间隙来达到患者治疗所需的剂量。大功率治疗仪治疗时电极间隙较大，小功率治疗时电极间隙较小；病灶较深时，间隙宜适当加大，较浅时，间隙较小；无热量治疗时，间隙大于微热量、温热量治疗。

（五）临床应用

1. **适应证** 短波主要适用于伤病的亚急性、慢性期，脉冲短波可适用于伤病的急性期。超短波主要适用于伤病的急性期及亚急性期，也可用于慢性期。如软组织、五官、胸腹盆腔器官的炎症感染、关节炎、扭挫伤、骨折愈合迟缓、肩关节周围炎、颈椎病、腰椎间盘突出症、股骨头缺血性坏死、神经炎、神经痛、脊髓炎，静脉血栓形成及褥疮。短波、超短波高热疗法与放疗、化疗联合应用可治疗皮肤癌、乳腺癌、淋巴转移癌、恶性淋巴瘤、宫颈癌、膀胱癌、直肠癌、食管癌、肺癌腹腔转移癌、骨肿瘤等。

2. **禁忌证** 恶性肿瘤（一般剂量时）、出血倾向、结核病、妊娠、严重心肺功能不全、局部金属异物、植入心脏起搏器者。

3. **注意事项**

（1）严格按照高频电磁场治疗要求规范治疗室工作环境（如需用木地板、木制床椅，暖气等金属制品要加隔离罩，治疗仪必须接地线等）、告知患者治疗前注意事项（如除去身上所有金属物，禁止在身体有金属异物的局部治疗。治疗部位应干燥，潮湿衣服、伤口的湿敷料应除去，汗液和伤口分泌物应擦干净）。

（2）患者治疗体位舒适，注意询问患者感觉，以免烫伤。对治疗不平整的局部应适当加大治疗间隙。对膝、踝对置治疗时宜置衬垫于膝、踝间以免电场线集中于突起处，以保证电场线的均匀。电极电缆不能接触交叉或打卷，以防短路。

（3）头部及小儿和老人的心区不宜进行大功率超短波治疗，小儿骨骺、眼、睾丸、心脏、神经节、神经丛对超短波敏感，不宜采用大剂量。

（4）短波不能用于急性感染性炎症，慢性炎症、慢性伤口及粘连患者不宜进行过长疗程的超短波治疗。

三、 微波疗法

波长 1m~1mm，频率 300~300 000MHz 的电磁波为微波。微波分为分米波（波长 1m~10cm，频率 300~3000MHz）；厘米波（波长 10~1cm，频率 3000~30 000MHz）；毫米波（波长 10~1mm，频率 30~300GHz）三个波段。微波疗法出现于 20 世纪 50 年代，最早应用的是厘米波，其后是分米波。因分米波与厘米波作用于人体时的生物学效应相似，故通常将分米波疗法与厘米波疗法统称为微波疗法。

（一）分米波与厘米波疗法

1. **概念** 应用分米波段电磁波治疗疾病的方法称为分米波疗法（decimeter wave therapy）。应用

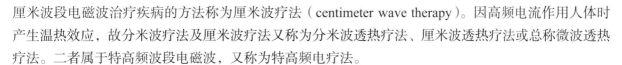

厘米波段电磁波治疗疾病的方法称为厘米波疗法（centimeter wave therapy）。因高频电流作用人体时产生温热效应，故分米波疗法及厘米波疗法又称为分米波透热疗法、厘米波透热疗法或总称微波透热疗法。二者属于特高频波段电磁波，又称为特高频电疗法。

2. **物理特性**　分米波波长 100~10cm，频率 300~3000MHz，习惯上将分米波与厘米波的分界线定为波长 30cm、频率 1000MHz。医疗上常用的分米波为波长 69cm、频率 433.92MHz 与波长 33cm、频率 915MHz 两个波段。厘米波波长 10~1cm，频率 3000~30 000MHz。医疗上常用的波长 12.24cm、频率 2450MHz 的电磁波虽属分米波范围，但在习惯上被列入厘米波。微波波段接近光波，因此具有无线电磁波的物理特性，又具有光波的物理特性，在传播过程中呈束状单向传播，遇到媒质时可发生反射、折射、散射、吸收等现象。一般治疗多采用连续波。脉冲分米波、厘米波应用不多。

3. **作用机制**　微波辐射于人体时，一部分在体表皮肤上被反射回空间，一部分进入人体，进入人体后一部分被组织吸收，一部分在各层组织的界面上又发生反射、折射。脂肪组织含水量少、介电常数较低，分米波在脂肪与肌肉的分界面上反射不多，故不致产生"脂肪过热"的现象，由于厘米波的波长比分米波短，在脂肪与肌肉的分界面上能量的反射较多，脂肪的产热稍多，脂肪与浅层肌肉的产热接近；而肌肉组织含水量多、介电常数较高，吸收微波较多，故产热较多。分米波穿透组织的深度可达 7~9cm，穿透肌肉的深度为 2.5~3cm。由于分米波治疗时多在人体一侧辐射，故不能穿透更深部位。厘米波穿透组织的有效作用深度为 3~5cm，穿透肌肉的深度为 1~1.2cm，其作用深度浅于分米波。

4. **生物学效应与治疗作用**

（1）对血液循环的作用：微波作用于生物体后局部血管明显扩张，血流速度加快，组织血流量特别是肌肉层血流量明显增加，在作用 10~15 分钟时达到高峰，从而改善组织的血液循环，增强组织的营养，加快代谢，促使水肿吸收和代谢废物、炎症产物和致痛物质排出。

（2）对神经肌肉的作用：小剂量微波可增强神经系统的兴奋性；中大剂量则加强抑制过程。长时间接触小剂量微波后可能出现神经系统特别是自主神经系统功能紊乱的现象，如：头痛、头晕、疲劳、记忆力减退、睡眠障碍、心律失常、血压波动等，脑电图出现慢波较多等抑制现象，但脱离微波的接触后以上症状可逐渐消失。分米波作用于周围神经可使神经兴奋性降低，呈现镇痛作用；作用于肌肉，可以缓解肌肉痉挛，降低肌肉张力。

（3）对内脏器官的作用：小剂量作用于心脏，可使心率变慢，心电图示房室传导延长；作用于缺血性心脏病患者的心区，可以改善心肌血供，减轻心绞痛。中小剂量作用于肺部，可使呼吸变慢，支气管痉挛缓解，肺通气量增加，有利于炎症的吸收。作用于胃肠区，中小剂量可缓解胃肠痉挛，抑制胃酸分泌，胃总酸及游离酸降低，胃肠的分泌、运动功能正常化；大剂量作用于胃肠区可使胃肠黏膜出血、坏死发生溃疡穿孔，作用于肝脏可使肝细胞肿胀、变性、出现空泡、坏死，作用于脑、心、肺等脏器，可见严重充血、水肿、出血、细胞变性、坏死等损伤。

（4）对内分泌腺的作用：小剂量作用于肾上腺区，兴奋肾上腺交感部分，使血中 11- 脱氢皮质酮和去甲肾上腺素含量增高；作用于胸腺、甲状腺区，可提高胸腺及甲状腺功能，淋巴细胞增生活跃，免疫球蛋白升高，降低肾上腺皮质的糖皮质激素活性，呈现免疫刺激效应；作用于头部，刺激下丘脑 - 垂体 - 肾上腺皮质系统，使糖皮质激素在血液中的浓度和活性升高，呈现免疫抑制效应。大剂量对内分泌腺的激素形成呈抑制作用。

（5）对血液系统的作用：中小剂量作用于人体后，外周血的白细胞数及中性粒细胞数增多，淋巴细胞减少，红细胞、血小板无明显变化。长期接触微波者血清中总蛋白和球蛋白增高，白蛋白 / 球蛋白比例下降，血清胆固醇增高，白细胞碱性磷酸酶活性增高。大剂量作用可使白细胞及中性粒细胞减少，凝血时间延长，但骨髓造血功能未见抑制。

（6）对皮肤、皮下组织的作用：小剂量可促进伤口上皮生长，加速愈合；但大剂量则可引起皮下组织水肿、坏死、发生溃疡，持久不愈。

（7）对眼球的作用：<10MW/cm^2 的辐射对眼球组织无明显损伤。但较大剂量辐射时，由于眼球组织层次多，接受微波辐射后将发生多次反射、折射；加上眼球含水量多，吸收分米波能量多，没有足够的血管散热，故眼球接受较大剂量辐射后易于发生过热而出现晶体混浊，为微波性白内障。>100MW/cm^2 辐射时结膜充血水肿，角膜水肿，晶体升温达44℃、出现混浊，虹膜及眼底充血水肿、甚至出血，损伤严重。

（8）对生殖系统的作用：睾丸对分米波比较敏感。动物实验表明较大剂量分米波辐射后，实验动物的精子生成减少、活力降低、质量下降，卵巢功能和生育能力受损。但在长期接触微波辐射的男女性工作人员中未发现生育能力受影响的现象。

（9）对恶性肿瘤的作用：大剂量可杀灭恶性肿瘤细胞或抑制其增殖，阻滞其修复。

5. 治疗技术

（1）应用设备：目前国内外多数厂家生产的分米波治疗机输出的波长33cm、频率915MHz，有些欧美厂家及国内少数厂家生产的分米波治疗机输出的波长69cm、频率433.92MHz。一般分米波治疗机的输出功率为200~250W。用于肿瘤治疗的分米波治疗机输出功率可达500~700W。厘米波治疗机的输出波长12.24cm、频率2450MHz、功率200W。脉冲厘米波治疗机输出波长24.2cm、频率1240MHz或波长10cm、频率3000MHz的电磁波，脉冲波宽2ms，尚未普遍应用于治疗。微波治疗机有多种辐射器。

1）非接触式体表辐射器：①一般体表辐射器呈不同大小的圆柱形、矩形、钟形。治疗时，处于微波辐射的近场区内，辐射面积较大，适用于较大病灶的体表治疗，但辐射时向四周空间辐射、反射的电磁波较多，容易造成环境的电磁波污染。②凹槽形辐射器，外形如圆筒，辐射口为凹槽形，口径32cm，所发生的电场极弱，以磁场作用于人体，使人体感应产生涡电流，产热量大，可使脂肪层及肌肉层较均匀加热，适用于腰背等较大面积部位的治疗。③有些非接触式辐射器带有一个"介质水袋"，水袋由透明的耐热材料制成，袋内含有去离子水或某种特殊配方的液体，介质水袋内容物的介电常数与人体组织的介电常数接近。治疗时介质水袋置于辐射器与治疗部位皮肤之间，可使高频电磁波集束传送至人体组织，减少电磁波向四周空间的反射、散射。治疗部位表面凹凸不平时，介质水袋可使辐射器与人体组织更为匹配耦合，人体组织得以均匀受热，以免集中作用于凸出部位。有的介质水袋与循环冷却装置和泵相连，治疗时保持水袋内的水循环冷却，使水袋处于低温状态，使治疗部位表面冷却，可以提高患者对热的耐受度，加大治疗剂量和深度。这种方法多用于肿瘤的大剂量治疗。④有些非接触式辐射器带有一个"沙袋"，沙袋内装有细沙，厚4~7cm。厘米波经沙辐射时可聚合成束，充分进入人体，人体所吸收的能量将增强一倍左右，并可减少电磁波向四周放散。现在这种方法使用不多。

2）接触式辐射器：①接触式体表辐射器：辐射器口内有风冷或水冷装置，治疗时辐射器可直接接触皮肤，国内尚无此类辐射器，厘米波有特殊的接触式体表辐射器，如耳辐射器，为短小的圆棍状辐射器，适用于外耳道；聚焦辐射器，辐射器口径只有1~3.5cm，将厘米波聚焦集中作用于很小的病灶部位，辐射器口外有罩盖。辐射器带有手柄，可供患者治疗时使用，使辐射器紧贴皮肤。②体腔辐射器：体腔辐射器多呈不同直径的长圆柱形。如分米波呈全径向辐射、半径向辐射或轴向辐射，适用于直肠、前列腺、阴道、宫颈治疗。

（2）操作方法与程序

1）患者取卧位或坐位，裸露治疗部位，也可穿单薄的棉织品或丝织品衣服，但不可穿不吸汗的尼龙织物或含有金属丝的织物。

2）接通电源，治疗机预热3分钟。

3）按治疗需要选用合适的辐射器，安装在治疗机支架上，接上电缆。

4）不同种类辐射器的操作方法不同。①有距离辐射法：适用于非接触式辐射器。按辐射器的要求调节好辐射器与治疗部位皮肤之间的距离，使辐射器中心对准病患部位，一般辐射距离不应超过5~10cm，以减少对四周空间的辐射。②经"介质水袋"辐射：适用于带有"介质水袋"的辐射器。将介质水袋安放在治疗部位皮肤表面，然后使辐射器紧贴在介质水袋上。有循环冷却装置时需接好循环水装置与泵。③接触辐射法：适用于接触式体表辐射器。使辐射器口紧贴治疗部位皮肤。④体腔辐射法：适用于阴道、直肠腔内治疗。患者取截石位或侧卧位，先在辐射器外套以消毒的耐热乳胶套，套外涂少量消毒液状石蜡或凡士林等润滑剂后伸入阴道或直肠内，以沙袋等物将辐射器尾端及电缆固定好。

5）辐射器方向位置调节好后接通高压、调节输出。

6）治疗结束时逆上述顺序关闭输出、高压与电源，将辐射器从患者身上取下或移开。

（3）治疗剂量：不同辐射器、不同部位、不同辐射距离以及不同治疗要求所用的治疗剂量不同。

分米波、厘米波疗法治疗剂量的分级法与短波、超短波疗法相同，参考患者的温热感程度划分为四级（见短波及超短波疗法相关部分）。某种辐射器的四级治疗剂量常有一定的输出功率范围，以直径15cm的圆形辐射器为例，无热量<50W，微热量50~100W，温热量100~150W，热量>150W。阴道、直肠辐射器的微热量10~20W，温热量20~30W，热量30~40W。凹槽形辐射器每次治疗8~10分钟，每日或隔日1次，5~15次为1个疗程。肿瘤的高热疗法每次40~60分钟，每周1~2次，6~15次为1个疗程；厘米波沙辐射的治疗剂量应比经空气辐射时减少一半。耳辐射器与聚焦辐射器的输出功率应<10W。

6. 临床应用

（1）适应证：主要适用于软组织、内脏、骨关节的亚急性、慢性炎症与疾病。与超短波基本相同。如伤口愈合迟缓、胃炎、溃疡病、结肠炎、胃肠痉挛、胆囊炎、肝炎、肺炎、支气管哮喘、支气管炎、膀胱炎、肾盂肾炎、急性肾衰竭等；肌炎、纤维织炎、肌痛、扭挫伤、血肿、肩周炎、关节炎、腰腿痛、前列腺炎、术后粘连等；妇科疾病：盆腔炎、附件炎、子宫发育不全等；神经痛、周围神经损伤、神经根炎、脊髓炎、多发性硬化等。短波高热疗法配合放疗、化疗可用于肿瘤的治疗。

（2）禁忌证：与超短波相同。

（3）注意事项：辐射器必须与电缆紧密连接，电缆未接辐射器时或辐射器未调整好治疗位置前不得调整输出，勿空载辐射或将辐射器对准治疗人员及周围空间。眼部、睾丸区禁止微波辐射；头面部治疗时，患者需佩戴专用的微波防护眼镜或40目铜网，以保护眼睛；下腹、腹股沟、大腿上部治疗时，应用防护罩或40目铜网保护阴囊、睾丸。对感觉迟钝或丧失者及严重血液循环障碍者应慎用，必要时宜小剂量。小儿慎用微波电疗法，尤其骨骺部位更应避免。严格遵照各辐射器的距离、剂量要求操作，严防过量。

（二）毫米波疗法

毫米波属于微波波段。但对毫米波的研究和应用远迟于厘米波和分米波。有关毫米波生物学效应的研究始于20世纪60、70年代。我国对毫米波生物学效应的研究始于80年代初期，医疗应用始于

80年代中期，至90年代开始广泛应用于临床。

1. 概念 利用毫米波段电磁波治疗疾病的方法称为毫米波疗法（millimeter wave therapy）。因毫米波属于极高频电磁波，目前认为毫米波通过与人体内粒子发生谐振产生治疗作用，故毫米波疗法又称为极高频电疗法，微波谐振疗法或毫米波谐振疗法。

2. 物理特性 毫米波波长1~10mm，频率30~300GHz。目前在医疗上常用的波段与频率为8mm（37.5GHz）、7.11mm（42.19GHz）。多采用连续波。有的采用脉冲调制的方波调幅波、脉冲调幅波或调频波，调幅频率为2、4、8、16、32、64Hz，调频宽度≥200MHz，输出功率40~100MW。毫米波在高频电磁波谱中处于波长最短的一段，更接近于红外线波段，更明显地兼具无线电波与光波的物理特性，为直线传播，可发生反射、折射及吸收。毫米波的波长短，振荡的量子能量较大，在空气中传播时能量衰减快，波长越短的毫米波在传播过程中衰减越快。

3. 作用原理

（1）作用机制：毫米波作用于生物组织时被含水量多的组织所吸收，因此首先被表皮所吸收。研究发现70%的毫米波能量在300μm深的组织内吸收，其穿透组织的深度为1mm，不能进入深部组织。关于毫米波对生物体的作用机制，有以下几个学说：

1）谐振学说：人体组织中的DNA、RNA、蛋白质等大分子和生物膜均有各自的固有振荡频率（$0.5 \times 10^{11} \sim 3 \times 10^{12}$Hz），这种频率正处于毫米波的频率范围（$3 \times 10^{10} \sim 3 \times 10^{11}$Hz），因此毫米波作用于这些大分子和膜时发生谐振，能量增强。这种谐振能在人体内传播，可引起一系列生物学效应，组织的微观结构发生变化，蛋白质、氨基酸和酶的活性发生变化，因而调节细胞的代谢与功能。目前许多学者主张这一学说。

2）声电波学说：毫米波作用于生物膜时，膜上的偶极子发生振荡所出现的偶极力矩可以产生电磁波。这种电磁波有类似超声波的作用，使细胞质与细胞间液的循环流动增强，从而加速组织代谢。这种声电波还可使经膜的物质流动与交换活跃、增快，使细胞和膜的信息同步化。水吸收膜振荡的能量后，膜感受器的蛋白结构与功能发生变化而产生一系列生物学效应。

3）场力学说：生物组织中的粒子受毫米波电磁场的场力作用而发生振动，场力感应的离子流将改变细胞膜的离子分布而影响其功能。

4）超导电性学说：毫米波辐射可改变生物体内某些大分子的超导电性，使其微电流发生变化，信息受到干扰。

5）半导电性学说：毫米波的弱电磁场可以改变生物细胞的半导电性，而致细胞的生理功能与结构发生变化。

目前毫米波的生物效应机制、作用机制，还停留在理论分析和推测阶段，近年来随着分子生物技术的发展，基因芯片技术研究为毫米波的临床应用提供一些细胞、分子水平方面的理论依据。

（2）作用途径：通过神经体液和经络发挥作用。

1）神经体液途径：毫米波作用于机体时，内外感受器受到刺激，神经冲动经由脊髓、下丘脑传送到皮质下结构及大脑皮质而形成一系列条件反射与自主神经、内分泌功能变化，而呈现局部直接效应、内脏效应、远隔效应、间接效应。神经系统的分子肽调节剂在这些效应中起着中介和参与制约的作用。

2）经络途径：毫米波作用于穴位，通过经络引起相关的局部与全身的应答性反应。

4. 生物学作用特点 毫米波的效应与电流的频率、强度、时间、频次有关，遵循频率—效应规律（频率窗效应），强度—效应规律，时间、频次—效应规律。①频率—效应规律：反映在其作用深度与不同组织的效应上。毫米波频率越高，作用越浅。不同组织的结构成分不同，不同成分粒子的振荡频率不同。组织处于病理状态时结构发生改变，其振荡频率也发生改变，不同性质、不同程度病理状态的组织，振荡频率也不同，因此有些学者提出，以毫米波治疗不同组织的不同病理状态的疾病时应选择不同的频率，或交替使用两种不同频率，甚至在某一种频率疗效不佳时改用另一种频率。②强度—效应规律：毫米波作用于生物体时所产生的效应与其强度有关，一般的规律是弱刺激激起生命活动，中刺激促进生命活动，强刺激抑制生命活动。适当强度的毫米波可使机体细胞结构成分粒子振荡，能有效地控制病理过程，使之恢复。③时间、频次—效应规律：外部的强烈振荡信号作用于机体时使蛋白质亚结构成分增大、谐振，故毫米波治疗的时间一般以每次 30 分钟（<1 小时）为宜，两次治疗的间隔时间以一昼夜为好。年龄较大、病情较重、体质较弱的患者治疗时，应适当缩短治疗时间，延长间隔时间。在疗程中发现疗效不佳时应考虑治疗间隔是否过密，适当延长治疗间隔。

5. 治疗作用

（1）对循环系统的作用：毫米波作用于组织，可使毛细血管扩张、延伸，血流速度改变，血流量增加，吞噬细胞增多，因而有利于水肿和炎症的吸收消散，减轻疼痛，改善代谢，有利于组织的生长修复。同时，具有保护骨髓造血功能，增强造血骨髓增殖活动。临床证明，毫米波照射人体穴位，可以减轻放疗或化疗所引起的骨髓抑制，促使造血功能恢复。

（2）对免疫功能的作用：实验表明，生物活体在低功率密度（≤10mW/cm²）毫米波辐照时，活体免疫功能增强。毫米波对患者的免疫功能有矫正作用，使受到抑制的免疫反应能力增加，自体免疫水平下降。大剂量毫米波作用后，动物对感染及细菌毒素的抵抗力下降，非特异性免疫功能受到抑制。毫米波能抑制核酸、DNA、RNA 的合成，损伤细胞膜和细胞，膜电位发生改变。研究发现，毫米波对病毒和大肠杆菌有抑制作用，连续波对白假丝酵母菌有促进生长作用，调制波则抑制其生长。

（3）对皮肤的作用：毫米波易被皮肤吸收。小剂量照射可促进上皮生长，加速伤口愈合。照射强度 <4mW/cm² 时对皮肤无明显损伤，较大剂量照射可引起表皮轻度水肿，颗粒层细胞出现轻度固缩，空泡形成、变性，真皮层充血水肿，少量淋巴细胞浸润，皮下组织轻度水肿，淋巴细胞浸润。

（4）对神经生殖器官系统的作用：小剂量毫米波有促进神经再生的作用，有镇痛作用。长期接触毫米波者可出现嗜睡、疲乏、迷走神经兴奋现象。大剂量毫米波实验动物生殖功能下降。实验研究发现对孕鼠进行毫米波照射可使子鼠学习记忆能力下降。

（5）对眼睛的作用：>15mW/cm² 的较大剂量毫米波照射眼部，可引起角膜上皮和基质的损伤，甚至可引起虹膜炎、晶体混浊。

（6）抑制肿瘤细胞的生长：研究发现，大剂量毫米波能抑制肿瘤细胞生长，甚至直接损伤肿瘤细胞。毫米波配合放射线治疗肿瘤时有增效作用。

6. 治疗技术

（1）应用设备：毫米波治疗仪由电源和控制器以及辐射器两部分组成。辐射器为治疗仪的主要结构，一般毫米波辐射器呈圆柱形，直径 1~6cm 不等，内有毫米波发生器和辐射天线等部件。目前国内生产的毫米波治疗仪多数输出波长 8mm、频率 37.5GHz 的毫米波，少数治疗仪输出 7.11mm（42.19GHz）、5.6mm（53.53GHz）、4.96mm（60.48GHz）的毫米波，不同厂家生产的治疗仪输出波长种类不同。多数为连续波，有的兼能输出连续波与调制波。治疗仪的输出功率多数单一、固定（40~100mW）、不可调，极少数治疗仪的输出功率可调。一般治疗仪的输出功率密度为 10mW/cm² 左右，少数的功率密度稍大。个别型号治疗仪的输出口特别小，功率密度高达 400mW/cm²。

（2）操作方法与程序：患者取坐位或卧位，裸露治疗部位，也可穿单薄衣服或覆盖一块干纱布（伤口治疗时）。将辐射器移至治疗部位上方，紧贴皮肤，也可间隔 1~2mm 空气距离。使辐射器的电场方向（电缆指引的方向）与神经、血管或经络走行的方向一致。接通电源与输出。治疗仪有设定处方时则需调节处方号。毫米波治疗时患部一般无任何感觉。治疗结束时，关闭输出与电源，移开辐射器。

（3）治疗剂量：因多数毫米波治疗仪的输出功率不可调，治疗时不必调节剂量。每个部位治疗15~30分钟，穴位治疗时每个穴位5~10分钟。每日或隔日治疗1次，5~15次为1个疗程。

7. 临床应用

（1）适应证：毫米波适用于各种伤病的各个时期。扭挫伤、血肿、骨折、关节炎、肌纤维组织炎、网球肘、软组织感染、烧伤、术后伤口、颈椎病、五官炎症感染、颞颌关节功能紊乱等。溃疡病、胃炎、胃肠功能紊乱、高血压、冠心病、慢性支气管炎、支气管哮喘、颌下淋巴结炎等。面神经麻痹、神经根炎、神经痛、脑瘫等。盆腔炎、输卵管积液、附件炎性肿块、前列腺炎等。较浅表肿瘤（配合放疗、化疗）、放疗化疗后骨髓抑制等。

（2）禁忌证：眼和睾丸部位避免毫米波治疗，妊娠、局部金属异物、植入心脏起搏器者禁止采用毫米波治疗。

（3）注意事项：①治疗局部必须保持干燥，以免毫米波被体表水分吸收而不能进入人体；②头、面、颈部治疗时，辐射器必须紧贴皮肤，以免毫米波散射损伤眼睛；③辐射器放在治疗部位后再调节输出，不要在打开输出后调换辐射器方向，以免毫米波辐射至眼睛造成损伤；④经常以毫米波辐射强度测试仪测试辐射器的输出，以及时发现治疗仪故障，保证治疗作用；⑤毫米波辐射器是产生毫米波的主要部件，谨防跌落撞击损伤。

附：常用的三种高频电疗法比较见表18-6，五种高频电疗法主要特点与作用的比较见表18-7。

表18-6　常用的三种高频电疗法比较

名称	短波	超短波	微波
波长	100~10m	10~1m	1m~1mm
频率	3~30MHz	30~300MHz	300~300 000MHz
电流总类	涡电流为主	位移电流为主	定向电磁波
电场线分布	深透较均匀	渗透均匀	较浅,局限
非热效应	较明显	明显	明显
剂量	主要依据患者感觉	主要依据患者感觉	计算单位为瓦
治疗技术	电缆法为主	电容法为主	辐射法
主要适应证	慢性、亚急性炎症	急性、亚急性炎症	急性、慢性炎症

表18-7　五种高频电疗法主要特点与作用的比较

	短波疗法	超短波疗法	分米波疗法	厘米波疗法	毫米波疗法
波长	22.12m 11.06m	7.37m 6m	69cm 33cm	12.25cm	8mm
频率	13.56MHz 27.12MHz	40.68MHz 50MHz	433MHz 915MHz	2450MHz	37.50GHz
波形	等幅正弦连续波	等幅正弦连续波	等幅正弦连续波	等幅正弦连续波	等幅正弦连续波
输出元件	电缆	电容电极	辐射器	辐射器	辐射器
治疗是否接触皮肤	不接触	不接触	可不接触	可不接触	几乎接触
作用方式	高频交变磁场感应	超高频电容场	特高频电磁波辐射	特高频电磁波辐射	极高频电磁波辐射

续表

	短波疗法	超短波疗法	分米波疗法	厘米波疗法	毫米波疗法
作用原理	涡电流,欧姆损耗	位移电流介质损耗为主	特高频振荡	特高频振荡	极高频振荡,谐振
作用方向	作用于一个侧面或环绕一个肢体	并置法:作用于一个侧面	对置法:横贯人体作用于一个侧面	作用于一个侧面	作用于一个侧面
作用深度	稍深,可达皮下与浅层肌肉	较深,可达肌肉、内脏、骨	较深,可达 7~9cm	较表浅,可达 3~5cm,可达皮下与浅层肌肉	极表浅,<1mm,只达表皮
组织产热分布	主要在浅层肌肉产热	产热较均匀、脂肪层过厚时易致脂肪过热	较均匀	较均匀	不产热
非热效应	较明显	明显	明显	明显	很明显
适应证	亚急性、慢性疾病为主	急性、亚急性疾病为主	慢性疾病为主	慢性疾病为主	急性、慢性疾病
恶性肿瘤治疗	采用Ⅳ级剂量,配合放化疗治疗较深肿瘤	采用Ⅳ级剂量,配合放化疗治疗较深肿瘤	采用Ⅳ级剂量,配合放化疗治疗较表浅肿瘤	采用Ⅳ级剂量,配合放化疗治疗较表浅肿瘤	配合放化疗治疗较表浅肿瘤
人体保护	无特殊	无特殊	注意保护眼、睾丸、小儿骨骺	注意保护眼、睾丸、小儿骨骺	注意保护眼、睾丸

（姜贵云）

第十九章
光疗法

第一节 概　述

应用日光辐射或人工光源治疗疾病的方法称为光疗法（phototherapy），包括可见光、红外线、紫外线和激光疗法。光疗始于日光疗法，早在公元 2 世纪就有了日光疗法的记载，而人工光源的光疗法始于 18 世纪末至 19 世纪中，20 世纪 60 年代激光被发现，人工光源的（可见光、红外线、紫外线及激光）光疗法相继形成。由于人工光源的不断发展，应用光的热和化学作用来促进机体功能恢复，逐渐成为物理治疗学中的一门重要的组成部分，在临床治疗的各个领域中得到了广泛的应用和不断发展，相继出现了紫外线穴位照射、紫外线光敏疗法、激光血管内照射疗法等，并在临床中取得了一定的疗效。

一、光的物理学基础

（一）光的本质

光是一种具有电磁波 - 粒子流二重性的物质，即光是一种由电荷振动产生的电磁波，同时又是由光量子组成的粒子流，因此，光既具有波长、频率、反射、折射、干涉等电磁波特性，也具有能量、吸收、光电效应、光压等量子特性。光量子的能量与频率成正比，与光的波长成反比。即：$E=h \cdot f$ 或 $E=h \cdot C/\lambda$。其中 E 为光子的能量，h 为普朗克常数（6.62×10^{-27} 尔格 / 秒），f 为光的振荡频率，C 为光速，λ 为光的波长。所以光的频率越高，波长越短，其光子的能量也越大。由于红外线、可见光线、紫外线三者的波长不同，其光子的能量也不同，故对机体的作用也会有显著差别。

（二）光谱

光谱是整个电磁波谱中的一小部分，位于无线电波与 X 线之间，其波长为 1000μm~180nm。按波长排列依次分为红外线、可见光、紫外线三部分。可见光在光谱中位于红外线与紫外线之间，波长400~760nm，由红、橙、黄、绿、青、蓝、紫七种单色光组成。红外线的波长最长，位于红光之外，分为长波和短波两部分；紫外线的波长最短，位于紫光之外，分为长波、中波、短波三部分。红外线与紫外线为不可见光线（图 19-1）。

（三）光的发生

1. **自发辐射**　原子或分子通常处于能量最低的基态，当物质受到外界作用之时，本身会从外界获得能量，许多分子和原子则由基态过渡到能量较高的状态，即激发态。处在激发态的分子或原子极不稳定，会自发的从激发态过渡到下能级或跳回基态，多余的能量会以光子的形式向四周发散，这种发射称为光的自发辐射。红外线、可见光和紫外线即是通过自发辐射产生的。

2. **受激辐射** 处于亚稳态的原子或分子在外来光的诱发下会跳到基态或某个下能级，在这个过程中会放出光子，在受激过程中发出的光子使外来光得到反复的加强和放大，形成束状的相干光，这种发射称为光的受激辐射。激光即是通过受激辐射产生的。

（四）光的传播

1. **光的传播速度** 各种光在真空中的传播速度是相同的，以 3.0×10^8 m/s 的速度直线传播，但在不同的介质中光的传播速度则不同。

2. **光的传播定律**

（1）光反射定律：光线从一种介质投射到另一种介质的表面时，一部分光线从另一介质的表面反射回来的过程，称光反射。光反射定律为光的入射线与反射线和法线位于同一平面上，入射角与反射角分别位于法线的两侧，其入射角与反射角相等。当入射角足够大时，可发生全反射。光疗仪器一般都装有反射罩，以增加光的照度。

（2）光折射定律：光线从一种介质进入到另一种介质时，其传播方向发生了改变，称光折射。光线由光疏介质进入光密

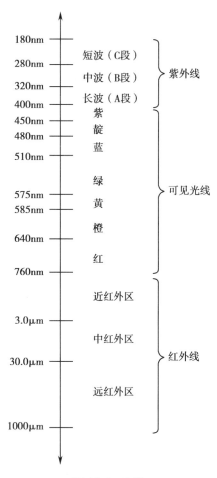

图 19-1 光谱

介质时，折射角小于入射角，光线由光密介质进入光疏介质时，折射角大于入射角，为光的折射定律。折射角的大小与波长成反比，波长愈短折射角愈大。临床照射使用的紫外线体腔导子，就是利用了光的折射原理。

（3）光照度定律：物体单位面积上所接受的光能量，与投射的距离和角度有关。①照度的平方反比定律：点光源垂直照射时，物体表面接收的照度与光源强度成正比，与光源距离的平方成反比；②照度的余弦定律：平行光线照射到物体表面的照度，与光线入射角的余弦成正比。当投射光源斜射时，投射光线入射角愈大，被照射面的照度愈小。在光疗中一般均采用垂直照射。

二、光的基本理化效应

光照射到物体上被吸收后，由生物体系内的分子吸收，各种物质对光能的吸收和蓄积必然伴随其运动形式的某种变化，从而产生各种物理与化学效应。

1. **光热效应** 当物质吸收波长较长的光线（红外线及可见光的长波部分）时，由于这部分光线的光子能量较小，不能引起电子的激发，主要是使受照射物质的分子和原子的运动速度加快，因此产生热效应。

2. **光电效应** 紫外线及可见光线（短波部分）照射物体时，引起物质的电性质发生变化，也就是光能量转换成电能，这类光致电变的现象称为光电效应。产生光电效应的基本条件是，每个光子的能量必须足以使电子从电子轨道上逸出。紫外线及可见光线短波部分照射人体、动植物、金属和某些化学物质

时，均可产生光电效应。而红外线照射，无论照射强度多大因其光子的能量小，均不能引起光电效应。

3. **光化学效应** 物质吸收光子后，如果光子能量很大，可发生下列几种情况：①原子或基团之间的化学键断裂；②激出电子（光电效应），使原子变成带正电荷的离子；③电子跃迁到能级较高的轨道，处于受激状态，使原子或分子获得附加能量。由于发生这些作用，继而产生各种化学反应。光化学反应可以有以下几种类型：光合作用、光分解效应、光聚合作用、同质异构化作用、光敏反应及荧光。光化学效应是光生物学作用的重要基础和原发性反应的一个重要环节。

4. **荧光和磷光** 某些物质吸收了波长较短的光能后可发出波长较长的光能，常见的有荧光和磷光。荧光是物质吸收电磁辐射后受到激发，受激发原子或分子在去激发过程中再发射波长与激发辐射波长相同或不同的辐射。当激发光源停止辐照试样以后，再发射过程立刻停止，这种再发射的光称为荧光；磷光是外界光线停止照射时，该物质所发的光还持续一定时间。荧光和磷光主要是由于短波光线如紫光、紫外线、X线等照射引起的。

三、 光疗的分类

1. **红外线疗法** 在光谱中，应用波长在 760nm~400μm 的红外线治疗疾病的方法称为红外线疗法。其作用机制是热效应，因此有热射线之称。

2. **可见光疗法** 在光谱中，应用波长在 400~760nm 的可见光治疗疾病的方法称为可见光疗法。其作用机制是热效应和光化学效应。

3. **紫外线疗法** 在光谱中，应用波长在 180~400nm 的紫外线治疗疾病的方法称为紫外线疗法。其作用机制主要是光化学效应，因此又有光化学线之称。

4. **激光疗法** 受激辐射光称为激光，以各种形式的激光治疗某些疾病的方法，称为激光疗法。激光的生物学效应有热效应、压力效应、光化学效应、电磁效应等。激光又有光针之称。

（吴　军）

第二节　红外线疗法

红外线属不可见光，波长 760nm~400μm，因其在光谱上位于红光之外，故称红外线。在光谱中红外线波长最长，因而红外线光量子的能量低，辐射人体组织后主要产生热作用，故又有热射线之称。所有高于绝对零度（-273℃）的物质都可辐射红外线。应用红外线治疗疾病的方法称为红外线疗法（infrared radiation therapy）。临床上红外线通常分为两段：短波红外线（近红外线）和长波红外线（远红外线）。

一、 生物物理学特征

短波红外线又称近红外线，波长 760nm~1.5μm，穿入人体组织较深约 5~10mm，能直接作用到皮肤的血管、淋巴管、神经末梢及其皮下组织，如白炽灯；长波红外线又称远红外线，波长 1.5~400μm，大部分被表层皮肤吸收，穿透组织深度小于 2mm，如红外线灯。红外线波长较长，光量子能量小，被组织吸收后，不能引起光化学效应和光电效应，其能量被组织吸收后主要引起分子的振动而产生热效应，使组织温度升高。短波红外线与长波红外线的热效应略有差异（表19-1）。

表19-1　近红外线与远红外线热效应的比较

	近红外线	远红外线
热效应	小	大
干燥脱水作用	较弱	较强
受照射区皮肤红斑	花斑状	均匀、明显
皮肤的吸收	较少	较多
穿透人体组织的深度	10mm	0.05~1mm
受照射区皮肤感觉	热感较柔和	热感较强烈
治疗选择	病变略深，对热敏感者	病变浅表，有渗出者

二、治疗作用

红外线作用于人体组织，使细胞分子运动加速，局部组织温度升高，其对机体的作用主要是热作用，所有治疗作用都是建立在此基础上。热可使血管反射性扩张充血，血流加快，血液循环得到明显改善，物质代谢增强和改善营养状态，并提高免疫功能。不同组织吸收红外线的能力不同，其产生的热效应亦不同，从而产生一系列治疗作用。

1. **缓解肌肉痉挛**　红外线照射可以减弱骨骼肌和胃肠道平滑肌的肌张力。因红外线使皮肤温度升高，通过热作用可使骨骼肌肌梭中的γ传出神经纤维兴奋性降低，牵张反射减弱，致使肌张力减弱，肌肉松弛。同时，红外线照射腹壁浅层时，皮肤体温升高，通过反射作用使胃肠道平滑肌松弛、蠕动减弱。用于治疗肌肉痉挛、劳损和胃肠道痉挛等。

2. **镇痛**　对多种原因所致的疼痛，红外线均有一定的镇痛作用，其作用机制是多方面的，如对于组织张力增加所致肿胀性疼痛，红外线可通过促进局部渗出物吸收、减轻肿胀而镇痛；对于肌痉挛性或缺血性疼痛，可通过缓解肌肉痉挛，改善局部血液循环，降低肌张力而止痛；对于神经性疼痛，可通过降低感觉神经兴奋性而镇痛。

3. **消炎**　红外线照射可改善血液循环和组织营养，促进局部渗出物的吸收，增强人体免疫功能，提高吞噬细胞的吞噬能力，有利于慢性炎症的吸收及消散，具有消炎、消肿作用。用于治疗各种类型的慢性炎症。

4. **促进组织再生**　红外线的热效应通过神经体液性反射能引起血管扩张，血液循环加速，局部组织营养代谢好转，细胞活力加强，有利于组织再生修复，加速伤口及溃疡愈合。

5. **减轻术后粘连、软化瘢痕**　红外线照射有减少烧伤创面渗出的作用，减轻术后粘连，促进瘢痕软化，减轻瘢痕挛缩。还能促进组织肿胀和血肿消散，用于治疗扭挫伤。

三、治疗技术

（一）设备

1. **红外线灯**　将电阻丝缠在瓷棒上，通电后电阻丝产热，在外面反射罩的辅助下将红外线辐射至治疗部位。红外线灯辐射出的全部为不可见的红外线，并以长波红外线为主。红外线灯有立地式和台式两种，立地式红外线灯的功率可达1500W，台式的功率为50~600W，适用于局部照射。

2. 石英红外线（白炽灯） 将钨丝伸入充气的石英管中，通电后的钨丝发热并加热石英管中的气体，由此辐射光线，主要发射近红外线与少量可见光，主要适用于局部治疗，特别是深部病灶。

3. 光浴箱 由多个白炽灯组成或由碳化硅辐射排列在箱内，外加金属反射罩而制成，主要辐射远红外线。根据光浴箱的大小不同，可进行躯干、双下肢及全身照射。

（二）操作方法

1. 操作前应先检查灯泡、灯头及支架安装是否牢固，辐射板有无破损。

2. 接通电源，开机后灯泡预热5分钟（如TDP）。

3. 患者取舒适体位，充分暴露治疗部位，检查照射部位有无感觉障碍。

4. 将灯头对准治疗部位中心垂直照射，灯与皮肤距离30~60cm，视灯的功率而定，以患部有舒适的温热感为准。

5. 应用光浴箱照射时，需将光浴箱的两端开口处用布单遮盖。通电后3~5分钟，应询问患者的温度感是否适宜，光浴箱内的温度应保持在40~50℃。

6. 治疗结束时，移开灯头，检查皮肤，擦去照射部位的汗水，患者应在室内休息10~15分钟方能离开。

7. 红外线照射可与局部外用药相结合，也可与针刺同时进行，以提高疗效。

8. 每次照射20~30分钟，每日1~2次，一般亚急性疾患7~10次为1个疗程，慢性疾患15~20次为1个疗程。

（三）照射方法的选择和照射剂量

1. 不同照射方式的选择 红外线照射主要用于局部治疗，如需热作用较深，则优先选用白炽灯。治疗慢性风湿性关节炎可用局部光浴箱；治疗多发性末梢神经炎可用全身光浴箱。

2. 照射剂量 红外线治疗剂量的大小，主要由病变的特点、部位、患者年龄及机体的功能状态等来决定。红外线正常照射时患者有舒适的温热感，皮肤可出现淡红色均匀的红斑，皮温以不超过45℃为准，如出现大理石状的红斑则为过热表现，应增加照射距离或停止照射。

四、 临床应用

（一）适应证

适用于各种亚急性和慢性损伤、炎症，如软组织扭挫伤恢复期、肌纤维组织炎、关节炎、神经痛、软组织炎症感染吸收期、伤口愈合迟缓、慢性溃疡、丹毒、冻伤、褥疮、烧伤创面、肌痉挛、风湿性关节炎、关节纤维性挛缩、多发性末梢神经炎、盆腔炎性疾病后遗症、外阴炎、乳腺炎、神经性皮炎等。

（二）禁忌证

恶性肿瘤局部、出血倾向、高热、活动性结核、急性扭伤早期（24小时内）、急性化脓性炎症、闭塞性脉管炎、重度动脉硬化、局部皮肤感觉或循环障碍、认知功能障碍者等。

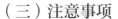

（三）注意事项

1. 首次照射前应仔细询问及检查患者是否有皮肤感觉障碍，如有一般不予照射，必须照射时应严密观察治疗部位，避免发生烫伤。

2. 照射部位接近眼或光线可射及眼时，可戴绿色防护眼镜或以浸水棉花敷于双眼，以免引起白内障或视网膜灼伤。

3. 新鲜的瘢痕、植皮部位照射时需特别小心，并经常询问患者，观察照射部位反应，以防烫伤。

4. 血液循环障碍部位，尤其有较明显的毛细血管或血管扩张部位，一般不用红外线照射。

5. 治疗过程中要经常询问患者，注意观察，如患者出汗多，感觉头晕、心慌等需立即告知医护人员。

6. 治疗过程中患者不得移动体位或拉动灯头，以防身体触及灯具引起烫伤。

7. 多次照射后，局部皮肤可出现网状红斑，停止照射红斑即消失。

8. 用光浴箱治疗时，不应使身体接触箱内任何部位。夏季因天气热，患者出汗较多，要做头部冷敷，治疗后要饮水，防止中暑和脱水。

（吴　军）

第三节　可见光疗法

可见光在光谱中位于红外线与紫外线之间，波长 760~400nm，为人眼可以看到的光线。辐射人体组织后主要产生温热作用和光化学作用。应用可见光治疗疾病的方法称为可见光疗法（visible light therapy）。物理因子疗法中常用的可见光疗法有红光疗法和蓝紫光疗法。应用波长在 640~760nm 的红色光线对人体进行治疗的方法称红光疗法。应用波长在 420~510nm 的蓝紫光对人体进行治疗的方法称蓝紫光疗法，主要用于新生儿高胆红素血症的治疗。

一、生物物理学特征

可见光线为能引起视网膜光感的辐射线，波长范围为 760~400nm，在此波段范围内，不同波段产生不同的颜色，为红、橙、黄、绿、青、蓝、紫七种颜色的光线，不同波长可见光线的光子能量不等。可见光对组织的穿透能力以红光最强，其他光线随其波长缩短穿透能力依次减弱，红光大部分在真皮层被吸收，紫光基本上仅在表皮被吸收。可见光的生物学作用既有红外线的作用又有紫外线的作用，即温热作用和光化学作用。波长较长的可见光以温热作用为主，波长较短的可见光以光化学作用为主。

二、治疗作用

1. **红光疗法**　红光的波长靠近红外线，因此，其生物学作用主要以温热效应为主。红光穿透组织较深，可使深部组织血管扩张，组织充血，血液循环增强，改善组织营养，具有促进炎症吸收消散、镇痛、缓解肌肉痉挛与促进组织愈合和周围神经再生的作用。

2. 蓝紫光疗法 蓝紫光的波长靠近紫外线，因此，其生物学作用主要以光化学作用为主。蓝紫光照射于皮肤黏膜后进入人体，使浅层血管扩张，血液中的胆红素吸收波长 400~500nm 的光，其中对 420~460nm 的蓝紫色光吸收最强。胆红素吸收蓝紫光后，通过一系列的光化学变化，最后形成一种水溶性低分子量的产物，由尿液排出体外，使血液中过高的胆红素浓度下降，皮肤退黄。主要用于治疗新生儿高胆红素血症。

三、 治疗技术

（一）设备

最常用的人工可见光光源是白炽灯，如果加不同颜色的滤板便可以获得各色的可见光线，如红光、蓝光、紫光；利用不同的荧光物质制成的荧光灯也可发出各色的可见光线。

1. 红光治疗仪是一种新型的可以应用于医院、家庭的光疗设备。
2. 蓝紫光治疗仪是用于治疗新生儿核黄疸。
3. 颜色光光子治疗仪是一种新型理疗仪器，它能满足颜色疗法的要求。

（二）操作方法

1. 有色光的操作方法

（1）照射前检查灯泡、辐射板安装是否牢固，支架是否稳妥。

（2）患者取舒适体位，暴露治疗部位。

（3）移动灯头，使灯头中心对准患处，照射距离视灯的功率大小而定，若在 200W 以下，红光照射距离在 20cm 以内，蓝光在 10cm 以内。

（4）每日 1 次，每次 15~30 分钟，15~20 次为 1 个疗程。

2. 蓝紫光的操作方法

（1）将 6~10 只 20W 的蓝光荧光灯或日光荧光灯（需滤过所含的紫外线）按半月形悬挂在距治疗床 70cm 的高度，使灯管长轴与床的长轴平行，以新生儿胸骨柄为中心进行照射。

（2）患儿全身裸露，戴防护眼镜或用黑色硬纸遮盖患儿眼睛接受照射，仰卧或俯卧于照射箱内，照射箱温度保持在 30℃左右。

（3）在 1~3 天内连续照射或间断照射（每照射 6~12 小时，停止照射 2~4 小时）。蓝、紫光总照射时间为 24~48 小时，白光总照射时间为 24~72 小时。

（4）照射过程中每一小时给患儿翻身 1 次，使其身体前后面交替照射。每 4 小时测一次体温，超过 38℃应及时降温。

四、 临床应用

（一）适应证

1. 红光疗法 软组织损伤、烧伤后创面、术后组织粘连、皮肤溃疡、褥疮、周围神经损伤、关节炎、慢性胃炎、慢性肠炎、气管炎、肺炎、浅静脉炎、神经炎、神经痛、神经性皮炎、斑秃、湿疹、盆腔炎性疾病后遗症等。

2. 蓝、紫光疗法 主要用于治疗新生儿高胆红素血症。

（二）禁忌证

同红外线疗法。

（三）注意事项

1. 照射部位接近眼部或光线可射及眼部时，应用盐水纱布遮盖双眼，由于眼球含有较多的液体，对可见光吸收较强，可引起白内障。

2. 治疗过程中患者不要随意变换体位，防止身体触及灯泡而引起烫伤。

3. 照射过程中注意观察患儿情况，如呼吸、体温、眼睛、皮肤等变化。

4. 蓝紫光照射后皮肤黄疸消失快，但血清胆红素下降较慢，应定时复查血清胆红素以确定是否继续照射。如照射总时间超过 24 小时，患儿黄疸不退或血胆红素不下降，需考虑改用其他疗法。

5. 灯管长时间照射后会衰老及光线减弱，应定期进行更换。

（吴　军）

第四节　紫外线疗法

紫外线属不可见光，波长 180~400nm，因其在光谱上位于紫光之外，故称紫外线。在光谱中紫外线波长最短，因而紫外线光量子的能量大，辐射人体组织后主要产生光化学效应，故又有光化学射线之称。紫外线较红外线、可见光具有更多、更复杂的生物学效应。应用紫外线治疗疾病的方法称为紫外线疗法（ultraviolet radiation therapy）。

一、生物物理学特征

医用紫外线常分为三个波段，因其波长、能量的不同，被皮肤组织吸收率亦不同，故具有不同的生物作用特点：①长波紫外线（UVA）：波长 320~400nm，有明显的色素沉着作用，产生色素的最强波段为 340~365nm；可引起一些物质产生荧光反应，用于临床诊断等；因其生物学作用较弱，引起红斑反应的作用也很弱；②中波紫外线（UVB）：波长 280~320nm，是紫外线生物学效应最活跃部分，可产生强烈的红斑反应，最强波段为 297nm；促进维生素 D 合成，改善钙磷代谢，最强波段 280~315nm；促进上皮细胞生长；引起皮肤色素沉着；③短波紫外线（UVC）：波长 180~280nm，有很强的杀菌作用，可用于杀菌、消毒，故被称为"杀菌射线"，杀菌作用最强的波段为 250~260nm；可产生较强的红斑反应，对病毒和细菌的杀灭和抑制作用强，用于临床各种治疗。

皮肤对紫外线能量的吸收、穿透与波长有关，波长愈短，穿透愈浅，皮肤吸收愈多，反之，皮肤相对吸收减少。无论何段紫外线，其穿透深度基本上均达不到真皮，短波紫外线的穿透深度主要在表皮浅层（0.01~0.1mm），中、长波紫外线也只能达到表皮深层、毛细血管和神经末梢（0.1~1.0mm）。

二、生物学效应

（一）红斑反应

1. **紫外线红斑反应性质和组织学变化**　红斑反应是紫外线照射引起的一种可见的反应。紫外线照射皮肤或黏膜后，经过2~6小时的潜伏期，局部出现界限清楚的红斑，12~24小时红斑反应达到高峰，由于照射剂量不同，红斑反应强度也不同。弱红斑持续10余小时，强红斑可持续数日，红斑消退后，皮肤可有脱屑现象和遗留色素沉着。各种波长紫外线引起的红斑反应强度不同，以297nm的紫外线致红斑作用最为明显，其次为波长254nm、280nm的紫外线红斑反应较差，波长330nm和420nm的紫外线反应最弱。从临床表现看，紫外线红斑实质上为皮肤或黏膜的一种非特异性急性炎症反应，为一种光化性皮炎。

2. **紫外线生物剂量**　由于紫外线敏感性有明显个体差异，所以用生物剂量作为紫外线治疗照射的剂量单位。一个生物剂量，即最小红斑量（minimal erythema dose，MED）是指紫外线灯管在一定距离垂直照射下引起机体最弱红斑反应（阈红斑反应）所需的照射时间。其剂量单位为秒。

3. **紫外线红斑的分级**　由于紫外线剂量不同，可引起不同程度的红斑反应。紫外线红斑分级见表19-2。

表19-2　紫外线红斑分级

红斑等级	生物剂量	红斑反应	症状	皮肤脱屑	色素沉着
亚红斑	<1	无	无	无	无
阈红斑	1	微红,12小时内消退	较大面积照射时有轻微灼热感	无	无
弱红斑（一级红斑量）	2~4	淡红,界清,24小时左右消退	灼热、痒感,偶有微痛	轻微	可有,较轻
中红斑（二级红斑量）	5~6	鲜红,界限清,可有皮肤微肿,3天内可消退	刺痒,明显灼热感	轻度	轻度
强红斑（三级红斑量）	7~10	暗红,皮肤水肿,4~5天后逐渐消退	较重度的刺痛和灼热感,可有全身性反应	明显	明显
超强红斑（四级红斑量）	>10	暗红,水肿并发水疱,持续5~7天后逐渐消退	重度的刺痛和灼热感,可有全身性反应	表皮大片脱落	明显

（二）色素沉着

色素沉着是紫外线照射引起的另一种可见的皮肤反应。紫外线大剂量或小剂量多次照射，可使局部皮肤产生色素沉着，变成黑色。长波紫外线的色素沉着作用强，短波紫外线的色素沉着作用弱。在临床上，常利用此种作用治疗色素脱失性皮肤病，如白癜风。色素沉着分为两种类型：直接色素沉着和间接色素沉着。

（三）对钙磷代谢的影响

人体皮肤中含有7-脱氢胆固醇，在适当的紫外线照射下可转变成维生素D_3，维生素D_3具有促进肠道对钙、磷的吸收和使骨组织钙化的作用。波长275~297nm的紫外线可显著促进维生素D的合成，其中最大吸收光谱为 283nm 和 295nm。

（四）对细胞的影响

细胞内含有核糖核酸（RNA）和脱氧核糖核酸（DNA），对波长 300nm 以下的紫外线有较强的吸收作用，其最大吸收光谱为 253.7nm。小剂量紫外线照射时，可促进 DNA 合成和细胞的丝状分裂。采用大剂量的紫外线照射时，可破坏 DNA 双链的合成，导致细胞活动异常或死亡，是紫外线杀菌作用的机制。同时，大剂量紫外线通过破坏 RNA 使蛋白质分解和变性等影响细胞的活动，也是其杀菌作用的机制之一。

（五）对免疫功能的影响

紫外线照射后，皮肤及皮下组织的离子平衡发生改变，蛋白质变性，免疫细胞数量增多，可激活单核 - 巨噬细胞系统、增强白细胞的吞噬功能，同时可使与免疫和炎症反应密切相关的白细胞介素 -1 增多，活化 T 细胞和 B 细胞，增强机体免疫功能。

（六）抑制变态反应

红斑量紫外线照射，有抑制第 Ⅰ、Ⅳ 型变态反应的作用。第 Ⅰ 型变态反应同肥大细胞和嗜碱性粒细胞脱粒释放大量组胺等活性递质有关。

（七）荧光反应

许多荧光物在紫外线的照射下，产生一定颜色的可见光，临床上可利用它检测肿瘤组织和某些皮肤病，例如，血卟啉在长波紫外线照射下产生橘红色荧光，花斑癣呈金黄色荧光，发癣呈鲜明的蓝绿色荧光，四环素呈黄色荧光等。

（八）光敏反应

1. 光毒反应　呋喃香豆素类、煤焦、四环素族和汞制剂等药物与紫外线照射同时应用，可增强机体对紫外线的敏感性，产生较强的皮肤反应，临床上用以提高紫外线治疗某些皮肤病的疗效。例如，银屑病患者口服 8- 甲氧沙林后 1~2 个小时，用长波紫外线照射，使表皮细胞 DNA 复制受抑制，延长细胞增殖周期。

2. 光变态反应　少数人单受日光（或人工紫外线）照射，或同时有已知外源光敏剂存在时，可能发生日光性荨麻疹或接触性光过敏性皮炎。此类光敏反应与免疫反应有密切关系，已知外源光敏剂主要有卤化水杨酰苯胺、氯丙嗪、六氯酚、血卟啉类及叶绿素类。引起光变态反应的抗原是由于光的照射而发生变化的皮肤蛋白或核酸，或是由于外源光敏剂吸收光能发生变化并同蛋白载体一起形成。引起光变态反应的光波主要在长波紫外线范围。

三、治疗作用

1. 杀菌　紫外线照射创面，可直接杀灭病原体或改变微生物生存环境，抑制其生长繁殖。紫外线的杀菌作用与其波长有关，不同波长紫外线杀菌能力不一。波长在 300nm 以下的紫外线有明显杀菌作用，而杀菌作用最强的为 250~260nm。波长在 300nm 以上的紫外线杀菌能力主要依赖光敏物质的存在，没有直接杀菌能力。但各种细菌对不同波长的敏感性不一样，所需用的能量也不同。

2. **消炎** 紫外线红斑量照射是强力的抗炎症因子，尤其对皮肤浅层组织的急性感染性炎症效果显著，中、短波紫外线的消炎作用强于长波。

3. **镇痛** 红斑量紫外线治疗有明显的镇痛效果。主要表现为降低感觉神经兴奋性，照射区痛阈升高，感觉时值延长，对炎症性和非炎症性疼痛均有良好的缓解作用。另外，紫外线照射区血液循环增加，致痛物质清除加快，从而缓解疼痛。

4. **防佝偻病和软骨病** 用波长在 272~297nm 的紫外线照射后，可促使人体皮肤中的 7- 脱氢胆固醇形成维生素 D_3，维生素 D_3 经肝、肾羟化形成二羟维生素 D_3，促使肠道对钙、磷的吸收及肾小管对钙、磷的重吸收，保持血中钙、磷相对平衡，可促进骨盐沉着。因而起到预防治疗佝偻病和软骨病的作用。

5. **促进伤口愈合** 小剂量紫外线照射可刺激 DNA 的合成和细胞分裂，促进肉芽组织及上皮的生长，加快伤口愈合。大剂量紫外线则破坏 DNA 的合成，抑制细胞分裂，促使细胞死亡。临床上可用于治疗各种感染创面、迁延不愈的伤口和皮肤溃疡等。

6. **脱敏** 多次小剂量紫外线照射，机体可产生少量组胺，从皮肤中不断进入血液，刺激组胺酶产生，而组胺酶可分解过敏时血中过量的组胺而达到脱敏作用。此外，紫外线照射后维生素 D 增多，钙的吸收亦增多，钙离子可降低神经系统兴奋性和血管通透性，减轻过敏反应。因此临床上可用于防治 I 型变态反应为主要发病机制的疾病。

7. **调节机体免疫功能** 紫外线照射对人体细胞免疫功能有激活作用，可使吞噬细胞数量增多，吞噬能力增强。紫外线也可以增强人体体液免疫功能，使补体、凝集素、调理素增加。

8. **光敏反应** 又称光动力学反应。紫外线与光敏剂 8- 甲氧基补骨脂素（8-MOP）合用可产生光加成反应。采用 8-MOP 为光敏剂，用长波紫外线照射后能抑制病灶区表皮细胞内 DNA 的复制，从而抑制上皮细胞的生长，用于治疗银屑病；激活休止期黑色素细胞，促进皮肤细胞合成黑色素，用于治疗白癜风。

四、 治疗技术

（一）设备

1. **高压汞灯** 又称"热石英灯"，是最常用的人工紫外线光源，主要产生可见光的绿色部分及中、长波紫外线，其中辐射最强的是 365nm 和 313nm。灯管内汞蒸气压强为 0.3~3 个大气压，该灯工作时温度可达 500℃。按其功率可分为：

（1）落地式：功率为 300~500W，灯管为直形或 U 形，安装于铝合金制成的半球形反射罩内，适用于全身和局部照射。

（2）台式：功率为 200~300W，移动比较方便，适用于局部照射。

（3）水冷式：灯管外罩内有冷水流动冷却，适用于贴在皮肤上的照射或石英导子体腔照射。

2. **低压汞灯** 又称冷光紫外线灯，主要产生短波紫外线，最强辐射光谱为 254nm，具有明显杀菌作用。管内水银蒸气压为 0.005~0.01 个大气压，灯管工作时温度 30~40℃。按其功率可分为：

（1）落地式：功率 30W，灯管为盘形，适用于大面积照射。

（2）手提式：功率 10~15W，灯管为盘形，适用于小面积照射。

（3）体腔式：功率 5~10W，灯管为盘形，通过石英导子做体腔内照射。

（4）荧光灯：在灯管内壁涂有荧光物质。当灯管发出 253.7nm 的紫外线时，荧光物质钙、磷、铊磷酸盐，受激辐射出 280~370nm 紫外线，峰值为 300~310nm 的中波紫外线，有较强的红斑效应，促维生素 D 形成和色素沉着作用。当灯管内物质为硅酸钡或磷酸钙时，则受刺激辐射出 300~400nm 的紫外线，峰值为 366nm 的长波，可用于光敏疗法治疗银屑病和白癜风。

（5）"黑光"灯：功率 20~40W，多制成灯排，辐射 300~400nm 的长波紫外线，峰值为 366nm，可做全身照射，适用于光敏疗法治疗银屑病和白癜风。

（二）生物剂量测定

1. **生物剂量概念** 所谓一个生物剂量也就是最小红斑量（MED），即紫外线灯管在一定距离内（常用 50cm），垂直照射下引起最弱红斑反应（阈红斑反应）所需要的照射时间。

2. **生物剂量测定器** 孔板由长方形不透光金属或塑料板制成，中间开有 6 个长方形窗孔，每孔为 1.5cm × 0.5cm，孔间距 1cm，金属板上有遮盖窗孔的推拉插板，孔板两侧有固定带。

3. **测定部位** 一般多选对紫外线较敏感的下腹部，也可选前臂屈侧。

4. **测定方法**

（1）患者取舒适体位，暴露被测定区，将生物剂量测定器放在测定部位，用布巾遮盖周围。

（2）将预热好的紫外线灯管垂直对准测定器，灯管与皮肤的距离常用 50cm。

（3）操作者抽动测定器遮盖板，每隔 5 秒、10 秒或 15 秒依次抽动插板照射各孔，直至 6 孔全部照射完毕。

5. **阈红斑反应的观察**

（1）照射后 6~12 小时观察测定部位，以出现最弱红斑孔的照射时间为一个生物剂量；如在照射后 24 小时观察，则以所见到的最弱红斑前一孔的照射时间为一个生物剂量。

（2）如照射后 6 个孔均未出现红斑或全部出现红斑反应，则应适当增减每孔照射时间，重新测定。

（三）照射方法

1. **全身照射法**

（1）照射方法：照射前必须先测定患者的生物剂量。采用落地式大功率紫外线灯，要求患者全身裸露（可穿三角裤，女性患者需用棉花遮盖乳头），戴好防护目镜。成人分四区照射，患者取平卧位，灯管中心依次对准胸部、膝关节、背部、腘窝部，照射灯距为 100cm，首次照射剂量为 1/8、1/6、1/4 或 1/2MED，隔日 1 次，逐渐增加剂量至 4~5MED，10~20 次为 1 个疗程。儿童分两个区照射，灯头中心在前面对准脐部，后面以腰为中心，照射灯距为 50cm，从 1/2MED 开始，隔日 1 次，以后逐渐加量达到 2~3MED，10~20 次为 1 个疗程。

（2）照射剂量：初次照射的最大允许剂量应小于 1MED，即采用亚红斑量照射。随机体对紫外线照射的逐渐适应，可逐渐增加至疗程结束时达到 3~5MED。紫外线全身照射的剂量按照患者病变和体质可采用基本进度（每次增加 1~2MED）、缓慢进度（每次增加 0.5~1MED）和加速进度（每次增加 2~4MED）三种。临床上多采用基本进度；对体弱者或紫外线敏感性升高者，常用缓慢进度；对体质好而健康者作为预防目的可用加速进度。不同年龄的小儿其紫外线照射剂量也不同。

2. **局部体表照射法** 采用落地式、水冷式、盘式紫外线灯进行局部体表照射。

（1）病变部位照射法：患者取舒适体位，照射病变区及其周围健康皮肤约 5~6cm，8~10MED 开始，每日或隔日照射 1 次，照射 6~8 次为 1 个疗程。

（2）节段照射法：紫外线照射于躯体和相应节段，可反射性治疗该节段支配的某些内脏器官的疾病，如领区照射法可用于调节中枢神经系统的功能等；照射乳腺区可用以反射性治疗盆腔疾患等。

一般照射 3~4MED。

（3）分区照射法：将治疗部位分成数区，依次进行，常在照射面积超过 600~800cm² 时采用此法，如坐骨神经痛，用紫外线照射腰、骶神经丛分布区，分四区照射，第一区为全部腰骶区，6~8MED 开始；第二区为臀部，8~10MED 开始；第三区为大腿后部，8~10MED 开始；第四区为小腿后部，8~12MED 开始。以后根据病情增减剂量，每日或隔日照射 1 次，10~15 次为 1 个疗程。

（4）中心加量照射法：在病变部位照射法的基础上，病灶中心部位用强红斑量或超红斑量照射，病灶周围 5cm 范围内用弱红斑量或红斑量照射。此法多用于急性皮肤化脓性炎症和顽固性感染性伤口的治疗。

（5）多孔照射法：大面积照射时，可用多孔照射法。在一条面积为 30cm × 30cm 的白布巾上均匀地开 150~200 个面积为 1cm² 的小圆孔，孔间距离为 1cm，形成多孔巾；小儿用的多孔巾面积、孔数、孔径均应适当缩减。将孔巾置于局部进行照射，成人自 4~6MED 开始，小儿自 3~4MED 开始，可每日或隔 1~2 天照射 1 次。再次照射，应更换照射孔的部位，共照射 6~10 次。临床常用来治疗带状疱疹后遗痛、大面积肌筋膜炎等，还用于预防和治疗佝偻病及软骨病。

（6）穴位照射法：需制备孔洞直径约为 1.5cm 的孔巾，孔的位置及数目可根据照射不同部位的腧穴设计。通过紫外线对穴位的刺激，调节穴位所在的经络，从而平衡脏腑的功能。根据疾病选穴位，每次 2~6 个穴位，自 4~6MED 开始，每日或隔日照射 1 次，4~6 次为 1 个疗程。

3. **体腔照射法** 常采用水冷式高压汞灯或冷光低压汞石英灯，根据病情接以合适的体腔石英导子。

（1）在进行体腔照射前，先用生理盐水将腔内导子（石英玻璃）经 75% 乙醇浸泡 30 分钟后，用无菌纱布拭干。

（2）按医嘱选好石英导子，置入腔内，对准或直接接触病灶照射，按启动键，计时器倒计时。

（3）紫外线通过导子后强度减弱，照射剂量应增加，治疗剂量一般以皮肤生物剂量的 1~1.5 倍计算（或以在黏膜上测定的生物剂量计算），一般以 30 秒开始，每次递增 10~20 秒。

（4）治疗完毕，将石英导子自患者体腔取出，再冲洗干净后将其浸泡在 75% 乙醇中消毒。

（5）每日或隔日 1 次，5~10 次为 1 个疗程。

4. **光敏治疗** 又称光化学疗法。光敏治疗的光源为具有光化学效应的可见光、紫外线和激光。光敏剂有多种，主要来源于天然植物、人工合成或体外诱导的体内转化，常用的有血卟啉及其衍生物。治疗全身性银屑病时先口服 8-MOP 20~30mg，2 小时后进行全身长波紫外线照射。治疗局限性银屑病、白癜风时将 0.15%~0.5% 的 8-MOP 酊剂涂于患处皮肤，40 分钟后进行长波紫外线照射。隔日照射 1 次，20~30 次为 1 个疗程。

五、 临床应用

（一）适应证

1. **全身照射** 佝偻病、软骨病、老年骨质疏松症、骨折、免疫功能低下、肝硬化或尿毒症患者全身皮肤瘙痒、银屑病、白癜风等。

2. **局部（体表）照射** 疖肿、痈、急性蜂窝织炎、急性乳腺炎、丹毒、淋巴结炎、静脉炎、软组织急性化脓性炎症、伤口感染、褥疮、伤口延迟愈合、急性关节炎、急性神经痛、肺炎、溃疡、带状疱疹及其后遗痛等。

3. **体腔照射**　外耳道、鼻、咽、口腔、阴道、直肠、窦道等腔道内感染。

4. **光敏治疗**　银屑病、白癜风等。

（二）禁忌证

恶性肿瘤、高热、心肺肝肾衰竭、出血倾向、活动性结核、急性湿疹、日光性皮炎、皮肤癌变、色素沉着性干皮症、血小板减少性紫癜、血友病、系统性红斑狼疮、光敏性疾病、应用光敏药物（光敏治疗除外）等。

（三）注意事项

1. 紫外线辐射可使空气产生臭氧，因而治疗室应通风良好，室温应保持在 22~24℃，应用屏风隔离或单独房间。

2. 尽可能预约患者集中时间治疗，以减少开灯次数。患者在治疗过程中，需用同一灯管照射。

3. 治疗前应告知患者红斑量照射后皮肤上会出现红斑，体表照射后不要擦洗局部或洗澡。治疗过程中，也不要服用光敏药物或吃光敏食物。

4. 治疗部位的皮肤应进行清洁，照射时只暴露照射野，患者的非照射区必须以布巾盖严，予以保护。

5. 紫外线照射与其他物理因子治疗配合应用时，应注意先后顺序。如与超短波、红外线灯等能产生温热效应的治疗配合时，一般应先行温热治疗，后照射紫外线。如发现紫外线照射过量，应立即用太阳灯或红外线局部照射 20 分钟，进行温热疗法中和。

6. 紫外线灯管的照射强度可随着时间的延长而衰减，一般每隔 3 个月测定一次生物剂量。高压汞灯管应用 500~1000 小时后应更换，更换灯管时应重新测定。

（吴　军）

第五节　激光疗法

激光（laser）是 60 年代初期兴起的一门新技术，发展迅速，目前在临床上应用非常广泛，已用于每一临床学科。激光技术的成功是 20 世纪最重要的四项科学成果之一（原子能、半导体、计算机、激光）。激光是受激辐射放大的光。应用激光治疗疾病的方法称为激光疗法（laser therapy）。

一、物理特征

激光本质上和普通光没有什么区别，既是电磁波，又是粒子流，它也受光的反射、折射、吸收、穿透等一系列物理规律的制约，但由于激光的产生形式不同于一般光线，故它具有一些独特的物理性能。

1. **高亮度**　激光在亮度上的提高主要是靠光线在发射方向上的高度集中，另外，激光的亮度也是相干光叠加效应的结果。激光的辐射强度大，加上方向性好，高强度的激光可以集中到很小的面积上，因此亮度高。医学用光刀切割组织、汽化表浅肿瘤以及显微光谱分析等技术，都是利用激光的高亮度性所产生的高温效应。

2. **单色性好** 在激光的发光形式中，可以得到单一能级间所产生的辐射能，这种光是同波长（或同频率）的单色光。波长范围越窄，光的颜色越纯，即单色性越好。因此，激光是目前世界上光谱最纯的光。

3. **定向性强** 普通光源都是向四面八方同时发光的，而激光的发散角非常小，通常以毫弧计算。激光几乎是平等准直的光速，在其传播的时程中有高度的定向性。

4. **相干性好** 相干性是光的一种干涉现象。相干性好是指波的频率相同、方向相同和光波波动的步伐相同。激光各发光中心是相互关联的，可能在较长时间内存在恒定的位相差，所以具有很好的相干性。这种特性使全息照相得以实现，激光全息术已广泛应用于医学、生物学及其他领域。

二、 生物学效应

1. **热效应** 激光进入生物机体后被组织吸收，并将光能转变为热能，使组织在极短时间内温度升高到数百度或更高，从而使组织发生变性、凝固坏死，甚至炭化、汽化。临床上利用激光不同的热效应治疗不同的疾病。利用激光的汽化作用，可以切除肝脏、肺脏和脑部肿瘤组织；利用激光的炭化、汽化作用，可以治疗皮肤病变和妇科疾患；利用激光的凝固作用，可以治疗眼底病和血管疾患等。

2. **压强效应** 光本身具有光压，当一束光辐射到某一物体时，在物体上产生辐射压力，激光比普通光的辐射压力强得多。高能量的激光本身可产生很强的辐射压强，机体组织吸收高能量的激光后再次产生压强。临床上利用激光压强效应治疗很多疾病，如眼科白内障、青光眼、泌尿系统结石等。

3. **电磁场效应** 激光本身是电磁波，高功率激光必然产生强大的电磁场，它可引起一系列生物效应，使生物组织内蛋白、核酸变性，组织细胞损伤、破裂。利用其高聚焦产生的高温高压和高电场强度，可以使细胞损伤、破坏，用于治疗肿瘤。

4. **光化效应** 激光与生物组织相互作用时，组织吸收了激光的光子之后可产生化学反应，影响细胞的代谢，并被生物组织选择性吸收。蓝光或紫外线波长范围内的激光可导致酶、氨基酸、蛋白质、核酸等活性降低或失活，分子结构改变，从而产生相应的生物学效应，如杀菌、红斑效应、色素沉着、维生素的合成等。临床上采用激光 - 血卟啉诊断肿瘤就是利用这一效应来完成的。

三、 治疗作用

（一）激光的生物刺激和调节作用

低能量激光照射具有明显的生物刺激作用和调节作用，其治疗基础不是温热效应，而是光的生物化学反应。

1. **消炎** 小功率激光刺激机体的防御免疫系统，使白细胞吞噬能力增强，免疫球蛋白增加，肾上腺皮质功能加强，增加机体免疫功能，提高局部抗感染能力，这些都有利于抗炎。

2. **镇痛** 小功率激光对组织产生刺激、激活、光化作用，可改善组织血液循环，加速代谢产物和致痛物质的排出。通过抑制致痛物质的合成，提高痛阈，达到镇痛效果。

3. **促进组织修复** 小功率激光照射皮肤时，可影响细胞膜的通透性，促进蛋白合成和胶原纤维、成纤维细胞的形成，增强酶的活性，促进组织代谢与生物合成，加速线粒体合成ATP，加速组织修复。因此，有利于伤口、溃疡的修复和愈合，促进毛发和断离神经再生，促进骨折愈合。

4. "光针"作用 小功率激光照射穴位时，向穴位输入能量，有"光针"作用。通过对经络的影响，改善脏腑功能，从而起到治疗作用。

5. 调节神经及免疫功能 小功率激光照射时，可刺激神经反射区的神经末梢，反射性地作用于相应节段和全身，有调节神经功能与免疫功能的作用。

（二）激光手术

激光手术是用一束细而准直的大能量激光束，经聚焦后，利用焦点的高能、高温、高压的电磁场作用和烧灼作用，对病变组织进行切割、黏合、汽化，用于组织止血、黏着、焊接或切割、分离。如皮肤赘生物、宫颈糜烂以及胃、直肠、支气管、膀胱内肿物的切割或止血。常用的是二氧化碳激光器、掺钕钇铝石榴石（Nd-YAG）激光器。激光手术具有出血量少、术后感染率低、组织损伤小、疼痛较轻等优点。

（三）激光治疗肿瘤

激光治癌主要是基于其生物物理学方面的特殊作用，即激光的高热作用可使肿瘤破坏；激光的强光压作用（机械作用）可使肿瘤表面组织挥发，使肿瘤组织肿胀、撕裂、萎缩，并可产生二次压力作用。激光治癌可能与其对免疫功能的影响有关。激光与光敏药物综合应用诊治肿瘤，由于肿瘤细胞对光敏剂血卟啉衍生物（HPD）有特殊的亲和力，因此光敏剂HPD在血液中达到一定浓度时，便聚集于肿瘤细胞内，通过光敏作用破坏肿瘤，用以诊治腔内及体表的癌症。

四、治疗技术

（一）设备

1. 小功率激光器 氦-氖（He-Ne）激光器，是医学上用途最广的激光器，输出波长632.8nm的红光激光，功率5~30mW；砷化镓（GaAs）半导体激光器，输出波长904nm的红外激光；或镓铝砷（GaAlAs）半导体激光器，输出波长820nm、830nm的红外激光，功率5~50mW。可直接进行体表照射或通过光导纤维进行体表或体腔内照射。

2. 大功率激光器 二氧化碳（CO_2）激光器，输出波长10.6μm的红外激光；或掺钕钇铝石榴石（Nd-YAG）激光器，输出波长1.06μm的红外激光，功率100~200W，用于激光外科治疗。此外还有氩离子（Ar^+）激光器，输出波长514nm和485nm的绿光、蓝紫光激光，功率5~50W，用于皮肤科、眼科、内科、外科等领域的治疗，也可以通过内镜进行体腔内治疗等。

（二）操作方法

1. 氦-氖激光器操作方法

（1）接通电源，激光管点燃后依次调整电压和电流，使激光管发光稳定，一般需3~5分钟。

（2）照射创面前，先用生理盐水或3%硼酸水清洗干净。

（3）照射穴位前，应先准确找好穴位，可用甲紫做标记。

（4）照射不到的治疗部位，可通过反射镜反射法或导光纤维照射到治疗部位。

（5）治疗时患者取舒适体位，暴露治疗部位，照射距离为30~100cm（视病情及激光器功率而定），光束应与被照射部位呈垂直照射，使光束准确照射在病变部位或经穴上。

（6）照射剂量尚无统一标准，小功率氦-氖激光输出功率在10mW以下，每个治疗部位照射5~10分钟。每日照射1次，同一部位照射一般不超过12~15次。

（7）激光器一般可连续工作4小时以上，连续治疗时，无需关机。

2. 二氧化碳激光器操作方法

（1）首先打开水循环系统，并检查水流是否通畅，水循环系统如有故障时，不得开机工作。

（2）检查各机钮是否在"0"位置后，接通电源，依次开启低压及高压开关，并调至激光器最佳工作电流。

（3）患者取舒适体位，暴露治疗部位，并予消毒，治疗区周围以盐水纱布覆盖防护。

（4）术者戴好防护眼镜，缓慢调整激光器，以散焦光速照射治疗部位。

（5）照射距离，一般为150~200cm，使局部有舒适的温热感为宜，勿使过热，以免烫伤。每次治疗10~15分钟，每日1次，7~12次为1个疗程。

（6）治疗结束，按与开机相反的顺序关闭各组机钮，关闭机钮15分钟之内勿关闭水循环。

3. 光动力疗法操作方法
光动力疗法（photodynamic therapy，PDT）指在特定波长的光作用下使组织细胞内光敏剂发生光化学反应治疗疾病的方法。可用于肿瘤治疗，也可利用荧光反应进行肿瘤的诊断和定位。

（1）给光敏剂血卟啉衍生物（HPD）前先在患者前臂皮肤划痕做过敏试验，结果阴性者，按规定2.5~5mg/kg体重给药，将药物溶于250ml生理盐水中静脉滴注。

（2）一般在给药后48~72小时开始照光，光源可以用氩离子激光或其他大功率630nm红光激光局部照射20~30分钟。

（3）进行体表局部直接照射，以治疗体表恶性肿瘤；进行内镜、光导纤维体腔内照射，治疗口腔、食管、胃、膀胱等体腔内及体表肿瘤。

（4）一般在治疗后24小时肿瘤变黑坏死，1周后形成黑痂，2~3周后脱落。

（5）治疗1~2次，再次照射应间隔1周后进行。

五、临床应用

（一）适应证

1. 低强度激光

（1）内科疾病：支气管哮喘、支气管炎、肺炎、高血压病、低血压病、胃肠功能失调、肝炎、类风湿关节炎等。

（2）神经系统疾病：面肌痉挛、面神经麻痹、神经衰弱、周围神经损伤和神经痛等。

（3）外科疾病：慢性伤口、慢性溃疡、褥疮、烧伤创面、甲沟炎、静脉炎、腱鞘炎、扭挫伤、前列腺炎、肩周炎、颈椎病、腰椎间盘突出症、肌纤维组织炎、软组织损伤、乳腺炎等。

（4）妇科疾病：外阴白斑、外阴瘙痒症、白塞病、痛经、盆腔炎性疾病后遗症等。

（5）儿科疾病：小儿遗尿症、婴儿腹泻等。

（6）皮肤科疾病：带状疱疹、单纯疱疹、荨麻疹、神经性皮炎、皮肤感染、湿疹、斑秃、白癜风等。

（7）五官科疾病：睑腺炎、睑板腺囊肿、外耳道炎、中耳炎、咽喉炎、扁桃体炎、变态反应性鼻炎、牙周炎、口腔溃疡、慢性唇炎、腮腺炎等。

2. 高强度激光

（1）外科疾病：食管癌的治疗，肝脏手术止血，肝血管瘤的手术治疗，肛肠疾患，痔、肛门裂、瘘管的切开，烧伤的治疗等。

（2）内科疾病：冠状动脉粥样硬化应用准分子激光行腔内冠状动脉成形术。

（3）皮肤科疾病：扁平疣、传染性软疣、血管痣、色素痣、皮肤肿瘤、瘢痕增生等。

（4）妇科疾病：宫颈糜烂、尖锐湿疣、子宫颈癌等。

（二）禁忌证

恶性肿瘤（光敏治疗除外）、皮肤结核、高热、出血倾向、心肺肾衰竭、孕妇、与黑色素瘤有关的皮肤病变、光敏性皮肤或正在服用光敏性药物等。

（三）注意事项

1. 光导纤维不得挤压、弯曲，以防折断。

2. 激光管有激光输出时不得直接照向任何人眼或经反射区反射至人眼部，操作者及患者均应戴激光防护眼镜，保护眼睛。

3. 治疗过程中，患者不得随意变换体位，或移动激光管。

4. 操作人员应定期做健康检查，特别是眼底视网膜检查。

5. 光敏治疗的患者于注射药物后 1 个月内应居住暗室，严禁日光直晒，以免发生全身性光敏反应。

6. 3~6 个月定时检查激光器的输出强度，强度过弱时应停止使用，更换灯管。

（吴　军）

第二十章
超声波疗法

第一节　概　述

超声波疗法（ultrasound therapy）是应用超声波作用于人体以达到治疗疾病目的的一种物理治疗方法，一般常用频率为 800~1000kHz。超声波治疗有常规剂量治疗法、综合治疗法、大剂量治疗法三种，康复医学科常用的是前两种。

超声波是指频率在 20kHz（千赫兹）以上，不能引起正常人听觉反应的机械振动波。随着现代科学技术的进步，超声波不仅用于治疗，还已广泛用于诊断、基础及实验医学、因此已有"超声医学"之称。

一、超声波性质

1. **声波的概念**　声源的机械振动能引起周围弹性介质的振动，振动沿着介质由近及远地传播，形成声波，又称机械波。正常人耳可听到的声波频率在 16~20kHz，称为声音；频率大于 20kHz 的声波，称为超声；频率低于 16Hz 的声波，称为次声。人耳可听到声音，但听不到超声与次声。

2. **超声波的传播**

（1）传播媒介与波形：超声波的传播与光波、电磁波不同，不能在真空中传播必须依靠介质，可在固体、气体、液体中传播。超声波在介质中传播时，产生一种疏密交替的波形，这种连续的稠密区和稀疏区交替形成的弹性波与声波振荡方向一致，是一种弹性的纵波。超声波的波长非常短，可以聚集成狭小的发射线束而成束状直线播散，所以超声波传播具有一定的方向性。

（2）传播速度：声波的传播速度与介质的特性有关，与声波的频率无关。不同频率的声波在同一介质中传播的速度相同，但同一频率的声波在不同介质中传播的速度不同。声波在空气中的传播速度为 340m/s；在水中为 1400m/s；在人体组织中与在水中相似，约为 1400~1500m/s。声波在空气中的传播速度随介质温度上升而加快，气温增高 1℃，声速增加 0.6m/s。

（3）传播距离：在同一介质中超声波的传播距离与其频率有关，频率越高传播距离越近，频率越低则传播越远。此外，超声波的传播距离又与介质的特性有关，同一频率的超声作用于不同的介质，其穿透深度亦不同：如频率为 1000kHz 的超声能穿透水 300cm、血浆 150cm、血液 50cm、肌肉 4.5cm、肝脏 6cm、脂肪 8cm。

（4）散射与束射：当声波在传播过程中遇到线度远远小于声波波长的微小粒子时，微粒吸收能量后会向四周各个方向辐射声波形成球面波，这种现象称为散射。但是，当声源的直径大于波长时，声波即呈直线传播；声波频率越高，越集中成束射。医用超声的声头直径一般为其波长的 6 倍以上，越接近声头的中心，声束的强度越强并形成束射。

（5）反射、折射与聚焦：声波由一种介质传播到另一种介质时，在界面处会有一部分声波反射回到第一种介质中，这种现象称为反射；其余透过界面进入第二种介质，但声波的传播方向发生偏转，这种现象称为折射；利用声波的反射、折射特性，通过透镜和弧面反射将声束聚焦于焦点以产生强大的能量，称为聚焦。

声波在界面被反射的程度完全决定于两种介质的声阻。声阻（Z）= 介质的密度（ρ）× 声速（C），单位为瑞利（rayls），1rayls=1g/（cm^2·s）。声阻相差越大，反射程度也越大；声阻相同的两种介质，反射程度最小（表20-1）。

表20-1　几种介质的声速、密度和声阻

介质	声速（m/s）	密度（g/cm^2）	声阻（10^5rayls）
空气	340	0.00129	0.00043
水	1480	0.997	1.47
液状石蜡	1420	0.835	1.18
人体软组织	1500	1.060	1.59
肌肉	1568	1.074	1.68
脂肪	1476	0.995	1.41
骨骼	3380	1.800	6.18

由于空气和液体或固体的声阻相差很大，声波很难由空气进入液体或固体，也很难由液体或固体进入空气，所以在使用超声波治疗时，在人体与声头之间仅0.01mm厚的空气也能使超声波全部反射。为了使声头与治疗部位能密切接触，避免空气层，必须在治疗体表及声头之间加上接触剂。

3. 超声的吸收与穿透　超声在介质中传播时，部分超声波被介质吸收转变为热能，强度随其传播距离而减弱，称为超声的吸收或超声的减弱。影响超声吸收与穿透的主要有介质和超声频率等因素。

（1）介质：超声的吸收与介质的密度、黏滞性、导热性及超声的频率等有关。超声在气体中被吸收最大，其次是液体，固体中被吸收最小，在空气中的吸收系数比在水中约大一千倍。所以在治疗中声头下应避免任何空气泡的存在（表20-2）。

表20-2　超声波在各种生物组织中吸收系数与穿透深度

介质	吸收系数（cm^{-1}）	穿透密度（cm）
肌肉	0.20~0.25	4~5
肾脏	0.22	5
肝脏	0.17	6
脂肪	0.13	8
血液	0.02	50
血浆	0.007	140
水	0.0003	3300

在实际工作中常用半吸收层来表明一种介质对超声波的吸收能力。半吸收层是指超声波在某种介质中衰减至原来能量一半时的厚度，通常用来表明一种介质对超声波的吸收能力或超声波在某一介质中的穿透能力。半吸收层（半价层）厚度大，表示吸收能力弱，不同组织对同一频率的超声波半吸收

层值不同，如频率300千赫的超声波，肌肉半吸收层值为3.6cm，脂肪为6.8cm，肌肉加脂肪为4.9cm。

（2）超声频率：同一生物组织对不同频率的超声波吸收不同，其吸收系数与超声波频率的平方成正比，即超声频率愈高，在同一生物组织中传播时吸收越多，半吸收层越小，穿透能力越小。例如：90kHz的超声能穿透软组织10cm，0.8MHz的超声将穿透肌肉层3.6cm，而2.5MHz的超声只穿透肌肉层0.5cm（表20-3）。由于过高频率的超声波穿透能力低，用在深部治疗时剂量则太小；而过低频率的超声波穿透能力强，以至被治疗部位吸收的声能太少，不足以产生有效的治疗作用。因此，目前常用于物理治疗的超声波频率为800~1000kHz，穿透深度约为5cm。

不同生物组织对同一频率超声波的吸收不同。水的超声吸收系数比软组织低得多，含水量较多、固体成分较少的组织（如血液）就表现出较低的吸收系数，超声穿透力就强，反之则相反。组织的平均吸收值由大到小排列为：肺 > 骨 > 肌腱 > 肾 > 肝 > 神经组织 > 脂肪 > 血液 > 血清（表20-3）。

表20-3　不同生物组织的半吸收层厚度

频率（MHz）	组织	半吸收层厚度（cm）
0.09	软组织	10
0.8	肌肉	3.6
0.8	脂肪	6.8
0.8	脂肪 + 肌肉	4.9
2.4	脂肪 + 肌肉	1.5
2.5	肌肉	≅0.5

4. 超声波的声场　超声波在介质中传播的空间范围，即介质受到超声振动能作用的区域称为超声声场。超声的频率高，具有与光线相似的束射特性，接近声头的一段为平行的射束，称之为近场区；随后射束开始扩散，称之为远场区。因此，为克服能量分布的不均，在超声治疗时声头应在治疗部位缓慢移动。声场的主要物理参量有声压和声强：

（1）声压：声压即声能的压力，指介质中有声波传播时的压强与没有声波传播时的静压强之差。声波在介质中传播时，介质中出现稠密区和稀疏区，在稠密区的压力强度大于原来的静压强，声压为正值；在稀疏区的压力强度小于原来的静压强，声压为负值；这种正或负的压强所形成的声压，随声波周期而改变，因此也具有周期性变化。

（2）声强：声强代表单位时间内声能的强度，即在每秒内垂直通过介质中每平方厘米面积的能量。对超声声头，以每秒辐射总能量表示其总功率，单位为W（瓦特），用W/cm²（瓦/平方厘米）作为治疗剂量单位。声强与声压的平方成正比，亦与频率的平方、振幅的平方和介质密度的乘积成正比，因此声波频率越大，声能越强。

声波的声压和声强的值一般很小。由于超声波的频率甚高，因此其声压亦特别大，声强则更大。中等治疗剂量的超声波可在组织中产生的声压约为 ±2.6Atm（大气压）；临床常用的超声治疗剂量为0.1~2.5W/cm²，而震耳欲聋的大炮声声强只相当于0.0001~0.01W/cm²；当频率为800~1000kHz、声强为0.5~2W/cm²的超声波在水中传播时，水分子得到的加速度可以超过重力加速度（约为9.8m/s）5万~10万倍，而一般中等响度的声波通过水时，水分子得到的加速度只有重力加速度的百分之几。

二、 超声波的产生

具有压电效应性质的晶体受到压缩或拉伸时，在其受力面上就会产生数量相等的正负电荷，这种物理现象称为压电效应。医用超声波多利用压电效应由超声发生器产生，发射器中主要有一石英晶体薄片，在相应频率的高频电场作用下，晶体薄片能准确迅速地随着交变电场频率而周期性地改变其体积（压缩与伸展），由此形成超声振动，即疏密交替的弹性压力波向周围介质传播。

（邢艳丽）

第二节　治　疗　作　用

一、 生物物理学效应

对于超声波的生物学作用机制，一般认为有三个基本的作用因素，即超声机械作用、温热作用、由超声机械作用、温热作用促发的物理化学作用。超声波这三个因素在有机联系、相互作用的基础上，通过复杂的神经 - 体液调节途径来治疗疾病。

（一）机械作用

1. 机械作用的产生　机械作用是超声波的一种最基本作用，超声波的机械作用有两种：在介质中前进时所产生的机械作用，称为行波场中的机械作用；在介质中由于反射波所产生的机械作用，则称为驻波场中的机械作用。这两种机械作用分别由压力差和速度差产生。

（1）压力差：行波场中的机械作用由压力差产生。由于超声振动对人体发生的机械作用，使组织质点交替地压缩和伸张产生正压和负压的波动（即压力差，在治疗剂量下，每一细胞均受 4~8mg 压力变化影响），从而使组织细胞发生容积和运动的变化，进一步引起较强的细胞质运动，并刺激半透膜的弥散过程，这种现象被称为超声波对组织的"细胞按摩"或"微细按摩"作用。

（2）速度差：驻波场中的机械作用由速度差产生。驻波是由前进波和反射波的干涉而形成，当超声波的声头与反射面的距离为半波长的整数倍时，入射波（前进波）与反射波的叠加产生干涉，形成驻波。驻波在超声波的生理作用中起着很大的作用，可影响介质张力、压力及质点的加速度。在超声波治疗时，机体体液中离子由于质量不同获得不同的加速度，这种离子之间的速度差使其产生相对运动，表现出摩擦力。

2. 生物效应　以上的作用可引起细胞功能的改变，引起生物体的许多反应，主要表现在以下几个方面。

（1）改善组织营养：可促进生物体局部的血液、淋巴循环，加强新陈代谢，提高组织的再生能力和营养状况；所以，超声治疗营养不良性溃疡等一些局部循环障碍性疾病，能获得较好的疗效。

（2）镇痛：可使脊髓反射幅度降低，反射传递受抑制，神经组织的生物电活动性降低；因此，超声波具有明显的镇痛作用。

（3）软化瘢痕：可使坚硬的结缔组织延长、变软，用于治疗瘢痕、硬皮症及挛缩等。

（4）杀菌：当应用大剂量的超声波时，其机械作用可引起生物体破坏性改变；因此，可利用此作用杀灭细菌，常用于饮水消毒。对超声波最敏感的是丝状菌，其次是杆菌，球菌最不敏感，这与细菌形态有关。

（二）温热作用

超声波作用于机体可产生热，这种"内生热"的形成，主要是组织吸收声能的结果。

1. 产热原因　超声振动在介质中传播时转变成热能，组织细胞周期性紧缩，引起温度增高，这种温度增高发生在超声波压缩相位中，声能在不同的组织界面反射形成热，超声在体液或组织中的空化作用产生局部高温。

2. 影响产热量的因素　主要与超声剂量、频率及介质性质有关。

（1）剂量：声强越大，受作用生物组织内的产热量越大（表20-4）。临床常用超声治疗剂量为 $0.1\sim2.5W/cm^2$，同时在治疗过程中，需不时移动声头辐射位置，以防止因局部作用时间过长、剂量过大导致的温度过高。

表20-4　不同超声振动强度下组织的温度升高情况

组织	超声振动强度	
	$5W/cm^2$,1.5min	$10W/cm^2$,1.5min
肌肉	+1.1℃	+2.2℃
骨皮质	+5.9℃	+10.5℃
骨髓	+5.4℃	+10.3℃

（2）频率：不同频率的超声在介质内穿透深度不同，频率越高，穿透越浅，吸收越多，产热越多。

（3）介质性质：作为超声传播介质的各种生物组织对超声波的吸收量各有差异，产热也不同。生物组织的动力学黏滞性越高，半价层越小，吸收能量越多，产热越多。同种剂量下，骨与结缔组织产热最多，脂肪与血液最少。

3. 生物效应　与高频透热和其他温热疗法相比，超声的温热作用有以下特点：

（1）产热不均匀：在两种不同组织的界面上产热较多，如：在机体内的肌腱、韧带附着处，关节的软骨面、骨皮质、骨膜等处产热较多；接近骨组织、远离声头的软组织比远离骨组织、接近声头的软组织产热更多。这在关节、韧带等运动创伤的治疗上有重要意义。

（2）血液循环影响局部升温：超声波产生的热有79%~82%经血液循环带走，18%~21%的热由邻近组织的热传导散热。因此，当超声波作用于缺少血液循环的组织时，如角膜、晶体、玻璃体、睾丸等应十分注意，以免过热而发生损害。

（三）理化作用

超声波的机械作用和温热作用，可引发一些物理化学变化。

1. 空化作用　超声作用下的空化是指超声所致介质中气体或充气空隙形成、发展和波动的动力学过程，又分为稳态空化与瞬间空化。稳态空化在声压的作用下来回振动，空化周围产生局部的单向的液体流动，这种非常小的液体流动叫做微流，在超声波治疗中起重要作用。瞬间空化易使处于空化附近的细胞等生物体受到严重的损伤。空化作用需要高声强及较低的频率，机体在800kHz频率以上的超声波作用下发生空化的现象极少，故在常规理疗中意义不大。

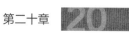

2. **氢离子浓度的改变** 超声波作用使组织 pH 向碱性方面转化，可缓解炎症组织局部的酸中毒，减轻疼痛，有利于炎症的修复。超声波还可使细胞膜通透性增高，促进药物解聚，因而在超声作用下药物易透入菌体。

3. **对酶活性、蛋白质合成的影响** 超声波能使复杂的蛋白质较快地解聚为普通的有机分子，影响许多酶的活性，例如可使关节内还原酶、水解酶活性增强，这在超声波治疗中起重要作用。此外，细胞线粒体、核酸对超声的作用非常敏感，低强度超声波可使细胞内的胸腺核酸含量增加，从而影响蛋白的合成，刺激细胞生长，促进物质代谢。

4. **对自由基的影响** 在高强度的超声波作用下，组织内可生成许多高活性的自由基，加速组织内氧化还原过程；还可破坏氨基酸、脱氢、分裂肽键及凝固蛋白质等，这在超声治癌中有重要意义。

5. **弥散作用** 超声波可以提高生物膜的通透性，增加弥散作用。超声波作用后，细胞膜对钾、钙离子的通透性发生较强的改变，促进了物质交换，使代谢加速，组织改善营养。

6. **触变作用** 在超声波的作用下，组织胶体液中分散质和分散相重新分配，可以使凝胶状态变成溶胶状态。因此超声波对一些与组织缺水有关的病理改变疾病，如：类风湿关节炎，肌肉、韧带、肌腱等退行性疾病，有较好的治疗作用。

二、作用机制

（一）直接作用

在超声波的作用下，局部组织的血管扩张，血流加速，细胞膜的通透性增加，代谢旺盛，血中 pH 值碱性化，酶的活性增强，使损伤的组织修复和组织器官的功能恢复正常。

（二）神经 - 体液作用

在超声波的作用下，产生局部的生物物理变化，从而影响局部的末梢神经感受器，通过神经传到中枢，反射性影响体液系统，起到治疗作用。如超声波作用于腰骶部可以使下肢皮肤的温度增高。

（三）细胞分子水平的作用

1. 高强度的超声波可以使组织液电离产生自由基，自由基有极强的氧化作用，在极短的时间内引起一系列的连锁反应，继而产生生化反应。

2. 在中等强度超声波的作用下，产生较强的细胞原浆微流，促进细胞内容物的移动，改变细胞内各空间的相互位置。细胞的超微结构中线粒体对超声波最为敏感，而线粒体是细胞的"能量工厂"，因此超声波对物质代谢有重要作用。而且，超声波还能影响细胞膜对 K^+、Ca^{2+} 的通透性，改变细胞膜内外离子的浓度比例，从而改变膜电位，产生治疗作用。

3. 低强度的超声波能刺激细胞内蛋白质复合物的合成过程，加速组织修复。在超声波的作用下组织蛋白的 -SH 增加，进而 -SH 化合物增加，而 SH 化合物对体内的许多活性物质，如酶、维生素、激素、神经介质有显著的还原作用。

机体各组织对超声波敏感性不同，在不同物理参量及使用方法的超声波作用下，产生的生物反应也不同。同时，超声波具有其他物理因子对机体组织器官作用的共同特点，即低强度、中小剂量超声波（0.1~2.5W/cm²）起刺激、调节作用，不引起或仅引起轻微的可逆性组织形态学改变，其生物学作用直接或间接表现为治疗作用；高强度、大剂量超声波（>3W/cm²）起抑制或破坏作用，可造成组织形态结构上不可逆性变化。

三、 对组织器官的影响

1. **对神经系统的影响** 神经系统对超声波非常敏感，且中枢神经敏感性高于周围神经，神经元的敏感性高于神经纤维和胶质细胞。

（1）中枢神经：脑组织对超声波异常敏感，用连续超声波、较大剂量，尤其是固定法直接作用于脑组织，可造成不可逆的损伤，因此，脑部曾被认为是超声波治疗的禁区。但是，自20世纪70年代开始，国内不少单位通过实验研究和临床实践证明，使用小剂量（$0.75\sim1.25W/cm^2$）的脉冲超声波移动法作用于头部时，由于大部分超声波能量被头皮及颅骨吸收和反射，透入颅内的超声波只有总量的 2.5%~20%，对脑实质无损害。人为作用于大脑可刺激细胞能量代谢，脑血管扩张，血流加快，加速侧支循环的建立，加速脑细胞功能的恢复；作用于间脑可使心跳加快，血压升高；作用于脊髓可以改变感觉、运动神经传导，对脑卒中、脑外伤、脑瘫及其他神经系统疾病有一定疗效。

（2）周围神经：超声波作用于正常神经组织，一定剂量内神经的兴奋性增高，传导速度加快，还可以促进损伤神经的愈合。对神经炎、神经痛等周围神经疾患有明显的镇痛作用；超过一定剂量时，将损害周围神经组织，导致神经功能和形态上的不可逆改变。

（3）自主神经：超声对自主神经有明显的作用。用$1W/cm^2$超声波作用于星状神经节，手指皮温可上升$3℃$；作用于腰交感神经节，可使同侧下肢远端的血液循环加快、皮温升高。因此，可通过超声波对自主神经的作用来治疗支气管哮喘和胃及十二指肠溃疡等疾病。

2. **对心脏的作用** 房室束对超声波的作用非常敏感，小剂量超声波对心电图无影响，用$0.75\sim1.25W/cm^2$的脉冲超声移动法作用于心前区，对冠心病患者有扩张冠状动脉及解除血管痉挛的作用。大剂量超声波可引起心脏活动能力及节律的改变，减慢心率，诱发心绞痛，严重时发生心律失常，导致心搏骤停。因此，在心前区应用超声波治疗应慎重。

3. **对骨骼的作用** 在超声波的作用下，骨膜部位由于界面反射会聚积较大能量，剂量过大时可引起骨膜疼痛。小剂量超声波（连续式$0.1\sim0.4W/cm^2$、脉冲式$0.4\sim1W/cm^2$）可促进骨痂生长。中等剂量超声波（$1\sim2W/cm^2$）可引起骨发育不全，因此对幼儿骨骺处禁用超声；大剂量超声波则使骨愈合迟缓，并损害骨髓，一般认为超声波移动法大于$3.25W/cm^2$的治疗剂量为危险剂量。

4. **对肌肉及结缔组织的作用** 横纹肌对超声波较敏感，治疗剂量的超声波可降低挛缩肌肉的张力，使肌纤维松弛而解除痉挛。结缔组织对超声波敏感性较差：对有组织缺损的伤口，小剂量超声波有刺激结缔组织增生的作用；对过度增生的结缔组织如瘢痕及增生性骨关节病，中等剂量的超声波有软化消散的作用。

5. **对皮肤的作用** 人体不同部位的皮肤对超声波的敏感性为：面部＞腹部＞四肢。在治疗剂量的超声波作用下，皮肤有轻微充血、轻微刺感及温热感，但无明显红斑。治疗剂量的超声波可改善皮肤营养、促进真皮再生，汗腺分泌增强，但也有少数汗腺分泌不变或减弱。用固定法或用较大剂量时，皮肤可有明显热感及灼痛，甚至会引起表皮及真皮坏死。疼痛是超声波治疗剂量超过阈值的标志，对有皮肤感觉障碍者，应注意观察，避免皮肤灼伤。

6. **对眼的作用** 眼具有球体形态、液体成分、层次多等解剖结构特点，对超声波的作用敏感，容易产生热积聚而致损伤。小剂量超声波（脉冲式$0.4\sim0.6W/cm^2$，3~6分钟）可减轻炎症反应，改善血液循环，促进炎症吸收及组织修复，刺激角膜再生，对玻璃体混浊、眼内出血、视网膜炎、外伤性白内障等眼科疾病有较好疗效；大剂量超声波可引起结膜充血、角膜水肿、晶体损害性白内障、交感性眼炎等损伤。

7. 对生殖系统的作用　不同性别的生殖器官及腺体，对超声波均很敏感。小剂量超声波可刺激卵巢功能，促进卵泡形成，子宫内膜蜕变周期提前；还可防止盆腔附件组织内渗出物机化，促进输卵管通畅，减少粘连，软化瘢痕；并可增加精子活动性，有利于增加受孕率，故可用于治疗由上述原因引起的不孕症。国内外应用中等剂量超声波（$1\sim2W/cm^2$，10~15分钟，作用1~2次）进行抑制精子生成的实验研究较多，以探索一种男性的可逆性避孕方法。大剂量超声波则可引起卵巢及睾丸破坏性损害。超声对染色体、胚胎发育亦有影响，可以造成胎儿畸形和流产，因此对孕妇不宜做腹部治疗。

8. 其他系统　适量超声作用下，可见肾毛细血管、小静脉扩张和充血，胃肠分泌和蠕动增强；作用于甲状腺区，可促进甲状腺吸收碘的功能。

（邢艳丽）

第三节　治疗技术

一、设备

1. 主要结构　超声波治疗机由高频振荡发生器和输出声头（超声换能器）两部分组成。常用频率有 0.8MHz、1MHz、3.2MHz；声头直径有 1cm、2cm、3cm 等多种。

2. 输出形式

（1）连续超声波：在治疗过程中，声头连续不断地辐射出声能作用于机体。此作用均匀，产热效应较大。

（2）脉冲超声波：在治疗过程中，声头间断地辐射出声能作用于机体，通断比有 1:2、1:5、1:10、1:20 等。此作用产热效应较小，既可减少在较大治疗强度超声辐射下所引起的组织过热危险，又可充分发挥超声波的机械效应。

3. 耦合剂　是用于声头与皮肤之间，以填塞空隙，既能防止因有空气层而产生的界面反射，又能有利于超声能量通过的一种液体，又称接触剂。选择的耦合剂声阻应介于声头材料与皮肤之间，以减少超声波在皮肤界面的反射消耗。常用耦合剂有煮沸过的水、液体石蜡、甘油、凡士林、蓖麻油，还有按一定比例配制的各种复合乳剂（水、油、胶的混合物）、液体凝胶等，以适应临床不同的用途。

4. 辅助设备　是为超声波的特殊治疗或操作方便而配备的附件，如水槽、水枕、水袋、水漏斗、反射器等。

二、治疗方法

（一）常规剂量

超声波常用治疗强度一般小于 $3W/cm^2$，可分为 3 种剂量：$0.1\sim1W/cm^2$ 为小剂量；$1\sim2W/cm^2$ 为中等剂量；2~3W/cm² 为大剂量；在实际应用中多采用低、中等剂量，脉冲法、水下法、水枕法时剂量可稍大（表 20-5）。主要治疗方法有直接治疗法和间接治疗法。

表 20-5　超声强度等级表（单位：W/cm²）

治疗方法	固定法			移动法		
强度等级	低	中	高	低	中	高
连续式	0.1~0.2	0.3~0.4	0.5~0.6	0.5~0.8	1~1.2	1.2~2
脉冲式	0.3~0.4	0.5~0.7	0.8~1.0	1.0~1.5	1.5~2	2~2.5

（二）操作方法

1. **直接治疗法**　指将声头直接压在治疗部位进行治疗，又分为移动法和固定法两种。

（1）移动法：该法最为常用。①先在治疗部位涂上耦合剂，声头轻压接触身体；②接通电源、调节治疗时间及输出剂量后，在治疗部位缓慢往返或回旋移动，移动速度根据声头面积和治疗面积进行调整，一般为 2~3cm/s；③常用强度为 0.5~2.5W/cm²，头部可选用脉冲超声，输出强度由 0.75~1W/cm² 逐渐增至 1.5W/cm²，眼部治疗用脉冲超声，输出强度 0.5~0.75W/cm²；④每次治疗时间 5~10 分钟，大面积移动时可适当延长至 10~20 分钟；⑤治疗结束时，将超声输出调回"0"位，关闭电源，取出声头；⑥一般治疗 6~10 次为 1 个疗程，慢性病 10~15 次，每日或隔日 1 次，疗程间隔 1~2 周。如需治疗 3~4 个疗程者，则第 2 疗程以后间隔时间应适当延长。

（2）固定法：此法用于痛点、穴位、神经根和病变很小部位的超声治疗。①在治疗部位涂以耦合剂，声头以适当压力固定于治疗部位；②治疗剂量宜小，常用超声强度为 0.1~0.5W/cm²，其最大量约为移动法的 1/3；③每次治疗时间 3~5 分钟；④开通、关闭电源顺序及治疗疗程与移动法相同；⑤固定法易在不同组织的分界面上产生强烈的温热作用及骨膜疼痛反应，治疗时如果出现治疗部位过热或疼痛，应移动声头或降低强度，避免发生灼伤。

2. **间接治疗法**　指声头通过水、水袋等介质或辅助器，间接作用于治疗部位的一种治疗方法，又分为水下法和辅助器治疗法两种。

（1）水下法：此法的优点是声波不仅能垂直且能倾斜成束状辐射到治疗部位，还可通过水使超声波传导完全，常用于治疗表面形状不规则、有局部剧痛、不能直接接触治疗的部位，如肘、腕、手指、踝、趾关节、开放性创伤、溃疡等。

治疗方法：①将声头与患者手足等治疗部位浸入 36~38℃ 温开水中，声头距治疗部位 1~5cm；②接通电源，调节治疗时间及输出剂量，声头做缓慢往返移动；③治疗剂量、时间、疗程、关闭电源顺序与直接治疗法的移动法相同。

（2）辅助器治疗法：对于某些部位如眼、面部、颈部、脊柱、关节、阴道、前列腺、牙齿等不平之处，必须借用水枕、水袋等辅助器与治疗部位紧密接触，使治疗部位上所有不平之处均得到超声治疗。

治疗方法：①在水枕或水袋与皮肤及声头之间均涂以耦合剂；②将声头以适当压力置于水枕或水袋上，接通电源，调节治疗时间及输出剂量；③治疗剂量、时间、疗程、关闭电源顺序与直接治疗法的固定法相同。

三、 临床应用

（一）适应证

1. **软组织损伤** 肱骨外上髁炎（网球肘）、肩撞击综合征、肌肉劳损、软组织扭挫伤、血肿机化、腱鞘炎、瘢痕组织、注射后硬结、冻伤、冻疮。

2. **骨关节病** 颈椎病、肩周炎、强直性脊柱炎、四肢慢性关节炎、腰椎间盘突出症、半月板损伤、髌骨软化症、骨折、颞颌关节功能紊乱、半月板损伤。

3. **神经系统疾病** 脑卒中、脑外伤后遗症、脑瘫、面神经炎、痴呆，以及各种神经性痛：如三叉神经痛、肋间神经痛、坐骨神经痛、幻肢痛、带状疱疹后遗神经痛。

4. **眼科疾病** 睑板腺囊肿、外伤性白内障、中心性视网膜炎、玻璃体混浊等。

5. **内科疾病** 冠心病、慢性支气管炎、慢性胃炎、胆囊炎、胃十二指肠溃疡、功能性便秘等。

6. **泌尿生殖系统疾病** 尿路结石、前列腺炎、附睾淤积症、阴茎硬结、慢性盆腔炎、附件炎、输卵管闭塞、痛经等。

7. **其他** 早期乳腺炎、肢体溃疡、带状疱疹、雷诺病、乳突炎、耳鸣、耳聋等。

（二）禁忌证

1. 活动性肺结核、严重支气管扩张、出血倾向、消化道大面积溃疡。

2. 心绞痛、心力衰竭，安装心脏起搏器、心脏支架者，严重心脏病的心区和交感神经节及迷走神经部位。

3. 多发性血管硬化，血栓性静脉炎。

4. 化脓性炎症、急性败血症、持续性高热。

5. 恶性肿瘤（超声治癌技术除外）。

6. 孕妇的下腹部、小儿骨骺部禁用。头部、眼、生殖器等部位治疗时，剂量应严格把握。

7. 高度近视患者的眼部及邻近部位。

8. 放射线或同位素治疗期间及治疗后半年内。

（三）慎用范围

1. **心、脑、眼生殖器官** 这些器官对超声波敏感，禁用大剂量，以免造成组织损伤。

2. **血栓性静脉炎** 以往禁用。现有报道对该病治疗效果好，治疗时也要注意剂量，避免血栓脱落造成重要器官的栓塞。

3. **心脏疾病** 尤其是心功能不全的患者，治疗剂量要小，治疗过程中注意观察反应。

4. **植入心脏起搏器的患者** 应用时注意观察，防止超声波对此造成的不良影响。

5. **糖尿病患者** 有报道超声波治疗期间血糖可下降，不在餐前进行超声波治疗，并采用低强度、短时间。

6. **皮肤感觉迟钝区域** 应慎用。

（四）注意事项

1. 熟悉仪器性能，定期测定超声治疗仪输出强度，确保超声治疗的剂量准确。

2. 治疗时首先将声头接触治疗部位或浸入水中，方能调节输出，切忌声头空载，同时应避免碰撞声头。

3. 治疗中声头应紧贴皮肤，声头与皮肤之间不得留有任何细微空隙；移动法治疗时勿停止不动，以免引起疼痛反应。

4. 治疗过程中紧密观察患者反应以及仪器的工作状态，如治疗部位过热或疼痛，应暂停治疗，找出原因，予以处理，避免发生灼伤。

5. 水袋法与水下法治疗时，应采用温开水缓慢灌入，水中及皮肤上不得有气泡。

6. 进行胃肠治疗时，治疗前患者应饮温开水 300ml 左右，坐位进行治疗。

7. 治疗过程中不得卷曲或扭转仪器导线；注意仪器和声头的散热，如有过热应暂时停机一段时间，再继续使用。

8. 治疗结束时，将超声输出调回 "0" 位，关闭电源后方可将声头移开。

9. 应注意不能用增大强度来缩短治疗时间，也不能用延长时间来降低治疗强度。

（邢艳丽）

第四节　常用超声波综合治疗

将超声治疗与其他物理因子或化学治疗技术相结合，共同作用于机体以治疗疾病，从而达到比单一治疗更好的疗效，这种联合方法称为超声综合治疗法。包括：超声雾化吸入疗法；超声 - 间动电疗法；超声药物透入疗法。

一、超声雾化吸入疗法

利用超声的空化作用，使液体在气相中分散，将药液变成微细的雾状颗粒（气溶胶），通过吸入进入呼吸道，直接作用于呼吸道局部病灶的一种治疗方法，称为超声雾化吸入疗法。通常情况下，液体能承受较大的压力，但不能承受巨大的牵拉力。当高强度超声在液体中传播时，对液体的牵拉力超过了液体的内聚力，使得液体被分裂成直径约 1~8μm 的微小雾粒。

1. 治疗作用　超声雾化微粒可深达肺泡，在各级气道黏膜和肺泡表面留附沉积，而直接作用于病灶局部，使药物在呼吸道病变局部的浓度远远高于其他给药方法，从而加速对炎症过程的控制，解除支气管痉挛及黏膜水肿，促进支气管分泌物液化排出，改善通气功能；又可节省用药，减少不良反应。

2. 治疗设备　①超声雾化器：由高频振荡器、超声换能器、水槽、雾化罐构成，常用频率 1.3~2.5MHz，超声能通过水槽传递至雾化罐底部，经透声膜凹面聚焦于罐内液体，形成微细的雾粒；②雾化液：雾化液由药物加生理盐水 20~30ml 稀释而成，根据病情选择水溶性、无刺激性药物，常用的雾化药物有化痰剂、平喘剂、激素、抗生素等。

3. 治疗方法

（1）将冷蒸馏水 250ml 加入雾化器水槽内，检查超声雾化器各部位连接是否良好，给多个患者连续治疗时注意槽中水位，及时添加。

（2）将所需吸入的雾化液放入雾化罐中，一般成人约为 30ml，儿童约为 15~20ml，将雾化罐放入水槽内嵌紧，开启电源，调节雾化量。

（3）给患者接上面罩或口含管，嘱患者做慢而深的呼吸。

（4）每次治疗10~20分钟，治疗中应密切观察患者有无呛咳、支气管痉挛等不适反应，雾化吸入后，取下面罩或口含管放回消毒液中浸泡消毒。

（5）每日治疗1~3次，7~10天为1个疗程。雾化量：如以开放式面罩计，耗水量为1~3ml/min，幼儿不超过1ml/min。

（6）治疗结束，先关雾化开关，再关电源开关，拔除电源。

（7）给另一患者治疗时，应更换消毒面具和螺纹管，依上法进行治疗。

（8）每日工作结束后，面具和螺纹管浸泡消毒30分钟后晾干备用，倒去剩余雾化液及槽内余水，清洁雾化罐及水槽。

4. 临床应用

（1）适应证：咽喉炎、扁桃体炎、气管炎、支气管炎、肺炎等；支气管哮喘，胸部、肺手术后并发症；呼吸道湿化不足、痰液黏稠、排痰不畅、痉挛性咳嗽等对症治疗。

（2）禁忌证：自发性气胸、重度肺囊肿或肺大疱、大量咯血、严重心胸血管疾病等，以及不能耐受此治疗的患者。

5. 注意事项 ①雾化液必须当日新鲜配制，事先应了解患者有无药物过敏史，对吸入的药物按医疗常规做药物过敏试验；②饭后或体力劳动后1.5小时内一般不做超声波雾化吸入治疗；③治疗前后均应鼓励患者咳嗽排痰，治疗结束后应稍事休息。

二、超声间动电疗法

该疗法是指同时应用超声与间动电作用于人体，以治疗疾病的一种方法。治疗时超声声头通以间动电流作为间动电疗的作用极，非作用极则固定在机体的相应部位，声头移动时，同时有超声和间动电流作用人体。

1. 治疗作用 超声间动电疗法的治疗作用由超声波的机械振动对组织产生的微细按摩、温热作用及 pH 改变而引起的止痛效应，与间动电的扩张血管、改善血液循环及止痛作用叠加而成。

超声间动电疗法具有以下作用特点：①止痛作用因两种物理因子的综合而加强，显效快；②间动电作用范围随着超声声头的大范围移动而扩大；③声头在病变区移动时，常出现局限的感觉过敏区和特征性带条状皮肤发红区，沿此区治疗，可获得较好疗效。

2. 治疗设备 ①超声间动电治疗仪：能同时或分别输出超声与间动电。超声强度一般为 0.5W/cm²，脉冲频率 50Hz，通断比 1:1。间动电主要用密波（DF），不用直流电成分。②附件：声头、间动电电极、导电接触剂、固定带、软纸和 75% 乙醇。

3. 治疗方法

（1）协助患者暴露治疗部位，涂以耦合剂。

（2）接通电源，超声声头接阴极（作用极），将间动电阳极（非作用极）固定在机体的相应部位，一般治疗上肢时置于肩胛间区，治疗下肢时置于腰骶区。

（3）先将声头紧贴于治疗部位，调节超声输出强度：固定法 <0.5W/cm²，移动法 0.5~1.5W/cm²，再调节间动电输出至合适剂量，一般治疗 5~10 分钟。

（4）治疗结束时，先关间动电输出，再关超声波输出。

（5）取下电极与声头，关闭电源。

（6）擦净声头与皮肤上的接触剂，并用75%的乙醇消毒声头。

除超声间动电疗法外，还有超声脉冲电疗法、超声中频疗法等，治疗技术、临床应用同超声间动电疗法。

4. 临床应用

（1）适应证：神经性疼痛、神经炎、落枕、偏头痛、肱骨外上髁炎、颈椎病、肩周炎、关节痛、关节炎、腰痛、瘢痕、注射后硬结、运动创伤等。

（2）禁忌证：同超声波疗法。

5. 注意事项　声头握柄上应有绝缘材料保护，操作人员不得直接手持声头。其余同本章"超声波疗法"中的"注意事项"。

三、　超声药物透入疗法

超声药物透入疗法又称声透疗法，是将药物加入接触剂中，利用超声波把药物经体表透入人体的治疗方法。可以根据药物性能配成水剂、乳剂或油膏等作为接触剂，此法兼有超声和药物的综合作用。

1. 治疗作用　超声可使药物解聚，提高药物的弥散作用和组织渗透性，使药物易于通过皮肤或黏膜而进入体内。超声药物透入疗法具有以下作用特点：

（1）不仅能将药物透入体内，还可保持原有药物性能，超声波和药物的综合作用使治疗效果得到加强。

（2）可将整个药物分子透入体内，所用药源较广，不限于电离和水溶物质。

（3）声透疗法与直流电导入不同，不存在极化问题，无电刺激现象，不发生电灼伤，操作简便。

（4）声透疗法的缺点是药物透入体内的剂量和深度不易测定，影响药物透入的因素及超声对药物的影响等尚需进一步研究。

2. 治疗设备　与一般的超声波疗法的设备相同。

3. 治疗方法

（1）超声药物透入疗法与一般的超声疗法方法相同，所不同的就是把药物加入耦合剂中（水剂、乳剂或油膏等）。

（2）治疗时多采用直接接触法，超声强度：固定法 <0.5W/cm^2，移动法 0.5~1.5W/cm^2，治疗时间：5~10分钟。

（3）目前常用药物有维生素 C，氢化可的松，呋喃西林及其他抗生素，普鲁卡因等麻醉药，水杨酸、丹参等活血化瘀中药等。注意避免使用强烈刺激皮肤及引起过敏的药物。

4. 临床应用

（1）适应证：超声波本身的适应证和药物作用的适应证，两者结合起来考虑。

（2）禁忌证：参考本章"超声波疗法"中的"禁忌证"。

5. 注意事项　超声药物透入治疗时，慎用对皮肤有刺激的药物，禁用患者过敏的药物，其余与超声直接治疗法相同。

四、　大剂量治疗法

应用损伤性的大剂量超声波作用于机体，以治疗疾病的一类方法称大剂量治疗法，包括超声治疗

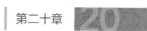

恶性肿瘤、超声碎石、超声手术。

1. **超声治疗恶性肿瘤** 超声波可增强 X 线和化学药物对肿瘤细胞的杀伤力，高强度超声波可直接杀死癌细胞。

（1）超声热效应治疗恶性肿瘤：超声热治疗联合放疗、化疗比单一放疗或化疗的效果好，患者受到表面灼伤的不良反应小，但无损测温问题是限制该项超声治癌技术发展的一个主要因素。

（2）聚焦超声波疗法：利用凹镜和透镜将超声能量聚焦于某一部位，利用焦点处产生的巨大能量，进行肿瘤治疗或其他特殊治疗。聚焦超声波的辐射方向可随超声透镜而发生变化，利用其产生的焦点，作用于特定的部位，可产生巨大的组织破坏作用，而对超声波所穿过的组织则不会造成损害。实际应用的超声频率为 1000kHz，焦点处超声波强度可达 500~2000W/cm²，作用时间多采用 1 秒左右，用于颅内肿瘤、内耳肿瘤的治疗等。

2. **超声碎石** 利用大功率超声波作用于人体，把体内结石（如肾、输尿管、膀胱及胆囊结石等）粉碎后，使结石碎粒排出体外的治疗方法，为超声波碎石疗法。但是，由于技术上的原因，超声碎石进展缓慢，目前临床上应用的体外碎石技术主要是冲击波碎石技术，冲击波碎石所用的震动波频率一般低于 20kHz，已不属于超声波的范畴，但该技术的发生原理和作用形式与超声波类似。

（邢艳丽）

第二十一章 传导热疗法

第一节 概　述

传导热疗法（conductive therapy）是以各种热源为介质，将热直接传导给机体，从而治疗疾病的一种方法。应用传导热治疗疾病有着悠久的历史，常用的传热介质有石蜡、地蜡、泥、热气流、酒、醋、坎离砂等，来源广泛，设备简单，操作方便，适应证多，治疗效果良好，已在国内外医疗机构，甚至是患者家庭中得到了广泛的应用。传导热疗法的种类主要有石蜡疗法、湿热敷疗法、蒸气熏蒸疗法、泥疗、地蜡疗法、砂疗等，热刺激是其最重要和共同的作用因素，除此之外，某些传热介质尚有机械和化学刺激作用。

一、基本概念

（一）热与内能

1. **热**　是分子、原子、电子等物质微粒的一种无规则的运动状态。

2. **内能**　是物体的动能与势能之和。动能由分子的无规则运动产生，势能由分子之间的相对位置所决定。

热与内能有着不可分割的联系，物体变热表示其内能在增加，变冷表示其内能在减少；对物体加热，是指用热传递的方式使其内能增加。

（二）热的传递方式

1. **传导**　两种不同温度的物质接触时，热能藉由分子的撞击从高温部分传至低温部分的方式。传导是固体物质热能传递的唯一方式。热传导的速度和传递热能的总量受到多种因素的影响：两种物质的温差越大，热量传递的速度越快；物质的导热性越强，热量传递的速度越快；两种物质的接触面积越大，所传递热能的总量越大。石蜡疗法属于传导热疗法。

2. **对流**　是一种循环物质与另一种不同温度的循环物质直接接触而传递热能的方式，是液体或气体物质传播内能的方式。在同样的时间内，热对流所传递的热能多于热传导。热空气疗法属于对流热疗法。

3. **辐射**　是热能未经直接接触从温度较高的物质向温度较低的物质传递的方式，物体发热的能量以光的速度沿直线向周围传播。几乎所有的物体都能够通过辐射的方式散发或者吸收热能。红外线疗法属于辐射热疗法。

在实际过程中，传热介质的热传递可同时兼有这三种方式。

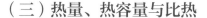

（三）热量、热容量与比热

1. **热量** 指由温差所引起的内能转移的量度，热量单位为 J（焦耳）。

2. **热容量** 是表示物体吸热或放热性能的物理量。热容量是指使物体温度升高（或降低）1℃所需要吸收（或释放）的热量。分子运动的能力取决于分子的结构，由于每一种物质分子运动的能力不同所以不同物质的热容量也是不同的。

3. **比热** 指单位质量的物质，温度变化1℃时吸收或放出的热量。比热的常用单位为 kcal/（kg·℃），1cal（卡）=4.184J。

（四）热平衡

温度不同的物体相互接触时，会发生内能从高温物体向低温物体的传递，且内能的总和保持不变，即高温物体放出的热量等于低温物体吸收的热量，这种现象称为热平衡。

（五）熔解与凝固

1. **熔解** 指物质从固态变成液态的过程，晶体只有达到一定的温度才能熔解，这个温度称为熔点。

2. **凝固** 指物质从液态变成固态的过程，液体只有达到一定的温度才能凝固，这个温度称为凝固点。同一种物质的凝固点与熔点相同。

3. **熔解热** 指单位质量的固体在熔点变成同一温度的液体时所吸收的热量，单位为 J/kg。

4. **凝固热** 指单位质量的液体在凝固点变成同一温度的固体时所释放的热量，单位为 J/kg。

（六）汽化与液化

1. **汽化** 指物质从液态变成气态的现象。汽化有两种方式：蒸发和沸腾。蒸发是指仅在液体表面进行的汽化过程；沸腾是指在液体内部和表面同时进行汽化的过程。

2. **液化** 指物质从气态变成液态的现象。

3. **汽化热** 指单位质量的液体变成同一温度的气体时所吸收的热量，单位为 J/kg。

二、 生物学效应和治疗作用

传热介质对皮肤的温热感受器、压力感受器、化学感受器具有综合性的作用，其治疗作用的大小取决于介质温度的高低、治疗面积的大小和持续时间的长短。传导热疗法对机体的生物学效应及治疗作用主要有以下几方面。

（一）对神经系统的影响

1. **降低肌张力** 当皮肤局部感受到热刺激时，可影响局部自主神经纤维和躯体神经纤维的传导速度，还能影响脊髓的自主神经中枢甚至大脑皮质的功能，引起脊髓相应节段反应和全身反应，降低肌张力。

2. **镇痛** 在热刺激作用下，周围神经的疼痛阈值增高，也可由于肌张力的降低而减轻因肌肉紧张所致的疼痛，从而起到较好的镇痛作用。

（二）对血液循环的影响

1. 改善组织营养　在热刺激作用下，通过局部皮肤温热感受器中的神经轴突反射，释放组胺、前列腺素和血管舒缓素，使毛细血管扩张、血流加快，促进局部血液及淋巴循环，改善组织营养，加强组织再生过程。但血流增加时可能导致受伤部位出血量增加，溃疡或血友病患者可能出现出血不止。

2. 促进水肿吸收　一些具有压缩作用的传热介质，能防止组织内淋巴液和血液的渗出，减轻表层组织肿胀，防止出血和促进渗出液的吸收，有助于水肿消散，因而可治疗扭伤初期的局部软组织肿胀。

3. 增强心功能　当身体表面大范围受到温热刺激时，外周血管扩张，除心、肾血管以外的内脏血管收缩，使心率增快、心脏功能加强、全身血液循环加速，且对血压无明显影响。

（三）对皮肤及软组织的影响

1. 软化瘢痕　一些油质的传热介质经加热后冷却凝固时，可对皮肤产生压力及润滑作用，使皮肤保持柔软弹性，防止皮肤过度松弛而形成皱褶；并可软化瘢痕组织，缓解因瘢痕挛缩所致的疼痛。

2. 促进创面修复　热刺激可影响上皮组织的再生过程，改善皮肤营养，刺激上皮生长；热作用于体表创口时，大量浆液性渗出物增多能协助清除病理产物及清洗创口，并可防止细菌繁殖，促进创面的愈合。

3. 松解挛缩关节　热刺激配合牵伸技术可使结缔组织弹性、塑性增加。如当局部组织温度升高到40~45℃时，进行按摩和适当的牵伸，可改善挛缩关节的活动度，促进关节功能的恢复。

（四）对组织代谢和炎症的影响

1. 促进组织代谢　热刺激能加强组织代谢过程，使皮肤及深部组织温度升高，从而增加组织摄氧量，改善组织营养，促进组织代谢。

2. 影响炎症反应　热刺激可加剧急性炎症反应，对慢性炎症则有明显的治疗作用。这是因为热刺激能增强组胺、缓激肽、前列腺素、白细胞趋化因子等化学介质对炎症反应的作用，并使周围血液中的白细胞总数增加和核左移，促进单核-吞噬细胞系统的吞噬功能。此外，由于热刺激使血管扩张、血管通透性增强，有利于组织代谢产物的排出和对营养物质的吸收，从而起到抑制炎症发展的作用。

（刘　曦）

第二节　石蜡疗法

石蜡疗法（paraffin therapy）是利用加热熔解的石蜡作为传导热的介质，将热能传递至机体以治疗疾病的方法。

一、 物理化学特性

1. 石蜡是一种白色或淡黄色、半透明的固体，无臭、无味，由高分子碳氢化合物构成，其化学结构式为 C_nH_{2n+2}，含有 16~35 个碳原子的正烷烃，有少量的异构烷烃和环烷烃。

2. 石蜡呈中性，不易与酸、碱发生反应，在一般情况下不与氧化物发生反应。不溶于水，微溶于乙醇，易溶于乙醚、汽油、苯、煤油、氯仿等。

3. 石蜡是石油的蒸馏产物，熔点为 30~70℃，沸点为 350~560℃。医用的高纯度石蜡，含油量 0.8%~0.9%，熔点为 50~56℃，沸点为 110~120℃。在与空气充分接触的情况下，当石蜡加热到 110℃以上时，容易氧化变质。

4. 石蜡的比热为 0.5~0.78cal/（g·℃），热容量大（表 21-1），导热性小（导热系数 0.00059）。由于石蜡不含水分，且气体和水分不能透过，使热不能对流、热量不易向四周扩散，因而其蓄热性能好。

表 21-1 石蜡在不同温度时的热容量

熔点℃	温度℃								
	50	55	60	65	70	75	80	90	100
45.9	0.553	0.581	0.616	0.650	0.681	0.692	0.746	0.779	0.832
50.5	—	0.553	0.561	0.589	0.638	0.668	0.709	0.764	0.832
53.1	—	—	0.612	0.642	0.695	0.708	0.732	0.799	0.872
61.3	—	—	—	0.573	0.611	0.639	0.660	0.699	0.810

5. 石蜡热容量大，冷却凝固时能释放出大量的热能。每千克石蜡熔解或凝固时，吸收或释放的热（熔解热或凝固热）平均为 39cal（表 21-2）。蜡层越厚，石蜡的熔点越高，由液态变为固态的过程就越慢，保存温热的能力也就越高。石蜡向人体的热传导是缓慢进行的，蜡疗时可使局部皮肤温度升高并保持在 40~45℃。

表 21-2 不同熔点石蜡的熔解热

熔点（℃）	熔解热（cal/kg）	熔点（℃）	熔解热（cal/kg）
52.2	38.9	60.9	41.7
57.3	40.6	65.4	43.9

6. 石蜡具有良好的可塑性、黏滞性和延展性。常温下为固体，加热到熔点时即变为液体，再冷却到一定温度时便凝固成半固体。凝固成半固体的石蜡能在 70~80 分钟内保持 40~48℃，且能随意伸缩变形紧贴于体表各部。

二、 治疗作用

（一）作用因素

1. **温热作用** 石蜡的热容量大、蓄热性好、导热性小。石蜡的温热作用较深，可达皮下

0.2~1cm，能使皮肤达到较高温度（55~60℃）且保持较长时间。治疗时局部温度很快升高8~12℃，经过5~12分钟后皮温缓慢下降，在30~60分钟内保持较高的温度。

2. 机械作用 石蜡具有良好的可塑性与黏滞性，能与皮肤紧密接触，同时随着温度降低、冷却凝固、体积缩小（体积可缩小10%~20%），对组织形成轻微的挤压，从而产生一种机械压迫作用，促进温热向深部组织传递。

3. 化学作用 石蜡对人体的化学作用很小，并且其化学作用取决于石蜡中矿物油的含量和成分。医用高纯度石蜡，含油量0.8%~0.9%，对皮肤瘢痕有润泽作用，可使之柔软、富有弹性。如在石蜡中加入某种化学或油类物质，治疗时能产生相应的化学作用。

（二）生物学效应和治疗作用

1. 改善局部血液循环，促进水肿、炎症消散 蜡疗的温热作用使局部毛细血管扩张、血流加快，改善局部血液及淋巴循环，有利于组织代谢产物的排出和对营养物质的吸收，从而起到抑制炎症发展、促进组织愈合的作用。石蜡的机械压迫作用也可使皮肤毛细血管轻度受压，能防止组织内淋巴液和血液的渗出。用于治疗急性扭挫伤，可减轻软组织肿胀，促进炎性浸润消散吸收，并有良好的止痛作用。

2. 促进上皮组织生长、加速创面愈合，软化松解瘢痕组织及肌腱挛缩 石蜡本身的油质和其冷却凝固时对皮肤的压迫，可使皮肤保持柔软、弹性，防止皮肤过度松弛和形成皱褶，提高皮肤紧张度。并且对瘢痕、肌腱挛缩等有软化及松解作用，还可减轻因瘢痕挛缩引起的疼痛。蜡疗可使局部皮肤代谢增高，营养改善。石蜡中的某些碳氢化合物能刺激上皮生长，加速表皮再生过程和真皮层结缔组织增生过程，故能促进创面愈合。此外，石蜡治疗的压迫作用对新鲜创面有止血作用，长时间的蜡敷可促进溃疡愈合及骨痂生长。

三、治疗技术

（一）设备

开展蜡疗需要熔点为50~56℃的医用石蜡、电热熔蜡槽（上层为蜡液，底层为水，在槽底以电热法加热熔蜡），也可以采用双层套锅（槽）隔水加热熔蜡。还需要其他一些辅助用品，如耐高温塑料布、木盘或搪瓷盘、铝盘、搪瓷筒、搪瓷盆、铝勺、排笔、保温棉垫、0~100℃温度计、刮蜡小铲刀、毛巾等。

（二）加热与清洁

1. 选蜡 蜡疗选用医用高纯度石蜡，外观洁白、无杂质，pH为中性，不含有水溶性酸碱，含油量不大于0.9%，黏稠性良好。熔点在54~56℃的石蜡最适宜蜡饼治疗，蜡浴用的蜡熔点要稍低。

2. 加热

（1）加热方法：加热熔解石蜡一般采用水浴加热法（如隔水加热法），将石蜡加热熔化到60~65℃。治疗时应注意避免水浴锅中的水或锅内蒸气所凝结的水滴入蜡中，由于水的导热性比蜡大，当同样温度的水和石蜡同时接触皮肤时，蜡中的水滴会引起烫伤。

（2）防止变质燃烧：不可将熔蜡锅直接放在炉上加热，因为这样会使底层石蜡烧焦变味，不仅影响石蜡的可塑性与黏滞性甚至可能引起燃烧，变质石蜡还会刺激皮肤引起皮炎。

（3）熔蜡量：每次熔解的石蜡量，根据不同的蜡疗方法和部位的需要而定，一般按每次治疗用蜡 300~500g 计算。

3. 石蜡的重复使用 石蜡可重复使用，每次蜡疗的损失量约为 5%~10%，一般每 1~3 个月加入一次 15%~25% 的新蜡。重复使用的次数，一般不要超过 5~7 次。应用在创面、溃疡面及体腔部的污染石蜡不可重复使用。

4. 石蜡的清洁 石蜡使用多次后，会有汗液、皮屑、尘埃等杂质混入蜡中，从而降低蜡的热容量、导热性、可塑性及黏滞性，影响石蜡的治疗作用，所以一般每周或每半个月清除一次其中的杂质。常用的石蜡清洁方法有以下几种。

（1）沉淀清洁法：用纱布或细孔筛对熔化的石蜡进行过滤，将过滤后的石蜡静置冷却；或将石蜡熔解后搅拌并静置。静置后，清洁的石蜡浮到上层，杂质沉到底部，凝固后切除底部富含杂质的石蜡即可。

（2）水煮清洁法：加等量水于石蜡内，煮沸 30 分钟，使蜡中杂质溶于水中或沉淀于蜡底层，冷却凝固后弃去污水并将污蜡切除。

（3）白陶土清洁法：向熔解的石蜡中加白陶土或白土 2%~3%，加热到 90℃ 并搅拌 30 分钟，蜡内污物杂质即被白陶土吸附并沉积于底部，凝固后将污蜡切除。

（4）滑石粉清洁法：向熔解的石蜡中加滑石粉 2%~3%，静置后将澄清的蜡液倒出或待蜡液凝固后将下层污蜡切除。

（5）清洗法：每次治疗后，立即用急流水冲洗取下的蜡块，以清除黏附在蜡块表面的汗液、毛发、皮屑等污物杂质。

5. 石蜡的消毒 将石蜡加热到 100℃，经 15 分钟即可达消毒目的。

（三）治疗方法

1. 蜡饼法 适用于躯干或肢体较平整部位的治疗，蜡饼面积的大小应根据治疗部位而定，一般用于大腿和脊柱部的蜡饼为 50cm×30cm；腰、腹部为 40cm×20cm；关节部位可小一些。治疗方法如下：将加热后完全熔化的蜡液倒入铺有塑料布或橡胶布的搪瓷盘或铝盘中，使蜡液厚 2~3cm，自然冷却至石蜡初步凝结成块（表面 45~50℃）。患者取舒适体位，暴露治疗部位，下垫棉垫与塑料布。将蜡块取出，敷于治疗部位，外包塑料布与棉垫保温。每次治疗 20~30 分钟。治疗完毕，取下的蜡块立即用急流水冲洗，然后放回蜡槽内。每日或隔日治疗 1 次，15~20 次为 1 个疗程。

2. 刷蜡法 适用于躯干凹凸不平部位或面部的治疗，应用刷蜡法多为加强石蜡的机械压迫作用，如治疗亚急性挫伤、扭伤等。治疗方法如下：将熔蜡槽内的蜡熔化并恒温在 55~60℃，患者取舒适体位，暴露治疗部位，用排笔浸蘸蜡液后在治疗部位迅速而均匀地涂抹，使蜡液在皮肤表面冷却形成一层导热性低的蜡膜保护层。再在保护层外反复涂刷，直至蜡厚 0.5cm 时，外面再包一块热蜡饼，然后用塑料布、棉垫包裹保温。注意每次刷蜡层的边缘不要超过第一层，以免烫伤。每次治疗 20~30 分钟。治疗完毕，取下蜡饼、剥下蜡膜层，急流水冲洗蜡饼及蜡膜层，把石蜡放回蜡槽内。每日或隔日治疗 1 次，10~20 次为 1 个疗程。

3. 浸蜡法 主要适用于手或足部的治疗，优点是保温时间长。治疗方法如下：将熔蜡槽内的蜡熔化并恒温在 55~60℃，患者取舒适体位，先将需治疗的手或足按刷蜡法涂抹形成蜡膜保护层，浸入蜡液并立即提出，反复浸入、提出多次，直到体表的蜡层厚达 0.5~1cm 成为手套或袜套样，然后再持续浸于蜡液中。注意再次浸蜡时蜡的边缘不可超过第一层蜡膜边缘，以免烫伤。治疗完毕，患者将手或足从蜡液中提出，待凝固后将蜡膜层剥下，冲洗后放回蜡槽内。每次治疗的时间、疗程与蜡饼法相同。

四、 临床应用

（一）适应证

1. 软组织扭挫伤、腱鞘炎、滑囊炎、腰背肌筋膜炎、肩周炎。
2. 术后、烧伤、冻伤后软组织粘连、瘢痕及关节挛缩、关节纤维性强直。
3. 颈椎病、腰椎间盘突出症、慢性关节炎、外伤性关节疾病。
4. 周围神经损伤、神经炎、神经痛、神经性皮炎。
5. 慢性肝炎、慢性胆囊炎、慢性胃肠炎、胃或十二指肠溃疡、慢性盆腔炎。

（二）禁忌证

1. 皮肤对石蜡过敏。
2. 高热、急性化脓性炎症、厌氧菌感染。
3. 妊娠、肿瘤、结核病、出血倾向、心功能衰竭、肾衰竭。
4. 皮肤感觉障碍者、1 岁以下的婴儿。

（三）注意事项

1. **石蜡加热时的注意事项** 不得直接加热熔解，以免石蜡烧焦、变质；石蜡易燃，保存及加热时应注意防火；定期检查加热仪器及电线，恒温器失灵及电线老化时应及时更换，以免过热引起燃烧。

2. **石蜡治疗时的注意事项** 根据治疗需要，让患者取卧位或坐位；治疗前要检查治疗部位的皮肤，取下珠宝及装饰品；治疗部位应清洗干净，如有长毛发可涂凡士林，必要时可剃去；治疗时准确掌握蜡的温度，严格执行操作常规，防止烫伤。治疗前告知患者不得随意活动治疗部位，以防止蜡块或蜡膜破裂后蜡液流出导致烫伤；治疗过程中要注意观察患者反应，患者如感觉过烫应及时终止治疗，检查原因并予处理；在皮肤感觉障碍、血液循环障碍等部位蜡疗时蜡温宜稍低，骨突部位可垫小块胶布，以防止烫伤；少数患者蜡疗后治疗部位可能出现皮疹、瘙痒等过敏反应，应立即停止蜡疗，休息观察 15 分钟，并对症处理。

（刘　曦）

第三节　湿热袋敷疗法

湿热袋敷疗法（hot pack therapy）又称为热罨包疗法，也称热袋法，是利用热袋中的硅胶粒加热后散发出的热和水蒸气作用于身体局部的一种物理疗法。湿热袋具有较好的保温和深层热疗作用，治疗方法简单易行，已广泛应用于临床。

一、治疗作用

湿热袋中的硅胶颗粒含有许多微孔，在水箱中加热时，会吸收大量的热量和水分，治疗时再缓慢释放出热和水蒸气。其主要治疗作用为温热作用，且温热作用较深和持久。可以使局部血管扩张，血液循环加快，促进代谢，改善组织营养；使毛细血管通透性增高，促进渗出液的吸收，消除局部组织水肿；降低末梢神经的兴奋性，降低肌张力，缓解疼痛；软化、松解瘢痕组织和挛缩的肌腱。

二、治疗技术

1. **仪器设备** 需要用粗帆布或亚麻布制成不同大小的方形、矩形、长条形的布袋，含有丰富微孔的二氧化硅凝胶颗粒，以及专用恒温水箱。

2. **治疗方法** 治疗前向恒温水箱内放水至水箱的 3/4 容量，加热至 80℃恒温，再将湿热袋浸入水中加热 20~30 分钟；协助患者暴露治疗部位并覆盖数层清洁毛巾，取出湿热袋，拧出多余水分（以热袋不滴水为度），将热袋置于治疗部位覆盖的的毛巾上，再盖以毛毯保温；随湿热袋温度的下降，逐步抽出所垫的毛巾直至治疗完毕；每次治疗 20~30 分钟，每日或隔日治疗 1 次，或每日 2 次，15~20 次为 1 个疗程。

三、临床应用

1. **适应证** 软组织扭挫伤恢复期、肌纤维组织炎、肩关节周围炎、慢性关节炎、关节挛缩僵硬、坐骨神经痛等。

2. **禁忌证** 同石蜡疗法。

3. **注意事项**

（1）加热前：检查恒温水箱内的水量，避免干烧；注意检查恒温器是否正常工作，以保证准确的治疗温度；检查湿热袋有否裂口，以免加热后硅胶颗粒漏出引起烫伤。

（2）治疗中：注意观察、询问患者的反应；过热时在湿热袋与患者体表间加垫毛巾。勿将湿热袋置于患者身体的下面进行治疗，以免挤压出袋内水分而引起烫伤。

（3）对老年人、局部感觉障碍、血液循环障碍的患者不宜使用温度过高的热袋；意识不清的患者应慎用湿热袋敷治疗。

（刘　曦）

第四节　蒸气熏蒸疗法

蒸气熏蒸疗法是利用蒸气作用于身体来防治疾病和促进康复的一种物理疗法。常用的方法主要有局部熏疗法和全身蒸气浴疗法。

一、 治疗作用

蒸气熏蒸疗法的治疗作用主要有以下三种：

1. **热传导作用** 使局部毛细血管扩张、血液循环加速、细胞的通透性加强，从而有利于血肿的吸收和水肿的消散。促进新陈代谢，增强巨噬细胞的吞噬能力，具有消炎作用。

2. **气流颗粒运动作用** 气流中微小的固体颗粒对患处起到按摩、摩擦等机械治疗作用；可软化瘢痕组织和松解挛缩肌腱；可降低末梢神经的兴奋性，减低肌张力，具有解痉、镇痛作用。

3. **独特的药物治疗作用** 可根据病情选择不同的传统中药配方进行治疗，以达到消炎、消肿、镇痛等治疗作用。

二、 治疗技术

1. **局部熏疗法** 利用蒸气作局部熏蒸，以治疗局部病变。药物蒸气兼有温热和药物两种作用，药物通过温热作用渗入局部，有利于药物的吸收。

（1）蒸熏法：将配好的药物放入熏蒸仪的药槽中，加水煮沸30分钟后，将需治疗部位直接在蒸气上熏。腰腿痛或肢体活动不便的患者可采取卧位治疗，每次治疗时间为20~40分钟，每日1次。急性炎症及扭挫伤等患者治疗3~7次为1个疗程，慢性炎症、腰腿痛等患者治疗15~20次为1个疗程。

（2）喷熏法：先将药物煎取滤液，放在蒸气发生器内，再加热蒸气发生器，将喷出的药物蒸气直接对准患部体表喷熏20分钟，治疗疗程同蒸熏法。

（3）药物配方与适应证：用于急性风湿性关节炎、急性扭挫伤等新伤：川芎10g、川木瓜10g、牛膝10g、乌药15g、五加皮10g、三桠苦30g、豹皮樟30g、鸡血藤20g、过江龙30g、半枫荷30g、山大颜30g、络石藤30g。以上药方一般可用20人次，可根据药源酌情增减。

用于慢性肌肉劳损、慢性关节炎、关节功能障碍等陈伤：艾叶15g、川柳15g、细辛15g、制川草乌15g、桂枝30g、仲翁草15g、透骨草15g、威灵仙15g、茜草15g。此方又称为八仙逍遥散，上述药量一般可用两周左右。

2. **全身药蒸气浴疗法** 蒸疗室包括全身熏蒸仪、洗浴室、休息室。操作方法是将配好的药物放入熏蒸仪的药槽中，加水煮沸30分钟后，嘱患者仅着内衣躺入熏蒸仪内，头部需暴露。蒸气温度在40℃左右，一般每次治疗时间为20~40分钟，治疗后立即进入洗浴室，用温水淋浴后，入休息室休息10~20分钟。治疗每日或隔日1次，10~15次为第一疗程，休息2周后可进行第二疗程。

药物配方有鸡血藤210g、防风120g、桑寄生120g、射干120g、石菖蒲120g、青木香230g、荆芥120g、桂枝120g、淫羊藿120g、艾叶12g、香樟12g。上述药物一般可用两周，可酌情增减。

三、 临床应用

1. **适应证** 风湿性关节炎，急性支气管炎，感冒，高血压病I、II期，神经衰弱，皮肤瘙痒症，结节性红斑，荨麻疹，慢性盆腔炎，功能性闭经，腰肌劳损，扭挫伤，瘢痕挛缩等。

2. **禁忌证** 严重心血管疾病，孕妇，恶性贫血，月经期，活动性肺结核，高热患者禁用。年老、体弱者慎用。

3. 注意事项

（1）治疗前：仔细阅读熏蒸仪使用说明书，严格按操作规程进行操作，调节蒸气的温度以适宜为度，以免过热引起烫伤。严格掌握蒸疗适应证，治疗室应备有急救药品，以防休克、虚脱等意外。

（2）治疗中：应随时观察询问患者反应，如有心慌、头晕、恶心等不适者，应立即停止蒸疗，给予静卧等对症处理。

（3）治疗后：洗浴室和休息室温度必须适宜，治疗后应注意保暖，以防感冒。

（4）慎用：急性扭伤最好在伤后24小时再做治疗；急性炎症已化脓者不宜进行治疗，以免炎症扩散。

（刘 曦）

第五节 其他传导热疗法

一、地蜡疗法

采用加热熔解的地蜡作为介质，将热能传递至机体以治疗疾病的方法叫地蜡疗法（mineral wax therapy）。地蜡是从石油中分离出的蜡状固态或液态的混合物，由纯地蜡、石蜡、矿物油固体碳氢化合物、树脂等构成。

1. 理化特性　地蜡呈浅黄色至暗棕色固体至半固体，外观似蜂蜡，比重小于1，主要成分为固体石蜡烃。导热性较小，其温热效能优于淤泥和石蜡。地蜡加热后有良好的可塑性，加热熔解的地蜡冷却凝固后能使体积缩小15%。

2. 治疗作用　与石蜡相同，地蜡以其温热作用、冷却时体积缩小的机械压迫作用和其所含化学物质的化学作用共同作用于人体，从而起到综合的治疗作用，如改善局部血液循环、促进水肿炎症消散、解痉止痛，促进上皮组织生长、创面愈合，软化松解瘢痕组织及挛缩肌腱等。

3. 治疗方法　除了地蜡需加热至70~80℃外，地蜡的加热、清洁、消毒、重复使用与石蜡疗法基本相同。医用地蜡不应有水分，如熔化时出现噼啪声和泡沫形成，表明蜡中有水分，需进行脱水处理，即将地蜡加热至100℃以上时进行搅拌直至泡沫消失。治疗方法与石蜡疗法相同。

4. 临床应用　地蜡主要用于治疗皮肤疾病，并可治疗痉挛性结肠炎、血管痉挛以及其他痉挛性疾病。地蜡治疗的其他适应证、禁忌证及注意事项与石蜡疗法相同。

二、泥疗法

采用各种泥类物质加热后作为介质，涂敷在人体一定部位上，将热量传至体内，以达到治疗作用的方法称为泥疗法（mud therapy）。治疗泥的分类有：淤泥、泥煤、腐殖土、黏土和人工泥等。近年来在拥有大量优质泥源的疗养地，泥疗主要应用于保健和一些慢性病的治疗。

1. 理化性质　治疗泥里含有多种物质，主要包括以下几类。①矿物质：主要为硅酸盐，并含有大量氧化物、磷酸、氯、氟、硫、氮、氨等无机物质；②有机物质：主要有蛋白质、氮化合物及脂类；③泥浆：占泥重的35%~97%，主要由溶于泥浆中的矿物盐、胶体及氧、二氧化碳、氯、氮等气体构成；④微生物：起主要作用的有硫化氢弧菌、脱硫螺菌和各型白硫菌属等；⑤其他：某些治疗泥中尚含有维生素、激素、氨基酸、抗生素、噬菌体和放射性物质等。

2. **治疗作用**　与石蜡等传导热疗法相同，泥疗主要有温热效应、机械效应、化学效应这三种作用因素，从而产生相应的治疗作用，如改善血液循环、促进新陈代谢、改善组织营养、解痉镇痛等。

3. **治疗技术**

（1）治疗泥的选择：要求无致病菌及感染性，并具有良好的可塑性、黏稠性和腐败分解度（50%~60%）。

（2）加热方法：可采用以下两种加热方法：①天然加热法：利用日光将泥加热到38~45℃。②人工加热法：利用特殊的装置，用水浴、蒸汽、电热使治疗泥加温到40~55℃。

（3）治疗方法：包括：①全身泥疗法：分为泥浴与泥敷两种，泥浴温度为34~43℃，泥敷温度37~42℃；治疗时胸部和头部需暴露，治疗时间15~20分钟，全身治疗结束后，用温水洗净，卧床休息30~60分钟。每日或隔日1次，10~15次为1个疗程。②局部泥疗法：包括局部泥敷、泥浴、泥罨包和间接泥疗等。治疗时间20~30分钟，治疗结束后，用35~37℃温水冲洗治疗部位，冲洗后卧床休息30~40分钟。每日或隔日治疗1次，每疗程15~20次。③电泥疗法：在应用泥疗时配合使用电疗（直流电或中频电），使泥中的钙、镁、铁、氯、碘等离子在直流电作用下，导入人体内。电泥疗法有泥疗和电疗的双重作用。

4. **临床应用**

（1）适应证：关节炎、软组织扭挫伤、肌肉劳损、神经炎、神经痛、烧伤后遗症、冻伤、水肿、外伤后的瘢痕、术后粘连、胃炎、慢性肝炎、慢性附件炎、盆腔炎等。

（2）禁忌证：同石蜡疗法。

（3）注意事项：①对治疗用泥的质量应进行鉴别，选择所要求的各项指标均合格的泥；②测泥温时应准确、均匀，严格掌握泥疗的温度和时间；③治疗时应随时观察患者的反应，如发现大量出汗、头晕、心悸等不良反应时，应立即停止治疗并对症处理；④泥疗后应注意休息，不要做日光浴、游泳及长时间散步。

三、沙浴疗法

将清洁的干海沙、河沙作为介质，加热后作用于机体以达到治疗目的的方法，称为沙浴疗法。它被广泛应用于位于海滨和有沙地条件的疗养地。

1. **理化性质**　沙由二氧化硅、三氧化二铁、三氧化二铝、氧化钙、氧化镁、钠盐、镁盐等物质组成。热容量为0.22~0.32cal，导热系数约0.3097~0.3218，比重2.67。由于海沙中含钠盐、镁盐较多，因而吸湿性较大，干燥所需的时间较长。

2. **治疗作用**　沙浴治疗具有温热和机械的综合作用，能增强机体的代谢过程，具有促进排汗、加快呼吸和脉搏、加速骨骼生长等作用。

3. **治疗技术**　用筛子筛选直径0.25mm左右的沙粒，使用前洗净、晾干备用。这样的沙粒既能避免微小颗粒形成的灰尘，又能防止沙粒太大引起的皮肤损伤。利用日光将沙粒加热到40~45℃，在夏天日光充足、无云的情况下可用这种方法加热。也可以利用特殊的装置，用热水、蒸汽或锅使沙粒加温到40~55℃。

治疗时，使患者躺在加热后的沙粒上进行治疗。治疗时胸部和头部需暴露，每次治疗时间30~90分钟。沙浴后进行温水浴，于阴凉处休息20~30分钟再离去。每日或隔日1次，15~20次为1个疗程。

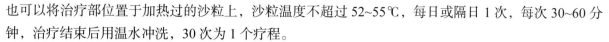

也可以将治疗部位置于加热过的沙粒上，沙粒温度不超过 52~55℃，每日或隔日 1 次，每次 30~60 分钟，治疗结束后用温水冲洗，30 次为 1 个疗程。

4. 临床应用

（1）适应证：关节损伤、关节炎、软组织扭伤及撕裂伤、神经炎、神经痛、骨折、慢性盆腔炎、慢性肾炎、肥胖症等。

（2）禁忌证：急性炎症、高热、肿瘤、心力衰竭、活动性结核及出血倾向等患者禁用，体质虚弱者慎用。

（3）注意事项：①沙浴的理想季节是每年 6~8 月，治疗初期要调整适合的沙温，治疗时间不宜过长，待身体适应高温沙后，可逐渐延长治疗时间，一般每天 1~3 小时；②沙浴时身体外露部分要遮挡防晒，用湿毛巾盖在脸上可以防止面部和头部被烈日晒伤；③治疗时沙面宜厚薄适中，太厚有压迫感，太薄会使皮肤灼伤，且因热量不能透入体内而达不到治疗效果；④沙浴时宜适当饮用少量加盐的温水，以补充体液；⑤如出现头晕、眼花、心慌、恶心、呕吐等症状，应暂时停止沙浴，并躺下适当休息；⑥治疗结束后，用干毛巾擦干身上的汗，穿好外套之后才能离开，沙浴后不得洗凉水澡；⑦患有较严重的器质性病变的患者，妇女经期、孕期，儿童、年老体弱者，急性炎症、有出血倾向者，均不宜进行沙浴。

（刘　曦）

第二十二章
压力疗法

第 一 节　正 压 疗 法

一、正压顺序循环疗法

（一）概述

正压顺序循环治疗设备（sequential compress device）为气袋式治疗装置，目前临床上广泛应用，因仪器体积小，操作简便，可在患者家庭中使用。治疗仪器由主机（气泵和控制系统）、导气管道和上下肢气囊三部分组成。根据型号不同，目前有 4~12 腔不等的气袋治疗设备，每腔压力为 0~180mmHg 可调，采用梯度加压的工作方式，可作用于上、下肢。腔的数量越多，分级加压层次越多，对于逐级加压更有利。每腔压力可单独设定，如遇伤口处不宜加压，可设定该处"零"压力跳过此处，套筒坚固耐用，内有衬垫方便拆洗。有些设备可选配髋部套筒，同时可选择多种工作模式，单独设立各气囊充气的顺序及压力，既可完成由远端向近端的顺序循环加压治疗，必要时也可完成由近端向远端的反向顺序循环加压治疗。对一些以改善末梢循环为目的的治疗，也可选用组合正向与反向加压交替的治疗模式。

（二）治疗作用

1. **提高组织液静水压，促进静脉血和淋巴液回流**　人体组织液静水压正常约为 1.33kPa，肢体加压时，经组织间压力传导，组织液静水压可提高到 6.67kPa 以上，大于毛细血管内压及组织间胶体渗透压，从而促进组织间液向静脉及淋巴管内回流。同时套在肢体上的气囊，由远端向近心端序贯充气及排气，产生挤压、放松的作用，形成由远端向近端梯度式压差，从而使静脉血和淋巴液回流，有利于肢体水肿的消退。

2. **增加纤溶系统的活性**　目前研究显示，正压顺序循环治疗可增加纤溶系统的活性，刺激内源性纤维蛋白溶解活性。其机制可能与减少纤维蛋白溶酶原活化素抑制因子 -1（plasminogen activator inhbitor-1，PAI-1），使组织型纤维蛋白溶酶原活化素（tissue plasminogen activator，tPA）的活性增加有关。

有研究显示，使用正压顺序循环治疗后下肢静脉排血量增加 23%，血流速度增加 77%±35%。在充气加压期间血流速度有短暂时间为零，提示静脉排空良好。治疗后血中纤维蛋白降解产物和纤维蛋白原降解产物显著增加，而优球蛋白溶解时间明显缩短，PAI-1 也减少，股静脉血流量明显增加，停用后上述结果迅速恢复到原来水平。在预防术后静脉血栓形成方面，有一组研究数据显示本疗法与低分子肝素的预防效果相近。

（三）临床应用

1. 适应证 肢体创伤后水肿；淋巴回流障碍性水肿；截肢后残端肿胀；复杂性区域性疼痛综合征（如神经反射性水肿、脑血管意外后偏瘫肢体水肿）；静脉淤滞性溃疡；对长期卧床或手术后被动体位者预防下肢深静脉血栓形成。

2. 禁忌证 肢体重症感染未得到有效控制；近期下肢深静脉血栓形成；大面积溃疡性皮疹。

3. 注意事项

（1）治疗前应检查设备是否完好和患者有无治疗禁忌证。

（2）每次治疗前应检查患肢，若有尚未结痂的溃疡或褥疮应加隔离保护后再行治疗，若有新鲜出血伤口应暂缓治疗。

（3）治疗应在患者清醒的状态下进行，患肢应无感觉障碍。

（4）治疗过程中，应注意观察患肢的肤色变化情况，并询问患者的感觉，根据情况及时调整治疗剂量。

（5）治疗前应向患者说明治疗作用，鼓励患者积极配合治疗。

（6）对老年、血管弹性差者，治疗压力应从低值开始，治疗几次后逐渐增加至所需的治疗压力。

二、体外反搏疗法

（一）概述

体外反搏（external counterpulsation，ECP）是以心电 R 波作为触发信号，在心脏进入舒张早期时，将扎于四肢及臀部的气囊充气，并由远端向近端依次快速加压，促使主动脉流向四肢的血液受阻，并产生逆向压力波，提高主动脉的舒张压，从而增加冠状动脉、脑动脉及肾动脉的血流量，起到辅助循环的一种无创性治疗方法。

体外反搏技术始于 20 世纪 70 年代我国中山大学，其作用机制是提高动脉舒张压，促进侧支循环建立，进而改善器官组织的缺血状态。

（二）治疗作用

1. 提高主动脉内舒张压，增加冠状动脉灌注压 心肌收缩的生理特性，决定了冠状动脉供血的 70%~80% 是在心脏的舒张期。冠状动脉的血流量主要与冠状动脉的管径及舒张期冠状动脉的灌注压有关，并主要取决于舒张期主动脉内压与心室壁压力之间的压差大小。

实验证实在进行体外反搏时，当四肢气囊压力超过 0.35kg/cm² 时，耳脉波（间接反应主动脉压）中代表舒张期血压峰值的重脉波明显升高，可达到代表收缩期血压峰值的主波。这一由体外反搏而产生的新高峰波称为反搏波（图 22-1）。

在反搏时四肢动脉内血液相对被挤向主动脉，此时主动脉已关闭，造成主动脉内压力升高，使冠状动脉口的灌注压明显增加，增加了冠状动脉灌注量，提

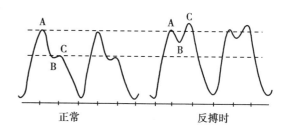

图 22-1 耳脉波
A. 主波；B. 重脉凹；C. 重脉波或反搏波

高心肌供血量。主动脉内压力升高还可提高脑、内脏的血流量，这是体外反搏治疗冠心病和其他缺血性血管疾病的基本原理。需要指出的是，体外反搏产生的效应是一种即时效应，当反搏停止后，其效应立即消失。

2. 促进侧支循环建立 有研究表明体外反搏增加了冠状动脉健支的灌注压，增大了冠状动脉正常主支与病变主支之间的压力差，使吻合支开放增加，促使病变组织侧支循环建立增加，这种作用被认为是体外反搏后期效应的产生机制。另外，心血管病患者常伴有血液流变学的异常，其中红细胞的轴心性流动作用在血黏度中起重要作用，体外反搏通过提高舒张压而加快血流速度，使血细胞呈轴心性流动性增强，从而起到降低血黏度的作用。

（三）临床应用

体外反搏最初主要用于治疗冠心病，目前通过大量的临床观察和实验研究发现，此法还可用于治疗其他缺血性疾病。我国的体外反搏装置已获得美国食品及药品管理局（FDA）的批准进入美国市场销售。最近美国老年医疗保险公司同意报销体外反搏治疗冠心病的费用，表明了对这项技术的认可。

1. 适应证 冠心病；病态窦房结综合征（心率在 40 次 / 分以上）；心肌炎恢复期；结节性大动脉炎；高血压病、血压控制在 160/100mmHg 以下；血栓闭塞性脉管炎；腔隙性脑梗死、脑血管栓塞、椎 - 基底动脉供血不足等。

（1）冠心病：体外反搏可显著提高冠状动脉灌注压，增加心肌供血，促进侧支循环的形成及降低血液黏度。另外体外反搏可增加回心血量和心排出量，在心脏收缩期由于四肢压力的解除使周围血管反弹性扩张，从而降低心脏射血阻力。同时在反搏时心率略有减慢，因此尽管回心血量增加会加重心脏前负荷，但因心脏后负荷的减轻及心率减慢，总的效应是心肌耗氧量略有下降，加之冠状动脉供血量的增加，可以有效纠正心肌缺血。

（2）脑血管病及其他：在缺血性脑卒中时，出现缺血区局部血管麻痹现象，此时局部自动调节功能丧失，使用脑血管扩张剂，会使周围正常脑组织血管扩张，反而使血液从病灶区分流，流入正常区域，以致病灶区更加缺血（脑内盗血现象）。在坏死脑组织周围缺血半暗带组织是可逆状态，临床上如能及时改善血流，该区神经元可恢复功能，体外反搏可有效提高脑血流量，是缺血性脑卒中有效的辅助治疗方法。

除了缺血性脑卒中外，体外反搏亦可作为其他缺血性脑血管病如：腔隙性脑梗死、TIA、椎 - 基底动脉供血不足和脑血管栓塞等疾病的辅助治疗。

另外，国内体外反搏还用于一氧化碳中毒、视网膜中央动脉栓塞、突发性耳聋等疾病的治疗，并取得了一定的疗效。

2. 禁忌证 血压 >160/100mmHg；频发性期前收缩或心率 >140 次 / 分；主动脉瓣关闭不全；大动脉病变，如夹层动脉瘤；肺梗死，肺心病；梗阻性心肌病，二尖瓣狭窄；脑水肿及有发生脑水肿趋势的情况；肢体有感染，皮炎，静脉炎，及新近有静脉血栓形成；有全身或局部出血倾向。

3. 注意事项 反搏前嘱患者排尿及排便；保证室温舒适；治疗前、后应检查并记录心率、血压，必要时行心电图检查。下列情况须立即停止反搏：①监控系统工作不正常；②气泵故障或管道漏气，反搏压达不到 0.035MPa；③充排气系统发生故障；④反搏中出现心律失常、心电极脱落，或患者自诉明显不适而不能坚持治疗时；⑤脉搏曲线的反搏波波幅及时限不符合要求时，应及时查找原因，并调整有关影响因素，以保证反搏效果。

（张志强）

第二节 负 压 疗 法

一、 概述

负压疗法可分为全身负压和局部负压两种。目前仅局部负压用于临床治疗。局部负压有腹部负压、股部负压、下半身负压、肢体负压等。不同部位的负压疗法有其自身的适应证，如腹部负压最早用于缩短产程和减轻分娩疼痛，下半身负压用于治疗充血性心力衰竭。目前常用的是肢体负压疗法，主要用于动脉硬化性闭塞、血栓闭塞性脉管炎及雷诺病等。肢体缺血性疾病，若不宜手术或患者不愿手术，可应用负压治疗。有的仪器在负压舱内配有药液雾化和吹氧装置，以取得更好的疗效。还可以用特制形状的负压治疗仪作用于阴茎，治疗功能性阳痿。

二、 治疗作用

目前对于负压疗法改善循环的作用机制尚不十分清楚，可能与下列因素有关：

1. 负压下血管扩张，血管跨壁压增高，血流量增加。

2. 改善微循环，通过对肢体甲皱微循环的观察，治疗后 93% 得到改善。

3. 促进侧支循环建立，可促进早期病变血管的扩张，晚期周边血管代偿性扩张。

4. 抗缺血肢体自由基损伤。有研究表明，肢体负压疗法可减少缺血肢体的脂质过氧化反应，增加氧自由基的清除能力，减轻缺血损伤。

三、 临床应用

1. **适应证** 雷诺氏综合征；血栓闭塞性脉管炎；糖尿病足及下肢坏疽等。

2. **禁忌证** 出血倾向；静脉血栓形成和血管栓塞早期；近期有外伤史；动脉瘤；大面积坏疽；血管手术后；治疗部位有感染灶；治疗部位有恶性肿瘤。

3. **注意事项**

（1）治疗前应检查患者有无治疗禁忌证和设备是否完好。

（2）每次治疗前应检查患肢，若有尚未结痂的溃疡灶或褥疮应加以隔离保护后再治疗。若有新鲜出血、伤口应暂缓治疗。

（3）治疗应在患者清醒的状态下进行，患肢应无感觉障碍。

（4）治疗过程中应注意观察患肢的肤色变化情况，并询问患者的感觉，根据情况及时对治疗剂量进行调整。

（5）治疗前应向患者说明治疗作用，鼓励患者积极参与并配合治疗。

（6）观察患者对负压引起的不适感觉，应根据患者耐受情况，逐渐将压力调到适宜强度。

（7）负压治疗肢体出现淤血是正常反应，淤血在停止治疗两小时后即可恢复，但应防止肢体出血；若有明显出血情况应停止治疗。

（8）首次治疗时压力应从低值开始，酌情逐渐增加，以有轻度肿胀感为宜。

（9）高龄或体弱患者以卧位治疗为宜。

（10）治疗中患者如出现头晕、恶心、心慌、气短、出汗等症状时应立即暂停治疗。

（张志强）

第三节　正负压疗法

一、概述

正负压疗法目前主要用于人体四肢，通过改变肢体外部的压力，达到增加血管跨壁压力来促进肢体血液循环的作用，不仅可用于肢体血管疾病，还可用于由血液循环障碍引起的各种疾病的治疗。

目前所采用的正负压疗法装置多为电脑调控舱或压力治疗舱，可单纯进行负压治疗，也可单纯进行正压治疗，还可进行正负压交替治疗。舱式正负压治疗仪主要由透明筒状压力舱及密封肢体固定装置、操作和控制系统、压力表等组成。

二、治疗作用

当施予高于大气压的压力时，肢体毛细血管、静脉及淋巴管内的液体受到挤压，向压力小即处于常压下的肢体近端方向流动，促使外周淤积的血液加速进入血液循环，随着毛细血管的排空，组织间水肿的液体易于回到血管中，有利于水肿的消退。当负压作用于肢体时，由于外部压力低于体内压力，血管被动扩张，并且使沿动脉血流方向压力下降梯度增大，肢体被动充血，促使大量动脉血流入，改善组织循环，增加了肢体营养和能量供给，有利于组织的修复和建立侧支循环。

由于正负压变化是周期性的，促使毛细血管壁两侧压力也产生一个周期性的压力差，相当于在微循环内加入一个吸排泵的作用，它可促进血管内外的物质交换，改善由于各种病因造成的物质交换障碍，促进溃疡、褥疮以及局部因营养障碍引起的各种病变的再生与修复。

三、临床应用

1. 适应证

（1）单纯性静脉曲张、静脉炎早期和病情已经稳定的动脉栓塞引起的循环障碍。

（2）四肢动脉粥样硬化，动脉中层硬化，血栓闭塞性脉管炎。

（3）周围血液循环障碍，包括外伤后血管痉挛，雷诺氏综合征，弛缓性瘫痪合并循环障碍（如复合性区域性疼痛综合征）。

（4）免疫性疾病引起的血管病变，如多发动脉炎，硬皮病，类风湿关节炎合并脉管炎，系统性红斑狼疮。

（5）糖尿病性血管病变。

（6）局部循环障碍引起的皮肤溃疡、褥疮、组织坏死等。

（7）其他非禁忌疾病引起的血液循环障碍，如真性红细胞增多症早期。

（8）淋巴水肿，如乳腺癌术后术侧上肢淋巴性水肿。

（9）冻伤。

（10）预防术后下肢深静脉血栓形成等。

2. 禁忌证

同负压疗法的"禁忌证"。

3. 注意事项

同正压顺序循环疗法的"注意事项"。

（张志强）

第二十三章
磁疗法

第一节　概　述

磁疗法（magnetotherapy）是利用磁场作用于人体穴位、患处或者全身，以治疗疾病的一种物理因子疗法。外界磁场的变化会影响人体的生理功能，这种变化通过神经、体液系统发生电荷、电位、分子结构、生化和生理功能的改变，从而使人体产生一系列物理化学变化。其中最明显的物理作用是吸引人体内的离子（如 Ca^{2+}、K^+、Na^+）移动，从而影响人体组织器官的新陈代谢，达到调整人体的生理功能的目的。

一、基本概念

1. **磁体与非磁体**　能吸引铁、镍、钴和其他某些合金的物体称磁体。不能吸引铁、镍、钴和其他某些合金的物体称非磁体。磁性材料在去掉磁场后仍长期保持磁性者为永磁体。

2. **磁性与磁化**　能将周围的铁屑吸附其上的性质叫磁性。静止的金属铁屑经过磁场作用产生了磁性，称为磁化。

3. **磁场与磁极**　磁铁对与它接触或间隔一定距离的磁性物质表现出相吸或相斥的作用，这种磁体作用所及的范围称为磁场。磁体中磁性最强的部分称为磁极，其中一极为南极（S 极），另一极为北极（N 极）（图23-1）。磁极之间具有同性相斥、异性相吸的特性。

4. **磁力线**　描述磁场分布情况的曲线称为磁力线。曲线上各点的切线方向与该点的磁场方向一致。曲线疏密程度反映磁场强度。磁体周围的磁力线方向，规定从北极出来，通过空间进入南极。在磁体内从南极回到北极形成一闭合曲线。磁力线也是同性相斥、异性相吸。

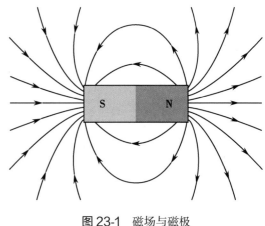

图 23-1　磁场与磁极

5. **磁感应强度**　穿过单位面积的磁通量为磁感应强度，其计量单位为特斯拉（T）（旧用高斯 Gs，1T=10 000Gs），毫特斯拉（mT）（1T=1000mT）。

6. **磁阻与磁导**　磁力线从 N 极到 S 极的途径称为磁路；在磁路中阻止磁力线通过的力量称为磁阻；而导磁的力量称为磁导；用来衡量不同物质被磁化的程度的大小称为磁导率（μ），真空时 μ=1。所有物质根据磁导率分成三大类：

（1）顺磁质：磁导率略大于真空，即 μ>1，如空气、锂、镁、铝、铂、氧、硬橡胶等。

（2）反磁质：磁导率略小于真空，即 μ<1，如水、玻璃、水银、铍、铋、锑等。

（3）铁磁质：磁导率很大，即 μ>1，在外加磁场作用下极易被磁化，是良好的磁性材料，如铁、镍、钴、磁性合金等，属恒磁质。

人体组织多属反磁质，也有少数顺磁质如自由基等，人体的磁导率近于 1，即 μ≈1。

7. 充磁与退磁　磁体使用一段时间后，强度会减弱，需要重新使它磁化，叫充磁。使已具有磁性的物体失去磁性的过程，叫退磁。

8. 软磁材料和硬磁材料　软磁材料是容易被磁化，也容易失去磁性，能得到较强磁场的物体，适用于作电磁铁和继电器的铁芯，常见的有纯铁、铁合金等。硬磁材料是外加磁场撤去后，仍保留较强磁性的物体，磁性不易消除，是一种永磁体，如碳钢、钨钢、铝镍钴合金等，可用于制造永久性磁铁，广泛用于永磁电机和永磁扬声器。

二、 医用永磁材料的特性

医用永磁材料要求有以下三方面特性。

1. 剩余磁感应强度大　永磁材料完全被磁化，除去外加磁场后，其磁感应强度降到一定点后即不再继续自行下降，此余下的磁感应强度称为剩余磁感应强度。

2. 矫顽力大　对永磁材料施以反方向磁场时，永磁材料的剩余磁感应强度继续减退，当剩余磁感应强度减到零时，所需的外加磁场强度，称为该种永磁材料的矫顽力。也就是说，矫顽力大表明抗退磁能力强。

3. 最大磁能积　在退磁曲线上，某一处的磁感应强度与磁场强度的最大乘积叫最大磁能积，用 max 表示，其单位是高斯、奥斯特等。

三、 医用磁场分类

由于电磁效应，电场会产生磁场，而磁场又会产生电场，故临床康复科在使用磁疗法时有时用电磁疗法描述，磁场分类包括以下几种。

1. 恒定磁场　磁场的大小和方向不随时间变化而变化的磁场叫恒定磁场，即静磁场。如磁片和电磁铁通以直流电产生的磁场。

2. 交变磁场　磁场的大小和方向随时间变化而变化的磁场叫交变磁场，如工频磁疗机和异极旋转磁疗器产生的磁场。

3. 脉冲磁场　磁场强度不但随时间变化，而且是突然发生、突然消失，两个脉冲之间有间隙。如各种脉冲磁疗机产生的磁场。

4. 脉动磁场　磁场强度随时间变化而变化，但方向不变的磁场叫脉动磁场。如同极旋转磁疗机、电磁铁通以脉动直流电和磁按摩器产生的磁场。交变磁场、脉冲磁场和脉动磁场都属动磁场。

5. 磁振热　采用交变磁场、生物磁振、温热三种物理因子相结合的同步物理治疗仪。温热导子线圈接通交流电后，一方面产生交变磁场，因磁场方向的不断变化，产生特有的非机械振动；另一方面，线圈中铁芯因涡流而产生热。

6. 脉冲电磁场（pulsedelectromagneticfields，PEMFs）　根据电磁感应原理，应用 50Hz 的交流电通过感应线圈产生交变脉冲间歇的磁场效应。根据其频率不同分为低频 PEMFs、中频 PEMFs 和高频 PEMFs。脉冲电磁场通过非热效应作用于细胞膜，产生跨膜电位，形成"压电效应"

（Piezoelectric Effect），影响细胞膜的通透性，影响组织代谢，从而修复病变组织。

四、磁疗发展史

磁石治病在我国有悠久的历史，公元前 2 世纪有"自炼五石"辅以治病，公元 5 世纪时《名医别录》记有磁石消痈肿、治鼠瘘、颈核、喉痛和小儿惊痫等疾病。国外应用磁石治病也有悠久历史：国外最早使用磁疗治病的记录是古希腊医生加仑，他把磁石作为泻药应用到临床治疗腹泻。公元 450 年，希腊也有运用磁石治疗手足痛、风湿、下肢水肿的记载。公元 11 世纪，瑞士医学家帕拉歇卢用磁石治疗脱肛、水肿、黄疸等疾病。17 世纪法国 Snok 用磁石按摩，轰动巴黎，成为名医。公元 1798 年，英国医生帕金斯，创造了金属牵引器，通电后可以解除疼痛，这是世界上最早的磁疗器具。1870 年，著名学者阿恩特•舒尔茨认为，弱磁场刺激能增进生理功能，中弱磁场刺激更能促进生理机制，但进一步加强刺激则会使生理功能停止。前苏联利用磁化水治疗肾结石。1973 年，美国医疗工作者在肿瘤供血的血管里注入铁屑，在体外相应血管位置放入磁铁，使该处的血液发生凝结，从而切断肿瘤的血液供应，使肿瘤因缺乏营养坏死，从而将肿瘤治愈。1977 年美国矫形外科专家 Basset 等发现脉冲电磁场可治疗胫骨骨折后骨不连。1985 年，Barker 首先发明经颅磁刺激治疗精神、神经疾病。因此，磁场对于各种急慢性炎症、中枢神经系统疾病和骨代谢性疾病的康复治疗均有一定效果。

（罗庆禄）

第二节　生理作用和治疗作用

一、生理作用

1. **对心血管系统的影响**　动物实验表明，磁场可改善心脏功能，不同极性的旋转磁场均有调整心率的作用，尤以 NS 极的效果好。磁场可对抗乙酰胆碱降低心率的作用，亦可对抗注射阿托品加快心率的作用。磁场对血管功能有双向调整作用，能够调整血管舒缩功能，进而改善血液循环。

2. **对组织代谢的影响**　在磁场的作用下，生物电流（如心电、脑电、肌电及神经动作电位）将受到磁场力的作用，引起有关组织器官的功能发生相应变化。另外磁场还对生物体内氧化与还原过程中的电子传递过程产生作用而影响生化过程。磁场可使尿中 K^+、Na^+ 含量增多；磁场促进血中脂质的过氧化反应和氧化还原过程，降低血脂。磁场增强胃肠生物电作用，加快胃肠蠕动，促进吸收。磁场通过对人体金属离子和非金属离子等作用激活酶的活性，对人体产生影响。磁场提高胆碱酯酶，乳酸脱氢酶及同工酶、羟基歧化酶、谷氨酸脱氢酶等的活性，抑制单氨氧化酶、组胺酶的催化反应。磁场还可影响细胞器的功能活性，生物膜通透性、内分泌功能以及微循环，从而引起组织代谢复杂变化。

3. **对免疫功能的影响**　磁场能提高正常机体细胞免疫与非特异性免疫功能的生物学效应，能显著提高 E 花环形成率、白细胞吞噬率和提高总补体（CH50）水平。

4. **对血液系统的作用**　磁场降低全液黏稠度，提高白细胞吞噬功能。根据磁场作用强度和时间的不同，对凝血系统产生不同的影响。高强度静磁场可使动物血液的凝固性升高，纤维蛋白活性增高；低强度磁场对凝血影响不大。强磁场长时间作用可显著地减缓血流的速度，可用于内部止血。磁场对血液的效应与洛伦兹力对血细胞中原生质流动的力的作用有关。

5. 对神经系统和内分泌系统的影响 神经系统和内分泌系统对磁场的作用最为敏感，而神经系统中又以下丘脑和大脑皮层最为敏感。磁场对神经系统主要是抑制作用，脑电图表现为大脑个别部位慢波和锤形波数目增加。在磁场作用后观察动物脑髓的超微结构，发现神经细胞体的膜结构，突触和线粒体有变化，而轴突的结构较稳定。动物试验表明在磁场作用下，动物某些激素分泌增加。如磁场激活下丘脑 - 垂体 - 肾上腺系统，使其分泌物的合成和释放增加，皮质醇含量上升。强磁场还可以引起机体应激反应。除下丘脑 - 垂体 - 肾上腺系统外，胰岛、甲状腺、性腺等都对磁场的作用有感受性。有实验表明，交变磁场主要增加 ACTH 在垂体和血液中的含量。交变磁场可以使血中 11- 羟皮质类固醇含量显著增加。交变磁场还可以促使甲状腺素分泌增加。

6. 对皮肤反应的影响 恒磁场有降低致敏的效果，能减轻致敏动物皮肤的变态反应。而脉冲式动磁场可使皮肤对化学刺激的敏感性增加，使皮肤对某些离子渗透性增强。

7. 对穴位经络的影响 穴位经络存在电活动现象，如穴位比周围区域有较高的电位，较低的电阻等。当某脏腑的功能异常时，相应经络穴位皮肤电位和电阻出现异常。磁场可通过影响经络的电磁活动过程而起功能调节作用。

8. 对骨骼系统（骨代谢）的影响 1954 年 Yasuda 发现骨的压电效应，即骨受到机械压力后将机械能转化为电能，产生压力电位，电刺激影响骨量调节的现象。此后压电效应将电磁作用与成骨理念合理结合为脉冲电磁场，为治疗骨骼疾病提供了基本思路，研究者们认为电磁作用和成骨机制的物理基础是由于压电效应和外加脉冲电磁场的作用引起骨折部位 Ca^{2+} 的移动，从而促进骨折愈合。

二、 治疗作用

1. 止痛作用 磁场能改善血液循环和组织营养，因而可纠正缺血、缺氧、水肿及致痛物质聚集等导致的疼痛。磁场能提高致痛物质水解酶的活性，使缓激肽、组胺、5- 羟色胺等致痛物质水解或转化，达到止痛目的。磁场作用于穴位，起到疏通经络、调和气血的作用而达到止痛的效果。研究表明，动磁场止痛作用快，但维持时间短；静磁场止痛作用慢，但维持时间长，因此，急性疼痛多用动磁场，慢性疼痛多用静磁场。

2. 消炎、消肿作用 磁场的消炎、消肿作用主要是抗渗出以及轻度抑制炎症发展过程。其作用机制主要是以下两个方面：一是促进血液循环，磁场使血液循环加强，组织通透性增强，使炎性产物及时排出，水肿减轻。二是提高酶的活性，磁场能使一些酶（组胺酶、缓激肽酶、乙酰胆碱酯酶等）的活性提高，降低致炎物质浓度，改善病理过程，提高机体的非特异性免疫能力等而起到消散炎症的作用。

3. 镇静、催眠作用 磁场对神经中枢的作用主要为增强抑制过程，改善睡眠状态，延长睡眠时间。实验表明，磁场对单个中枢神经元放电也有抑制作用，故可治疗失眠患者。如近年发展起来的临床常用的经颅磁刺激用于治疗失眠、小儿多动症等中枢神经过度兴奋的病症（详见本教材第二十八章第二节）。

4. 降血压作用 磁场可加强大脑皮质的抑制功能，调整中枢神经系统，调节血管舒缩机制，磁疗还可扩张血管，降低外周循环阻力，从而降低血压。

5. 对良性肿瘤的作用 磁疗可使一些良性肿瘤缩小或消失，其作用机制为：异名磁极相吸产生的压力作用，使肿物缩小或消失；其次磁场可减少渗出，消炎消肿，使肿物缩小或消失；磁场还可使肿瘤内的血管形成血栓，引起肿瘤血供中断，使肿瘤缩小或消失。

6. 修复组织损伤作用 磁场能促进损伤组织表面愈合，其机制是：磁场作用可使血管扩张、血流加快，血液循环改善，为创损伤组织提供了更多的血液，提供了更多的营养物质和氧，有利于加速创面愈合。

7. 软化瘢痕作用 磁场具有防止瘢痕形成和软化瘢痕的作用，其作用机制为：在磁场作用下，血液循环改善，渗出物吸收和消散加速，为减少瘢痕形成创造了条件；其次，磁场作用下成纤维细胞内水分和盐类物质增加，分泌功能障碍，破纤维细胞内溶酶体增加，促进细胞吞噬作用，阻止了瘢痕形成。

8. 促进骨折愈合作用 磁场促进骨折愈合的机制为：磁场可改善骨折部位的血液循环，改善局部营养和氧供，有利于骨组织细胞的新生，从而有利于骨折的愈合；其次，磁场产生的微电流可促进软骨细胞生长和抑制破骨细胞活性功能，加速骨折愈合。

9. 止泻作用 磁场的止泻作用明显，其机制可能与酶的作用有关。在磁场作用下，ATP 酶活性增强，可使小肠的吸收功能加强；胆碱酯酶活性增强，使肠道分泌减少、蠕动减慢，有利于水分和其他营养物质在肠黏膜的吸收；磁场还有抗渗出的作用，有利于止泻。磁场的抗炎作用对于炎性腹泻有很好的治疗作用。

（罗庆禄）

第三节 操 作 技 术

一、静磁法

将磁片直接贴敷在患病部位或穴位，以胶布或伤湿止痛膏固定。贴敷患病部位时，选用患区或其邻近穴位，或是用远隔部位的穴位。为了防止压伤或刺激皮肤（尤其当磁片贴敷时间较久，由于汗液的浸渍，磁片生锈时），可在磁片与皮肤之间垫一层纱布或薄纸。贴敷穴位时，一般多用直径 1cm 左右的磁片；贴敷患区时，根据患区的范围大小，选用面积不同的磁片。

（一）直接贴敷法

指将磁片或磁珠直接贴敷于腧穴或阿是穴（痛点、病灶区等）进行穴位刺激的一种方法，是临床穴位磁疗法中最常用和最基本的一种方法。其操作方法为先以 75% 的乙醇清洁消毒所选穴区，待干燥后置上磁片或磁珠，上盖一大于其表面积的胶布予以固定。贴敷较大型号的磁片时，为了避免压伤或擦破表皮，可在磁片与皮肤间夹一层纱布或薄纸。具体贴敷法又有以下几种：

1. 并置贴敷 在相邻的两个穴位或痛点上并行贴敷两块磁片，极性配列有同名极与异名极。

2. 对置贴敷 在患区两侧相对应的穴位或部位上贴敷磁片时，用异名极使两磁片的磁力线相互联系形成一个贯通磁场，则治疗部位处在磁场作用之中，如腕部的内关与外关、肘部的曲池与少海以及在手足等处两个相对应的部位。但在组织很厚的部位，如胸背之间、腹腰之间的对置贴敷则不会形成贯通磁场，因为磁力线通过厚组织时，不断衰减至零。

（二）间接贴敷法

间接贴敷法是将磁片缝在固定的布料里，根据磁片的多少、各穴位之间的距离，缝制固定器，以便使磁场能准确地作用于治疗部位。磁片四周，用缝线固定，以免磁片滑动。

常用的间接贴敷磁：磁腰带，腰带上并排有 5 个小布袋，根据病情需要装入磁片 2~5 枚，适用于腰椎退行性病变、风湿病、脊柱病等疾病的辅助治疗；磁护膝，适用于风湿性关节炎、膝关节退行性病变等疾病的辅助治疗。

（三）耳穴贴磁法

耳磁法是在耳郭穴位上贴敷磁珠的磁疗法。磁场强度一般为 0.02~0.05T 或 0.1T 以上，磁珠的直径一般为 3~8mm。每次贴敷的穴位 2~4 个，不宜过多，以免磁场互相干扰。耳磁法的选穴原则与耳针疗法相同。此法可治疗神经衰弱、高血压病、痒疹、荨麻疹和神经性皮炎。

（四）磁电法

较方便常用的是将 1500 高斯以上的磁片两片，固定于所选穴位上为电极片，再将电针仪的输出导线与磁片相连，通以脉冲电流。电流强度由小逐渐增大，引起轻度刺痛感以患者可耐受为度。波形可用连续波或疏密波。

上述各法，直接敷贴法可每周换贴 2 次，间接贴敷法，可长期佩戴。磁电法，每次治疗 20~30 分钟，每日或隔日治疗 1 次。耳穴贴磁法一般 3~4 天换贴 1 次。

二、动磁法

动磁法不是将磁片贴敷在患者体表，而是将高磁场强度的磁体安置在一个动力机械上，使磁片随之转动而产生脉动磁场或交变磁场。另一种形式是铁芯线圈，通以交流电或直流电而产生交变磁场或脉动磁场。

（一）旋转法

将旋转磁疗机的机头，直接对准患区或穴位，穴位选取与贴敷法相同。机头前面有保护罩时，可以将机头直接接触皮肤；如无保护罩时，机头与皮肤应有一定的距离，以免磁片转动时擦伤皮肤。为了使磁片转动后有较强磁场作用，其距离应尽量缩短，以不触及皮肤为限。组织不太厚的部位，如腕、肘、踝关节及手、足等，也可以像贴敷法那样，采用双机头对置法，将治疗部位置于两个机头之间，两个机头的极性分别为南极与北极，使磁场穿透治疗部位。

具体操作程序如下：根据病情，患者坐位或卧位并显露治疗部位。将机头置于治疗部位，固定好支臂架。打开电源开关，电源指示灯指示，再开电机开关，电机指示灯指示。徐徐转动电位器旋钮，将电压调至所需电压强度。治疗过程中要询问患者情况及注意机器响声是否正常，如机器响声异常时，应及时处理。一般每个部位或穴位治疗时间 5~15 分钟，每次治疗时间不超过半小时，个别穴位如百会穴每次治疗不超过 10 分钟。治疗结束，缓慢向逆时针方向转动电位器，将电压降到零位。再关电机开关和电源开关，移动机头。

磁场强度根据治疗部位及患者一般情况而定，四肢及躯干的远心端，宜用较高磁场强度，胸背部及上腹部宜用较低磁场强度，老人、小孩及体弱患者宜用较低磁场强度。

（二）电磁法

1. 低频交变磁疗法 根据治疗部位外形，选用合适的低频交变磁场磁头，使磁头的开放面与治疗部分的皮肤密切接触，使磁力线能更多地通过患区组织。如果磁头与皮肤之间有空隙，将会增加磁场的衰减而影响治疗效果。由于磁头面积较大，原则上采取病变局部治疗，适当照顾经穴。

具体操作程序如下：患者取舒适体位，暴露治疗部位。根据患者患部大小，选用相应的磁头。检查机器面板开关旋钮是否在关的位置。将磁头输出导线插入治疗机的插口。根据治疗需要，将开关旋钮指向"弱"、"中"或"强"，电源被接通，电流通过输出导线进入磁头线圈产生磁场。在治疗过程中，患者可有震动感及温热感。每次治疗时间20~30分钟，每天治疗1次。治疗结束，把开关旋钮旋至关的位置，将磁头取下。

2. 脉动磁疗法 检查磁疗机运行是否正常，及患者有无磁疗禁忌证，将机头置于治疗部位。

具体操作程序如下：患者躺卧床上，将治疗部位置于两磁头之间，使磁力线垂直通过治疗部位。调节上磁头的高度，使上磁头降到距皮肤最近距离或接触皮肤（另一类型机器的磁头铁芯延长，其铁芯端已无温热感，故可接触皮肤）。检查机器面板开关应在关的位置，电流表指针应在"0"位。打开电源开关，接通电流，指示灯指示。根据病情需要，转动电流调节钮，增加电流强度，使患者受到一定强度的磁场作用。治疗结束后，将电流强度调回到"0"位，然后把开关旋钮调到关的位置，升高上磁头的高度，移开磁头。每次治疗时间20~30分钟或1小时，每天治疗1次。

3. 脉冲磁疗法 脉冲频率为40~100次/分，磁场强度为0.15~0.8T。应用脉冲磁场治疗，称为脉冲磁疗法。

具体操作程序如下：首先把机壳后面的地线接在焊片上，然后将两个磁头上的四根导线接在四个接线柱上，红的接线钩应接在红色接线柱，黑的接线钩应接在黑色接线柱。遵照医嘱，将磁头放在治疗部位。检查治疗机面板各旋钮，是否均在规定位置上。旋动波段开关，指示灯亮，经过1分钟后，显示管亮，然后调到治疗所需波段。调节磁场强度旋钮到所需的强度。波动脉冲频率调到治疗所需的频率。将时间控制旋钮调到所需治疗时间的位置。按下定时按钮，经数秒钟后放开，磁头便可产生所需的磁场。每次治疗时间20~30分钟，每天治疗1次。治疗结束时，按治疗的相反顺序关闭机器，旋回各钮，取下磁头。

4. 磁振热疗法

采用交变磁场、生物磁振、温热三种物理因子相结合的同步物理治疗仪（图23-2a为治疗仪选择参数界面，图23-2b为磁振热整体仪器）。温热导子线圈接通交流电后，一方面产生交变磁场，因磁场方向的不断变化，产生特有的非机械振动，即有温热效应、机械振动作用和磁效应。

具体操作程序如下：遵照医嘱，将两片磁电极并置或对置于治疗部位。检查治疗机面板各旋钮，是否均在规定位置上。旋动打开电源开关，指示灯亮，调节磁场强度旋钮到所需的强度。频率调到治疗所需的频率。将时间控制按钮调到所需治疗时间的位置。按下定时按钮，便可开始治疗。每次治疗时间20~30分钟，每天治疗1次。治疗结束时，按治疗的相反顺序关闭机器，旋回各钮，取下磁极片。

5. 脉冲电磁场疗法

低强度脉冲电磁场，是指频率1~100Hz，强度低于100Gs的低频、低强度调制磁场，在保留静态磁场治疗作用的基础上，使磁疗辐射产生强度可调的交变脉冲动态磁场；动态磁场强度可从5~100Hz范围内调节，充分发挥出各个频率磁场的磁疗作用；不同的电磁场强度和频率有不同的生物效应。对骨代谢中成骨作用较有影响的频率为75Hz以下，而在正弦磁场影响骨代谢的研究中发现

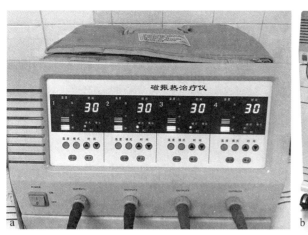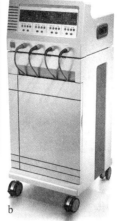

图 23-2　磁振热治疗仪

当频率波动在 15~35Hz 范围内时所诱导的成骨效应最明显。低频脉冲电磁场作用于骨组织，不产生热效应，而产生类似于流体机械塑形的作用，并通过不对称的宽幅脉冲影响许多异常的生物过程，进而改善骨骼、肌肉和其他系统的病理状态，抑制骨吸收，促进骨形成。目前临床上最常用的脉冲电磁场治疗仪为骨质疏松治疗仪（图 23-3），其可作用全身，可调节成骨细胞和破骨细胞活性，延缓骨量丢失，以防治骨质疏松。

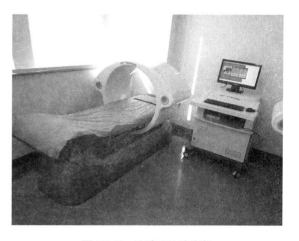

图 23-3　骨质疏松治疗仪

具体操作程序如下：检查治疗仪面板开关在规定位置上，打开电源，检查仪器，查看显示预设值；嘱患者去除手机、手表等金属、磁卡等物品后仰卧；按"启动"键开机，根据病情需要设置参数：使用"模式"键设定治疗模式，磁场强度为 0.6~20mT，频率 8~35Hz，脉宽 5~10 毫秒；治疗时间 40 分钟，每天 1~2 次；15~30 天 / 疗程；告知患者治疗中有震动感；点击"开始"键，开始治疗。

三、磁处理水疗法

磁处理水疗法是利用经磁场处理过的水治疗疾病的方法，又叫磁化水疗法。一般应以永磁铁氧体制成。制造磁化水的方法：①静态法，即将普通水置于磁水器中，经一定时间后制成；②动态法，即以普通水通过细乳胶管，流经磁场制成。主治尿路结石、涎腺结石、胆结石、萎缩性胃炎等。当天制作的磁处理水应当天服用，每天服 2000~3000ml，儿童酌减。可分多次饮服，早晨空腹服 1000ml，末次在晚上 8 时前服用，其间分次服用。加热磁化水时应以初沸为度，不宜久煮，一般 2~3 个月为 1个疗程，或更长。

（罗庆禄）

第四节 临床应用

一、 适应证与禁忌证

（一）适应证

磁疗法适用于骨折、骨不连、骨质疏松、软组织挫伤、外伤性血肿、臀部注射后硬结、颈椎病、腱鞘囊肿、风湿性关节炎、类风湿关节炎、骨关节炎、肌纤维组织炎、耳郭浆液性软骨膜炎、颞颌关节综合征、前列腺炎、尿路结石、支气管炎、三叉神经痛、神经性头痛、高血压病、胆石症、婴幼儿腹泻、血管瘤、术后痛等。

（二）禁忌证

目前磁疗法尚无绝对禁忌证，但对以下情况可不用或慎用，如治疗部位结核、心脏起搏器、助听器、严重脏器功能衰退及血液疾病、体质极度衰弱者、孕妇、高热者。

二、 磁场疗法的处方

（一）处方原则

磁场疗处方应综合考虑治疗范围大小、磁场强度、场型、梯度、时间和间隔，其中最重要的是考虑磁场强度，习惯将其分为弱磁场、中磁场和强磁场。一般情况下，磁场强度越高，治疗效果越好，但是对人体的不良反应也随之增大。因此，为了更好地发挥磁疗的作用，根据以下几点选择：不同病症、不同部位、不同病变时期和不同人群建议使用时参考以下剂量：

1. **不同病症** 急性疼痛、炎症、外伤多用旋转磁疗，慢性炎症用交变磁疗，很小的病灶用贴磁片法。

2. **不同部位** 头、颈、胸等宜用小剂量或弱磁场；背、腰、臀、四肢和深层部位宜用中等剂量或大剂量。

3. **不同病变时期** 急性期小磁场，慢性期用中或大磁场。

4. **不同人群** 年老、年幼、体弱、过敏体质、神经衰弱、高血压用小磁场，年轻体壮用中或大磁场。

（二）处方内容

1. **强度** ①弱磁场或小磁场为 0.02~0.1T（其中低频脉冲电磁场小于 0.02T）；②中剂量或中磁场为 0.1~0.2T；③大剂量或强磁场为 0.2T 以上。

2. **频率** ①急性期 <10Hz；②慢性期 ≥10Hz。

3. **时间** 急性 10~20 分钟；慢性期 20~30 分钟（骨质疏松治疗仪可达 40 分钟）。

4. **疗程** 急性病症每天一次或两次，3~5 天 / 疗程；慢性病症 5~7 天 / 疗程，1~2 疗程；脉冲电磁场治疗骨折、骨不连、骨质疏松可 4 周 / 疗程，1~2 疗程。

三、 注意事项

1. 直接贴敷法应注意检查皮肤。

2. 掌握好剂量。

3. 正确使用磁片。磁片不要相互碰击，不要加热，因为会使磁性分子排列紊乱，磁性互相抵消而使磁性消失。使用磁片前后要用 75% 乙醇消毒。不同磁场强度的磁片要分类保管，否则磁场强度小的磁片易碎裂。皮肤溃破、出血的局部不宜直接贴敷，应隔有纱布再贴敷。

4. 注意不良反应。治疗后如血压波动、头晕、恶心、嗜睡或严重失眠应停止治疗。

5. 白细胞较低的患者定期做白细胞检查。

6. 磁疗时不要戴机械手表，以免损坏手表。

7. 植入心脏起搏器患者慎用。

（罗庆禄）

第二十四章
水疗法

第一节 概　述

水疗（hydrotherapy）是以水为媒介，利用不同温度、压力和溶质含量的水，以不同方式作用于人体以预防和治疗疾病、提高康复效果的方法。水疗法可以单独应用，也可以作为综合治疗的一种手段，是一种良好的物理因子疗法。

早在古希腊时代，西方医学之父希波克拉提斯（Hippocrates）就使用温泉做治疗，而我国用水治病已有悠久的历史，《黄帝内经》中的《素问·阴阳应象大论》说："其有邪者，渍形以汗"。《玉机真脏论》中有汤烫法和浴法的记载。《伤寒论》中有"灌水法"。《千金方》中有"冷水浴法"。《礼记》中有"头有创则沐，身有病则浴"《医学纲目》中有"冷水搭胸法"。齐德之著《外科精义》中，总结了前人应用水疗法治疗疾病的经验，说明了用水治病的种类和操作方法。明代伟大医家李时珍所著的《本草纲目》对水疗应用及各种不同成分的水均有较为详尽的阐述。

直到 18 世纪 ~19 世纪，德国水疗之父 Sebastian Kneipp 等人发表，将水疗做为正式医疗用途。

一、 水的物理特性

1. **导热能力**　水的导热能力很强，大约为空气的 33 倍，水比任何其他物质都能吸收更多热量，几乎是乙醇或石蜡的两倍，铜或铁的 10 倍以上，铅或金的 30 倍以上。

2. **溶解性**　水是一种很好的溶剂，通常被认为是一种万能的溶剂，可溶解多种化学物质。水中加入某种药物或气体时，可增强水疗的化学刺激作用，达到更好的治疗效果。

3. **无毒性**　水的无毒性使其能够内服亦能外用，即使是对周围环境非常敏感的个体也适用。

4. **物理性状的可变性**　水能够在一个非常狭窄且很容易达到的温度范围内改变其物理性状，从液态到固态或汽态。在液体状态，水可以被用作填充、浴用剂、喷雾剂、敷料以及冲洗液，并有理想的压力和温度。

5. **水的密度**　水在 4℃时密度最大，无论是高于 4℃，还是低于 4℃的水都会膨胀。水的密度接近于人体，因此可以作为瘫痪、炎症或肌肉萎缩患者训练的介质。

6. **水的对流特性**　温度较低的水向下沉，温度较高的水向上升，这是水的对流现象。在水疗时，水与皮肤接触经常交换温度给予刺激。

7. **黏滞性（来自于水分子间的吸引力）**　黏滞性可视为水中肌力训练的阻力来源之一。水中运动时阻力需与浮力（助力）一起考量，利用合适的运练技巧视病患需求给予患者浮力或阻力。

8. **水的机械力性质**　包括水静压、水的浮力和水流的冲击作用。

二、 水的生理效应

1. **温度刺激作用** 温度的变化，可以引起机体相应的反应。人体对寒冷刺激的反应迅速、激烈，而对温热刺激反应较为缓慢；被作用的面积越大，刺激性越强。温水浴与热水浴可使血管扩张、充血，促进血液循环和新陈代谢，降低神经的兴奋性、缓解痉挛、减轻疼痛，热水浴还有明显的发汗作用。冷水浴、凉水浴可使血管收缩、神经兴奋性增高，肌张力提高。

2. **机械效应** 水疗通过水的喷雾、冲洗、摩擦、涡流等碰撞身体表面产生机械效应，包括净水压力计浮力作用。

静水压力作用可以压迫胸廓、腹部，使呼吸有某种程度的阻力，患者不得不用力呼吸来代偿，这就加强了呼吸运动与气体的代谢；同时还可压迫体表的静脉和淋巴管，使体液的回流量增加，促使血液和淋巴的循环，减轻水肿，促进创面愈合，故可作为烧伤、慢性溃疡、褥疮、糖尿病足等治疗的重要手段。

浮力作用可以明显减轻躯干、肢体和关节的负荷，便于活动和进行运动关节训练，大大提高患者的关节活动范围和运动能力。

3. **化学效应** 水是一种很好的溶剂，可溶解多种化学物质，通过水中溶解的化学药物来治疗，既可使药物直接作用于局部，又避免了药物对胃肠道的刺激。在水疗法中，有微量矿物质的化学刺激作用。

三、 水的治疗作用

1. **对皮肤影响** 皮肤有丰富血管系统，扩张状态下能容纳周身循环血量的30%，可以调节全身血液。在热代谢过程中，皮肤散热占全部散热的60%~80%。皮肤受到温度、机械和化学刺激作用，除了影响体温调节、新陈代谢、心血管和呼吸系统外，还可影响内分泌和免疫功能等变化。温度刺激后皮肤会出现不同的反应，受到冷刺激后，皮肤苍白，血管收缩；局部缺血，会有发冷的感觉；受到热刺激后，皮肤血管扩张，加强其营养和代谢，促进皮肤伤口和溃疡的愈合，软化瘢痕，改善皮肤功能。

2. **对肌肉的影响** 热刺激能使正常肌肉的疲劳感迅速恢复，使肌肉血液循环及代谢改善、乳酸被充分氧化。热刺激还能缓解病理性肌肉痉挛，温热通过对疼痛的抑制来缓解疼痛引起的肌紧张和肌痉挛。短时间的温热刺激，使胃肠道平滑肌蠕动作用增强；长时间作用则使蠕动减弱和肌张力下降，有缓解和消除痉挛的作用。

冷刺激时则短时间可提高肌肉应激能力，增加肌力，减少疲劳，尤其伴有机械作用时更加明显。但长时间作用则引起组织温度降低，肌肉发生僵直，造成运动困难。

3. **对循环系统的影响** 可以增强血液中的氧气含量、营养含量，降低毒素含量。结合适当的活动训练、营养摄取和解毒治疗，可以使效果更加明显。其生理原理主要有以下五种：

（1）诱导作用：可以增加器官或躯体局部如肢端的血流量，实现诱导作用最有效的方法是交替使用冷（热）敷、冷热水局部洗浴或喷雾等。

（2）衍生作用：改变器官或躯体局部的血容量，冷敷或热敷可以很好地达到这种效果。

（3）脊髓的反射作用：通过局部的治疗对躯体的远隔区域产生影响，局部足够强烈的冷（热）敷不仅可以对皮肤直接接触的区域产生影响，而且可以通过脊髓反射弧介导产生远距离的生理学改变。

（4）侧支循环作用：可能被认为是衍生作用的特殊情况，可以使躯体的血容量从一个部位转移到另一个部位。

（5）动脉干反射：是人体反射作用的一种特殊情况，长时间的冷敷动脉干，可以引起动脉及其远端分支收缩。

4. 对泌尿系统的影响 肾脏血管与皮肤血管对刺激的反应相似，不同温度的水疗法，对肾脏和汗腺引起不同的反应。温热刺激能够引起肾脏血管的扩张而增加利尿，冷刺激则使尿量减少。

5. 对汗腺分泌的影响 在热水浴作用下，汗腺分泌增加，排出大量汗液，有害代谢产物及毒素也随之排除。由于体液的丧失、血液浓缩，组织内的水分进入血管，所以能够促进渗出液的吸收。但大量出汗也损失大量氯化钠，使身体有虚弱的感觉，因此，水疗时如出汗过多，应饮用一些盐水以补偿损耗。

6. 对心血管系统的影响 水疗法对心血管系统的影响取决于水的温度与持续作用时间。当在心脏部位实行冷敷时，心搏次数减少，但收缩力增强、血压下降。施行热敷时，则心搏次数增加，在适当的作用下也可增加心肌张力，但温度超过39℃或作用时间延长时，心肌张力减低，甚至发生心脏扩大。

施行全身冷水浴时，初期毛细血管收缩、心搏加快、血压上升，后出现血管扩张、心搏变慢、血压降低，减轻心脏负担。因而，人们认为寒冷能提高心肌能力，使心搏变慢，有改善心肌营养的作用。

7. 对呼吸系统的影响 瞬间的冷刺激能使吸气加深，甚至有短暂的呼吸停止，温度越低，刺激越突然，呼吸停止的越快、越急剧。而受到热刺激时，与冷刺激相似，但不十分急剧，呼吸节律变快，且更为浅表。呼吸加快是由于糖和脂肪代谢增快，二氧化碳积累的结果。长时间的温水浴使呼吸减慢。这些都是通过神经性反射实现的。

8. 对新陈代谢的影响 新陈代谢与体温有着密切的关系。在体温升高和氧化过程加速的情况下，基础代谢率增高；机体组织温度降低时，基础代谢率则降低。冷水浴主要影响脂肪、气体代谢及血液循环，促进营养物质的吸收。温水浴能在某种程度上降低代谢过程。但过度的热作用，如蒸气浴或空气浴可能会使碳水化合物及蛋白质的燃烧加速，大量出汗，造成体内脱水并丧失部分矿物盐类。

9. 对神经系统的影响 因温度不同而有差别。皮肤有丰富的感受器，温度刺激有传入神经传到中枢，引起机体各系统的反应。适当的冷水沐浴，能兴奋神经，民间常用冷水喷洒头面部，以帮助昏迷患者苏醒。多次施行不感温水沐浴，能使从外周传入大脑皮质的冲动减少，降低神经兴奋性，加强大脑皮质抑制功能，起到镇静催眠作用。40℃以上的热水浴，则机体先是兴奋，继而出现疲劳、软弱、嗜睡等反应。

（何晓阔）

第二节　分类与设施

一、分类

1. 按作用部位分类 ①局部水疗法：局部擦浴、局部冲洗浴、手浴、足浴、坐浴、半身浴等；

②全身水疗法：全身擦浴、全身冲洗浴、全身淋浴、全身湿布包裹疗法。

2. 按治疗作用分类 镇静、兴奋、退热、发汗、强烈刺激、柔和刺激及锻炼等作用。

3. 按温度分类 热水浴（39~42℃，避免烫伤）、温水浴（37~38℃）、不感温水浴（34~36℃）、低温水浴（26~33℃）和冷水浴（<26℃）。

4. 按水的压力分类 ①低压淋浴：一个大气压下；②中压淋浴：1~2个大气压力；③高压淋浴：2~4个大气压力。

5. 按水的成分分类 海水浴、淡水浴、温泉浴、药物浴（西药浴及中药浴）、矿泉浴、汽水浴。

6. 按水的形态分类 水浴、气浴。

7. 按水疗的方法分类 ①温热疗法：包括湿敷布、包裹浴、渐温部分浴、交替浴、全身浴；②机械疗法：包括涡流浴、气泡沸腾浴、水中按摩、水中冲洗；③化学疗法：各种温泉浴、药物浴等；④运动疗法：运动用的大槽浴、运动用池浴；⑤其他疗法：喷淋、冲洗、气泡浴、人工碳酸浴、沙浴、药浴、肠洗浴、刷洗浴、电水浴、蒸气浴、蒸气喷淋等。

二、设施及设备

水疗以操作简便、患者能自己操作为特点，简单的水疗可以在一些基层的医疗单位甚至患者家中进行。但是，一些较复杂的水疗法，则需要专门的设备和专业的培训人员。设备较完善的水疗室由下列各室组成：更衣室、淋浴室、淋浴操纵台、水中运动池、盆浴室、湿布包裹疗法室及疗后休息室等。

1. 更衣室 需符合无障碍通道的要求，比一般的更衣室更大，并设置储衣柜或在墙上装置衣钩。

2. 综合淋浴室 面积约35~40m²，房间高度3.5~4m，每个淋浴设置3~4m²。

3. 淋浴操纵台 供应各种规定温度和压力的水。应装在距墙1m，距离对面墙4m，距离患者扶手架3~3.5m以上的地方。

4. 淋浴室 装设多种淋浴喷头，如雾状、雨样、针状、周身、上行（即坐浴）和可以活动的直喷头等。

5. 盆浴室 一般要求与淋浴室分开设置。每个盆浴间参考面积为6~8m²，房间高3.5m。浴盆用陶瓷或搪瓷或白瓷砖，浴盆的长度1.7m左右，宽60cm，深40~45cm。

6. 湿布包裹疗法室 要求有治疗床，冷热水管道，一个用来浸湿被单的陶瓷盆装置。

7. 水中运动池 成人浴池容积大于10m×3m×（1~1.4m），治疗浴池采用水泥瓷砖建成；儿童浴池多采用圆形，深度为0.6~1.05m，材料多用不锈钢或陶瓷制成。

治疗浴池辅助设备包括：①电动悬吊装置：用于转移患者出入治疗池，有担架式、坐位式及轮椅式，悬吊装置要求操作简便，启动灵活，安全可靠；②治疗床或椅：为患者提供在水中的固定装置，这种床和椅子要求足够的重量，而且要防锈；③步行训练用单杠：其规格与地面上的相同；④漂浮物：用于支撑患者头颈部或肢体，或作为在水中进行抗阻力运动以及促进运动的辅助工具；⑤水过滤于消

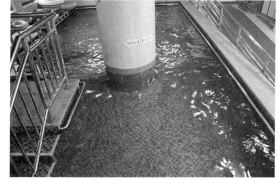

图24-1 水中运动池

毒装置：水中运动池应安装过滤、循环和消毒装置。

8. **水温**　冷水浴 15~25℃；不感温水浴 33~35℃；温水浴 36~38℃；热水浴 39~42℃。

9. **水疗休息室**　应有座位和卧室休息室两种，其数量按照水疗室的整个规模来决定。卧位占75%，坐位占25%。

除上述条件外，为保证供应一定温度和压力的水，水疗室应有自己的小锅炉房和加压水泵，还应有自己的厕所设备，并同治疗室相连接。

（何晓阔）

第三节　操作技术

一、水中运动疗法

水中运动疗法（Hydrokinesitherapy）是利用水的温度、机械作用及水的化学作用，并加入各种药物和矿物质，在水中进行各种运动训练，以达到刺激机体加强水疗的作用的一种治疗方法。主要适用于肢体运动功能障碍、关节挛缩、肌张力增高的患者。水中运动同地面上所采用的方法比较，既有相似，又有不同；利用水的物理特性使患者更容易完成各种运动训练，以达到最好的康复疗效。

（一）水中运动种类

1. **水中步行**　利用水的浮力减轻身体重量对下肢的负荷，使下肢肌力较弱的瘫痪患者可以在水中行走。水中步行训练可以先在水中的平行杠内进行，然后过渡到独立步行。步行时可以用手的活动帮助身体平衡。需要有氧训练的患者则可以用水中加速步行的方式，通过水的阻力增加运动负荷，从而达到训练目的。

2. **平衡与协调训练**　水的浮力作用可以使患者体重"减轻"，从而比较容易控制身体的平衡，因此可以早期进行 I 级平衡训练。进而可以利用水的波动，干扰患者的平衡，使患者可以进行 II 级平衡训练。进行对抗水阻力的活动相当于 III 级平衡训练。水中特定方向和动作的活动可以进行协调能力的锻炼（如游泳）。此外，患者还可以进行水中的起立训练和转移训练（图 24-2）。

3. **肌力训练**　可以在三个层次进行

（1）助力运动：肢体借助浮力作用完成与浮力方向一致的活动，适合于肌力 1~2 级的患者。

（2）不抗重力运动：肢体利用浮力克服重力进行水平方向的运动，适用于肌力 2 级的患者。

（3）抗阻运动：肢体的运动方向与浮力的方向相反，或运动速度较快时，浮力和水的阻力成为运动阻力。因此可以根据病情需要，给予不同的阻力，以达到不同抗阻运动训练的目的。抗阻负荷与患者主动用力程度相关，不容易发生过度负荷，所以十分安全。

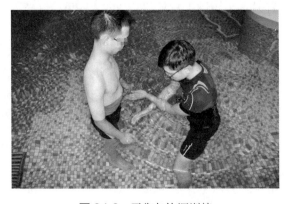

图 24-2　平衡与协调训练

4. **耐力训练** 包括肌肉耐力和全身耐力训练（有氧训练）等。需要有氧训练的神经瘫痪或肢体功能障碍患者可以采用水中耐力训练达到康复治疗的目的。此外，慢性疼痛（例如腰椎间盘突出症）患者，可以通过水中耐力训练增加身体内啡肽合成或释放，从而减轻或缓解疼痛。

5. **关节活动度的训练** 特别适用于肌力 2 级合并关节活动障碍的患者。

6. **水中医疗体操** 对不同类型的患者进行肌力、关节活动度、肌肉耐力和全身耐力的训练；也有利于平衡和协调的训练。

7. **有氧训练** 游泳是十分有效的有氧训练方法，对于心血管疾病、慢性阻塞性肺疾病、肥胖症、糖尿病等都有良好的康复治疗作用，也有利于骨性关节病和其他骨关节疾病的关节活动训练和肌力训练。

（二）水中运动疗法的方法

1. **固定体位** 治疗师通过器械或特别的固定装置使患者的肢体固定。患者躺在水中治疗床或治疗托板上，抓住栏杆、池边或池中固定的器材，如平行杠等物体。

2. **利用器械辅助训练** 利用某些器械，如胶皮手掌或脚掌，可增加水的阻力；利用水中步行训练平行杠可以练站立平衡和行走；利用水中肋木可训练肩和肘关节活动功能；利用水球游戏训练上肢的推力。

3. **水中步行训练** 通常是在地面上训练之前进行的。训练方法是：让患者进入水中，站在平衡杠内，不超过乳头水平，双手抓杠练习行走。适应于肌力比较弱的患者，亦有可能支撑起身体行走、对于负重关节有疼痛的骨性关节病患者或下肢骨折恢复期的患者，训练时均会发现其在水中站立和行走较在地面上容易得多，而且感到舒适或疼痛明显减轻。

4. **水中平衡训练** 患者立于平行杠内，水深以患者能站稳为准，然后治疗师从不同的方向推水浪或用水流冲击患者身体，使其能够保持平衡。

5. **水中协调性训练** 在水中最好的协调训练是游泳。开始可先让患者在一个固定的位置进行原地游泳动作，以后逐渐过渡到患者能完全独立进行游泳运动。

6. **步行浴** 治疗前先检查升降机等设备是否完好，然后在步行浴槽内放入 2/3 容量的水，温度 38~39℃，便可对患者进行训练，训练方法如下：

（1）仰卧位训练：将患者移上担架，利用升降机将患者送入水中，使其头部抬高，浮在水面，身体浸入水中，让患者借助水的浮力，进行移动体位、翻身和伸展四肢的训练。患者在水中由于受到温度和浮力的影响，其活动要较地面上容易得多。

（2）坐位训练：让患者坐在浴槽的浅水处，或使用水中的椅子，借助水的浮力，做坐状状态下的肢体活动训练。

（3）起立训练：用升降机将患者送入水中后，调节升降机或治疗椅的高度，让患者在浅水中依托升降机或椅子进行起立训练。

（4）站立平衡训练：在大约 1m 深的步行浴槽内调节扶手，让患者进行站立、交替踏步的平衡运动训练。

（5）步行训练：依照站立训练的方法，在站立平衡的基础上进行步行训练。开始时偏瘫患者先迈出患肢，后迈出健肢。截肢患者可依托上肢和扶手的支撑练习步行。治疗时间每次 15~20 分钟，每日 1 次，20~30 次为一个疗程。

（6）步行浴是步行训练的理想方法，目前国内开展尚少。训练时需应用一种步行浴槽，浴槽由不锈钢制成，有浴槽和油压升降机两个部分。浴槽立面是个透明的观察床，通过观察窗能对患者训练情况进行观察、拍照和记录。为了更好地观察患者的活动情况，有的在观察窗上印制测量患者步态参数，用以指导患者训练。小型油压升降机可将患者从坐位或卧位送入水槽中治疗，它通过电钮操纵使治疗椅停止在任何一高度，患者可以得到治疗所需要的适宜高度。

7. Bad Ragaz 训练法　亦称救生圈训练法，它从瑞士 Bad Ragaz 地区兴起，训练方法如下：

（1）肩关节训练：患者仰卧位（可佩戴救生圈使身体浮起），患侧上肢尽量舒适外展，肘关节、腕关节和手指伸展。治疗师位于患者患侧上方，将右手放在患者的手掌部，令患者握手；左手放于患者右肩背部扶托患者，再让患者上肢主动内收，使上肢靠近躯干。治疗师身体后仰保持稳定，患者重复进行上肢弧形运动。

（2）上肢训练：患者俯卧位，由躯干圈和双踝关节周围的小浮圈支托。有时也可以使用颈圈，但它会妨碍肩部运动。治疗师面向患者，站在其患侧。患者左肩屈曲（抬高），治疗师将左手放在患者的左手掌中，令患者保持肘关节伸展，握紧治疗师的手并拉向外下方。与此同时，患者右手划水，身体在水中向前移动。当运动达到最大限度时，其左肩向前超过治疗师左肩的位置（注意肘关节在整个运动过程中必须保持伸展）。必要时治疗师可用右手诱导患者进行水中的运动。

（3）躯干部的训练：患者仰卧位，由颈圈和躯干圈支托。治疗师在患者足侧，背靠池壁站立，尽可能使自己的身体保持稳定，然后由治疗师双手握住患者双足背部，令患者将足上抬屈髋，将双膝转向右方，并抬头看足。当达到充分屈曲后，治疗师将双足放入水中，双手握住患者足背部，令患者将双膝在转向左方，头部后仰。达到最大伸展后再重复屈曲，稍停顿后，再改变旋转方向，即患者躯干屈曲时，膝部转向右方，伸展时则转向左方。

（4）髋关节训练：治疗师站在患者的足端，双手握住患者足跟后外侧。患者取仰卧位，双膝关节伸展，髋关节外旋。令患者双足跟向下方用力蹬。治疗师对这一运动施加阻抗，并将双手向下方和侧方移动。当患者在水中向治疗师靠近时，躯干向后仰，训练髋关节屈伸。

（5）下肢训练：患者仰卧位，治疗师站于患者足侧，将右手放于患者左足跖侧，用力将足拉向下方，使髋关节伸展、外展和内旋位。左手放在患者右足背侧，首先指示患者左下肢向下外方用力，并克服治疗师的阻力保持这一肢位。在保持左下肢等长运动的同时，令患者右下肢髋关节屈曲、内收和外旋，膝屈曲，足背伸内翻，运动达终点时，放松下肢，然后返回至起始位，反复进行这一运动。固定侧的下肢可以在屈曲或伸展共同运动中进行等长收缩运动。

8. Halliwiek 法　这是根据流体力学和运动学原理。研究脑瘫及其他患者游泳的训练方法。这种方法不借助任何器具，由治疗师和患者进行一对一的训练，最终目标是患者在水中获得完全独立的游泳活动。

二、 水浴疗法

水浴疗法简称浴疗，是将躯体的全部或局部浸润到不同温度的水中。浴水可以添加盐、矿物质、草药或药物、也可以是搅动状态如涡流浴。浴疗方法包括浸浴、淋浴、不感温浴、坐浴、涡流浴。浸浴分局部浸浴、全身浸浴、热水浸浴、冷水浸浴。其中较为常用的是涡流浴。

（一）涡流浴

1. 治疗作用　涡流喷射的按摩作用可以缓解躯体六个部位（颈部、肩部、胸背部、腰骶部、大腿部及足部）的肌张力。涡流浴有 3 个作用：热、浮力以及按摩作用，使患者的训练既有放松作用又有治疗作用。

（1）热效应：浸泡在热水中可以增加体温和扩张血管，以加快血液循环。

（2）浮力作用：水的浮力作用可以缓解关节和肌肉的压力，产生失重的放松感觉。

（3）按摩作用：通过喷射出温热的水汽混合物，涡流能够供给能量的水流可以放松紧张的肌肉，刺激机体镇痛激素的释放。涡流浴不仅能够提供很好的水浴按摩，而且浸泡在回荡的热水中，能够得到心理和情绪上的放松。浸泡在水中可以使肌肉放松，减轻关节活动度训练的疼痛和张力。

典型的涡流浴缸可以对躯干下部如大腿、膝部、小腿及足部进行水疗。根据患者治疗部位，选择大小适宜的涡流浴装置，并检查装置各部是否完好，注 2/3 容量浴水，水温 37~42℃，打开涡流开关和充气开关，治疗上肢的患者需把衣袖卷起暴露上肢，治疗下肢的患者需脱去鞋袜、卷起裤腿，以免被漩涡水浸湿。患者要采取舒适体位，将肢体浸入水中进行治疗，座椅要求牢固、有靠背，以免患者从椅子滑落摔伤。在涡流浴治疗中，温度仍然是个重要因素。大多数患者应维持水温 39℃左右；治疗关节炎，水温可以高一些；治疗非开放性损伤，水温则应低些。全治疗过程中，水温宜保持恒定，水流强度要适中。治疗从始至终，应使患者感觉舒适，精神爽快，不感疲惫。糖尿病足治疗时可以在水中加入甲硝唑等药物，治疗时间一般为 15~30 分钟，10~20 次为 1 个疗程。

2. 涡流浴设备 现代的涡流浴槽多用不锈钢或塑料制成，水的温度、涡流刺激作用的强弱和治疗时间，均能自动控制调节（图 24-3）。

（1）上肢涡流装置：浴槽容量较大，槽内有一个喷水嘴，能容纳一只手臂和两只手臂。

（2）下肢涡流装置：浴槽容量较大，槽内有喷嘴，适合于下肢治疗。

（3）涡流设备装置：有温度及时间设定。

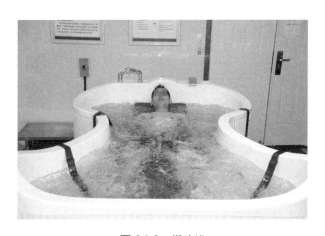

图 24-3 涡流浴

（二）浸浴

1. 局部浸浴 局部浸浴疗法是将身体某一部分浸浴在不同温度的水温中，由于冷热水的直接刺激，引起局部或全身产生一系列生理性改变，从而达到治疗目的。操作方法：治疗时患部脱去外衣、裤子等，将治疗部位置于水中，热水浴（39℃以上）、冷水浴（25℃）、凉水浴（26~33℃）、温水浴（36℃）、不感温水浴（33-35℃），每次 5~20 分钟，每天 1 次，10 次为一个疗程。浴后应擦干皮肤，进行保温，并令患者休息（图 24-4）。

2. 全身浸浴 患者全身浸入水中进行治疗的方法称为全身浸浴。操作方法：全身浸浴时盆内注入三分之二水量，患者半卧于浴盆中。头、颈、胸部在水面之上（图 24-5）。

3. 热水浸浴 热水浸浴的温度范围为 37.8~41.1℃，持续 20 分钟。短时间内热水浸浴可以通过扩张周围血管，促进热量的丢失以降低体温；但长时间的热水盆浴对于高龄老人、幼

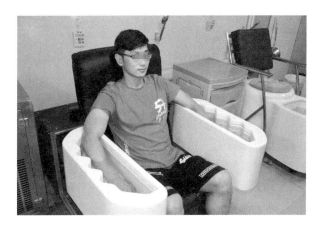

图 24-4 局部浸浴

儿、体质衰弱、贫血、有严重器质性疾病或有出血倾向的患者是绝对不合适的。

4. **冷水浸浴** 水温低于 20℃，时间为 3~5 分钟或更短，每天 1 次，10 次为一个疗程。冷水浸浴后，用浴巾进行摩擦。此种治疗有强力的兴奋神经、强化心血管功能及提高肌张力的作用。

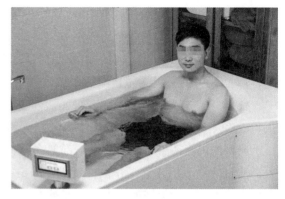

图 24-5 全身浸浴

（三）其他水浴疗法

1. **淋浴** 是以各种形式的水流或水射流，在一定的压力下喷射于人体的治疗方法。包括：直喷浴、扇形淋浴、冷热交替法、雨样淋浴、针状浴、周围淋浴。

2. **坐浴** 是骨盆区域的局部浸浴。在特殊结构的浴盆中很容易进行，但是在普通的浴盆中进行同样有效。坐浴可以采用热水浴、不感温浴、冷水浴或交替冷热水浴。

（1）热水坐浴：通常 3~10 分钟，水温控制在 40.6~46.1℃。其主要作用是止痛。

（2）不感温坐浴：通常水温为 33~35℃，持续时间为 15 分钟 ~2 个小时，坐浴期间有必要提供足够的覆盖物以免寒战。在水中加入适当的草药、盐或其他药物可达到更佳的治疗效果。

（3）交替坐浴：一般有三组，即三次热水和三次冷水的交替。需要两个独立的浴缸以便于操作。热水的温度为 40.6~46.1℃，冷水的温度为 12.8~25℃，重复交替时的温度依据治疗的条件以及患者的承受能力决定。标准治疗方案是 3 分钟热水、30 秒冷水交替。热水浴缸中的水面应高于冷水浴缸水面约 30cm，并充分覆盖以减少寒战。交替坐浴与所有的水疗处理一样，都是以冷水浴结束。交替坐浴可以改善盆腔循环，增强局部平滑肌的张力。

3. **不感温浴** 或称平温浴，是一种全身浸浴，水温通常与皮肤温度相同，为 33.5~35.0℃，时间为 10~15 分钟。

理想的水温依据患者的状况与其对水温的反应而定，通常最后利用患者的感觉（既不感觉到暖又不感觉到凉）而不是温度计来指导水温的调节。小于 1℃ 的细微温度变化可能产生完全不同的治疗效果。不感温浴的时间可以持续 15 分钟 ~4 个小时，如果浴疗的时间超过 20 分钟，有必要添加热水以维持温度。其主要作用是产生一种兴奋性减低的状态，如对神经系统的镇静作用。激发作用主要是对肾脏的激活，因中性的温度不会刺激出汗导致水分丢失，长时间的浸浴躯体，促进水的吸收使尿液的生成增加，还可以促进肾病的患者的磷酸盐排泄增加。因此要注意时间。最后，因缺乏正常产热刺激如冷空气对皮肤的作用，不感温浴可以引起体表温度的下降。体表温度可以下降 2.2℃，因此治疗后应特别注意给患者保温。

4. **擦浴** 擦浴是一种用不同温度的水浸湿毛巾或布料，对皮肤进行摩擦，达到以机械刺激为主的简便的治疗方法，擦浴分为冷摩擦与清洗。冷摩擦与清洗是按预定的顺序用冷水对躯体进行摩擦。

（1）冷摩擦：使用更粗糙的材料，更用力地进行操作。毛织的擦浴手套很适用，也可以使用粗的毛巾或丝瓜绒。治疗师用擦浴手套蘸取凉水或冷水强有力地摩擦躯体的一个部位，直至摩擦部位发红；依据需要达到的冷却反应，擦浴手套的干湿比摩擦更重要。如果患者很虚弱，在开始操作时使用粗的干毛巾擦干。如果患者强壮有力，可以等到治疗结束后再擦干。仰卧位的患者，清洗治疗顺序是从胸到手臂再到腿，然后给患者翻身，到腿和足的后部、臀部，最后是背部。

（2）清洗：患者脱衣直立，用温度相差 1℃ 的两种水，先用温度较高的冲洗，再用温度低的水冲洗，以缓慢的水流从颈部、肩部均匀地流向整个身体，治疗时间为 2~3 分钟，每天 1 次，治疗操作要迅速。

（四）湿布包裹

湿布包裹是最有用的水疗操作之一。如果提供足够的指导，这种治疗既可以在诊所，也可以在家中进行。依据患者的情况，每次治疗 1~3 个小时。操作方法如下：

1. **使用床或治疗台** 将两张毛毯纵放在治疗台上，在头部放一小枕头。毯子必须足够大并能盖住患者。次选丙烯酸类的毯子。

湿处理：在包裹以前患者必须是潮湿的，然后用干毛毯包裹，从背部进行透热疗法或任何其他适当的治疗。

2. **准备床单** 患者准备就绪后，将干净的白棉布床单（长度与患者身高相当）浸渍冷水后充分拧干，床单沿着治疗台纵向打开，两边留置的宽度相当，床单应下垂到毛毯的下方 30~60cm。

3. **下肢包裹** 患者脱去所有的衣服，躺在床单上，双肩在床单顶部下 10cm 处，患者举起双手，护理员快速将床单的一边缠绕躯体向对侧折叠，并小心塑形。臀部以下，床单包裹同侧的下肢。

4. **上肢包裹** 放下上肢，然后将床单对侧叠起缠绕双上肢及躯体，同时也卷起对侧的下肢。湿床单很快平铺在躯体上并与躯体全面接触，并且缠绕双足部。整个治疗过程应快而有效地进行。

5. **毛毯包裹** 迅速将毛毯套在身体上并紧紧缠绕躯体，确保颈部和足部没有通风，另一条毛毯盖在患者身上并适当缠绕。可以给患者戴上添加了燃料的帽子以增加热作用。整个治疗过程中应有人陪同，若患者突然惊恐或出现焦虑，则首先应该从足部起，拆除床单，保证患者有足够的空间以缓和惊恐；如无效，则应该停止治疗。治疗过程中给患者和热茶，如果患者主诉发冷，则应加盖毛毯，在足部放一个热水瓶，或提供热饮料。

湿毯包裹分四个阶段起作用：增强或冷却期、不感温期、加热期、作用消退期。根据预期的效果，治疗师可以延长任何一个治疗阶段。

（何晓阔）

第四节 临床应用

一、适应证和禁忌证

（一）适应证

1. 水中运动疗法

因为合并应用了水疗法的温热作用，故可以减轻运动时的疼痛；同时温热作用对于弛缓性麻痹肢体可改善循环；对于痉挛性麻痹，温热作用或寒冷作用可消除痉挛，使肢体易于进行运动。另外，由于浮力作用，即使极弱的肌力也可以在水中运动，所以适合训练肌肉功能、辅助主动运动及增强肌力。适用于骨折后遗症、骨关节炎、强直性脊柱炎、类风湿关节炎、不完全性脊髓损伤、肌营养不良、脑卒中偏瘫、颅脑外伤偏瘫、肩手综合征、小儿脑瘫、共济失调、帕金森病等。

2. 浴疗

（1）涡流浴：适用于肢体运动障碍、血液循环障碍、糖尿病足、上下肢慢性溃疡、截肢残端痛、关节扭挫伤、创伤后手足肿痛、周围性神经痛、神经炎、雷诺病、骨关节和肌肉风湿疾患、疲劳综合征等。

（2）局部浸浴：凉水浴与冷水浴有提高神经兴奋性作用，适用于抑制过程占优势的神经症。热水浴有发汗、镇痛作用，适用于多发性关节炎、肌炎等。温水浴与不感温水浴有镇静作用，适用于兴奋过程占优势的神经症、痉挛性瘫痪等。

（3）全身浸浴：不同温度浸浴的治疗作用与适应证不同。热水浴有发汗、镇痛作用，适用于多发性关节炎、肌炎等。温水浴与不感温水浴有镇静作用，适用于兴奋过程占优势的神经症、痉挛性瘫痪等。凉水浴与冷水浴有提高神经兴奋性作用，适用于抑制过程占优势的神经症。

（4）热水浸浴：可用于风湿性关节炎的家庭治疗，有助于缓解肌肉痉挛，清洗躯体以减少出汗等。短时间的热水浸浴可以通过扩张周围血管，促进热量的丢失以降低体温，但长时间的热水盆浴对高龄老人、幼儿、体质衰弱、贫血、有严重器质性疾病或有出血倾向的患者是绝对不合适的。

（5）不感温浴：治疗上，不感温浴最常用的是其镇静作用，用于治疗失眠、焦虑、神经激惹、衰弱或慢性疼痛。因可以促进肾脏的排泄，不感温浴适用于促进乙醇、烟草或咖啡等有毒物质的解毒处理，或者用于外周性水肿的附加治疗。用于控制体温，治疗那些对强的治疗措施无应答的患者也是有效的，包括幼儿、高龄老人、虚弱或衰竭的病人。

（6）热水坐浴：可用于治疗子宫或输尿管的痛性痉挛、痔疮痛、卵巢或睾丸痛、坐骨神经痛、尿潴留、膀胱镜检查后或痔疮切除手术后，继之用凉水擦拭局部的渗出。对慢性盆腔炎适宜使用，但在月经期，禁止热水坐浴。

（7）不感温坐浴：适用于急性炎症，如膀胱炎和急性盆腔炎。

（8）交替坐浴：适用于治疗慢性盆腔炎、慢性前列腺炎、无力性便秘以及骨盆的其他失张力状态。

（二）禁忌证

绝对禁忌证：精神意识紊乱或失定向力、恐水症、皮肤传染性疾病、频发癫痫、严重的心功能不全、严重的动脉硬化、心肾功能代偿不全、身体极度衰弱及各种出血倾向者。此外，妊娠、月经期、大小便失禁、过度疲劳者等禁止全身浸浴。

相对禁忌证：对血压过高或过低患者，可酌情选用水中运动，但治疗时间宜短，治疗后休息时间宜长；大便失禁者，入浴前排空大便，宜做短时间治疗，防止排便于池中。

二、注意事项

（一）水中运动疗法

1. 疾病的诊断与评定　患者身体的一般状况、心肺功能、运动功能、感觉功能、并发症、皮肤是否损伤、是否有二便失禁、是否有传染病、是否有水中运动的禁忌证等。患者肺活量在1500ml以下不宜在深水中进行水中运动。同时治疗前要检查水温、室温、室内换气情况、水中游离氯含量等。

2. 治疗时间的选择　水中运动疗法应在餐后1~2小时进行。避免空腹入水，入水前和出水后应该进行较低强度的适应性训练。必要时在出水后测量心率、血压。

3. **水中运动强度** 与陆地相比，在水中运动时心率稍慢，因此不能用陆地上的心率强度计算公式来指导水中运动的强度。水中运动应用下列公式计算运动强度：水中靶心率 = 陆上靶心率 −（12~15），年轻者按 12 记，年长者按 15 记。

4. **水温的调节** 运动池训练温度以 36~38℃为宜。

5. **训练时间及次数** 根据疾病种类及患者的个体情况，灵活掌握。一般每次 10~15 分钟，如果患者体弱，可缩短时间，或者将 15 分钟总训练时间分为 3 个 5 分钟分段训练。训练次数最少 1~2 次/周，身体强度可达 6 次/周。

6. **浴后休息** 浴后最好在池旁休息室内卧位休息 30~60 分钟，以利于体力恢复。

注意预防眼、耳疾患：浴水消毒不充分，易引起流行性角（结）膜炎等感染性疾病；然而使用氯制剂消毒药，因其刺激性较强，也会引起角（结）膜炎。如果池中的水浸入到鼻腔内，因水的消毒不充分，或消毒剂的刺激，可引起黏膜发炎。对于患鼻窦炎的人，要预防中耳炎的发生。

热水浴不利于心血管疾病的患者。温水浴不利于缓解痉挛。全身衰弱和心肺功能低下的患者慎用全身温水浴。对于不能控制水中姿势者，需要先将患者可靠地固定在水池边扶手与栏杆或水中治疗床（椅）上，再进行有关训练。水深一般不超过乳头水平。治疗师有时需要陪同下水，给患者以安全感，同时可直接保护。肺功能很差者不宜在深水进行运动训练。水池边应有监护急救人员，水疗室应有急救药品和设备。

（二）浴疗

1. **浴疗后处理** 应擦干皮肤，进行保温，并令患者休息。

2. **热水盆浴** 对于高龄老人、幼儿、体质衰弱、贫血、有严重出血倾向的患者不适合长时间的热水盆浴。

3. **不感温浴** 治疗后应特别注意给患者保温。建议家庭治疗时，不感温浴最好在上床前进行，以免引起寒战。

4. **交替坐浴** 交替坐浴与所有的水疗处理一样，都是以冷水浴结束，且热水浴缸中水面应高于冷水浴缸水面约 30cm，并充分覆盖以减少寒战。

5. **冷摩擦** 患者应注意充分覆盖并防止寒战，任何时候只暴露被擦浴的部位。且动脉硬化、未控制的高血压患者不宜使用。

6. **冲洗** 比擦浴反应要大，因此要求患者有较好的体力。

（何晓阔）

第二十五章
冷疗法与冷冻疗法

第一节 冷 疗 法

一、概述

冷疗法（cold therapy）是应用比人体温度低的物理因子（冷水、冰等）刺激皮肤或黏膜以治疗疾病的一种物理治疗方法。冷疗温度通常为0℃以上、低于体温，通过寒冷刺激引起机体发生一系列功能改变，来达到治疗疾病目的。冷冻疗法降温缓慢，作用于人体后，不会引起组织损伤。

冷疗法在医学上的应用历史悠久，在我国古代就有利用冰雪止血、止痛及消肿的记载。明代医学家李时珍在《本草纲目》中记载，用冰敷治乳痈、高热昏迷、酒精中毒等；民间也常用冷水敷后枕部治疗鼻出血。早在2500多年前，古埃及人就知道用冷敷来减轻损伤处的炎症反应。近百年来，在临床上冷疗法常用于镇痛、降温和局部麻醉，主要治疗各种运动创伤、烫伤、烧伤、神经系统疾病及风湿性疾病。

二、治疗作用

冷疗法治疗时间及治疗方法的不同，对机体产生的生物作用亦不同。冷疗法的生物作用主要分为瞬间的冷作用与持续的冷作用：瞬间的寒冷刺激，可以使组织的兴奋性增高；而在持续、长时间的低温作用下，组织的兴奋性降低。

（一）对神经系统的作用

1. **兴奋作用** 瞬时间的寒冷刺激可使神经兴奋性增高。例如：急救时用冷水喷面，能促进昏迷患者的苏醒；常用冷水冲浴可以起到强健身体的作用。

2. **抑制作用** 持续的冷作用主要使神经的兴奋性降低。当皮肤感受器受到持续的冷作用时，首先引起神经的兴奋，接着抑制，最后麻痹，使肢体暂时丧失功能。

（1）局部持续冷疗对周围神经有阻滞传导的作用，动物实验证明，冷刺激可使狗的神经轴突反应减弱，当温度降至6℃时，运动神经受抑制；在温度降至1℃时，感觉神经受抑制。

（2）持续低温使感觉神经和运动神经的传导速度减慢，这可能与寒冷对神经膜的直接影响、ATP的失活、皮肤感受器的传入冲动受到抑制有关，从而起到镇痛、解痉、麻醉等作用。局部颅脑低温可降低颅内压，减少脑脊液的分泌，降低脑的能量消耗，提高其对缺氧的耐受性。

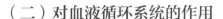

（二）对血液循环系统的作用

1. 对周围血管的作用　冷疗对周围血管具有促进和抑制的双重作用。

（1）促进作用：短时间的冷刺激后，受刺激部位的血液循环得到改善，出现反应性充血、皮肤发红、皮温升高，可防止局部组织因缺血而导致损伤。例如，用冷袋短时间外敷于下肢静脉曲张患者的膝关节部位，可改善静脉血液回流，但应避免因冷作用时间过长导致静脉血液淤滞。

（2）抑制作用：当较长时间冷疗（超过15~30分钟）、皮肤冷却到8~15℃时，血管的舒缩力消失，小静脉及毛细血管扩张，外周血流量明显减少，皮肤发绀变冷。由于冷刺激可以改变血管的通透性、防止水肿和渗出，因此，对急性期炎症性水肿、创伤性水肿及血肿的消退，有着良好的疗效。

2. 对心血管的作用

（1）对心功能的影响：冷疗对心血管系统不会造成过度负荷。对心脏局部进行冷敷，可使迷走神经兴奋性增强，心率减慢，心排出量减少，从而引起血压下降。心肌炎、心内膜炎、早期冠状动脉供血不足的患者可以采用。

（2）对血压的影响：局部或全身冷疗可使外周血管收缩，引起血压升高；对血压正常的患者，血压升高不超过10mmHg；对高血压患者，血压受影响较大，甚至会导致病情的加重。因此，对高血压患者进行冷刺激治疗一定要慎重。

（三）对消化系统的作用

1. 促进作用　对腹部进行冷敷4~18分钟后，会引起胃及大部分胃肠道反射性活动增强，胃液及胃酸分泌增多。

2. 抑制作用　饮用冷水或使胃冷却时，胃血流量降低，胃酸、胃液分泌减少，胃的蠕动减少，胃排空时间延长。

3. 止血　胃出血或上消化道出血时，可在病灶局部相应部位行冷敷，使局部血管收缩而止血。

（四）对肌肉的作用

1. 兴奋作用　短时间的冷刺激，对肌肉组织有兴奋作用，可促进骨骼肌收缩。

2. 抑制作用　长时间的冷刺激，可使肌梭传入纤维、α- 运动神经元、γ- 运动神经元的活动受到抑制，使骨骼肌的收缩期、舒张期及潜伏期延长，降低肌张力，降低肌肉的收缩力，因此可以缓解肌肉痉挛。

（五）对皮肤及组织代谢的作用

人体皮肤的冷觉感受器比热觉感受器数目多，因而对冷刺激比较敏感，通过感受器的反射调节，可引起局部和全身的反应。

1. 降低皮肤温度　局部的冷刺激首先引起皮肤、肌肉和关节等组织的温度降低。这种反应的程度和人体的体质、年龄、皮肤厚度、皮肤散热、冷疗作用面积及冷疗持续时间等因素有关。皮肤温度在降至冰点前出现刺痛感，皮肤血管收缩，触觉敏感度降低，进而皮肤麻木；降至冰点，皮肤骤然变白而发硬；温度继续降低，皮肤组织则出现苍白坚硬并轻度隆起，这种现象称为凝冻。短暂的皮肤凝冻后可恢复正常，严重的则发生水疱等损伤。

2. 影响组织代谢　由于冷疗时局部组织的温度降低，可使组织的代谢率下降，耗氧量减少，炎性介质活性降低，代谢性酸中毒减轻。例如：长时间的冷作用可以使关节内的温度降低，成纤维细胞活性降低，从而对末梢血管疾病、炎症性和风湿性关节病有着良好的治疗作用。而较低温度的冷水浴，则可使基础代谢率增高，脂肪和蛋白质的代谢增强。

（六）对炎症和免疫反应的影响

1. 影响炎症反应 冷疗可以促进局部组织血管收缩，降低组织代谢，抑制血管的炎性渗出和出血，并可缓解疼痛。因此，冷刺激对急性炎症有着较好的治疗作用；但是，对亚急性炎症患者，可能造成局部组织的损害。

2. 影响免疫反应 局部冷疗可以降低炎性介质的活性，对类风湿关节炎、寒冷性荨麻疹患者有一定的治疗效果，但是，对机体免疫系统功能的作用机制，还有待深入的研究。

三、 治疗技术

（一）仪器设备

进行冷治疗所需要的设备较简单，如常用的浴桶、浴盆、毛巾、水袋、冰水、冰块、冰敷袋等，以及冷喷雾（氯乙烷）、冷空气吹风等进行冷治疗所需要的冷疗仪器和冷疗制剂。

（二）治疗方法

1. 冷敷法

（1）冰敷袋法：①普通冰袋法：在水袋中灌入冰水混合液体，敷于患部，治疗时间根据病情而定，一般同一部位15~20分钟，最长不超过24~48小时，如持续高热的冰敷降温；②化学冰袋法：化学冰袋又称保健冰袋（采用高分子材料研制而成，有高效蓄冷，降温在−3℃低温下，仍保持良好的弹性），将化学冰袋放入冰箱冷冻室，冷冻几小时即可使用或备用，取出经过冷冻后化学冰袋置放于身体需要部位，2个化学冰袋可交换冷冻使用，如化学冰袋太凉，可加绒布套包裹。

（2）冷湿巾敷法：将毛巾放入混有冰块的冷水中完全浸透，然后拧去多余水分，再将毛巾敷于患处，每2~3分钟更换一次毛巾，全部治疗时间为20~30分钟。

（3）冰贴法：又分为间接冰贴、直接冰贴、冰块按摩三种方法。①间接冰贴法是将冰块隔着衬垫（如毛巾）放在治疗部位，可避免冰冻的骤然刺激，使皮温缓慢下降，治疗时间一般为20~30分钟；②直接冰贴法是将冰块直接放在治疗部位，这种治疗方法刺激强烈，因此每次治疗的时间短，一般为5~10分钟；③冰块按摩法是用冰块在治疗部位来回摩擦移动，治疗时间可比直接冰贴法稍长，一般为5~15分钟。进行以上治疗时要注意观察患者皮肤，不能引起皮肤的凝冻。

（4）循环冷敷法：是用循环冷却装置进行治疗，可分为体外法和体腔法两种。①体外法是用金属或塑料小管制成盘或鼓状置于体表，冷水或冷却剂在管内循环而达到制冷的目的；②体内法是用大小合适的管子连接一球囊，置于体腔内，再从管子中通以冷水而达到冷却治疗的目的，如胃肠道的局部冷疗。

2. 浸泡法

（1）局部冷水浴：将所需治疗的病变部位直接浸泡于冰水（0~5℃）中，刚开始治疗时患者可有痛感，首次浸入时间为2~3秒，然后将患者肢体从水中取出擦干，进行主动或被动活动，等体温恢复后再浸入冰水中，浸入时间逐渐增加至20~30秒，反复进行，总的治疗时间一般为4~5分钟。局部冷水浴能减轻疼痛，缓解痉挛，恢复肢体的运动能力，主要适用于手指、肘、足等关节病变和偏瘫患者上下肢肌肉痉挛等治疗；治疗蛇咬伤、虫咬伤，治疗时间需延长至12~36小时；治疗热烧伤需1~5小时。

（2）全身冷水浴：患者在冷水中短暂浸泡，水的温度根据病情而定（表25-1），浸泡时间以患者出现冷反应（如寒战等）为准。注意浸泡时间要逐渐增加，首次一般浸泡1分钟左右，以后逐渐增加浸泡时间（3~10分钟）。全身冷水浴主要适用于全身性肌痉挛的患者，浴后可以缓解痉挛，有利于进行主动运动和被动活动；还可用于无力性便秘、肥胖症，并有强壮身体的作用。

表 25-1　常用冷水浴温度范围

温度感觉	温度范围（℃）
凉	19.0~27.0
冷	13.0~18.0
寒冷	0.0~12.0

3. **喷射法**　是利用喷射装置将冷冻剂或冷空气直接喷射于病变部位，使局部组织温度降低的一种治疗方法，常用于四肢关节、烧伤创面等表面凹凸不平和范围较大的病变部位。喷射时间因病情不同而异，最短的治疗20~30秒，最长可以持续15分钟；但较常用的是间隔喷射法，如使用氯乙烷喷射治疗，间距20~30cm，每次喷射3~5秒，间隔30秒~1分钟，一般一次治疗反复喷射3~10次，在治疗时要注意皮肤反应。

4. **灌注法和饮服法**　灌注法是用冷水灌入体腔内，如冰水灌肠、冰水冲洗阴道；饮服法是饮用冰水。

四、临床应用

（一）适应证

1. **疼痛和痉挛性疾病**　如落枕、急性腰扭伤、肩痛、颈椎病、残肢痛、瘢痕痛、偏头痛等，偏瘫或截瘫后肌肉痉挛。

2. **软组织损伤**　用于运动损伤早期血肿、水肿的急救处理和止痛，如韧带、肌肉、关节的扭挫伤、撕裂伤，纤维织炎、肌腱炎、滑囊炎等。

3. **内脏出血**　肺出血、食管出血、胃十二指肠出血等，用体腔循环冷敷法对出血部位进行局部冷疗，可以有效地控制出血；脑卒中的患者在急性期对头部进行冷敷，也可以减少颅脑损伤。

4. **烧伤烫伤的急救治疗**　适用于面积在20%以下、Ⅰ~Ⅲ度热烧伤，四肢部位的烧伤、烫伤应用冷疗治疗效果更好，可在损伤早期冰水浸泡损伤部位，直至疼痛消失。

5. **早期蛇咬伤的辅助治疗。**

6. **其他**　如高热、中暑的物理降温；扁桃体术后喉部出血水肿；类风湿关节炎，重型颅脑损伤的亚低温治疗，对由冷引起的支气管哮喘、寒冷性荨麻疹等用冷疗行脱敏治疗。

（二）禁忌证

1. **内科疾病**　高血压病，心、肺、肾功能不全。

2. **过敏**　冷变态反应者，对冷过度敏感者，致冷血红蛋白尿患者。

3. **局部感觉及血液循环障碍**　血栓闭塞性脉管炎，雷诺病，皮肤感觉障碍，断肢再植术后等。

4. **其他**　言语、认知功能障碍者慎用。

（三）注意事项

1. 在治疗前需对患者说明治疗的正常感觉和可能出现的不良反应。

2. 在采用冷治疗时，应防止过冷引起冻伤。

3. 在进行治疗时要注意非治疗部位的保暖，防止患者受凉感冒。

4. 喷射法禁用于头面部，以免造成眼、鼻、呼吸道的损伤。

5. 冷过敏反应及相应处理办法

（1）一般情况下患者出现全身反应比较少，有少数患者会出现头晕、恶心、面色苍白、出汗、血压下降甚至休克等情况，这种现象称为冷过敏反应。患者一旦出现冷过敏反应，需立即停止冷疗，予以平卧休息，并在身体其他部位加以温热治疗，喝热饮料；对疑有冷过敏的患者，治疗前应先进行过敏试验。

（2）冷治疗有时会引起局部疼痛，一般不需特别处理；但是对反应强烈、甚至由于疼痛而致休克的患者，需立即停止冷疗，予以卧床休息及全身复温。另外，在患者治疗前一定要对患者说明治疗的方法，以尽量解除患者的疑惑和紧张情绪。

（3）冷疗的温度过低或者治疗时间过长时，局部组织可能出现水疱、渗出和水肿，甚至导致皮肤、皮下组织坏死。对轻度冻伤处，需要注意预防感染；对严重冻伤的部位，应该严格进行无菌穿刺抽液，并进行无菌换药。

（邢艳丽）

第二节　冷冻疗法

一、概述

冷冻疗法（cryotherapy）是应用制冷物质和冷冻器械产生的0℃以下的低温，作用于人体局部组织，使人体的组织细胞发生冻结和细胞破坏的现象，以达到治疗疾病的一种方法。冷冻疗法是在冷疗的基础上发展起来的。

冷冻速度<100℃/min，称为缓慢冷冻，仅使细胞外水分形成冰晶，对细胞功能的破坏性较弱；冷冻速度>100℃/min，称为快速冷冻，可在细胞内外同时形成冰晶，对细胞功能的破坏性强。停止冷冻后复温越慢，对组织破坏作用越强，一般采用快速复温（>100℃/min）与自然复温两种方法。

不同的组织对冷冻温度的耐受性差异很大，故冷冻温度可在–196～–20℃之间选用。温度越低，冷冻对组织的破坏性越强。快速冷冻到–40℃以下，除大血管以外的一般组织均被破坏；治疗肿瘤时，冷冻的温度在–80℃甚至–100℃以下。

二、 治疗作用及作用特点

冷冻治疗包括冻结和融化两个过程，从一次冷冻到溶解称为一个冻融周期，治疗时常应用2~3个冻融周期。由于1个冻融周期后，毛细血管闭塞，微循环中止；再次冷冻时，表层血管对冷冻低温耗损减少，故可提高制冷效果。人体细胞致死温度的临界范围是 –60~–20℃之间，这是杀伤力最强的区域，恶性肿瘤细胞比正常细胞对冷冻更为敏感，两次冻融的杀伤效果比一次冻融的强。

（一）治疗作用

1. **破坏作用**　冷冻有破坏作用，可以造成组织细胞损伤和死亡。临床上用于治疗痣、疣、肿瘤、肉芽肿、瘢痕等疾病。

2. **冷冻粘连及炎症反应**　用 –30℃以下的冷探头直接与晶体囊膜接触，产生冷冻粘连，不易造成囊膜的撕破，临床上用于眼科白内障摘除。用 –200℃的冷冻探头接触眼球壁，可产生无菌性炎症反应，视网膜脉络膜渗出和粘连，临床上用于治疗视网膜脱离。

3. **免疫作用**　组织细胞或肿瘤细胞冷冻损伤后，除失去活力外还产生冷冻免疫反应，临床上用于治疗恶性肿瘤转移的研究。

（二）作用特点

冷冻对组织的作用效果与冷冻温度、冻融速度、冷冻时间、次数、局部血液供应、组织对冷冻的敏感性等有关，其作用特点如下：

1. **组织破坏的均一性**　冷冻使组织坏死的临界温度为 –40~–20℃。组织冷冻后，局部毛细血管堵塞，数小时至24小时后组织发生坏死，组织破坏的均一性是冷冻坏死的一大特点。

2. **冷冻坏死的范围**　冷冻坏死灶与周围正常组织界限清楚，修复力强，生理愈合较快，炎性反应较轻。

3. **冷冻坏死的恢复过程**　冷冻坏死的修复经过水肿期、坏死期和恢复期。冷冻后，皮肤上首先形成水疱，数小时后局部组织发生坏死；经过数天至数周，局部肉芽组织急剧增生，然后结痂脱落、组织上皮化。

三、 治疗技术

（一）常用设备

临床上常用的设备有冷疗机、冷气雾喷射器、液态氮装置等。

（二）治疗方法

1. **点冻法**　是用棉棒或棉球蘸少许液氮直接点在病灶上进行冷冻，持续一定时间（数秒到数分），然后棉签从病变部位移开，待皮肤自然恢复后，同上操作反复进行，直到病变部位发白变硬。此法对深部组织破坏力较差，只适用于治疗面部雀斑、疣、痣等表浅而局限的病变。

2. **接触冷冻法**　是指把冷冻头直接接触病变部位进行冷冻的一种治疗方法，在外科最为常用，适用于范围较小的病变。接触冷冻法又分为冷头、热头接触法两种：冷头接触法是指先降温，后接触病灶；热头接触法是先接触病灶，后启动机器降温冷冻病灶。

3. 喷射冷冻法 是将制冷物质经特制的喷雾头，直接喷射至病变部位进行冷冻的一种治疗方法，适用于高低不平和范围较大的病变部位。如氯乙烷喷射法，多采用间歇喷射，一次喷射3~5秒后停止30秒，可反复进行多次。喷射时注意保护好病变周围的正常组织以免造成损伤，一般用多层凡士林纱布覆盖周围正常组织。

4. 倾注冷冻法 是将液态制冷剂直接倾注于病变部位进行冷冻的一种治疗方法，适用于范围大、局部不规则、侵入程度深的恶性病变。治疗时，先用凡士林纱布或泡沫塑料保护病变周围的正常组织，在病变处覆盖消毒棉球，再将液态制冷剂倾注到棉球处，持续2~3分钟。

5. 刺入冷冻法 是将针状或棒状的冷冻头插入深部病变组织或瘘管内进行冷冻的一种治疗方法。主要用于破坏深部组织病变，可配合麻醉；对于较大病灶，可少量多次的进行治疗。

6. 冻-切-冻 此方法是冷冻和手术切除并用的治疗方法，即先用适当的冷冻方法使病变冻结，再用手术刀或电刀或激光等切除病变，或边切边冻，最后在病变的基底部再次冷冻，以减少出血，防止癌细胞扩散，适用于治疗突起或较厚的病变。

7. 浸入法 将病变直接浸入液氮中，2~3分钟取出。此法只限于指端或足跟等处，尤其是对表面凸凹不平或菜花样巨大恶性肿瘤。

以上治疗方法的冷冻时间长短根据病变情况来决定，以病变部位完全冻结，形成冰球，而不损伤正常组织为适宜。对于表浅的病变（厚度<1mm），一般为1分钟左右；对较深的病变（厚度>3mm），为3分钟左右；治疗表浅肿瘤为3~5分钟。一次治疗常应用2~3个冻融周期；较轻的病变经1次冷冻治疗即可痊愈，范围较大或较深的病变如需2次以上的治疗，必须在上次冷冻治疗的局部完全脱痂后进行。

四、临床应用

（一）适应证

由于冷冻治疗后，伤口修复合乎生理要求，瘢痕形成较浅、范围小，不会引起组织缺损、组织变形和功能障碍等后遗症，所以冷冻疗法在临床上的应用非常广泛。

1. 皮肤疾病 恶性肿瘤有：鳞状上皮癌、基底细胞癌、皮肤附件癌、恶性黑色素瘤等皮肤癌；良性皮肤疾病有：色素痣、雀斑、寻常疣、扁平疣、胼胝、单纯性血管瘤、良性表浅肿瘤、鸡眼、银屑病等。

2. 妇科疾病 子宫原位癌、宫颈癌等肿瘤；慢性宫颈炎、宫颈糜烂、宫颈息肉、宫颈间1~2级尖锐湿疣、宫颈黏膜白斑、纳氏腺囊肿、棘皮症、外阴白斑、外阴血管瘤及外阴神经性皮炎等。

3. 五官疾病 睑板腺癌、白内障、视网膜脱离、青光眼、睑缘疣、耳郭软骨膜炎、过敏性鼻炎、鼻出血、鼻咽癌、鼻前庭和咽部乳头状瘤、慢性咽炎、喉部血管瘤；牙龈癌、舌癌、口腔白斑、口腔黏膜囊肿、舌下囊肿及舌血管瘤、舌癌、牙龈癌等。

4. 外科疾病 冷冻止血、颅脑肿瘤、肺癌、肝癌、直肠癌、软骨肉瘤、巨细胞瘤、阴茎癌、前列腺增生、内外痔、肛门湿疹、肛门溃疡、肛门脓肿、直肠息肉、肛裂、腋臭、尿道肉阜、尿道口囊肿等。

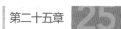

（二）禁忌证

同冷疗法。

（三）注意事项

1. 在治疗前应对患者说明治疗的正常反应和可能出现的不良反应，患者在治疗中不得随意变换体位和触摸冷冻机器。

2. 在采用冷冻治疗时，注意保护非治疗部位，避免制冷剂外漏，溅洒在正常组织和衣物上。

3. 喷射法禁用于头面部，以免造成眼、鼻、呼吸道的损伤，眼部治疗时，注意防止制冷剂损伤角膜。

4. 加压冷冻治疗时，皮下脂肪较少的部位不宜加压过重，并应避开主要神经分布区，以免损伤神经。

5. 冷冻治疗后 3~5 天保持创面清洁、干燥，结痂后禁用手揭，让其自然脱落。

6. 常见并发症的处理

（1）局部创面感染：冷冻治疗本身对局部创面有灭菌作用，如创口已发生感染，给予抗生素治疗，并进行伤口换药。

（2）出血：是较常见的并发症，对于局部小出血灶，可采用止血剂及压迫止血；如出现搏动性出血或出血较多，应采用结扎止血或堵塞止血。

（3）水肿：病变组织在冷冻后出现局部水肿是正常现象，一般术后 1 周左右可自行消退。但是，对咽喉部的病变进行冷冻治疗后，需常规应用糖皮质激素等药物雾化吸入或肌内注射，以防止局部水肿反应严重而影响呼吸道通畅。

（4）疼痛：冷冻治疗后出现的短暂疼痛，一般不用作任何处理。如果患者对疼痛耐受较差或疼痛持续较久时，酌情给予止痛剂以缓解疼痛。

（5）神经损伤：冷冻对病变区穿过的神经支干有破坏作用。如损伤感觉神经，表现为神经支配区域出现麻木；损伤运动神经，出现神经所支配的肌肉麻痹。一般这种神经损伤是可逆性的，多在给予神经损伤常规治疗后，3 个月左右恢复功能。

（邢艳丽）

第二十六章 生物反馈疗法

第一节 概　述

生物反馈疗法（biofeedback therapy，BFT）是现代物理治疗学的一项新技术，它涉及物理医学、控制论、心理论、生理学等许多学科。这种方法作为一种有效的康复医疗措施，自 20 世纪 60 年代才开始在临床治疗中应用。生物反馈疗法是一种无损伤、无痛苦、不需任何药物的治疗方法。近年来随着集成电路和电子技术的不断发展以及人们对这种疗法的深入研究，使这种方法日渐广泛地应用于临床。

一、基本概念

1. 反馈（feedback）　是指将控制系统的输出信号以某种方式返输回控制系统，以调节控制系统的方法。反馈控制技术常用于工程和电子技术方面，用于生物和医学的反馈技术称为生物反馈。

2. 生物反馈（biofeedback）　建立生物反馈需要两个必要的条件：第一，要有将生物信息转换为声、光、图像等信号的电子仪器；第二，要有人的意识（意念）参与，才能构成完整的反馈环。由于有人的意识参与故称为生物反馈。生物反馈的形成不同于某些动物经训练而形成的条件反射，它需要发挥人主观意识的作用，需要根据治疗要求而有意识地改变声、光等信号的强度。当患者掌握了用意念控制声、光信号时，就学会了控制和调节自身的某些生理活动。从这个意义上讲，生物反馈法属于一种借助于专门仪器的行为疗法。

3. 生物反馈的作用方式　有两种：

（1）直接作用：直接作用即利用反馈仪发出的信号来补充、完善体内反馈联系通路，以达到加强对骨骼肌运动的调节能力和内脏器官活动的随意性调节。如通过生物反馈训练，可直接降低或提高骨骼肌的肌张力，对急性腰扭伤、落枕、肌痉挛等的治疗是直接通过肌张力的下降而达到治疗目的。

（2）间接作用：间接作用是通过反复训练，改变行为模式，达到抗应激的作用。如生物反馈放松训练，对身心疾病起良好的治疗作用。

以上两种作用方式都是从行为疗法基础上发展起来的，经训练后，建立操作性条件反射。

4. 生物反馈疗法　是应用电子仪器将人体内正常或异常的生理活动信息转换为可识别的光、声、图像、曲线等信号，以此训练患者学会通过控制这些现实的信号来调控那些不随意（或不完全随意的）、通常不能感受到的生理活动，以达到调节生理功能及治疗某些身心性疾病的目的。由于在开始训练治疗时必须借助于灵敏的电子仪器（生物反馈仪）进行监视，所以此法又称电子生物反馈训练法。

生物反馈疗法是一种新的心理（行为）治疗方法，也是一种意识自我调节的新方法。当代医学研究和临床实践证明，来自心理和社会的紧张刺激已成为人体疾病的发生、发展的重要因素。对这类疾病，单靠药物、手术等常规治疗的效果欠佳。因此，心理、行为治疗已成为适应生物 - 心理 - 社会这种新的医学模式的重要治疗手段，生物反馈治疗即是其中的一种。

二、作用原理

（一）自我调节

人体实现自我调节主要有三种方式，即神经调节、体液调节、器官组织的自我调节。

1. **神经调节**　神经调节是人体的主要调节方式。中枢神经系统通过传入神经纤维与外感受器连接，通过传出神经纤维与骨骼肌、内脏器官连接。例如，进食引起消化腺体分泌，疼痛导致局部肢体回缩，强光照射使瞳孔缩小，环境温度升高使皮肤血管扩张和出汗，运动后心率和呼吸频数加快等。说明在中枢神经参与下，机体对内、外环境刺激产生自我调节和适应性反应。这种神经调节过程为反射（reflex）。神经反射活动有两种，一是条件反射，二是非条件反射。条件反射是经过学习或训练后天获得的。

条件反射必须有大脑皮质的参与，属于一种高级的神经调节方式；非条件反射是人和动物所共有的反射活动，属于较低级的神经调节方式。神经反射过程，有5个环节，即：感受器→传入神经纤维→中枢→传出神经纤维→效应器。这5个环节总起来称为反射弧（reflex arc）（图26-1）。在反射弧中任何一个环节被破坏，都将使这种反射不能出现或者发生紊乱，从而导致神经调节功能丧失。

2. **体液调节**　人体内分泌腺体能分泌多种激素（hormone），通过血液循环输送到全身，又调节人体新陈代谢、生长、发育、生殖等重要功能。血液激素的浓度维持着相对恒定水平，激素过多或不足，都会引起功能紊乱或者疾病。神经调节和体液调节，相辅相成，在整个机体的调节作用中，神经调节占主导地位。

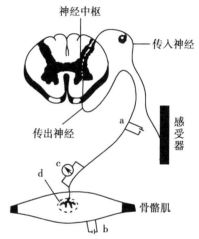

图26-1　反射弧

3. **器官组织自我调节**　所谓器官组织自我调节，是指身体内外环境发生变化时，这些器官和组织不依赖神经体液调节所产生的适应性反应。如心肌收缩产生的能量与收缩前心肌长度变化成正比，收缩前心肌纤维越长，收缩时释放能量越多；又如脑血管的血流量，在很大程度上取决于动脉血压的变化，平均动脉压的升降，脑血管收缩或舒张，使脑血流量保持在恒定的水平。一般来说，人体内环境自身调节机制十分复杂，尽管调节范围有限，但对人体内环境平衡颇具实际意义。

生物反馈作用原理，在于通过反馈仪的信息反馈，获得机体对自身内脏活动的信息感知，以自身的主观努力去改善内脏活动信息，提高反复学习与训练，学会有意识地控制、调整自身的生理、心理活动，改变不良的生理、心理模式，起到调节机体功能，缓解紧张情绪，提高应激能力等，而达到防病治病的目的。

（二）生物反馈与控制论

20世纪40年代兴起控制论，对生物反馈疗法发展起了重要作用。

从控制论的观点看，人体维持平衡调节机制，主要是靠反馈信息在起作用。中枢神经系统为控制部分，被调节器官可视为被控制部分，在控制部分和被控制部分之间，通过各种不同的方式进行着信息传递。这些信息，一方面有控制部分发往被控制部分的信息；另一方面也有被控制部分发回到控制部分的反馈信息。

控制部分是根据反馈信息，来实现对被控制部分的调节和控制作用的（图26-2）。根据控制论观点，一个控制系统必须是一个闭合回路，控制部分与被控制部分之间存在着往返的双向联系。这种联系形式是多种多样的。事实上，人体内无论哪种调节形式，也都是双向联系，都是一个回路。控制部分和被控制部分之间，信息联系有多种形式，可以是电信号（神经活动），也可以是化学信号或机械信号。在自我调节过程中，一方面由控制部分发出信息，以调整被控制部分的功能状态；另一方面，受控制部分也不断地向控制部分发出信息，以调整控制部分对受控制部分的影响。这样就构成一个实现自我调节的闭合回路，并使调节达到十分精确的程度。

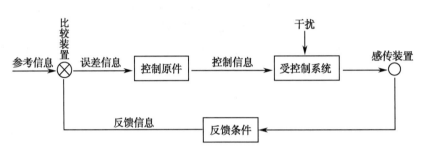

图26-2　反馈信息与控制作用

人们把受控制部分送回控制部分的信息，称为反馈信息（feedback information）。人体效应器官大都有多种神经感受器，如骨骼肌中有肌梭感知肌张力的变化（链接图26-3），并将这种信息反馈到中枢神经系统，使中枢神经系统对肌肉活动控制更加精确。

生物反馈的概念是基于控制论的自身系统理论。概念指出系统的控制需要有一个反馈环的运作，这个反馈环所行使的重要功能就是不断地将系统的输出作为修正系统的输入信息反馈给该系统，从而稳定系统的行为即系统的输出。

生物反馈疗法是控制论反馈原理在人体的应用，它是通过再学习或训练来调整人体的内环境、改善身体内部调节机制的一种治疗方法。

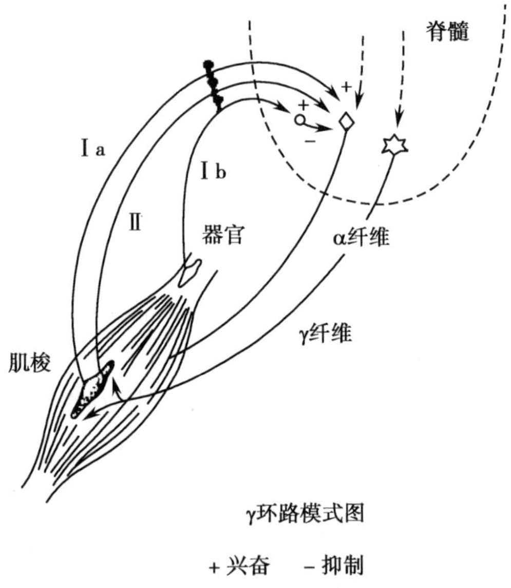

γ环路模式图

＋兴奋　－抑制

图26-3　牵张反射及肌张力调节

（三）经典条件反射与操作条件反射

1. 经典条件反射　巴甫洛夫研究的条件反射（conditioned reflex），其方法是在每次给狗喂食之前，先发出一次铃声，然后再给予食物。就这样，经过多次结合以后，当铃声一出现，狗就会产生唾液分泌。这种无关刺激（铃声）与非条件刺激（食物）在实践上多次结合（即强化），便形成一种不受意志控制、简单的、低级水平的条件反射。

2. 操作时条件反射（operant conditioning reflex）　在这种条件反射中，要求动物完成一定的动作才给予强化。例如将大鼠放入实验箱内，大鼠在走动中，偶然踩在杠杆上时，就给大鼠喂食，以强化这一操作。如此重复多次，大鼠便学会自动踩杠杆而得食，在这个基础上，再进一步训练动物，只有当出现某一种特定信号（灯光）时，踩杠杆才能得到食物。通过反复训练，动物见到特定信号，就去踩杠杆而得食。这类条件反射的特点，就是动物必须通过完成某种操作之后，才能被强化。此种条件反射的建立，要通过一定的操作或使用工具，并通过尝试错误的过程。因此，操作条件反射受意志控制，是一种比较复杂和高级的学习。

过去一向认为，对随意的骨骼肌反应，可以通过操作条件反射来改变。对不随意的内脏反应，则只能用经典条件反射来改变，而不能用高级和随意的工具学习来改变。但 Miller 通过研究认为，经典条件反射和工具学习，是同一现象在不同条件下的两种表现。Miller 实验证明，通过工具训练程序，动物能产生任何通过经典条件反射获得的内脏反应，他曾于 1969 年发表著名的"内脏和腺体反应的学习"论文。

（四）生物反馈疗法形成的基本条件

1. **靶反应（target response，R）** R 是实验者和受试者均希望得到的一种特异反应，又叫主体反应，即由被训练的患者体内引出来的一种自主而持续的信息。这种信息与治疗训练直接相关，它是由患者体内某一器官或组织生理活动所产生的。例如肌电（EMG）、脑电（EEG）、心电（ECG）、血压（BP）、心率、皮肤温度以及皮肤电位等。

2. **强化刺激（reinforcing stimulus，S）** 强化刺激是由生物反馈仪在主体反应出现时立即显示出来的各种信号。这些信号作为一种刺激不断地通过患者的感觉器官反馈给患者，使其及时了解自身体内的功能活动状态。例如声音、光线、曲线及仪表的读数等。

3. **工具（instrument）** 工具是指各类型的生物反馈电子仪器。其功能是通过放置在患者体表或体内的各种功能的传感器，将接收的主体信号输入仪器中，经过仪器放大处理将其转换成声、光等信号，通过显示系统反馈给患者，以便使其认识和控制自身的某些非随意功能。

S 最好只是在正确的 R 出现时才给予，通过多次结合，患者就能学会控制自身某种非随意化功能。经过指导和反复训练，不使用仪器，也可以达到控制自身某些不随意活动的能力。

生物反馈仪上显示的信号，作为强化刺激的条件与主体反应之间的联系本来没有为患者所认识，但是在医务人员或训练者指导下的治疗训练中，一经主体反应被显示出来，即给患者以强化刺激，逐渐使两者之间产生暂时性联系。经过多次反复自我训练后，上述联系即牢固地建立起来，从而使患者通过调节主体反应能随意控制某些体内的功能活动。最后患者可以脱离仪器，在不存在强化刺激的情况下，亦可进行自主地调节和控制，以达到恢复功能、治疗疾病的目的。

完成生物反馈治疗，建立技术性条件反射必须经过三个阶段：①运用生物反馈治疗仪引出主体反应的某种特殊信息，并及时地给予强化刺激；②反复训练患者，建立技术性条件反射，使其能自主地控制主体反应；③患者在脱离仪器的条件下自行训练，以期能随意控制上述主体反应。

（五）生物反馈的作用原理

生物反馈作用原理是受大脑皮质与脊髓控制的随意活动领域，称为意识上水平；图 26-4 的下半部分，是受皮质下和自主神经系统控制的不随意活动领域，称为意识下水平。人对外界刺激的感知，通过①→②→③→④，引起应激生理反应。再通过反馈仪⑤，使人间接感知体内信息变化，经有意识学习或训练⑥，形成⑦→③→④的新变化，达到应激反应的修正。这个控制环路，在随意控制下，维持着机体内环境的平衡。另外机体内还可通过⑨→⑩→⑦的内部信息反馈环路，调节机体的生理反应。

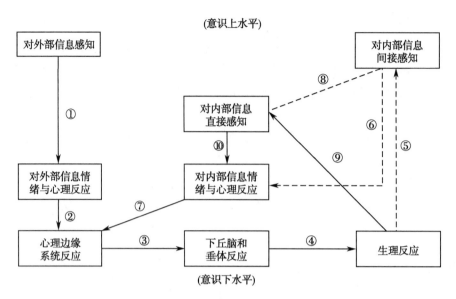

图26-4　生物反馈作用原理

生物反馈训练能加强机体对体内信息的直接感知，提高敏感度，使间接感知转化为直接感知。例如，用肌电生物反馈治疗头痛，可以测得额部肌电信号。肌电幅值降低，反映肌肉紧张度减低，因此头痛减轻。肌电信号经过处理后，可以变换为声音，肌电信号弱则声音低，肌电信号强则声音高，患者由感知声音高低，得知肌肉紧张度的变化。这样，患者便可通过意识，导致肌电反馈信号声音的改变，使肌肉放松。患者在肌电信号的引导下，通过学习和训练，逐步掌握控制主观意识，达到放松和缓解头痛的治疗目的。当患者经过反复训练，通过⑧的联系，改变对内部信息的感知，因而在放弃使用生物反馈仪的情况下，亦能保持对生理过程的调节和控制。此点说明，生物反馈仪是学习和训练工具，不是一个单纯治疗仪。利用生物反馈仪进行训练的目的，即在增强患者对机体内部自我感知能力，达到由意识控制内环境、调节机体和治疗疾病的目的。

三、 发展简况

20世纪20年代，美国的Jacabson就使用了肌电仪监测患者的肌电活动，并对患者进行了放松训练。

科学的发展、人类的进步对生物反馈疗法的发展起了积极的推动作用。尤其是20世纪40年代兴起的控制论，更加深了人们对自身调节的研究。认识到改善信息反馈，就能提高自身的调节、控制能力。对操作性条件反射的研究证明，提高学习训练，内脏活动可以达到一定程度的随意控制，借助电子仪器将体内的肌电、皮温、心率、血压等信息转变为人体能意识到的视、听信息，再通过操作性训练，学会掌握控制自身不随意的功能，而用于防治疾病。

20世纪60年代，世界上一些发达国家开展了生物反馈治疗。目前我国很多地区及医院已应用了这项技术，生物反馈的开展极大丰富了传统治疗学的内容，成为防病、治病的有效手段之一。

（李红玲）

第二节　技术和方法

一、仪器及电极

（一）生物反馈仪

生物反馈仪性能和质量优劣，直接关系到治疗的成败。生物反馈工作者要力求选择一台精密度高、性能可靠、直观清晰、操作简便的好仪器。那么，如何选择生物反馈仪，又如何判断生产厂家提供的技术指标是否满足治疗患者的需求，一般要从下列参数进行分析。

1. **工作范围**　仪器的工作范围，是指输入信号的幅度和频率范围。不同生物反馈仪，有不同工作范围。对肌电生物反馈仪来说，其信号幅度约为 1~250μV。

2. **灵敏度**　生物反馈仪的灵敏度，是指该仪器所能测得的最小信号变化。一般仪器均具有可调灵敏度的开关和放大增益控制。灵敏度直接决定仪器的分辨率。灵敏度越高，分辨率越好，能测得的最小信号变化值就越精确。但太高的灵敏度，又可导致系统的非线性和不稳定性。一般生物反馈仪的灵敏度，根据要求的不同范围通常在 0~1000μV。

3. **线性度**　仪器的线性度，是指仪器输出随输入成正比例变化的一个技术指标。这个指标，用非线性百分数表示。对一个线性系统而言，无论是高端、中间或低端，其灵敏度都是相同的。即非线性灵敏度为零。一般来说，仪器总会存在非线性情况，只要是仪器主要的工作范围，非线性比较小，就可称是线性的。

4. **频响与带宽**　频响即频率响应，它是描述仪器对被测信号的各个频率成分具有不同灵敏度响应的一个参数。实际上，生物信号总是多种频率组合的复杂形式，希望通过仪器输出，真实地复现生物波形，必然要求仪器对生物信号所有频率成分的灵敏度都一样。

带宽是表示频率响应的一个重要参数。仪器带宽应该覆盖被测信号的主要频率成分。实验证明肌肉活动所形成的电势，有效频率在 20~8000Hz 之间。但从多数受试部位的肌电信号来分析，影响肌电大小的频率成分，主要在 30~100Hz 的低频段。而 2000Hz 以上的频率，对总电压大小的影响已经不大；决定肌电信号波形的频率成分，主要在 100~1000Hz 之间。因而，从综合信号大小和波形这两种因素考虑，在肌电生物反馈仪设计时，选择 30~1000Hz 频率带宽较为理想。

5. **信噪比**　信号噪声比，简称信噪比，是指信号大小与各种噪声干扰总和的相对比值。信噪比越大，仪器性能越好。所谓噪声干扰，是泛指肌电以外的其他信号，它既来自仪器本身（包括电极），也来自某些生理因素（运动、动脉波动、出汗潮湿、脑电、心电等）。从这个意义讲，非但要求在仪器本身设计方面要考虑抗干扰的能力，而且在治疗操作时，也要主动排除各种干扰因素。

6. **稳定性**　稳定性这个指标，是指肌电生物反馈仪在干扰震动等不良的条件下，能维持仪器本身的稳定工作状态，使之不致失控而发生振荡的能力。仪器的稳定性与放大器、滤波器、增益及反馈量的大小等因素都有密切关系。就整个仪器的工作范围来说，都应具有良好的稳定性。

7. **隔离度**　隔离度是指仪器在使用过程中，被测部位、仪器与交流电的隔离程度。这个指标是从安全角度考虑的。一般要求人体、仪器地线与交流电源没有直接电联系，要做到安全隔离。有些生物反馈仪采取电池供电，这就保证了安全的基本要求。

8. 反馈方式 多利用视觉和听觉信息来反馈。

（1）视觉信息：有表式指针、数字、有色光标、曲线和图形显示等。这些反馈方式以图形或曲线显示最优，数字读数次之，表式更次之。

（2）听觉信息：可有声音频率、节拍和音调变化等，音调以柔和、动听为佳。

总之，对生物反馈仪性能的基本要求，是稳定、可靠、准确、仪器小型化和使用便利。精密仪器应配有计算机，能自动处理各种反馈信息，准确、及时地分析各种变化因素，筛选有效反馈，提高临床疗效。

（二）电极

能把生物体中离子电势转换成电子电势的装置统称为传感器。在生物反馈中习惯把传感器称为电极。电极是用来测量和记录生物体现象的，主要分为微电极、表面电极、针状电极。肌电生物反馈多用表面电极，与 EEG、ECG 电极相似，是测量经皮肤表面传导的生物电势，就是两个电极间的电势差。这种电极，一般由一个记录电极和一个地极组成。

温度生物反馈电极是用热敏元件制成，能迅速而准确地反映温度变化，其响应时间以 1 秒、2 秒或 3 秒较为合理。

皮肤电生物反馈电极是直接与皮肤表面接触的电极，测定汗腺活动情况，选用电极和导电胶应尽量减少对汗腺功能的影响。

脑电、心电生物反馈电极，选用银或金制的电极，配以特制的导电胶。

二、 训练前准备

1. 了解病情 生物反馈训练前，要与患者交谈，掌握患者心理状况，对患者进行全面检查。要了解疾病性质、病残情况及可能恢复的程度；对患者的智力、视听能力、注意力和自我调节能力等作出全面估价。

2. 训练环境 训练场所要安静、舒适、空气清新，室温 18~25℃，光线偏暗，陈设整洁，尽量减少谈话和人员走动。在有条件时，应在一个单独的、与周围环境隔绝的房间中进行训练，以免受外界环境干扰。

3. 心理准备 生物反馈训练前，心理准备很重要。要有针对性地消除患者顾虑，如生物反馈是否有效，是否安全，并向患者说明生物反馈仪是一种治疗工具，从仪器上出现反馈信号，能使患者进一步了解病残状况。还要说明什么是生物反馈疗法，如何进行，如何坚持训练和注意问题，以及最终要达到自我控制和自我调节目的，使患者对这种方法产生信心，寄予希望。

4. 自身准备 训练应在餐后半小时进行，排空二便，安静休息 15~20 分钟，力求排除杂念和各种干扰。

5. 仔细观察 治疗师要熟悉掌握仪器和操作常规，检查在安静状态下患者脉搏、呼吸、血压、肌力、肌张力。协助医师进行单次治疗或疗程前后询问病情和各项客观指标检查。医生要制订生物反馈治疗观察表格，认真总结经验，反复实践，逐步提高。

三、训练方法和技巧

（一）一般性训练

1. **训练体位** 在训练时，要解除束缚身体的物品，如胸罩、领扣、腰带和鞋带等，通常取仰卧位，两臂平放身体两侧，枕头高度要根据个人习惯确定。若取半卧位，头部一定要有所依托，以便身体放松。取坐位要注意椅子有足够宽度，以免影响臀部的放松，两手平放于大腿上，两足平放落地。对体弱者，也可让患者坐在沙发上，两臂分放于沙发扶手。无论取何种训练体位，都要力求自然、放松、舒适，训练中若有不适，应随时调整。

2. **皮肤清洁** 无论进行何种生物反馈，皮肤清洁都十分重要。一般皮肤先用肥皂水清洗，再用75%乙醇脱脂。对角质层较厚的皮肤，还要用细砂纸轻轻摩擦，以保证良好的导电性。

3. **电极放置** 一般认为额肌的紧张和松弛可代表全身肌肉紧张与放松的程度。因此，大多把电极放置在额肌上。先用75%乙醇局部脱脂及清洁皮肤，然后将两个记录电极放在眉上1cm处，地极置于两记录电极中间，要注意在电极接触面涂上导电膏，再用直径3.5cm的双面胶电极紧密固定好。每个患者在训练前均要测定额肌电数值，以便制订目标及对照。

肌电生物反馈电极放置部位可因人而异。若安放额部时，两个电极分别置于双眼的瞳孔上方，眉上1cm处，地极置于两个记录电极之间；做上肢单侧肌电记录，两个记录电极置于一侧前臂上，地极置于两个记录电极之间，可反映指、腕、肘和前臂肌电活动水平；做上肢双侧记录时，两个记录电极分别放置于两前臂上，地极置于胸部，可反映双臂、肩、躯干上部肌电活动水平。在做放松训练时，可用双通道肌电生物反馈仪（E-92双通道肌电生物反馈治疗仪或Hyperion 4080 Bioconditioner）同时监测一个肢体伸肌和屈肌，分别判断其放松水平，以利进行有针对性训练。

皮温反馈仪传感器只有一个，有正反两面，检查时将传感温度一面固定于利手示指或中指末节指腹上，因此处对温度变化比较敏感。

皮电反馈仪有两个电极，分别放于第二、三手指或手掌皮肤表面。

4. **训练步骤**

（1）训练前准备：裸露治疗部位，用细砂纸轻擦电极放置处皮肤，再用75%乙醇脱脂。于电极的金属面，涂抹导电胶，固定电极。将电极线插入仪器输出孔，然后，测定肌电基线，注意量程选择和细调旋钮，每次均要从大端调至小端，否则易损坏仪器。

（2）教会患者训练方法：松弛性训练时，让患者根据仪器发出声、光或仪表读数等反馈信号，努力放松，把电压降到目标电压之下，放松按身体各部依次进行，要逐渐增加训练内容，训练后达到全身整体放松。兴奋性训练时，则要求患者根据反馈信号加强肌肉收缩，使肌电电压超过目标电压。一般每次训练5分钟，肌肉收缩要达到75~100次，休息3分钟，重复训练4次。同时配合家庭训练，1~2次/日。经过反复训练，逐渐撤掉生物反馈仪进行训练。

患者训练应该在指导语引导下进行。指导语速度、声调及音量都要适当，常采用播放录音磁带方式进行。当患者熟悉指导语后，可让患者自行默诵指导语。在进行肌电生物反馈治疗时，我们采用自律训练（autogenic training）指导语。在进行手指温度反馈训练时，可结合我们经验制订手指温度反馈训练指导语。如请闭上你的眼睛，静听或默诵，并缓慢地进行体验；请跟我默念；我呼吸平静、缓慢；我感到安静，我感到十分安静，等等。

（3）重视第一次训练：要针对患者具体病情、文化程度、暗示性及基线数值，尽可能给予说明和帮助，使其尽快掌握这种训练方法。尤其是要体会到信号变化与自身的关系。训练开始，可播放神经调节磁带（45分钟），让患者随着轻松愉快的乐曲及美好、温柔的指导语进入舒适、和谐、安逸、平静的精神境界中，跟随指导语从局部至全身的骨骼肌进行放松训练，使患者在训练中对战胜疾病充满信心，而获得一种新的健康的感觉。经反复多次训练，逐步掌握放松入静的技巧，再根据患者具体情况，调整好仪器上的量程或阈值，使患者能发挥主观能动性，以降低肌电水平，逐步形成操作性条件反射。

（4）作好记录：每个患者的训练情况均要详细记录，以便总结、评估。一般来说，训练次数与额肌电数值呈反比，即放松训练次数越多，放松越好，额肌电数值越小。在放松程度上，个体差异较大，发现训练过气功的病员其基础额肌电值水平较低。

（二）技巧性训练

为了提高生物反馈治疗效果，缩短疗程，需要掌握一些训练技巧。

1. 施加强化刺激 强化刺激是指在生物反馈仪上，出现靶反应时向患者提供的反馈信号。欲取得生物反馈疗效，就必须不断反复施加强化刺激，强化患者对反馈信息的认识和记忆，这是一个非常重要的环节。

2. 体会肌感 所谓肌感，就是让患者仔细体会肌紧张和放松的感觉，可以采取渐进放松法培养患者肌感。具体做法是：让患者根据指导语和靶反应，注意听觉和视觉信号，依次进行四肢部位肌肉紧张和放松训练，即右手→右上肢→左手→左上肢→右足→右小腿→右大腿→左足→左小腿→左大腿。使患者全神贯注，认真体会肌紧张、放松感觉及身体内部的感觉，边训练边用口描述两种感觉的不同。并凭借这些感觉对肌紧张的肌肉进行有效的放松调节。

3. 全神贯注 不论是肌肉放松训练，还是皮温、皮电和脑电反馈训练，均需要进行主动性"全神贯注"训练。其表现为注意力开放，头脑一片空白，没有思维活动，有如临睡前瞬间的心理状态：蒙眬、漂浮和自由流动。反馈信号向放松方向发展。这种"全神贯注"是放松训练的核心，是在一种自然状态下，全靠自己领悟、体会和掌握，有"只可意会，不可言传"之说。

4. 技能转换 生物反馈训练技能转换一般包括两个内容：①有意识把反馈和无反馈信号训练交替进行，即在有反馈信号训练时，中断5分钟反馈信号，使患者体会放松时感觉，目的在于除去反馈信号时，仍能保持像有反馈信号时那样感觉，以利延续放松效果；②生物反馈训练中进行体位交换，即由卧位逐渐变为坐位、直立位，这也是一种技能转换。技能转换有助于使患者精神集中，提高训练效果。

5. 认知放松 人们感知、思维和情绪对肌紧张都有重要影响。如焦虑、压抑、生气、悲伤、恐惧等，即使是一闪念，都会引起肌电活动的变化。应当让患者知道，让患者学会控制情绪，调节心理状态，从而达到认知放松。

6. 塑造技术 就是医生利用一定的方法，逐渐扩大生物反馈训练效果。其具体做法就是，当患者通过训练达到一定程度放松，反馈信号维持在一定水平上，如再次提高放松训练效果，可将仪器灵敏度降低，减小反馈信号放大倍数，使放松提高到一个新水平。就这样，由易到难，由浅到深，一步一步提高放松难度，增强患者训练效果。

7. 温暖训练 在进行温度生物反馈训练时，对于手温升高有困难的患者，可应用手温双向变化训练。其做法是先让患者想到手触摸一根冰冷的水管，或感到手被扎伤后的刺痛感，这时手温下降；然后再想到躺在灼热的沙滩上，站在炉火旁，把手浸在温暖的水中，戴一副温暖手套等。这样，就可以增强血管舒缩功能，引起手指温度变化。

除了上述一些训练技巧外，在肌电生物反馈治疗方面，还可以采用对抗训练（resistive exercises）、步态训练（gait training）、振动按摩法（vibration）、牵张反射（stretch reflex）和触觉刺激（tactile stimulation）等促进技术（facilitation techniques），但因限于篇幅，此不赘述。

（三）家庭训练

家庭训练是指不在治疗室中，脱离生物反馈仪的情况下进行自我训练。要求患者把治疗室内学会放松训练的感受，脱离开仪器独自重复训练 2~3 次，每次 20 分钟左右，目的在于强化条件刺激，巩固治疗效果。

1. 家庭训练意义　通过一定生物反馈训练之后，患者不仅在安静环境中，即使在嘈杂场合，只要默念指导语，在 3~5 分钟内就能进入指导语暗示的感觉和精神状态。一旦达到这种训练水平，患者一进入治疗室，就可以引起条件反射性情绪反应。此时若与仪器连接，就会发现，即使不用指导语，仪器信号也会向放松方向变化。当患者通过操作条件反射，形成一种固定、随意的习惯行为之后，就改变了原有生活习惯，建立起一种新生活模式。这种新生活模式形成后仍易消退，需要不断强化。因此，要求患者对家庭训练能常年坚持，在适应长期变化环境中，巩固生物反馈治疗效果。

2. 家庭训练方法　家庭训练是在治疗室训练基础上进行的。患者在治疗室训练时，要认真听从医生指导，背诵指导语，体会指导语内容，注意每次训练基线数值和放松程度。在家中模拟治疗室训练原则方法，认真做到每天早晚各训练一次。患者应将家中训练情况、感受，写成训练日记，向医生汇报家庭训练效果，征得医生帮助指导。患者对家庭训练的重要性必须有一定认识；要认识到家庭训练在整个生物反馈训练中占有重要地位，它是重新塑造行为模式的重要手段，要主动克服那种认为在家中没条件、时间少，或家人不支持等各种不利因素，做到长期坚持，持之以恒。

3. 写好训练日记　在进行生物反馈治疗时，要求患者随身携带一个小日记本，逐日记录自己的生活、病情、治疗或训练情况。训练日记要记录整个与医疗有关的项目和内容，使医生根据训练日记分析病情，预测发展和制订正确治疗方案。训练日记形式因人而异，可多种多样，不拘一格。但无论何种记录方式，其原则是具体、详尽，重点突出，一目了然。

（四）生物反馈治疗效果与评价

生物反馈是一种新的治疗方法，患者通过仪器训练，可以逐步学会自我调节和提高自我控制能力，达到身体放松、情绪改善、疾病痊愈。那么，如何正确评价患者放松能力，如何客观评价临床的治疗效果，除了临床上常用的根据自觉症状、客观指征和必要的理化检查作为评价之外，目前还用如下评价方法：

1. 放松能力的评价

（1）肌电生物反馈评价方法：在正常情况下，进行肌电生物反馈放松训练，随着放松能力提高，其肌电信号的基线值应逐渐下降，一般把肌电下降能力作为放松能力的一种指标。其计算公式：

$$肌电下降能力 = \frac{基线值 - 训练后达到最低值}{基线值} \times 100\%$$

式中基线值为安静状态下 4 分钟的肌电均值。

（2）温度生物反馈评价方法：在温度生物反馈进行训练时，随着放松能力的提高，皮温将会出现上升。但皮温因受室温、衣着、饮食、运动、心理活动等因素影响较大，一般不把皮温最高值作为评价放松指标，而是把"皮温上升能力"作为评价放松能力的标准，通常按下列公式计算：

$$皮温上升能力 = \frac{实际升高温度}{可能升高温度} \times 100\% = \frac{训练达到最高温度 - 基线值}{36.7℃ - 基线值} \times 100\%$$

上式中 36.7℃ 是皮温所能达到的最高温度；基线值是在安静状态下 4 分钟的皮温均值。

2. 治疗效果的评价　评价治疗效果一般较为复杂，因疾病种类不同，评价方法也不一样。通常可以根据观察记录、训练日记和各项客观评价指标综合进行评价。例如头痛患者，可以用全天小时头痛强度表示。整个指标通过患者训练日记头痛强度曲线求得：

$$小时头痛强度平均值 = \frac{(1 \times 6) + (2 \times 5) + (3 \times 2) + (4 \times 2)}{24} = 1.25$$

上式表示患者在一天中，头痛强度 1 级为 6 小时，2 级 5 小时，3 级 2 小时，4 级 2 小时，全天小时头痛强度，平均值为 1.25 级。由此可见，这个平均值与头痛强度和头痛持续时间有关。逐日计算这个平均值变化，参考训练日记中服药情况和伴随症状变化，就可评价出阶段治疗效果。当然，小时头痛强度平均值，仅为评价偏头痛患者治疗效果的一项指标，还要结合临床观察其他各项指标做出全面评价。这个小时头痛强度平均值，亦可作为其他疼痛综合征评价方法参考。

（李红玲）

第三节　生物反馈疗法的应用

从生物反馈疗法原理讲，各种生物信息都可以用于生物反馈疗法。目前常用的生物反馈疗法有：肌电生物反馈、手指温度生物反馈、血压生物反馈、心率生物反馈、脑电生物反馈及皮肤电生物反馈等。

一、肌电生物反馈

肌电生物反馈（EMGBF）用的反馈信息是肌电信号。其原理是将所采得的肌电信号，经过放大、滤波、双向整流、积分，用积分电压驱动声、光、电、数码等显示器件。由于积分电压与肌紧张成正比关系，我们借此能直接观察到肌紧张或松弛水平。因为骨骼肌是受随意神经控制的，所以肌电自身调节比较容易学会，治疗方法也较容易被患者接受，而且疗效可靠，是目前临床应用范围最广、最成功的一种反馈疗法。

就治疗目的而言，肌电生物反馈可分为两种方法。

1. 放松性肌电生物反馈疗法　治疗时依病情选择相应的肌肉，将肌电生物反馈仪的皮肤电极安放在肌张力过高的肌肉肌腹部位，治疗开始，先在 10 分钟的安静状态下，测量出该肌的基准肌电电位数值，并记录下仪器发出的声音响度以及指示灯显示的颜色。使患者能够清楚地看到和听到仪器上显示的这些信号。然后训练患者主动设法降低该肌的张力，同时注意仪器荧光屏上肌电电位 μV 数值的下降、声音响度和指示灯颜色的变化。训练者要不断地启发患者努力通过主观意念去放松肌肉，以使病肌肌张力下降。为使患者对仪器上的信号变化易于认识，可先将电极置于健侧的正常肌肉上，通过肌肉的活动来熟悉信号的变化，然后再用同法对病侧进行训练。

紧张性头痛是由于精神紧张、焦虑而引起的发作性头痛，是一种常见类型的头痛。发作时，头颈部肌肉发生痉挛。通过肌电生物反馈松弛疗法，可收到较好效果。紧张性头痛治疗前，先要排除器质性病变，说明生物反馈治疗的必要性，使患者积极配合治疗，一般采用额肌肌电反馈训练，即借助仪器让患者努力减小仪表的读数和声调，首次训练 30 分钟，以后每次 20 分钟，每周 2~3 次。患者在家中继续训练并学会不用仪器，使额肌放松，每日在家做 10~15 分钟训练，收效良好。

哮喘或称支气管哮喘，为常见发作性肺部过敏性疾病，发作时由于支气管平滑肌痉挛，黏膜肿胀致管腔狭窄，加之分泌物积滞而致气急、哮喘、咳嗽等症状。而外来刺激和呼吸道过敏是引起哮喘的主要因素，精神因素对哮喘发作起重要作用，长期反复发作，使患者出现焦虑、抑郁、沮丧。针对这些原因，生物反馈放松训练通过调节自主神经功能，消除患者的焦虑等不良情绪，而收到效果。Davis 等应用前额肌电反馈放松训练治疗哮喘患儿，取得缓解发作的明显疗效。

在今天的心理治疗中，肌电生物反馈已成为主要的角色，或单独应用或结合热反馈与附加治疗（如默念、运动），这是每天应用生物反馈的心理治疗师的主要工具。深度放松直接作用于紧张的肌肉，或全身广泛的放松在临床康复中是非常有用的。

国外有人用本法治疗功能性结肠炎、胃及十二指肠溃疡病等均取得较好疗效。放松性肌电生物反馈训练，还可以用于痉挛性斜颈、胃肠功能亢进、痉挛性瘫痪、腰痛、功能性吞咽困难、口吃等疾病的治疗。

2. 增强性（再训练性）肌电生物反馈疗法　此疗法旨在通过训练使患者自主地提高病肌的肌张力，增强肌肉功能，预防肌肉萎缩，使松弛肌肉的收缩功能得以恢复。例如，脊髓或周围神经损伤后，相应肢体的肌肉由于失神经支配而发生弛缓性麻痹，或因脑血管意外后遗症所致足下垂、伸腕、伸指困难等，均可通过肌电生物反馈训练增强病肌功能，改善症状。

在治疗足下垂时，将仪器的表面电极置于胫前肌表面（或用针电极刺入胫前肌），先在安静状态下记录起始的基准肌电位和声、光等信号特征，然后训练患者努力背屈踝关节。根据肌肉活动时仪器显示信号的变化，让患者反复练习，努力提高胫前肌的收缩功能，促使患足背屈。为了便于掌握对患肢的训练要领，常先将电极置于健侧的胫前肌部位，使患者体会治疗要求及仪器显示的信号变化情况。一般治疗训练进行 5 分钟，休息 3 分钟，如此反复 4 次作为 1 次治疗。隔日治疗 1 次，可连续治疗 10~20 次。如有条件换用手提式仪器，可令患者在家中长期进行自我训练。详见视频。

二、手指温度生物反馈

手指温度生物反馈（Finger skin temperature biofeedback，FSTBF）是因为手指温度与肢体外周血管功能状态和血液循环有密切关系。当人体处于应激状态时外周血管阻力增大，血流减少，手指温度降低；在精神安定、情绪良好状态下，手指温度升高。手指温度变化，可用热敏元件制成的温度传感器，红外线测量装置进行检测。

1. 治疗方法　该法是将温度传感器置于示指或中指指腹，用数字显示温度值，或用一排红、黄、绿三色彩灯显示温度变化方向、速度和大小，还可辅以音调指示温度的相对变化。患者在指导语和手指温度转变来的视、听反馈信号引导下，能逐步达到随意调节手指温度的升高或降低。

2. 治疗原理　手指温度生物反馈疗法实质上是通过训练使患者能随意地使交感神经兴奋性降低。缓解小动脉痉挛，减低动脉管壁张力，以使局部血液循环改善，皮肤温度升高。

3. 临床应用　此法常用来治疗雷诺病。本病为血管运动神经功能紊乱所致的肢端小动脉痉挛。临床表现为四肢肢端对称性、间隙发作潮红并伴有局部寒冷、麻、针刺样疼痛等。情绪激动或受寒冷易诱发本病，多发中青年女性。生物反馈一方面在于放松训练以对抗焦虑；另一方面学会升高局部温度。国外有人应用 FST 生物反馈治疗此病，其方法是开始记录手指温度 10 分钟，然后做

10~15 分钟训练，每日可做数次。对此病 8 周内做 16 次，结果症状减轻，并发现对继发性雷诺征疗效更好，手指温度上升和症状改善为正相关。患者接受一年训练之后，可随意将手指温度由23℃增至 26℃。

治疗偏头痛时，将两个热敏电阻传感器分别置于前额和右手示指上。文献记载，经过反馈训练可在 2 分钟内使皮肤温度升高 0.5℃，手部皮肤显著发红，偏头痛症状明显缓解。

三、血压生物反馈（Blood pressure biofeedback，BPBF）

现代研究结果表明，相当部分的高血压病，是由于心理应激或中枢神经系统过度紧张造成的。因此生物反馈治疗高血压病的前景乐观。

1. 在高血压病的治疗中，作为降低血压训练的生物反馈仪器有两种。

（1）由自动充气袖带和电子听诊器组成：治疗时将袖带固定于上臂，电子听诊器置于袖带下肱动脉表面。开始仪器即每分钟自动给袖带充气一次。根据仪器发出的科罗特科夫声将充气压力调节至 50% 的脉搏能通过袖带时的水平，此时的压力即相当于平均压。当袖带压力每增减 2mmHg（266.64Pa）时，科罗特科夫声相应增减 25%。根据仪器声音的改变患者就可以自主地调节血压的升降。

（2）自动测血压计：治疗时当出现科罗特科夫声时，让患者观察多导描记仪器上的记录。根据仪器显示的血压数值，指导患者努力通过主观意念调节血压的变化。

2. 原发性高血压病，约占高血压患者的 90%，病因尚不明确，一般认为与遗传、饮食、体重及精神、情绪持续紧张等因素有关。生物反馈的训练，能降低交感神经兴奋性，使血中儿茶酚胺含量下降，周围血管扩张。对精神紧张、心理障碍等因素造成或加重的高血压病疗效显著。1991 年国外介绍，生物反馈治疗高血压病取得较好远期疗效；国内也有相似报道。

四、心率生物反馈（Heart rate biofeedback，HRBF）

心率是自主神经控制的。正常人的心率每分钟 70 次左右，在精神松弛、心情平静的状态下，心率减慢；情绪激动、焦虑、运动和其他刺激，则使心率加快。此疗法多用于训练患者自主地控制心率和治疗心律失常。

1. 治疗方法　治疗时通过电极将患者的心电引入生物反馈仪中。仪器以红、绿、黄三种指示灯的颜色来显示心率的快慢。当红灯亮时，表示心率较正常快，要告知患者设法减慢心率；当绿灯亮时，表示心率较正常慢，令患者设法加快之；黄灯亮则表示心率正常或心率控制成功。仪器上的仪表刻度（0~100）用于表示训练成功的程度。患者根据指示灯的颜色变化调节自身心率，一般在训练开始可先让患者学会通过意念增快心率，然后再学会减慢心率。每 4 分钟交替 1 次。经反复训练，最后力求达到脱离仪器而自主地控制和调节心率。

2. 治疗原理　情绪应激和强烈的心理冲突，可使交感神经张力增高，血中儿茶酚胺增多，增加了心肌电不稳定性而引发致命性心律失常或猝死。生物反馈则可以控制这类心理障碍引起的心律失常。由于情绪、睡眠得到改善，神经系统调节功能增强，冠状血管、外周血管得到扩张，从而减轻心肌缺血状态而改善心律失常。此法常用于治疗室性期前收缩、心动过速、心房颤动以及预激综合征等。

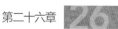

五、 脑电生物反馈

（一）概述

脑电生物反馈（Electroencephalograph biofeedback，EEGBF）是生物反馈中重要的一种，也被称作"神经生物反馈"、"神经反馈"或"神经治疗"。

它始于20世纪60年代末，是应用操作性条件反射原理，以神经生物反馈仪为手段，通过训练选择性强化某一频段的脑波来达到预期目的。训练过程中，利用仪器将脑电信息加以处理，以视觉或者听觉的形式显示给患者，让他们知道自己脑电的变化，通过一段时间调节大脑状态，从而达到治疗目的。一些脑电反馈仪器中同时带有肌电检测及治疗装置，旨在训练患者减少肌肉紧张达到放松，从而可以减少多动、抽动和攻击性等行为问题。与传统的治疗方法相比，神经生物反馈更能充分调动患者的内在潜力，使患者积极参与治疗，因而没有痛苦和不良反应。

在以往二十多年里，此项技术已广泛用于神经精神疾病的治疗，在对癫痫、注意缺陷多动障碍、学习障碍、睡眠障碍、抽动障碍、脑损伤相关障碍、瘫痪性神经疾病、焦虑、抑郁等情绪障碍、应激障碍等方面均显示了较好效果。

（二）治疗方法

脑电图有α、β、δ和θ四种基本波形。α波是正常人处于安静状态下的主要脑电波。情绪紧张、焦虑，α波消失，而β波增多。θ波在人体欲睡时增大，在焦虑、失望时，也有发生。目前脑电生物反馈常用α波和θ波作为反馈信息，治疗训练时，电极置于头部并让患者注意仪器显示的声、光反馈信号的变化，一旦特定的脑电节律出现即告知患者认清并记住当时反馈信号的特征。在治疗过程中，要求患者努力寻求发生这种信号时大脑和身体所有表现的活动状态，并逐渐诱导产生这种信号（增加α波的成分）。θ波脑电生物反馈，是把增加θ波的分量作为训练目标。这种方法常用于精神抑郁、神经衰弱、失眠、癫痫等症。应用脑电生物反馈仪可训练患者产生特定的脑电节律。

（三）应用

1. 脑卒中 利用神经反馈治疗脑卒中，电极记录一个或多个规定的头皮局部脑电活动，电脑可以显示患者大脑的活动。最常用的神经反馈系统能显示被试和患者特殊频段内（如δ1~4Hz，θ4~8Hz，α8~12Hz，β13~21Hz，高β21~32Hz γ32~60Hz）的一些活动频率和振幅信息。一个或多个频段内，两个站点间的一致性，相位的滞后，或者一个或多个派生出来的测量。操作条件结合不同的认知策略或功能任务用于改变某些方面的脑电活动。考虑到特殊频段在特殊皮质上的脑电活动和不同皮质结构代谢率的关系，因此这种方法可以改变皮质的代谢，继而影响脑部不同区域的神经可塑性和神经活动。因为这种直接干预神经功能的作用，神经反馈被用于改变或促进卒中后皮质的功能重组，进而加速功能恢复。

有资料研究显示：随着治疗的进行，患者的脑电定量分析表现出慢波活动明显减少，患者的语言流畅性、注意力、集中力、工作记忆和分散注意、协调性、平衡以及情绪都有了明显改善。加工速度和程序的神经生理检测也有明显改善。目前没有早期病例规范的统计学资料，也缺乏客观的定量。然而，神经反馈方法作为治疗卒中后认知和情绪问题的新兴疗法，在超出期望自发恢复时间后仍可以获得可测量的改善。

2. 癫痫 研究发现，当大脑α波增加时，人体就可以达到很深的放松状态。脑电图中12~15Hz区和一种特殊节律活动联系。因其多在皮质感觉运动区出现，故而称这种节律为感觉运动节律（sensorimotor rhythm，SMR）。操作条件训练可通过增加SMR波，使猫的癫痫活动阈值增高。研究发现通过加强SMR波和抑制一定程度的慢波，可使癫痫患者发作减少66%。此外，经过SMR训练后70%的患者可减少癫痫发作频率，对致痫药物的耐受能力明显增加，改善睡眠。

假性阵挛表现类似癫痫发作如四肢抽动，面色苍白，但无脑电图特异改变，往往和一定心理因素有关。应用神经生物反馈结合心理疗法治疗假性阵挛样行为，发现类癫痫样活动减少，对癫痫控制有正性辅助作用。

治疗原理：在癫痫患者的治疗中，多采用加强感觉运动节律的方法。感觉运动节律是由大脑中央回诱发出来的脑电波，其频率为12~15Hz，不具4~7Hz的高幅θ波成分。一般认为，感觉运动节律的出现，意味着运动系统受到抑制。训练时要求患者必须注意仪器发出的反馈信号，一旦感觉运动节律出现，即刻让患者记住当时的信号特征。然后要求患者通过主观意念去寻求产生这种信号的状态和方法。通过训练，使患者脑电的感觉运动节律得到加强，同时使频率为4~7Hz的脑电波受到抑制，从而使癫痫发作得到缓解。

3. 注意缺陷多动障碍 神经生物反馈用于注意缺陷多动障碍（attention deficit hyperactivity disorder，ADHD）的治疗是从治疗癫痫的研究中受启发得出的推论。由于ADHD治疗药物的不良反应大，如中枢兴奋剂对食欲、睡眠及潜在的发育的影响，造成患者的依从性差。Lubar等最早对无癫痫病史的多动儿童使用脑电生物反馈治疗，发现强化SMR波，抑制慢波时患儿多动及相关行为明显改善，效果优于单纯用药，而反过来抑制SMR波，强化慢波时患儿症状在继续用药的情况下恶化，重新把治疗方案改过来后，症状又逐渐改善。

大量针对ADHD的治疗研究发现神经反馈对ADHD的有效率达60%~70%，能改善核心症状和智商，使情绪、行为和学业产生持久稳定的改善，提高认知和日常活动功能。随后又有多项对照研究显示神经反馈可改善ADHD症状和认知功能。对注意缺陷和冲动有很大效果改善，对多动有中等效果改善。

神经生物反馈治疗ADHD的方法可以分为SMR训练，θ和β（SMR/θ和SMR/β）训练，α训练和特异大脑半球脑波训练。α训练最早见于Nall A在1973年的研究，他发现有学习困难的学生在经过α训练后，口头阅读和书面理解能力均可得到提高。关于特异大脑半球脑波训练，研究发现，对伴随情绪问题和学习困难的青少年进行左大脑半球的脑波训练，可以减少焦虑，提高情绪和学业水平，如提高数学、阅读成绩及言语智商。但最常用的训练方法是抑制θ波，增加SMR波。近些年也有很多研究者利用皮质慢电位（slow cortical potentials，SCP），旨在达到脑电成分的自身调节，也取得了较好效果。

4. 其他神经科疾病

（1）抽动障碍：针对抽动障碍的治疗也是从治疗癫痫的伴发抽动症状中受到启发的。神经生物反馈通过对脑皮质系统的活动增加，可以增强个体对肌肉的自主控制，启动随意运动的阈值增强。可以使长持续期的简单抽动和复杂抽动消失。停止治疗后症状不易反复，且有效性持续存在。对于共患抽动障碍的ADHD患儿，神经反馈治疗训练不仅改善共患抽动障碍的ADHD患儿的注意力、记忆力和行为问题，也可降低抽动症状的数量、频度、强度等的严重程度，明显改善抽动症状。大部分患儿治疗后抽动症状完全消失或部分缓解。

（2）头痛和脑部损伤：20世纪80年代，临床医生开始使用神经生物反馈治疗脑损伤。外伤性脑损伤可导致头痛、身体疼痛、头晕、抑郁、睡眠问题、易激惹和人格改变。反馈治疗对闭合性脑损伤

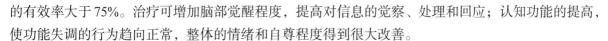

的有效率大于 75%。治疗可增加脑部觉醒程度，提高对信息的觉察、处理和回应；认知功能的提高，使功能失调的行为趋向正常，整体的情绪和自尊程度得到很大改善。

（3）瘫痪性神经疾病：Neuper 对一例严重瘫痪性患者（该患者四肢近乎全部瘫痪，无法用语言进行交流）使用了神经反馈治疗。采取脑计算机连接（BCI）进行远程可视监控，患者通过反馈学会了"自我产生"的两种不同的脑电波类型。而且通过治疗，患者学会了用选择字母的方式进行语言交流。研究者认为，BCI 神经反馈和同步的特征提取和分类相结合，可提高闭锁综合征患者的沟通能力和交流水平，还可以推广到脊髓侧索病变中。

5. 神经生物反馈和其他精神科疾病

（1）焦虑相关障碍：曾有学者将神经生物反馈用于情感性疾病的治疗。Moore 认为增强 α，θ 和 α-θ 波对于焦虑障碍有效，而抑制 α 波的训练方式相对效果差。

（2）慢性疲劳综合征：James 等在治疗慢性疲劳综合征中应用了神经生物反馈。结果显示患者认知功能、交往技能、生存质量等都有显著改善。

6. 神经生物反馈在健康人群中的应用　Egner 等将特异频率的神经生物反馈用于健康人群，针对脑电皮质活动的反馈调节，在健康被试者可显示提高认知水平。而对艺术院校的学生进行的前瞻性研究发现，神经生物反馈可以在他们音乐表演中起到放松和改善注意力的作用，这可能是正常被试在治疗中易化了工作记忆中的语义过程，但对集中注意力的改善不大。

（四）发展前景

神经生物反馈训练从 20 世纪 60 年代开始发展，90 年代用于临床。之后我国开始引进该技术。目前神经生物反馈技术已经在神经精神疾病领域得到了比较广泛的应用，尤其是在 ADHD 的临床治疗方面。虽然神经生物反馈存在一些被质疑的缺点，如缺乏严格的随机双盲对照实验，可能具有安慰剂效应，治疗耗时间长，费用高，疗效不肯定。针对这些疑问，随后的多项对照研究中使用了对照组、随机分组、盲法、电脑注意力训练等，均验证了神经生物反馈的有效性。

此外，近些年来，神经生物反馈在竞技体育中的使用日益增多。研究结果在逐渐应用于临床及生活实践。今后个体化的训练可能逐渐成为神经反馈训练发展的趋势。除此之外，以下三点需要在以后的研究中考虑：①神经生物反馈治疗对于治疗患者的选择需要多因素考虑；②作为一种条件反馈技术，神经生物反馈也存在效果消退和强化的问题；③神经生物反馈训练作为一种辅助干预措施，应该配合其他方法一起使用，如心理治疗（认知、行为治疗等）、药物干预等。

六、 皮肤电生物反馈

1. 治疗方法　其方法是将两电极固定在中指和环指末节指腹，开启仪器后，让患者观察仪表读数和听音响变化，以认识交感神经兴奋性状态，并寻求降低交感神经兴奋性的方法。

2. 治疗原理　皮肤电阻与皮肤血管舒张和汗腺分泌有密切关系。在精神紧张和交感神经兴奋时，手掌心或足心出汗。皮肤表面汗液中水分和氯化钠，可使皮肤电阻值降低。因而应用皮肤电生物反馈（Galvanic skin response biofeedback，GSRBF）能调节情绪、血压和周围血管张力，治疗交感神经兴奋性增高的疾病。皮肤生物反馈是用以测量皮肤两个受试点间的导电性，借此反映交感神经功能。此法常用来治疗由于交感神经兴奋性增高而引起的各种综合征。

3. 临床应用　生物反馈技术还用来改善受自主神经支配的胃肠道功能。国外有人用压力传感器（充分的气囊系统）放在体腔或空腔脏器内，局部压力的变化由多导记录器描记下来。训练患者根据记录器上的反馈信号自主地控制胃肠道平滑肌或括约肌的功能。例如，因肛门括约肌技能受损所致的大便失禁，有学者将气囊系统置于肛门内、外括约肌的部位，以记录器对肛门部压力变化的描记曲线作为反馈信号。通过训练不仅使括约肌收缩得以恢复，而且使外括约肌的收缩和内括约肌的松弛协调地同步起来。还有学者用类似的原理治疗因吞咽、食管括约肌静压无力所致的胃食管回流、结肠痉挛性肠道过敏综合征等，均取得了较好的疗效。此外，还有血管容积、二氧化碳、胃肠 pH 和直肠压力等多种生物反馈，但因不常使用，此处不一一介绍。

（李红玲）

第四节　肌电生物反馈在康复临床中的应用

一、脑卒中

脑卒中是一种常见的脑血管疾病。本病常因脑梗死、脑出血而致半侧肢体瘫痪，并伴有意识障碍、失语、共济失调等后遗症。传统的治疗包括中西药物、理疗、针灸、按摩、功能训练等。国内外采用生物反馈疗法治疗本病收到较好效果。国外常用肌电生物反馈训练肌肉，用位置反馈训练运动，用力量反馈训练负重，都可取得明显效果，在实践中也可联合应用。其中应用较多的则是肌电反馈。

在脑卒中患者治疗中，肌电生物反馈是康复医院和门诊中一种主要的应用。研究发现，治疗效果与患者的年龄、性别、偏瘫侧别、病程、先前的康复和训练疗程都没有明显的关系，但本体感觉缺失的患者会减少上肢功能获得的可能性，一般来说患者下肢训练比上肢训练出现更大的功能改善。采用生物反馈的最理想时间和其他康复治疗一样，越早越好。影响生物反馈应用的因素有：①生物反馈训练开始前有随意的动作电位存在；②动机和合作很重要；③不能听命令或感觉性失语患者不能进行生物反馈训练；④严重本体感觉障碍、明显痉挛和肢体不能随意运动，都将导致肢体功能减退。

（一）下肢

下肢的目标训练比上肢简单。主要的功能目标是改善步行和步行时的刻板模式。下肢训练不需要像上肢那样从近端到远端，它的复杂性在于同时训练特殊运动模式的多个肢体节段。生物反馈能较好地适应训练下肢的多种传统的运动方法。

1. **肌肉训练**　如髋和膝的伸展肌群、髋屈曲伴膝伸展肌群、髋伸展伴膝屈曲、髋外展、踝背屈等肌群的训练。

2. **步行训练**　肌电位置反馈与力量反馈一起用于训练步行所需的特别肌肉和运动。进行各个实用的练习和其他需要的运动训练然后整合到行走的模式中去。多次重复而达到任何学习到的运动自动化。当患者从卧位到站位或行走时生物反馈训练可改善步态的站立相或摆动相。

3. **站立相**　相等体重分布在两下肢的训练，应从早期学习由坐到站，再由站回到坐的治疗阶段开始，应用力学反馈加以促进。一个有用的反馈装置是克氏 LLM。LLM 模拟电压输出的量化能够通过示波器或记录器获得，力量生物反馈用来训练站立相的力量和体重转移中的暂时成分。为了训练暂时成分（即站立的时间），Emory 大学将 LLM 与时间延迟一起进行调制，可用来塑造更为对称的步态。

4. 摆动相 反馈用来练习许多先前实践的运动和将这些运动整合为一种功能性步态。踝关节的位置反馈可用来与踝、膝关节或髋部肌肉的肌电生物反馈结合。这些策略类似于垫上获得和髋部屈曲活动时髋内收放松的训练，以避免肢体的剪力。训练一般在平行杠内开始并且进一步用辅助设施行走。

（二）上肢

自 20 世纪 60 年代以来，生物反馈用于治疗偏瘫的上臂。早期的多数报道是病例研究或临床报道。仅有几个有系统的对照试验支持肌电生物反馈在肌肉功能康复中有益的报道。因为方法学上的问题限制了结论的信度。

1. 肩关节半脱位 在无力的偏瘫患者中肩关节半脱位是一个常见问题。在 Emory 大学，研究发现，通过松动肩关节减少肩关节半脱位有很好的结果，通过增加三角肌前部和上斜方肌的肌力和控制，患者不但减少半脱位，而且有利于改善肩关节的主动活动范围。肩胛肌的反馈治疗不像三角肌前部间接反馈治疗那样令人满意。

上斜方肌是开始训练的理想肌肉，上斜方肌初始的活动，多数患者很容易习得。电极放在肌腹上，患者最初被要求从受累或双侧的肩开始，反馈作用来自受累的肌肉。可以用镜子来提供进行运动时的视觉反馈。由于上斜方肌的过度活动常常出现，应在再训练过程的早期，鼓励随着迅速放松的运动单位募集的目标水平促进早期的再训练过程。虽然运动不是一开始就看得见，运动募集的目标水平的增加最终将展示明显的运动。随着肩部提肌的控制增加，正常肩胛姿势的复位将减少肩关节半脱位。

2. 肩

（1）肩屈曲：是脑卒中患者通常进行的最困难的肩部运动，因为肩屈曲能引起共同运动模式，包括肩胛骨上抬和肩的外展。治疗师也许需要采用二通道的监视器分离这个共同运动模式。可训练患者在进行前三角肌运动时，减少上斜方肌或中三角肌的活动。所有肌肉容易监测，但三角肌的前和中部活动难以分离，除非三角肌中部上方电极放置在后外侧，且固定很紧。

（2）肩伸展：如果患者最初有伸展问题而不是上举，从三角肌的中部与前部开始，患者通常呈斜倚，治疗师开始在受累肩的中立位及肘全屈曲情况下进行被动屈曲 90° 的运动。患者的任务：①在无外展的情况下维持肩关节的屈曲，患者试图让三角肌前部收缩，而三角肌中部为持续阈下运动；②下一步三角肌前部继续做离心收缩，在 90° 时起始，患者慢慢放下上臂，当患者能够在控制下完成上述范围；③我们进一步训练离心收缩直到患者控制肩全范围的屈曲和伸展。同样，在监视斜方肌的同时进行运动，如果肩上抬也是一个问题的话，训练的下一步是进一步功能活动的特别练习，根据患者的需要和问题而定。

（3）胸大肌：生物反馈可用于胸大肌痉挛的放松训练，首先训练患者在休息时、注意力分散时（如交谈）和正常肢体运动时放松胸大肌，而此时肌肉被放置或保持在进行性增加长度的位置。进一步的胸大肌放松也可与肩部的各种主动活动的生物反馈训练结合起来。

3. 肘和前臂

（1）肘：问题包括肘部屈肌和伸肌的放松不足以产生不完全 ROM。屈肌通常最大的问题是被动牵拉过程中的放松，然而所有肌肉要求在主动活动中训练。放松训练开始时被训练肌肉姿势是在肌肉缩短姿势，前臂有很好的支撑，且患者舒适安全。双通道监视器用来训练屈肘肌和伸肘肌的相互放松与募集，运动通过小且较为容易完成的部分范围进行练习，首先用一种方法而后用其他方法，患者维持拮抗肌放松时主动肌收缩，每次试图反向活动之前停止主动肌活动，用一个装有滑轮的椭圆形滑板在运动训练的开始阶段以减少摩擦，以较好地使用各种补充技术，用以促进瘫痪肌肉的收缩（如震颤、快速牵伸、敲击、阻抗）。屈肘和伸肘分离的训练之后，这些运动与肩屈曲相结合。患者在桌上预定的地方滑动一个装豆的袋子，并且通过增加物体的高度和距离提高作业的难度。

（2）前臂：前臂的旋前或旋后位的反馈训练，因为旋前肌或旋后肌位获得肌电活动难以分离现存的前臂位置肌电活动。肌电生物反馈和体位反馈结合用于某些严重痉挛或松弛性瘫痪病例。

4. 联合肢体运动　最终患者必须学会整个肢体的动力控制。例如，患者训练肱二头肌放松，并且在取物时维持前臂中立位或旋后位。来自前臂的阈值反馈提醒患者，避免旋前。也可结合肱二头肌肌电反馈，鼓励放松。如果患者旋前前臂或拉紧肱二头肌，通过触发分别的反馈信号，患者可以利用这个反馈帮助进行适当的反应。

5. 腕和手指　目标训练常由放松痉挛的腕和手指的屈肌开始，用一对电极放置在前臂屈肌中央可进行监测。首先，肢体应放在令屈肌完全放松的位置，然后可用肌电生物反馈与任何其他技术一起帮助训练放松。其次，患者在运动对侧肢体以及当腕屈肌放置并维持在进行性增加长度的姿势时，试图维持前臂屈肌的放松，然后同时牵伸腕和手指。

动态的牵伸，先缓慢、然后快速地牵伸腕部。其次，牵伸手指同时腕进行性增加伸展角度。此法可在家甚至没有肌电生物反馈时维持或增加腕和手指屈肌被动 ROM。前臂屈肌放松练习也可以和主动的腕伸运动相结合。

腕背伸功能：临床应用双通道刺激系统，治疗前向患者说明治疗目的和训练方法，以求达到最佳配合的治疗效果。患者取坐位或卧位，电极的正极放置于手背腕横纹上 3cm，负极置于前臂背侧中上 1/3，地极在两者中间，不能接触其他电极。采用自动模式。刺激频率为 50Hz，脉冲宽度为 200μs，刺激时间为 10 秒，间歇时间为 10 秒，5 次 / 周，30 分钟 / 次，10 天 1 个疗程，共 3 个疗程。评价采用 Bimantrics 评估系统，客观记录两组患者偏瘫上肢腕关节主动活动范围和腕背伸肌最大收缩时的肌电图（EMG）阈值。结果腕背伸功能明显改善。

6. 抗阻等长收缩，有利于促进伸肌的募集　从伸肌募集的肌电目标水平是在维持最小的屈肌活动水平上进行的。促进技术如拍打、快速牵伸或抗阻负重可以观察到，而反馈和肢位的改变也可用来帮助减少这些共同运动模式。

对于多数患者，开始手指伸展是很困难的。慢性脑卒中患者（1 年以后）主动的手指伸展在某些缺乏主动伸展患者是很少达到的。在那些有点主动伸指的患者中，结果是令人鼓舞的，经过治疗在运动和功能方面显著改善已有记载。训练由手和腕的屈曲开始，并逐渐增加腕部伸展量，和腕部一样，各种肢位的促进技术可用于联合生物反馈以训练独立的手指伸展。在训练腕部和手指的同时，患者要进一步控制近端肢体反馈治疗，这些可继之将功能性活动时的近端与远端的运动结合起来。拇指精细的操作性运动不但难以再获，而且很难监视反馈训练。

（三）大小便控制障碍

1. 功能性便秘　该病是一组以持续性或间断性排便困难或排便不畅为临床表现的功能性疾病。一般采用泻剂或促动力药物治疗，但副作用多，疗效也不是很满意。有研究采用生物反馈治疗慢性功能性便秘患者取得较好疗效。治疗方法：将柱状电极插入肛门外括约肌皮下束肛管内记录患者肛门括约肌的肌电活动，先测算肛门外括约肌静息振幅、收缩幅度及松弛幅度，进行分析评估。观察患者在尝试排便时是否存在矛盾运动。排便时正确的肌肉运动是腹肌收缩，同时盆底肌（主要是肛门括约肌）松弛；如果在模拟排便动作时，肛门括约肌曲线随着腹肌肌电曲线的升高而升高，说明患者存在矛盾运动；然后在肌电图指导下，选择生物反馈进行治疗。治疗前向患者解释正常的排便机制、治疗过程及目的，指导患者学会观察生物反馈治疗仪屏幕上显示的直肠肌电和盆底肌电的活动情况，识别自己正常和异常的肌电信号，学会收缩和放松肛门肌肉，教会患者进行正常的排便，并通过不断训练达到无屏幕显示帮助下能正确排便。训练分为强化训练和巩固训练两个阶段，强化阶段每次30分钟，开始1次/天，连续5次，以后巩固训练，2~3天1次，持续3周，10次为1个疗程。治疗期间可以不用辅助排便的药物，当患者学会正确排便动作后，结束治疗，回家继续自行练习，1次/天，每次不少于30分钟，同时可适量饮水，并养成定时大便的习惯。

2. 大便失禁 是肠道控制功能障碍所致，往往会妨碍患者的工作、娱乐及各种社会活动。其病因尚不完全清楚，治疗包括生物反馈、盆底肌功能训练、适当饮食控制和药物治疗。尽管盆底肌功能训练与生物反馈联合治疗方法已被证明可以促进盆底肌控制和大便失禁的恢复，但相关报道较少。

3. 小便失禁 根据最新资料：住院卒中患者中40%~60%发生小便失禁，即使出院也有25%有问题，一年后仍有15%的患者留有问题。但目前还没有充足的资料说明生物反馈治疗卒中后小便失禁的疗效。但有研究报道：生物反馈和盆底肌力训练可以明显减少尿液漏出的次数和白天小便频率。尿动力检测显示尿液漏出的压力点明显增加。Cistometre容积和膀胱体积理想排空。因此，生物反馈是治疗卒中后小便失禁潜在的干预方法，但更多的研究需要进一步证实其在这一特殊人群中的作用。

（四）平衡功能和步态

许多卒中存活者由于偏瘫而伴有平衡和步态异常。压力平台生物反馈是一种提供给患者涉及双脚位置的重心位置信息。对那些本体感受器受损的病例，有关个人平衡信息的额外资料可以帮助其获得站立稳定性，并改善其移动能力。研究显示，应用生物反馈虽然不能在摆动、动态稳定性和对称性方面给予患者帮助，但能够给患者和实践者提供由于太微弱不能被检测出来，或者太主观不能被精确评价或有意识的控制的各种生理功能方面的信息，从而改善平衡功能。

（五）吞咽功能

对于吞咽障碍，在系列食团吞咽和气道保护训练的同时，使用表面肌电生物反馈可以明显提高吞咽训练的疗效，进而改善患者的营养状态以及长期生存率。尤其是对运动和协调性所致的生理性吞咽障碍患者可作为首选。而对于解剖结构破坏和头颈部癌症导致的吞咽障碍，使用此方法恢复的可能性较小。

治疗方法：电极置于颈前舌骨与甲状软骨上缘之间，在尝试吞咽过程中使用表面肌电生物反馈来辅助患者维持吞咽所需时程，患者可以通过渐进的吞咽来获得即刻声音反馈。表面肌电生物反馈训练仪能无创探测吞咽时喉上抬的幅度，同时还可实时显示在电脑屏幕上，并能与正常人的喉上抬动作比较。

（六）认知功能

肌电生物反馈可以改善脑梗死后神经功能和认知障碍。其作用机制可能与仪器的反复机械刺激，促进脑内侧支循环建立和全身血液循环加快，调节脑缺血神经递质水平，抑制其过量引起的神经毒性作用，以利自愈有关。另外，治疗过程中结合医师给予的心理疏导和鼓励（通过启发、意念，使患者想象自己尽全力活动患肢，做相应肌肉的主动收缩运动，仪器可检测到并在屏幕上显示肌肉收缩的电信号，自动调节阈值，然后输出1次电刺激帮助患者达到1次有效的收缩），使患者心态发挥到最佳，积极主动参与训练，从而起到事半功倍的作用。

（七）其他

生物反馈可以通过伴随有肌肉收缩的视觉和听觉反馈，对偏瘫恢复早期或伴有严重瘫痪的患者有一定帮助。研究结果显示，肌电生物反馈治疗比传统的物理治疗方法在改善下肢功能和踝背屈力量方面效果更佳，并能改善步行质量。如综合应用感觉运动训练、结合想象、伴有反馈的电刺激，患者做一些重复性、新奇的任务可以降低卒中后上肢运动损伤。因此，大量文献普遍支持生物反馈用于卒中后偏瘫患者，尤其有益于下肢功能恢复。

（八）常用肌电信号电极放置部位

考虑到生物反馈治疗特点，将常用肌电信号电极放置部位分为面部、躯干、上肢和下肢等。

1. 面部主要肌肉信号电极放置法

（1）额肌：对两侧额肌，信号电极应放置在眼眉与发际之间。在进行放松治疗时，信号电极距离应加大，可左右各放一个电极，以利获得最大的额肌电信号。

（2）颞肌：最佳位置是颞弓的正上方，相当于头维穴和太阳穴连线的中点。一般不需要精确定位，两个信号电极可按水平排列，也可上下排列。

（3）咬肌：下颌角是咬肌部的明显标志，相当于颊车穴区。在多数情况下，信号电极以垂直放置为佳。

2. 颈及躯干电极放置法

（1）胸锁乳突肌：两电极置于乳突下前方4横指胸锁乳突肌肌腹中心。或先从乳突（耳后骨隆起处）到锁骨隆起处画一条线，两个信号电极置于此线的中心点位置。

（2）胸大肌：两电极置于锁骨下4横指腋前褶处，胸大肌的胸肋头。信号电极置于乳房区上方，一般信息检测效果不好。胸大肌锁骨头，信号电极置于锁骨中点下方约两指宽处，外侧电极可稍低一些，两极间距离大约为2cm。

（3）背阔肌：电极放在肩胛骨下角附近的中部，即背阔肌肌腹外缘，恰在腋后褶内下方。

（4）斜方肌：斜方肌上纤维，电极放在4cm长的卵圆区域内，顺长轴方向，在肩峰角和第七颈椎之间。斜方肌下纤维，电极放在肩胛骨内下角与第七胸椎之间。

（5）菱形肌和斜方肌中纤维：电极置于肩胛骨内缘和胸椎（$T_1 \sim T_6$）之间的长卵圆形区中部。

3. 上肢主要肌肉信号电极放置法

（1）肱三头肌：肱三头肌中头，电极置于一小卵圆形区中心。即从肩峰角到鹰嘴之间距离的60%处。肱三头肌外侧头，电极置于一小卵圆形区中部，中心定在肩峰角与鹰嘴间距离50%处外侧一横指；肱三头肌内侧头，电极置于一小卵圆形区中部，其中心定在肩峰角与鹰嘴间距离的50%处内侧一横指，稍上方处。

（2）肱二头肌：电极置于肌腹中点最高隆起处。

（3）桡、尺侧腕屈肌：电极置于肱二头肌外侧头与豌豆骨连线的中点处。

（4）桡侧腕长、短伸肌：让患者前臂呈旋前位，从肘横纹外侧端到腕的中部画一条线，电极置于此线上1/3处。

（5）肱桡肌：让患者手内旋，肘屈曲，从肘横纹3/4处到桡骨茎突画一条线，电极置于肘横纹外侧到桡骨茎突上1/3处的一卵圆形区域内。

（6）旋前圆肌：从肱骨内上髁向下画一条垂线，电极置于与此线呈45°线上，距交点5cm处。

（7）指屈、指总伸肌：指屈肌是从肱骨内上髁到尺骨茎突画一条线，电极置于此线中间位置。

用表面电极很难排除浅层屈指肌肌电干扰而区分出深层指屈肌肌电。指总伸肌是肱骨外上髁到尺骨茎突画一条线，电极置于此线 1/4 处。

4．下肢主要肌肉信号电极放置法

（1）臀大肌：电极置于臀部中心最突出部位，即骶骨和大转子间距约 1/2 处。

（2）腘绳肌：腘绳肌外侧腱，电极置于大腿外侧一竖长卵圆形区中部。腘绳肌内侧腱（半膜肌和半腱肌），电极置于大腿内侧与上述相似的另一卵圆形区内。

（3）股四头肌：为了更好地监测到整个肌群的电信号，电极宜置于股直肌上一大卵圆形区内，其中下面的一个电极离髌骨最小距离应为 10cm。股外侧肌电极位置为外下侧，股内侧肌电极的最好位置是内下侧卵圆形区域，对肌肉发达的患者，这些肌肉均有明显隆起。

（4）胫骨前肌：电极置于一狭长卵圆形区中心，距胫骨粗隆 1~2 横指。但电极放置部位也可低于上述位置，可达胫骨体外侧中部。

（5）腓肠肌：电极置于腓肠肌的内侧头和外侧头的隆起部位。

（6）比目鱼肌：电极置于小腿屈侧面 1/2 线下，腓肠肌腱内侧的一窄长椭圆形区域中部。外侧放置电极效果欠佳。

生物反馈的应用为偏瘫患者的治疗又提供了一种新的辅助疗法，在实践中发现，下肢运动功能的改善优于上肢，对足下垂有较好改善。如轻度偏瘫患者，进行臂功能肌电生物反馈再训练，可帮助患者建立辅助能力和实际抓握能力。将静息时肱二头肌、肱三头肌有持续性痉挛的患者，随机分为试验组和对照组。结果试验组用肌电生物反馈治疗，肱二头肌、肱三头肌的肌电活动明显降低。对偏瘫上肢伸腕困难者，着重训练前臂伸肌；对足背屈困难者，则着重训练胫前肌。每周治疗 2 次，每次 1~1.5 小时。20 次治疗后，患者走路、写字和生活自理能力均见改善。

二、脊髓损伤

应用肌电反馈于脊髓损伤（SCI）患者的最初目的在很大程度上与脑卒中患者相同。首先试图减少过强运动反应以诱导痉挛肌肉的长度改变。痉挛肌肉的过于活跃行为，可发生在上肢或下肢对可能触知的刺激发生反应时，也可发生在自发阵挛时，或诱导阵挛性的发作时。

一旦患者在仰卧、坐位和最终的站立位姿势可减少这些反应，用力可直接增加无力肌肉的募集，在治疗截瘫患者时试图减少股内收肌和小腿三头肌的复合运动。

三、脑瘫

痉挛性脑瘫患者的临床表现和他们的日常生活困难实际上不是痉挛本身，而是相关的力量和控制缺乏。

国外报道用松弛法肌电生物反馈治疗痉挛性脑瘫，每日 2 次，连续 10 个月治疗后，患者踝关节活动度增大为原来的 15~22 倍，半数患者疗效维持 4~9 周。有人曾用额肌松弛法肌电生物反馈治疗小儿痉挛性脑瘫，12 次治疗后患者言语、运动均有改善。追踪 6 周，发现额肌肌电数值又复升高，再次治疗后重新好转。

特别的设备用于头部位置的监测和流口水的控制，也已经用于脑瘫儿童，但是正规的研究还很少。

四、 痉挛性斜颈

痉挛性斜颈主要由于胸锁乳突肌痉挛引起，治疗时将表面电极放在患者弱侧的胸锁乳头肌上，让患者进行增强肌力训练。此时，令患者向健侧转头。不能转动时，由术者协助之。待能转动时，再让患者做抗阻力收缩。本法的实质，不是松弛痉挛肌，而是加强弱肌。国外报道效果明显。眼睑痉挛、半侧面肌痉挛、口腭肌张力障碍、书写痉挛和严重的躯干扭转张力障碍，已有许多简单的病例报道。

五、 周围神经失神经支配

对面神经损伤后的面瘫患者，有报道将 11 或 12 对脑神经的部分与面神经的末端吻合，经肌电生物反馈训练后，在面神经对称和随意运动功能方面有实质性的改善。

六、 骨科疾病

（一）软组织损伤

骨科反馈已经成功地应用于手指及其运动神经损伤修复术后的手功能再训练，主动的 ROM 练习及相关的活动是重要的手段，应用渐进性用力诱导改变限制腕和手的各种软组织。对患者应用关节角反馈，当他们运动时能够帮助其与治疗师协调。为了达到这种目的，已经制成反馈测角器且能在手的运动和治疗训练中穿戴。当预定的关节角达到时，这些设备提供一个阈反馈信号。临床试验显示许多患者手外伤或矫形手术后的综合康复如果应用反馈测角器训练将改善主动的 ROM。

骨骼肌系统的其他部分也可使用肌电生物反馈，如膝关节前十字韧带术后伸展力矩的恢复，单独使用生物反馈的对照研究比单独电刺激更有效。然而他们承认康复项目与肌电生物反馈同时应用比实验条件更可取。

（二）腰背痛

患有腰背痛的人，大都有慢性抑郁的表现，易生气，无助感，对一般性治疗失去信心。训练目的在于：

1. 掌握焦虑 - 紧张 - 疼痛之间的规律性联系。
2. 使腰背疼痛缓解，能耐受持续 60 分钟的坐位姿势。
3. 不同生物反馈仪也能达到心理、生理放松。

方法是训练前先进行坐位放松、平静时的肌电记录，然后教会患者关于放松的概念和介绍仪器。训练从卧位开始，逐渐变为半卧位，直立坐位，最终达到不同反馈仪训练，使上半身综合肌电活动水平在 3.9 以下，持续 40~60 分钟。每周要进行 1 次不给反馈信息的训练，通过监测判定本周训练成绩。一般每日训练 1~2 次，每次 45 分钟，共需 5~6 周时间。

经验证明，当患者做到全身放松时，原来所诉部位的疼痛也随之消失。开始训练，应着眼于全身肌肉放松，而不是疼痛部位的局部放松。放松的程度可以通过肌电监测。

生物反馈治疗并不是万能的，更不能替代其他有效的治疗，这种心理行为治疗，极大丰富了治疗学的内容，并作为综合性治疗的一部分。

（三）全髋关节置换术后患者下肢运动功能

在全球最常见的三大老年性疾病（脑血管疾病、骨质疏松症和老年性骨关节病）中，老年性骨病占重要地位。髋关节置换术后康复治疗的重要程度不亚于手术本身，良好的系统康复疗法，在降低患者疼痛和并发症的同时，可有效促进患肢肌肉强度和关节功能早日恢复，在维持人工髋关节稳定性、减轻关节负载及延长假体使用寿命等方面具有重要意义。髋关节置换术后常规基础康复简单易行，便于患者及家属掌握，各级医院均可开展，但其弊端也较明显：康复治疗方法种类单一，无法做到全面锻炼，不能根据综合评估结果制定个性化康复方案。肌电生物反馈康复疗法通过大脑细胞-电信号-骨骼肌途径以激活患者大脑中枢性突触为目的，使患者术后运动逐渐形成一种自然输出，患者肌电自身调节比较容易掌握，容易被接受和运用于实际活动中。国外有研究显示，肌电生物反馈治疗对术后患者的步行能力有明显改善作用。对于髋关节置换术后老年患者，肌电生物反馈训练和联合疗法可以很好地减轻患者术后疼痛、改善患者的下肢运动功能、增加置换侧髋关节屈伸活动度、全面提高患者的行走和正常能力。

七、 泌尿、生殖系统功能障碍

（一）女性盆底功能障碍性疾病

女性盆底功能障碍性疾病（female pelvic floor dysfunction，FPFD）是指由于盆底支持结构缺陷、损伤及功能障碍所造成的疾病，国际尿控协会（International continence society，ICS）将其分为压力性尿失禁、盆腔器官脱垂、粪失禁、慢性盆腔疼痛及性功能障碍。

1. **压力性尿失禁**　女性压力性尿失禁是影响妇女生活的常见疾患，严重影响女性的生活质量，已得到国际医学界的广泛关注。国际控尿学会（international continencesociety，ICS）将其定义为：构成社会和卫生问题，且客观上能被证实的不自主的尿液流出。我国关于压力性尿失禁的发病率报道不一，10%~80% 的妇女有尿失禁症状，重度的尿失禁在 3%~10% 的妇女中持续存在。而且在中年妇女中，抑郁症常与尿失禁合并存在。近年来，随着无张力阴道吊带（tension-free vaginaltape，TVT）手术的开展和日益成熟，女性压力性尿失禁的手术治疗取得很大进步，具有微创、住院时间短等优点。但对于轻中度尿失禁的患者多接受非手术治疗。非手术治疗主要是盆底肌肉盆底锻炼（pelvic floor muscle training，PFMT），即患者有意识地对以肛提肌为主的盆底肌肉进行自主性收缩以便加强控尿能力。生物反馈指采用模拟的声音或视觉信号来反馈提示正常及异常的盆底肌肉活动状态，以使患者或医生了解盆底锻炼的正确性，从而获得正确的、更有效的盆底锻炼。目前，单纯的盆底锻炼在国外应用很少，为获得盆底锻炼的治疗最大功效，常结合采用生物反馈方法，正确的生物反馈方法指导下的盆底肌肉锻炼具有无痛、无创、无副作用的优点。

生物反馈的盆底锻炼对女性尿失禁有较好的治疗效果，但因疗程时间较长，治疗过程中易受各种因素的影响，如患者的依从性，治疗方案的个体差异性，以及患者在一个疗程治疗后应该如何维持治疗及如何随访众说不一。 但有一点应提醒患者，盆底锻炼治疗没有终点，假如锻炼停止，情况可能恶化。建议在维持治疗阶段应每日锻炼 20 分钟，或至少隔日锻炼 20 分钟。每 3 个月来医院随访一次，以便指导患者的进一步治疗。

2. **女性性功能障碍**　女性性功能障碍（female sexual dysfunction，FSD）是指女性个体不能参与其期望的性行为，且在性行为过程中不能得到或难于得到满足，主要表现为性欲降低、阴道干涩、性交痛、性高潮障碍及阴道痉挛。在国内一项临床试验中表明女性性功能障碍的发病率在分娩后可高达49%~83%。究其原因，有研究表明盆底肌力的下降可导致女性性功能障碍的发生。而盆底肌电刺激可促进盆底肌肉血流循环，防止肌肉有害代谢产物堆积，使盆底肌力有所提升。有研究经 Meta 分析显示，10~18 次盆底肌电生物反馈疗法能提高干预组盆底肌力值，差异有统计学意义。

女性性生活时，盆底 Ⅰ 类肌纤维等位收缩，Ⅱ 类肌纤维等张收缩；盆底肌电生物反馈治疗在一定程度上促进肌细胞数量增加并诱发肌肉被动收缩，刺激阴道肌细胞本体感觉，带动盆底 Ⅰ 类和 Ⅱ 类肌纤维收缩。Meta 分析结果表明，每周 2 次盆底肌电生物反馈治疗可明显提高性生活质量，这说明规律的盆底康复治疗可以帮助女性性功能障碍者提高性生活满意度，增加性交频率，同时减少性交痛的发生率。

（二）生物反馈在男科的应用

1. 早泄 早泄（prospermia，PE）是射精障碍中最常见的疾病，发病率占成人男性的35%~50%，病因尚不明确。传统观点认为主要有如下几点。

（1）心理因素：可能包括焦虑、紧张、不安等。

（2）社会因素：如婚姻危机、性生活环境等。

（3）外生殖器及前尿道疾病：如包皮炎、龟头炎、前列腺炎、精囊炎及尿道炎等。

（4）神经中枢或感觉区域的兴奋性增高。但郑晓春等通过对早泄患者骨盆随意肌肌电图的变化研究发现：早泄患者骨盆随意肌肌力与正常人不同。而 LaPera G 等通过研究证实：盆底肌的康复有利于早泄的治疗。李贤新等经研究得出：通过生物反馈治疗促进盆底肌功能恢复正常，从而达到治疗早泄的目的，治疗后可延长射精潜伏期，改善夫妻性生活满意度，其有效率可达 62.9%，并且该方法安全、方便，无副作用的结论。

2. 生物反馈治疗勃起功能障碍 勃起功能障碍（Erectile Dysfunction，ED）是成年男性最常见的一种性功能障碍，表现为阴茎持续（至少 6 个月）不能达到和维持充分的勃起以获得满意的性生活。据研究，40~70 岁男子中有 52% 患有不同程度的勃起功能障碍。本病病因复杂，有心理性、血管性、神经性、内分泌性、药物性等多种原因，并受主观和客观等多种因素的影响，其病理机制至今尚未完全明了。对其评估应包括心理、内分泌、神经病学及血管状况的检查。关于会阴肌在勃起机制中的作用仍有争议。王为服等对糖尿病性阴茎勃起功能障碍大鼠模型球海绵体肌和坐骨耻骨肌重量及显微结构的研究后发现糖尿病严重影响阴茎勃起功能，球海绵体肌及坐骨耻骨肌重量降低及显微结构的病理性改变可能是其主要发病机制之一。戚本玲等对 ED 患者，先行盆底肌肉锻炼，然后通过肌电生物反馈进一步提高患者收缩肌肉的质量，电刺激改善盆底肌群的感觉和帮助患者收缩坐骨海绵体肌及球海绵体肌，发现可促使盆底肌肉收缩，增加阴茎根部压力，减少静脉回流，改善 ED 症状，有效率为71%。另外，Dorey 等通过将生物反馈电极置入直肠对盆底肌肉进行刺激发现：生物反馈对盆底肌肉锻炼和测压生物反馈治疗对改善勃起功能障碍患者排尿终末滴沥有治疗作用。

3. 慢性盆底疼痛综合征（chronic pelvic painsyndrome，CPPS） CPSS 又称为 Ⅲ（A/B）型前列腺炎，是前列腺炎中最常见者，CPPS 是指前列腺液微生物学检查未发现可证实的感染征象，但存在慢性疼痛（病史迁延 >3 个月），并且前列腺液未发现过多白细胞。CPPS 的病因至今仍未完全明确，得到较多肯定的病因学假说有微生物感染学说、免疫学说、神经源性病变学说以及精神心理疾病等学说，目前尚无明确而统一的治疗方案。Clemens 及 Nadler 等研究认为盆底肌的紧张性肌痛和痉挛与慢性盆底疼痛综合征的症状存在一定关系，减少盆底肌痉挛可以在一定程度上改善上述症状。近来，国外在利用生物反馈治疗仪改善盆底肌肉的收缩功能，治疗慢性盆底疼痛综合征方面取得了显著的疗效，成功率约为 72%。蒋照辉等通过对 30 例 CPPS 患者行生物反馈技术治疗后发现：CPPS 患者行盆底生物反馈治疗约 1 个月后，最大尿流率上升，症状明显减轻，生活质量评分明显升高，结果有统计学意义。

4. 生物反馈治疗男性获得性尿失禁　男性获得性尿失禁是前列腺手术和后尿道狭窄手术后常见的并发症之一，其治疗较为棘手，严重影响患者的生活质量。目前，经尿道前列腺电切术（TURP）仍是治疗良性前列腺增生症的主要手段，一般认为不稳定膀胱、尿路感染、术后持续导尿管牵引是前列腺增生患者在术后出现尿失禁的主要原因，TURP 术后尿失禁是由膀胱功能障碍，尿道括约肌功能不全或两者同时引起。李龙坤等在电刺激盆底肌对膀胱功能影响的实验研究中指出：加强盆底肌肉功能和增加逼尿肌的稳定性是治疗尿失禁的主要途径，完整的尿道括约肌和正常的膀胱功能是控制排尿能力的前提及解剖生理基础。蔡丹等对 12 例患者经盆底生物反馈电刺激治疗前后比较差异有统计学意义。

前列腺癌根治性前列腺切除术后尿失禁发生率为 8%~71%，严重影响患者生活质量。国外多项研究表明，生物反馈治疗在改善术后尿失禁方面有一定优势。Jackson 等对根治性前列腺癌术后尿失禁患者进行生物反馈治疗，通过对比治疗前后盆底肌肉收缩能力及尿流动力学检查后发现，生物反馈训练是一种治疗术后尿失禁的无创、有效手段，患者依从性好，应作为根治性前列腺癌切除术后尿失禁的一线治疗方案。

5. 生物反馈治疗膀胱过度活动症　膀胱过度活动症（over active bladder，OAB）是一种以尿急症状为特征的综合征，常伴有尿频和夜尿症状，可伴或不伴有急迫性尿失禁，是一种以症状学诊断为基础的概念，它的病因尚不十分明确，目前认为与以下几点有关：逼尿肌不稳定，由非神经源性因素所致，储尿期逼尿肌异常收缩引起相应的临床症状；膀胱感觉过敏，在膀胱容量较小时即出现排尿欲；尿道及盆底肌功能异常；其他原因，如精神行为异常、激素代谢失调等。而蔡丹等在盆底生物反馈治疗前列腺术后尿失禁的研究中提出：电刺激盆底肌可抑制膀胱收缩，对膀胱过度活动和急迫性尿失禁有肯定的治疗价值。此外，电刺激盆底肌还可加强尿道括约肌收缩，增强尿道关闭功能。

由于生物反馈治疗男性疾病开展较晚，至今尚无统一的治疗方案和操作规范，造成了各治疗中心治疗和评估的方法不一，从而无法对其疗效进行客观评价，这些都有待于今后进一步规范和统一。

八、　禁忌证

1. 不愿接受训练者，变态人格不能合作者。
2. 5 岁以下儿童，智力缺陷者，精神分裂急性期。
3. 严重心脏病患者，心肌梗死前期或发作期间，复杂的心律失常者。
4. 青光眼或治疗中出现眼压升高者。
5. 训练中出现血压升高、头痛、头晕、恶心、呕吐、失眠、妄想或具有精神症状时也应停止治疗。
6. 感觉性失语的患者。

九、　注意事项

1. 治疗室保持安静、舒适，光线稍暗。将外界的干扰降到最低。
2. 治疗前向患者解释该疗法的原理、方法以及要达到的目的，解除疑虑，求得患者合作。

3. 治疗前要找好最合适的测试记录类别和电极放置部位。治疗后在皮肤上做好记号，以便提高以后治疗的效果。

4. 治疗训练时要让患者注意力集中，密切配合治疗师的指导和仪器显示。

5. 治疗训练时治疗师用指导语引导，其速度、声调、音调要适宜，也可采用播放录音带的方式进行，待患者熟悉指导语后，可让患者默诵指导语。

6. 治疗过程中，要有医务人员陪伴，及时给患者以指导和鼓励，树立患者对治疗的信心，并可同时施行心理治疗。训练中注意不能使患者有疲劳和疼痛的感觉。

7. 根据患者情况，可每日进行生物反馈训练 1 次。每次 5 分钟、15 分钟、30 分钟不等，一般 10~20 次为 1 疗程。有些疾病常需连续训练数周乃至数月，也有的可每天训练数次。

十、 评价与展望

1. 生物反馈疗法是否有确切疗效，其疗效是否持久，这是人们普遍关心的问题。生物反馈疗法的问世，仅数十年历史，与其他疗法相比，无论是理论基础，还是临床应用研究，均还不够成熟。但就临床应用情况来看，生物反馈疗法不仅对多种社会心理应激疾病具有一定疗效，而且对于疾病功能康复也有一定效果。

2. 生物反馈疗法的特点是无创伤、无痛苦、无药物副作用，医患共同参与，能调动患者主观能动性，激励患者同疾病作斗争的精神。

3. 生物反馈疗法作为一种治疗技术，其疗效与掌握技术熟练程度有密切关系。只有当患者在医生指导下，熟练地掌握了训练技能，始终如一，坚持不懈地进行训练，才能使之达到良好放松效果，并对内脏活动具有自我调节和随意控制能力，生物反馈疗效就必然显著而持久。这就决定了生物反馈治疗必须是有选择地进行，不但要选择良好适应证，而且还要选择能够配合治疗，具有一定文化素质和有自我控制能力的患者。

4. 从西医学观点看，对于解除有害社会心理因素所造成的人体功能紊乱和心理障碍，对于某些残疾功能康复，生物反馈是一种有效的自我调节方法，无论是在临床医学，还是在康复医学方面，都有着广泛的发展前景，如能与我国气功疗法相互辅佐应用，就有可能产生更积极的治疗效果。

生物反馈，特别是肌电生物反馈在康复医学中最终是医师、心理学家和治疗师的联合实践。主要应用在运动技能的再训练和抑制因所有年龄和所有类型的脑损伤所产生的痉挛，其他情况变化很大，通常考虑抗阻治疗应用各种类型的反馈训练也可改善，这些是基于用生理功能电感应器从皮肤温度到压力和关节角度变化等采集信息。生物反馈是康复小组的一种重要的辅助工具，已不再新鲜。不同的是所有的康复治疗从一开始就有很严密的对照研究，无用的方法将被淘汰。在康复中所有生物反馈的应用需要更多的随机对照研究。

（李红玲）

第二十七章
冲击波疗法

第一节 冲击波的物理学作用及生物学效应

一、概述

1. **概念** 任何波源，当运动速度超过了其波的传播速度时，就会产生一种特殊的波动现象，这种现象称为冲击波（shock wave）。临床上的冲击波是利用能量转换和传递原理，造成不同密度组织之间产生能量梯度差及扭拉力，并形成空化效应，进而产生生物学效应。冲击波可分为机械波和电磁波，作用于局部组织而达到治疗效应。体外冲击波（extracorporeal shock wave，ESW）是一种兼具声、光、力学特性的机械波，它的特征在于能在极短的时间（约 10ns）内达到 500bar（1bar=10^5Pa）的高峰压，周期短（10μs）、频谱广（16~2×10^8Hz）。

2. **冲击波治疗机** 冲击波治疗机主要由冲击波源、耦合装置、治疗床、控制台和定位系统组成。冲击波治疗机的波源种类有液电式、电磁式、压电式和气压弹道式等。目前用于骨科疾病治疗的多为聚焦状体外冲击波，其产生方式见图 27-1。

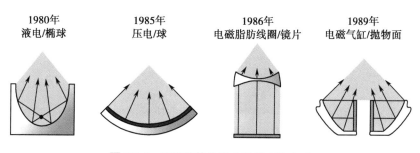

图 27-1 聚焦状体外冲击波的产生方式

3. **冲击波的应用** 自从 1979 年德国研制成功第一台体外冲击波碎石机，并成功用于肾结石患者治疗以来，人们对冲击波的认识越来越深刻，同时冲击波的应用也越来越广泛。人们对冲击波的物理学特性及其对组织产生的影响进行了广泛而深入的研究。此外，目前西欧各国已经将体外冲击波疗法（extracorporeal shock wave therapy，ESWT）应用于十余种骨科疾病，冲击波已经成为治疗特定运动系统疾病的新疗法。近年来，国内也在陆续开展此疗法。

二、 冲击波的作用原理

冲击波是压力急剧变化的产物。在短短的几纳秒内产生很高的压力，这是冲击波所独有的特性。冲击波具有很强的张应力和压应力，能够穿透任何弹性介质，如水、空气和软组织。冲击波主要是利用中、低能量的冲击波产生的生物学效应来治疗疾病，其生物学效应取决于冲击波的能级和能流密度。

1. **组织破坏机制** 冲击波具有压力相和张力相。在压力相产生挤压作用，而在张力相则为拉伸作用。冲击波本身产生的破坏性力学效应是直接作用，在冲击波的张力相时，由张力波产生的空化效应是组织破坏的间接作用。正是这两种作用，可以使冲击波治疗骨性疾病和软组织钙化性疾病。

2. **成骨效应** 冲击波诱发的成骨细胞促进作用发生在骨皮质部分和网状结构部分的界面处。冲击波的直接作用导致骨不连处的骨膜发生血肿，空化效应不仅可以造成部分细胞坏死，也会诱发成骨细胞移行和新的骨组织形成。

3. **镇痛效应** 高能冲击波作用于轴突产生强刺激可以起到镇痛作用。神经系统的这种反应方式也被称为"门控"，是通过激发无髓鞘 C 纤维和 Aδ 纤维来启动的。

4. **代谢激活效应** 可能是由于冲击波的直接机械效应引起的。一方面冲击波可以改变细胞膜通透性，使神经膜的极性发生改变，通过抑制去极化作用产生镇痛效应。另一方面，冲击波可以使细胞内外离子交换过程活跃，从而可加速代谢分解的终产物被清除和吸收。

5. **炎症及感染控制作用** 神经膜的极性发生变化后，一方面通过抑制去极作用产生镇痛效应；另一方面，代谢反应可以使细胞内外离子交换过程活跃。代谢过程中，代谢分解的终产物被清除和吸收，有利于慢性炎症减轻和消退。

6. **扩张血管和血管再生作用** 体外冲击波的空化效应有利于疏通闭塞的微细血管，松解关节软组织的粘连，可扩张血管，恢复正常血液循环，促进局部血流加快；可通过对血管内皮细胞生长因子（VEGF）及促进一氧化氮的生成作用，促进血管新生，增加局部损伤组织的血供，促进局部组织代谢，缓解或治愈相关疾病。

三、 物理学基础

1. **波形** 冲击波的压力波形包括一个在冲击波前沿迅速升压，随后逐渐衰减的压力相（正相），和一个持续时间较长的张力相（负相）。典型的冲击波波形见图 27-2。

2. **常用参数** 通过对冲击波压力分布的测量，可以引出以下几个临床上常用的概念和治疗参数：①焦点、焦斑和焦区：焦点是指散射的冲击波经聚焦后产生的最高压力点，焦斑是指冲击波焦点处的横截面，焦区是指冲击波的正相压力≥50% 峰值压力的区域。②压力场：是根据 X、Y、Z 坐标进行选定的，其中 Z 轴是治疗头的对称轴，穿越波源的中心，冲击波场是环绕着 Z 轴的对称区域，立体形态随波源不同而异。X 轴和 Y 轴在治疗焦点（F）上与 Z 轴垂直相交。确定冲

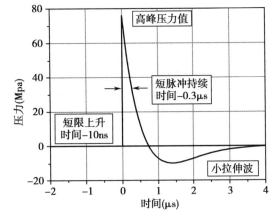

图 27-2 典型的冲击波波形

击波场的压力分布，就需要在已知 Z 轴的条件下沿 X 轴和 Y 轴进行测量。压力单位是兆帕（Mega Pascal，MPa）。1MPa（兆帕）=106Pa（帕）=10bar（巴）≈10atm（大气压）≈ 10 千克力 /cm²。③冲击波能量：是对每一个压力场特定位置内的压力 / 时间函数进行时间积分后，再进行体积积分后算出的。④能流密度：表示垂直于冲击波传播方向的单位面积内通过的冲击波能量，一般用 mJ/mm² 表示。⑤有效焦区能量：是指流经焦点处垂直于 z 轴的圆面积内的能量，即作用平面。我们临床上最常用的是能流密度。

四、 生物学效应

急剧上升的冲击波的正向波段 40MPa，会对焦点处的细胞产生很强的应力，当冲击波强度超过一定值时，焦斑中通常含有小"孔"或"内爆"，这些"孔"可能是由组织间液体的"暴沸"所引起，这种效应被称为空化效应（cavitation effect），同时空化反应会引起微小气泡膨胀 / 爆炸，产生微喷，也会产生很强的应力变化。通过电子显微镜对受冲击波作用的细胞形态观察发现：冲击波作用后，细胞表面的微绒毛消失，同时细胞表面出现小凹（疏水性的孔），这是由于细胞膜表面受到各向同性的张力所致。

（一）高能冲击波对肿瘤细胞的影响

1. 杀死肿瘤细胞，抑制肿瘤生长　研究发现，高能冲击波（焦点能量大于 35MPa）冲击 500~1500 次可引起肿瘤细胞膜断裂，改变细胞内外渗透压，引起肿瘤细胞死亡。电镜扫描发现细胞的膜性结构受损。高能冲击波同时影响肿瘤细胞的生长能力：细胞增长日趋下降；冲击次数越多，细胞的倍增时间越长；冲击次数与细胞贴壁能力的下降呈正相关，与细胞的集落形成呈负相关。

2. 促使肿瘤细胞的转移　冲击波对组织的损伤程度和能量成正比。2000 次的高能冲击波就会造成细胞的损害，6000 次的高能冲击波必将引起更为严重的组织损伤。6000 次的高能冲击波冲击可能会损伤微细毛细血管，从而使肿瘤细胞通过血管进入血液，发生转移。

（二）冲击波使细胞外的大分子进入细胞内

由于冲击波会使细胞膜上出现一过性的小孔，人们开始在体外实验中用冲击波将细胞外的物质导入细胞内从而达到治疗目的。体外实验发现：冲击波能将分子量为 200 万道尔顿的异硫氰酸右旋糖酐导入细胞质内，而不使细胞破裂。冲击波对肿瘤的化疗也显示出良好的协同作用。

（三）低能冲击波对正常细胞的促进作用

形态学观察显示：14kV 的冲击波冲击 10 次创口，会使其内的毛细血管数、新形成的上皮细胞数和血管外周的巨噬细胞数明显增加，是对照组的 2 倍。可见低能冲击波有一定的促进创口愈合作用。

（张志强）

第二节 冲击波的临床应用

一、对各种疾病的影响

（一）对骨骼肌肉疾病的影响

冲击波在治疗骨科疾病方面已取得公认的疗效，目前治疗骨科病种如下。

1. 骨组织疾病 主要包括骨折延迟愈合、骨折不连接、成人中早期股骨头缺血性坏死（avascular necrosis of femoral head，ANFH）。

冲击波治疗的本质是使接受治疗的组织受到压力冲击后产生生物学反应，与骨疾病密切相关的是空化效应。冲击波作用后骨组织发生微小骨折、血肿、诱导血管生成、增强内膜骨化、加速软骨化骨，最终形成正常的骨质。

（1）诱导骨生长、促进骨愈合：有研究表明：多种骨生长因子均与骨折愈合有关，生长因子共同作用的结果是使成骨细胞活化，调节局部成骨。在炎症阶段生长因子还能进一步刺激骨髓间充质细胞聚集、增殖和血管形成。局部冲击波治疗后，骨缺损区出现明显的成骨过程，对促进成骨细胞增殖和分化起调节作用。冲击波在诱导骨及软骨新生的过程中，磷酸激酶始终在间充质干细胞、软骨细胞及骨细胞中表达并促进成骨。

（2）刺激血管再生，改善局部血液循环：冲击波除了能明显地促进骨密质增生外，还与大量血管形成及促血管生长因子的形成有关，从而改善局部血液循环，促进病变区域的新陈代谢。

（3）骨结构的改良与重建：有学者认为，高能量的冲击波可使正常和坏死的骨组织同时被击碎，击碎的正常组织中血液和骨髓将渗入击碎的坏死骨组织，其中间充质干细胞在冲击波的刺激下，开始分化增殖，最终替代坏死骨组织，有利于骨结构的重建。

2. 软组织损伤疾病 包括肩峰下滑囊炎、肱二头肌长头腱炎、钙化性冈上肌腱炎、肱骨内外上髁炎、弹响髋、跳跃膝（胫骨结节骨骺骨软骨炎）、跟痛症、髌腱炎、冈上肌腱综合征、Haglunds 外生性骨疣等。

这些病症的共同临床特征是"疼痛"，冲击波治疗慢性软组织疼痛的机制为：①通过激发无髓鞘 C 纤维和 Aδ 纤维启动镇痛的"闸门机制"；②代谢激活效应：冲击波可改变细胞膜的通透性，使神经膜的极性发生改变，通过抑制去极化作用产生镇痛效应；③冲击波作用后组织释放更多的 P 物质，促进血管扩张和血液循环，产生镇痛效果；④抑制环氧化酶（COX-Ⅱ）活性。

（二）对骨质疏松症的影响

骨质疏松症（osteoporosis，OP）是一种系统性骨病，其特征是骨量下降和骨组织的微细结构破坏，表现为骨的脆性增加，因而骨折的危险性大为增加，即使是轻微的创伤或无外伤的情况下也容易发生骨折。

目前骨质疏松症的治疗仍以药物为主，长期药物治疗有潜在的副作用，同时也增加了患者的经济负担。非药物治疗包括运动锻炼和物理因子干预，如冲击波、振动、磁场和低能量脉冲超声等，是骨质疏松性骨折的有效治疗途径。

1. 冲击波可减少骨量丢失，诱导新骨形成和改良骨组织的微结构，增强局部骨质，是预防骨质疏松症的有效方法。

2. 冲击波刺激可使骨质疏松部位的骨膜细胞增殖和分化，这可能是启动成骨的机制。冲击波对骨质疏松的骨组织产生了成骨效应，能有效地防治骨质疏松症。但仍需临床研究的进一步证实。

（三）对肢体痉挛的影响

痉挛是指伴有过度腱反射、以速度依赖的牵张反射（肌张力）增加为特征的运动失调。

1. **作用**　临床研究发现冲击波对脑卒中患者上肢肌肉痉挛有显著的缓解作用。对有痉挛性马蹄足脑瘫的儿童运用冲击波治疗，结果显示冲击波对肌肉痉挛有缓解作用。

2. **机制**　目前冲击波治疗肌肉痉挛的机制还不清楚，但有研究表明：冲击波能诱导非酶性和酶性一氧化氮（NO）合成。在周围神经系统，NO与神经肌肉突触形成有关；在中枢神经系统，NO有神经传导、记忆和突触可塑的重要生理功能。此外，也可能与冲击波对肌腱部位肌纤维的机械刺激作用有关，因为短时间连续或间断的肌腱部压力刺激，能降低脊神经的兴奋性，降低肌张力。可以排除机械振动对治疗结果的影响，因为其作用是短暂的。

（四）对伤口愈合的影响

通常，处理伤口的物理治疗方法有压迫、超声、负压、体外冲击波、电刺激、电磁、光动力学、红外线、水疗等。

1. **作用**　很多学者对冲击波治疗伤口进行了基础研究和临床观察，发现治疗组伤口愈合时间较对照组明显缩短。因此认为冲击波能促进伤口愈合。

2. **机制**　冲击波治疗伤口的确切机制尚不清楚。冲击波机械刺激产生的生物学效应，可促进内皮一氧化氮合成酶和（或）热振蛋白增加。冲击波治疗伤口与调节生长因子表达有关。实验证明冲击波治疗伤口，一方面可使VEGF、一氧化氮合成酶、PCNA增加，强化缺血组织灌注和刺激血管生成，另一方面可抑制炎症反应。近来实验研究表明：冲击波使中性粒细胞、巨噬细胞缓慢渗入伤口，抑制严重烧伤皮肤早期的炎性免疫反应。此外可能与冲击波作用后局部组织毛细血管数、新形成的上皮细胞数和血管外周的巨噬细胞数明显增加有关。

（五）对缺血性心脏病的影响

目前，缺血性心脏病的治疗有三种主要方法：药物治疗、经皮冠状动脉治疗和冠状动脉搭桥移植术。不能进行经皮冠状动脉治疗或冠状动脉搭桥移植术治疗的冠心病患者，预后不良。尽管基因或细胞治疗有助于血管生成，但属于有创治疗，并且仍然处于临床前期阶段。

冲击波对急性心肌梗死和周围血管疾病有一定的治疗作用。有研究发现在心前区应用低能量冲击波可诱导冠状血管再生和改善心肌供血，并且没有副作用。低能量冲击波作用于体外培养的内皮细胞能有效增加VEGF表达，使急性心肌缺血的左心室重建。虽然其机制仍需进一步研究，但冲击波疗法为缺血性心脏病的治疗提供了一个全新的治疗途径和研究方向。

二、治疗技术

（一）设备

1. 液电式波源冲击波　碎石机的波源以液电式居多，因其发展早、技术成熟、碎石效果好而被广泛采用。液电式冲击波波源是一个半椭圆形金属反射的体内安置电极。发射体内充满水，当高压电在水内放电时，在电极极尖处产生高温高压，因液电效应而形成冲击波。冲击波向四周传播，碰到反射体非常光滑的内表面而反射，电极极尖处于椭球的第一焦点处，所以在第一焦点发出的冲击波经反射后就会在第二焦点聚焦，形成压力强大的冲击波焦区，当人体结石处于第二焦点时，就会被粉碎。

2. 电磁式波源冲击波　将贮存在电容器内的电路脉冲传导通过一个扁平铜线圈，产生脉冲磁场，使处于磁场中的弹性铜膜产生机械振动，进而推动膜外的流体产生冲击波。这种"面式冲击波"经声透镜或反射体聚焦后，可在一点上得到增强，最终也可形成聚焦冲击波。在产生与液电式冲击波相等的功率时，电磁式波源耗能更大。电磁式冲击波峰值压力的特点是呈阶梯样分布，幅度可从最小至最大。其优点是聚点稳定，不易偏移。

3. 压电式波源冲击波　压电式波源是用压电晶体来产生冲击波，属于展式波源。当外界电场通过压电晶体时，其体积会发生改变，即"反压电效应"，晶体的运动会引发出一个压力波。当晶体复原时，同样也会产生张力波。通常至少组合 300~3000 个压电晶体，才能产生足够的冲击波压力。将这些压电元件依次分布和排列在一个直径 50cm 球冠的凹面，在相同电脉冲的作用下，每个元件同步发生的冲击波可以同时达到 10cm 以外的球心，从而形成一个聚焦的冲击波。与前两种波源相比，压电式冲击波的特点是：能量和频率可调范围最大，但输出功率最低。

4. 气压弹道式冲击波　利用机内压缩机产生压缩空气去驱动一个类似运动活塞的射弹，射弹获得加速度并撞击一个钢性治疗头的尾端，治疗头前端通过耦合剂作用于人体组织。优点为没有能量焦点，相对安全。治疗过程中治疗头可灵活移动，对软组织疗效较好。缺点为穿透力有限，不能用于深部组织、骨组织疾病的治疗。

（二）冲击波能量选择

按照能量等级将冲击波划分为低、中、高 3 个能量等级：低能量范围为 0.06~0.11mJ/mm^2，中能量范围为 0.12~0.25mJ/mm^2，高能量范围为 0.26~0.39mJ/mm^2，可以根据设备制造商所提供的不同能量参数范围、换算方式换算成能流密度。治疗疼痛时应使用低中能级，即"软性"冲击波；治疗软组织钙化性疾病时应使用中高能级；治疗骨不连时需用高能级来诱发成骨效应。

（三）治疗举例

1. 肩关节钙化性肌腱炎　首先使用 X 线或超声对钙化区准确定位。在冲击波治疗过程中，至少要用两次 X 线定位，其余可用超声进行连续实时监控和跟踪。治疗疼痛时用低能量即可；当粉碎钙沉积物时，则需中级能量。应逐渐提高能量到所需水平。每次冲击 2000 次左右，依据每次的正向能流密度不同，需治疗 1~5 次，每次治疗间隔 5~7 天。研究结果表明：肩关节钙化性肌腱炎冲击波的疗效极佳，远期效果满意，并发症很少。

2. 肱骨外上髁炎　首先要用 X 线、超声或激光指示器来进行精确定位。冲击波治疗时逐渐提高能量到所需水平。1500~2000 次冲击 / 次，每次治疗间隔 5~7 天，3~5 次为一疗程。研究结果表明：

以低能量冲击波治疗肱骨外上髁炎的效果颇佳，远期效果满意，并发症轻微。

3. 肱骨内上髁炎（高尔夫球肘） 具体疗法同肱骨外上髁炎。肱骨内上髁炎冲击波的效果报道不一。多数学者报道称其疗效满意，远期效果好；而另有报道表明30例患者在一年中的治疗优良率仅为27%。各项研究中均无严重并发症。其疗效尚需更大样本临床研究来进行评价。

4. 足底筋膜炎（足跟刺） 冲击波治疗足底筋膜炎（足跟刺）的目的是治疗肌腱和筋膜的慢性炎症，而并非使外生性骨疣解体。宜用低到中等能量治疗足底筋膜炎，在足跟部触摸压痛点，以压痛点为治疗点，使用超声准确定位可提高治愈率。能流密度为 0.12~0.2mJ/mm² 应逐渐提高能量到所需水平。累积的正向能流密度应达到 1300mJ/mm²。每次冲击 1500~3500 次，每次治疗间隔 5~7 天，3~6 次为一疗程。文献报道称其治疗三年后满意率为 67%~83%，未见严重并发症。

5. 骨不连及骨折延迟愈合 是最早使用冲击波进行实验研究与临床治疗的骨科疾病。各种动物冲击波治疗的结果表明：当用冲击波刺激骨折未愈合区时可产生促使骨再生的现象。然而用较低能量的冲击波治疗时均未观察到促使骨再生的作用。冲击波应成为临床治疗骨不连、骨折延迟愈合的首选方法，特别是肥大性假关节。

治疗时，应从低能级开始，逐渐增加至所需的治疗能级，位置较深的骨不连多采用聚焦式冲击波治疗机，治疗参数为 0.25~0.39mJ/mm²，位置较浅的骨不连也可用发散式冲击波治疗机，治疗参数为 0.15~0.3mJ/mm²。具体冲击方法：每 1cm 的裂隙长度需要 500~800 次的高能冲击波，一般每次治疗需要冲击 6000 次左右，每次治疗间隔 1 天，5~10 次为一个疗程，可治疗 3~5 个疗程，间隔 2~3 个月。在治疗过程中，应定时使用 X 线进行影像跟踪，保证聚焦准确。冲击波治疗后，需进行局部石膏固定制动。患肢 3 个月内不负重，半年内减少负重。在治疗前、治疗后 3 个月、6 个月、12 个月，摄 X 线片或 MRI 检查，观察疗效。研究证实，使用冲击波治疗骨不连及骨折延迟愈合时，骨折愈合率达 62%~83%。

三、临床应用

（一）适应证

肾结石、肩关节钙化性肌腱炎、肱骨外上髁炎、足底筋膜炎（足跟刺）、假关节、Haglunds 外生性骨疣、肱骨内上髁炎、冈上肌腱综合征、跟腱痛、髌骨腱炎、骨折延迟愈合、骨折不愈合和早期缺血性股骨头坏死等。

（二）禁忌证

凝血障碍、类双香豆素治疗者、血栓形成、局部有大血管、内有空气的器官（如肺、肠）位于作用区、局部有感染灶、局部有肿瘤、局部有骨骺软骨、靠近脊柱和头颅区、妊娠、神经主干、带心脏起搏器者、严重认知障碍和精神疾病患者。

（三）注意事项

1. 治疗前应向患者说明治疗作用及治疗时的正确感受，解除顾虑，鼓励患者积极参与配合治疗。

2. 患者应在舒适的体位下接受治疗。

3. 治疗应在患者清醒的状态下进行，患肢应无感觉障碍。

4. 治疗过程中应注意并询问患者的感觉，根据情况及时对治疗剂量进行调整。

5. 对破损创口处进行治疗时应贴无菌的保鲜膜进行隔离。

6. 治疗过程中出现不适，立即停止治疗。

（张志强）

第二十八章
非侵入脑部刺激技术

第一节 概　述

一、定义

非侵入脑刺激（non-invasive brain stimulation，NIBS）技术指不依靠外科手术等有创操作，利用磁场或者电场作用于大脑的特定部位，从而起到调节大脑皮层神经元活动的技术。临床上，常见的非侵入脑刺激技术主要包括经颅磁刺激（transcranial magnetic stimulation，TMS）和经颅直流电刺激（transcranial direct current stimulation，tDCS）两种。它们可以改变大脑皮质的兴奋性，并调节神经系统的可塑性而受到广泛的关注。

二、定位

（一）解剖部位定位

根据脑电图 10-20 电极分布系统，可在刺激时佩戴一个有 EEG 电极位置分布记号的弹性帽子，事先在帽子上标记上刺激部位，对照记号刺激，但此定位方法不是个体化解剖功能学定位。此法在临床上普遍使用，简便易行，不增加患者的医疗费用。（如图 28-1）

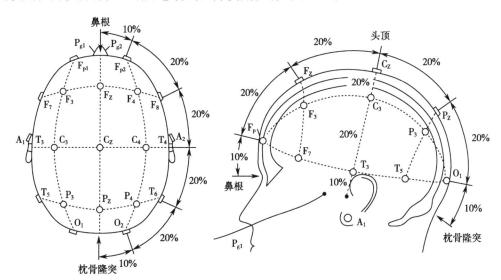

图 28-1　脑电图 10-20 定位

（二）光学跟踪 MRI 导航定位

这是一种 3D 成像系统，根据不同公司的产品来决定是否事先检查 MRI。此法是一种较精确的个体化定位，不足之处是操作烦琐、价格昂贵。

（三）机器人导航定位

该方法与以上方法不同的是可以预先设置刺激点，不同手工操作，由机器人根据程序自动定位、跟踪、监视并调节线圈的最佳位置，大大减少了操作的误差。缺点同样是价格昂贵，医疗成本增加。

三、 安全性

非侵入脑刺激技术的安全问题是关注的热点之一。诸多研究表明低频 TMS 对正常人的生命体征无明显影响。有报道显示，TMS 刺激时会引起局部短暂的刺痛、瘙痒等症状。目前，TMS 最大的副作用是诱发癫痫。高频 TMS 能否诱发癫痫主要与刺激的强度、频率、刺激部位等因素有关。诱发癫痫的刺激频率多在 10~25Hz，且为阈上刺激。因此，只要遵循一定的刺激参数，TMS 的安全性还是有保证。tDCS 的电流强度一般为 1~2mA，且电极片面积较大，因此其电流密度低，安全性高。并且与 TMS 不同的是，tDCS 只是作用于已经处于活动状态的神经元而不会对处于休眠状态的神经元起作用。其副作用主要集中于刺痛感、发痒，少数有头晕、头痛等反应，目前尚未见有 tDCS 诱发癫痫的报道。

（张艳明）

第二节 经颅磁刺激技术

一、 概述

（一）定义

经颅磁刺激（transcranial magnetic stimulation，TMS）是一种利用脉冲磁场作用于中枢神经系统，使之产生感应电流改变皮层神经细胞的动作电位，引起一系列生理生化反应，从而影响脑内代谢和神经电活动的磁刺激技术。该技术由英国科学家 Barker 等于 1985 年首先创立，具有无痛、无损伤、操作简便、安全可靠等优点，很快得到了临床应用。在经颅磁刺激的基础上发展起来的重复性经颅磁刺激（repetitive transcranial magnetic stimulation，rTMS）是一种新的神经电生理技术，目前在临床工作中也得到了广泛的应用。

（二）物理特性

细胞膜能够保持一个电位差，静态细胞的跨膜电位差是 -70mV，外加电场叠加到细胞膜两侧可以改变细胞膜的电位差。因此，外加电场能够将细胞膜除极化，激活可兴奋的组织。利用电磁感应原

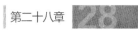

理产生适宜的电场，可以刺激大脑皮层，而且具有非侵入性。

根据电磁感应的原理，将带绝缘装置的导电线圈放在大脑的特定部位，当线圈有强烈电流通过时，就会产生局部磁场，局部磁场会以与线圈垂直的方向透过头皮和颅骨，进入大脑皮层一定深度，并在大脑皮层产生感应电场，继而对大脑的生物电活动产生干扰或调节。初始电流的快速波动会导致磁场的波动，磁场的波动又会导致皮层产生继发性电流（大约仅为初始电流强度的 1/10 万），感应电流可影响神经细胞的功能。刺激频率在 1Hz 或以下称做低频（慢速）rTMS，1Hz 以上称做高频（快速）rTMS。不同频率的 rTMS 对运动皮层的调节作用不同，高频 rTMS 使大脑皮层的兴奋性提高，低频 rTMS 可以使大脑皮层的兴奋性降低。

磁刺激相对于电刺激有明显的优势。磁刺激线圈不与身体接触，不需要对皮肤进行任何预处理，机体与外界无电联系，因而安全性高。头皮和颅骨电阻率大，而感应电流与组织电阻率成反比，所以 TMS 刺激脑部神经时只有微小电流通过头皮和颅骨，基本无不适感。生物组织磁导率基本均匀，磁场容易无创地透过皮肤和颅骨而达到颅内深层组织，诱发的电场进入组织中并不衰减，更容易实现颅脑深部刺激。

（三）参数及意义

经颅磁刺激的参数主要有三个：刺激频率、刺激强度和刺激位置。

1. **刺激频率** 刺激频率的选择取决于机器本身所允许的范围，比如 100Hz 磁刺激器允许选择从 1Hz 到 100Hz 不同的刺激频率。不同的频率具有不同的作用，理论上高频经颅磁刺激可以增强神经细胞的代谢，低频经颅磁刺激可以抑制神经细胞的代谢。

2. **刺激强度** 刺激强度的概念有两个：一是机器所能达到的输出强度，另外一个是施加给患者的刺激强度。机器所能达到的刺激强度是指输出能量设置为 100% 时线圈输出的磁场强度，刺激强度与所选用的线圈密切相关。线圈尺寸（直径）越小，刺激强度越高，如 "8" 字形线圈刺激强度最大的点为中间的交点部分。患者的治疗强度一般参考运动阈值（motor threshold，MT）设定，运动阈值是通过施加刺激时记录到的运动诱发电位（motor evoked potential，MEP）来计算。有些设备本身都带有 MEP 的检测功能，方便又实用。

3. **刺激部位** 刺激部位的选择是很关键的，一般是基于大脑皮层体表定位法。例如，对抑郁症的治疗研究包括对许多部位，如左侧前额叶背外侧、右背侧前额叶、左前额叶等。然而这种方法只能是确定一个大概的部位，现在市场上已经有了辅助定位刺激系统，称为导航刺激系统，此系统能够结合 MRI 或 CT 图像精确地选择刺激点。

治疗参数的选定在不同疾病的治疗中都是不同的，需要根据患者的具体病情制定详细的治疗方案。例如 rTMS 治疗精神障碍的研究多使用 80%~110% 的运动阈值，最大不超过 120%。刺激的频率范围为 0.3~20Hz。治疗方案包括每分钟的刺激次数，每天治疗的时间，每天治疗的次数，治疗天数以及总刺激数等。

二、治疗原理及作用

（一）生理作用

TMS 的刺激模式不同产生的生理效应也是不同的，其实际应用也有相应的变化。目前主要关注以下几个方面的生理作用：

1. **产生运动诱发电位** 这是目前 TMS 研究最为成熟的生理效应，已经有许多重要的临床应用。其中一个比较重要的应用就是进行中枢神经传导速度的测量。另外一个应用就是评价运动皮层兴奋性，通过测量大脑皮层的运动阈值，可以对运动皮层的兴奋程度进行衡量，从而可以确定运动神经疾病导致的神经生理变化。

2. **调节皮层的兴奋性** TMS 能够改变大脑局部皮层的兴奋性，调节神经突触的功能。调节神经突触的功能是脑功能重组的主要机制之一，rTMS 可提高神经传导兴奋性，降低突触传导阈值，使原来不活跃的突触变为活跃的突触，从而形成新的传导通路。rTMS 还可引起突触结构改变，如突触界面曲率、突触后致密物质厚度增加，突触间隙变窄而使突触传递功能增强等。这表明 rTMS 可通过调节突触功能影响神经网络重建。

3. **影响皮层的活动** 关闭特定皮层区的活动，实现大脑局部功能的虚拟性毁损。TMS 可以瞬间对特定的皮层区产生可逆性损伤，关闭特定皮层区的功能。例如，Amassian 等用屏幕上随机出现的字母作为视觉刺激，在受试者观察后的不同时刻进行 TMS，然后要求受试者辨认所看到的字母，结果在视觉刺激后间隔 80~100ms 给予 TMS 时，受试者出现视觉模糊或完全丧失，而这个现象在间隔小于 60ms 或大于 140ms 后都不会发生。

（二）生化作用

TMS 通过产生感应电流改变神经细胞膜的电位，从而影响脑内代谢和神经电活动，从而产生以下作用：

1. **对神经递质和受体影响** 如多巴胺、5-羟色胺、谷氨酸等。

2. **对早期即刻基因表达的影响** 引起皮层较广泛的 c-fos 基因及转录因子 cAMP 反应成分结合蛋白（cAMP response element-binding protein，CREB）磷酸化形式表达增加，也会引起星形胶质细胞纤维蛋白 mRNA 表达增加。

3. **对脑血流、代谢、内分泌的影响** TMS 可以通过不同参数的刺激，改变脑区的血流、代谢、兴奋性及内分泌而发挥治疗作用。

（三）治疗作用

1. **运动功能** TMS 可以调节由脑卒中导致的运动皮质之间的兴奋性失衡，低频率 TMS 可抑制大脑皮质的兴奋性，高频率则产生易化作用，而且研究证实这种调节在刺激结束后仍能持续几分钟，其作用机制类似于神经突触反复激活后在海马区观察到的长时程抑制或长时程增强的突触可塑性的活动依赖性。此外 TMS 可调整刺激区和相互作用脑区的脑代谢以及神经元兴奋性，从而改善脑卒中后运动功能。有研究表明，TMS 对缺血性卒中患者（特别是皮质下卒中患者）的运动功能恢复具有积极的影响，而且未受累半球 M1 低频 TMS 可能优于受累半球 M1 高频 TMS。TMS 治疗方案是在安全有效和个体化的原则下把主要刺激参数程序化组合，通过设置不同的刺激参数产生抑制或易化皮质兴奋性的作用，使半球间抑制平衡正常化以改善脑卒中后的运动功能。rTMS 作用于运动皮层对脑卒中运动功能的恢复有一定疗效，其作用效果在不同研究中差异较大，近年来学者更多地关注个体化治疗。

2. **认知功能** 神经精神疾病认知功能损害的异质性成为该领域进一步研究的突出挑战。认知功能障碍是许多神经精神疾病的核心症状，是影响患者生存质量的主要因素。虽然不同的神经精神疾病导致不同的皮质功能损害，从而影响神经网络，但是它们可能有共同的病理生理基础，具有共同的可塑性，这些共同点与神经功能的重塑、认知功能的改善有关。认知功能损害的共同病理生理基础可能成为 rTMS 改善认知功能的关键基础。rTMS 能够显著改变认知功能的神经网络，所以，rTMS 很可能成为一种恢复认知功能的代偿治疗模式。

3. **言语功能** 根据半球间相互抑制理论，正常情况下，具有语言优势的左半球通过胼胝体抑制右半球的言语功能。左半球受损后，经胼胝体抑制减弱，右半球的语言同源区兴奋性增加。右半球兴奋性增加在早期可代偿部分言语功能，但毕竟是较低水平的兴奋。同时，右半球的兴奋又反过来通过胼胝体抑制左半球受损的言语功能恢复。因此，脑损伤后适当抑制右半球的兴奋性有利于左半球功能恢复。TMS 可作用于代谢功能失调的大脑皮质区，可靶向定位大脑皮质区，兴奋或抑制相关神经元活动。作为失语症治疗的辅助手段，rTMS 可进一步强化言语训练的疗效。rTMS 技术可以协同言语行为学研究，进一步探索大脑半球语言网络的重组机制，并可在脑卒中后的不同时期研究大脑皮层的可塑性。rTMS 提供了一个新的促进失语症恢复的方法，能够进一步研究左右半球在失语症恢复中的不同作用。

4. **吞咽功能** 吞咽动作通过一系列复杂的神经调控机制协调肌肉收缩而完成。吞咽中枢调控包括低级的脑干吞咽中枢、高级的皮质和皮质下吞咽中枢。脑干吞咽中枢包括孤束核及其周围的网状结构构成的背侧区域、疑核及其周围的网状结构构成的腹侧区域。皮质的吞咽中枢为初级运动感觉皮质、岛叶、扣带回、前额、颞叶、顶枕区等多个脑区结构。各皮质区域既有特定的功能又相互联系形成一个有机统一的神经网络，共同调节吞咽动作。吞咽功能接受双侧大脑皮质活动的调控，同时皮质存在优势半球，优势半球的损伤将严重影响吞咽功能。吞咽障碍是脑卒中后常见的症状，吞咽障碍的康复依赖于大脑可塑性的发展。TMS 可以改变神经的兴奋性、诱导神经可塑性的形成，现有的少量研究已报道了在吞咽功能康复中的效果，为吞咽障碍的康复提供了新的思路。

5. **其他方面** rTMS 对妄想强迫症、精神分裂等精神疾病有一定的治疗作用。以前对这些疾病的物理治疗方法都是由电惊厥疗法完成的。同时，rTMS 能改善帕金森病患者的动作迟缓症状，减少多发性硬化症的痉挛。最近还有研究报道，利用 TMS 可以治疗耳鸣、失眠。虽然治疗这些疾病的机制还没有完全搞清楚，但是随着研究的进一步深入，TMS 在疾病治疗方面的潜力将逐渐显现出来。

三、治疗技术

（一）设备

经颅磁刺激器是由储能电容、电源、固态开关和线圈组成，磁刺激时电容对线圈放电产生脉冲电流，线圈电流即可产生瞬变磁场并作用于组织，脉冲磁场在组织内诱发的感应电动势产生的感应电流可以改变神经细胞的兴奋性，起到兴奋或抑制神经元活动的作用。人体组织对磁场几乎是透明的，脉冲磁场可以几乎无衰减地穿透人体到达大脑深处刺激中枢神经系统。

1. **磁刺激器** 磁刺激器的电路结构比较简单（如图 28-2），实际上就是一个充电、放电的电路。电容存储能量，在中心控制电路的控制下对电感线圈充电，电感线圈进而放电。电感线圈的充电、放电就会产生一个时变磁场，充电、放电电流脉冲的波形决定磁场的峰值、上升时间和衰减时间，进而产生电流脉冲的强度和波形。中心控制电路由单片机实现。

目前刺激器大致上可以分为单脉冲刺激、双脉冲刺激和重复性脉冲刺激三类。（如图 28-3）

（1）单脉冲刺激：是指每次只能发出一个刺激脉冲，这里的每次是指按下发射按钮或开关一次。这类磁刺激器也就是常说的 TMS，主要应用在神经通路的检测——运动诱发电位上。

（2）双脉冲刺激：是指每次发出指令后能连续发射两个脉冲或者一个脉冲对。双脉冲的特点是

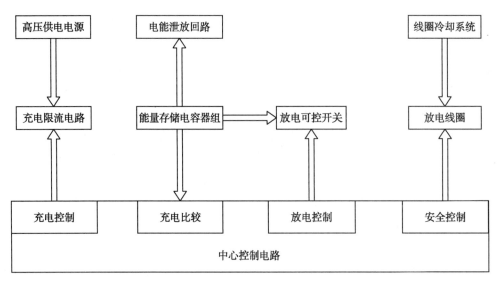

图28-2 磁刺激系统的基本框架

脉冲间隔可以调整，最短间隔时间可以到 1ms，适合于皮层兴奋性的研究。

（3）重复性脉冲刺激：发出单次指令后可以连续释放刺激，即 rTMS。最快的速度可以到每秒 100 次，也就是 100Hz。单序列最长的连续刺激时间可以到 10 秒。它的用途广泛，如神经通路临床评估、癫痫的研究和治疗、康复治疗、精神疾病治疗以及脑功能的研究等。重复性脉冲磁刺激器并不能替代双脉冲磁刺激器。因为即使是最快的 100Hz 的重复性刺激器的最小脉冲间隔也是 10ms，达不到双脉冲的最小可调间隔 1ms。目前，rTMS 的一种新型刺激模式节律串刺激（theta burst stimulation，TBS）开始用于临床。TBS 分为两种刺激模式，连续性刺激（continuous theta burst stimulation，cTBS）和间歇性刺激（intermittent theta burst

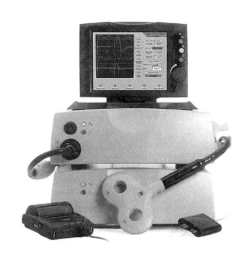

图28-3 经颅磁刺激器

stimulation，iTBS）。cTBS 刺激大脑皮层可以产生长时程抑制（long-term depression，LTD）效应，可以降低皮层兴奋性；iTBS 刺激大脑皮层可以产生长时程增强（long-term potentiation，LTP）效应，能够提高皮层兴奋性。

不同刺激参数的 rTMS 产生不同的神经生理效应，低频刺激模式引起皮层抑制，高频刺激模式则引起兴奋。在临床中主要通过捕捉和利用这种生物效应来达到诊断和治疗的目的。

2. 刺激线圈 线圈也称为磁头或探头，国外统一称 Coil。线圈是释放刺激的最终端设备，同一台机器连接不同规格的线圈能输出完全不同的信号，比如刺激强度、深度和面积等。线圈的规格主要区别在形状和尺寸。

（1）形状主要有两类：单线圈和双线圈。

① 单线圈：脉冲电流流经闭合线圈产生感应磁场，单线圈所形成的磁场很像一个火山，火山口是一个如线圈大小的圆形，为磁场强度最大的区域，距离线圈表面 2~3cm。一般选择将中心刺激点作用在皮层上，能够刺激到相对应面积的脑区。其特点是刺激面积大、定位容易，适合 MEP 检测。当然，线圈的两面都有强度等同方向相反的磁场。有些单线圈手柄上还带有温度显示。（如图 28-4）

② 双线圈：也称 8 字形线圈，是由同一条导线按 8 字形缠绕而成。双线圈的磁场最强处为聚焦后的一个点，完全不同于单线圈。（如图 28-5）

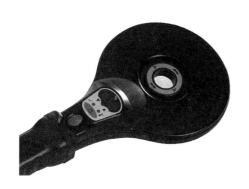

图 28-4　单线圈

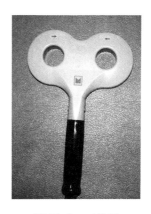

图 28-5　双线圈

单线圈和双线圈的几何结构不同，它们产生的感应电场也是截然不同的。单线圈的感应电场在其中心位置是零，最大值是在其周围大约等同于平均直径的范围，而双线圈的最大值却是在其中心位置，两边对着每个线圈还各有一个小一些的峰。

（2）常用线圈的尺寸：①小线圈 –50mm（如图 28-6）；②中线圈 –70mm（如图 28-7）；③高能线圈 –90mm（如图 28-8）；④双线圈 –70mm（如图 28-9）。

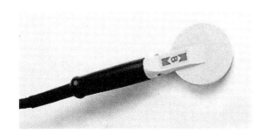

图 28-6　小线圈

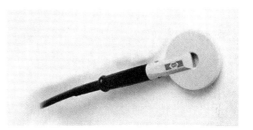

图 28-7　中线圈

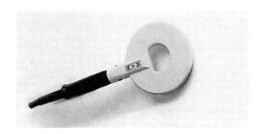

图 28-8　高能线圈

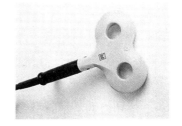

图 28-9　双线圈

（3）特殊线圈包括风冷降温线圈、伪线圈（安慰剂）、超小线圈（可用于大鼠）（如图 28-10）以及部分使用者自行设计委托厂家加工的线圈等。

① 风冷线圈：普通线圈在连续工作一段时间后都会由于发热而达到一定温度，若线圈温度高于 42℃大部分机器会自动停机以防止烫伤患者。为了避免这种现象，很多产品设计了带降温系统的线圈，可以保证长时间连续刺激而不会过热（如图 28-11）。

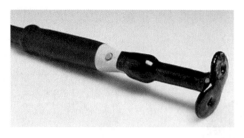

图 28-10　超小线圈

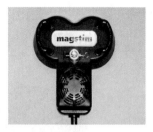

图 28-11　风冷线圈

② 伪线圈：外观和形状与真线圈完全一致，工作的时候同样会发出刺激声音，只是并不释放刺激信号，一般用来做对比试验（如图 28-12）。

③ 双锥形线圈：有些时候为了获得更深的刺激效果，可以选用双锥形线圈（如图 28-13）。

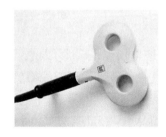

图 28-12　伪线圈

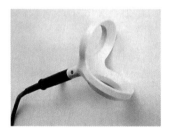

图 28-13　双锥形线圈

（二）治疗方法

在进行 TMS 治疗时不需要全身麻醉，在门诊很容易操作，并且安全性高，不良反应少。操作过程如下：

1. 首先开机，将刺激强度旋钮旋至最小。

2. 把线圈与磁刺激器相连接。要保证在连上线圈之后才能打开治疗仪。

3. 打开磁刺激器，然后在测试或治疗选择项目下，选择其中的磁刺激项目。

4. 确定刺激强度。

5. 检查危险物品，接受 rTMS 不能携带以下物品：心脏起搏器、金属物品、金属植入物、耳蜗植入物、听力辅助装置、手表、计算器、信用卡、计算机软盘或磁带等。

6. rTMS 受试者取坐姿，背对仪器，线圈放在预先确定的头部治疗部位上。

7. 在刺激器上选定刺激频率。

8. 按下"激发"按钮。如果准备灯亮，那么当激发器触发刺激时，就会产生一次刺激。如果激发器处于重复模式，磁刺激器就会在特定频率重复触发。

9. 当线圈使用完毕后，应放到吊架上，不要随便放置，特别是不能放置在任何金属表面，金属可将线圈弹出或损坏。

10. 磁刺激器在不使用时应及时关机。

11. 开机时不要离开人。

四、临床应用

（一）电生理检查

1. **运动诱发电位（motor evoked potentials，MEP）** MEP 是刺激运动皮层、脊髓神经根或周围神经而在靶肌肉记录到的肌肉运动复合电位，用来检查运动神经通路的完整性。

2. **运动阈值（motor threshold，MT）** MT 是指在靶肌肉上记录到大于 50uV 运动诱发电位时的最小头部磁刺激强度，反应中枢运动神经兴奋性。静息运动阈值（rest motor threshold，RMT）是指在连续 10 次刺激中至少有 5 次（或至少连续刺激 5 次中出现 3 次）引出的运动诱发电位波幅 >50uV 所需的最小刺激强度。动作运动阈值（active motor threshold，AMT）是指肌肉在 10%~20% 最大肌肉收缩时产生 100~200uV 运动诱发电位的磁刺激强度。MT 检测主要用于评价皮质脊髓束的兴奋性，脊髓损伤后皮质脊髓束运动阈值将明显增高。一般来说，脑卒中严重的患者，运动阈值较正常人高。

3. **中枢运动传导时间（central motor conduction time，CMCT）** 在脊髓旁神经根处刺激可以引出靶肌肉运动，产生 MEP，与头部刺激时产生 MEP 的潜伏期之差即 CMCT。

一般情况下脑卒中患者运动诱发电位潜伏期延长、波幅降低、中枢传导时间延长。对于脊髓损伤的患者，完全性损伤的患者不能引出运动诱发电位，否则为不完全性脊髓损伤。运动诱发电位还可以用于脊髓手术的术中监测。

（二）适应证

1. **神经系统病症** 脑卒中、脊髓损伤、帕金森病、癫痫、肌张力异常及抽动障碍、神经性疼痛及其他，如运动功能障碍、失语症、认知功能障碍、单侧空间忽略、脊髓小脑退行性病变、肌萎缩侧索硬化、多发性硬化等。

2. **精神病症** 抑郁症及情绪障碍、强制性障碍、精神分裂症等。

3. **镇痛** 中枢性疼痛、神经病理性疼痛及其相关的应用。

4. **其他** 偏头痛、便秘、尿失禁、失眠、耳鸣、孤独症的患者也可以应用 rTMS 治疗。

（三）禁忌证

1. 头颅内置有金属异物者禁止使用。

2. 有心脏起搏器者、有耳蜗植入物者、有颅内压增高者等禁止使用。

3. 高频强刺激有引发癫痫的风险，对于有癫痫病史、癫痫家族史的患者禁止使用高频强刺激。

（四）注意事项

1. 经颅磁刺激治疗仪器需要由经过专业训练的医务人员进行操作，错误操作仪器可能引起患者的损伤。

2. 禁止用于安装心脏起搏器或心导管或电极者，禁止让佩戴心脏起搏器的患者操作仪器或站在正在工作的线圈附近。

3. 门口挂贴警示标志，禁止让戴耳蜗植入器或听力辅助设备者或植入其他的电子设备者靠近正在工作的线圈附近。

4. 外部物体如听力设备、手表、计算器、信用卡及计算机磁盘等要远离正在工作的线圈，否则 ____

可能会发生损害或删除。

5. 常见的不良反应有头痛、头晕，但持续时间多较短暂，可自行缓解，若持续时间较长或难以忍受时，可服用阿司匹林等解热镇痛药对症处理或遵医嘱。

6. 工作环境温度 5~35℃，湿度 45%~75%，大气压力 86KPa~106KPa。仪器内有高压储能电容，严禁设备进水、雨淋、受潮，使用中远离水池，不能在露天使用。

7. 产生脉冲强磁场的高压电容回路因接触不良或者集尘受潮可能会产生火花，为避免发生危险因此周围不允许有易燃易爆物品。

8. 设备在诊断和治疗过程中的磁场刺激对患者是无创的，但是刺激时磁场线圈内部的磁力作用，会使线圈轻微震动并发出"啪啪"响声，超强刺激、高频刺激和长时间过度刺激，可能会影响听力。应避免靠近耳部刺激，治疗中应佩戴耳塞。

9. 如果线圈的温度过高可致皮肤烧伤，在进行治疗过程中要注意线圈的温度。

（张艳明）

第三节　经颅直流电刺激技术

一、概述

（一）定义

经颅直流电刺激（Transcranial direct current stimulation，tDCS）是使用一对电极将恒定的、低强度的直流电（1~2mA）作用于特定脑区，达到调节大脑皮层神经活动的技术，是一种非侵入性神经刺激技术。因其具有无痛、无损伤、操作简便、安全可靠等优点，目前在临床工作中得到了广泛的应用。

（二）生理效应及作用机制

关于 tDCS 的确切机制尚不完全清楚，单一机制无法解释 tDCS 的多种作用，目前普遍认可的机制有以下几个：

1. **对膜电位及离子通道的影响**　tDCS 正极与负极间形成的恒定电场能对大脑皮层神经元产生影响，促使钠 - 钾泵转运及局部跨膜离子浓度发生变化。有研究发现，tDCS 可以改变神经元静息电位，不同极性刺激可引起膜静息电位发生超极化或去极化改变，使神经元兴奋性发生改变，进而达到调控神经活动的目的。相关动物实验也显示，阳极刺激可使神经元胞体和树突静息电位阈值降低，使神经元放电增加，反之阴极刺激则使得静息电位阈值升高，神经元放电减少。另有离体实验结果显示，电压依赖性钠通道和钙通道拮抗剂可阻断 tDCS 阳极刺激的兴奋作用。

2. **对突触可塑性的影响**　tDCS 可以对突触可塑性中间环节产生影响，目前认为的可能相关机制有：第一，通过促进脑源性神经营养因子（Brain-derived neurotrophic factor，BDNF）表达而影响突触可塑性改变；第二，通过诱导运动诱发电位变化而影响突触可塑性；第三，其产生的长时效应可能源于跨膜蛋白系统，如 NMDA 受体在突触水平对长时程增强（Long-term potentiation，LTP）、长时程抑制（Long-term depression，LTD）过程的介导，LTP/LTD 是学习、记忆过程中重要的神经生理学

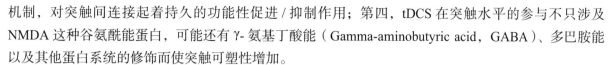

机制，对突触间连接起着持久的功能性促进 / 抑制作用；第四，tDCS 在突触水平的参与不只涉及 NMDA 这种谷氨酰能蛋白，可能还有 γ- 氨基丁酸能（Gamma-aminobutyric acid，GABA）、多巴胺能以及其他蛋白系统的修饰而使突触可塑性增加。

3. **对皮层兴奋性的影响** tDCS 在细胞水平的机制尚未完全明确，其即时效应可能是神经元细胞膜功能的某些基本理化机制共同作用的结果。

有研究报道 tDCS 改变了局部 pH 值（依赖于电解相关氢离子浓度变化）及离子浓度（如细胞内钙离子浓度）是 tDCS 非突触作用的基础。另有研究发现，tDCS 可通过改变刺激极性、强度和持续时间改变运动皮质兴奋性，表现在 TMS 诱发的运动诱发电位（Motor evoked potential，MEP）振幅的变化，证实阳极 tDCS 可短暂而明显地增强皮质兴奋性，而阴极 tDCS 则减低皮质兴奋性。

4. **对双侧大脑半球兴奋性的影响** 正常大脑两侧半球通过交互性半球间抑制（Reciprocal inter-hemispheric inhibition，rIHI）达到并维持双侧大脑半球功能匹配及平衡。半球间抑制（Interhemispheric inhibition，IHI）表现为一侧半球初级运动区（Primary motor cortex，M1）对另一侧半球 M1 区的抑制，它可能是由发出抑制作用的 M1 区通过兴奋性神经元经胼胝体与对侧抑制性酪氨酸能中间神经元形成突触而实现的。当发生脑卒中后，大脑半球间这种平衡遭到破坏，一方面患侧半球因本身病灶使兴奋性降低，另一方面健侧半球对患侧半球过度抑制，这可能是卒中后功能障碍的重要原因之一。卒中后功能恢复取决于神经网络活性平衡，tDCS 能通过抑制健侧运动区兴奋或增加患侧运动区兴奋，促使患侧半球与健侧半球兴奋性重新达到平衡，从而有利于卒中后运动功能恢复。

5. **对局部皮层和脑网络联系的调节** 脑功能是一个复杂网络体系，运动、记忆，或语言的产生，分散于脑解剖的不同区，但相互间有着紧密联系。因此过去对 tDCS 的研究多以电极下局域效应作为关注点，现在越来越多的研究开始着眼于其对皮质内及不同皮质间网络联系的活性调节。

有研究利用 fMRI 发现 tDCS 对初级运动中枢的刺激，可增强皮质 - 皮质间、皮质 - 皮质下（包括运动前皮质、顶叶、丘脑、尾状核）运动神经网成分的连接活性。提示 tDCS 可以调节局部皮层和脑网络的功能性连接。

二、治疗作用

tDCS 可以作用于特定脑区，引起大脑皮层兴奋性的改变，调节局部皮层和脑网联系，这使得其在神经系统疾病的治疗中获得广泛的应用。包括：脑卒中、癫痫、帕金森病、阿尔茨海默病、运动神经元病、多发性硬化、脊髓损伤等神经性疾病的应用，并可用于改善运动功能、语言功能、认知功能、吞咽功能等。以脑卒中为例，偏瘫的产生及严重度与半球间以及半球内补充运动区和初级运动区 M1 的连接效能的减弱相关。而忽略症也与注意网络中的腹侧和背侧间连接力下降相关，而 tDCS 则可以改变及重构皮质网络功能的方式参与到此类疾患的临床治疗中。

近年的研究还发现，tDCS 对于精神障碍、成瘾、纤维肌痛症、外伤性脊柱损伤、幻听等都有一定的调控作用，tDCS 联合康复治疗共同使用可以提高常规康复治疗的效果，是一项非常有发展前景的无创性脑刺激技术，在神经康复领域中的应用逐渐得到推广。

tDCS 不仅对于神经损伤患者的康复有很好的效果，对于正常人的研究表明经颅直流电刺激可以诱导长时程 LTP 活动增强，该过程有利于增强学习能力。并且其作用具有长效性，研究表明，其影响持续时间从几十分钟、几个小时甚至长达 6 到 12 个月。

但目前 tDCS 作为一种新的非侵入性神经刺激技术，在临床疾病的应用中仍处于不断研究阶段，其相关的作用原理及机制尚未明确，对于刺激的强度、时间、位置等参数的选择也仍未有统一方案，因此需要进一步的研究。

三、治疗技术

（一）设备

1. **经颅直流电刺激仪** 最简单的 tDCS 仪器主要由一个由电池供电的刺激器，能够输出平稳的直流电（电流 0~2.5mA，可调），输出接口标明正（＋）、负（－）极性（图 28-14，图 28-15）。

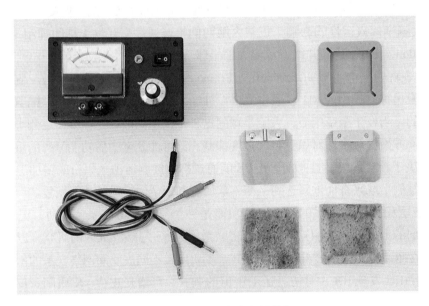

图 28-14 经颅直流电刺激仪

2. **附件** （1）导线：有 1 对导线，以不同颜色区分正、负极导线，一般红色为正极导线，黑色为负极导线（图 28-16）。

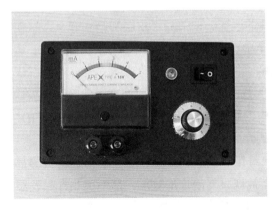

图 28-15 刺激仪

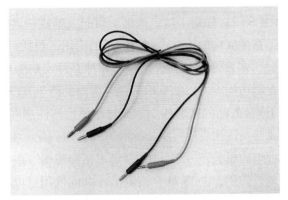

图 28-16 导线

（2）电极套板：一般为导电橡胶板，制成不同大小面积的方形或长方形，用于纳入金属衬垫及海绵垫（图 28-17）。

（3）金属极板：置于电极套板内以供导电，为方形或长方形，与电极板面积相近，用于连接刺激仪（图 28-18）。

（4）海绵垫：置于电极板内，金属衬垫上，与皮肤接触，使用时一般使用生理盐水浸湿（图 28-19）。

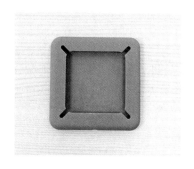
图 28-17　电极套板

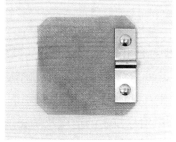
图 28-18　金属极板

图 28-19　海绵垫

（二）刺激参数

经颅直流电刺激技术使用时调节的参数包括：极性、刺激部位、电流强度和极片的面积。

极性：电流从阳极流向阴极，并形成一个电流环路。阳极易化神经元兴奋，阴极抑制神经元兴奋。通过调节刺激电极与参考电极的极性，进而达到不同的生理效应。

刺激部位：

刺激电极：初级运动皮层区（M1）、左侧前额叶背外侧皮层区（DLPFC）、初级视觉皮层区（V1）、唇舌区、左侧 Broca 区、左侧 Wernick 区、小脑、枕叶、颞顶皮层。

参考电极：对侧眶上、肩上或颅外其他部位。

电流强度：微弱直流电（1-2mA）。

极片的面积：$5 \times 7cm^2$

（三）治疗方法

经颅直流电刺激技术操作相对简单，安全性高（图 28-20）。其操作方法如下：

1. 询问患者有无使用禁忌证。

2. 将金属极板置于电极套板内，海绵垫用盐水浸湿后放在电极套板内的金属极板上。将 1 对导线与治疗仪输出接口、电极套板相接。

3. 检查治疗仪的输出旋钮是否在零位，导线所接经颅直流电刺激仪的输出接口的极性以及电极衬垫的极性是否正确、一致。

4. 开始治疗前，向患者交代治疗时应有的感觉（均匀的针刺感，或轻微的蚁行感）。患者坐位或平躺皆可。

5. 将 tDCS 的一个电极作为刺激电极放置在目标皮层区域，另一个电极作为参考放置在对侧眶上缘或颅外其他区域。

6. 使用脑电极帽或绷带固定电极片。

7. 打开电源，调整刺激强度，注意缓慢增加刺激强度，避免因刺激强度突然增加引起的不适。

8. 使用完毕后逆时针方向将电流调降到零位，避免患者因刺激突然停止出现的不适。

9. 注意取下海绵衬垫避免其金属极板潮湿变性。

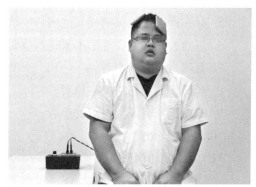
图 28-20　经颅直流电刺激仪使用方法

10. 机器使用完毕应及时关机。

11. 治疗过程中不要离开人。

（四）注意事项

1. 首次经颅直流电刺激治疗仪器需要由经过专业训练的医务人员进行操作，需调整刺激强度、刺激位置、电极片放置位置等参数，院外治疗时由医务人员确认患者本人或家属学会操作后可由患者本人或家属操作，或视频监督患者操作，避免错误操作可能引起的损伤。

2. 使用前必须掌握经颅治疗电刺激治疗技术的适应及禁忌证。

3. 常见的不良反应有头痛、头晕，但持续时间多较短暂，可自行缓解。

4. 严禁设备进水、雨淋、受潮，使用中远离水池，不能在露天使用。

5. 如果刺激强度过大可致皮肤烧伤，在进行治疗过程中要注意刺激强度。

四、 临床应用

（一）适应证

1. **神经系统疾病**　脑卒中、脊髓损伤、帕金森病、癫痫、肌张力异常及抽动障碍及其他，如运动功能障碍、认知功能障碍、吞咽功能障碍、单侧空间忽略、脊髓小脑退行性病变、肌萎缩侧索硬化、多发性硬化、耳鸣、偏头痛等。

2. **精神系统疾病**　抑郁症及情绪障碍、强制性障碍、精神分裂症、药物成瘾、戒断综合征。

3. **疼痛**　包括中枢神经病理性疼痛、肌肉骨骼性疼痛（包括纤维肌痛、肌筋膜疼痛、足底筋膜炎）、偏头痛、口面部疼痛（包括三叉神经痛、颞下颌障碍以及各种口面部疼痛综合征）、腰痛、腹部或盆腔疼痛（包括肠炎、子宫内膜异位症及各种类型的盆底疼痛综合征）、术后疼痛、各种混合症状的疼痛综合征（包括幻肢痛、多发性硬化、关节痛、药物中毒及病因不明的各种病理性疼痛）。

（二）禁忌证

当出现以下情况，应当与患者充分沟通，根据具体情况慎用或者禁用 tDCS：

1. 使用植入式电子装置（例如心脏起搏器）的患者。

2. 治疗区域有带有金属部件的植入器件患者。

3. 发热、电解质紊乱或生命体征不稳定患者。

4. 急性大面积脑梗死或有颅内压增高的患者。

5. 存在严重心脏疾病或其他内科疾病的患者。

6. 进行去颅骨减压等手术未进行颅骨修补的患者。

7. 有出血倾向的患者。

8. 局部皮肤损伤或炎症患者。

9. 刺激区域有痛觉过敏的患者。

10. 孕妇及儿童。

11. 癫痫发作期患者。

（何晓阔）

第二十九章
物理治疗中的循证医学

随着医学的发展，临床上任何医学技术的应用都应该遵循循证医学证据，康复医学科针对不同功能障碍患者选择各项物理治疗技术或物理因子疗法也尽可能以循证医学结果为依据。由于在我国现代康复医学发展相对滞后，康复治疗学教育水平也需进一步提高，为使康复治疗学生能最精准地给患者施予物理治疗方案，本章将从物理因子临床应用的循证医学研究、物理治疗文书和循证物理治疗三方面阐述物理治疗循证医学内容。

第一节　物理因子临床应用的循证医学研究

一、概述

物理因子（physical agents，PA）疗法是现代物理治疗方法（manual，movement，modality；3M）中的重要方法之一，在临床各亚专科病症所致功能障碍中（尤其在早期阶段）常常用来治疗各种疼痛。然而之前的各类相关教材或参考书对各种 PA 的治疗原理、治疗作用、适应证、禁忌证的描述都极为相似（也就是各种物理因子的有很多共性作用），如生理作用基本都有可缓解疼痛、改善血液循环或促进伤口愈合等内容的阐述，适应证基本包括各种关节、软组织或内脏器官的急慢性炎症等，使得学生认为一种 PA 能用于各种病症，或者一种病症可使用任何一种 PA。迄今为止，国内外几乎没有关于针对不同疾病如何选择最佳的 PA 治疗进行研究。因此，让学生掌握如何对不同疾患选择最恰当的 PA 进行干预是非常重要的。本章节以临床疾病出发点，根据疾病的不同分期、病变部位的深浅、病变范围的大小，并结合电极放置的方式、不同 PA 的个性作用特点等问题，结合循证医学证据，进行归纳总结，以指导康复治疗从业人员能针对不同病症选择最佳 PA 干预。

二、共性原则选择物理因子疗法研究

不同 PA 具有相同或相似的作用性质，从是否改善血液循环角度考虑，超声波疗法、光疗法、电疗法、传导热疗法等 PA 疗法均可改善血液循环，而冷疗法、磁疗法、毫米波疗法等均无改善血液循环作用；从作用深浅角度考虑，光疗法、传导热疗法、冷疗法作用均比较表浅，而超声波疗法、超短波疗法作用相对较深；而从治疗范围考虑，冷疗法、超声波疗法、超短波疗法、传导热疗法之间或者同一种疗法因具体治疗方法不同，其治疗范围也存在差异；而电疗法的作用特点还与电极数量和摆放位置有关。因此，本节内容按以上几个方面讲解如何选择 PA 治疗。

（一）根据疾病的不同分期选择

现代医学认为，所有疾病过程都是由于组织损伤导致发炎和组织修复的病理过程，伴随着人体分子细胞学变化，炎症时期分为急性期、亚急性期、慢性期。在不同的病理时期，选择的 PA 不同。

1. **急性期 PA 治疗选择** 在外伤的早期和炎症急性期，不能选择改善血液循环的 PA，以避免急性外伤导致的出血增加或感染早期的扩散，因此，对于有热效应的 PA 都应该是禁忌的，如湿热敷、蜡疗、应用热效应作用的超声波（或超短波、微波、激光）、红外线。此时，可选择低功率激光、冷疗、无热量微波、无热量超声波、磁疗等非热效应的 PA。

2. **亚急性期和慢性期 PA 治疗选择** 对于亚急性和慢性期病患，应选择具有改善血液循环或有热效应的 PA，以扩张血管，改善血液循环，增加细胞膜的通透性，促进炎症物质的吸收、增加组织的新陈代谢、提高组织的延展性，可选择湿热敷、蜡疗、中频电、超声波（热效应剂量）、超短波（微热量或温热量）、微波（微热量或温热量）、红外线、激光，达到缓解疼痛、增加关节活动度的目的。

（二）根据病变部位深浅选择

临床上，不同疾病受损部位不同，也就是病变部位各异。而不同 PA 因其作用原理不同或电疗中其频率不同，穿透组织深度不同。如传导热疗（湿热敷、蜡疗）属于浅层热疗因子一般只能作用于皮肤、皮下 1~2cm 处（国外将冷疗归类为传导热范畴）；而超声波、高频电（毫米波除外）作用部位较深，可达皮下 3~10cm 处。

1. **不同深浅组织病变急性期 PA 治疗选择** 如同样是急性炎症所选择非热效应的 PA，对于表浅组织（浅层肌肉——如斜方肌，胫骨前肌肌腱，桡尺侧副韧带）损伤，如最常见的运动损伤，可直接选择冷疗（冰敷、冰块按摩、冷喷）；而对于深层组织损伤，可选择作用部位较深的非热效应的 PA，如深层肌肉或组织急性损伤、炎症（如梨状肌损伤、肺部感染、骨关节术后；关节腔积液等），除直接冷疗外，可增加无热量脉冲式超短波、低强度脉冲式超声波、磁疗等。

2. **不同深浅组织病变亚急性期和慢性期 PA 选择** 对于亚急性、慢性炎症，如表浅组织（浅层肌肉—旋前圆肌，腕长短伸肌肌腱、膝内外侧副韧带）慢性劳损，可选择浅层热疗 PA（湿热敷、蜡疗、红外线、激光）；而对于深层肌肉或组织损伤、炎症（如颈腰背深层肌肉损伤、盆腔炎症、退行性骨关节病变等），应选用具有改善深层组织血液循环或深层热作用的 PA，如中频电、连续式超短波（微热量或温热量）、中高强度连续式超声波。

需要说明的是，毫米波和磁疗作用是非热效应。毫米波通过共振作用，可作用局部或全身，导致分子细胞学改变；磁疗也可作用于局部或全身，引起细胞代谢改变，故可用于不同时期、不同部位的治疗均可考虑使用。但目前临床上多数病症都较少使用磁疗和毫米波，其最适应的病症见本节后面内容。

（三）根据病变范围大小选择

如前所述，同样是疾病的急性期和慢性期，亦或同样是浅层组织和深层组织的损伤，均有不同物理因子可供选择使用，此时需根据病变范围选择。

1. **不同病变范围急性期 PA 选择** 如急性期的冷疗，大范围的损伤可用冰敷袋或冷压装置，作用范围大；小范围可使用冰棍按摩。如果是在脉冲式无热量超声波和脉冲式无热量超短波之间选择，前者适用于病变范围较小的部位（如局限于肌腱、韧带附着点，或面积不超过 40cm^2 大小的范围，甚至小于 20cm² 大小的范围，具体根据超声波声头面积大小确定）；后者适用于病变范围较大的部位（五官超短波治疗仪除外，超短波的电容电极或电缆电极作用范围较大）。而对于四肢末端损伤，常规使用冰棍按摩或冷水浸入法外，还可选择无热量超声波水下法治疗；此时选用无热量超短波治疗不太合适。

2. 不同病变范围亚急性期和慢性期 PA 选择　对于亚急性期或慢性期，用于改善血液循环或热作用 PA 选择如下：湿热敷、红外线、中频电（静态干扰电、动态干扰电）、超短波（大的电容电极）、超声波（大声头）、蜡疗（刷蜡法或蜡饼法）、激光（大辐射头）适用于中等范围到大范围病变；而超声波（小声头）、激光（小辐射头）、四肢末端的浸蜡法或超声波水下法适用于病变范围较小的损伤。

（四）电极数量及其放置方式选择

临床使用 PA 疗法除了考虑上述因素以外，对于电疗法而言（此处特指低频电疗法、中频电疗法和高频电疗法中的超短波疗法），都需要使用电极，这样电极的并置或对置也是不可忽视的问题。一般来说，并置法作用范围大，但作用部位较表浅；而对置法作用范围较小，但作用部位较深。

1. 低频电疗法电极数量和摆放方法选择　如 TENS 用于止痛，单纯的肱骨外上髁炎（或桡侧副韧带损伤），可使用小电极并置；如同时有肱骨内、外上髁炎（桡侧、尺侧副韧带同时损伤），可使用 TENS 对置。如 FES 或 NMES 用于刺激神经或肌肉收缩，并置法一般是刺激引起某一关节单个活动方向的肌群，如一组电极并置于肱二头肌肌腹、肌腱，促进肱二头肌收缩，诱发屈肘活动；所以对于临床上需要训练单一肌群或单一肌肉时采用并置法，如胫神经损伤引起的腓肠肌肌力下降。而对置法可引起某一关节活动的主动肌和拮抗肌同时收缩或交替收缩，如一组电极中一个电极置于肱二头肌肌腹、一个电极置于肱三头肌肌腹（肱二头肌和肱三头肌同时收缩）；或两组电极分别并置于肱二头肌和肱三头肌（肱二头肌和肱三头肌交替收缩）；所以对于临床上需要同时训练主动肌和拮抗肌时如果是一组电极用对置法，如促进脑卒中患者踝关节运动，可同时刺激胫骨前肌和腓肠肌。

2. 中频电疗法电极数量和摆放方法选择　如中频电治疗时，一组（或两组、三组）电极并置法，由于两个电极都在同一侧，其作用范围是增加了，但是因其电流不能穿透较深组织，故刺激部位相对较浅；如电极并置于腰部或背部，其作用是引起腰背部肌肉血液循环增加和肌肉的收缩，对腰背痛效果较好。如果采用对置法，起作用范围较小，但能作用较深组织，如干扰电两组或三组电极对置于上腹部和 T5~T8 脊柱或椎旁，可引起腹腔脏器平滑肌血液循环增加和肌肉收缩，用于治疗胃下垂。

3. 高频电疗法电极数量和摆放方法选择　如高频电中的超短波电容电极疗法（双极法），采用并置时作用范围大，用于腰背部同时损伤；但作用相对对置法而言较表浅，多用于腰背部深层肌肉病变。而采用胸背、腰腹、躯干两侧或四肢关节前后、内外侧对置法，可分别用于胸腔（肺部感染）、腹腔（胃肠道和盆腔）脏器或四肢关节深层组织的病变。

另外，由于高频电不引起肌肉收缩，所以同样是深层肌肉病变，如果存在肌力下降，应选用干扰电；无明显肌力下降，则可选用超短波、厘米波。

三、　个性原则选择物理因子疗法循证研究

临床上选择 PA 治疗除根据前文共性特点作为选择原则外，不同 PA 的个性作用才是今后临床工作中针对不同病症如何选择 PA 的最重要依据，下面将阐述不同 PA 的临床最佳适应证循证医学研究。

（一）低频电疗法最佳适应证

经皮电神经刺激疗法（TENS）是属于低频电，具有低频电改善血液循环的作用，但由于其主要作用是止痛，而痛觉的产生都需要经过脊髓的传导路径。TENS 正是通过抑制脊髓痛觉传导通路，也就是闸门控制学说达到止痛效果，所以 TENS 对于各种疼痛均有一定效果，类似于非甾体类止痛药，但无法解决根本病因病理。Riker 等（2010）系统评价认为，临床上 77% 慢性疼痛患者认为 TENS 可改善症状，但一般是在用针对主要病因的 PA 基础上联合应用 TENS。而其作为单独使用常用于病因不明的疼痛，如截肢后的残端痛或幻肢痛（但其疗效仍存在一定争议（Mulvey 等，2009）；同样，Robb 等（2009）系统评价研究表明对于肿瘤疼痛患者应用 TENS 并无足够的证据。

功能性电刺激疗法（FES）/ 神经肌肉电刺激疗法（NMES）均可引起肌肉收缩，主要用于正常人提高肌力或肌耐力以及刺激肌力下降所致的关节活动 / 内脏平滑肌功能障碍、或肌力不平衡所致的关节不稳和畸形、或刺激痉挛肌的拮抗肌以缓解肌紧张等相关肌肉，使患者功能重建，Peng 等（2011）系统评价和临床研究证实，FES 能促进脑卒中、脊髓损伤患者的功能恢复。不同之处是 FES 直接刺激肌肉，用于刺激失神经控制的肌肉，引起肌肉收缩，以替代或矫正器官及肢体丧失的功能（见第十八章）；而 NMES 可直接刺激神经，通过神经兴奋引起其支配的肌肉收缩，产生功能活动，Lynne 等（2007）系统评价发现其可用于脑卒中后肩关节半脱位、防止肌肉萎缩、预防深静脉血栓形成、提高肢体运动功能。由于肌肉和神经的兴奋性差异，前者刺激脉宽和电流强度高于后者。

（二）中频电疗法最佳适应证

中频电相对于低频电也可镇痛、改善血液循环及引起肌肉收缩，但由于其频率较高，穿透组织较深，故可用于低频电表面电极无法达到的深层肌肉部位，常用于脊柱核心肌力下降所致的颈肩腰背痛。其中的干扰电因有内生"低频电"效应，对深层肌肉组织止痛效果更明显；而立体动态干扰电较静态干扰电作用范围更大，且不易适应，所以腰背部均有疼痛或者四肢大范围深层肌肉、内脏平滑肌肌力下降［如胃下垂或便秘，Queralto 等（2013）用干扰电治疗传导性便秘有一定效果］选用立体动态干扰电，单纯背部、腰部或四肢小范围深层肌肉病变可选用静态干扰电，但目前在这方面研究仍缺乏循证医学证据。

（三）高频电疗法最佳适应证

高频电（毫米波除外），作用部位较深，且通过电磁辐射产热，所以对于深层组织、脏器的热作用明显，用于该部位病变的治疗效果好，如超短波治疗肩关节或髋关节囊内病变；且超短波通过高频振动产热，可用于含气脏器的炎症治疗，如 Lancet 等研究发现超短波可用于肺部感染，超短波还可作为盆腔炎症的辅助治疗；但目前缺乏超短波治疗肺部炎症和盆腔炎症的系统评价证据。而毫米波可通过分子作用影响全身，但相对于其他 PA 而言，目前毫米波相对较少用于临床，国内外报道引起可改变细胞膜生物学效应，偶见用于肿瘤、心血管疾病、外伤等（Alfonsina Ramundo-Orlando，2010）。

（四）光疗法最佳适应证

光疗法分为红外线、紫外线、可见光和激光，红外线、可见光中的红光、激光均有一定热效应，如前所述，这些 PA 热作用相对表浅，用于浅表组织的慢性炎症。而紫外线有直接杀菌作用、光敏作用和促进维生素 D3 的合成，常用于感染性疾病（外科常用，如 Sabah A 报道用于病毒感染）、皮肤

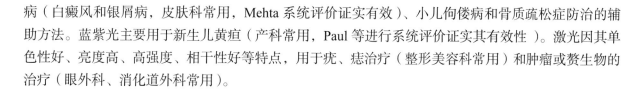

病（白癜风和银屑病，皮肤科常用，Mehta 系统评价证实有效）、小儿佝偻病和骨质疏松症防治的辅助方法。蓝紫光主要用于新生儿黄疸（产科常用，Paul 等进行系统评价证实其有效性）。激光因其单色性好、亮度高、高强度、相干性好等特点，用于疣、痣治疗（整形美容科常用）和肿瘤或赘生物的治疗（眼外科、消化道外科常用）。

（五）传导热疗法最佳适应证

湿热敷和蜡疗属于浅表传导热，主要用于浅表组织损伤的慢性疾病。湿热敷多用于颈、腰、背部、四肢（不含手足部）其浅表部位的慢性病变。而蜡疗因其散热慢，无空隙而温热作用均匀，具有软化瘢痕作用，用于外伤或烧伤所致的瘢痕治疗（但目前无关于蜡疗治疗瘢痕的系统评价文章）；且适合于四肢末端（浸蜡法或刷蜡法）病变的治疗。

（六）超声波和冲击波疗法最佳适应证

超声波属于机械热，其能量在密度较高组织吸收较多，故主要用于深层肌肉、韧带、骨膜、骨组织、软骨病变，特别是肌腱和韧带钙化、骨膜损伤、骨折、瘢痕软化效果较好，Lenza（2009）系统评价证实超声波可促进骨折愈合；而超声波治疗瘢痕目前同样缺乏循证医学证据。临床上超声波治疗也需要考虑声头面积大小、强度和频率选择。对于除瘢痕之外的上述病变，如果超声波效果不理想，可选用冲击波治疗。另外超声波和冲击波都可治疗皮肤溃疡（Rachel，2015）、褥疮、股骨头坏死。超声波作用可达到深层组织，但超声波不能在空中传播，所以对于含有气体的组织无效。

（七）磁疗法最佳适应证

磁疗虽然因此可作用全身，有消炎、镇痛、镇静等效应。但在我国大陆，多数静磁疗法是用于穴位贴敷，目前常用在针灸科应用于慢性疾病的防治。康复科最常用的磁疗法是磁振热和脉冲电磁场，前者主要用于慢性疼痛；后者主要是针对骨折、骨折后骨不连、骨质疏松症，Aggelos（2012）系统评价认为脉冲电磁场治疗骨折、骨不连的有效性。另外，常用经颅磁刺激治疗神经精神科疾病（脑卒中、失眠、小儿多动症、癫痫、帕金森病等，见第二十八章）。

（八）水疗法最佳适应证

水疗法因其成本较高，多数康复科没有开展该方法。主要用于运动损伤，通过浮力、阻力作用进行减重训练；对于中枢性损伤痉挛期，可降低肌张力。还有研究认为水疗对纤维性肌痛效果明显和类风湿性疾病有一定效果。

（九）压力疗法最佳适应证

压力疗法中的正压疗法可通过近端向远端加压，促进动脉血输送，用于动脉栓塞性疾病；从远端向近端加压，促进静脉血、淋巴液回流，用于其回流障碍所致的水肿。体外反搏疗法，可使心脏舒张期动脉血流增加，用于重要脏器（心、脑、肾）供血不足治疗。压力疗法还常用于急性损伤，通过加压减少渗出，减轻肿胀。很重要的是，弹性压力衣常用于烧伤后肥厚性瘢痕的防治。

本节内容阐述如何根据病变的分期、部位深浅、范围大小、电极放置数量和电极摆放方式以及循证医学基础结合各种 PA 的特点，对不同病症如何选择最佳 PA 治疗。在实际应用过程中，还需注意相应的禁忌证，但有些之前认为的禁忌证，主要是指热效应的 PA 能否用于体内有金属的患者，现在少量研究认为可以使用；另外，某些 PA 是否可用于恶性肿瘤患者也存在争议。但目前由于各种 PA

在临床应用过程中针对性较差，并且各种 PA 由于参数选择的差异，缺乏足够的随机对照实验对同一病症进行不同 PA 疗效的比较研究；今后仍需对物理因子疗法的应用进行大量的双盲随机对照研究，以获得更充分地循证医学证据，从而明确针对某一病症选择最佳的 PA 干预，真正能够使用简、便、灵、验的 PA 为患者服务。

（罗庆禄）

第二节　物理治疗文书

一、概述

物理治疗文书包括物理因子治疗文书和运动训练治疗文书，是针对患者需要治疗的症状以及需要恢复的功能，由康复医生制定的物理治疗申请单。它可以将患者的主要信息、治疗目的及注意事项传递给康复治疗师，以达到精准治疗的目的。开具物理治疗文书首先要注意以下几个问题。

（一）明确诊断

明确诊断是正确治疗的前提。对于就诊的患者，不能只凭主诉，而应做到详细询问病史、体格检查、必要的辅助检查，更重要的是需要准确评定患者的功能障碍情况，有无物理治疗的禁忌证，明确功能障碍后方能进行物理治疗。运动疗法是运动功能障碍必不可少的治疗，但治疗前要进行功能检查和评定，详细了解注意事项，如高血压、心脏病等患者还要进行心功能评估及运动试验等。所以临床康复医生只有在临床康复技能上多下功夫，熟练掌握疾病的病因、病理、症状、体征、诊断和鉴别诊断，对不同疾病的发生、发展过程和可能导致的功能障碍有正确的认识，才能有针对性的选择好物理治疗文书。如许多物理因子常用于缓解疼痛症状，然而引起疼痛的原因非常复杂，不同的病因所致的疼痛其选择的物理因子要有针对性，才能起到最佳康复效果。以腰痛为例，其病因有局部软组织急性炎症、腰肌及韧带长期劳损、腰椎或椎间盘退行性病变、椎管狭窄、粘连、肿瘤以及邻近脏器疾病等原因，我们只有分析患者本次疼痛的主要原因，明确诊断后，才能进行有计划、有目标的治疗，才能取得好的临床效果。

所以，物理治疗文书中的诊断应包括临床对患者疾病的诊断、疾病发展的不同病理阶段的分析以及功能的评定。这就要求康复医生除了掌握临床疾病的诊断、鉴别诊断方法外，还应掌握康复评定的方法。根据疾病发展的不同阶段和功能障碍的不同原因选择不同的物理治疗方法。

（二）综合治疗

疾病的发生、发展及其所致的功能障碍是复杂的，康复治疗手段与方法也不应该是单一的或一成不变的。我们采取物理治疗的同时，应注意局部与整体、药物与营养、心理与社会等综合因素。而物理治疗的综合治疗包含一种或两种物理因子，甚至两种以上的物理因子与运动疗法综合应用的康复治疗方案，它们之间配合得好，可取得事半功倍的效果，配合不当则影响疗效。

1. **物理治疗因子间的综合应用**　两种或两种以上物理因子间综合应用，治疗作用相互叠加，有利于缩短治疗时间、减少治疗剂量、避免单一因子过强刺激等优点。应当特别指出的是，并非所有物

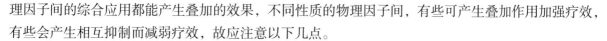

理因子间的综合应用都能产生叠加的效果，不同性质的物理因子间，有些可产生叠加作用加强疗效，有些会产生相互抑制而减弱疗效，故应注意以下几点。

（1）作用基本相同的物理因子不宜同日综合应用：如超短波与微波，调制中频电与间动电，全身水浴与大面积泥疗，因为过强的刺激可能引起机体产生超限抑制作用或造成机体功能紊乱。

（2）产生相互拮抗作用的物理因子不能同时综合应用：如不可在紫外线后进行红外线或可见光疗法；全身静电疗法、电睡眠与针状浴或直喷浴，不能同时应用等。

（3）应用反射疗法时不宜在同一反射区同日使用两种以上的物理治疗。

（4）防止综合治疗给患者造成过大负荷或疲劳，治疗过度不利于机体体液及生理调节机制，反而会产生不良反应。

（5）由关节挛缩导致的功能障碍，需要多种治疗配合使用，如关节松动治疗前热疗缓解僵硬，治疗后必要时可行冷疗缓解肿痛等。

2. 物理治疗与药物综合应用

（1）物理治疗与全身用药相结合：如对于感染患者，在抗感染药物全身应用的同时进行局部物理治疗，由于血液循环的改善，可增加局部药物的相对浓度，产生事半功倍的效果，对于减少抗生素的使用，缩短疗程非常有利；对于全身肌肉痉挛的患者，除了应用热疗或水疗减轻痉挛外，可适当应用巴氯芬等药物缓解肌肉痉挛，增加疗效。

（2）物理治疗与皮肤、黏膜局部用药相结合：在局部给药的同时进行相应的物理治疗，可促进药物的吸收。有研究表明，部分物理因子可提高药物的吸收作用，如：直流电提高 95%，白炽灯提高 37%，紫外线提高 12%，超声波提高 17% 等。

（三）方法选择

分为物理因子选择和运动疗法选择两部分。

1. 物理因子选择

物理因子选择应根据病情、性别、年龄、生活习惯、患者的身体状态及对物理因子作用的反应能力多方面考虑，除本章第一节阐述的如何选择恰当的物理因子方法外，一般还应注意以下几点。

（1）在明确诊断的前提下，弄清疾病的发病机制及所处的阶段、主要病理表现。特别是在患者存在多种疾病时，更应分清主次，找出主要矛盾，予以相应的治疗。

（2）根据患者全身状态和机体的反应能力，同时要考虑局部与整体之间的关系。既要考虑治标又要考虑治本问题。

（3）选择物理因子时要注意作用方式、作用部位、作用强度、作用时间、作用频次与疗程，同时注意与其他疗法间是否存在协同或拮抗作用。

2. 参数选择
相同的物理因子在选择不同的参数治疗时，所得到的效果是不同的。同一个患者在不同病变阶段，对相同的物理因子相同参数的反应也是有变化的。所以，应根据病情，适时选择和调整治疗参数。

如在镇痛作用上，超刺激电疗法选择频率 143Hz，波宽 2ms，间歇 5ms 的方波电流疗效最佳。又如，在周围神经损伤电刺激疗法时，应根据强度 - 时间曲线的变化选择相应的刺激参数。

3. 部位选择
选择好正确的治疗部位与疗效关系密切。在部位选择时，要考虑整体与局部之间的关系，同时在局部治疗时，应注意将病变部位置于物理能作用的场内。要注意人体各节段的反射作用，在某些患者局部有不利于物理治疗的因素时，采用上病下治，左病右治的原则，也能取得良好的疗效。对内脏疾病应注意应用体表投影反射区进行治疗。

4. 剂量选择　事物的变化是一个由量变到质变的过程，剂量的选择与用药是一样的。过低用量达不到效果，过高用量可产生中毒等副作用。物理治疗剂量包含物理因子的刺激强度、作用时间两个因素。剂量不同，疗效也不一样。一般而言，大剂量产生抑制作用，小剂量产生兴奋作用。

如应用高频超短波治疗急性炎症，小剂量可使单核-吞噬细胞系统的细胞吞噬能力增强，提高免疫能力，抑制炎症发展。而大剂量则相反。又如小剂量紫外线照射创面能刺激肉芽生长，加速创口愈合，而大剂量紫外线照射，则破坏新生肉芽，延缓创口愈合。

5. 运动疗法选择　运动疗法选择是在身体测评的基础上，根据患者的身体需要，按照科学运动原则，为患者提供的运动训练指导方案。它是指导人们有目的、有计划、科学锻炼的一种形式。对于运动功能障碍的患者，应整体考虑如姿势的评价、躯干的控制以及由于一个部位的障碍而导致的其他部位的问题，所以应遵循评价-治疗-评价的原则，不断调整治疗方案，避免误用和过用。包括治疗性运动疗法和预防性运动疗法。内容包括：

（1）运动训练项目：根据运动疗法的目的可分为耐力性项目、力量性项目、放松性项目、矫正性项目等；具体针对病人可分为关节活动度训练、肌力训练、平衡与协调训练、恢复步行能力训练等治疗项目；再进一步细化，如关节活动度运动训练，可详细至肩、肘、腕、手、髋、膝、踝等关节的被动或主动运动训练。另外还可包括是否应用器械设备等。根据训练目的选择有针对性的运动项目。

（2）运动量：运动疗法最重要的是运动量，包括强度、持续时间及频度三因素。强度是指在单位时间内完成的运动量。运动时间是指每次运动所用的时间，即达到处方要求强度持续的时间。运动频度即每周运动的次数。运动间隔时间过长或过短都会影响其效果。上述三种因素可以互相调整，如强度过大，时间与频度则适当减小。控制运动强度方法根据不同的疾病而不一样，治疗脏器疾病时一般采用中等强度，但最适合的运动强度应通过运动试验决定，常用运动时的心率，运动时的吸氧量与最大吸氧量表示。而对另一类疾病，如骨关节功能障碍者，一般以每次运动后局部有轻微酸胀感及不出现疼痛为适宜。对于神经系统所引起的瘫痪部位在进行活动后，以不发生肌肉明显疲劳感为宜。运动持续时间，一般为15~30分钟，耐力性运动15~60分钟。运动时间的长短，还应考虑运动强度，如运动强度较大，则运动持续时间可以适当减少，运动中随时监测心率，如高于或低于靶心率（170-年龄）次/分时，及时提醒。频度一般每日或隔日1次，但对神经系统或骨关节功能障碍者，除每天运动1次外，还应增加自我锻炼时间。另外，间隔不要超过4日。因运动间隔时间太长，运动效应会消失，影响治疗效果。经过一定时期运动后，根据身体功能改善的情况，对原处方可作适当修改，或制定新的运动处方，以便取得更好疗效。

在临床实际中，对剂量问题，应采取慎重态度。要根据疾病的性质、阶段、机体的反应能力及治疗的主要目的而定。

（3）注意事项：首先要掌握好适应证，禁忌证不同疾病选择不同的运动治疗方法才能保证疗效；其次是注意循序渐进，内容由少到多，程度从易到难，运动量由小到大，个别对待的原则，加强医务监督，充分考虑安全；三是持之以恒，运动疗法大部分项目需要经过一段时间后才能显效，只有坚持治疗才能积累治疗效果；四是运动治疗实施过程中要定时评定，及时调整治疗方案，然后继续实施，再评定、再实施，直至方案结束，达到预定目标为止。

（四）确定疗程

多数物理因子一次治疗难达疗效，需要量的积累，达到一定量时才能产生效果。这是因为物理因子作用于人体产生应答反应并留有痕迹后作用，虽然这种后作用反应较弱，但经过反复多次的积累，可达到一定的强度，产生持续疗效。此时应结束疗程，休息一段时间，如有必要再进行第二个疗程。

如果连续治疗，可能会造成积累后作用过强，或使机体反应系统产生超限抑制或局部间生态，这时不但不能提高疗效，相反有时会给机体带来不利影响，或产生适应性反应。

因此，对于需要多个疗程治疗的慢性病，应当在两个疗程之间设一个间歇期，以利于机体恢复调整，消除适应性反应产生的影响。一般间歇期为1~4周，并且同一种物理因子一年内使用次数原则上不应超过3~4个疗程。

而对于运动疗法则需要因人而宜，适时适度，不要劳累。同时，还应注意持之以恒，长期坚持下去，主动参与以达到期待的效果，除非有急性并发症，不可间断，避免误用或失用综合征的产生。

二、 物理治疗单书写要求

对患者进行物理治疗前，康复医师首先应填写物理治疗单，各地的物理治疗单记录方法各有不同，但以下几个方面内容是基本要求。

1. 一般状况患者初诊时，接诊医生负责书写物理治疗单，内容包括日期、姓名、性别、年龄、职业、病例号、科别等。简要记录病情、目前诊断、功能评定、存在主要功能障碍，同时记录患者有无其他并发症、过敏史及注意事项。

2. 根据病情开具医嘱内容包括：治疗种类、部位、时间、次数或复诊日期。同时应画出治疗部位及方法（示意图，文后标注图号）。如果两种以上物理因子同时治疗，应注明先后顺序、间隔时间。

3. 患者复诊时，接诊医生负责记录复诊日期，病情变化和治疗反应。如需要更改治疗内容时，应注明更改日期、更改项目、必要时注明更改示意图，再次治疗的次数或复诊日期。

4. 操作人员在对患者进行治疗后，操作者负责记载治疗日期、剂量、时间、有无不良反应，并签名。

5. 患者疗程结束时，经治医生根据对患者的诊察结果，及时在治疗单上作出疗效判定。对特殊患者作出治疗小结。科主任、技师长应经常检查治疗单书写质量，并发现问题进行督改。

三、 物理治疗文书的内容和要求

物理治疗文书内容应包括：物理治疗种类、规格、部位、方法、频次、示意图及注意事项等。

1. **选择物理治疗种类** 针对患者病情选择物理治疗种类（详见本章第一节），对复杂的病情，应综合考虑治疗方案，先解决急性、痛苦大的症状，同时又要考虑原发病、并发症的影响。选择一种物理因子应包括其治疗部位、范围、波形、频率、剂量、强度、时间、频次等；选择运动疗法应根据患者主要存在的问题及功能评定结果进行选择。

2. **选择物理治疗规格** 同一种的物理治疗因子有不同的仪器规格，如超短波治疗有50W（小型）与200W（大型）之分；紫外线有冷光低压与高压汞灯光源之分。当使用药物离子导入时，除常用的药物浓度外，其他药物应写明药物的浓度及导入极的极性。

3. **选择治疗部位** 应按解剖学名称书写治疗部位，书写治疗部位应尽量具体明确，详细记载肢体左、右侧，远、近端，必要时注明距解剖部位的距离、治疗面积的大小，有图示的，同时用图示标明。

4. **治疗方法**

（1）治疗方式：同一种物理治疗因子常可采用不同的治疗方法和方式。如超短波治疗时，电极摆放有对置法和并置法之分；紫外线治疗时有中心重叠照射法、多孔照射法、穴位照射法、节段照射法等。同时应标明治疗时使用的电极规格，摆放的特殊要求等。医生应充分注意不同治疗方法对不同病区产生的不同作用效果；治疗师应充分理解医生治疗文书标明的治疗方法的主要治疗目的。

（2）治疗频次：要标明治疗的频次。一般治疗是每日一次（Qd），反应强的治疗可以隔日一次（Qod），特殊治疗时可以每日两次（Bid）。同时进行两种治疗时，一定要标明治疗的先后顺序，最后应标明总体治疗次数和疗程中间应复诊的时间。

5. **文书的图示** 文书除了以文字的形式记录外，常同时用图示的方式标记。在人体复杂的几何形状上标记某些部位，用图示形式常变得简单易懂，便于治疗师理解文书并遵照执行。文书的图示应尽可能做到既能准确地标明治疗部位，又能大体标明治疗种类和方法，图样简洁、清楚，不宜过于复杂。

6. **注意事项** 有些物理治疗会出现一些特定的治疗反应，在治疗前应予以告知，并指导病人相应处理。出现全身反应时应停止数日，从小剂量开始或更换其他物理治疗方法。因此在实施物理治疗前需要向患者交代可能出现的不良反应，避免引起患者恐慌及害怕。要严格掌握适应证及禁忌证。如紫外线治疗时局部皮肤会出现红斑、瘙痒及脱皮，告诉患者局部涂抹润肤霜，避免挠抓，治疗期间不要洗热水澡以免降低疗效；治疗师及患者如果发现局部红肿不适，大量脱皮，及时停止治疗并告诉医生。直流电及直流电药物离子导入后局部皮肤易出现小丘疹及瘙痒，避免挠抓，局部涂抹适量润肤霜或氢化可的松乳膏减轻不适。

由于运动加重心脏负担，因此可能使缺血性心脏病或高血压（常无症状）加重，引起心脏功能不全或心律失常。也可能诱发心绞痛甚至心肌梗死。本身血压过高，而运动后可能会发生体位性低血压。视网膜病变者，运动后视网膜出血的可能性增加，增殖性视网膜病变进展。糖尿病肾病的患者，运动会减少肾血流量，使尿蛋白排出增加，加重肾脏病变。部分糖尿病患者，尤其是 1 型糖尿病患者，在未很好控制血糖的情况下，运动会使血糖上升，出现尿酮体，甚至酮症酸中毒。采用胰岛素或磺脲类药物治疗的患者，在运动中易发生低血糖。鉴于上述潜在的副作用，专业人员在指导糖尿病、心脏病、高血压等患者运动时应监测心率及血压，按不同病情选择适当的运动量和运动方式，尤其对于老年患者，更要严格掌握适应证。

四、 文书举例

1. 直流电离子导入治疗

病例 1：患者，女性，59 岁。左膝疼痛 2 月余。否认外伤史。查：左膝无明显肿胀。DR 片示左膝退行性改变。诊断：左膝骨性关节炎。

文书：方法：直流电 Mg^{2+} 离子导入。

方式：对置法

部位：左膝前后

电极：主电极阳极：$200cm^2$ 左膝前部

副电极阴极：$200cm^2$ 左膝后部

药物：5%$MgSO_4$ 溶液，阳极下

电流强度：10~15mA

时间：20 分钟，每日 1 次，20 次一个疗程。

病例 2：患者，女性，50 岁。自诉 2 周前感冒后出现右侧耳后疼痛，2 天后晨起自觉右侧面部板

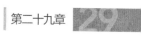

滞，出现右侧口角向左侧歪斜、右眼睑闭合不全，说话漏风、喝水漏水、进食夹饭。查体：右侧乳突区压痛，右侧额纹消失，右眼睑闭合不全，右侧鼻唇沟变浅，口角歪向左侧，鼓腮试验（＋），示齿试验（＋），抬眉试验（＋）。5 年前曾患左侧面神经炎，已治愈未留有后遗症。目前诊断为：周围性面神经炎（右侧）亚急性期。

  文书：方法：直流电维生素 B_1 离子导入

    方式：对置法

    部位：右面部

    电极：主电极阳极：$200cm^2$ 面具电极置于右面部

        副电极阴极：250 置于颈后

    药物：维生素 B_1 注射液 200mg，阳极下

    电流强度：10~15mA

    时间：20 分钟，每日 1 次，15~20 次一个疗程。

2. 低频电治疗

病例：患者，男性，35 岁。右足背伸无力 3 周。右足背伸肌力 1 级，肌电图提示：右腓总神经不全损害。诊断：右腓总神经部分损伤。

  文书：方法：低频电疗（神经肌肉电刺激）

    方式：并置法

    部位：右侧胫前肌

    强度：运动阈

    时间：20 分钟，每日 1 次，15~20 次一个疗程。

3. 中频电治疗

病例：患者，女性，26 岁。剖宫产术后 1 个月，术后切口瘢痕增生，伴瘙痒感。诊断：剖宫产术后，瘢痕形成。

  文书：方法：中频电疗（音频电疗）

    方式：并置法

    部位：下腹切口两侧

    强度：感觉阈

    时间：20 分钟，每日 1 次，15~20 次一个疗程，间隔 10~15 天，可继续下个疗程。

4. 高频电治疗

病例：患者，男性，56 岁。搬重物后腰痛伴左下肢放射状疼痛 3 天。查：腰部叩击痛阳性，左下肢直腿抬高试验 40° 阳性，加强试验阳性。腰部 CT 示：腰 $_5$ 骶 $_1$ 椎间盘向左侧突出。诊断：腰椎间盘突出症。

  文书：方法：超短波

    方式：①对置法，②并置法

    部位：①腰部，②腰 - 左小腿

    强度：无热量

    时间：各 8 分钟，每日 1 次，10 天一个疗程。

5. 紫外线治疗

病例：患者，女性，50 岁，左臀部肿痛 1 周。查：左臀部可触及红色硬结约 1.5cm×1.0cm，突出皮面，皮温略高。诊断：疖肿（左臀部）。

文书：方法：紫外线治疗

方式：全波段紫外线（高压汞灯）

部位：左臀部硬结及边缘 1cm，面积约 2.5cm×2.0cm

强度：中红斑

时间：每日 1 次，5~7 天一个疗程。

6. 超声波治疗

病例：患者，女性，26 岁。剖宫产术后 1 个月，术后切口瘢痕增生，伴瘙痒感。诊断：剖宫产术后，术后瘢痕。

文书：方法：超声波治疗

部位：下腹部瘢痕区

方式：移动法

频率：1~3MHz

声头面积：5cm² 圆形声头

强度：0.6W/cm²

时间：10 分钟，每日 1 次，15~20 次一个疗程。

7. 气压治疗

病例：患者，女，40 岁。左侧乳腺癌术后 2 年，放疗后左上肢水肿 2 个月。查：左上肢肿胀，以肘以上明显，双侧上臂周径差 8cm，左腋下及乳腺区术后切口瘢痕。双侧肌力无明显差异。诊断：左乳癌术后，左上肢淋巴水肿。

文书：方法：气压治疗

方式：8 腔气压

部位：左上肢

强度：每腔 60~100mmHg

加压方式：由远端向近端加压

加压放松时间比：加压 1 分钟，放松 10 秒

时间：20 分钟，每日 1 次，15~20 天一个疗程。

8. 生物反馈治疗

病例：患者，男，22 岁。右腕背伸无力 3 周。因打架致右前臂外侧刀砍伤后右腕背伸无力，查：右腕背伸肌力 2 级。肌电图示：右侧桡神经不全损害。诊断：右桡神经损伤。

文书：方法：生物反馈治疗

方式：肌电反馈

部位：右前臂伸腕肌群

强度：运动阈上

时间：15 分钟，每日 2 次，15~20 天一个疗程。

9. 蜡疗

病例：患者，男性，43 岁。右膝活动受限 1 个月。右膝外伤后行"右膝前交叉韧带重建手术"，术后右膝活动逐步受限。查：右膝屈曲主动活动范围 30°~70°，被动屈曲 25°~75°。诊断：右膝前交叉韧带重建术后，关节僵硬。

文书：方法：蜡疗。

方式：蜡饼法

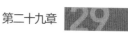

部位：右膝部

温度：耐量

时间：30 分钟，每日 1 次，连续 5 天

10. 冲击波治疗

病例：患者，男性，33 岁。右肘外侧疼痛半年，前臂旋转及提重物时加重，曾于外院康复科行超短波及超声波治疗，好转，此次于劳累后加重。查：右肱骨外上髁肌肉附着点处压痛，肌肉紧张。诊断：右肱骨外上髁炎。

文书：方法：冲击波治疗

方式：移动法

部位：右肘部

强度：1.5~2.5bar

时间：震动 800~1000 次，每周 1 次，连续 4~5 次

11. 磁刺激治疗

病例：患者，男性，60 岁。左侧肢体活动不灵半个月。诊断：脑梗死（右基底节）、2 型糖尿病。

文书：方法：磁刺激治疗

方式：固定法

部位：左脑 M1 区

强度：80% 运动阈

频率：1Hz

时间：1000 次，每日 1 次，10 次一个疗程。

12. 关节松动治疗

病例：患者，女性，56 岁，右肘骨折石膏固定 1 月，右肘关节活动受限。查：右肘活动度（伸-屈）50~75 度。诊断：右尺骨近端骨折，右肘关节僵硬。

文书：方法：关节松动治疗

方式：3~4 级手法

部位：右肘

强度：以第二天疼痛消失为适宜强度

时间：20~30 分钟，每日 1 次，15~20 次为一个疗程。

13. 神经发育疗法

病例：患者，男性，70 岁，左侧肢体活动不灵 3 周。查体：BP140/80mmHg，平车推入。饮水偶有轻度呛咳，左鼻唇沟浅，左侧肢体肌力 0 级（Brunnstrum 分级 Ⅰ 期），肌张力低，腱反射减弱，左侧霍夫曼氏征及巴彬氏基征阳性。不能保持坐位。髌阵挛、踝阵挛未引出。ADL 评分 30 分（大小便控制各 10 分，进食 5 分，修饰 5 分）。诊断：①脑梗死，左侧偏瘫；②高血压病 Ⅲ 期（极高危）。

文书：方法：神经发育疗法（Brunnstrom 技术、Bobath 技术、Rood 疗法）

部位：躯干及四肢

强度：心率 100 次为最适心率，不可超过 130 次

时间：2~3 小时，每日 1 次，连续治疗，20 次一个疗程。

14. 牵引治疗

病例：患者，男性，56 岁，体重 60kg。腰痛伴左下肢放射状疼痛半个月。查：腰部叩击痛阳性，左下肢直腿抬高试验 40° 阳性，加强试验阳性。腰部 CT 示：腰$_5$骶$_1$椎间盘向左侧突出。诊断：

腰椎间盘突出症。

  文书：方法：牵引治疗

      体位：仰卧位，屈髋屈膝。

      方式：间歇牵引（牵引60秒，间歇20秒）

      部位：腰部

      强度：体重以40%开始牵引（24kg）

      时间：20分钟，每日1次，连续5天，10~15次一个疗程。

15. 综合治疗

  病例1：一名40岁女患，自诉3天前感冒后出现右侧耳后疼痛，2天后晨起自觉右侧面部板滞，出现右侧口角向左侧歪斜、右眼睑闭合不全，说话漏风、喝水漏水、进食夹饭。病后无发热，无心慌、胸闷，无耳痛、耳鸣、耳聋及肢体麻木无力等症。查体：右侧乳突区压痛，舌前2/3味觉减退，舌淡紫，苔薄白，脉细涩。右侧额纹消失，右眼睑闭合不全，右侧鼻唇沟变浅，口角歪向左侧，鼓腮试验（+），示齿试验（+），抬眉试验（+）。诊断为：急性面神经炎（右侧）。

  该患者正处于急性期炎症，1周内治疗选择减轻神经根炎性水肿的治疗：无热量超短波或短波（先）、紫外线治疗（后）。1周后选择消炎、促进神经再生及肌肉功能恢复的治疗：直流电维生素 B_1 离子导入或低频电刺激综合面肌肌力训练。

  病例2：患者××，男，54岁，因"左侧肢体活动不灵3周"入院。患者2017年3月25日晚8时与家人吵架生气后突发头疼，当即有恶心呕吐，二便失禁，随即转为昏迷，家人急送至当地医院，查头颅CT示"脑出血"，出血量约58ml，测血压180/120mmHg，于急诊行"微创钻孔引流术"。术后2天患者意识转清，但遗留左侧肢体功能障碍。为进一步恢复功能来我科，病程中患者无发热，无咳嗽，无头晕头痛，饮食睡眠尚可，二便如常。既往高血压病史十余年，口服拜新同10mg每日一次，血压控制在140/90mmHg；有"饮酒史"二十余年。查体：T36.5℃，P72次/分，R19次/分，BP140/80mmHg，发育正常，营养中等，平车推入病房。神清，精神可，言语流利，智力正常，饮水偶有轻度呛咳，左鼻唇沟浅，左侧肢体肌力0级（Brunnstrum分级1级），肌张力低，腱反射稍弱，左侧霍夫曼氏征及巴彬氏基征阳性。右侧正常。不能保持坐位。髌阵挛，踝阵挛未引起。ADL评分30分（大小便控制各10分，进食5分，修饰5分）。实验室以及器械检查：2017-3-28头颅CT示壳核出血。2017-4-12脑出血术后改变。诊断：①脑出血：术后，左侧偏瘫，吞咽障碍，日常生活活动能力障碍；②高血压病3级（极高危险组）。

  此患者正处于软瘫期，肌肉弛缓性瘫痪，适当的物理治疗是低中频电刺激、冰块刺激、气压、运动疗法（被动活动、床上翻身、良姿位摆放、床边蹬车、起立床）等。2~4周后，当患者出现肌张力增高（改良Ashworth评定为：屈肘肌1+级，屈指肌1级，下肢内收肌1级），共同运动（联合屈曲上、下肢）出现后，此时给予热疗（泥疗或蜡疗）、痉挛肌电刺激、生物反馈疗法、运动疗法（关节牵伸、坐起及站立训练、坐站平衡、床到轮椅（或椅）转移、肌力训练、神经生理学方法等均可酌情进行。

（张志强）

第三节 循证物理治疗的实践

  物理治疗师在临床工作中常常会遇到如下一些困惑：①某治疗师长期采用神经发育技术来处理脑

卒中后患者的运动功能障碍，但最近有些学者认为这一技术效果并不显著，应不应该相信这一观点；②有研究表明针对下背痛患者短期和强化的门诊治疗比长期住院康复治疗更有效，那么采用门诊治疗的患者满意度和费用情况如何；③本科室计划开展一个旨在改善慢阻肺患者机体耐受和功能的项目，为了明确这个项目的效果，应该选择哪些工具来评估参与人群的功能状况呢？

面对这些或者其他类似的科学问题，物理治疗师需要积极地开展研究工作，寻找这些问题的答案，并在这一过程中遵循循证医学（evidence based medicine，EBM）的原则。EBM 在港台地区也被译为证据医学，其核心思想是在现有最好的临床研究依据基础上作出的最合理的医疗决策（即患者的处理，治疗指南和医疗政策的制定等），同时也重视结合个人的临床经验。近年来，EBM 的理念在物理治疗领域得到越来越多的认可，并逐步形成循证物理治疗（Evidence-Based Physiotherapy，EBP）的概念，就是建立在高质量临床研究基础上的物理治疗方案。

一、 概述

1972 年，英国著名流行病学家和内科医生、循证医学奠基人之一的 Archie Cochrance 教授出版了极具影响力的著作《疗效与效益：健康服务中的随机反应》。他在该书中明确地阐明了以下重要观点：①有限的卫生资源应合理地应用在那些适当设计评估中表现有效的卫生健康服务方式上；②随机对照试验的结论比其他研究提供的结论更重要、更可靠；③提出科学的评价指标体系。在此基础上，国际著名的临床流行病学家、加拿大麦克马斯特大学的 David Sackett 教授于 1992 年在《美国医学会杂志》上正式提出循证医学的概念。

1. **循证医学的含义**　David Sackett 教授在 2000 年新版"怎样实践和讲授循证医学"中，再次定义循证医学为"慎重、准确和明智地应用当前所能获得的最好的研究依据，同时结合医生的个人专业技能和多年临床经验，考虑患者的价值和愿望，将三者完美地结合制定出患者的治疗措施"。循证医学不同于传统医学。传统医学是以经验医学为主，即根据非实验性的临床经验、临床资料和对疾病基础知识的理解来诊治患者。显然，循证医学并非要取代临床技能、临床经验、临床资料和医学专业知识，它只是强调任何医疗决策应建立在最佳科学研究证据基础上。

2. **循证医学的证据**　科学证据是循证医学的基础，根据来源不同往往将证据分为不同的等级（具体后述），其中最佳的证据来源于设计合理、方法严谨的随机对照试验（randomized controlled trial，RCT）以及对这些研究所进行的系统性评价（systematic review，SR）或荟萃分析（meta-analysis）的结果。这些证据是通过严格筛选和评价从大量医学文献中概括出来的，因此它被认为是评价临床治疗的"金标准"。另一方面，循证医学强调使用当前最好的证据，而不使用陈旧过时的证据。新的证据源源不断产生，用以填补证据的空白，或迅速更正、替代原有的旧证据。这也正是开展循证医学的价值所在，它以巨大的动力推动现代医学不断发展和完善。

二、 循证物理治疗的理念

循证医学的理念已经广泛应用于很多医学专业领域。近年来，随着大量高质量物理治疗研究的开展以及这些研究结果获取的便捷化，这一理念也逐步得到物理治疗师的认可和应用。依据 EBP 的理念，物理治疗的决策应该建立在高质量临床研究基础上，同时还需综合考虑患者的愿望、期待和价值观以及治疗师的经验和知识。EBP 的践行实质上就是将最新的物理治疗研究成果应用到临床实践当中的过程。这样的工作程序能有效地帮助治疗师提高治疗水平，减少治疗技术使用的不足、过度或者误用。

循证物理治疗的理念不仅重要，而且十分必要：不同地区之间治疗师的分布和医疗服务质量等方面可能存在差异，然而循证的理念具有普适性，即便是在相关临床研究缺乏的情况下，也可通过循证的理念指导物理治疗临床决策的制定。正因为如此，循证物理治疗理念的践行与推广得到了很多康复专业协会的支持和响应，将其整合到政策条例和认证标准中。因此物理治疗师，特别是负责服务整合和决策制定者，有责任践行和推广 EBP 的理念。

践行循证物理治疗的前提是做一个爱思考的物理治疗师。治疗师在医疗实践中取得的进步得益于他人的经验、本人的领悟以及信息的积累。在学习阶段，他们获取基础知识以及学习应对困惑的方法。开始临床实践后，他们开始总结自己的想法，判明治疗策略的有效性，并对以往获取的基础知识和理念进行重新思考。在进一步成长的过程中，他们开始提出新的治疗技术和方法，建立评估有效性的手段，并与同事分享结果。

相互交流是践行和推广循证物理治疗的重要途径。一方面，物理治疗师之间可以针对特定情况进行交流。通过确定问题、查询相关信息、讨论各自的想法，最后形成集体的共识，达到获取新的信息和增长专业知识的目的；另一方面，现代康复强调多学科合作，很多的康复问题往往从单一学科的角度是无法解决的，因而物理治疗师应该对别人的想法保持开放的态度，充分意识到不同学科的研究结果对个体的影响，同时应该认可不同的解决问题方法以及了解相关学科知识的进展。一个跨学科专业小组的对话可以开阔眼界，提升专业群体的知识水平和结构，并为康复实践提供新的、更有说服力的证据。

三、 践行循证物理治疗的障碍

近几年来，循证医学理念得到了越来越多物理治疗师的认可和使用，康复治疗的临床研究也不断增多。然而现阶段践行循证物理治疗还面临很多其他的挑战，包括现有健康政策、物理治疗实践的复杂性、对研究的获取以及继续教育计划等。

各国物理治疗师在循证医学知识和践行方面存在较大差异。有研究表明不同国家物理治疗师受到正规 EBP 训练的比例是 21%~82%，每周和每月使用数据库的比例分别为 8%~32.8% 和 20%~65%。在美国，82% 的物理治疗师有关于 EBP 的知识或者接受过培训，67% 相信自己有能力进行文献检索，66% 每月看 2~5 篇文章；澳大利亚至少有 80% 的物理治疗师缺乏 EBP 的培训，然而 59% 认为自己能够提出临床问题，59% 能定期阅读文章；在德国，只有 30.8% 物理治疗师有 EBP 的知识，41% 在日常工作中应用科学证据；在法国，74.6% 没有 EBP 的知识，71.6% 在应用科学文章的信息到临床实践中有困难，79.1% 不能获取文章。可见，尽管 EBP 的理念深入人心，但在具体实施方面仍面临许多障碍与挑战，受到诸多因素的影响。

1. **诊断模式** 明确相关的诊断模式对践行循证医学理念极其重要。需要物理治疗的患者所表现的医学问题往往很复杂，通常涉及多种疾病，而单一的医学诊断模式，如国际疾病分类（international classification of diseases，ICD）无法完全涵盖。目前大量的研究尚未考虑这一要素，使得不少随机研究未能为临床治疗提供强有力的证据。

物理治疗需要使用特殊的概念框架，而不能以传统的医学模式去看待。世界卫生组织于 2001 年发布了国际功能、残疾和健康分类（international classification of functioning，disability and health，ICF），其前身是国际损伤、残疾和障碍分类（international classification of impairments，disabilities and handicaps，ICIDH）。ICIDH 的修订以及 ICF 的发布充分反映了从注重"疾病的结果"到"健康

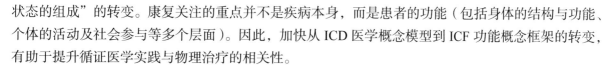

状态的组成"的转变。康复关注的重点并不是疾病本身，而是患者的功能（包括身体的结构与功能、个体的活动及社会参与等多个层面）。因此，加快从 ICD 医学概念模型到 ICF 功能概念框架的转变，有助于提升循证医学实践与物理治疗的相关性。

2. 态度 循证医学的践行在很大程度上取决于治疗师的态度，那些认为循证医学在做临床决策上起重要作用的治疗师，通常会持有积极态度并能很好地运用。然而，也有持消极态度的：有的治疗师可能是持有高度的怀疑性，对循证医学充满了不理解；有的则可能是由于相关研究证据不一致，甚至有时与选择立场完全对立，导致治疗师不能很好地理解证据的这种不一致性。实际上，在各类领域的研究几乎都有结果不一致、甚至相互矛盾的例子，这不仅存在于原始研究，而且也存在于那些基于这些研究的系统性评价和临床实践指南中。对循证医学践行存在这样误解的治疗师，在临床治疗上往往缺少自主性和独立性，导致治疗热情的下降，这将导致治疗师只追求治疗上的经济利益，而不在乎医疗质量的好坏。因此，在循证医学的应用与实施中，态度是最重要，也是最可改变的因素。

3. 专业教育水平 专业教育水平与循证医学的践行密切相关。专业教育水平高的治疗师能更积极地开展相关研究、更好地使用高水平证据、临床治疗时遇到的问题更少，并对循证医学的践行有更好的适应性。另外，这类治疗师很可能表现出对终身学习更强的渴望，这也许是预测其循证医学实践适应性的关键。不仅如此，继续教育也是治疗师不断更新自我知识结构的重要渠道，有利于扩展其知识面，提升其专业水平。

一个值得关注的问题是，尽管不少治疗师希望通过继续教育提高临床技能，但内心却并不太愿意接受教育。一方面他们可能没能认识到专业教育水平对职业发展的重要性，也可能是由于他们缺乏关于"学术"的信息来源，这些都是导致循证医学实践障碍的因素。不少治疗师并不清楚在何种情况应该使用循证医学，因而在践行时会心存疑虑。这些问题往往需要通过提高专业学术水平来解决。

4. 有效的资源 许多治疗师很认可循证医学的理念，然而在临床工作中却并没有很好地践行。即便有大量可利用的资源，他们却更乐意去开展一些日常基础的工作，很重要的一个原因是他们并不清楚什么是最有效资源，这涉及到如何从众多的资源中挑选有效的和有用的。这也是为什么有些治疗师不相信研究，并认为它对工作毫无价值的原因之一。

目前对循证医学践行的"忧虑"主要存在两种方面：一个是只把循证医学实践作为治疗原则，只根据证据的最优方案来操作；一个是只把循证医学实践作为过程参照，即在实际工作上照搬证据里面的每一项步骤。这些都应归结于资源有效性提取能力的不足。对研究角色的认识不同，使得参与和提高循证医学实践的水平出现很大的差距，因此，有效的资源可以帮助治疗师在循证医学的践行上减少不必要的时间，满足他们的需求。

5. 证据分级 证据的分级也是影响循证医学实践的一大因素。在当前康复治疗的疗效上使用的证据分级，有时候过分强调了随机临床试验作为评价证据高水平的标准。某种程度上这种观念值得商榷，一方面是因为治疗师平时更关注的是现实中患者的表现，因而无法进行严格控制的随机临床试验；另一方面，一些其他的研究设计，如观察研究，更有可能提供临床康复实践的依据。虽然临床随机试验仍然作为金标准，然而不同类型临床问题可能有更适宜的研究设计。因此应客观看待证据的等级制度，在当前证据水平的基础上使用其他的研究设计，以利于循证医学实践更好的应用。

6. 证据来源 证据的查找十分重要，任何的实践过程都是建立在证据的基础之上。在做临床决策过程中，很大一部分的信息来源都来自于患者本身，治疗师必须重视患者的期望和偏好，作为最重要地利益相关者，不能够忽略它对患者的影响。这不仅直接与循证医学所定义的内容相呼应，而且是与治疗师的专业知识和患者价值观整合的最好证据。另一方面，在教育和循证医学实践上，信息技术一直以来也很受到重视。在这信息技术飞速发展的时代，互联网逐渐成为制定决策时使用最多的证据来源，这时候就需要治疗师有较强的检索能力，然而很多治疗师在信息技术方面不擅长，无法很好利用计算机来获取证据。因此，计算机技术的不足也作为不适应循证医学实践的预测因素。总之，良好的证据来源能为治疗师对各种政策、指南的改变把握方向，对临床遇到的障碍点提供新的思路。

7. 其他 阻碍循证物理治疗践行的因素还包括治疗师缺乏时间、缺乏相关的知识与技能、缺少同事或单位的支持、患者不同的治疗需求与个体化治疗、医疗环境的不同等等。此外，大多数的文章是英文发表的，这也阻碍了英语不熟练者的使用。

四、 循证物理治疗践行的过程

循证医学实际上是医务工作者基于科学研究结果和临床专业知识，同时综合考虑个人的临床经验、患者的偏好等因素，为患者做出最佳健康管理决策。因此，循证医学本质上就是一个过程，这个过程开始于临床问题的提出，并依次进行最佳证据的查询、相关证据的客观评价，以及明确这些证据是否适合特定情况；继而临床人员根据患者的具体情况进行应用，对策略的有效性进行评估，并在必要时对此进行持续的改进。

1. 提出问题 循证医疗的第一步是提出具体的问题，然而如何提出问题困扰着很多治疗师。一个最常见的途径就是通过沙龙、讨论会等形式参与相关专业问题的讨论，这有助于形成可研究的问题。比如，一个患者可能有不常见的视觉空间的问题，治疗师并不知道如何处理，那么提出的临床问题可能是"这个患者最恰当的治疗是什么"。另一个途径是分析本领域的发展趋势，从不同的视角提出问题。问题也可以来自于已经发表的专业文献，对文献提出的问题展开进一步的探讨。此外，文献可以引导读者针对知识的空缺产生问题，并进行更深入地研究。对已有的理论提出问题是第四个途径，在学习一种特别地理论模式或框架时，通过与在实践中应用的模式或框架进行对比而产生问题。

如何构建一个可以回答的问题呢？构建一个经过仔细思考的问题会使得证据的寻找变得更容易和直接，并确定相关的关键词。所提出的问题应当包括一个特定的患者群或者人群、一个评估、治疗手段，或者其他的临床问题。常见的错误是提出一个涵盖整个过程的问题，而不是某个特定地临床议题。

2. 寻找证据 一旦提出了可研究的问题，下一步就是要确定和寻找各种来源的证据。搜索的主要工作是将相关与不相关信息进行区分，并明确哪些是最好和最可靠地信息。确定传统来源的证据，如学术出版物包括同行评议（peer reviewed）的期刊和书籍，以及非同行评议的专业杂志。相比非同行评议的出版物，同行评议期刊的文章更准确、质量更高。书籍是证据的来源之一，可以专门针对某一特定地话题（比如脊髓损伤治疗），也可以是相对普遍地范围（如康复治疗学）。要确定一本书的可信度，主要考虑作者的可信度、前言作者的声誉、出版社的名气、针对的读者（是普通大众还是专业人士）以及引用文献的质量、等级和程度等等。如果是非同行评议的专业杂志，应该了解相关内容是否经过编辑人员的审阅。电子文献数据库和网络也是收集证据的其他重要来源，这些数据库包括发表的文章汇编、学术活动、书籍、政府报告和报纸文章。到目前为止，国际上已经成立了多个循证医学中心或数据库。与物理治疗相关的常用数据库包括 AgeLine（主要关注与老年人和衰老相关的出版物）、CANCERLIT（包含癌症文献的引用和摘要）、CINAHL（*Cumulative Index to Nursing and Allied Health Literature*，包含护理和相关健康专业的出版物）、CDSR（*Cochrane Database of Systematic Review*，包含治疗疗效的随机试验的全文总结，也包含特定领域的其他研究结果）、ERIC（*Education Resource Information Center*，关于教育领域的资料）、MEDLINE（医学和生物医学相关出版物的汇编）和 MedlinePlus（来自美国国家医学图书馆、国家健康研究院和其他可信来源的健康信息）等。

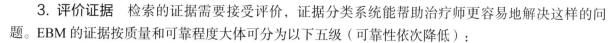

3. **评价证据**　检索的证据需要接受评价，证据分类系统能帮助治疗师更容易地解决这样的问题。EBM 的证据按质量和可靠程度大体可分为以下五级（可靠性依次降低）：

Ⅰ级证据：基于针对特定病种、特定疗法的质量可靠随机对照试验的结果所作的系统性评价或荟萃分析。

Ⅱ级证据：单个的样本量足够的随机对照试验结果。

Ⅲ级证据：设有对照组但未用随机方法分组的研究。

Ⅳ级证据：无对照的系列病例观察，其可靠性低于上述两级证据。

Ⅴ级证据：专家意见。

证据分类系统没有绝对地对错，然而，不同的研究设计的严谨程度存在差异。在治疗方面，随机对照试验及相应的系统性评价是证明某种治疗有效性和安全性最可靠地依据。但在没有这些金标准的情况下，其他非随机对照试验的临床研究及其系统性评价也可作为参考依据，只是可靠性稍低而已。非治疗性的研究依据则不一定强调随机对照试验。

4. **循证**　证据评价之后，就应该将已有的研究结果用于指导患者的医疗实践。随着医疗水平的不断提高，医疗服务的趋势需要有效的、高质量的方法来满足需求，这就要求治疗师利用已有的研究来寻找和使用疗效显著的干预手段。然而，如果没有系统性的评价和荟萃分析，就只能以低等级的研究作为临床指南。利用循证医学来建立临床实践指南、治疗诊断与干预手段，这在日常生活中是必不可少的。

在该过程中要求治疗师有较高的医学水平及判断力，现有的证据资源一般不可能和患者的资料相同，不能一成不变地把患者的情况硬套在某份文献证据上。在将某一措施用于具体指导患者治疗时，必须有充分的证据并做综合分析后才能选取最佳方案；同时既要考虑治疗方案对患者的适用性和可行性，也要考虑到患者的承受能力、疗效和并发症等等。在后续的考虑中，有时候会推翻原先确认的治疗措施而选用一个级别较低的治疗办法，但最终的目标都是要达到"慎重、准确和明智地应用当前所能获得的最好的研究依据，来决定对具体患者的治疗"，让患者可以得到最好地医疗服务。

五、循证物理治疗应用举例

物理治疗在脑瘫康复治疗中发挥着重要的作用，相关技术包括基本的牵伸、按摩、肌力训练等，旨在解决身体结构和功能水平的特定问题，如关节活动度、肌力、肌张力、感觉障碍。在物理治疗中，ICF 为物理治疗的训练计划提供了概念框架，反映各类健康相关信息，以便儿童在身体结构和功能特性、活动受限和参与障碍等方面相关的问题，物理治疗师可以利用这种模式来指导治疗策略的选择、目标设定与决策过程，最后确定有意义的结果。Inge Franki 等（Journal of Rehabilitation Medicine，2012）曾基于 ICF 概论框架，对针对脑瘫儿童下肢功能的常用物理治疗技术进行系统性评价，下面对相关的流程做一介绍，以进一步了解循证物理治疗的基本过程：

1. **提出问题**　目前针对脑瘫的物理治疗有效性地证据还十分有限，特别是针对下肢功能报道结果的一致性较差。另一方面，尽管 ICF 模式各个方面的干预很重要，但很少关注不同物理治疗策略和技术在 ICF 不同水平的效果。为了确定基本物理治疗技术在 ICF 不同水平之间相互作用的影响，并探索、发展脑瘫儿童下肢 PT 治疗的临床实践指南，提出了"不同物理治疗技术在脑瘫儿童下肢功能的有效性，以及在 ICF 不同水平的影响"这一问题。

2. **寻找证据**　寻找治疗脑瘫儿童基本物理治疗技术的证据采用了下列电子数据库：Web of Science，PubMed，Cochrane Library，Physiotherapy Evidence Database（PEDro）和 CINAHL。一般的

检索词定为"脑性瘫痪、物理治疗、运动和物理因子治疗"，特定检索词则为"牵伸、电刺激、按摩、肌力、跑台、平衡及负重"。重点关注脑瘫儿童下肢治疗的物理治疗手段，因而针对不同病理状态、上肢或躯干的治疗、术后进行干预的、使用各种混合方法和技术的文章都不包括在内。

文献检索后，提取文献数据，包括物理治疗干预的类型、脑瘫患儿的数量、年龄、类型、评估方法、干预时间和频率、结论总结等；接着以ICF为基础，根据使用的干预类型对文章进行分组，在身体的结构和功能水平上基本技术分为牵伸、按摩、电刺激、肌力训练、耐力训练和负重训练；在活动水平上分为了平衡训练和跑台训练。

3. 对证据的分级 各种研究设计的严谨性不同，经过筛选后，对这些证据进行分级。作者采用美国脑瘫与医学发展协会（the American Academy for Cerebral Palsy and Developmental Medicine，AACPDM）推荐的评级系统进行分级。一共收集了83篇文献，其中有1篇一级证据，44篇二级证据，2篇三级证据，34篇四级证据，2篇五级证据。

4. 循证的结果

（1）牵伸技术：共有2篇系统评价和3篇干预手段的研究，只评估身体结构和功能水平的有效性。牵伸技术能有效改善脑瘫儿童的关节活动度（ROM）、降低肌痉挛，最佳的牵伸时间为保持30秒以上，牵伸时结合电刺激和热疗会出现额外的积极影响。有二级证据报道在超过长达5周未进行被动牵伸则会引起PROM的下降，而在干预时期不会有明显改变。研究的平均治疗时间为8.2周，每周平均牵伸频率为4.5次。

（2）按摩：共有4篇使用不同按摩技术的研究。在身体结构和功能上，1篇二级证据发现按摩能显著改善痉挛、关节活动度、粗大运动功能和认知行为；在活动和参与水平上，3篇四级证据发现按摩对焦虑行为、沮丧情绪、生活满意度和功能上的主观感觉有显著地积极影响。研究的平均治疗时间为8.3周，每周的平均训练频率为2次（有两个研究中有报道，另外两个没有具体的训练频率）。

（3）电刺激：共有13篇关于电刺激的研究，相比阈值电刺激（threshold electrical stimulation，TES），神经肌肉电刺激（neuromuscular electrical stimulation，NMES）引起的视觉收缩治疗效果更好（其中TES4篇，NMES8篇，1篇两者都有）。在身体结构和功能上，二级证据发现NMES能有效改善肌力、肌肉横截面积、四肢和躯干的关节活动度；在活动水平上，二级证据证实电刺激能改善步态和行走速度。研究中NMES的治疗时间在3天到12周之间，平均为6.1周，每周的平均治疗频率为9.37次。

（4）肌力训练：共有6篇系统评价和20篇干预手段的研究，包括了等张、等长和等速肌力训练、功能性肌力训练和混合式肌力训练。二级证据论证了所有形式的肌力训练都对身体结构和功能有积极的影响，能有效提高肌肉力量，并能部分改善步态和运动功能，但对活动和参与水平的影响程度小。儿童的训练强度是65%~80%的阻力负荷，重复8~10RM（repetition maximum），停止训练后效果会迅速下降。研究中平均治疗时间为5.4周，每周的训练频率为2.4次。

（5）耐力训练：共有2篇系统评价和8篇干预手段的研究，训练方式包括步行、跑步、循环训练、自行车及混合体操。在身体结构和功能水平，耐力训练能很好改善有氧能力、无氧能力和敏捷性；在活动水平上耐力训练主要改善粗大运动功能；在参与水平上2篇系统评价论证了耐力训练能提升儿童的生活满意度。研究的平均训练时间为13.3周，每周训练频率为2次。

（6）负重训练：共有1篇系统评价和6篇干预手段的研究，训练方式为在不同行走架上的站立训练。在身体结构和功能水平上，有2篇二级证据证明负重训练能明显提高儿童的骨密度，还能促进胃肠蠕动；对活动和参与水平上，负重能改善功能性活动和步态，但缺乏统计学意义。研究中治疗时间从2周到9个月之间，平均治疗时间为17周，每周的治疗频率为2~5次。

（7）平衡训练：共有 1 篇系统评价和 5 篇干预手段的研究，在身体结构和功能水平上，特定地平衡训练对躯干和四肢控制有积极影响；而在活动水平上，1 篇二级研究报道平衡训练能更好地形成一个对称的步行模式，1 篇三级研究报道平衡训练对粗大运动功能和机械效率上有显著提高。研究的平均治疗时间为 10 周，每周的治疗频率为 4 次。

（8）跑台训练：共有 3 篇系统评价和 10 篇干预手段的研究，训练方式可以从跑台速度、时间上变化，同时可以根据情况选择减重。跑台训练主要影响活动水平层面，2 篇二级证据和 5 篇四级证据发现跑台训练能显著改善儿童的步态和耐力，年龄小的脑瘫儿童在减重状态下跑台训练更有效。训练周期的平均治疗时间为 6.4 周，每周的平均频率为 6.7 次。

5. 意义　通过总结脑瘫儿童下肢治疗的基本物理治疗技术的有效性，表明了要想获得有意义的治疗效果就要结合不同的技术和方法，同时证实了 ICF 模式为脑瘫的不同物理治疗有效性的评估提供一个很好的模式，其结果揭示了 ICF 不同水平之间的相互作用。总之，身体结构和功能问题上的治疗手段，主要影响身体结构和功能水平，而很少影响活动和参与水平：如牵伸只是显著改善关节活动度和痉挛，没有证据表明牵伸能影响步行或其他功能活动，只有其他形式的力量训练和神经肌肉电刺激才会影响到活动水平。同样地，活动水平的治疗直接影响运动功能，但直接影响肌力、关节活动度或肌张力等残损方面的证据有限，寻找参与水平与 ICF 其他水平之间的相互作用则更难。

因此，制定一个合适的治疗计划需要在 ICF 所有水平上进行一个完整地、广泛地评估，最终确定治疗方案。为了真正意义上提高治疗的有效性，防止继发性残疾，需要将脑瘫儿童作为一个整体。物理治疗的治疗计划应该结合特殊目标，训练应结合 ICF 各水平上特定的个体问题，针对不同障碍成分整合特殊的运动学习策略。

（倪国新）

参考文献

1. 燕铁斌.物理治疗学.北京：人民卫生出版社，2013

2. 南登昆.康复医学.4版.北京：人民卫生出版社，2008

3. 李晓捷.实用小儿脑性瘫痪康复治疗技术.2版.北京：人民卫生出版社，2016

4. 黄晓琳，燕铁斌.康复医学.5版.北京：人民卫生出版社，2013

5. 柏树令，应大君.系统解剖学.8版.北京：人民卫生出版社，2013

6. 朱大年，王庭槐.生理学.8版.北京：人民卫生出版社，2013

7. Carolyn Kisner.Therapeutic Exercise Foundations and Techniques.Sixth Edition.F.A.Davis Company，2012：157-160

8. Tony Everett，Clare Kell.Human movement：an introductory Text.Sixth Edition. Churchill livingstoneElsevier，2013：5-26

9. 关骅，张光铂.中国骨科康复学.北京：人民军医出版社，2011

10. 胥少汀，葛宝丰，徐印坎.实用骨科学.4版.北京：人民军医出版社，2012

11. 励建安，江钟立.康复医学.3版.北京：科学出版社，2016

12. 舒彬，孙强三.骨骼肌肉康复学治疗方法.北京：人民卫生出版社，2015

13. 励建安.康复治疗技术新进展.北京：人民军医出版社，2015

14. 陈文华.软组织贴扎技术基础与实践-肌内效贴实用诊疗技术图解.上海：上海科学技术出版社，2016

15. 吴军，张维杰.物理因子治疗技术.2版.北京：人民卫生出版社，2014

16. 乔志恒，华桂茹.理疗学.2版.北京：华夏出版社，2013

17. 邢更彦.骨肌疾病体外冲击波疗法.2版.北京：人民军医出版社，2015

中英文名词对照索引

10RM 10-repetition maximum 130

1RM repetition maximum 127

cAMP 反应成分结合蛋白 cAMP response element-binding protein, CREB 536

A

按摩 massage 1

按摩术 massage 7, 100

B

靶反应 target response, R 501

摆动相 Swing Phase 228

本体神经肌肉促进技术 proprioceptive neuromuscular facilitation, PNF 289

表面肌电信号 surface electromyography, sEMG 366

波幅 wave amplitude 381

波升 / 波降 ramp 388

步长 step length 232

步长时间 step time 232

步幅 stride length 232

步幅时间 stride time 232

步宽 walking base 232

步频 cadence 232

步速 velocity 232

步态 gait 227

步态分析 gait Analysis, GA 229

步态训练 gait training 507

步行 Walking 227

部分重量支撑 partial body weight support, PBWS 244

C

操作时条件反射 operant conditioning reflex 500

层次运动控制学说 hierarchical control theory 259

长时程抑制 long-term depression, LTD 538

长时程增强 long-term potentiation, LTP 538

超短波疗法 ultrashort wave therapy 407

超量负荷 over load 2

超量恢复 muscle super-compensation principal 127

超声波疗法 ultrasound therapy 5, 436

沉浸性 immersion 351

持续性被动活动 continuous passive motion, CPM 2

冲击波 shock wave 525

重复性经颅磁刺激 repetitive transcranial magnetic stimulation, rTMS 534

触觉刺激 tactile stimulation 507

传导热疗法 conductive therapy 450

磁疗法 magnetotherapy 6, 468

促进技术 facilitation techniques 507

D

等长训练 isometric exercise 125

等幅中频正弦电疗法 non-modulated medium frequency electrotherapy 393

等级理论 hierarchical theory 302

等速训练 isokinetic exercise 125

等张训练 isotonic exercise 125

低频电疗法 low frequency electrotherapy 4, 380

低温疗法 hypothermia 6

地蜡疗法 mineral wax therapy 459

电离子导入疗法 iontophoresis 5

电疗法 electrotherapy, ET 4

调制中频电疗法 modulated medium frequency current therapy, MMFCT 400

动力学分析 kinetics 233

动态干扰电疗法 dynamics interferential current therapy, DICT 399

动作运动阈值 active motor threshold, AMT 541

短波疗法 short wave therapy 406

对抗训练 resistive exercises 507

多角度等长训练 multi-angle isometric exercise, MIE 130

F

反馈 feedback 498

反射运动控制学说 reflex model of motor control 259

放松性运动 relaxation 4

非侵入脑刺激 non-invasive brain stimulation, NIBS 533

分米波疗法 decimeter wave therapy 410

G

干扰电疗法 interferential current therapy, ICT 395

感觉统合 sensory integration 277

高频电疗法 high frequency electrotherapy 5, 403

工具 instrument 501

功能性电刺激 functional electrical stimulation, FES 4, 366, 388

功能训练 functional training 1

功能重建 functional reorganization 303

共同运动 synergy movement 286

构想性 imagination 352

股骨头缺血性坏死 avascular necrosis of femoral head, ANFH 528

骨质疏松症 osteoporosis, OP 528

关节松动术 joint mobilization 7

光疗法 phototherapy 5, 418

H

毫米波疗法　millimeterwave therapy　5
红外线疗法　infrared radiation therapy　420
踝策略　ankle strategy　215

J

肌力　muscle strength　124
肌肉耐力　muscle endurance　124
激光疗法　laser therapy　5, 431
脊柱　neatral spine　145
脊柱稳定性　spinal stability　145
间歇性刺激　intermittent theta burst stimulation,
　　iTBS　538
减重步行训练　body weight support gait trainer　244
交互性　interaction　352
交互抑制　reciprocal inhibition　286
节律串刺激　theta burst stimulation, TBS　538
经颅磁刺激　transcranial magnetic stimulation,
　　TMS　533, 534
经颅直流电刺激　transcranial direct current
　　stimulation, tDCS　533
经皮电神经刺激疗法　transcutaneous electrical nerve
　　stimulation, TENS　385
静电疗法　static current therapy　5
静态干扰电疗法　static interferential current therapy,
　　SICT　396
静息运动阈值　rest motor threshold, RMT　541

K

康复机器人　rehabilitation robotics　360
抗阻力运动　resisted movement　2
抗阻训练　resistance exercise　124
可见光疗法　visible light therapy　423
可塑性　plasticity　303
空化效应　cavitation effect　527
跨步策略　stepping strategy　215
髋策略　hip strategy　215

L

蓝紫光疗法　blue and violet light therapy　5
冷冻疗法　cryotherapy　6, 494
冷疗法　cold therapy　6, 490
厘米波疗法　centimeterwave therapy　5
立体动态干扰电疗法　stereo dynamic interferential
　　current therapy, SDICT　399
连续性刺激　continuous theta burst stimulation, cTBS　538
联合反应　associated reaction　285
联系期　associative stage　303

M

马斯洛的人类需求理论　Maslow's hierarchy of needs　10

麦特兰德　Maitland　100
末端效应器　end-effector　360
募集　recruit　125

N

耐力性运动　endurance training　4
脑 - 机接口　brain-computer interface, BCI　361, 367
泥疗法　mud therapy　459

P

平衡　balance equilibrium　213

Q

牵伸　stretching　3, 153
牵引　traction　153
牵张反射　stretch reflex　507
前庭习服　vestibular rehabilitation　147
强制性使用运动治疗　constrained-induced movement
　　therapy, CMT　4

R

人体重心　center of gravity, COG　214
认知期　cognitive stage　303

S

神经发育疗法　neurodevelopment treatment, NDT　3,
　　259
神经肌肉电刺激　neuromuscular electrical stimulation,
　　NES　4
神经生理学疗法　neurophysiological Therapy,
　　NPT　259
神经网络理论　neural networks theory　302
生物反馈　biofeedback　498
生物反馈疗法　biofeedback therapy, BFT　6, 498
湿热袋敷疗法　hot pack therapy　456
石蜡疗法　paraffin therapy　6, 452
手法治疗　manual therapy　1
水疗法　hydrotherapy　6
随意运动　voluntary movement　2

T

体外冲击波　extracorporeal shock wave, ESW　525
体外冲击波疗法　extracorporeal shock wave therapy,
　　ESWT　525
条件反射　conditioned reflex　500
通电 / 断电比　on/off time　388
通断比　ratio　382
推拿术　manipulation　7, 100

W

物理因子　physical agents, PA　547
物理治疗师　physiotherapist, PT　1

物理治疗学　physical therapy /physiotherapy，PT　1

X

习得性失用　learned non-use　4
系统运动控制学说　systems theory of motor control　260
胸腰筋膜　Thoracolumbar fascia　145
悬吊训练　suspension exercise　124
悬吊训练系统　sling exercise therapy，SET　166
学会　learn　303

Y

压力绷带　compression bandage　6
压力疗法　compression therapy　6
压力衣　compression garment　6
言语治疗师　speech therapist，ST　1
音频电疗法　audio frequency current therapy　393
印防己毒素　picrotoxin　386
运动平板　treadmill　244
运动学分析　kinematics　233
运动学习　motor learning　302
运动诱发电位　motor evoked potential，MEP　535
运动阈值　motor threshold，MT　535，541
运动再学习技术　motor relearning programme，MRP　302

Z

占空因数　duty cycle　382
振动按摩法　vibration　507
振动力量训练　vibration training　131
支撑基础　supporting base　232
支撑面　base of support　214
支撑相　Stance Phase　227
直流电离子导入电疗法　electrophoresis　377
直流电疗法　galvanization　372
中频电疗法　medium frequency electrotherapy，MFE　391
中枢模式发生器　central pattern generators，CPG　371
中枢运动传导时间　central motor conduction time，CMCT　541
重心　center of gravity，COG　371
主动训练　active exercise　124
助力训练　assisted exercise　124
助力运动　assisted movement　2
紫外线疗法　ultraviolet radiation therapy　425
自发期　autonomous stage　303
自律训练　autogenic training　505
足偏角　toe out angle　232
最小红斑量　minimal erythema dose，MED　426
作业治疗师　occupational therapist，OT　1